U0395766

临床麻醉学理论与实践

LINCHUANG MAZUIXUE LILUN YU SHIJIAN

主编 李寅龙 王学亮 许 增 孙淑芳
徐学森 田沙沙 董帅帅

上海科学普及出版社

图书在版编目（CIP）数据

临床麻醉学理论与实践／李寅龙等主编. —上海：上海科学普及出版社，2022.12
ISBN 978-7-5427-8344-8

Ⅰ.①临… Ⅱ.①李… Ⅲ.①麻醉学 Ⅳ.①R614

中国版本图书馆CIP数据核字（2022）第244351号

统　　筹　张善涛
责任编辑　陈星星
整体设计　宗　宁

临床麻醉学理论与实践

主编　李寅龙　王学亮　许　增　孙淑芳

徐学森　田沙沙　董帅帅

上海科学普及出版社出版发行

（上海中山北路832号　邮政编码200070）

http://www.pspsh.com

各地新华书店经销　　山东麦德森文化传媒有限公司印刷

开本　787×1092 1/16　印张 28.75　插页 2　字数 742 400

2022年12月第1版　　2022年12月第1次印刷

ISBN 978-7-5427-8344-8　定价：128.00元

本书如有缺页、错装或坏损等严重质量问题

请向工厂联系调换

联系电话：0531-82601513

编/委/会

主　编

李寅龙　王学亮　许　增　孙淑芳

徐学森　田沙沙　董帅帅

副主编

王　鹏　孙丽蓉　程　珺　芮鹏飞

白雪峰　韩逢吉

编　委（按姓氏笔画排序）

王　鹏（山东省无棣县人民医院）

王学亮（枣庄市妇幼保健院）

田沙沙（晋城市人民医院）

白雪峰（武安市中医院）

许　增（山东省单县正大康复医院）

孙丽蓉（冠县新华医院）

孙淑芳（衡水市第五人民医院）

芮鹏飞（溧阳市人民医院）

李寅龙（鲁西南医院）

徐学森（潍坊市妇幼保健院）

董帅帅（阳光融和医院）

韩逢吉（济南市莱芜人民医院）

程　珺（湖北省天门市第一人民医院）

前言
Foreword

  麻醉学是一门以人体基本生命功能的监测与调控为主要手段，集临床麻醉、重症监测与治疗、疼痛诊疗、急救与复苏、体外循环、相关医学教育和科学研究于一体的临床学科。随着麻醉学内涵和外延的加速拓展，麻醉学已逐渐成为医院中的重要枢纽和临床平台学科，求新和超越也已经成为新一代麻醉医师共同的追求目标。因此，麻醉医师要以理论知识为基础，结合循证医学证据，对临床病例进行分析处理，建立完善的麻醉学临床思维体系，提高临床工作能力。

  本书首先简要介绍了临床常用麻醉方法和药物；然后详细介绍了普外科、神经科、心血管科等临床常见科室的麻醉知识，内容主要涵盖麻醉的特点、麻醉的选择、麻醉的方法、麻醉的操作等；最后对心血管外科介入手术麻醉和术后镇痛进行了简单阐述。本书内容丰富，简明扼要，重点突出，集科学性、实用性、规范性于一体。本书的读者对象主要为麻醉学专业医学生、住院医师、进修医师。希望本书能够帮助他们迅速了解麻醉的基本知识及科室的工作常规，尽快进入到麻醉医师的角色中。

  本书从酝酿到撰写花费了很长的时间，倾注了大量的心血，查阅了大量的资料。但由于编者们临床经验有限，且编写时间较为仓促，书中难免存在疏漏或不足之处，望广大读者不吝指正。

《临床麻醉学理论与实践》编委会

2022 年 10 月

目 录
Contents

第一章

临床常用麻醉方法

第一节　静脉全身麻醉

一、静脉麻醉方法

直接将麻醉药注入静脉内而发生全身麻醉作用称为静脉麻醉。早在19世纪末,法国人静脉注射水合氯醛取得麻醉效果,但真正开始推广是始于速效巴比妥类药的出现,也只有六七十年时间。多因麻醉诱导及苏醒迅速而舒适,易为患者所接受;由于静脉麻醉药入血后不能及时消除,控制困难,难以满足复杂、长时间手术的要求,所以单一静脉麻醉只能适用于简单体表手术麻醉诱导、心律转复及门诊患者的处置等。但高效镇静、镇痛、安定类药及肌松药的出现,均可辅助静脉麻醉药进行复合麻醉,以满足各种复杂手术,使静脉麻醉的应用日益扩大。近年来,新型静脉麻醉药丙泊酚的出现,由于显效快,消除迅速,又无蓄积作用,有利于麻醉控制,接近吸入麻醉效应,更扩大了静脉麻醉的适应范围。

(一)静脉单一麻醉

1.硫喷妥钠静脉麻醉

(1)适应证:临床上广泛用于复合麻醉。常配合肌松药做静脉快速诱导进行气管插管术,也可配合吸入麻醉诱导,以降低脑压或眼压。单独应用只适于不需肌肉松弛的小手术。静脉滴入多用于辅助局部麻醉或硬膜外阻滞麻醉。

由于迅速使咬肌松弛,导致舌后坠,易引起或加重呼吸困难,对麻醉后气道可能有阻塞的患者,如颈部肿瘤压迫气道、颏胸粘连、咽喉壁脓肿及开口困难等,禁忌使用。为了避免激发喉痉挛,对口咽部或盆腔、肛门、阴道、尿道内手术,在无气管插管时,也应避免应用此药。此外,对呼吸、循环功能障碍的患者,如肺水肿、心力衰竭及严重休克的患者,也不宜应用。严重肝、肾功能障碍的患者要慎重应用。对巴比妥类药有过敏史和支气管喘息的患者,可加重哮喘发作,应禁忌。

(2)实施方法:①单次注入法是把一定量的硫喷妥钠,经静脉一次注入的方法,可使患者在短时间内意识消失,并使某些反射与呼吸受到一时性抑制,多与肌肉松弛药并用行气管插管术。②分次注入法是经静脉间断分次注药的方法,即单纯用硫喷妥钠麻醉进行手术。当术者将手术准备工作完成后,开始静脉穿刺,用 2.5％硫喷妥钠溶液先缓缓注入 4～5 mL,待患者意识消失(睫毛反射消失)时,再缓缓注入同等剂量,密切观察呼吸情况。切皮时患者有反应,如手指屈曲活动或肌肉张力增加时,再追加首次剂量的 1/3～2/3 量。总剂量应在 1.0～1.5 g,最多不超过 2 g,否则将引起术后清醒延迟。此法多用于短时间(30 分钟以内)的手术,如脓肿切开或清创等不需肌肉松弛的小手术。由于硫喷妥钠早期使下颌关节松弛,容易发生舌后坠现象,所以麻醉前应垫高患者肩部,使头部后仰。由于喉反射较为敏感,一般禁用口咽通气管。当需要短时间肌肉松弛时,如关节脱位手法复位,可并用加拉碘铵 20～40 mg 溶于 2.5％硫喷妥钠溶液 10 mL 内,缓慢注入后,再准备 2.5％硫喷妥钠溶液 10 mL,根据入睡程度适量增加,这样肌松药作用集中,硫喷妥钠也不易过量,效果满意。加拉碘铵对呼吸抑制虽差,但用量较大时(成人达 80 mg),也可使呼吸抑制,应予注意。

(3)注意事项:硫喷妥钠静脉麻醉时,其深、浅变化较为迅速,应严密观察,以免发生意外。常见的意外为呼吸抑制,主要决定于注射速度。所以麻醉时应准备麻醉机,以便进行人工呼吸或辅助呼吸。对心血管功能不良者可引起血流动力学改变,可使用小浓度(1.25％)、小剂量缓慢注入或改用其他静脉麻醉药。

虽然麻醉过程极平稳,但偶尔可出现反流或舌后坠造成窒息,所以,麻醉中头部不应垫枕头。此麻醉本身不会产生喉痉挛,但却使副交感神经处于敏感状态,一旦给以局部或远隔部位如直肠刺激,可造成严重喉痉挛导致窒息,应高度警惕。如药液漏至皮下,可引起局部皮肤坏死,一旦发生药液外漏时,应迅速用 1％普鲁卡因溶液 10 mL 进行局部浸润,并做热敷,使局部血管扩张,加速药液吸收,以免皮肤坏死。如误注入动脉内,可造成动脉痉挛和肢体缺血性挛缩或坏死,临床表现为剧烈疼痛,注射的肢体末梢苍白、发冷,应立即停止注药,改用 2％普鲁卡因溶液 5 mL 动脉注入,并做臂神经丛阻滞等。

2.羟丁酸钠静脉麻醉

(1)适应证:临床上可与吸入或其他静脉麻醉药进行复合麻醉,适用于大部分需要全身麻醉的手术。因其对循环、呼吸干扰较小,更适合小儿或体弱及休克患者的麻醉。单独应用镇痛效果太差,常需辅以硫喷妥钠基础麻醉或给一定剂量的哌替啶或吩噻嗪类药强化麻醉。也可与局部麻醉或硬膜外麻醉复合应用。对精神过度紧张的患者,还可在入手术室前给药,达到基础麻醉的效果。近年来,还用于重危患者或心脏病患者手术的麻醉诱导。更适宜于气管插管困难不能用肌松药,并需保持自主呼吸的患者麻醉插管。用表面麻醉配合羟丁酸钠,既可松弛咬肌,又能避免患者插管痛苦。如患者嗜酒已显示乙醇慢性中毒、肌肉不时抽搐、癫痫患者及原因不明的惊厥患者,皆为禁忌。恶性高血压、心动徐缓、低钾血症、完全性房室传导阻滞或左束支传导阻滞的患者应慎用。

(2)实施方法:麻醉前用药多选用哌替啶 1～2 mg/kg 及阿托品 0.5 mg 肌内注射。羟丁酸钠首次用量成人 0.06～0.08 g/kg,小儿 0.1～0.125 g/kg,缓慢滴注后 5 分钟左右患者逐渐入睡,10 分钟左右进入睡眠状态,睫毛及角膜反射消失,瞳孔不大,眼球固定,下颌松弛,咽喉反射抑制,如配合气管黏膜表面麻醉,可顺利进行气管插管。麻醉后 20～30 分钟,血压中度升高,脉搏稍缓。由于羟丁酸钠镇痛作用微弱,疼痛刺激偶尔可引起心律失常或锥体外系反应,因此,羟丁酸钠在临床上已很少单独应用,宜与麻醉性镇痛药或氯胺酮等复合应用才能产生满意的麻醉效果。

羟丁酸钠一次用药可维持 60 分钟左右,再次用药量为首次剂量的 1/2。一般在首次用药后

1 小时左右补充为宜。如待苏醒后再予补充,需加大剂量,且易出现躁动。长时间手术可以多次反复给药,很少出现耐药现象,最大用量以不超过 10 g 为宜。

(3)注意事项:起效较慢,剂量过大或注射过快,可出现屏气、呕吐、手指不自主活动和肌肉抽动现象,多可自动消失。必要时用硫喷妥钠静脉注射。也可出现呼吸抑制,需行辅助呼吸或控制呼吸。

3.氯胺酮静脉麻醉

(1)适应证:氯胺酮静脉麻醉用于各种短暂的体表手术,例如烧伤创面处置、骨折复位、脓肿切开、外伤或战伤的清创及各种诊断性检查,例如心血管、脑血管、泌尿系统造影等操作,尤其适合于小儿麻醉。也可作为局麻、区域性麻醉的辅助用药,以达到完全镇痛。近年来,国内已广泛用氯胺酮、地西泮、肌松药进行复合麻醉,扩大了临床各科手术的适应证,而且不受年龄限制。还可用于心血管功能不全、休克及小儿等患者。未经控制的高血压、颅内高压患者,胸或腹主动脉瘤、不稳定性心绞痛或新近发生的心肌梗死、心力衰竭、颅内肿瘤或出血、精神分裂症等患者,均为禁忌。又因氯胺酮保持咽喉反射、增强肌张力,所以在口腔、咽喉、气管手术时应慎用。

(2)实施方法:麻醉前需用东莨菪碱抑制分泌,用地西泮或氟哌利多减少麻醉后精神异常。根据给药方式不同,可分为下列两种方法。①单次注入法:除小儿可应用肌内注射外,一般多采用静脉注射,平均剂量为 0.5～3 mg/kg,30～90 秒显效,维持 5～15 分钟。肌内注射平均剂量为 4～10 mg/kg,3～5 分钟后入睡,维持 10～20 分钟,镇痛效果可达 20～40 分钟,多次追加时,剂量有递减趋势。用药后先出现脉搏增快,继而血压上升,即为进入外科麻醉期的体征,有时出现无意识的活动,肌张力增强,常与手术操作无关。②连续静脉滴注法:单次注入诱导后,用 0.1%浓度的氯胺酮溶液静脉滴注维持,滴速为 2～5 mg/(kg·h),适合不需肌肉松弛的手术。氯胺酮总量不宜超过 20 mg/kg,手术结束前提前停药,以免苏醒延迟。

(3)注意事项:①术前饱食患者,仍有发生误吸的可能,应予重视。②麻醉中有时出现一过性呼吸抑制,也为剂量过大所致,在重症、衰弱患者较多见。偶尔出现喉痉挛现象,给予氧气吸入及停止刺激即可缓解。③单独应用氯胺酮,苏醒时常有精神异常兴奋现象,甚至有狂喊、躁动、呕吐或幻觉、噩梦等现象。因此,麻醉前并用适量巴比妥类、氟哌利多、吗啡或丙嗪类药,多能减轻精神异常,地西泮对减少噩梦的发生率有效。同时术后应避免机械刺激,保持安静也很重要。苏醒前偶尔有舌后坠及喉痉挛现象,均应妥善安置体位,保持气道通畅。

4.丙泊酚静脉麻醉

丙泊酚是一种新型速效静脉麻醉药,作用快,维持时间短,恢复迅速平稳,易于控制,使静脉麻醉扩大了使用范围。

(1)适应证:丙泊酚用药后起效快,苏醒迅速且无困倦感,定向能力可不受影响,故适于非住院患者手术。也可用于 2 小时以上的较长时间麻醉。丙泊酚可使颅内压、眼压下降,术后很少发生恶心、呕吐。抑制咽喉部位反射,可减轻喉部手术操作时的不良反应,且使声带处于外展位。其保护性反射在停药后可很快恢复。随着人们对丙泊酚研究的日益深入,应用领域越来越广泛。

丙泊酚用于心脏手术具有很好的效果。多采用连续静脉滴注,给药逐步达到麻醉所需深度,且多与麻醉性镇痛药合用。并且丙泊酚可降低脑的等电位,对脑的保护作用更优于硫喷妥钠。对心肌收缩性的影响也较后者为少。但尽量避免单次快速注射。

丙泊酚用于小儿麻醉中是安全有效的。但也有研究表明,小儿注药部位疼痛发生率很高,占 20%～25%。选用肘部大静脉给药能明显减少这一不良反应。

颅脑手术麻醉,丙泊酚可有效地降低颅内压、脑代谢及脑血流,并可保持脑灌注量。丙泊酚还用于 ICU 的危重患者。对需长时间机械呼吸支持治疗的气管插管患者具有良好镇静效应。长时间滴注很少蓄积,停药后不像咪达唑仑延续镇静而是很快清醒,必要时可迅速唤醒患者。

在危重患者应用丙泊酚可降低代谢和需氧量及增加混合静脉血氧饱和度。在高动力型患者可减少扩血管药及 β 受体阻滞剂。由于镇痛效果差,常需与阿片类镇痛药配伍用。恶心、呕吐患者用 10 mg 丙泊酚会显著好转。孕妇及产妇禁用。

(2)实施方法:①麻醉诱导,静脉注射丙泊酚 2.5 mg/kg,于 30 秒内推入,患者呼吸急促;78%出现呼吸暂停。2 mg/kg 于 40 秒内推入,呼吸暂停明显低于上述报道,故芬太尼 5 μg/kg 静脉注射后再静脉注射丙泊酚 0.8～1.2 mg/kg 效果更好。同时丙泊酚对心血管系统有一定抑制作用。表现为血压下降、心率减慢,但能维持正常范围。丙泊酚对心率、动脉压的影响比等效剂量的硫喷妥钠弱,但作用强于硫喷妥钠,能有效抑制插管时的应激反应。②麻醉维持,丙泊酚维持麻醉滴注开始量 140～200 μg/(kg·min);10 分钟后 100～140 μg/(kg·min);2 小时后 80～120 μg/(kg·min);手术结束前 5～10 分钟停药。如用于心脏手术,则用芬太尼 20 μg/kg 诱导后,以 6 mg/(kg·h)输入丙泊酚,10 分钟后减为 3 mg/(kg·h)维持。丙泊酚的血-脑平衡时间短,更便于随手术刺激的强弱随时调整镇静强度。如果整个手术过程都需要镇静,可用丙泊酚持续滴入。而当术中需患者清醒与其合作或病情需要精确控制镇静深度时,随时停药或减量,可迅速唤醒患者。这是其他镇静药所不能比拟的优点。③镇静维持,在 ICU 用于镇静时开始 5 分钟滴注 5 μg/(kg·min);每 5～10 分钟逐渐增加 5～10 μg/(kg·min)直至达到镇静的目的。维持轻度镇静的滴速为 25～50 μg/(kg·min);深度镇静为 50～75 μg/(kg·min)。④复合麻醉,丙泊酚问世以来已用于全凭静脉麻醉。如将丙泊酚与氯胺酮合用于全凭静脉麻醉,发现此种配伍能提供稳定的血流动力学状态。且患者不伴有噩梦及异常行为发生,认为丙泊酚能有效地减少氯胺酮的不良反应。此二药用于全凭静脉麻醉是一种较理想的结合。

(3)注意事项:丙泊酚虽有许多优点,但应强调它有较强的呼吸抑制作用。因此,对使用丙泊酚的患者应进行 SpO$_2$ 监测,并由麻醉医师使用。另外,丙泊酚不应和任何治疗性药物或液体混用,可混于 5%葡萄糖溶液中行静脉滴注。在清醒状态下做静脉注射时,为减轻注射部位疼痛,可于溶液中加入 1%利多卡因溶液 1～2 mL。

5.依托咪酯静脉麻醉

当患者有心血管疾病、反应性气道疾病、颅高压或合并多种疾病要求选用不良反应较少或对机体有利的诱导药物时,最适合选择依托咪酯,具有血流动力学稳定性。其主要用于危重患者的麻醉。诱导剂量 0.2～0.3 mg/kg,可用到 0.6 mg/kg,既无组胺释放,又不影响血流动力学和冠状动脉灌注压。对心脏外科冠脉搭桥手术、瓣膜置换手术、冠心病患者、心复律患者、神经外科手术、外伤患者体液容量状态不确定时,可用依托咪酯诱导。依托咪酯持续输注时,血流动力学稳定,可维持自主通气。

6.咪达唑仑静脉麻醉

咪达唑仑是常用的苯二氮䓬受体激动剂。可用于术前镇静用药,以及区域麻醉或局部麻醉术中镇静和术后应用。其优点是抗焦虑、遗忘和提高局麻药致惊厥阈值。但咪达唑仑更适于麻醉诱导,用量 0.2 mg/kg,老年患者咪达唑仑剂量宜小,要降低 20%以上。若与阿片类药物和/或吸入性麻醉药合用时,先 0.05～0.15 mg/kg 诱导,再以 0.25～1 mg/kg 速度持续输注。足以使患者产生睡眠和遗忘作用,而且术毕可唤醒。注意事项:咪达唑仑主要问题是呼吸抑制,用于镇静或麻醉诱导时,可能发生术后遗忘及镇静过深或时间过长,可用氟马西尼拮抗。

7.右旋美托咪定

右旋美托咪定是高度选择性的 α_2 受体激动剂,具有镇静、催眠和镇痛作用。右旋美托咪定目前被批准用于术后短时间(<24 小时)镇静。它主要作用于蓝斑的 α_2 受体,对呼吸影响小。右旋美托咪定对血压有双相作用:血药浓度较低时,平均血压降低;血药浓度较高时,血压则升高。心率和心排血量呈剂量依赖性降低。镇静时先给予负荷剂量 2.5～6.0 μg/kg(超过10分钟),然后以 0.1～1 μg/(kg·min)输注。

8.阿片类静脉镇痛药

自 20 世纪中叶,大剂量阿片类镇痛药;吗啡用于临床心脏手术以来,阿片类镇痛药引起普遍的重视。特别是对心血管抑制极轻,镇痛效能显著,非常适宜于严重心功能不全患者的心脏手术。20 世纪末新型强效合成阿片类麻醉性镇痛药芬太尼用于心脏手术,由于不良反应较吗啡少,且国内已能生产,迅速得以推广。近年来,又有不少新型强效麻醉性镇痛药也已陆续用于静脉麻醉。阿片类镇痛药由于肌肉紧张,术中又可能知晓及术后不遗忘,临床上多复合肌松药及镇静安定药,实际上也是静脉复合麻醉。有时也可复合吸入麻醉,明显地降低吸入麻醉药的 MAC。

(1)吗啡用于静脉麻醉:吗啡用于静脉麻醉主要指大剂量吗啡(0.5～3.0 mg/kg)静脉注入进行镇痛。突出的优点为对心肌抑制较轻,术中及术后镇痛效果很强,抑制呼吸效应,便于控制呼吸或应用呼吸机。其缺点除了一般性阿片类镇痛药的缺点外,静脉注入过快,剂量大于 1 mg/kg 容易出现周围血管阻力下降及释放组胺引起血压下降,虽持续时间不长,但对个别心功能不全患者可能引起危险,需及时输液或用缩血管药。注入过快也可能兴奋迷走神经,出现心动过缓,需用阿托品拮抗。另一个突出的缺点为剂量过大(多见于 1.5 mg/kg 以上),注射后偶尔出现周围血管收缩,血压剧升,可能为代偿反应,促使去甲肾上腺素释放。且不能用追加吗啡剂量以降低血压,必须用恩氟烷或七氟烷吸入、静脉注射氯丙嗪或扩血管药来拮抗。此外,吗啡剂量超过 3 mg/kg,常使术后引起暂时性精神失常、消化道功能紊乱及尿潴留等,所以,近年来已逐渐为芬太尼所代替。

(2)芬太尼用于静脉麻醉:大剂量芬太尼静脉注入对血流动力学的影响多与剂量及心脏功能有关。睡眠剂量个体差异很大,常需要 6～40 μg/kg,一般动脉压、肺动脉压及心排血量均不改变,术后 3～6 小时即可苏醒。超过 3 mg 可使心率变慢,但只轻度降低心排血量、血压、体血管阻力及增加每搏量。缺血性心脏病患者给予 20 μg/kg 时可使平均压轻度下降。芬太尼 5 μg/kg 静脉注射后再注射地西泮 10 mg 可引起血压显著下降,主要是由于降低体血管阻力所引起,特别对心脏病患者更明显。同样,在芬太尼静脉用药后再给 N_2O 吸入,也可显著减少心排血量及增加体血管阻力、肺血管阻力及心率。且其机制不明,应予注意。总之,单纯芬太尼静脉注入对血流动力学影响不大,也不释放组胺及产生扩血管作用,更不抑制心肌。还能降低心肌耗氧量。血浆中消除半衰期及维持时间也比吗啡短,遗忘作用及抗应激作用也比吗啡强,如全麻诱导时气管插管引起心动过速及高血压反应的发生率也远较吗啡为少。所以,近年来已取代吗啡麻醉。由于麻醉时间不但决定于芬太尼的药代动力学,而且还决定于剂量、注药次数及与其他药的相互作用,如辅用咪达唑仑可增强及延长芬太尼抑制呼吸的时间,因此,麻醉设计时根据不同的病情及手术方法确定剂量及复合用药。

1)适应证:与吗啡用于静脉麻醉适应证相类似。

2)实施方法：①基本方法以 40～100 μg/kg 静脉注射诱导，注入半量后即给泮库溴铵 0.08～0.12 mg/kg，然后将余下芬太尼注入，进行气管插管。术中如出现瞳孔稍有变大、结膜或颜面充血、流泪、皱眉、微动或轻度血压上升、心排血量增加等麻醉变浅改变时，应随时追加芬太尼及肌松药。肌松药也可用加拉碘铵或维库溴铵代替泮库溴铵。此法最适于体外循环下心内手术，特别对心功能不全的患者术后又需要用呼吸机辅助呼吸者。②芬太尼复合神经安定药静脉麻醉，一般芬太尼剂量可以显著减少，如先用咪达唑仑 2 mg 静脉注射，再用芬太尼 10～30 μg/kg 及琥珀胆碱或泮库溴铵静脉注射，进行气管插管，术中随时追加 1/3～1/2 剂量或吸入七氟烷、异氟烷。如心功能良好，成人可用 2.5％硫喷妥钠溶液 5～10 mL 代替咪达唑仑静脉注射。心功能不全者应以羟丁酸钠 40～60 mg/kg 代替地西泮。③辅助其他全身麻醉，早在 20 世纪中叶已有 N_2O 全身麻醉时补充静脉注射芬太尼的报道，目前广泛应用的吸入麻醉药如氟烷、七氟烷等镇痛效果稍差，更常辅用小剂量芬太尼 0.1～0.2 mg 静脉注射。各种静脉复合麻醉也常补充芬太尼 0.1～0.3 mg。由于对呼吸抑制程度个体差异很大，所以术中应注意呼吸管理，术后也应注意呼吸恢复情况。

（3）阿芬太尼用于静脉麻醉：阿芬太尼能够迅速穿透脑组织，所以阿芬太尼在血浆中的浓度比舒芬太尼和芬太尼稍高即可达到血浆和中枢神经系统的平衡。这种特性可以解释在应用镇静-催眠药前或与其同时应用，小剂量阿芬太尼 10～30 μg/kg 静脉注射有效。阿芬太尼 25～50 μg/kg 静脉注射和较小睡眠剂量的镇静-催眠药配伍用，常可有效预防喉镜检查及气管插管时明显的血流动力学刺激。对于短小手术，可通过阿芬太尼 0.5～2.0 μg/(kg·min) 输注或间断单次静脉注射 5～10 μg/kg 补充应用。在同时应用强效吸入麻醉药的平衡麻醉中，相对较低的血浆阿芬太尼浓度可降低异氟烷 MAC 50％。为避免残余的呼吸抑制作用，在手术结束前 15～30 分钟，应减少阿芬太尼的输注或重复给药剂量。

（4）舒芬太尼用于静脉麻醉：诱导更为迅速，在术中和术后能减轻或消除高血压发作，降低左心室每搏做功、增加心排血量且血流动力学更稳定。舒芬太尼诱导剂量 2～20 μg/kg，可单次给药或在 2～10 分钟内输注。在大剂量用法中，舒芬太尼的总剂量为 15～30 μg/kg。麻醉诱导期间大剂量阿片类药引起肌肉强直，可导致面罩通气困难。这表明用舒芬太尼 3 μg/kg 行麻醉诱导期间的通气困难是由于声门或声门以上的呼吸道关闭所致。

同时补充应用的药物可显著影响对舒芬太尼的需要。如对于行冠状动脉手术的患者，丙泊酚诱导剂量（1.5±1）mg/kg 和总维持量（32±12）mg/kg 可减少舒芬太尼诱导剂量（0.4±0.2）μg/kg 和总维持量（32±12）mg/kg。依托咪酯和阿片类药联合应用能提供满意的麻醉效果，且血流动力学波动较小。应用舒芬太尼 0.5～1.0 μg/kg 和依托咪酯 0.1～0.2 mg/kg 行麻醉诱导能保持血流动力学稳定性。在平衡麻醉中，用舒芬太尼 1.0～2.0 μg/(kg·h) 持续输注维持麻醉，既保持了阿片类药麻醉的优点，又避免了术后阿片作用的延长。

（5）瑞芬太尼用于静脉麻醉：瑞芬太尼作用时间很短，为了维持阿片类药作用，应该在初始单次给药之前或即刻，即开始输注 0.1～1.0 μg/(kg·min)。可有效抑制自主神经、血流动力学以及躯体对伤害性刺激的反应。瑞芬太尼麻醉后苏醒迅速，无不适，最具可预测性。

瑞芬太尼的应用使苏醒迅速，且无术后呼吸抑制。以（0.1±0.05）μg/(kg·min) 的速度输注，自主呼吸及反应性可恢复，且其镇痛作用可维持 10～15 分钟。一项随机、双盲、安慰剂对照研究证实，在局部麻醉下进行手术的门诊患者，瑞芬太尼以 0.05～0.1 μg/(kg·min) 持续输注，同时单次给予咪达唑仑 2 mg，可产生有效的镇静及镇痛作用。在开颅术中以瑞芬太尼

（1 μg/kg）静脉注射后继续以维持量 0.5 μg/（kg·min）输注，复合丙泊酚及 66％氧化亚氮应用，可提供满意的麻醉效果及稳定的血流动力学，且术后可迅速拔管。在瑞芬太尼麻醉苏醒期，应考虑到在麻醉苏醒前或即刻应用替代性镇痛治疗。有报道用瑞芬太尼麻醉做腹部大手术，围术期应用吗啡 0.15 mg/kg 或 0.25 mg/kg 静脉注射，或芬太尼 0.15 mg，并不能立即完全控制术后疼痛。氯胺酮 0.15 mg/kg 静脉注射，维持 2 μg/（kg·min）的应用，可以减少腹部手术中瑞芬太尼及术后吗啡的应用，且不增加不良反应的发生。

小剂量瑞芬太尼输注缓解术后疼痛也已取得成功。在腹部或胸部手术，应用丙泊酚 75 μg/（kg·min）和瑞芬太尼 0.5～1.0 μg/（kg·min）行全身麻醉后，持续输注瑞芬太尼 0.05 μg/（kg·min）或 0.1 μg/（kg·min），可提供充分的术后镇痛。

（二）静脉复合麻醉

任何一种静脉麻醉药很难达到全身麻醉的基本要求，即神志消失、镇痛完全、肌肉松弛及抑制神经反射，且不少静脉麻醉药常有蓄积作用，不能用于长时间手术，会刺激血管引起疼痛及形成血栓，甚至还可出现变态反应。但近年来静脉麻醉用药还出现了不少具有高选择性的强效镇痛药、速效催眠药、新型肌肉松弛药及各种抑制神经反射的神经阻滞药、神经节阻滞药，均可使麻醉者有可能充分利用各药的长处，减少其剂量，以补不足之处。这种同时或先后使用多种全麻药和辅助用药的方法统称为复合麻醉，也有称平衡麻醉或互补麻醉。所有麻醉用药全经静脉径路者，也可称为全凭静脉复合麻醉。

1.静脉复合麻醉药的选择及配方

静脉复合麻醉需要经静脉应用多种静脉麻醉药及辅助用药。静脉麻醉药进入静脉，不易迅速清除。停药后不像吸入麻醉药可经气道排出或迅速洗出。因此，应选择短效、易排泄、无蓄积的静脉麻醉药，同时满足全麻四要素的基本原则。静脉复合麻醉的配方应该因人而异。要尽量少用混合溶液滴注，以避免因不同药代动力学的麻醉药出现不同的效应，致消失时间不同，从而使调节困难，容易混淆体征。或者持续滴注一种药物，再分次给其他药物较易控制。一旦出现不易解释的生命体征改变，应停止静脉麻醉用药，必要时可改吸入麻醉，以明确原因，便于处理。

2.静脉复合麻醉深度的掌握

静脉复合麻醉的麻醉深度已很难按常用的全麻分期体征进行判断。需根据药代动力学、药效动力学及剂量，结合意识、疼痛、肌松及血流动力反应分别调整相关用药。首先要熟悉各药的最低有效滴速（简称 MIR），即此滴速可使半数受试者对疼痛刺激有运动反应。切忌单纯加大肌松药剂量，掩盖疼痛反应及恢复知晓。并可因手术产生过度应激反应，使患者遭受极大痛苦。这种情况已屡见不鲜，应从中吸取教训。还要避免大量应用有蓄积作用的麻醉药，如长期应用硫喷妥钠或地西泮可使患者术后数天不醒。所以，麻醉者必须具备丰富的全麻经验及深知用药的作用时间。

3.静脉麻醉过程中的管理

静脉复合麻醉处理得当，对机体影响极小，但麻醉管理常不比吸入麻醉简单，处理不当，同样引起较严重并发症。首先应用套管针穿刺静脉并保持静脉径路通畅。持续滴注时更应保持滴速稳定并避免输液过多。此外，应密切注意气道通畅及呼吸管理，并遵循吸入麻醉时应注意的事项。几种麻醉药复合应用还应注意交互作用。需依赖于麻醉者的经验、过硬的技术及扎实的基本功。

4.神经安定镇痛麻醉及强化麻醉

神经安定镇痛麻醉也是复合麻醉。法国学者拉波里提出一种麻醉方法，不但阻断大脑皮质，而且也阻断某些外来侵袭引起的机体应激反应,如自主神经及内分泌引起的反应,并称之为"神经节阻滞"或"神经阻滞",配合人工低温曾称之为"人工冬眠",主要应用以吩噻嗪类为主的"神经阻滞剂",即冬眠合剂。临床麻醉时并用神经阻滞剂,可增强大脑皮质及自主神经的抑制,所以称为强化麻醉。由于吩噻嗪类药对机体的作用机制过于广泛,对血流动力学影响又较大,常混淆临床体征及增加麻醉与麻醉后处理的困难。Janssen 提出神经安定镇痛术概念,并用于临床麻醉,也称神经安定麻醉。主要用神经安定药及强效镇痛药合剂,使患者处于精神淡漠和无痛状态,20 世纪中叶开始应用依诺伐(即氟哌利多、芬太尼合剂),迅速得以推广,也属于静脉复合麻醉范畴。

(1)强化麻醉:主要应用吩噻嗪类药增强麻醉效应,使全麻诱导平稳,局麻患者舒适。

1)适应证:强化麻醉多适于精神紧张而施行局部麻醉的患者,尤其对甲状腺功能亢进症和颅脑手术时可降低代谢,还有促进降温的优点。应用东莨菪碱麻醉或氧化亚氮麻醉时,常采用强化麻醉,以增强其麻醉效果。

2)实施方法:主要用药为氯丙嗪 1 mg/kg 或冬眠合剂 1 号(M_1)即氯丙嗪 50 mg、异丙嗪 50 mg 及哌替啶 100 mg(6 mL),也有用二氢麦角毒碱 0.9 mg 代替氯丙嗪,称冬眠合剂 2 号(M_2)。此外,还有乙酰丙嗪、二乙嗪等代替氯丙嗪者。一般多在麻醉前 1 小时肌内注射或入手术室后麻醉前将合剂或氯丙嗪置于 5%葡萄糖溶液 250 mL 中快速滴入或分次从滴壶内输入。然后再进行各种麻醉。

3)注意事项:①强化麻醉常使全麻患者术后苏醒迟缓,而且意识清醒后保护性反射又不能同时恢复。一旦出现呕吐,可能误吸而造成窒息的危险。此外,强化麻醉后过早地翻动患者,容易引起直立性低血压,都增加麻醉后护理的困难,也是近年来应用逐渐减少的原因。②由于强化麻醉后周围血管扩张,头部受压过久,易产生麻醉后头部包块,即局部水肿,继而脱发。因此,术中、术后应不断变换头部位置,并对受压处给以按摩。③强化麻醉中氯丙嗪等用量,应不超过 2 mg/kg。如麻醉失败或麻醉效果不确实时,应及时地改换麻醉方法,切不可盲目增加冬眠合剂用量而增加术后并发症或意外。④椎管内及硬膜外麻醉和腹腔神经丛阻滞时并用氯丙嗪等合剂,可使血压明显下降,偶尔遇到升压困难者,可造成死亡。主要由于氯丙嗪、乙酰丙嗪等具有抗肾上腺素作用,脊椎及硬膜外麻醉或腹腔神经丛阻滞可使交感神经阻滞,二者并用后一旦血压剧降,有可能使肾上腺素类药无效而出现意外。为安全起见,椎管内及硬膜外麻醉时禁用氯丙嗪等药。

(2)神经安定麻醉:基本上类似强化麻醉,是增强麻醉效应的辅助措施,并能减少术后的恶心、呕吐等不适反应。

1)适应证:类似强化麻醉,更常作为复合麻醉中重要辅助用药,偶尔也可用于创伤或烧伤换药时的镇痛措施。有帕金森病(震颤麻痹症)、癫痫史者及甲状腺功能低下患者等禁用。

2)实施方法:麻醉时肌内注射或静脉注射神经安定类药及强效镇痛药,目前最常用的前者为氟哌利多 0.1~0.2 mg/kg 或咪达唑仑 0.1~0.2 mg/kg,后者为芬太尼 0.1~0.2 mg 或喷他佐辛(镇痛新)30~60 mg。也有用氟哌利多芬太尼合剂依诺伐,但复合麻醉中应用仍根据需要以分开静脉注射为合理,因为氟哌利多作用时间长,而芬太尼作用时间较短。

3)注意事项:芬太尼注入速度过快,偶尔出现胸腹壁肌肉僵硬引起呼吸抑制,则需用琥珀胆碱配合控制呼吸拮抗之。氟哌利多用量过大时,偶尔出现锥体外系反应,可经静脉注入异丙嗪 10 mg 或氯丙嗪 5~10 mg 即可制止,必要时可重复给予。术后适当应用哌替啶,常可起到预防作用。

术后出现呼吸抑制或呼吸暂停,多为芬太尼用量过多,可用纳洛酮 0.2 mg 静脉注入即可解除。

(三)靶控输注静脉麻醉

近年来,随着计算机技术的飞速发展和在临床医学中的广泛应用,麻醉技术也朝着更加安全、可靠,易于管理,可控精确的目标发展。靶控输注(target controlled infusion,TCI)静脉麻醉就是"数字化麻醉管理"的典型代表。靶控输注的发展使静脉麻醉更加方便,易于控制。

1.TCI 的概念及基本原理

TCI 是指将计算机与输液泵相连,根据以群体药代—药效动力学参数编制的软件,通过直接控制"靶部位"——血浆或效应室的麻醉药物浓度,从而控制及调节麻醉深度的静脉输注方法。TCI 与传统用药方法最大的不同是不再以剂量为调整目标,而是直接调整靶浓度,使麻醉医师能像使用吸入麻醉药挥发器那样任意调节静脉麻醉药血药浓度成为可能。

TCI 的基本原理即 BET 方案根据药物的三室模型原理,为了迅速并准确维持拟达到的血药浓度,必须给予负荷剂量,同时持续输注从中央室消除的药物剂量,并且加上向外周室转运的药物剂量,这就是著名的 BET 输注方案。很显然,如果按照上述 BET 给药模式来计算非常复杂,只能通过计算机模拟。计算机控制的药物输注能够成功地达到相对稳定的靶浓度,麻醉医师可以根据临床反应来增加或降低靶浓度。

2.TCI 系统的组成及分类

完整的 TCI 系统主要有以下几个组成部分。①药动学参数:已经证明正确的药物模型以及药动学参数;②控制单位:计算药物输注速度,如控制输注泵的软件和微处理器;③连接系统:用于控制单位和输注泵连接的设备;④用户界面:用于患者数据和靶控浓度(血浆或效应室浓度)的输入。

目前,大多数 TCI 系统仍处于临床试验阶段主要原因在于这些输注设备对输注药物没有进行统一的标准化设置。此外,提供 TCI 的输液泵种类和安全功能也有待进一步研究。由 Kenny 等设计的 Diprefusor 系统是首个面市的 TCI 系统,它是将计算机及其控制软件整合到输液泵的中央处理器,该系统结构紧凑、使用方便、可靠性高。但是,该系统仍具有一些缺陷:只能用于丙泊酚,不能用于 15 岁以下儿童,且只有一个适于年轻健康成年人的参数可以设定。

根据靶控部位的不同可以将 TCI 分为血浆 TCI 和效应室 TCI 两种模式。而根据是否依赖机体反馈信息还可将 TCI 系统分为开放环路系统和闭合环路系统。

血浆 TCI 模式是以药物的血浆浓度为靶控目标的输注方法,开始给予一定的负荷量,当血浆计算浓度达到预定的靶浓度时即维持在这一浓度。效应室浓度随之逐渐升高,将迟滞一定时间(相对于血浆浓度)后最终与血浆浓度平衡一致。这种方法适合于平衡时间较短的药物,同时也适合于年老体弱的患者,因其负荷量较小,循环波动较小。而对于平衡时间长的药物则会导致诱导缓慢。

效应室 TCI 模式则是以药物的效应室浓度为靶控目标的输注方法,给予负荷量后暂时停止输注,当血浆浓度与效应室浓度达到平衡一致时再开始维持输注。与血浆靶控相比,使用同一药物时平衡时间短、诱导快,负荷量较大而使循环波动较大。因此适合于年轻体健的患者。开放环路 TCI 是无反馈装置的靶控,仅由麻醉医师根据临床需要和患者生命体征的变化来设定和调节靶浓度。

闭合环路 TCI 则通过一定反馈系统自动调节靶控装置,根据反馈指标的变化自动调整输注剂量和速度。这样就提供了个体化的麻醉深度,克服了个体间在药代学和药效学上的差异,靶控目标换成了患者的药效反应而不是药物的浓度,最大限度地做到了按需给药,从而避免了药物过量或不足以及观察者的偏倚。例如通过脑电双频谱指数(bispectral index,BIS)指标来反馈调控丙泊酚的 TCI,是目前比较成熟的方法之一。在使用闭合环路 TCI 时要注意反馈指标是否真实、准确,不可盲目相信单一指标而忽略综合评估,避免由于干扰因素造成麻醉深度不当。

3.TCI 技术的临床应用

与传统的静脉麻醉技术相比,TCI 有如下优点。①操作简单,易于控制、调整麻醉深度,安全、可靠;理论上能精确显示麻醉药物的血中或效应器(大脑)部位的浓度。②提供平稳的麻醉,对循环和呼吸的良好控制,降低了麻醉意外和并发症。③能预知患者的苏醒时间,降低术中知晓和麻醉后苏醒延迟的发生率。

鉴于 TCI 的给药模式,最适合应用起效时间和消退时间均很短的药物,即 $t_{1/2}k_{eO}$ 和 $t_{1/2}CS$ 值较小的药物。$t_{1/2}k_{eO}$ 是指恒速给药时,血浆和效应室浓度达平衡的时间(效应室药物浓度达到血浆浓度 50% 所需的时间),其意义是可以决定起效快慢。如果持续输注(或停止输注)5 个 $t_{1/2}k_{eO}$,可以认为效应室的药物浓度达到稳态(或药物基本消除)。

时量相关半衰期($t_{1/2}CS$)是指维持某恒定血药浓度一定时间(血药浓度达稳态后)停止输注后,血药浓度(作用部位药物浓度)下降 50% 所需的时间。它不是定值,而是随输注剂量、时间的变化而变化。其意义是可以预测停药后的血药浓度。采用这两个参数较短的药物才能达到诱导、恢复都十分迅速的目的,又利于在麻醉过程中根据需要迅速调节麻醉深度,真正体现出 TCI 的特点。

目前临床使用的麻醉药物中,以瑞芬太尼和丙泊酚的药代动力学特性最为适合。其他药物如咪达唑仑、依托咪酯、舒芬太尼、阿芬太尼、芬太尼也可以用于 TCI,但其效果不如前二者。至于肌肉松弛药,由于其药效与血浆浓度关系并不密切,而且药代动力学并非典型的三室模型,因此目前不主张使用 TCI 模式,而以肌松监测反馈调控输注模式为宜。

TCI 适用的手术种类:TCI 技术可以应用于目前大多数手术的临床麻醉。TCI 的特点是起效快、维持平稳且可控性好、恢复迅速彻底,因此更加适用于时间短而刺激强度大且变化迅速的手术,例如支撑喉镜下手术、眼科手术、口腔科手术、腹腔镜检查及手术、气管镜检查及手术、胃镜检查、肠镜检查、胆管镜手术、门诊日间手术等。

TCI 临床应用的注意事项:①选择适合的患者和手术。②尽量选择 $t_{1/2}k_{eO}$ 和 $T_{1/2}CS$ 小的药物。③要结合患者的具体情况选择 TCI 模式(血浆靶控或效应室靶控)。④手术过程中不要以单一靶浓度维持,而应根据手术刺激强度和患者的反应来及时调节靶控浓度。⑤一定要从麻醉开始就使用靶控输注,而不要中途加用靶控输注(由于靶控输注有负荷量)。⑥靶控装置具有自动补偿功能(即换药后可以自动补充换药期间的药量),不需要手动追加或增大靶浓度。⑦手术结束前根据手术进程和药物的 $T_{1/2}CS$ 选择停止输注的时机,不宜过早。⑧注意静脉通路的通畅和注射泵的工作状态,一旦静脉阻塞或注射泵有故障,患者会发生术中知晓。

4.TCI 系统性能的评估

计算机预期浓度与实际血药浓度的一致性反映了 TCI 系统的性能。影响系统性能的因素如下。

（1）系统硬件：主要指输液泵的准确性。目前临床上大多数输液泵的机电化设计已经比较完善，因此来源于系统硬件的误差率很小。

（2）系统软件：主要指药代动力学模型数学化的精度。因为药代模型涉及极为繁琐的运算，运用计算机模拟运算则可以大大提高精确度，而且目前迅猛发展的计算机处理器已经完全可以精确到位。

（3）药代动力学的变异性：这是影响 TCI 系统准确性的最主要来源。包括两个部分，一是所选择的药代模型本身有其局限性，表现为所使用的药代模型（如开放型三室模型）并不能说明药物在机体中的药代学特征，即使运用个体的药代学参数也不能对浓度进行准确的估计。虽然三室模型是 TCI 系统应用最为广泛的药代模型，但是也有其应用的局限性。如模型假设药物进入房室内即均匀分布，而事实上并非如此。个体的生物学变异性或患者生理状态的不同均能改变药代学特性，从而导致模型对浓度预测值的误差。二是 TCI 系统的药代参数只是对群体的平均估计，与个体实际的药代参数之间有着相当的差距。目前已证实生物学的差异性使 TCI 系统的误差不可能低于 20%。

由于缺少静脉麻醉药物浓度的快速测定方式，缺乏广泛接受的针对不同性别、年龄及生理状态的国人的药代模型和药代参数，以及缺乏对静脉麻醉药及阿片类药物敏感而可靠的药效学监测指标，目前的 TCI 仍有诸多不足之处。但其实现了麻醉药由经验用药到定量化用药的跨越，从而提高了麻醉质量及麻醉用药的安全性和合理性。随着计算机辅助麻醉的理论基础及相关知识的发展和进一步完善，TCI 的临床应用范围必将越来越广。

二、麻醉诱导

（一）静脉麻醉诱导剂量的计算

静脉麻醉诱导剂量或称负荷剂量计算公式：dose＝CT×Vpeak effect，其中 CT 是效应部位的靶浓度，具体由麻醉医师根据临床经验在一定范围内选定（表 1-1 和表 1-2）。Vpeak effect 为峰效应时的分布容积，其计算公式为：Vpeak effect/V_1＝Cp,initial/Cp'peak effect，V_1 为中央室分布容积；Cp'initial 为最初血浆药物浓度；Cp'peak effect 为峰效应时血浆药物浓度。

表 1-1　丙泊酚诱导和维持麻醉所需血药浓度

	浓度窗(μg/mL)
诱导和插管	
未用麻醉前药	6～9
用麻醉前药	3～4.5
维持	
合用氧化亚氮	2～5,3～7
合用阿片类药	2～4,4～7
合用氧	6～9,8～16
恢复满意通气	1～2
镇静	0.1～1.5,1～2

表 1-2 芬太尼类药维持麻醉所需血药浓度(ng/mL)

	芬太尼	阿芬太尼	舒芬太尼
诱导和插管			
合用硫喷妥钠	3～5	250～400	0.4～0.6
合用氧化亚氮	8～10	400～750	0.8～1.2
维持			
合用氧化亚氮和挥发性麻醉药	1.5～4	100～300	0.25～0.5
合用氧化亚氮	1.5～10	100～750	1.25～10
合用氧	15～60	1 000～4 000	2～8,10～60
恢复满意通气	1.5	125	0.25

　　计算静脉诱导剂量公式中之所以选用 Vpeak effect(峰效应时的分布容积),是因为从三室模型出发,如果选用 V1(中央室分布容积),在药物达到效应室之前已发生再分布和排除,以致计算出的药物剂量偏低。图 1-1 显示单次注射芬太尼、阿芬太尼和舒芬太尼后,达峰效应时血浆药物浓度与最初血浆药物浓度的关系。前者分别为后者的 17％、37％、20％。

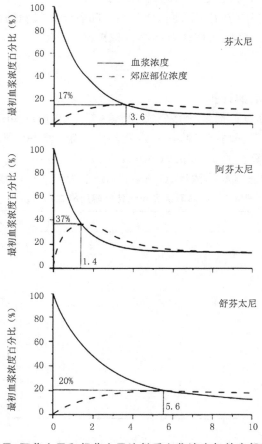

图 1-1 芬太尼、阿芬太尼和舒芬太尼注射后血浆浓度与效应部位浓度的关系

由于在临床浓度范围内，这一比率是恒定的，因此根据上述公式很容易计算出 Vpeak effect。（表 1-3）

根据表 1-3 看出，芬太尼的 Vpeak effect 是 75 L，假如要达到 4.0 ng/mL 的芬太尼效应室浓度，根据公式计算出的芬太尼剂量＝4 ng/mL×75 L＝300 μg，而达峰效应时间为 3.6 分钟。如果要达到 5 μg/mL 的丙泊酚效应室浓度，计算出的丙泊酚剂量＝5 μg/mL×24 L＝120 mg，达峰效应时间为 2 分钟。

表 1-3　单次给药后药物的峰效应分布容积和达峰时间

药物	峰效应分布容积(L)	达峰效应时间(min)
丙泊酚	24	2.0
芬太尼	75	3.6
阿芬太尼	5.9	1.4
舒芬太尼	89	5.6
瑞芬太尼	17	1.6

(二)丙泊酚 TCI 静脉诱导的应用

TCI 静脉诱导操作十分简便，麻醉医师主要是确定一个适宜患者个体的靶浓度。表 1-1 和表 1-2 提供了丙泊酚和芬太尼类药物的麻醉诱导靶浓度的参考数据。但实际应用时主要还是依靠麻醉医师的临床经验来确定。

据一个多中心的临床报道，丙泊酚 TCI 诱导与人工诱导进行比较。562 例患者，年龄 18～85 岁，来自 29 个医疗中心。以对口头指令反应丧失为意识消失的指征。人工诱导组采用注射泵以 1 200 mL/h 的速度注射丙泊酚。TCI 诱导组，血浆靶浓度根据麻醉医师经验来选择。结果 TCI 组平均靶浓度为 5.7 μg/mL(2.5～12.0 μg/mL)。意识消失时丙泊酚用量为(1.69±0.50)mg/kg，明显低于人工诱导组的丙泊酚用量，(2.31±0.75)mg/kg(P＜0.01)。意识消失时间，TCI 诱导组为(71±54)秒，高于人工诱导组[(61±31 秒)，P＜0.05]。患者麻醉前 ASA 分级不同明显影响 TCI 靶浓度(表 1-4)。

表 1-4　患者 ASA 分级与 TCI 丙泊酚诱导靶浓度

分级	TCI 血浆浓度(μg/mL)
平均	5.7(2.5～12)
ASA Ⅰ	6.07
ASA Ⅱ	5.08
ASA Ⅲ	4.46

丙泊酚 TCI 静脉诱导意识消失所需的时间长短与所选的靶浓度有关。来自国内的经验，将丙泊酚诱导靶浓度分别设置为 4 μg/mL、5 μg/mL、6 μg/mL 三组，在与咪达唑仑(0.02 mg/kg)和芬太尼(2 μg/kg)联合诱导下，意识消失所需时间随所设靶浓度的增高而减少(表 1-5)。意识消失时三组患者的效应室浓度都尚未达到预定靶浓度，均＜3 μg/mL。而丙泊酚的用量三组大体相近，BIS 也均降至 60 左右。3 分钟后行气管插管，此时三组效应室浓度已接近该组的预设靶浓度，BIS 也降至 45 左右。尽管三组效应室浓度不同，但是三组均无气管插管的心血管反应(血压、心率)。

表 1-5　TCI丙泊酚诱导时各参数变化

		时间（s）	血浆浓度（μg/mL）	效应室浓度（μg/mL）	BIS	剂量（mg）
意识消失	Ⅰ组	45.8 ± 12.99	4 ± 0	2.4 ± 0.51	60 ± 9.33	93 ± 15.5
	Ⅱ组	40.3 ± 4.98	5 ± 0	2.4 ± 0.57	64 ± 7.27	76 ± 12.0
	Ⅲ组	37.8 ± 8.33	6 ± 0	2.7 ± 0.78	64 ± 7.00	88 ± 14.1
全麻插管	Ⅰ组	3 分钟	4 ± 0	3.4 ± 0.11	45 ± 12.4	139 ± 13.6
	Ⅱ组	3 分钟	5 ± 0	4.3 ± 0.08	46 ± 8.3	129 ± 10.5
	Ⅲ组	3 分钟	6 ± 0	5.2 ± 0.39	46 ± 4.56	133 ± 12.8

（三）静脉麻醉联合诱导

联合诱导是两种或多种不同麻醉药物联合应用，以达到作用相加或协同的目的，从而可以减少麻醉药各自的用量，减轻可能产生的不良反应。例如，巴比妥类药物硫喷妥钠与苯二氮䓬类药物咪达唑仑联合诱导可以产生明显的协同作用，因为二者共同作用于 GABA 受体。（图 1-2）因此在应用联合诱导时，TCI丙泊酚的靶浓度应适当降低。

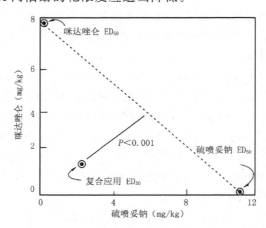

图 1-2　咪达唑仑（M）与硫喷妥钠（T）联合用药对消除意识的半数有效量（ED_{50}）的影响

用咪达唑仑 0.02 mg/kg 与丙泊酚联合诱导，此量仅相当于咪达唑仑产生意识消失 ED_{50} 的 1/10。咪达唑仑联合诱导较单纯用丙泊酚诱导明显减少意识消失时的丙泊酚用量（两药呈协同作用，表 1-6）。而用阿芬太尼 0.02 mg/kg 与丙泊酚联合诱导，虽然也减少丙泊酚用量，但两药呈相加作用。（表 1-7）如将咪达唑仑 0.02 mg/kg、阿芬太尼 0.02 mg/kg 与丙泊酚联合诱导，可将丙泊酚诱导意识消失的用量平均减少 86%。

表 1-6　咪达唑仑与丙泊酚联合诱导的协同作用

意识消失	丙泊酚诱导用量（mg/kg）			
	盐水	咪达唑仑	变化	
ED_{50}	1.07	0.74	$+45\%$	$P<0.01$
ED_{90}	1.88	1.03	$+82\%$	$P<0.01$

表 1-7　阿芬太尼与丙泊酚联合诱导的相加作用

意识消失	丙泊酚诱导用量（mg/kg）			
	盐水	阿芬太尼	变化	
ED_{50}	1.10	0.92	＋20％	NS
ED_{90}	1.62	1.24	＋30％	NS

　　咪达唑仑与丙泊酚联合诱导的协同作用随咪达唑仑剂量的增加而加强（表 1-8）。表中以意识消失作为观察指标，可以看出，随着咪达唑仑剂量的增加，丙泊酚诱导量呈剂量相关的递减。咪达唑仑不同剂量间（0.02 mg/kg、0.04 mg/kg 和 0.06 mg/kg）存在显著性差异。

表 1-8　不同剂量咪达唑仑与丙泊酚联合诱导

咪达唑仑剂量（mg/kg）	丙泊酚用量（mg/kg）			
	意识消失		BIS_{50}	
0	1.51±0.32		3.09±0.45	
0.02	0.65±0.17	↓58％	1.90±0.31	↓39％
0.04	0.53±0.12	↓65％	1.53±0.31	↓50％
0.06	0.29±0.12	↓81％	1.48±0.28	↓52％

三、麻醉维持

（一）静脉麻醉维持期间给药速率的计算

　　理论上静脉麻醉维持给药速率应等于药物从体内的总清除率（Cls）乘以血浆浓度。为了维持一个稳定的靶浓度（CT），给药速率应与药物从体内排除的速率相等：静脉麻醉维持的给药速率＝C_T×Cls。

　　此计算公式概念浅显易懂，但它不适用于多室模型的静脉麻醉药长时间持续输注时的药代动力学特征。图 1-3 可以看出药物的吸收和消除在以血液为代表的中央室，而药物的分布在1 个或多个假定的周边室，消除和分布是同时进行的，且随着给药时间的延长，药物从中央室分布到周边室的量逐渐减少，其给药量也应随之减少，即以指数衰减形式输注给药：维持给药速率＝C_T×V_1×（k_{10}＋$k_{12}$$e^{-k21t}$＋$k_{13}$$e^{-k31t}$）。

　　临床医师显然不会用此公式去计算给药速度，但有依据此公式提供的计算好的给药模式，例如维持 1.5 ng/mL 芬太尼血药浓度，给药速率可按下列步骤：最初 15 分钟速率为 4.5 μg/（kg・h）；15～30 分钟速率为 3.6 μg/（kg・h）；30～60 分钟速率为 2.7 μg/（kg・h）；60～120 分钟速率为2.1 μg/（kg・h）。尽管此模式也可提供较精确的血药浓度，但显然不如 TCI 系统计算机控制给药速率来得更为方便。

（二）静脉麻醉维持期间靶浓度的调节

1.手术伤害性刺激对 TCI 靶浓度的影响

　　手术的伤害性刺激程度在手术中并非一成不变的，不同程度的伤害性刺激，如气管插管、切皮等，所需的血浆靶浓度也不同。（图 1-4）TCI 系统只能帮助你计算和快速达到你所选定的靶浓度，术中伤害性刺激的变化、患者的反应性变化，都要麻醉医师随时观察，及时调整靶浓度。表 1-9 列出手术中不同条件下常用静脉麻醉药所需的血浆浓度范围。应该注意的是，提前预防性地改变靶浓度来对抗伤害性刺激，比伤害性刺激后机体出现反应才处理要平稳得多，对机体的干扰和影响也小得多。

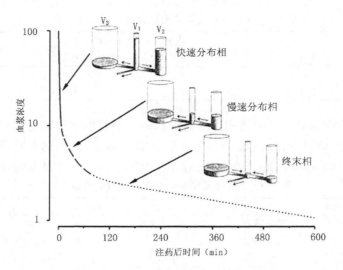

图 1-3　单次注药后三室模型的血浆浓度变化

在快速分布相,药物从中央室(V_1)向快速周边室(V_2)、慢速周边室和体外转运。在慢速分布相,药物从 V_2 向 V_1,以及从 V_1 向 V_3 和体外转运。在终末相,药物从 V_2 和 V_3 向 V_1 转运,从 V_1 排出体外

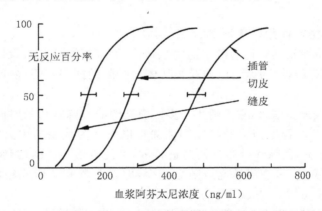

图 1-4　气管插管、切皮和缝皮时所需血浆阿芬太尼浓度

表 1-9　外科手术时所需麻醉药血浆浓度

药物	切皮	大手术	小手术	自主呼吸	清醒	镇痛或镇静
阿芬太尼(ng/mL)	200～300	250～450	100～300	200～250	—	50～100
芬太尼(ng/mL)	3～6	4～8	2～5	1～2	—	1～2
舒芬太尼(ng/mL)	1～3	2～5	1～3	0.2	—	0.02～0.2
瑞芬太尼(ng/mL)	4～8	4～8	2～4	1～3	—	1～2
丙泊酚(μg/mL)	2～6	2.5～7.5	2～6	—	0.8～1.8	1.0～3.0
依托咪酯(ng/mL)	400～600	500～1 000	300～600	—	200～350	100～300
氯胺酮(μg/mL)	—	—	1～2	—	—	0.1～1.0
咪达唑仑	—	50～250(与阿片类药合用)	50～250(与阿片类药合用)	—	150～200, 20～70 (与阿片类药合用)	40～100

2.TCI 系统如何降低靶浓度

TCI 系统提高靶浓度比较好实现,计算机根据药代动力学原理,计算出给药模式和泵速,很快可以达到麻醉医师预期设置的靶浓度。然而用 TCI 系统降低靶浓度,计算机所能做的工作就是停泵,然后完全依赖该药在体内的重新分布与代谢。根据药代动力学参数,计算出何时下降到麻醉医师预期设置的靶浓度,再重新开启注射泵维持该靶浓度。这方面,TCI 不如吸入麻醉可以人工干预,通过加快药物从呼吸道的排除,来降低吸入麻醉药的靶浓度。

药物在体内下降的快慢过去认为主要取决于药物消除半衰期的长短。理论上,一般经过4～5 个半衰期,体内的药物基本排除(表 1-10)。目前又提出一个新的概念药物持续输注后半衰期。

表 1-10　药物消除半衰期

半衰期数量	药物剩余(%)	药物排除(%)
0	100	0
1	50	50
2	25	75
3	12.5	87.5
4	6.25	93.75

3.持续输注后半衰期

持续输注后半衰期是指维持恒定血药浓度一定时间后停止输注,中央室的药物浓度下降 50% 所需的时间。其意义在于它不同于药物消除半衰期($t_{1/2\beta}$)。研究表明,某些具有较长的 $t_{1/2\beta}$ 的药物可以具有较短的持续输注后半衰期。例如,舒芬太尼的 $t_{1/2\beta}$ 比阿芬太尼要长,但如持续输注 8 小时,停止输注后,舒芬太尼较阿芬太尼恢复要快,即持续输注后半衰期要短(图 1-5),反之亦然。图 1-6 可以看出常用的静脉麻醉药的持续输注后半衰期随输注时间的延长而变化。芬太尼和硫喷妥钠明显不适于长时间输注。

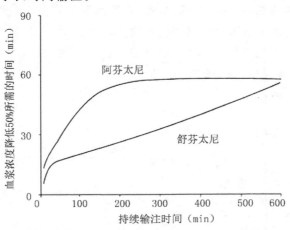

图 1-5　阿芬太尼和舒芬太尼持续输注后半衰期比较

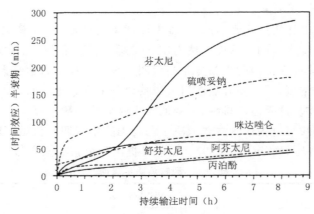

图 1-6　药物持续输注后半衰期

(三)麻醉性镇痛药的应用

镇痛是全麻中重要组分,也是全凭静脉麻醉中的重要成分。TCI 静脉麻醉中同样需要应用麻醉性镇痛药和肌肉松弛药。表 1-10 可以看出麻醉中是否复合用麻醉性镇痛药,对 TCI 丙泊酚靶浓度影响很大。至于麻醉性镇痛药的用法,可以根据经验和临床需要单次或分次注射,也可以持续输注。目前已有 TCI 系统应用麻醉性镇痛药的方法。

1.适用条件

适用于 TCI 系统的理想镇痛药应该具有:①在血与效应室之间的转运非常迅速;②停药后药物浓度迅速下降;③达到患者清醒和不抑制呼吸的水平。

2.持续输注益处

阿片类药持续输注较间断给药的益处:①减少总用药量;②血流动力学稳定;③减少不良反应;④减少追加;⑤意识恢复迅速。

(四)效应部位的浓度

TCI 以血浆药物浓度为指标,而效应部位(室)药物浓度不等于血浆药物浓度,常常有一个滞后现象。图 1-8 以脑电边界频率作为效应部位药物作用的指标,可以看出效应部位的反应曲线明显滞后于血浆药物浓度变化曲线。TCI 应以效应部位浓度为目标,而目前又无法测定效应部位的药物浓度,因此引出 k_{e0} 和 $t_{1/2}k_{e0}$ 的概念。

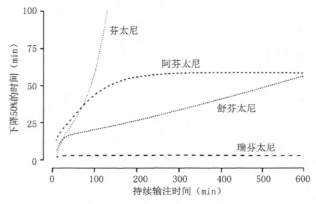

图 1-7　瑞芬太尼持续输注后半衰期

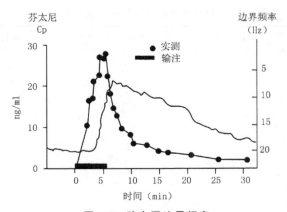

图 1-8 脑电图边界频率

反映效应室芬太尼浓度变化，明显滞后于芬太尼血浆浓度（Cp）的变化

1.k_{e0}

k 为一级速率常数，表示单位时间内药物的转运量与现有量之间的比值，例如 k＝0.1/h，表示剩余药量中每小时有 10％被转运。从图 1-9 可以看出，e 表示效应室；0 表示体外。k_{e0} 本应是药物从效应室转运至体外的一级速率常数。而目前通常用来表示药物从效应室转运至中央室的速率常数，即反映药物在中央室和效应室之间的平衡速度。药物的 k_{e0} 越大，平衡的时间越短。例如丙泊酚 k_{e0} 为 0.239/min，是芬太尼 k_{e0} 0.105/min 的两倍，丙泊酚效应室达峰时间也几乎是芬太尼的两倍。

2.$t_{1/2}k_{e0}$

维持一个稳态血药浓度时，效应室（生物相）浓度达到血浆浓度 50％时所需的时间为 $t_{1/2}k_{e0}$。可用 $0.693/k_{e0}$ 来计算。

从表 1-11 可以看出原则上药物的 k_{e0} 越大，$t_{1/2}k_{e0}$ 越小，效应室平衡的时间越快。例如阿芬太尼 k_{e0} 较大，达峰效应时间不到 1 分钟，达峰时单次剂量的阿芬太尼约 60％再分布和排出体外。而芬太尼达峰效应时间要 4 分钟，达峰时 80％以上的药物（单次注射）已再分布和排出体外。图 1-10 可以看出。药物的 $t_{1/2}k_{e0}$ 越小，药物效应室达峰时间越短，效应室浓度占血浆浓度的比值也越高。

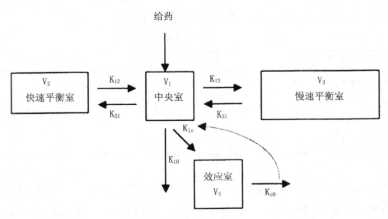

图 1-9 药物在中央室和效应室之间的平衡

表 1-11　静脉麻醉药单次给药后 k_{e0} 和 $t_{1/2}k_{e0}$

药物	K_{e0}（min）	$t_{1/2}k_{e0}$（min）	效应室达峰效应时间（min）
阿芬太尼	1.41	0.96	1.0
瑞芬太尼	1.14	0.76	1.2
依托咪酯		1.5	2
丙泊酚	0.238	2.4	2.2
舒芬太尼	0.227	3.05	4.8
咪达唑仑		4	2.8
芬太尼	0.147	4.7	3.8

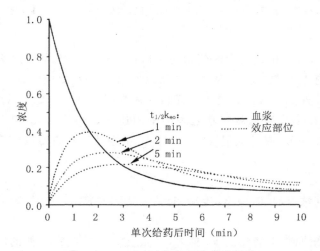

图 1-10　$t_{1/2}k_{e0}$ 对效应室浓度的影响

注：实线表示注药后血浆浓度变化，虚线表示不同 $t_{1/2}k_{e0}$ 的药物在效应部位浓度的变化

（五）静脉麻醉中知晓

麻醉中知晓包括外显记忆和内隐记忆，一般来说，麻醉下记忆的丧失是呈剂量相关的。表 1-12 可以看出，患者术中的记忆功能随着麻醉药剂量的增加逐渐下降。

表 1-12　丙泊酚镇静与记忆功能

丙泊酚剂量	外显记忆保存
8 μg/（kg·min）	88%
17 μg/（kg·min）	86%
33 μg/（kg·min）	65%
67 μg/（kg·min）	18%

镇静浓度的丙泊酚尚不能完全消除外显记忆，更不能消除内隐记忆。文献报道，丙泊酚输注速率达 110 μg/（kg·min），患者意识消失。但有学者报道，一组患者用丙泊酚 110 μg/（kg·min）复合硬膜外阻滞维持麻醉，根据患者脑电 BIS 的反应，分成 BIS＜60 组和 BIS＞60 组。两组的 BIS 有显

著性差异(72 ± 10.51 与 56 ± 11.86,$P<0.05$),但是无论 BIS 大于或小于 60,两组患者麻醉中的内隐记忆都存在。目前已证实,临床认为满意的静脉麻醉,BIS 维持在 $60\sim40$,大脑处理听信息的过程仍可发生。大脑仍能接受听刺激,并在一个相当复杂的水平处理这些听信息。即临床满意的麻醉下仍可存在某些形式的记忆,特别是内隐记忆。新近功能型脑成像技术已开始揭示内隐记忆的解剖学基础和证据。

然而记忆只能靠术后调查才能发现。如何在麻醉中确保患者没有记忆,没有知晓,目前一个重要的发现就是中潜伏期听觉诱发电位与麻醉下内隐记忆之间的联系。AEPI 可以作为麻醉下内隐记忆的一个监测指标,它比 BIS 在反映意识的转变和有无记忆方面要更加精确。

四、麻醉恢复

(一)药代动力学特性对麻醉恢复的影响

药物持续输入停止后,药物浓度的下降比负荷剂量给药后的下降要慢。这与输入时间的长短有关。输入时间越长,停止输入后药物在血中效应室衰减得就越慢。这一现象的发生是因为随着输入时间的延长,大的周边室里药物已渐渐地充满,导致周边室和中央室浓度梯度减少,停药后药物由中央室向周边室分布减慢,当中央室的药物浓度小于周边室的药物浓度时,药物将反向流动。(图 1-11)输入时间更长的话,周边室和中央室最终达到平衡,此时继续输入将不会再增加停止输入后药物浓度的衰减变慢的情况,硫喷妥钠就是一个例子。从图 1-11 可以看出,由于硫喷妥钠的清除速率很慢,甚至较短时间的输注后,血中药物浓度从适当麻醉深度恢复过来也要很长时间。前文提到持续输注后半衰期的概念,硫喷妥钠属于有较长的持续输注后半衰期的药物,显然不适合用于静脉麻醉的维持,更不适用于 TCI。而丙泊酚(图 1-12)、瑞芬太尼有优越的药代动力学特点,长时间持续输入停药后恢复十分迅速。

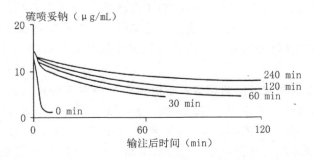

图 1-11 TCI 系统输入靶浓度($15\ \mu g/mL$)的硫喷妥钠持续不同时间,停药前后血药浓度的恢复

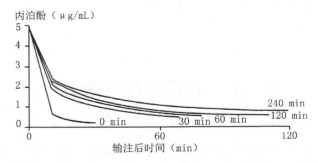

图 1-12 TCI 系统输入靶浓度($5\ \mu g/mL$)的丙泊酚持续不同时间,停药前后血药浓度的恢复

(二)根据药代动力学预测麻醉恢复

1.TCI 技术计算药物浓度的下降

TCI 系统根据药代动力学原理可以快速正确地调控血浆中麻醉药和镇痛药的靶浓度,计算并显示效应室的浓度变化。停药后 TCI 系统仍可以继续计算和显示血浆和效应室浓度的下降情况。根据临床经验和药物的治疗窗,可以准确地了解到患者的血药浓度是否已达到清醒或镇静水平。

2.药代动力学和药效学模型预测麻醉药物的恢复时间

利用药代动力学和药效学模型,可以预测效应室药物浓度从麻醉状态降至苏醒可以拔除气管导管的时间。例如从表 1-12 可以看出,舒芬太尼在麻醉恢复期达到满意通气水平的血药浓度为 0.25 ng/mL。如果术中维持舒芬太尼血药浓度 0.5 ng/mL,持续 2 小时。停药后,从图 1-1 舒芬太尼恢复曲线上可以看出,持续输入 120 分钟,停药后血浆药物浓度下降 50% 大约需要 30 分钟,也就是说 30 分钟后血浆舒芬太尼浓度将从 0.5 ng/mL 降至 0.25 ng/mL,达到了恢复满意通气的水平,可以拔除气管内导管。

五、TCI 存在的问题和注意事项

TCI 系统根据药代动力学原理自动完成预期的静脉给药以产生预计的麻醉或镇痛效应。然而它并不能满足个体间的药代动力学的差异。在不同的患者群体之间药代动力学参数也有较大差异,药效学上的差异可能比药代动力学更明显。现在很多的研究都是针对解决这一差异问题。事实上临床上并不要求绝对精确的靶浓度。系统误差在 ±10%,精确度在 ±30% 左右临床上就足够了。

TCI 系统可以维持一个稳定的预设靶浓度,但并不能自动适应外科手术刺激或其他因素引起的麻醉期间的生理波动。解决的方法是将 TCI 设计成一个闭环系统。然而即使是设计成闭环系统的 TCI,也有很多问题。首先感受到伤害性刺激以及对伤害性刺激作出反应,加深麻醉都需要一定时间;其次在伤害性刺激发生前用药与伤害性刺激引起机体反应后再用药,其效果、用量和反应差别很大。

TCI 系统显示的血浆和效应室的靶浓度是根据药代动力学推算出来的,前提是假设患者血浆药物浓度为零,实际浓度并不知道。如果系统一旦中断工作,可能会有两种情况:一是操作者人为将注射泵停下来,如注射器内药液走空,需要更换,此时 TCI 系统会将停泵时间记录下来,并继续按药代动力学原理进行计算,一旦注射泵重新工作,可以自动调整泵速,恢复原靶浓度。二是如果退出系统,如发生故障,TCI 重新工作时,不会考虑体内现存药量,仍将机体血浆浓度视为零,如此推算出来的靶浓度将与实际情况误差很大。

(芮鹏飞)

第二节　周围神经阻滞麻醉

周围神经阻滞麻醉是将局部麻醉药注入神经干(丛)旁,暂时阻滞神经的传导功能,使该神经支配的区域产生麻醉作用,达到手术无痛的目的。随着神经刺激仪的出现,尤其是近年来超声引

导的神经定位,使得周围神经阻滞效果显著提高,并得到广泛的普及。

一、周围神经阻滞的适应证、禁忌证和注意事项

(一)适应证

周围神经阻滞是临床常用的麻醉方法之一,手术部位局限于某一或某些神经干(丛)所支配范围并且阻滞时间能满足手术需求者即可采用。还取决于手术范围、手术时间、患者的精神状态及合作程度。神经阻滞既可单独应用,亦可与其他麻醉方法如基础麻醉、全身麻醉等复合应用。

(二)禁忌证

穿刺部位有感染、肿瘤、严重畸形以及对局麻药过敏者应作为神经阻滞的绝对禁忌证。

(三)注意事项

神经阻滞过程中的注意事项如下。

(1)做好麻醉前病情估计和准备:不应认为神经阻滞是小麻醉而忽视患者全身情况。以提高神经阻滞的效果,同时减少并发症。

(2)神经阻滞的成功有赖于相关的解剖知识、正确定位穿刺入路、局麻药的药理及常见并发症的预防及处理。

(3)明确手术部位和范围,神经阻滞应满足手术要求。

(4)某些神经阻滞可以有不同的入路和方法,一般宜采用简便、安全和易于成功的方法。但遇到穿刺点附近有感染、肿块畸形或者患者改变体位有困难等情况时则需变换入路。

(5)施行神经阻滞时,神经干旁常伴行血管,穿刺针经过的组织附近可能有体腔(如胸膜腔等)或脏器,穿刺损伤可以引起并发症或后遗症,操作力求准确、慎重及轻巧。

(6)常规评估注射压力以降低神经纤维束内注射的发生率,以<100.0 kPa(750 mmHg)的压力注射可以显著减少神经纤维束内注射及高压导致的局麻药入血的发生。

二、周围神经阻滞的定位方法

满意的神经阻滞应具备3个条件:①穿刺针正确达到神经附近;②足够的局麻药浓度;③充分的作用时间使局麻药达到需阻滞神经的神经膜上的受体部位。

(一)解剖标记定位

根据神经的局部解剖特点寻找其体表或深部的标志,如特定体表标志、浅层的骨性突起、血管搏动、皮纹及在皮肤上测量到的定位点深层标志如筋膜韧带、深部动脉或肌腱孔穴及骨骼。操作者穿刺时的"针感",即感觉穿刺的深浅位置,各种深层组织的硬度、坚实感及阻力等。局麻药注入到神经干周围后可浸润扩散到神经干表面,并逐步达到神经干完全阻滞。但解剖定位只局限于较细的神经分支,如腕部和踝部神经阻滞成功率高,而较粗神经除了腋路臂丛通过穿透腋动脉定位外,其他很少使用。

(二)找寻异感定位

在解剖定位基础上,按神经干的走行方向找寻异感。理论上,获得异感后注药,更接近被阻滞神经,其效果应更完善。根据手术范围和时间等决定阻滞方法。应尽可能用细针穿刺,针斜面宜短,避免不必要的神经损伤。目前应用神经刺激器及超声引导神经定位,因此不需找寻异感定位。

(三)神经刺激器定位

1.工作原理

周围神经刺激器产生单个刺激波,刺激周围神经干,诱发该神经运动分支所支配的肌纤维收缩,并通过与神经刺激器相连的绝缘针直接注入局麻药,达到神经阻滞的目的。目前临床使用的神经刺激器都具有较大可调范围的连续输出电流,电流极性标记清晰。

2.绝缘穿刺针选择

尽可能选用细的穿刺针,最好用 22 G。选用 B 斜面(19°角)或短斜面(45°角)的穿刺针。上肢神经阻滞通常选用 5 cm 穿刺针,腰丛和坐骨神经阻滞选用 10 cm 穿刺针。神经刺激器的输出电流 0.2～10 mA,频率 1 Hz。需一次注入大剂量局麻药时,用大容量的注射器与阻滞针相衔接,以确保在回吸和注药时针头位置稳定。

3.操作方法

将周围神经刺激器的正极通过一个电极与患者穿刺区以外的皮肤相连,负极与消毒绝缘针连接。先设置电流强度为 1～1.5 mA,刺激频率为 2 Hz。该强度下局部肌肉收缩程度最小。穿刺针靠近神经时,减少刺激器的输出电流至最低强度(低于 0.5 mA)时仍能引起肌颤搐,可认为穿刺针尖最靠近神经,注入 2～3 mL 局麻药,肌肉收缩立即消除。此时,增加电流至 1 mA,若无肌肉收缩发生,逐渐注射完余下的局麻药。如仍有肌肉收缩,应后退穿刺针重新调整位置及方向。

4.神经刺激效应

使用神经刺激器刺激运动神经分支,观察其支配肌肉的运动有助于精确定位,刺激正中神经、尺神经、桡神经、腓总神经和胫神经支配的肌肉收缩的运动反应(图 1-14)。又如用刺激股神经引发股四头肌颤搐及髌骨上下移动。

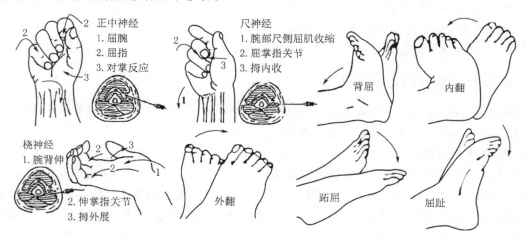

图 1-14 刺激正中神经、尺神经、桡神经、腓总神经和胫神经后的运动反应

5.优缺点

使用周围神经刺激器定位无需患者诉说异感,可用于意识不清或儿童等不合作患者,提高阻滞成功率,减少并发症发生。但刺激神经可能引起损伤。

(四)超声定位

1.超声技术基础

(1)超声波的物理特性:声源振动的频率＞20 000 Hz 的机械波,临床常用的超声频率在 2～

10 MHz。超声波有 3 个基本物理量,即频率(f),波长(λ),声速(c),它们的关系是:$c = f - \lambda$ 或 $\lambda = c/f$。波长决定图像的极限分辨率,频率则决定了可成像的组织深度。低频探头(1~6 MHz)成像的极限分辨率为 0.75~0.1 mm,可成像的组织深度 6~20 cm;高频探头(6~15 MHz)成像的极限分辨率为 0.1~0.05 mm,可成像的组织深度<6 cm。当目标结构表浅时,应选用高频探头,反之应选用低频探头。超声波在介质中传播时,遇到不同声阻的分界面,会产生反射。当超声波垂直于不同声阻抗分界面入射时,可得到最佳的反射效果。随着传播距离的增加,超声波在介质中的声能将随之衰减。根据图像中灰度不同,可分为强或高回声、中等回声、低或弱回声、无回声。

(2)超声成像:由于超声在不同组织中传播速度不同,各种组织界面上产生反射波,超声图像就是由超声探头接收到的各个界面反射波信号重造而成的。不同器官组织成分的显像特点:皮肤呈线状强回声;脂肪回声强弱不同,层状分布的脂肪呈低回声;纤维组织与其他成分交错分布,其反射回声强;肌肉组织回声较脂肪组织强,且较粗糙;血管形成无回声的管状结构,动脉常显示明显的搏动;骨组织形成很强的回声,其后方留有声影;实质脏器形成均匀的低回声;空腔脏器其形状、大小和回声特征因脏器的功能状态改变而有不同,充满液体时可表现为无回声区,充满气体时可形成杂乱的强回声反射。大部分外周神经的横截面呈蜂窝状,纵截面为致密高回声,有小部分外周神经则呈现低回声结构。

(3)超声探头:临床应用的超声频率为 2.5~20 MHz,频率越高分辨率越好,但穿透性越差;频率越低穿透性越好,但分辨率会下降。对于表浅的神经(<4 cm),应选用 7~14 MHz 的探头,深度>6 cm 的目标神经,应选用 3~5 MHz 的探头。4~6 cm 的目标神经应选用 5~7 MHz 的探头。对于极为表浅的结构,可选用类似曲棍球棒的高频小探头。表浅的神经应选用高频线阵探头,图像显示更清楚,而深部的神经应选用低频率凸阵探头,可增加可视范围,有利于寻找目标神经。探头要先涂上超声胶,然后用已灭菌的塑料套或无菌手套包裹,并用弹性皮筋扎紧。在超声的使用不管是深部或浅部神经,应与周围局部解剖学相结合。目前脉搏波或彩色多普勒技术可以清楚地区分血管及血管中的血流,从而提高对于局部解剖的观察。

(4)多普勒效应:当声波向观察部位运动时,频率增加,远离时则频率减低。目标的移动可发生声波频率的变化,这就是多普勒效应,在医学方面的应用有赖于探测物的移动,如血流、血流方向、血液流量和湍流。在超声引导神经阻滞中探测目标神经附近的血管,区分动脉和静脉,作为引导神经阻滞的重要解剖标志。

2.超声仪简介

麻醉科使用超声引导的神经阻滞时,对超声仪的要求:①图像清晰,特别是近场的分辨率要高;②操作简单容易掌握;③携带方便;④能实时储存图像或片段。目前市场上有多种专为麻醉时使用而设计的便携式超声仪。超声仪的操作步骤如下。

(1)选择和安装超声探头:根据目标神经血管选择探头。一般 6~13 Hz 的线阵探头可满足大部分要求。坐骨神经前路、腰丛一般选择凸阵探头。锁骨下臂丛神经、臀下水平以上的坐骨神经根据患者的胖瘦选择其中一种。线阵探头几乎适合儿童的各个部位。

(2)开机:机器有电源插头和可充电的备用电源。按电源开关开机。

(3)输入患者资料和更换检查模式:按患者信息输入键,出现患者信息输入屏幕,输入患者信息并选择适当的检查模式。检查模式有机器预设的神经、血管、小器官和乳腺等模式。

(4)选择超声模式:超声模式有二维模式、彩色模式、多普勒模式和 M 模式 4 种。神经阻滞用二维模式,鉴别血管时用彩色模式、多普勒模式。

(5)调节深度、增益:根据目标结构的深浅调节深度,并根据图像调节近场、远场和全场增益使目标结构显示清楚。

(6)存储和回放图像:欲储存图像时,先按冻结键冻结此图像,再按储存键储存。也可实时储存动态片段。按回放键可回放储存的图像。

(7)图像内测量和标记:按测量键可测量图像内任意两点的距离。按 Table 键可输入文本。

3.优缺点

(1)优点:超声技术可以直接看到神经及相邻结构和穿刺针的行进路线,如臂丛神经阻滞的肌间沟径路和股神经的腹股沟部位的超声显像十分清晰,此外,还可观察局麻药注射后的局麻药扩散,提高神经阻滞定位的准确性和阻滞效果。超声引导下神经阻滞能减少患者不适,避免局麻药注入血管内或局麻药神经内注射及其相关的并发症。

(2)缺点:超声的使用要有一定的设备和人员培训,增加了操作步骤,且仪器价格昂贵,有待临床普及。

但随着超声设备影像水平不断提高和经济改善,超声定位会逐渐增多,尤其是原来神经阻滞相对禁忌证和患者,如肥胖、创伤、肿瘤等引起的解剖变异,意识模糊,无法合作,已经部分神经阻滞的情况下,超声引导下的神经阻滞有更广阔的临床应用前景。

4.超声引导下外周神经阻滞的准备

(1)环境和器械的准备:虽然神经阻滞可以在手术室进行,但在术前准备室开辟一个专门的空间十分必要。因为神经阻滞起效需要一定的时间,且起效时间因不同的患者、不同的目标神经和不同的局麻药物等因素而有较大变化。麻醉医师可从容地不受干扰地完成操作和效果评估。可用屏风或帘子围住 5 m×5 m 大小的地方,这样创造一个光线相对暗的环境,更容易看清超声屏幕显示,同时也有利于保护患者隐私。必须备常规监护设备、供氧设备、抢救设备和药物。

(2)患者的准备:择期手术需禁食 8 小时,常规开放一外周或中心静脉通路。监测心电图、血压和脉搏氧饱和度。可给予咪达唑仑 0.02～0.06 mg/kg,芬太尼 1～2 μg/kg 进行镇静,对于小儿患者,可静脉注射 0.5～1 mg/kg 氯胺酮。对于呼吸障碍的患者使用镇静药物应谨慎。穿刺过程最好鼻导管或面罩吸氧。

(3)探头的选择和准备:对于表浅的神经(<4 cm),应选用 7～14 MHz 的探头,对于深度>6 cm 的目标神经,应选用 3～5 MHz 的探头。对于(4～6 cm),应选用 5～7 MHz 的探头。对于极为表浅的结构,可选用类似曲棍球棒的高频小探头。表浅的神经应选用线阵探头,图像显示更清楚,而深部的神经应选用低频率凸阵探头,可增加可视范围,有利于寻找目标神经。探头要先涂上超声胶,然后用已灭菌的塑料套或无菌手套包裹,并用弹性皮筋扎紧。

(4)其他的用品:消毒液(碘伏、乙醇)、无菌的胶浆、不同型号的注射器和穿刺针。最好准备一支记号笔,可根据解剖标志,大致标记目标结构的位置,有助于减少超声图像上寻找目标结构的时间。

(5)识别超声图像的基本步骤。①辨方向:将探头置于目标区域后,通过移动探头或抬起探头一侧,辨清探头和超声图像的方向。②找标志结构:辨清超声图像方向后,移动探头,寻找目标区域的标志性结构。如股神经阻滞时,先确定股动脉;锁骨上臂丛神经阻滞时,先确定锁骨下动脉。③辨目标神经:根据目标神经和标志性结构的解剖关系(如股神经在股动脉的外侧)和目标神经的超声图像特征,确定目标神经。

5.超声探头、穿刺针与目标神经的相对位置关系

（1）超声探头与目标神经的相对关系：当超声探头与目标神经的长轴平行时，超声图像显示神经的纵切面，当超声探头与目标神经的长轴垂直时，超声图像显示神经的横切面，当超声探头与目标神经的长轴成角大于0且小于90°时，超声图像显示目标结构的斜切面。当超声束和目标结构垂直时，目标结构显示最清楚。

（2）超声探头与穿刺针的相对关系：当穿刺针与超声探头排列在一条直线上时，穿刺针的整个进针途径就会显示在超声图像上，这种穿刺技术被称为平面内穿刺技术。当穿刺针与超声探头排列垂直时，在超声图像上仅能显示针干的某个横截面，这种穿刺技术被称为平面外穿刺技术。

（3）超声探头、穿刺针及目标结构三者的相对关系：根据超声探头、穿刺针及目标结构三者的相对关系，超声引导下的神经阻滞可分为长轴平面内技术、短轴平面内技术、长轴平面外技术、短轴平面外技术。当然也可在超声图像上显示目标结构的斜面后，再使用平面内或平面外的技术进行阻滞或穿刺。大部分超声引导下的神经阻滞使用短轴平面内技术和短轴平面外技术。

三、颈丛阻滞

（一）解剖和阻滞范围

颈丛由第1～4颈神经的前支组成。颈丛位于胸锁乳突肌深面、横突外侧，其发出皮支和肌支。颈丛分为深浅两个部分，颈深丛和浅丛的皮支支配的范围包括颈部前外侧和耳前、耳后区域的皮肤。而颈深丛还可阻滞颈部带状肌、舌骨肌、椎前肌肉、胸锁乳突肌、肩胛提肌、斜角肌、斜方肌，并通过膈神经阻滞膈肌。

（二）适应证

单独阻滞适用于颈部浅表手术，但对于难以保持上呼吸道通畅者应禁用颈丛阻滞麻醉。双侧颈深丛阻滞时，有可能阻滞双侧膈神经或喉返神经而引起呼吸抑制，因此禁用双侧颈深丛阻滞。部分患者颈肩部手术时，可实施单侧颈丛-臂丛肌间沟联合阻滞，以完善手术操作区域的阻滞效果。颈神经丛阻滞的适应证：①甲状腺手术；②颈动脉内膜切除术；③颈淋巴结活检或切除；④气管造口术。

（三）标志和患者体位

1.颈浅丛

颈浅丛主要体表标志为乳突、胸锁乳突肌的锁骨头及胸锁乳突肌后缘中点。患者仰卧位或者半卧位，头转向阻滞对侧，充分暴露操作区域皮肤。

2.颈深丛

颈深丛主要体表标志为乳突、Chassaignac结节（C_6横突）及胸锁乳突肌后缘中点。在胸锁乳突肌锁骨头外侧缘、环状软骨水平容易触摸到C_6横突。然后将乳突与C_6横突画线连接起来。画好线后，乳突尾侧2 cm标记为C_2；乳突尾侧4 cm标记为C_3；乳突尾侧6 cm标记为C_4。

（四）操作技术

1.颈浅丛

消毒后，沿胸锁乳突肌后缘中点进针，突破皮下及浅筋膜，在胸锁乳突肌后缘皮下分别向垂直方向、头侧及尾侧呈扇形各注射局麻药5 mL。

2.颈深丛

消毒后，沿已确认的各横突间的连线进行皮下浸润。在定位手指间垂直皮肤进针直至触及

横突。此时,退针 $1\sim2$ mm 并固定好穿刺针,回抽无血后注射 $4\sim5$ mL 局麻药。拔针后,按顺序在不同节段水平重复以上步骤。注意,颈深丛阻滞深度绝对不可超过 2.5 cm,以免损伤颈髓、颈动脉或椎动脉。

超声引导的颈丛阻滞阻滞体位同上,高频线阵探头放置在颈部环状软骨水平,显示胸锁乳突肌肉后侧缘,位于肌间沟表明的低回声结节即为颈浅丛神经。由于此处神经较为表浅,探头摆放位置横向纵向均可,注射局麻药观察神经被充分浸润包绕即可。目前尚无证据表明,颈深丛超声引导优于传统穿刺方法,超声引导法将高频线阵探头水平置于患者环状软骨水平(即 C_6 横突水平),将探头向头端移动,依次发现 C_5 至 C_2 横突及相应节段的神经根(低回声),在直视下将局麻药注入相应节段的神经根附近。

(五)并发症及预防措施

并发症及预防措施见表 1-13。

表 1-13　颈丛阻滞并发症及预防措施

并发症	预防措施
感染	严格的无菌操作
血肿	避免反复多次进针,特别对于接受抗凝治疗的患者 若意外刺破血管,应在穿刺点持续按压5分钟
膈神经阻滞	膈神经阻滞发生于颈深丛呼吸系统疾病肺储存功能下降的患者,应慎用颈深丛阻滞。 应避免双侧颈深丛神经阻滞
喉返神经阻滞	引起喉返神经麻痹可引起声音嘶哑和声带功能障碍
穿刺针进入蛛网膜下腔	可造成全脊麻
神经损伤	注射过程中如果阻力过大或患者诉剧烈疼痛时,必须停止注射局麻药
脊髓损伤	大剂量局麻药注入颈丛周围的硬膜鞘内可发生 注射过程中避免大容量、高压力注药是预防此并发症的最佳措施 应该注意脑脊液回抽试验阴性并不能排除局麻药鞘内扩散的可能
局麻药中毒	中枢神经系统毒性反应是颈丛阻滞最常见的并发症 毒性反应往往是由于局麻药误入血管(如局麻药注入椎动脉) 注射过程中要经常回抽
霍纳综合征	交感神经阻滞,阻滞侧面部热、红及眼结膜充血,瞳孔缩小,可自行消退

四、上肢神经阻滞

(一)臂丛阻滞

1.解剖

臂丛发出支配上肢的分支,形成一个由 $C_5\sim C_8$ 和 T_1 前支组成的神经分支网。自起始端向远端下行,臂丛的各段分别命名为根、干、股、束以及终末分支。$C_5\sim C_8$ 和 T_1 前支发出的 5 个神经根在前中斜角肌间隙内合并形成上干(C_5 与 C_6)、中干(C_7)和下干(C_8 和 T_1)3 个神经干。臂丛各干在锁骨后面、腋窝顶端分为前后两股。六股形成三束,根据它们与腋动脉的关系分别命名为外侧束、内侧束和后束。从此处开始,各束向远端下行,形成各自终末分支。臂丛阻滞范围为肩部、手臂、肘部。

2.阻滞范围

(1)肌间沟臂丛阻滞范围:包括肩部、上臂和肘部。肩峰表面及内侧区域的皮肤由锁骨上神经支配,此神经是颈丛的分支。肌间沟臂丛阻滞往往也可阻滞锁骨上神经。这是因为局麻药会不可避免地从斜角肌间隙扩散到椎前筋膜,从而阻滞颈丛的分支。这种常规肌间沟阻滞并不推荐用于手部手术,因为不能充分阻滞下干,并不能阻滞 C_8 和 T_1 神经根,若要获得满意的阻滞需追加尺神经阻滞。

(2)锁骨上臂丛阻滞范围:锁骨上阻滞法可阻滞 $C_5 \sim T_1$ 节段,适用于肩部远端的整个上肢(包括上臂、肘部以及前臂、手腕和手)的麻醉或镇痛。

(3)锁骨下臂丛阻滞范围:一般包括手、腕、前臂、肘部和上臂远端。腋部和上臂近端内侧的皮肤不在阻滞范围内,属于肋间臂神经支配。

(4)腋路臂丛阻滞范围:肘部、前臂和手部。

3.适应证

臂丛阻滞适用于上肢及肩关节手术或上肢关节复位术。

4.标志和患者体位

常用的臂丛神经阻滞方法为肌间沟阻滞法、锁骨上阻滞法、锁骨下阻滞法和腋路阻滞法。

(1)肌间沟臂丛阻滞法:主要体表标志为锁骨、胸锁乳突肌锁骨头后缘及颈外静脉,画出肌间沟轮廓。患者仰卧位或者半坐位,头转向阻滞对侧,手臂自然置于床上、腹部或对侧手臂上以便于观察神经刺激的运动反应。

(2)锁骨上臂丛阻滞法:主要体表标志为锁骨上缘 2 cm、胸锁乳突肌锁骨头外侧缘 3 cm 做一标记,为锁骨上臂丛阻滞穿刺点。患者仰卧位或者半坐位,头转向阻滞对侧,同时肩部下拉。手臂自然置于身边,若条件允许,嘱患者手腕外展,掌心向上。

(3)锁骨下臂丛阻滞法:主要体表标志为喙突、锁骨内侧头,上述两点连线,垂直连线向下2～3 cm做一标记为锁骨下臂丛阻滞的穿刺点。患者仰卧位,头转向阻滞对侧,麻醉医师站在阻滞的对侧以便于操作。患者的手臂外展、肘部屈曲,有助于保持臂丛与其体表标志之间的位置固定。

(4)腋路臂丛阻滞法:主要体表标志为腋动脉搏动点、喙肱肌及胸大肌。患者仰卧位,头转向阻滞对侧,肘关节向头端成90°弯曲并固定手臂。

5.操作技术

(1)肌间沟臂丛阻滞法:消毒皮肤后,在进针点注射 1～3 mL 局麻药,进行皮下浸润。定位手指轻柔牢固地施压在前斜角肌和中斜角肌之间,以缩短皮肤与臂丛之间的距离。在锁骨上方3～4 cm(大约 2 个手指宽度)、垂直于皮肤进针。绝对不可向头侧进针,略向尾侧进针可减少误入颈部脊髓的概率。神经刺激仪最初应设置为1.0 mA。大多数患者,一般进针 1～2 cm 即可。当电流减少至 0.3～0.4 mA 时仍能引出所需的臂丛刺激反应后,缓慢注射 25～30 mL 局麻药,注射期间应多次回抽,排除血管内注射。超声引导的肌间沟臂丛阻滞体位同上,高频线阵探头在颈部获取血管短轴切面,依次由正中向外,可显示甲状腺、颈内动脉、颈外静脉、前斜角肌及中斜角肌等结构。在前斜角肌与中斜角肌之间的肌间沟内,通常可观察到纵形排列的臂丛神经,上下滑动探头,寻找最为清晰的切面以确定穿刺点。由于该部位神经相对浅表,局麻药注入后显示清晰,且颈部皮肤通常具有充足的操作空间。因此,超声引导的肌间沟臂丛阻滞通常使用平面内进针技术。至于选择前路进针或后路进针,视操作者习惯而定。

(2)锁骨上臂丛阻滞法:首先确定胸锁乳突肌锁骨头的外侧,在胸锁乳突肌锁骨头的外侧约

2.5 cm 处触摸定位臂丛。确认臂丛后,将神经刺激仪与电刺激针连接,设置神经刺激仪的电流强度为 1.0 mA。首先前后方向进针,使针几乎垂直于皮肤并轻微朝尾侧缓慢进针,当电流减少至 0.3～0.4 mA 时仍能引出肩部肌肉收缩,缓慢注射 25～35 mL 局麻药。超声引导的锁骨上臂丛阻滞体位同上,当掌握肌间沟臂丛阻滞的超声切面后,仅需在肌间沟位置向下滑动探头,即可观察到神经走行逐渐汇聚,并在锁骨上窝水平显示为一扁平椭圆结构,即为锁骨上臂丛神经。在血管神经短轴切面,可清晰的观察到锁骨上臂丛神经、锁骨下动脉、肋骨、胸膜及肺。所以初学者应使用平面内进针技术完成该阻滞,并在操作全程保持穿刺针均在图像内显示,可有效地降低并发症的发生率。值得一提的是,当部分肌间沟臂丛神经显示不清的患者,可先在锁骨上显示神经短轴,并向上滑动探头,此过程中追溯神经走行,以寻找肌间沟的神经分布。

(3)锁骨下臂丛阻滞法:皮肤常规消毒,左手手指放在锁骨下动脉搏动处,右手持 2～4 cm 的 22 G 穿刺针,从锁骨下动脉搏动点外侧朝向下肢方向直刺,方向沿中斜角肌的内侧缘推进,刺破臂丛鞘时有突破感。通过神经刺激仪方法确定为臂丛神经后,注入局麻药 20～30 mL。超声引导的锁骨下臂丛阻滞体位同上,患侧肢体稍外展。锁骨下标记喙突,即肩关节内侧的骨性突起。高频线阵探头纵行放置在喙突内侧,显示神经短轴切面图像。识别腋动脉,在其周围滑动探头寻找高回声的臂丛神经。与锁骨上阻滞相同,使用平面内进针技术完成该阻滞,可有效地降低并发症的发生率。

(4)腋路臂丛阻滞法:皮肤常规消毒,用左手触及腋动脉,沿腋动脉上方斜向腋窝方向刺入,穿刺针与动脉成 20°夹角,缓慢进针,有穿过鞘膜的落空感或患者出现异感后,右手放开穿刺针,则可见针头已刺入腋部血管神经鞘。连接注射器后回抽无血即可注入 30～40 mL 局麻药。而借助神经刺激仪,腋路阻滞可按不同神经支配区域的肌肉收缩,完成正中神经、尺神经及桡神经的单根阻滞,其优点是麻醉效果确切,同时可降低局麻药用量。超声引导的腋路臂丛阻滞体位同上,高频线阵探头放置于腋动脉上,显示神经短轴切面图像。来回滑动探头,在腋动脉周围寻找正中神经、尺神经和桡神经。此平面肌皮神经已离开血管鞘向喙肱肌走行,且此神经呈较高回声梭形。通常一个切面并不能同时清晰的显示 3 根神经,可现在分次阻滞,在各自最为清楚的切面完成阻滞。由于腋窝处神经血管走行在一起,使用平面内进针技术,必要时进针过程中进行逐层注射,将神经与血管"分离",降低并发症的发生率。

6.并发症及预防措施

并发症及预防措施见表 1-14。

表 1-14　臂丛神经阻滞的并发症及预防措施

并发症	预防措施
感染	严格的无菌操作
血肿	避免刺破颈外动脉 避免反复多次进针,特别对于接受抗凝治疗的患者 对于解剖标志难确定的患者,应使用单次注射针定位臂丛
膈肌麻痹	不可避免,对于有呼吸功能障碍的患者,应避免使用肌间沟阻滞或大剂量局麻药
气胸	见于锁骨上或锁骨下入路,应注意进针点及进针角度,确保针远离胸壁
Horner 综合征	见于肌间沟入路 通常会出现同侧上睑下垂、瞳孔缩小和鼻塞,这与进针点和注入局麻药总量有关

续表

并发症	预防措施
神经损伤	助力过大(>15 psi)时绝不推注局麻药 注射过程中如果阻力过大或患者诉剧烈疼痛时,必须停止注射局麻药
全脊髓麻醉	见于肌间沟入路 当电流强度<0.2 mA时引出运动反应,应退针直到电流强度>0.2 mA时也能引出同样的运动反应,在注入局麻药,可防止局麻药注入硬脊膜内并扩散到硬膜外腔或蛛网膜下腔
局麻药中毒	一般在局麻药注射过程中或注射后立即发生全身毒性反应。大多数情况是因为局麻药误入血管,或者因为高压注射 老年体弱患者应避免使用大量长效局麻药 避免快速、用力推注局麻药 注射过程中要经常回抽

(二)肘、腕部神经阻滞

腕部神经阻滞指在腕部对尺神经、正中神经和桡神经终末分支的阻滞。这是一项操作简单,几乎没有并发症,对手部和手指的手术非常有效的阻滞技术。该技术相对简单,并发症风险低且阻滞成功率高,是麻醉医师的必备技术。

1.解剖和阻滞范围

手部主要由正中神经、桡神经和尺神经支配。正中神经从腕管穿过并最终发出终末分支和返支,手指的分支支配外侧三个半手指和手掌对应的区域,运动支支配两个蚓状肌和三个鱼际肌。桡神经位于前臂桡侧的前部,在腕部上方 7 cm 处桡神经和桡动脉分离并穿出深筋膜,分为内侧支和外侧支支配拇指背部和手的背部感觉。尺神经发出感觉支,支配小指、无名指内侧一半皮肤以及手掌的相应区域。相应的手掌背侧区域的皮肤也受尺神经感觉支支配。运动支支配三个小鱼际肌、内侧两个蚓状肌、掌短肌、所有的骨间肌和拇收肌。

2.适应证

肘、腕部神经阻滞适用于腕管、手部和手指的手术。

3.标志和患者体位

患者仰卧位,将手臂固定,略微伸腕。

4.操作技术

(1)尺神经阻滞包括肘部尺神经阻滞和腕部尺神经阻滞。①肘部尺神经阻滞:在肱骨内上踝和尺骨鹰嘴间定位尺神经沟,注入局麻5~10 mL,再在尺神经沟近端扇形注入 3~5 mL。②腕部尺神经阻滞:在附着于尺骨茎突处的尺侧腕屈肌肌腱下方进针,进针 5~10 mm 以恰好穿过尺侧腕屈肌肌腱,回抽无血后,注入 3~5 mL 局麻药。在尺侧腕屈肌肌腱上方皮下注入 2~3 mL局麻药。阻滞延续到小鱼际肌区域的尺神经皮支。

(2)正中神经阻滞包括肘部正中神经阻滞和腕部正中神经阻滞。①肘部正中神经阻滞:正中神经恰在肱动脉的内侧。在肘部皱褶上 1~2 cm 处摸到动脉搏动后,在其内侧扇形注入局麻药5 mL。②腕部正中神经阻滞:正中神经阻滞在掌长肌肌腱和桡侧腕屈肌肌腱之间进针,进针至深筋膜,并注入 3~5 mL 局麻药。也可触及骨质后退针 2~3 mm 并注入局麻药。

(3)桡神经阻滞包括肘部桡神经阻滞和腕部桡神经阻滞。①肘部桡神经阻滞:桡神经在肱二头肌腱的外侧,肱桡肌的内侧,肱骨外上髁水平。在二头肌腱外 1～2 cm 处进针,直至触到外上髁,注入局麻药 3～5 mL。②腕部桡神经阻滞:桡神经在浅筋膜处成为终末分支。在腕上方,从桡动脉前至桡侧腕伸肌后,皮下注入局麻药5～10 mL桡神经的解剖位置有众多细小的分支,需要更为广泛的浸润麻醉。应在桡骨近端的内侧皮下注入 5 mL 的局麻药,在另用 5 mL 局麻药进行进一步浸润。

超声引导的腕部神经阻滞体位同上,三处神经可同步完成。在腕横纹向心端 5 cm 处,高频线阵探头显示神经短轴切面图像,神经显示不清楚时可向上追溯。进针点同传统阻滞,平面内进针或平面外进针均可。桡神经在腕部已成为终末支,超声引导的目的为穿刺过程中避开腕部血管,减少并发症。

5.并发症及预防措施

并发症及预防措施见表 1-15。

表 1-15 　腕部神经阻滞的并发症及预防措施

并发症	预防措施
感染	严格的无菌操作
血肿	使用 25 G 针,避免刺破表浅血管 避免反复多次进针
神经损伤	注射过程中如果阻力过大或患者诉剧烈疼痛时,必须停止注射局麻药
血管并发症	在腕部和手指阻滞中避免使用肾上腺素
其他	嘱患者注意被阻滞侧的手的保护

五、下肢神经阻滞

(一)腰丛神经阻滞

腰神经根邻近硬膜外腔,可能带来局麻药在硬膜外腔扩散的风险。鉴于以上原因,在选择局麻药的种类、容量和浓度时应当小心,尤其对于老年、虚弱、肥胖患者更应谨慎。当联合坐骨神经阻滞时,可使整个下肢获得阻滞效果。

1.解剖

腰丛由第 12 胸神经前支的一部分,第 1 至第 3 腰神经前支和第 4 腰神经前支的一部分组成。这些神经根从椎间孔发出,分为前支和后支。后支支配下背部皮肤和椎旁肌肉,前支在腰大肌内形成腰丛,并从腰大肌发出,进入骨盆形成各个分支。

腰丛的主要分支有髂腹下神经(L_1)、髂腹股沟神经(L_1)、生殖股神经(L_1/L_2)、股外侧皮神经(L_2/L_3)、股神经和闭孔神经($L_{2、3、4}$)。虽然 T_{12} 神经不是腰神经根,但约有 50% 的可能性,其参与了髂腹下神经的组成。

2.适应证

腰丛神经阻滞适用于髋、大腿前部和膝盖的手术。

3.标志和患者体位

腰丛神经阻滞主要体表标志为髂嵴与棘突,穿刺标记点位于上述连线上,以棘突为起点的4～5 cm处。患者侧卧位,稍前倾,阻滞侧足应置于非阻滞侧腿上,体位与椎管内麻醉类似。

4.操作技术

神经刺激器定位时患者侧卧,髋关节屈曲,手术侧向上。髂嵴连线距中线 4～5 cm 处为进针点。刺针垂直皮肤进针,如触到 L_4 横突,针尖再偏向头侧,一般深度 6～8 cm,用神经刺激器引发股四头肌颤搐和髌骨上下滑动,即可确认腰丛神经,注药 30～40 mL。免高阻力时注射,并且经常回抽,排除意外的血管内注射。

超声引导的腰丛阻滞体位同椎管内麻醉,在背正中线 L_4 水平做轴位扫描并找到棘突。向外侧移动 4～5 cm,在脊柱旁找到关节突及横突,必要时行矢状面扫面,判断横突间隙及腰大肌位置。视操作者习惯,该处神经阻滞的超声引导轴位切面及矢状面均可。无论是平面内或平面外进针,由于此处阻滞较深,通常穿刺针的显示较差,也可配合神经刺激仪完成阻滞。

5.并发症及预防措施

并发症及预防措施见表 1-16。

表 1-16 腰丛神经阻滞的并发症及预防措施

并发症	预防措施
感染	严格的无菌操作
血肿	避免重复穿刺 接受抗凝治疗的患者最好避免进行连续腰丛阻滞
刺破血管	刺破血管并不常见,但要避免进针过深误入大血管(如腔静脉、主动脉)
神经损伤	注射过程中如果阻力过大或患者诉剧烈疼痛时,必须停止注射局麻药 当电流强度<0.5 mA 时获得刺激反应,应退针直到电流强度在 0.5～1.0 mA 时也能引出同样的运动反应,再注入局麻药,可防止局麻药注入硬脊膜内引起硬膜外腔或蛛网膜下腔扩散
局麻药中毒	老年体弱患者应避免使用大量长效局麻药 避免快速、高压注射,用力推注局麻药 注射过程中要经常回抽
血流动力学改变	腰丛阻滞可引起单侧交感神经阻滞,局麻药扩散至硬膜外腔可导致严重低血压,避免高阻力注射 避免局麻药向两侧和头侧扩散,腰丛阻滞的患者应密切监测生命体征

(二)坐骨神经阻滞

1.解剖和阻滞范围

L_4～S_4 神经根腹支在骶骨前表面的外侧汇合形成骶丛,下行至梨状肌前方,移行为人体最为粗大的神经-坐骨神经。因此,坐骨神经的主要组成为 L_4～S_3 神经根,在坐骨大孔穿出骨盆后沿股后侧、腿后肌群的深面下行,在腘横纹上方约 5 cm 水平分离为胫神经和腓总神经两个部分。坐骨神经的阻滞范围包括部分髋关节、大腿后侧全部皮肤、股二头肌、膝关节以及膝关节下小腿的外侧皮肤。

2.适应证

骨神经阻滞主要用于单侧下肢手术,根据手术部位需要联合腰丛、股神经、隐神经等以便于阻滞范围覆盖手术区域。如联合腰丛阻滞可完成膝关节置换等膝部手术,联合股神经可完成小腿手术,联合隐神经可完成踝关节、跟腱及足部手术。单独坐骨神经阻滞并不能有效麻醉大腿前内侧皮肤,对需要大腿捆扎止血带的患者即便行小腿甚至足部手术,仍需考虑联合腰丛阻滞。单独的坐骨神经阻滞并留置导管可作为术后神经阻滞镇痛。

3.标志和患者体位

(1)臀肌后路:主要体表标志为股骨大转子及髂后上棘。患者侧卧位,与椎管内麻醉体位不同,健侧腿自然伸展,患侧腿膝关节稍弯曲,以便于充分暴露操作区域皮肤。体表标记头股骨大转子及髂后上棘,两者做一连线,连线中点位置垂直向尾骨方向5 cm处做一标记,该标记点即为坐骨神经穿出坐骨大孔处的体表标志。

(2)前路:对于体位摆放困难的患者,可选择前路坐骨神经阻滞,其主要体表标志为腹股沟韧带(髂后上棘与耻骨外侧缘连线)及股动脉搏动点。患者平卧,患侧髋关节稍外展以便暴露操作区域皮肤。体表标记腹股沟韧带轮廓,在腹股沟韧带上标记股动脉搏动点。垂直腹股沟韧带,经股动脉搏动点,在外侧5 cm处做一标记,即为前路坐骨神经穿刺的体表标志。

4.操作技术

(1)臀肌后路:消毒后,进针标志点处局麻。穿刺针垂直皮肤进针,打开神经刺激仪,电流强度为1.0 mA。在进针过程中,常首先出现臀肌收缩,此时继续进针,当出现足部或小腿后侧肌群抽动收缩,减小神经刺激仪电流。当电流减少至0.3～0.4 mA时仍有满意的肌群活动,即注入局麻药20 mL。如有超声引导,可选用经臀肌入路法或臀下入路法完成阻滞,根据患者体型选择凸阵或线阵探头。体位摆放同前,消毒后于体表定位点处垂直于神经走行获得短轴切面图。在该区域中坐骨神经通常位于大转子和坐骨结节之间的筋膜,呈现为强回声的椭圆形结构。通常由探头外侧进针,使用平面内法观察进针深度及方向,当针尖达到坐骨神经时,即注入局麻药20 mL,注射过程中可观察药物扩散情况便于及时调整注射方向和角度。

(2)前路:消毒后,进针标志点处局麻。长度为15 cm穿刺针垂直皮肤进针,打开神经刺激仪,电流强度为1.0 mA。在进针过程出现足部或小腿后侧肌群抽动收缩,减小神经刺激仪电流。当电流减少至0.3～0.4 mA时仍有满意的肌群活动,注入局麻药20 mL。由于前路阻滞较臀肌后路经皮肤到达神经的距离远,且进针角度始终垂直于躯体,所以该法并不适用于术后置管镇痛。在穿刺过程中如触及骨质,多提示针尖触及股骨,此时需退出穿刺针至皮下,稍内旋患肢或穿刺点向内侧移动1～2 cm后再行穿刺。超声引导的前路坐骨神经阻滞是一种较为复杂的技术,但相较与前路神经刺激仪引导,超声引导可有效降低股动脉及股神经损伤的风险。体位摆放同前,消毒后于体表定位点处,垂直于放置探头以获得短轴切面图。在该区域探头上下、左右移动找到该入路的定位标志股骨小转子。在其内下方,坐骨神经呈现为强回声的扁平结构。观察进针深度及方向,当针尖达到坐骨神经时,注入局麻药20 mL,注射过程中可观察药物扩散情况便于及时调整注射方向和角度。该法较后路法穿刺针所经过的路径更长,结构更复杂,超声引导过程中如难以观察针尖位置,可配合神经刺激仪完成操作。

5.并发症及预防措施

并发症及预防措施见表1-17。

表 1-17　坐骨神经阻滞并发症及预防措施

并发症	预防措施
感染	严格的无菌操作
血肿	避免反复多次进针,特别对于接受抗凝治疗的患者
神经损伤	由于坐骨神经为人体最为粗大的神经,为避免在穿刺过程中受机械性损伤,注射过程中如果阻力过大或患者诉剧烈疼痛时,必须停止注射局麻药

并发症	预防措施
血管损伤	前路坐骨神经阻滞时,尽管并不常见,但具有穿刺针误入股动/静脉可能,该操作如有超声引导,可极大的降低误入血管的可能
局麻药中毒	由于注射部位在深部肌肉,其吸收较快。因此,需要避免大容量、大剂量快速注射

(三)股神经阻滞

1.解剖和阻滞范围

股神经源于腰丛,是其最为粗大的分支。因此,股神经来源于 $L_2 \sim L_4$ 神经。其在腰大肌与髂肌之间走行,穿过腰大肌外侧缘向下,在腹股沟韧带下部走行至大腿前面。在股三角,股神经、股动脉及股静脉由外向内依次排列。

股神经肌支支配髂肌、耻骨肌;皮支支配大腿前部、内侧、小腿内侧、足部的皮肤;关节支支配髋关节和膝关节。

2.适应证

单独的股神经阻滞主要用于大腿前侧、膝部手术,若联合坐骨神经阻滞则几乎可以完成膝关节以下的所有手术。Winnie等人曾提出,在股神经阻滞时加大药物容量,可同时阻滞股神经、闭孔神经及股外侧皮神经,以达到低位腰丛阻滞的效果。但最新研究表明,"三合一"阻滞法对闭孔神经基本无效,在需要止血带的手术,应追加闭孔神经阻滞。股神经处留置导管,也是膝关节置换等手术术后镇痛最为常用的方法。

3.标志和患者体位

股神经阻滞主要体表标志为腹股沟韧带和股动脉搏动点。患者侧卧位,下肢自然伸直。如股三角区域暴露不良可垫高臀部,以便于充分暴露操作区域。体表标记腹股沟韧带轮廓,在腹股沟韧带上标记股动脉搏动点。在该波动点外侧 $1 \sim 2$ cm 处做一标记,即为股神经穿刺的体表标志。

4.操作技术

消毒后,进针标志点处局麻。穿刺针垂直皮肤进针,打开神经刺激仪,电流强度为 1.0 mA。在进针过程中,常首先出现缝匠肌收缩,此时继续进针,当出现股四头肌肌群抽动收缩并伴有髌骨上提运动时,减小神经刺激仪电流。当电流减少至 $0.3 \sim 0.4$ mA 时仍有满意的肌群活动,注入局麻药 20 mL。操作过程中,可用手按住股动脉搏动点,确认针尖在其外侧探寻神经,以避免血管损伤。

超声引导的股神经阻滞体位同上,消毒后在腹股沟区横置探头以获取股神经短轴切面图。由于股神经相对表浅,通常情况下高频线阵探头可获得清晰图像。在图像中显示出股动脉,在股动脉外侧、髂筋膜内侧、髂腰肌上方显示椭圆形结构即为股神经。超声引导股神经阻滞较其他下肢神经阻滞更容易掌握,由于该部位神经相对浅表,且周围有大血管可提供准确的定位信息,因此超声引导可根据操作者习惯选用平面内或平面外技术。

5.并发症及预防措施

并发症及预防措施见表 1-18。

表 1-18　股神经阻滞并发症及预防措施

并发症	预防措施
感染	严格的无菌操作,如有留置导管行术后镇痛,导管留置时间不宜超过 48 小时
血肿、血管损伤	在神经刺激仪引导穿刺时,尽量避免针尖偏向内侧偏移。如穿刺误入血管,应持续压迫。超声引导在直视下观察进针深度及方向,可有效降低血管损伤及血肿形成的发生率
神经损伤	如果注射阻力过大或患者诉剧烈疼痛时,必须停止注射局麻药
局麻药中毒	由于注射部位在深部肌肉,其吸收较快。因此,需要避免大容量、大剂量快速注射

(四)闭孔神经阻滞

1.解剖和阻滞范围

闭孔神经源于 $L_3 \sim L_4$ 神经,自腰丛发出后走行与于腰大肌内侧缘至骨盆,由闭孔穿出。多数人闭孔神经在穿出骨盆前分为前、后支。前支下行于短收肌、长收肌和耻骨肌之间,发出的肌支支配内收肌、皮支支配大腿内侧皮肤。后支下行于短收肌和大收肌之间,发出的肌支支配闭孔外肌、大收肌、短收肌,关节支支配膝关节及髋关节。

2.适应证

闭孔神经阻滞用于下肢联合阻滞,以补充大腿内侧皮肤的感觉阻滞。单独的闭孔神经阻滞,主要运用于膀胱电切手术中。电凝刀在膀胱侧壁操作时刺激闭孔神经,引起内收肌收缩患者大腿内收,进而导致膀胱损伤。这类手术在手术操作前完成手术侧的闭孔神经阻滞可有效降低大腿内收的概率和幅度,降低膀胱损伤的发生率。

3.标志和患者体位

闭孔神经阻滞主要体表标志为耻骨结节。患者仰卧位,下肢稍外旋。标志点位于耻骨结节下、外2 cm处。如行膀胱手术,可先完成椎管内麻醉并摆放手术体位,在完成手术消毒后再行闭孔神经阻滞。

4.操作技术

消毒后,进针标志点处局麻。穿刺针垂直皮肤进针,打开神经刺激仪,电流强度为 1.0 mA。在进针过程中,常首先出现内收肌群收缩,减小神经刺激仪电流。当电流减少至 $0.3 \sim 0.4$ mA 时仍有满意的肌群活动,推荐一侧注入局麻药 10 mL。

超声引导的闭孔神经阻滞体位同上,消毒后在腹股沟区股静脉内侧横置探头以获取短轴切面图。大多数情况下,超声引导的闭孔神经阻滞仅需分辨出包绕神经的筋膜,前支在长收肌与短收肌之间,后支在短收肌与大收肌之间。采用平面内进针技术,在前支所在筋膜注入局麻药 5 mL,稍退穿刺针调整方向后到达后支所在筋膜注入局麻药 5 mL。值得注意的时,由于该法属于筋膜内注射,并未直接定位神经,所以在药物注射过程中,应在直视下观察筋膜扩开效果,及时微调针尖位置以确保筋膜的充分扩张。

(五)腘窝坐骨神经阻滞

1.解剖和阻滞范围

腘窝坐骨神经位于腘窝内,腘窝下界为腘窝皱褶,外界为股二头肌长头,内侧为重叠的半膜肌腱和半腱肌腱。腘窝顶部,坐骨神经在股二头肌肌腱和半膜/半腱肌腱之间的深面,腘动、静脉外侧,沿着神经向远端分出胫神经和腓总神经。

2.适应证

同时行隐神经阻滞,用于小腿手术足和踝关节手术。

3.标志和患者体位

患者俯卧位,膝关节屈曲 30°,显露腘窝边界,其下界为腘窝皱褶,外界为股二头肌长头,内侧为重叠的半膜肌腱和半腱肌腱。作一垂直直线将腘窝分为两个等边三角形,穿刺针从此线的外 1 cm 和膝关节皱褶上 7 cm 交点处进针。

4.操作技术

(1)神经刺激器定位:后如出现足内收和内旋则阻滞效果更完善,注入局麻药 30～40 mL。

(2)超声引导法:患者患肢在上侧卧位或俯卧位,将高频线阵探头置于腘窝行短轴切面扫描,通常在腘窝顶部,在股二头肌肌腱和半膜/半腱肌腱之间的深面可以找到坐骨神经,沿着神经向远端找到其分出胫神经和腓总神经的分叉处固定探头,采用平面内或平面外方式将局麻药 20 mL 注入坐骨神经或分叉处周围。

(3)隐神经:这是股神经最长的一支纯感觉终末支。在大腿中下 1/3 交界处,进入内收肌管,相伴而行的有膝降动脉。长内收肌、大内收肌、股内侧肌和前内侧肌间隔共同参与了内收肌管的形成。将高频线阵探头水平放置于大腿远端 1/3 内收管水平,可见内侧的内收肌筋膜,内含隐神经和伴行血管。采用平面内技术从外向内进针,在筋膜内注入 6～8 mL 局麻药物。

(六)踝关节阻滞

1.解剖和阻滞范围

支配足的 5 条神经均可在踝关节阻滞(图 1-15)。

2.适应证

踝关节阻滞可用于足部手术如足跖骨截趾术。

3.标志和患者体位

用枕头将足抬高以便踝部两侧操作。在踝部的上界,腓深神经位于胫前肌腱长伸肌腱之间,足背屈和第一蹬趾外伸时很易触到。

4.操作操术

穿刺针在胫前动脉外侧及上述两肌腱之间进针,直至触到胫骨,边退针边注入局麻药 5～10 mL。然后从内踝到外踝在胫前皮下注入局麻药 10 mL,如此可阻滞外侧的腓浅神经和内侧的隐神经。从内踝的后方进针,指向胫后动脉的下界,足底可有异感。针尖触到骨质后退针 1 cm,扇形注入局麻药 5～10 mL,可阻滞胫后神经。从跟腱和外踝间中点进针,针尖指向外踝的后表面,触到骨质后稍返针并注药 5 mL,可阻滞腓肠神经(图 1-15)。

六、腹横肌平面、髂腹下和髂腹股沟神经阻滞

(一)解剖和阻滞范围

腹部的皮肤、肌肉由 T_7～L_1 神经支配。这些躯干神经走行于腹内斜肌与腹横肌的"腹横平面"内。而在髂前上棘水平,该肌间平面走行髂腹下和髂腹股沟神经。

在腹横平面内注射局麻药,可以阻滞单侧腹部皮肤、肌肉和壁层腹膜。而局麻药输注入髂腹下和髂腹股沟神经水平,可阻滞下腹部、腹股沟、大腿上部内侧、会阴区前部。

(二)适应证

超声引导技术的应用开展,使得无运动神经纤维的体表神经阻滞得到了快速的发展,在超声

直视下可准确定位神经,即便无法直视神经时,从图像上也可观察药物扩散以判断注射点是否需要调整。因此,超声引导下的腹横平面、髂腹下和髂腹股沟神经阻滞目前已成为临床常用的区域神经阻滞技术。

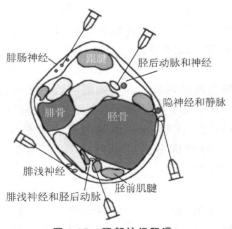

图 1-15　踝部神经阻滞

腹横平面阻滞可用于剖腹手术、阑尾手术、腹腔镜手术、腹壁手术等,但该方法的腹部阻滞范围尚未得到一致结论。尽管有个案报道显示,单独的腹横平面阻滞用于腹部手术,如髂腹下和髂腹股沟神经阻滞可用于腹股沟疝修补的开放手术。但临床中并不是每次阻滞都能得到完全的效果,且腹部手术对内脏牵扯造成的不适,影响了该法的广泛应用。因此,腹横平面内阻滞目前常用于前腹部手术后的术后镇痛。

(三)标志和患者体位

1.腹横平面阻滞

腹横平面阻滞主要体表标志为肋下缘和髂棘腋前线区域。患者仰卧位,暴露出操作区域皮肤。

2.髂腹下和髂腹股沟神经阻滞

髂腹下和髂腹股沟神经阻滞主要体表标志是髂前上棘。患者仰卧位,暴露出操作区域皮肤。

(四)操作技术

1.腹横平面阻滞

标记肋下缘和髂棘,消毒后使用高频线阵探头于腋前线水平显示腹外斜肌、腹内斜肌及腹横肌短轴切面图像。辨认三层肌肉结构,采用平面内进针技术,将局麻药注入腹内斜肌与腹横肌之间的腹横平面。结构辨识不清时,可注射 0.5 mL 局麻药观察针尖位置及筋膜扩张。可按需要在脐水平上下做多点注射以扩大阻滞范围,每侧输注局麻药 20 mL。

2.髂腹下和髂腹股沟神经阻滞

标记髂前上棘,消毒后使用高频线阵探头于髂前上棘内侧显示腹外斜肌、腹内斜肌及腹横肌短轴切面图像。辨认三层肌肉结构,此处常常可观察到并行排列的多个扁平椭圆形低回声区域,即为髂腹下和髂腹股沟神经阻滞。采用平面内进针技术,将局麻药注入神经周围筋膜各 10 mL,并观察药物扩散,注射中及时调整针尖位置以确保充分浸润神经。

(五)并发症及预防措施

并发症及预防措施见表 1-19。

表 1-19　腹横平面、髂腹下和髂腹股沟神经阻滞并发症及预防措施

并发症	预防措施
感染	严格的无菌操作
血肿	避免反复多次进针,特别对于接受抗凝治疗的患者
内脏损伤	凭借"突破感"进针并不可靠,在暴露三层肌肉结构时,通常可观察到腹膜及更深的肠管,并可通过肠管运动来判断。确保针尖位置,必要时小剂量注射明确针尖位置可避免穿刺针突破腹膜
局麻药中毒	在做多点注射及双侧阻滞时,应严格计算各点用量,避免超量用药

七、胸椎旁及肋间神经阻滞

(一)解剖和阻滞范围

胸椎的两侧有一胸神经穿出走行的间隙,其内侧缘是椎体、椎间盘和椎间孔,外侧缘是壁层胸膜,后侧是肋横突。胸神经根由椎间孔穿出后,在椎旁间隙分为背侧支和腹侧支,背侧支支配椎旁,而腹侧支沿肋骨延伸形成肋间神经。

在胸椎旁间隙注射局麻药,向外可覆盖同水平胸神经根甚至肋间神经,完成该神经支配的单侧肌肉和皮肤。椎旁注射若药物向内扩散,可导致药物向上下相邻间隙扩散甚至进入硬膜外腔。

尽管大容量的局麻药行肋间神经阻滞,药物仍可能扩散至椎旁间隙,具有向上下间隙扩散的可能,但这种情况并不多见。因此,在该点注射时常形成单侧的肋间平面阻滞。

(二)适应证

胸椎旁及肋间神经阻滞主要用于肋骨、胸骨骨折的疼痛治疗;肋间神经痛、肋软骨炎、胸膜炎、带状疱疹及其后遗神经痛的治疗;胸腹部手术的术后镇痛。

(三)标志和患者体位

1.胸椎旁神经阻滞

胸椎旁神经阻滞主要体表标志为棘突。患者侧卧位或坐位,体位摆放与椎管内麻醉体位类似。首先需要从颈 7 棘突开始,标记出患者棘突上缘直至所需阻滞的最低水平。在正中线旁2～3 cm,平行于棘突标记做出相应标记点,即为椎旁阻滞进针点。

2.肋间阻滞

肋间阻滞主要体表标志是肋骨。患者侧卧位、坐位或俯卧位,体位摆放与椎管内麻醉体位类似,但俯卧位时要求患者双手自然下垂,以便于充分暴露脊柱区域的皮肤。首先以第 7 肋或第12 肋为标志,分别描记出肋骨下缘轮廓。在正中线旁 6～8 cm,与肋骨相交处做出相应标记点,即为肋间神经阻滞进针点。

(四)操作技术

1.胸椎旁神经阻滞

消毒后,进针标志点处局麻。穿刺针垂直皮肤进针,当进针 5 cm 左右时通常可触及骨质,即为横突并记录皮肤至横突的深度。稍退穿刺针,向上或向下调整针尖进针方向,使得穿刺针越过横突 1 cm 左右后,即注入局麻药 5 mL。操作过程中,应首先寻找横突,若进针过深而前端无骨质,穿刺针可能会经横突外侧或两横突之间越过横突进入胸腔。

2.肋间神经阻滞

消毒后,进针标志点处局麻。穿刺针与皮肤成 20°～30°向头侧进针,当进针 1 cm 左右时通

常可触及骨质,即为肋骨。调整针尖进针方向,使得穿刺针越过肋骨下缘 2～3 cm 后,注入局麻药 5 mL。操作过程中,应首先寻找肋骨,避免盲目进针使得穿刺针直接进入胸腔。

超声引导可直视椎旁间隙结构,了解是否存在变异及注入局麻药后药物扩散情况,从而减少了并发症的发生。超声引导胸椎旁神经阻滞时,患者体位及标志点标记同前,超声探头先通过神经长短轴切面明确穿刺区域解剖(棘突、横突、胸膜等)。明确穿刺间隙后,通过平面内或平面外进针技术,观察进针深度。当针尖显示不清时可推注 0.5 mL 局麻药用于判断,针尖达到合适位置后注入局麻药 5 mL,并在直视下观察药物扩散情况。

(五)并发症及预防措施

并发症及预防措施见表 1-20。

表 1-20　胸椎旁及肋间神经阻滞并发症及预防措施

并发症	预防措施
感染	严格的无菌操作
血肿	避免反复多次进针,特别对于接受抗凝治疗的患者
神经损伤	注射过程中如果阻力过大或患者诉剧烈疼痛时,必须停止注射局麻药
全脊髓麻醉	避免椎旁阻滞时针尖方向指向内侧,注射前回抽用以探测是否有血或脑脊液,注射压力过高或容量过大可能有硬膜外扩散导致双侧阻滞可能
气胸	穿刺过程严格固定穿刺针,防止其无意移动。控制好进针深度,避免损伤胸膜/腹膜甚至内脏
局麻药中毒	注射部位位于深部肌肉,其吸收较快。因此,需要避免大容量、大剂量快速注射

(孙丽蓉)

第二章

临床常用麻醉药物

第一节　吸入麻醉药

一、吸入麻醉药的理化特性

吸入麻醉药以气体的形式摄入体内,其吸收、转运、代谢和清除以及在中枢的作用与其理化性质密不可分。

(一)饱和蒸汽压

吸入麻醉药从液态挥发成气态受两个因素影响,即温度和气压。当温度高于临界温度,无论在多大的大气压下均呈气态。气态的药物具有一定的蒸汽压,当蒸气与液态成平衡状态时,该蒸汽压为饱和蒸汽压(saturated vapour pressure,SVP)。饱和蒸汽压越小,麻醉药的挥发性越强。目前汽化挥发罐也是基于此原理,当新鲜气体如空气或氧气经过挥发罐时带出的就是吸入药的饱和蒸汽。当吸入药物从液态挥发成气态时,会带走部分热量(挥发热)而使吸入药物液态温度降低。由于饱和蒸汽压会随温度降低而降低,这样输出的药物蒸汽浓度也随之减少。因此汽化挥发罐的缺点在于需要温度补偿来保证药物输出量的恒定。

(二)溶解度

吸入麻醉药在血和脑中的溶解度非常重要,决定其通过肺泡-毛细血管膜以及血-脑屏障的能力。溶解度可以用分配系数来衡量,如血/气分配系数(blood/gas partition coefficient)、油/气分配系数(oil/gas partition coefficient)等。所谓分配系数是指在一个大气压下,在正常体温如37 ℃时,当气体弥散处于平衡相(即各分压差为零),在不同介质中的分布量的比值称为分配系数。

1.血/气分配系数

血/气分配系数是指在正常温度条件下达到气相平衡时在血中溶解的挥发性麻醉药物浓度与吸入浓度的比值。不同吸入麻醉药的血/气分配系数见表 2-1。

表 2-1　常用吸入麻醉药物的分配系数

药物	血/气	脑/血	脂肪/血	油/气
异氟烷	1.4	1.6	5.2	94.0
N_2O	0.47	1.1	2.3	1.4

续表

药物	血/气	脑/血	脂肪/血	油/气
七氟烷	0.63	1.7	55	53.9
地氟烷	0.42	1.3	30	18.7

具有高血/气分配系数的吸入麻醉药,在血液中的溶解度大,药物会持续的从肺泡中不断溶解在血液中。因此需要很长的时间才能使肺泡浓度(分压)和吸入浓度(分压)平衡。理想的吸入麻醉药应该血/气分配系数小,因而起效快。

2.油/气分配系数

与血/气分配系数相似,并与麻醉药的效能呈正相关。油/气分配系数大提示神经组织分布的药物量多药效强。

3.组织/血分配系数

组织对麻醉药的摄取决定于麻醉药在组织中的溶解度,组织的血流量和动脉血-组织间的麻醉药分压差即为组织/血分配系数,是指体温 37 ℃、相同的分压下,吸入麻醉药在组织和血液中达到动态平衡时的麻醉药浓度比值。由于麻醉药的理化性质、组织生化特点不同,各种麻醉药在机体各组织的溶解度(组织/血分配系数)也不同。组织/血分配系数大,说明组织分压上升慢;反之则上升快。组织摄取能力＝组织容积×组织/血分配系数。机体组织中,由于脂肪的容积较大;常用的吸入麻醉药中,除了氧化亚氮(笑气、N_2O)和乙醚的脂肪/血分配系数较小,其他的吸入麻醉药脂肪/血分配系数均较大;脂肪的血流仅占心排血量的 1.5％,因此脂肪组织对吸入麻醉药的摄取量最大,但分压上升慢,达到与动脉血分压平衡的时间长。尽管各种吸入麻醉药对同一组织的组织/血分配系数不同,但由于数值较小,差异并不显著(脂肪除外),故组织中麻醉药分压升高主要受组织血流的影响。

(三)吸入麻醉药浓度

吸入麻醉药浓度也称为吸入药分压(fraction of inspiration F_i)。经过挥发罐后进入体内前的原始浓度(或分压)为吸入药浓度。其决定因素主要来源于挥发罐和新鲜气体流量,两者为乘积关系。设定挥发罐麻醉药浓度越高,输出麻醉药的浓度越高;同样,新鲜气体流量越大,吸入药分压越大。

1.肺泡气浓度

肺泡气浓度(fraction of alveolar F_a)是吸入麻醉药进入体内后在肺泡内的终末浓度。当麻醉达到平衡时,各组织内的麻醉药分压应该接近相同且与肺泡内分压一致。而肺泡气麻醉药浓度(F_a)接近吸入气麻醉药浓度(F_i)的速度取决于麻醉药的吸入浓度和肺泡通气量。肺泡通气量越大,相当于吸入肺泡的量增大,可使肺泡气麻醉浓度迅速上升(即 F_a/F_i 比值增大并迅速接近1),因此可加速麻醉诱导。

2.时间常数

时间常数是反映肺泡气浓度变化快慢的一个指标。在一定容积内的气体浓度,用另外的气体去改变其浓度所需要的时间,或者认为以一定的新鲜气体流量灌注一定容量的容器,当容器中的气体有 63.2％ 被新鲜气体所占据的时间称为 1 个时间常数。该常数的时间值往往取决于气体流量的大小。

3.浓度效应

吸入麻醉药浓度越高,肺泡内药物浓度上升越快的现象称为浓度效应。

4.第二气体效应

所谓第二气体效应即同时吸入 N_2O(第一气体)和另一种吸入麻醉药(第二气体)时,由于 N_2O 被摄取入血,第二气体在肺泡中的浓度会因此增加的效应。浓度效应也是产生第二气体效应的因素之一。因此在麻醉诱导时使用 N_2O 会加速诱导时间。

二、吸入麻醉药的药代学

(一)吸收和分布

1.麻醉药向肺泡内的输送

肺泡内麻醉药的分压直接影响脑内分压,可以作为麻醉深度和终止麻醉后清醒的指标,并可以用来测定肺泡气最低有效浓度。吸入浓度和肺泡通气量决定了麻醉药向肺泡内的输送:①吸入浓度越高,则肺泡麻醉药浓度上升越快,称为浓度效应。②同时吸入高浓度气体和低浓度气体时,低浓度气体的肺泡浓度及血中浓度提高的速度较单独使用相等的低浓度气体时快,称为第二气体效应。其原理是:高浓度气体被大量摄取后,肺泡体积缩小,第二气体的浓度升高;再次吸入混合气体以补充被摄取的体积时,第二气体的浓度升高。③对于易溶和中等溶解度的药物而言,分钟通气量增加,肺泡内吸入的浓度迅速增加,可以补偿血液摄取的药物。

2.肺循环血液对麻醉药的摄取

取决于麻醉药在血中的溶解度,心排血量和肺泡-静脉血麻醉药分压差(分配系数)。吸入浓度恒定时,血/气分配系数高,说明该药吸入肺泡后,经肺循环大量溶解于血液中,肺泡内分压上升缓慢,难以达到有效的麻醉水平,麻醉诱导时间长、苏醒慢;反之,血液中的溶解度低,诱导时间短、苏醒快。吸入麻醉药以扩散方式通过肺泡膜,它的摄取和分布很大程度上受肺循环和心排血量的影响。当肺循环血流快或心排血量大时,吸入麻醉药快速被血液摄取,导致肺泡内麻醉药的分压上升缓慢,难以达到麻醉的有效浓度;在休克、心衰等心排血量减少的情况下,血液对麻醉药的摄取减少,肺泡内分压上升快,能较快达到麻醉的有效浓度。对于血/气分配系数大的麻醉药,心排血量的影响更大。诱导时,静脉血将麻醉药转运至全身各组织,其分压大大低于肺泡内分压。当全身各组织、静脉血和肺泡内麻醉药分压差达到动态平衡时,摄取将趋于停止。

3.组织对麻醉药的摄取

取决于麻醉药在组织中的溶解度,组织的血流量和动脉血-组织间的麻醉药分压差即为组织/血分配系数是指体温 37 ℃、相同的分压下,吸入麻醉药在组织和血液中达到动态平衡时的麻醉药浓度比值。由于麻醉药的理化性质、组织生化特点不同,各种麻醉药在机体各组织的溶解度(组织/血分配系数)也不同。组织/血分配系数大,说明组织分压上升慢;反之则上升快。组织摄取能力=组织容积×组织/血分配系数。机体组织中,由于脂肪的容积较大;常用的吸入麻醉药中,除了 N_2O 和乙醚的脂肪/血分配系数较小,其他的吸入麻醉药脂肪/血分配系数均较大;脂肪的血流仅占心排血量的 1.5%,因此脂肪组织对吸入麻醉药的摄取量最大,但分压上升慢,达到与动脉血分压平衡的时间长。尽管各种吸入麻醉药对同一组织的组织/血分配系数不同,但由于数值较小,差异并不显著(脂肪除外),故组织中麻醉药分压升高主要受组织血流的影响。血流丰富的组织,如:脑、心脏、肝脏、肾脏和肺脏的血流量占心排血量的 75%,因此,组织分压上升快,达到与动脉血麻醉药分压平衡的时间短。例如:肌肉的容积大于脂肪,但肌肉/血分配系数小,对麻醉药的摄取量小于脂肪;肌肉的血流量占心排血量的18.1%,达到与动脉血麻醉药分压平衡的时间在脂肪与血流丰富组织之间。动脉血-组织间的麻醉药分压差随着麻醉时间的延长而缩小,组织对麻醉药的摄取也相应减少,直至二者达到动态平衡,摄取停止。

4.影响吸收和分布的因素

(1)血/气分配系数:如果吸入药的血/气分配系数低,则表明单位时间有更少的药物分子转运到肺毛细血管。

(2)血流灌注:血流灌注多的组织,药物运送的量也大,其分压也越大。但组织摄取的速率不仅与血流灌注有关,而且受药物溶解度和组织的容积影响。

(3)分钟通气量:通气量增加可以"洗入"更多的麻醉药,尤其是刚开始吸入时,F_a/F_i会上升很快。从而可缩短诱导时间。功能残气量与肺泡通气量的比值越大,则肺泡内麻醉药越容易被稀释。

(4)药物扩散与浓度梯度成正比:如果挥发罐开启浓度越大,药物从肺泡到血液的速度会越快。与周围组织的浓度梯度大,向外周扩散的药量就越大。但扩散的速率与组织的分配系数有关,即与组织的亲和力有关。通过提高吸入浓度,可以增加肺泡气中麻醉药的浓度,从而增加脑组织内的麻醉药分压,加深麻醉。

(5)心排血量:这也是影响血流灌注的主要因素。心排血量减少,血流灌注减少,输送到组织中的药物减少。但是由于脑血流具有自主调节功能,即其血流灌注并未减少,而从肺摄取的药量是不变的,这样单位时间里转运到脑组织中的药量反而是增加的,因此诱导更迅速。

(6)其他:如肺泡跨膜速率。麻醉药物通过肺泡毛细血管跨膜转运至血液循环。当肺泡膜出现增厚、水肿、纤维化和面积减少等因素,跨膜转运的麻醉药摄取将会减少。

(二)吸入麻醉药的清除

常用的吸入麻醉药大部分从肺呼出而被清除;小部分在体内进行生物转化,主要通过肝微粒体酶进行氧化、还原、水解和结合,最终被排出体外;还有极少量经手术创面、皮肤、尿排出。上述麻醉药吸收和分布的相关因素,同样可以用来分析它们的清除速度。例如:通气量增加,则麻醉药容易被"洗出";脂溶性越高,血/气分配系数、组织/血分配系数越大,则清除越慢;此外血供丰富组织的麻醉药的分压下降较快等。据此,吸入麻醉药的清除速度依次为:地氟烷>氧化亚氮>七氟烷>异氟烷>安氟烷>氟烷>甲氧氟烷>乙醚。同理,麻醉时间的长短、肺通气/血流比值以及分压差的大小也都会影响到吸入麻醉药的清除。

三、吸入麻醉药的药效学

(一)最低肺泡有效浓度

最低肺泡有效浓度(minimum alveolar concentration,MAC)指在一个大气压下,使50%的人(或动物)在受到伤害性刺激时不发生体动的肺泡气中吸入麻醉药的浓度。MAC相当于药理学中反映量-效曲线的ED_{50},如果同时使用两种吸入麻醉药如七氟烷和N_2O时,还能以相加的形式来计算,如两种麻醉药的MAC均为0.5时,可以认为它们的总MAC为1.0MAC。定义中的伤害性刺激是指外科手术切皮。常用吸入麻醉药的MAC值(30~60岁)见表2-2。

表2-2　常用吸入麻醉药的MAC值(30~60岁)

药物	N_2O	氟烷	恩氟烷	七氟烷	地氟烷
MAC	104	0.77	1.68	1.15	1.85

(二)MAC 的扩展

1 MAC 所达到的麻醉深度大都不能满足临床麻醉所需的深度,因此在麻醉时必须增加 MAC 或与其他麻醉药如阿片类药物、静脉麻醉药和肌肉松弛药联合应用。MAC 提供了一种麻醉药效能的测量方法,它反映的是吸入麻醉药量-效反应曲线中的一个设定点即有效剂量的中位数,其他端点则代表了不同水平的麻醉深度,由此而衍生出一系列 MAC 扩展值(表 2-3)。

表 2-3　常用的 MAC 扩展值

$MAC_{awake50}$	$1/4\sim1/3$ MAC
MAC_{95}(切皮无体动)	1.3 MAC
MAC EI_{50}	1.5 MAC
MAC EI_{95}	1.9 MAC
MAC EI_{BAR}	1.7 MAC

(一)半数苏醒肺泡气浓度

$MAC_{awake50}$ 指 50% 患者对简单指令能睁眼时的肺泡气吸入麻醉药浓度,可视为患者苏醒时脑内麻醉药分压,为 $1/4\sim1/3$ MAC(表 2-4)。

表 2-4　常用吸入麻醉药 $MAC_{awake50}$

吸入麻醉药	$MAC_{awake50}$	$MAC_{awake50}/MAC$
氧化亚氮	68%	0.64
氟烷	0.41%	0.55
异氟烷	0.49%	0.38
七氟烷	0.62%	0.34
地氟烷	2.5%	0.34

1.95% 有效剂量(MAC_{95})

MAC_{95} 指使 95% 人(或动物)在受到伤害性刺激不发生体动时的肺泡气吸入麻醉药的浓度,相当于 1.3 MAC。

2.半数气管插管肺泡气浓度

MAC EI_{50} 指吸入麻醉药使 50% 患者于喉镜暴露声门时容易显露会厌、声带松弛不动,插管时或插管后不发生肢体反应时的肺泡气吸入麻醉药浓度。MAC EI_{95} 是指 95% 患者达到上述气管插管标准时吸入麻醉药的肺泡气浓度。

3.MAC_{BAR}

MAC_{BAR} 指阻滞自主神经反应的肺泡气吸入麻醉药浓度,相当于 1.7 MAC。与其他吸入麻醉药不同,七氟烷的 MAC_{BAR} 为 2.2 MAC。

术中知晓是临床麻醉中较为严重的并发症,一直受到麻醉医师的关注。当吸入麻醉药达到 0.6 MAC 以上时就具有很好的意识消失和遗忘作用,因此建议临床应用时应达到 0.6 MAC 以上,或同时使用其他静脉麻醉药。

(三)影响吸入麻醉药 MAC 值的因素

1.降低吸入麻醉药 MAC 值的因素

(1)年龄:随着年龄的增加,中枢神经系统对吸入麻醉药的敏感性有所增加。因此,MAC 随年龄的增长有所减小。6～12 个月婴儿的 MAC 最大,80 岁时大约是婴儿的一半。

(2)低体温:随着体温的降低,吸入麻醉药 MAC 亦有所下降。体温每降低 1 ℃,MAC 值降低2％～5％。

(3)合并用药:多种药物可使吸入麻醉药的 MAC 值降低,包括阿片类药物、静脉麻醉药、α_2受体激动剂、局麻药及使中枢神经儿茶酚胺减少的药物如利血平等。

(4)妊娠:妊娠期妇女对麻醉药的敏感性增加,吸入麻醉药的 MAC 值也随之降低。妊娠8 周时 MAC 降低 1/3,而产后 72 小时 MAC 恢复至正常水平。

(5)中枢神经系统低渗,如脑内钠离子浓度降低。

(6)急性大量饮酒。

2.增加吸入麻醉药 MAC 值的因素

(1)随着年龄的降低,MAC 值有所增加。

(2)体温升高时吸入麻醉药的 MAC 值增加,但超过 42 ℃后反而降低。

(3)兴奋中枢神经系统的药物如右旋苯丙胺、可卡因等。

(4)慢性嗜酒。

(5)中枢神经系统高渗,如脑内钠离子浓度增加。

3.不影响吸入麻醉药 MAC 值的因素

(1)性别。

(2)麻醉和手术时间的长短。

(3)在一定范围内的呼吸或代谢性酸、碱改变。

(4)等容性贫血。

(5)高血压。

(6)甲状腺功能亢进。

(7)昼夜变化。

(8)刺激强度。

(四)MAC 的临床意义

1.反映吸入麻醉药的效能

MAC 可作为所有吸入麻醉药效能的统一评价标准,MAC 值越大该吸入麻醉药的效能越弱,如地氟烷 MAC 为 6,是挥发性吸入麻醉药中效能最低的。

2.判断吸入麻醉深度

MAC 是判断吸入麻醉深度的一个重要指标,当达到平衡时,肺泡气内吸入麻醉药的浓度与动脉血及效应部位的浓度平行,因此可通过监测 MAC 来了解效应部位吸入麻醉药的浓度,更加方便直观地对麻醉深度进行判断。

(五)吸入麻醉药对各器官系统的影响

不同吸入麻醉药在相同的 MAC 下对中枢神经系统可产生类似的麻醉效应,但对呼吸、循环等系统的效应却不相同,且与剂量存在一定相关性。因此,了解吸入麻醉药对各器官系统的影响,便于在临床实践中选用合适的药物。

1.吸入麻醉药对呼吸系统的影响

（1）呼吸抑制作用：吸入麻醉药呈剂量依赖性地直接抑制延髓呼吸中枢和肋间肌功能，导致潮气量降低、呼吸频率增加，结果分钟通气量的降低和动脉血中的二氧化碳分压升高。同时，也剂量依赖性地降低了中枢系统对低氧和高碳酸血症所产生的通气反应。

（2）对支气管平滑肌的作用：随着用量的增加，氟烷、恩氟烷和七氟烷可抑制乙酰胆碱、组胺引起的支气管收缩，对哮喘患者有效。

（3）气道刺激性：吸入麻醉药的气道刺激性也与吸入浓度呈正相关。超过 1 MAC 时可发生气道刺激。地氟烷的作用最明显，异氟烷其次，而氟烷、N_2O 或七氟烷较小或没有作用，因此七氟烷是吸入麻醉诱导的首选药物。

（4）对缺氧性肺血管收缩（hypoxic pulmonary vasoconstriction, HPV）的影响：体外研究和动物实验表明，吸入麻醉药呈剂量依赖性抑制缺氧性肺血管收缩。但近期研究显示，临床使用的吸入麻醉药浓度并没有对 HPV 产生抑制作用。因此，对于吸入麻醉药是否具有抑制 HPV 的作用还有待进行更多的研究证实。

2.吸入麻醉药对循环系统的影响

见表 2-5。

表 2-5 吸入麻醉药引起的循环系统变化

	N_2O	氟烷	异氟烷	七氟烷	地氟烷
血压	N/C	↓↓	↓↓	↓	↓↓
心率	N/C	↓	↑	N/C	N/C 或↑
外周血管阻力	N/C	N/C	↓↓	↓	↓↓
心排血量	N/C	↓	N/C	↓	N/C 或↓

N/C：无变化；↓：降低；↑：增加。

（1）对血压、心率及外周血管阻力的影响：所有的卤族类吸入麻醉药都不同程度地抑制心肌收缩力，且呈剂量相关性。在 1MAC 时，心肌收缩力抑制的程度依次为：氟烷＝安氟烷＞地氟烷＝异氟烷＝七氟烷。除 N_2O 外，其他吸入麻醉药均不同程度引起血压降低。氟烷主要通过直接抑制心肌收缩力，而异氟烷、地氟烷和七氟烷则通过松弛血管平滑肌，引起血管扩张而降低外周血管阻力。氟烷可减慢窦房结的传导，引起心率减慢。吸入异氟烷和地氟烷的早期，特别是快速增加药物的 MAC 时，由于兴奋了交感神经系统，可引起暂时性的心率、血压和血浆中去甲肾上腺素浓度的增加。七氟烷对心率的影响较小。

（2）致心律失常作用：氟烷还可增加肾上腺素引起的心律失常的发生，可能的机制包括心肌对肾上腺素的敏感性增加、希氏-普肯耶纤维的传导延长和刺激心脏的 β 受体等。除氟烷外，其他吸入麻醉药都不是造成肾上腺素诱发心律失常的因素。地氟烷、异氟烷或七氟烷可用于嗜铬细胞瘤切除术的患者。值得注意的是七氟烷可延长 Q-T 间期，因此先天或继发性 Q-T 延长的患者应慎用七氟烷。

（3）对冠状动脉的影响：异氟烷有较强的冠状动脉扩张作用，但对冠状动脉血流无明显影响。七氟烷和地氟烷扩张冠状动脉的作用较弱，临床上 1.5 MAC 的异氟烷、七氟烷和地氟烷均未发现冠脉窃血现象。

3.吸入麻醉药对中枢神经系统的影响

吸入麻醉药患者的脑血流(cerebral blood flow,CBF)、脑代谢率(cerebral metabolic rate,CMR)、颅内压(intracranial pressure,ICP)和脑电活动的影响见表 2-6。

表 2-6　吸入麻醉药对脑血流、颅内压和脑代谢的影响

吸入麻醉药	N₂O	氟烷	异氟烷	七氟烷	地氟烷
脑血流(CBF)	↑	↑↑	↑	↑	↑
颅内压(ICP)	↑	↑↑	↑	↑	↑
脑代谢(CMR)	↑	↓	↓↓	↓↓	↓↓

↓:降低;↑:增加。

(1)对脑代谢和脑血流的影响:当麻醉药吸入浓度超过 1 MAC 或借助药物和其他措施使血压控制在麻醉前水平时,此作用更为明显。脑血管自动调节功能在一定的血压范围内才能发挥;吸入麻醉药对低碳酸血症性脑血管收缩无预防作用。

不同的吸入麻醉药对 CBF 影响程度有所差别,临床常用的吸入麻醉药脑血管扩张作用强度有所差异,由强到弱依次为:氟烷>恩氟烷>异氟烷=七氟烷=地氟烷。

(2)对颅内压的影响:常用吸入麻醉药促使脑血管扩张、CBF 增加,从而继发 ICP 升高,其升高的程度为:氟烷>恩氟烷>氧化亚氮>地氟烷>异氟烷。

(3)对脑电图(EEG)的影响。

吸入麻醉药的诱导增加 EEG 频率的同步化并增高波幅,1 MAC 时 EEG 进行性慢波化,随着麻醉药浓度的增加,爆发抑制、等电位或癫痫样放电逐渐加剧。但不同的吸入麻醉药对 EEG 影响特征也各不相同。

对正常人而言,地氟烷、异氟烷和七氟烷都能抑制药物性 EEG 惊厥活动。但对于较深麻醉状态或麻醉前有脑惊厥性电活动病史者,恩氟烷和七氟烷易诱发大脑产生惊厥性电活动,如顽固性癫痫患者吸入 1.5 MAC 七氟烷比吸入 1.5 MAC 异氟烷期间棘波发生率高。七氟烷麻醉期间和麻醉后患者手腕痉挛与七氟烷所诱发的惊厥无关。目前人们还不清楚促使这种惊厥发生是否还有其他未明原因。对顽固性颞叶癫痫患者七氟烷吸入麻醉期间往往表现为棘波抑制。正因为恩氟烷、七氟烷能够影响脑惊厥活动,而地氟烷或异氟烷则无此影响,所以后二者就很适用于神经外科手术麻醉。

4.吸入麻醉药对肝脏的影响

(1)对肝血流的影响:由于吸入麻醉药对心血管系统存在剂量相关性的抑制作用,因此各器官的血流均可能受到不同程度影响。吸入麻醉药对肝血流的影响见表 2-7。

表 2-7　吸入麻醉药对肝血流的影响

药物	N₂O	氟烷	异氟烷	七氟烷	地氟烷
肝血流	N/C	↓↓	↓	↓	↓

N/C:无变化;↓:降低;↑:增加。

(2)对肝功能的影响:卤族类吸入麻醉药在肝脏中的生物转化主要依赖细胞色素 P_{450} 氧化酶系统。不同吸入麻醉药在肝脏内代谢率不同,恩氟烷与异氟烷的代谢率远低于氟烷,故肝毒性明显低于氟烷,多项临床研究亦证明异氟烷对肝无损害。在对肝脏的作用上,地氟烷和七氟烷的安全性优于氟烷,接近甚至超过异氟烷。

5.吸入麻醉药对肾脏的影响

（1）对肾血流量、肾小球滤过率和尿量的影响：吸入麻醉药在某种程度上均可使肾血流减少、肾小球滤过率和尿量。肾血流量降低是导致肾小球滤过率和尿量减少的重要原因。N_2O 主要是通过增加肾血管阻力来减少肾血流量。而卤族类吸入麻醉药则是通过对循环抑制，降低血压和 CO，进一步导致肾血流量的降低。

吸入麻醉药与肾血流量、肾小球滤过率及尿量的影响与剂量有关，而且具有一过性和可逆性，术前适当扩容能减弱或消除此种影响。

（2）吸入麻醉药的肾毒性：吸入麻醉药代谢所产生的氟化物和复合物 A（Compound A）对肾脏有一定的毒性作用，可能对患者的肾功能产生一定程度影响。

（六）吸入麻醉药对脏器的保护作用

1.吸入麻醉药对心脏的保护作用

通过离体和整体动物实验发现并证实所有卤族类吸入麻醉药均具有心肌保护作用，主要表现为缩小心肌梗死的面积，改善心肌功能、心肌顿抑的恢复过程，抑制冠状动脉血管收缩，减轻再灌注心律失常和心肌细胞损伤、降低心排血量综合征及室颤发生率等。吸入麻醉药的心肌保护作用主要通过预处理和/或后处理方式来实现，但具体分子机制则由不同信号通道参与。

吸入麻醉药的心脏保护作用与以下因素有关：①吸入麻醉药浓度大于 1 MAC，可产生显著的心脏保护效应，0.5～0.6 MAC 虽有心脏保护作用，但保护效能已显著下降。吸入麻醉药在一定浓度范围，是否与其心脏保护效能呈正相关尚需进一步研究。②用药时机：心脏缺血前或缺血/再灌注期间用药，均可产生显著的心脏保护效应；也有缺血后预处理的报道。③用药时间：吸入麻醉药用药 5 分钟，即可产生显著的心脏保护效应，延长用药时间 15～20 分钟，甚至更长时间，心脏保护效应并无进一步增强。

2.吸入麻醉对脑的保护作用

结果显示七氟烷、氟烷和异氟烷等卤族类吸入麻醉药对局灶性、半球和全脑严重缺血均具有显著的保护作用，恩氟烷、异氟烷、七氟烷和氟烷，均可通过电压门控的 Ca^{2+} 通道抑制 Ca^{2+} 内流，突触 Ca^{2+} 内流的抑制，又可减少 Ca^{2+} 内流诱发的谷氨酸的释放。除此之外，吸入麻醉药还可通过改善残余脑组织血流的分布，改变缺血期间脑组织对儿茶酚胺反应性等机制参与脑保护。

3.吸入麻醉药的肺保护作用

肺缺血再灌注损伤主要是肺血管内皮功能失调，表现为肺动脉高压和血管通透性增加。文献报道缺血前吸入 1 MAC 异氟烷和七氟烷，明显减轻大鼠缺血再灌注引起的肺滤过分数和湿/干比的增加，同时明显抑制灌注液中乳酸脱氢酶（LDH）和肿瘤坏死因子（TNF-α）的活性增高。近来研究表明 TNF-α 是导致肺缺血再灌注损伤级联反应中的一个关键因素，而七氟烷是最有效的细胞因子抑制剂。吸入麻醉药能明显抑制人体外周血中 TNF-α 的释放，减轻肺炎性反应，进而降低肺泡毛细血管通透性。另外，有关研究表明七氟烷抑制胆碱能与非肾上腺非胆碱能神经兴奋引起的支气管平滑肌收缩，还可以减少白三烯 C4 引起的支气管痉挛，有松弛支气管平滑肌作用，适用于哮喘患者。

4.吸入麻醉药对肝脏的保护作用

（1）吸入麻醉药的抗炎作用：炎症反应的过激被认为是造成脏器损伤的重要机制，炎症转录因子 NF-κB 的激活及炎症因子 TNF-α、IL-1β 的释放被认为是炎症级联反应的早期始动环节。预防和调节过激的炎症反应，可保护脏器功能、改善预后。文献报道大鼠吸入异氟烷短时间后，可明显抑制内毒素导致的血浆细胞因子的升高,有学者发现吸入地氟烷同样可抑制内毒素导致的细胞因子反应,同未吸入地氟烷的对照组相比,吸入地氟烷的内毒素血症大鼠血浆 TNF-α 和 IL-1β 水平降低。

(2)减少细胞外氧应激产生氧自由基:肝脏缺血再灌注损伤的过程中氧自由基(O^{2-} 等)的产生是介导肝细胞损伤的主要因素之一。异氟烷可抑制肝脏复氧后 O^{2-} 产生,通过减少细胞外氧应激保护肝细胞活性。

(3)对肝细胞的能量保护作用:肝细胞缺氧 90 分钟则造成不可逆的能量失衡,而异氟烷可提高缺氧 90 分钟及复氧肝细胞的总腺苷酸和能荷,说明异氟烷对不可逆缺氧和复氧的能量失衡仍有重要的保护作用。研究发现异氟烷可减少肝细胞的缺氧、复氧损伤,保护肝细胞的能量平衡。

(4)减轻细胞内 Ca^{2+} 超载:异氟烷通过直接抑制电压门控通道的 Ca^{2+} 内流,抑制肌浆网的 Ca^{2+} 释放并增加对其的摄取,减轻肝细胞的 Ca^{2+} 超载。

吸入麻醉药的器官保护作用在临床实践中的真正作用和重要价值还有待进一步深入研究和探讨。

四、常用吸入麻醉药

(一)氧化亚氮

氧化亚氮(Nitrous Oxide,N_2O)是气体麻醉药,俗称氧化亚氮。1972 年由 Priestley 制成。分子式:N_2O;分子量:44;沸点:$-89\ ℃$。为无色、带有甜味、无刺激性的气体,在常温压下为气态,无燃烧性。但与可燃性麻醉药混合有助燃性,化学性质稳定。通常在高压下使 N_2O 变为液态贮于钢筒中以便运输,应用时经减压后在室温下再变为气态以供吸入。N_2O 的化学性质稳定,与碱石灰、金属、橡胶等均不起反应。N_2O 在血液中不与血红蛋白结合,仅以物理溶解状态存在于血液中。N_2O 的血/气分配系数仅为 0.47,在常用吸入全麻药中最小。对 N_2O 的临床评价如下。

1.麻醉可控性

血/气分配系数 0.47,在常用的吸入麻醉药中仅大于地氟烷。麻醉诱导迅速、苏醒快,即使长时间吸入,停药后也可以在 1～4 分钟内完全清醒。由于吸入浓度高,极容易被摄取入血,临床可见第二气体效应和浓度效应。

2.麻醉强度

油/气分配系数 1.4,MAC 为 105%,麻醉效能低,但 N_2O 有强大的镇痛作用,并且随浓度的增加而增加。20% N_2O 产生的镇痛作用与 15 mg 吗啡相当,但可以被纳洛酮部分对抗;动物长期接触 N_2O 可以产生耐受性,一旦停药,其表现类似于戒断症状;N_2O 可以使动物脑脊液中内源性阿片肽的浓度增高,说明其镇痛作用与内源性阿片样肽-阿片受体系统相关。临床上常将 N_2O 与其他麻醉药合用,以加速诱导,降低合用麻醉药的 MAC,减少药物的用量,并可用于复合麻醉、神经安定麻醉。

3.心血管的抑制作用

对血流动力学的影响:N_2O 通过抑制细胞外钙离子内流,对心肌收缩力有轻度的直接抑制作用,可增强交感神经系统的活动,收缩皮肤和肺血管,掩盖心肌负性肌力作用,因此,对血流动力学的影响不明显,可用于休克和危重患者的麻醉。N_2O 可以改变其他麻醉用药的心血管作用:减轻含氟麻醉药的心血管抑制作用;增加吗啡类药物的心血管抑制作用。心律失常:N_2O 很少引起心律失常,继发于交感兴奋的心动过速可增加心肌耗氧。临床有报道吸入 60% 的浓度时,5/9 患者发生房室交界性心律,认为与交感兴奋有关。N_2O 麻醉患者血和尿中的去甲肾上腺素浓度有增高趋势,但在临床麻醉时表现为心率较少增加。与氟烷合用时,由于 N_2O 增加儿茶酚胺的释放,氟烷增加心肌对儿茶酚胺的敏感性,易引起心律失常。

4.对呼吸的影响

N_2O 对呼吸道无刺激,不增加分泌物,对呼吸抑制轻,通气量无明显变化。N_2O 与其他麻醉药或麻醉性镇痛药合用时,呼吸抑制可以增强。吸入 50% 的 N_2O 时,机体对缺氧的反应性减弱,N_2O 还可增加肺泡氧分压和动脉血氧分压差。

5.对运动终板的影响

N_2O 的肌松作用差,即使吸入 80% 时骨骼肌仍不松弛。

6.颅内压和脑电图的改变

N_2O 可使脑血管扩张,脑血流增加,颅内压升高,但脑血流量对二氧化碳仍有反应。与其他氟化麻醉药不同,N_2O 可增加脑代谢,这些作用可能与交感神经兴奋以及对脑血管的直接作用有关。最新的研究显示:氧化亚氮虽是吸入麻醉药,但它对 $GABA_A$ 受体的作用未得到证实。Jetovic-Todorovic 等通过电生理技术对海马神经元的研究证实,氧化亚氮与氯胺酮相似,是一个特异的 NMDA 拮抗剂,而对 $GABA_A$ 受体没有作用。与其他 NMDA 拮抗剂相似,它可破坏特殊的锥体细胞,而 GABA 能(如异丙酚、巴比妥类)、抗毒蕈碱能(东莨菪碱)可完全阻断这种神经损伤。因此,临床上有必要对老年患者手术中氧化亚氮的应用重新评价,并适当地辅用其他药物保护神经系统。

7.体内代谢

N_2O 性质很稳定,在体内几乎不分解,机体内的代谢率极低(0.004%),绝大部分以原形从肺脏排出,摄取快,排泄快,少量从皮肤排出,微量自尿和肠道气体排出。N_2O 对肝、肾无明显作用,也没有毒性。

8.不良反应

N_2O 是已知的毒性最小的吸入麻醉药,主要不良反应有以下几种。

(1)缺氧:吸入浓度过高时,会发生缺氧,临床使用应低于 70%。停止吸入 N_2O 后的最初几分钟,为了防止体内储存的大量的 N_2O 稀释肺泡气中的氧气,应继续吸入纯氧 5~10 分钟,防止发生"弥散性缺氧"。

(2)闭合空腔增大:N_2O 在体内的弥散速度大于氮气,容易进入体内密闭性空腔,增大其容积,故不适宜肠梗阻、气胸、肺大疱、气腹及气脑造影等患者。给予 50% 的氧化亚氮,最终肠腔内也可达到 50% 浓度。若体腔壁可弹性扩张,则体腔可扩张一倍(假设没有气体丢失)。若体腔壁是不可扩张的,则在此情况下可使体腔压力增加到 50.7 kPa(380 mmHg)。此外,氧化亚氮还可增加气管导管气囊、喉罩气囊及 Swan-Ganz 导管气囊内的容积和压力。氧化亚氮可增加气栓的容量从而产生致命的后果。但在坐位颅脑外科手术时,氧化亚氮似乎并不增加气栓的发生率。①骨髓抑制:长时间应用(50%,3~4 天)可干扰一些依赖维生素 B_{12} 的酶的活性,抑制 DNA 合成和血细胞的发育,引起贫血、白细胞和血小板减少。一般手术的短时应用并无明显影响,骨髓功能在停药后 12 小时内迅速恢复。当吸入时间大于 6 小时,浓度大于 50% 时,需在术中补充维生素 B_{12}。②温室效应:所有吸入麻醉药的温室效应估计很小,在 0.03% 浓度下与其他气体相当。吸入麻醉药中对温室效应作用最大的可能是氧化亚氮,但是从吸入麻醉中散发出的废气,相比来自人类活动和自然来源并不是重要部分。

9.N_2O 的禁忌证

N_2O 的禁忌证包括：①气胸、空气栓塞，肠梗阻、颅腔积气患者，以及中耳、玻璃体或眼科手术。②维生素 B_{12} 缺陷患儿和胎儿等。

（程　珺）

第二节　静脉麻醉药

一、巴比妥类静脉麻醉药

巴比妥类药是 20 世纪 80 年代前应用十分广泛的静脉麻醉药。其中以硫喷妥钠为主要代表，另外还包括至今尚在使用的苯巴比妥钠等。

（一）巴比妥类药的药代特性

高脂溶性的巴比妥类药物，静脉给药后迅速分布，达到脑部的时间迅速，其作用时间取决于从中央室向外周的再分布，而与药物的代谢消除关系不大。但低脂溶性的巴比妥药（如戊巴比妥等）分布半衰期较长，这样作用时间就较长。需要引起注意的是药物再分布，一方面对于老年人再分布时间较长，因此容易产生较高的血浆浓度。对于老年患者给药剂量应当适当减少以避免相应的不良反应。另一方面，由于药物从中枢系统向外周分布后，患者即可苏醒，但由于药物再分布的作用，患者达到完全清醒的时间却比较长。另外，反复给药后会产生蓄积，作用时间也会延长。

（二）巴比妥类药的药理作用

巴比妥类药物主要产生中枢神经系统抑制作用，并呈剂量依赖性，即小剂量镇静，中剂量催眠，大剂量抗惊厥或引起麻醉，过量则呈呼吸循环抑制状态。抑制兴奋性神经递质的传递，增强抑制性神经递质的传递。诱导后引起中枢神经系统的抑制从轻度镇静到意识丧失。小剂量产生镇静时可能会有略显躁动的兴奋不安与定向力障碍。巴比妥类药可以通过降低痛阈而表现出镇痛效应。但该类药没有肌松作用，有时还可以表现出不规则的肌肉微颤。

巴比妥类药能抑制心血管中枢，诱导剂量会引起血压下降和心率升高。对于控制欠佳的高血压患者需要注意给药后出现明显的血压波动。因此需要减慢注射速度并充分补充容量。

给予诱导剂量的巴比妥类药能降低机体对高二氧化碳和低氧的通气反应从而出现呼吸暂停。镇静剂量的巴比妥类药经常会引起上呼吸道梗阻。对于哮喘患者容易发生支气管痉挛。在浅麻醉下进行气道操作或会阴部的手术时发生喉痉挛的情况不少见，可能与副交感神经兴奋或刺激组胺释放等有关。

巴比妥类药可收缩脑血管降低脑血流和颅内压，但更能降低脑的氧耗量。因此具有一定的脑保护作用。对中枢的抑制程度从轻度镇静到意识丧失是呈剂量相关性，可以从脑电图监测上看出波形的变化。巴比妥类和苯二氮䓬类均可以控制癫痫发作和局麻药中毒时的中枢症状。

二、非巴比妥类静脉麻醉药

非巴比妥类静脉麻醉药包括：烷基酚类（丙泊酚、磷丙泊酚），苯二氮䓬类（地西泮、咪达唑仑、劳拉西泮和拮抗药氟马西尼),咪唑林(依托咪酯和右美托咪定)。

（一）烷基酚类

烷基酚类的代表药物是丙泊酚。它的出现可以说是静脉麻醉药的历史性突破,从其引入临床使用后,静脉麻醉的发展包括药代动力学和药效动力学的进展非常迅速。目前丙泊酚已经成为全世界麻醉药中最为常用的静脉麻醉药。

1.丙泊酚

丙泊酚在室温下为油性,不溶于水,但具有高度脂溶性。丙泊酚注射液中含有丙泊酚和脂肪乳溶剂,目前常用的脂肪乳溶剂有长链的大豆油和中链三酰甘油(即中长链脂肪乳)。建议储存在 25 ℃以下,但不宜冷冻。

(1)药代特性:静脉注射后到达峰效应的时间为 90 秒。分布广泛呈三室模型。95％以上与血浆蛋白结合。2 分钟后血药浓度达峰值,脑平衡半衰期 2.6 分钟。初期和慢相分布半衰期分别为 1～8 分钟和 30～70 分钟,消除半衰期为 4～23.5 小时。主要在肝经羟化和与葡萄糖醛酸结合降解为水溶性的化合物经肾排出。老年人清除率低,但中央室容积小。儿童的中央室容积大,且其清除率高。其代谢产物无药理学活性,故适合于连续静脉输注维持麻醉。

(2)药理作用:丙泊酚的作用机制尚未明确,研究表明丙泊酚可能与 γ-氨基丁酸(GABA)受体——氯离子复合物发挥镇静催眠作用。也可能通过 α_2 肾上腺素能受体系统产生间接的镇静作用,或者有可能通过调控钠通道门控对谷氨酸的 N-甲基-D-门冬氨酸(NMDA)亚型产生广泛的抑制,进而发挥其中枢神经系统的抑制作用。还有研究发现丙泊酚对脊髓神经元有直接抑制作用。丙泊酚可作用于急性分离的脊髓背角神经元的 $GABA_A$ 受体和甘氨酸受体。

1)中枢神经系统:丙泊酚是起效迅速、诱导平稳、无肌肉不自主运动、咳嗽、呃逆等不良反应的短效静脉麻醉药,静脉注射 2.5 mg/kg,约经一次臂-脑循环时间便可发挥作用,90～100 秒作用达峰效应,持续 5～10 分钟,苏醒快而完全,没有兴奋现象。

丙泊酚可以降低脑血流和颅内压。因此静脉输注丙泊酚是神经外科手术良好的麻醉选择。从脑电图上看,随着丙泊酚剂量的增加,脑电慢波成分逐渐增加,甚至达到一定程度的暴发性抑制。可以通过脑电双频指数来衡量镇静的深度和意识消失的水平。丙泊酚对脑缺血的病灶和癫痫病灶都有很好的保护作用,可用于癫痫发作的控制。丙泊酚具有一定的抗吐作用,因此丙泊酚静脉麻醉术后发生恶心呕吐的概率减少。

2)呼吸系统:诱导剂量的丙泊酚对呼吸有明显抑制作用,表现为呼吸频率减慢,潮气量减少,甚至出现呼吸暂停,持续 30～60 秒,对此应高度重视。丙泊酚静脉持续输注期间,呼吸中枢对 CO_2 的反应性减弱。

3)心血管系统:丙泊酚对心血管系统有明显的抑制作用,在麻醉诱导期间可使心排血量、心脏指数、每搏指数和总外周阻力降低,从而导致动脉压显著下降。该药对心血管系统的抑制作用与患者年龄、一次性注药剂量与注药速度密切相关,缓慢注射时降压不明显,但麻醉效果减弱。其降低血压是由于外周血管扩张与直接心脏抑制的双重作用,且呈剂量依赖性,对老年人的心血管抑制作用更重。

4)其他:丙泊酚可引起注射部位疼痛和局部静脉炎。也可引起类变态反应,对有药物过敏史、大豆、鸡蛋清过敏者应慎用。丙泊酚溶液有利于细菌生长,尽管目前在其制剂中添加了 0.005％的依地酸二钠(EDTA),可以减少或阻止微生物生长,但使用过程中依然要注意无菌技术。

(3)临床应用:丙泊酚作为一新型的快效、短效静脉麻醉药,苏醒迅速而完全,持续输注后不易蓄积,为其他静脉麻醉药所无法比拟,目前普遍用于麻醉诱导、麻醉维持及镇静。

1)诱导:全麻诱导剂量为 $1\sim2.5$ mg/kg,95%有效量(ED_{95})成人未给术前药者为 $2\sim2.5$ mg/kg,术前给阿片类或苯二氮䓬类药者应酌减。60 岁以上诱导量酌减。儿童诱导量需稍增加,其 ED_{95} 为 $2\sim3$ mg/kg。通常需与镇痛药、肌松药合用;如果采用靶控输注(TCI),单纯应用丙泊酚诱导时靶控血浆浓度一般设定血浆浓度为 $3\sim6$ μg/mL,复合诱导时的靶控浓度一般设定在 $2.5\sim3.5$ μg/mL 待患者意识消失后根据血流动力学变化调节。危重 TCI 患者在丙泊酚诱导时应采用"分步 TCI"。初始靶浓度降低到 1 μg/mL,每隔 $1\sim2$ 分钟增加靶浓度 $0.5\sim1$ μg/mL,直到患者的意识消失。

2)麻醉维持:丙泊酚麻醉维持可以采用单次间断静脉注射,每隔数分钟追加 $10\sim40$ mg 维持麻醉。也可以采用连续输注,剂量多在 $50\sim150$ μg(/kg·min),然后根据患者对手术刺激的反应调整。丙泊酚常与氧化亚氮或阿片类药物相复合,则药量宜减少至 $30\sim100$ μg(/kg·min)。当采用靶控输注维持时,靶浓度维持在 $3\sim6$ μg/mL,并且应该随时调整,最好有麻醉镇静深度的监测。

3)其他:此药还特别适用于门诊患者胃、肠镜诊断性检查、人流等短小手术的麻醉。静脉持续输注丙泊酚 100 μg(/kg·min)时,潮气量可减少 40%。在人工流产、内镜检查等短小手术时应用该药,必须备有氧源及人工呼吸用具以备急用。也常用于 ICU 患者的镇静。

4)注意事项:需要注意的是长时间(>48 小时)、大剂量[>4 mg/(kg·h)]的丙泊酚输注可能导致丙泊酚输注综合征(Propfol Infusion Syndrome,PIS)。PIS 最初发现于儿童,后来在重症成年患者也观察到这种现象。主要表现为:高钾血症、高脂血症、代谢性酸中毒、肝大或肝脏脂肪浸润、横纹肌溶解、不明原因的心律失常、难治性心力衰竭,甚至导致患者死亡,其死亡率相当高。发病机制目前还不清楚,可能与丙泊酚对心血管的抑制作用、丙泊酚代谢产物的影响、丙泊酚对线粒体呼吸链的影响以及丙泊酚对脂类代谢的影响有关。

2.磷丙泊酚

磷丙泊酚是丙泊酚的水溶性专利前体药物,作为新型的镇静催眠药目前已在美国注册上市。

(1)药代特性:静脉注射磷丙泊酚后,可经内皮细胞碱性磷酸酶快速分解成活性成分丙泊酚。每 1 mmol 的磷丙泊酚可分解丙泊酚 1 mmol。丙泊酚迅速进入脑组织中并达到平衡,从而发挥相应的药理效应。由于磷丙泊酚是前体药,有不易被首过消除的特点。分解后的丙泊酚达峰时间为 $4\sim13$ 分钟。磷丙泊酚和分解的丙泊酚的半衰期分别为 23.9 分钟和 45 分钟。分布容积分别为 0.25 L/kg 和 2.3 L/kg,清除率分别为 46 mL/(kg·min)和 344 mL/(kg·min)。研究表明,磷丙泊酚的血药浓度和药效之间无滞后现象。

(2)药理作用:单剂量静脉给予磷丙泊酚可产生明显的镇静作用,并呈剂量依赖性。与传统的丙泊酚相比其 EC_{50} 小,表明磷丙泊酚的药效更强。给予相同剂量时,磷丙泊酚比丙泊酚的血药浓度高,且作用时间长。

磷丙泊酚对呼吸的影响较小,但仍可引起呼吸暂停。

(3)临床应用:目前磷丙泊酚已广泛应用于各种内镜检查以及小手术的麻醉用药。但对其大样本的临床观察的研究还较少。主要不良反应报道的有呼吸抑制、低氧血症、感觉异常和瘙痒等。

(二)苯二氮䓬类

苯二氮䓬类在中枢有特异性的受体,与受体结合后能易化 GABA 受体功能。在麻醉中多用于静脉全麻诱导和镇静。苯二氮䓬类的优势在于心血管的抑制效应小,对动脉血压、心排血量和外周血管阻力的影响较小。因此对于患有心脏疾病的手术患者是常用的麻醉诱导药。

1.咪达唑仑

咪达唑仑是苯二氮䓬类的代表药物。与苯二氮䓬受体能高度特异性结合,影响 GABA 与中枢系统中 GABA 受体的亲和力,使与受体偶联的氯通道开放,氯离子进入细胞,使细胞超极化,降低了中枢神经系统的兴奋性。

(1)药代特性:咪达唑仑是水溶性的苯二氮䓬类药物,易迅速透过血-脑屏障。单次静脉注射后分布半衰期为(0.31 ± 0.24)h,消除半衰期(2.4 ± 0.8)h。老年人、肥胖者及肝功能障碍者消除半衰期延长,小儿消除半衰期比成人短。咪达唑仑主要在肝代谢,钙通道阻滞剂能抑制肝代谢酶,延长咪达唑仑的麻醉作用。肾清除率对全部消除率的影响小,所以肾功能不全患者的清除率变化小。

(2)药理作用。

1)中枢神经系统:咪达唑仑具有抗焦虑、催眠、抗惊厥、肌松和顺行性遗忘等作用。根据剂量不同,产生抗焦虑至意识消失的不同程度的效应。咪达唑仑可引起脑血流降低,源于降低脑组织代谢率和直接的血管收缩反应,并有明显的剂量依赖性,但这种量效关系有封顶效应,可能与受体饱和有关。该药降低大脑中动脉的血流速度,增加血管阻力,对颅内顺应性欠佳或颅内压增高的患者,给予 $0.15 \sim 0.27$ mg/kg 咪达唑仑对脑缺氧有保护作用。

2)心血管系统:咪达唑仑对正常人的心血管系统影响轻微,表现为心率轻度增快,体循环阻力和平均动脉压轻度下降,以及左心室充盈压和每搏量轻度下降,但对心肌收缩力无影响。

3)呼吸系统:虽然对呼吸有一定的抑制作用,但程度也与剂量相关。表现为降低潮气量,增快呼吸频率,缩短呼气时间,但不影响功能残气量和剩余肺容量。咪达唑仑主要对呼吸中枢有抑制作用,对呼吸动力几乎无影响,因此和其他中枢抑制药合用时,对呼吸抑制有协同作用。

4)其他:咪达唑仑本身无镇痛作用,但可增强其他麻醉药的镇痛作用。

(3)临床应用。

1)麻醉前给药:利用咪达唑仑具有催眠和抗焦虑作用,口服、肌内注射、静脉注射和直肠给药均有效。对小儿肌内注射为 $0.08 \sim 0.15$ mg/kg,$10 \sim 15$ 分钟产生镇静效应,$30 \sim 40$ 分钟产生最大效应,其具有作用快,镇静作用强,无注射点痛等优点。小儿麻醉前口服剂量为 0.5 mg/kg,也可经直肠注入,剂量为 0.3 mg,最大量为 7.5 mg。口服 7.5 mg,患者即可迅速满意入睡,醒后可无困倦和嗜睡感。

2)麻醉诱导:麻醉诱导可产生睡眠和遗忘,但无镇痛作用。诱导量不超过 0.3 mg/kg。老年及危重患者剂量以<0.15 mg/kg 为宜。诱导推荐咪达唑仑、丙泊酚及阿片类镇痛药协同诱导,可减少单纯麻醉药用量,降低不良反应,提高麻醉安全性,并有利于麻醉后患者迅速清醒。

3)麻醉维持:临床上单纯使用咪达唑仑麻醉维持较少,通常复合使用其他阿片类药或其他静脉或吸入麻醉药。可采用静脉分次给药或连续静脉输注。分次给药在麻醉减浅时追加诱导量的$25\% \sim 30\%$,连续静脉输注剂量为 0.15 mg/kg。

4)镇静:多用于上消化道和肺的纤维内镜检查以及心导管检查、心血管造影、脑血管造影、心律转复等诊断性和治疗性操作。在表面麻醉的基础上辅用咪达唑仑,可使患者减轻和消除咳嗽、呃逆、喉痉挛和呕吐等症状,提供良好的操作条件,0.07 mg/kg 即可产生满意的镇静效果。

5)ICU 患者镇静:咪达唑仑也常用于 ICU 机械通气患者的带管镇静,一般每小时 1～3 mg 即可获得稳态镇静镇痛浓度,适用于 ICU 患者长期镇静。

2.氟马西尼

氟马西尼是苯二氮䓬受体特异性的拮抗剂。1979 年合成,其化学结构与咪达唑仑相似,与后者的主要区别是其苯基被羰基取代,是特异性苯二氮䓬类拮抗药,能竞争性占据受体位点,因此能迅速有效逆转苯二氮䓬在中枢的药理作用。

(1)药代特性:静脉注射后 5 分钟血浆浓度即可达峰值。血浆蛋白结合率为 40%～50%。表观分布容积为 1.02～1.2 L/kg。消除半衰期显著短于常用的苯二氮䓬类药,为 48～70 分钟,因此需要注意单次给药的拮抗作用消失后,可再次出现苯二氮䓬类的镇静作用。氟马西尼经肝脏代谢,仅极少量会以原形从尿中排出。

(2)药理作用:氟马西尼主要药理作用是拮抗苯二氮䓬类药的所有中枢抑制效应,从抗焦虑、镇静、遗忘,直到抗惊厥、肌松和催眠。最小有效剂量为 0.007 mg/kg。拮抗程度与氟马西尼剂量有关,也与所用的苯二氮䓬类药剂量有关。但是氟马西尼无内在药理活性,有研究表明单纯给予氟马西尼既不产生苯二氮䓬类的效应,也不产生其相反的效应。

氟马西尼对呼吸和循环均无影响。但对苯二氮䓬类药引起的呼吸抑制,有一定的拮抗作用。

(3)临床应用。

1)解救苯二氮䓬类的药物中毒:大量服用苯二氮䓬类药物的患者除基本支持治疗外,可用氟马西尼进行解救。采用小剂量分次静脉注射的方法,每次 0.1～0.2 mg,给药后观察 2～3 分钟,没有苏醒可以每次追加 0.1 mg,直至苏醒,总量通常不超过 2 mg。但由于氟马西尼的时效短于苯二氮䓬类药,因此为了维持疗效,可用首次有效量的半量重复注射。

2)对于可疑药物中毒的昏迷患者,也可用氟马西尼鉴别。如果用药后有效,基本上可肯定是苯二氮䓬类药中毒;否则可基本排除。

3)拮抗麻醉后苯二氮䓬类药的残余作用:对于以苯二氮䓬类药作为复合全麻用药或部位麻醉时镇静用药的手术患者,可用氟马西尼拮抗其残余作用,以获得患者迅速苏醒。首次剂量 0.1～0.2 mg 静脉注射,以后 0.1 mg/min,直至患者清醒,总量不超过 1 mg。

4)ICU 患者:在 ICU 中长时间用苯二氮䓬类药镇静耐管的呼吸机治疗的患者,在尝试脱机的过程中,可用氟马西尼拮抗苯二氮䓬类药的作用。

(三)其他静脉麻醉药

1.依托咪酯

依托咪酯 1964 年合成,1972 年 3 月试用于临床。该药有两种异构体,但只有其右旋异构体有镇静、催眠作用。化学结构中的咪唑基团与咪达唑仑一样,在酸性 pH 条件下为水溶性,而在生理性 pH 条件下则成为脂溶性。以前依托咪酯的针剂是含丙二醇的溶液,因此常常有注射部位疼痛和静脉炎发生。现有的依托咪酯制剂为乳剂,是以 20% 中长链三酰甘油为溶剂,发生注射痛的概率明显降低。其作用是抑制大脑皮层的网状系统,也有可能作用于 GABA 受体,增加受体亲和力表现出中枢抑制作用。

(1)药代特性:依托咪酯的药代模型呈三室开放模型,即迅速到中央室(脑和血供丰富的器官),然后到周围室。成人静脉注射后 1 分钟内脑组织即达最高浓度,最大效应发生在注药

3 分钟时。然后很快从脑向其他组织转移,患者一般 7～14 分钟即可迅速苏醒。其脑内浓度与催眠效应呈直线关系。血浆蛋白结合率为 76.5％,在肝脏和血浆中主要被酯酶迅速水解,最初 30 分钟内水解最快,排泄迅速。初始半衰期为 2.7 分钟,再分布半衰期为 29 分钟,消除半衰期为 2.9～5.3 小时。分布容积为 2.5～4.5 L/kg。

(2)药理作用。

1)中枢神经系统:依托咪酯是目前常用的静脉麻醉药,催眠剂量可产生皮层下抑制,出现新皮层样睡眠,脑干网状结构激活和反应处于抑制状态。作用强度强于巴比妥类药物。诱导剂量 0.3 mg/kg 经过一次臂-脑循环即可产生催眠作用。可减少脑血流量,降低脑氧代谢率, 0.7 mg/kg 可使颅内压升高的患者 ICP 急剧下降,对缺氧引起的脑损害有保护作用,并可制止脑缺氧引起的抽搐。

2)心血管系统:依托咪酯最大的优势在于其麻醉后血流动力学非常稳定,周围血管阻力和冠状动脉血管阻力明显降低,心指数增加,且不增加心肌耗氧量,可使左心室耗氧量降低,是心血管疾病良好的麻醉诱导药物。

3)呼吸系统:依托咪酯对呼吸的影响也较小,只要不注速过快,对呼吸频率和幅度均无明显影响。对气管平滑肌有舒张作用,对哮喘等气管高反应的患者可安全地选用依托咪酯作为静脉全麻药,并有可能起到一定的治疗作用。术前复合给予芬太尼等阿片类药的患者易发生呼吸抑制。依托咪酯诱导时可发生呃逆或咳嗽。

4)其他:依托咪酯无镇痛作用。不影响肝、肾功能,不释放组胺,能快速降低眼压,对眼科手术有利。有报道依托咪酯能抑制肾上腺皮质功能。但围术期诱导剂量的依托咪酯所引起的肾上腺皮质抑制,表现为皮质醇水平通常仍在正常低限范围,此为暂时性且并无临床意义。

(3)临床应用:依托咪酯属于短效静脉麻醉药。因缺乏镇痛、肌松作用,故主要用于麻醉诱导及人流等门诊诊断性检查与小手术麻醉,用于麻醉维持须与麻醉性镇痛药、肌松药复合应用。

1)麻醉诱导:常用量 0.15～0.3 mg/kg,重危患者可减至 0.1 mg/kg,约 10 秒即可使眼睑反射消失而入睡,因无镇痛作用需要增大阿片类药物的用量,以减少或减轻气管插管时升压反应。

2)麻醉维持:由于考虑到依托咪酯对肾上腺皮质功能的抑制作用,麻醉维持尚有争议。通常麻醉诱导后的维持剂量为 0.12～0.2 mg/(kg·h),同时复合其他阿片药物及吸入麻醉药。多次用药无明显蓄积,睡眠持续时间稍有延长。

3)有创检查:如内镜检查、介入治疗、人工流产、电击除颤和拔牙等,可单次给药或追加。

4)危重患者:心血管疾病、反应性气道疾病、颅高压或合并多种疾病的患者最适合选择依托咪酯诱导。

需要注意的是依托咪酯诱导可出现注射部位痛,发生率约 20％,可于注药前 1～2 分钟先静脉注射芬太尼,或于药液内加少量利多卡因可减轻疼痛。给药剂量过大或推药速度过快,可发生肌震颤或阵挛。另外,依托咪酯也是引起术后恶心呕吐的重要因素,呕吐发生率 30％～40％。

(田沙沙)

第三节　局部麻醉药

一、局麻药的定义和分类

（一）局麻药的定义

局部麻醉药，是一类能在用药局部可逆性地阻断感觉神经冲动发生与传递的药物，简称"局麻药"。在保持意识清醒的情况下，可逆引起局部组织镇痛。

（二）局麻药的分类

1.按化学结构

其基本化学结构是芳香环基-中间链-氨基，芳香环基是亲脂基结构，氨基是亲水基结构，中间链为羰基，根据其结构又可分为酯键或酰胺键，据此可将局麻药分为酯类和酰胺类。

（1）酯类局麻药有：普鲁卡因、氯普鲁卡因和丁卡因。

（2）酰胺类局麻药有：利多卡因、甲哌卡因、丙胺卡因、依替卡因、丁哌卡因以及罗哌卡因。

2.按麻醉效能与时效

不同物理化学特性决定了局麻药的效能与时效，据此临床上又可将局麻药分为三类。

（1）低效能短时效局麻药：如普鲁卡因、氯普鲁卡因。

（2）中效能中时效局麻药：如利多卡因、甲哌卡因、丙胺卡因。

（3）高效能长时效局麻药：如丁卡因、依替卡因、丁哌卡因和罗哌卡因。

二、局麻药的药理作用

（一）局麻药的作用机制

局麻药溶液沉积在神经附近，渗透过神经轴突膜进入轴突浆，这种渗透过程的速度和程度取决于药物的解离常数 pKa 以及亲脂基和亲水基的种类。

局麻药阻滞神经兴奋传导是通过抑制神经膜的电压依赖性钠通道的活性，而非影响静息电位或阈电位水平。在临床使用浓度下，局麻药也可抑制钾通道、钙通道、Na^+-K^+ 泵、磷脂酶 A_2 和 C 的功能，影响递质释放、突触后受体的功能、离子梯度和第二信使系统等。

静息、活化（通道开放）和失活。局部麻醉药和细胞内部的电压门控通道结合，并阻滞该通道，干扰大量瞬时钠离子流入引起的膜去极化。

（二）影响局麻药作用的因素

局麻药临床特性最重要的是其起效快慢、时效长短和药效强度。局麻药的药理特性以及一些非药理学因素均可影响局麻药的作用。

1.药理学因素的影响

（1）脂溶性：局麻药的脂溶性影响药效强度，神经膜是脂蛋白复合物，脂溶性高的物质易通过此膜，因此脂溶性高的局麻药如丁哌卡因、依替卡因和丁卡因等用于临床神经阻滞时较低浓度就有较好的效果，而脂溶性低的局麻药如普鲁卡因和氯普鲁卡因必须应用较高浓度才能有满意的效果。

（2）解离常数（pKa）：局麻药在水溶液中离解为 50％带电荷季铵离子和 50％不带电荷的氨基形式时的 pH 称为离解常数（pKa），而只有不带电荷氨基形式的局麻药可溶于脂而不溶于水，能透过神经膜。pKa 越接近生理 pH（7.4），氨基形式的局麻药越多，穿透力越强，起效越快。丁卡因和普鲁卡因 pKa 较利多卡因高故起效较后者快。

（3）蛋白结合力：局麻药的蛋白结合力影响时效长度。局麻药的蛋白结合力越强，其与受体蛋白结合时间就越长，时效延长。依替卡因和丁哌卡因约有 95％与蛋白结合，时效较长，而普鲁卡因仅 6％与蛋白结合，时效较短。

（4）组织弥散性：局麻药的组织弥散性越高，起效越快。氯普鲁卡因虽然 pKa 高，但起效快，原因除临床用药浓度高、药量大外，另一可能原因是该药的组织弥散性较高。

（5）对血管平滑肌的作用：影响局麻药的药液强度和时效，局麻药对血管平滑肌的作用是双相的，极低浓度局麻药引起血管收缩，而在临床麻醉浓度一般致血管扩张，因此使局麻药吸收入血的速度加快，局麻药浓度下降，与神经组织接触的时间缩短，从而降低了局麻药的药效、缩短时效。

2.非药理学因素的影响

（1）局麻药的药量：局麻药的药量决定局麻药起效、时效与药效。局麻药总量取决于浓度和容量，临床上常用增加局麻药浓度来增强药效、延长时效和缩短起效时间，增加局麻药容量来增加麻醉扩散范围。

（2）局麻药的复合应用：临床常将两种局麻药复合应用，目的是缩短起效时间和延长时效，如常用起效快的利多卡因与时效长的丁卡因复合液做硬膜外阻滞。但临床利多卡因与丁卡因复合液用于硬膜外阻滞，时效仅较单用利多卡因稍有延长，可能的原因是两种局麻药复合应用使两药的浓度降低，影响各药的局麻作用。

（3）碳酸盐局麻药和局麻药的碱性化：利多卡因碳酸盐溶液用于硬膜外阻滞较利多卡因盐酸盐溶液起效快，感觉和运动神经阻滞效果好。在局麻药中加入碳酸氢钠也可缩短起效时间，如利多卡因中加入碳酸氢钠作硬膜外或臂丛神经阻滞，起效更加迅速。

（4）血管收缩药：局麻药的血管扩张作用使局麻药吸收入血速度加快，为延缓吸收，增加局麻药与神经接触时间，延长时效，和降低局麻药的血药浓度，减少不良反应，常在局麻药中加入血管收缩剂。常用的血管收缩剂有 1：200 000 肾上腺素、去甲肾上腺素和去氧肾上腺素等。

血管收缩剂禁用于侧支循环差的部位（如手指、阴茎、足趾）的周围神经阻滞和局部麻醉。严重冠心病、心律失常、未控制的高血压、甲亢和子宫胎盘功能低下者，也应慎用缩血管药物。

（5）给药部位：给药部位的解剖结构包括局部血供影响局麻药起效、时效和药效。局麻药鞘内给药和皮下注射起效最快，但时效最短，臂丛神经阻滞起效最慢，但时效也最长。

（6）神经纤维的差异性阻滞：周围神经可以根据粗细和功能分类。一般来说，细神经纤维较粗神经纤维更容易被阻滞，有髓鞘的神经纤维较无髓鞘神经纤维更容易被阻滞，因为局麻药只需作用于有髓鞘神经纤维的郎飞氏结即可。临床上周围神经阻滞的顺序为：①交感神经阻滞，引起外周血管的扩张和皮肤温度上升；②痛觉和温觉丧失；③本体感觉丧失；④触压觉丧失；⑤运动麻痹。

（7）温度：增加局麻药温度可缩短起效时间，这可能是温度升高使局麻药 pKa 降低所致。

（8）病理生理因素。①妊娠：妊娠妇女的局麻药需要量较非妊娠妇女小，且周围神经阻滞、硬膜外阻滞和蛛网膜下腔阻滞起效也较快，动物实验证明这可能与妊娠期黄体酮的作用有关。②心排血量减少：可降低局麻药在血浆和组织中的清除率，血药浓度升高，毒性增加。③严重肝脏疾病：可延长酰胺类局麻药的作用时间。④肾脏疾病：对局麻药的影响较小。⑤胆碱酯酶活性：胆碱酯酶活性降低的患者（新生儿和妊娠妇女）和胆碱酯酶缺乏的患者发生酯类局麻药中毒的可能性增大。⑥胎儿酸中毒：可使母体内局麻药容易通过胎盘转移入胎儿体内，使胎儿发生局麻药中毒的危险性增加。⑦脓毒血症、恶病质等情况：α_1酸性糖蛋白浓度增加，使血浆游离状态局麻药浓度降低。

（三）局麻药的药代动力学

1.吸收

局麻药从注射部位吸收入血，使局部作用部位的药液含量降低，最终限制了其神经阻滞作用的时效，并且吸收药液多少与局麻药全身性不良反应有关。局麻药的吸收受药液与组织的结合能力、剂量、容量、注射部位和有否加用血管收缩药等因素的影响，而且局麻药可直接扩张血管或由于交感阻滞作用使血管扩张，改变局部组织的灌流，从而影响局麻药的吸收。

2.分布

（1）局麻药的分布：与组织血液灌流量有密切的联系，局麻药吸收入血后首先分布于血液灌流好的器官，如心、脑、肝脏和肾脏，随后以较慢的速率再分布到灌流较差的肌肉、脂肪和皮肤。

（2）局麻药在组织的摄取：与组织-血pH梯度有关，组织的pH越低，局麻药的摄取越多。

3.生物转化和清除

（1）酯类局麻药：由血浆假性胆碱酯酶、红细胞和肝脏中的酯酶快速水解，酯类局麻药的水解清除速度较快。

（2）酰胺类局麻药：由肝脏微粒体内的酶代谢，酰胺类局麻药的生物转化较酯类局麻药慢。

三、常用局麻药

（一）酯类局麻药

1.普鲁卡因

（1）药理作用：普鲁卡因化学结构为对氨基苯二乙胺乙醇，短时效局麻药，时效45～60分钟，离解常数（pKa）高，在生理pH范围呈高解离状态，扩散和穿透力都较差。具有扩张血管作用，能从注射部位迅速吸收。普鲁卡因经血浆胆碱酯酶水解，半衰期仅8分钟。

（2）适应证和禁忌证：用于浸润麻醉、神经阻滞麻醉和蛛网膜下腔阻滞。一般不用于表面麻醉。持续输注小剂量普鲁卡因可与静脉全麻药、吸入全麻药或麻醉性镇痛药合用施行普鲁卡因静吸复合或静脉复合全麻。

（3）剂量和用法：针剂可用于局麻，粉剂可用于脊麻。浸润麻醉浓度为0.25％～1.0％，极量1 g；神经阻滞浓度为1.5％～2.0％，极量1 g；蛛网膜下腔阻滞浓度为3.0％～5.0％，极量0.15 g。

2.丁卡因

（1）药理作用：丁卡因化学结构是以丁氨根取代普鲁卡因芳香环上的对氨基，并缩短其烷氨尾链。长时效局麻药，起效时间10～15分钟，时效超过3小时，药效与毒性均为普鲁卡因的10倍，常与起效快的局麻药合用。

（2）适应证：用于表面麻醉、硬膜外阻滞和蛛网膜下腔阻滞。

（3）剂量和用法：表面麻醉时，眼科浓度为1％；鼻腔、咽喉和气管浓度为2％，极量40～60 mg；尿道浓度为0.1％～0.5％，极量40～60 mg；硬膜外阻滞较少单独应用，常用是0.1％～0.2％丁卡因与1.0％～1.5％利多卡因合用。

3.氯普鲁卡因

(1)药理作用:氯普鲁卡因与普鲁卡因相似,短时效局麻药,起效短6~12分钟,时效30~60分钟。在血内水解的速度比普鲁卡因快4倍,毒性低,胎儿、新生儿血内浓度低。

(2)适应证和禁忌证:多用于硬膜外阻滞,尤其是产科麻醉。不适用于表面麻醉和神经阻滞。含有防腐剂的氯普鲁卡因制剂不能用于蛛网膜下腔阻滞。

(3)剂量和用法:局部浸润为1%,极量0.8~1.0 g。

(二)酰胺类局麻药

1.利多卡因

(1)药理作用:利多卡因是中时效局麻药,起效快,时效60~90分钟,弥散广,穿透力强,对血管无明显扩张作用。临床应用浓度0.5%~2%。

(2)适应证:可用于表面麻醉、局部浸润麻醉、神经阻滞、硬膜外阻滞和蛛网膜下腔阻滞,毒性与药液浓度有关。静脉给药可以治疗室性心律失常,血浆浓度5~6 $\mu g/mL$,出现毒性症状;血浆浓度7~9 $\mu g/mL$,出现惊厥症状。

(3)剂量和用法。针剂:2% 5 mL、2% 20 mL;气雾剂:每瓶利舒卡总量25 g,内含利多卡因1.75 g,每按压一次阀门,约释放利多卡因4.5 mg。乳剂1 g含25 mg利多卡因和25 mg丙胺卡因的混合液,用于表面皮肤的镇痛和口鼻黏膜麻醉,尤其是小儿血管内置管时的麻醉,起效时间45~60分钟。浸润麻醉浓度为0.25%~0.5%,极量0.5 g;神经阻滞浓度为1.0%~2.0%,极量0.4 g;硬膜外阻滞浓度为1.5%~2.0%,极量0.4~0.5 g;表面麻醉浓度为2.0%~4.0%,极量0.2 g。

2.丙胺卡因

(1)药理作用:丙胺卡因起效与药效较利多卡因稍差,时效稍长。最大的优点是毒性比利多卡因小40%,是酰胺类局麻药中毒性最低的。

(2)适应证:常用于浸润麻醉、神经阻滞和硬膜外阻滞、局部静脉麻醉。

(3)剂量和用法:可能诱发高铁血红蛋白血症,成人用量应控制在600 mg以下。

3.丁哌卡因和左旋丁哌卡因

(1)药理作用。

1)丁哌卡因结构与甲哌卡因相似,毒性仅为甲哌卡因的1/8,但心脏毒性较明显,误注入血管可引起心血管虚脱及严重的心律失常,而且复苏困难。可能与目前所用的丁哌卡因是由左旋和右旋镜像体50:50组成的消旋混合物有关。与等量丁哌卡因相比,左旋丁哌卡因的感觉和运动阻滞的起效时间、持续时间和肌肉松弛程度相似。左旋丁哌卡因引起心搏停止和心律失常的剂量小于罗哌卡因,但显著高于丁哌卡因。

2)丁哌卡因是长时效局麻药,麻醉效能是利多卡因的4倍,弥散力与利多卡因相似,对组织穿透力弱,不易通过胎盘。时效因阻滞部位不同而异,产科硬膜外阻滞时效约3小时,而外周神经阻滞时效达16小时。临床常用浓度为0.25%~0.75%,成人安全剂量150 mg,极量为225 mg。胎儿/母体的血浓度比率为0.30~0.44,对新生儿无明显的抑制,但有文献报道产妇应用丁哌卡因产生的心脏毒性难以复苏,因此建议产妇应慎选丁哌卡因的浓度和剂量。

3)丁哌卡因的特点是可通过改变药液浓度而产生感觉—运动神经阻滞的分离,0.125%~0.25%丁哌卡因阻滞交感神经而较少阻滞感觉神经,0.25%~0.5%产生最大感觉神经阻滞而运动神经阻滞最小,而0.75%药液则产生完善的运动神经阻滞。因此丁哌卡因可单独和/或麻醉性镇痛药复合用于术后或分娩镇痛。

（2）适应证：用于浸润麻醉、神经阻滞、硬膜外阻滞和蛛网膜下腔阻滞。可用于产科麻醉和分娩镇痛。

（3）剂量和用法：浸润麻醉浓度为 0.125％～0.25％；神经阻滞浓度为 0.25％～0.5％；蛛网膜下腔阻滞浓度为 0.5％～0.75％；硬膜外阻滞、骶管、上胸段浓度为 0.25％～0.5％；下胸段、腰段浓度为 0.5％～0.75％；术后镇痛和分娩镇痛浓度为 0.125％。一次最大剂量为 10～15 mg，成人剂量为每次 2 mg/kg。

（4）长效丁哌卡因制剂：EXPAREL 是一种单剂量的局部镇痛药。EXPAREL 术后镇痛：单剂量注射在手术部位维持时间 72 小时，减少阿片类药物用量，不需要导管或泵注。通过利用储库泡沫技术，储库泡沫是＜3％的脂质，能生物降解，具备生物相容性，储库泡沫利用膜成分，这些膜成分是来源于自然和耐受良好的物质，能通过正常途径代谢。EXPAREL 能超时释放治疗剂量的丁哌卡因，压缩药物而不改变药物分子量，然后在所期望的时间内释放。

4.罗哌卡因

（1）药理作用。

1）罗哌卡因是新型长效局麻药，化学结构介于甲哌卡因和丁哌卡因之间，罗哌卡因是纯的左旋对映异构体，物理和化学性质与丁哌卡因相似，但脂溶性低于丁哌卡因，蛋白结合率和 pKa 接近丁哌卡因。

2）经动物实验和临床广泛应用，证实罗哌卡因不仅具有丁哌卡因的临床特性，而且还具有以下优点：①高浓度提供有效、安全的手术麻醉；低浓度时感觉—运动阻滞分离现象明显，可用于镇痛；②心脏毒性低于丁哌卡因，引起心律失常的阈值高，过量后复苏的成功率高；③具较低的中枢神经系统毒性，致惊厥的阈值高；④具有血管收缩作用，不需要加肾上腺素；⑤对子宫胎盘血流无影响，可用于产科麻醉和镇痛。

（2）适应证：用于硬膜外阻滞、外周神经阻滞、术后镇痛和分娩镇痛。

（3）剂量和用法：硬膜外阻滞浓度为 0.75％～1％；外周神经阻滞浓度为 0.5％～0.75％；术后镇痛和分娩镇痛浓度 0.2％或 0.1％和麻醉药合用。

四、局麻药的临床应用

（一）部位麻醉

1.表面麻醉

将渗透性能强的局麻药与局部黏膜接触所产生的无痛状态称为表面麻醉。局麻药可从黏膜迅速吸收入血，尤其是给药部位有感染时，丁卡因和利多卡因从气管黏膜吸收后的血药浓度可与静脉注射相仿。

常用的局麻药有：4％～10％的可卡因，1％～2％的丁卡因和 2％～4％的利多卡因。

（1）可卡因具有血管收缩作用，减少术中出血和使术野清晰，用于表面麻醉具有独特的优点。

（2）普鲁卡因和氯普鲁卡因的穿透能力较弱，因此不适用于表面麻醉。

（3）利多卡因气道表面麻醉有轻微的气道扩张作用，可预防气道激惹。

2.局部浸润麻醉

沿手术切口分层注射局麻药，阻滞组织中的神经末梢，称为局部浸润麻醉。局部浸润麻醉局麻药种类的选择取决于麻醉所需的持续时间，利多卡因是进行局部浸润麻醉最常用的局麻药。

3.局部静脉麻醉

在肢体手术区的近端缚止血带,充气后经静脉注射稀释的局麻药,产生迅速起效的镇痛和肌松作用,称为局部静脉麻醉。局部静脉麻醉的时效取决于止血带充气时间,放松止血带,局麻药迅速进入全身循环,麻醉作用即消失。局部静脉麻醉最常用的局麻药为利多卡因和丙胺卡因。

(1)常用 0.5%利多卡因 40 mL 于前臂和手部手术,0.5%利多卡因 70 mL 于小腿和足部手术。

(2)丙胺卡因毒性比利多卡因小 40%,是酰胺类局麻药中毒性最低的,因此适用于局部静脉麻醉,缺点是可能诱发高铁血红蛋白血症,成人用量应控制在 600 mg 以下。

4.神经阻滞

将局麻药注射至神经干(或丛)旁,暂时阻滞神经的传导功能,称为神经阻滞。由于神经是混合性的,不但感觉神经纤维被阻滞,运动神经纤维和交感、副交感神经纤维同时不同程度的被阻滞。

5.硬膜外阻滞

将局麻药注入硬膜外间隙,阻滞脊神经根,使其支配区域产生暂时性麻痹,称为硬膜外阻滞。

6.蛛网膜下腔阻滞

将局麻药注入蛛网膜下腔,使脊神经根、背根神经节及脊髓表面部分产生不同程度的阻滞,称为蛛网膜下腔阻滞。

(二)镇痛

静脉注射利多卡因和普鲁卡因有较强的镇痛作用。

(1)研究表明持续小剂量静脉注射利多卡因,使血药浓度维持在 $1\sim2$ μg/mL,可减轻术后疼痛及减少镇痛所需的麻醉性镇痛药药量,而且无明显不良反应。

(2)利多卡因静脉注射也可降低吸入全麻药的用量,血浆利多卡因的浓度为 1 μg/mL 时,可使氟烷的 MAC 降低 40%,但超过这一血药浓度,氟烷 MAC 无进一步降低,呈平台效应。

(3)利多卡因静脉注射还可用于围术期镇咳,抑制插管时的呛咳反射。

(4)治疗神经病理性疼痛:局麻药静脉或口服给药可用来治疗某些神经病理性疼痛。

(三)预防和治疗颅内压升高

静脉注射利多卡因 1.5 mg/kg 可有效防止插管时颅内压的升高,作用与硫喷妥钠相仿。

(四)治疗心律失常

静脉注射利多卡因可预防和治疗室性心律失常,利多卡因对心脏的直接作用是抑制 Na^+ 内流,促进 K^+ 外流,对 $I_{K(ATP)}$ 通道也有明显抑制作用。

1.抗心律失常的药理作用

(1)降低自律性:治疗浓度(2~5 μg/mL)能降低普肯耶纤维的自律性,对窦房结没有影响。由于 4 相除极速率下降而提高阈电位,降低心肌自律性,又能减少复极的不均一性,故能提高致颤阈。

(2)减慢传导速度:血液趋于酸性时,将增强减慢传导的作用。心肌缺血部位细胞外 K^+ 浓度升高且血液偏于酸性,所以利多卡因对此有明显的减慢传导作用。这可能是其防止急性心肌梗死后心室纤颤的原因之一。对血 K^+ 降低或部分(牵张)除极者,则因促 K^+ 外流使浦肯野纤维超极化而加速传导速度。高浓度(10 μg/mL)的利多卡因则明显抑制 0 相上升速率而减慢传导。

(3)缩短不应期：利多卡因缩短普肯耶纤维及心室肌的 APD、ERP，且缩短 APD 更为显著，故为相对延长 ERP。这些作用是阻止 2 相小量 Na^+ 内流的结果。

2.体内过程

静脉注射给药作用迅速，仅维持 20 分钟左右。血浆蛋白结合率约 70％，在体内分布广泛迅速，心肌中浓度为血药浓度的 3 倍。表观分布容积为 1 L/kg。有效血药浓度 1～5 μg/mL。利多卡因几乎全部在肝中经脱乙基而代谢。仅 10％ 以原型经肾排泄，$t_{1/2\beta}$ 约 2 小时，作用时间较短，常用静脉滴注以维持疗效。

3.适应范围

利多卡因仅用于室性心律失常，特别适用于治疗急性心肌梗死及强心苷所致的室性期前收缩、室性心动过速及室颤。对室上性心律失常无效。由于利多卡因抑制房室旁路的传导及延长旁路的有效不应期，因而对预激综合征患者的室上性心动过速可能有效。治疗剂量利多卡因可促进复极化而不延长 Q-T 间期，因而可用于低血压或脑血管意外所致伴有巨大 U 波的延迟复极性心律失常的治疗。

4.剂量与用法

静脉注射起始剂量为 1～2 mg/kg，20～40 分钟后可重复一次，剂量为首次的一半。总负荷量≤400 mg，继以 1～4 mg/min 的速度持续静脉输注对心功能不全的患者，利多卡因总负荷量降低，其后的静脉输注速度也应减慢；应测定血药浓度，调整剂量以确保血药浓度在治疗窗范围内（1.5～5 μg/mL），并可最大限度地减少毒性。

5.注意事项

常见不良反应为与剂量相关的中枢神经系统毒性：嗜睡、眩晕，大剂量引起语言障碍、惊厥，甚至呼吸抑制，偶见窦性心动过缓、房室阻滞等心脏毒性。此外，可取消心室自发性起搏点的活性，故慎用或禁用于病态窦房结综合征、二度Ⅱ型和三度房室传导阻滞者。

五、局麻药的不良反应及防治

(一)不良反应

1.变态反应

局麻药真正的变态反应非常罕见。

2.局部毒性反应

(1)组织毒性反应：局麻药肌内注射可导致骨骼肌损伤。

(2)神经毒性反应：蛛网膜外腔会引起神经毒性反应。

3.全身性毒性反应

临床上局麻药的全身性不良反应主要是药量过大或使用方法不当引起血药浓度升高所致，主要累及中枢神经系统和循环系统，通常中枢神经系统较循环系统更为敏感，引起中枢神经系统毒性反应的局麻药血药浓度低于引起循环系统毒性反应的浓度。

(1)中枢神经系统毒性反应：局麻药能通过血-脑屏障，中毒剂量的局麻药引起中枢神经系统兴奋或抑制，表现为舌唇发麻、头晕、紧张不安、烦躁、耳鸣、目眩，也可能出现嗜睡、言语不清、寒战以及定向力或意识障碍，进一步发展为肌肉抽搐、意识丧失、惊厥、昏迷和呼吸抑制。治疗原则是出现早期征象应立即停药给氧。若惊厥持续时间较长，应给予咪达唑仑 1～2 mg 或硫喷妥钠 50～200 mg 或丙泊酚 30～50 mg 抗惊厥治疗。一旦影响通气可给予肌肉机弛药并进行气管插管。

（2）心血管系统毒性反应：表现为心肌收缩力减弱、传导减慢、外周血管阻力降低，导致循环衰竭。治疗原则是立即给氧，补充血容量保持循环稳定，必要时给予血管收缩药或正性肌力药。治疗丁哌卡因引起的室性心律失常溴苄铵的效果优于利多卡因。

4.高铁血红蛋白血症

丙胺卡因的代谢产物甲苯胺可使血红蛋白转化为高铁血红蛋白，引起高铁血红蛋白血症，其用量应控制在 600 mg 以下。丙胺卡因引发的高铁血红蛋白血症可自行逆转或静脉给予亚甲蓝进行治疗。

5.变态反应

酯类局麻药的代谢产物对氨基苯甲酸能导致变态反应。

6.超敏反应

局部超敏反应多见，表现为局部红斑、荨麻疹、水肿。全身超敏反应罕见，表现为广泛的红斑、荨麻疹、水肿、支气管痉挛、低血压甚至循环衰竭。治疗原则是对症处理和全身支持疗法。

（二）防治原则

1.局麻药的不良反应的预防原则

（1）掌握局麻药的安全剂量和最低有效浓度，控制总剂量。

（2）在局麻药溶液中加用血管收缩剂，如肾上腺素，以减少局麻药的吸收和延长麻醉时效。

（3）防止局麻药误注入血管内，必须回抽无血液。可在注入全剂量前先注试验剂量以观察患者反应。

（4）警惕毒性反应的先驱症状，如惊恐、突然入睡、多语或肌肉抽动。

（5）应用巴比妥类药物（1～2 mg/kg）作为麻醉前用药，达到镇静作用、提高惊厥阈。术前口服咪达唑仑 5～7.5 mg 对惊厥有较好的保护作用。

2.局麻药的不良反应的治疗原则

（1）立即停药，给氧，查出原因，严密观察，轻症者短时间内症状可自行消失。

（2）中度毒性反应可静脉注射咪达唑仑 2～3 mg。

（3）重度者应立即面罩给氧，人工呼吸，静脉注射咪达唑仑或丙泊酚，必要时可给予肌松药并行气管插管和呼吸支持。

（4）当循环系统发生抑制时，首先进行支持疗法，补充体液，并适时使用血管升压药。

（5）如发生心跳停止，应给予标准的心肺复苏措施。

（6）在复苏困难的丁哌卡因和左旋丁哌卡因严重心血管中毒反应时可经静脉使用脂肪乳剂，文献报道可用 20% 的脂肪乳剂 1 mL/kg 缓慢静脉注射（3～5 分钟）。也可用 0.5 mL/(kg·min)持续静脉输注，心跳恢复后减量 0.25 mL/(kg·min)。

（董帅帅）

第四节　全身麻醉药

一、吸入麻醉药

(一)恩氟烷

恩氟烷为无色透明挥发性液体,味略芳香,分子量184.5;沸点56.5 ℃。一般不燃烧、爆炸。血/气分配系数1.91;脑/气分配系数 1.45。麻醉有效浓度:诱导期 2%～5%;维持期 1.5%～3.0%。最小麻醉浓度在吸 O_2 时1.68 vol%;吸 N_2O 时 0.57 vol%。动脉有效血药浓度为100～250 mg/L。

(1)药理特性:①麻醉效能高,诱导和苏醒都较快。②对中枢神经系统的抑制与剂量相关。吸入较高浓度(3%～3.5%)时,脑电图可见惊厥性棘波,有时伴面颈、四肢肌肉阵挛性抽搐,此为麻醉过深的特征;过度通气导致 $PaCO_2$ 降低时更易出现,但发作较短暂。在保持血压不变的情况下,脑血管扩张,脑血流量增加,颅内压增高,但耗氧量减少。若血压过降,则脑血流量减少。③镇痛良好,肌松满意。与非去极化肌松药有协同作用,肌松药剂量可显著减少。停吸后,其肌松作用迅速消失,故用于重症肌无力患者有突出的优点。④对循环系统产生抑制,其程度与吸入浓度有关。吸入高浓度时,直接抑制心肌,同时扩张外周血管,可致血压下降,其下降程度与麻醉深度呈平行关系。利用此点可作为判断恩氟烷麻醉深浅的标志。心率通常增快,但很少引起心律失常。恩氟烷不增加心肌对儿茶酚胺的敏感性,故适用于嗜铬细胞瘤患者,麻醉中也可并用低浓度肾上腺素。⑤对呼吸道无明显刺激,不增加气道分泌,可扩张支气管。对呼吸中枢的抑制较其他吸入全麻药为强。⑥抑制肠胃道蠕动和腺体分泌,但麻醉后恶心、呕吐少。⑦对子宫平滑肌有一定的抑制作用,深麻醉使分娩期或剖宫产的出血增加。⑧降低眼压,适用于眼科手术。⑨对皮质醇、胰岛素、ACTH、ADH 及血糖均无影响,适用于糖尿病患者。

(2)禁忌证:癫痫、颅内高压患者不宜使用。

(3)不良反应。①深麻醉抑制呼吸循环功能;故应控制吸入浓度,谨防麻醉过深。②惊厥:需避免深麻醉,不宜过度通气,以防 $PaCO_2$ 下降。③肝损害:目前的看法尚不一致,发生率很低,不超过1/25 000,其诱因不明。④肾损害:恩氟烷可轻度抑制肾功能,但多于停药 2 小时内迅速恢复。对于原有肾疾病的患者可能致血清氟化物升高,出现暂时性肾功能损害,甚至无尿。因此,对严重肾功能不全者以不用恩氟烷为妥。

(二)异氟烷

异氟烷为无色透明挥发性液体,分子量184.5;沸点48.5 ℃;微有刺激味;化学性质非常稳定,不燃烧、爆炸,理化性质接近理想。血气分配系数 1.4(属最低的一种,故麻醉深度容易调节);脑/气分配系数2.6。麻醉有效浓度:诱导期 1%～4%;维持期 0.8%～2%。MAC在吸 O_2 时为 1.15%;吸 70% N_2O 时为 0.5%。动脉有效血浓度为100～300 mg/L。

(1)药理特性基本与恩氟烷者相似,不同点有:①在任何麻醉深度时,其抑制迷走活性的作用均强于抑制交感活性。②异氟烷对中枢神经系统的抑制也与吸入浓度相关,但深麻醉或低 $PaCO_2$ 时不出现惊厥型脑电活动和肢体抽搐,故可用于癫痫患者。③肌松效果良好,单独使用即可达到气管插管及手术所需的肌松程度;明显增强非去极化肌松药的作用,一般仅需常用量的1/3即足。异氟烷增加肌肉血流量,加快肌松药的消除;从而使术后呼吸麻痹、通气不足的危险性显著减少。异氟烷对重症肌无力患者极为适用,也适用于肝、肾功能不全患者,不致引起肌松药消除缓慢。④一般不引起颅内压增高,即使增高也属短暂且轻微,同时可利用过度通气降低$PaCO_2$以控制颅内高压,故可慎用于颅内压增高的患者。⑤对循环系统的抑制较氟烷或恩氟烷者弱,对心肌抑制也轻。虽可使每搏量减少,血压下降,但心率增快,在1~2 MAC时心排血量无明显减少。血压下降主要系外周血管阻力下降所致,这与其他氟化全麻药不同。由于心排血量无明显减少,重要脏器灌注量仍得以保证。所以可利用较深异氟烷麻醉以施行短时间控制性降压,适用于某些手术操作的需要。异氟烷降低冠脉阻力,不减少甚至增加冠脉血流量。异氟烷不诱发心律失常,不增加心肌对儿茶酚胺的敏感性,故术中可并用肾上腺素。⑥异氟烷具有很大的心血管系安全性,其心脏麻醉指数(心脏衰竭时的麻醉浓度/麻醉所需的浓度)为5.7,大于恩氟烷(3.3)和氟烷(3.0)。⑦异氟烷对呼吸的抑制比恩氟烷轻。比氟烷重。在1 MAC时,对CO_2诱发的通气增强反应减弱50%~70%;在2 MAC时则不产生CO_2通气反应,致呼吸停止。异氟烷对缺氧诱发的抑制反应更强,0.1 MAC时即抑制50%~70%,1 MAC时不产生反应。异氟烷可使已收缩的支气管扩张,适用于慢性阻塞性肺疾病和支气管哮喘患者,术后肺部并发症也减少。⑧对肝、肾功能影响轻微,与异氟烷排泄迅速、代谢程度低、能较好维护肾血流有关。⑨浅麻醉时对子宫平滑肌的影响不大,深麻醉时则仍有抑制。⑩异氟烷不升高血糖,适用于糖尿病患者。

(2)临床应用:异氟烷适用于其他全麻药不适用的疾病,如重症心脏病、癫痫、颅内高压、重症肌无力、嗜铬细胞瘤、糖尿病、支气管哮喘等。此外,异氟烷可施行短时间控制性降压。其禁忌证目前尚不明确。

(3)不良反应:较少且轻。对呼吸道有一定的刺激性。苏醒期偶可出现寒战。深麻醉时产科手术出血增多。

(三)七氟烷

七氟烷为无色透明挥发性液体,分子量为200.05,沸点58.5 ℃;临床使用浓度不燃不爆。在室温下可长时间保存;与碱石灰接触产生有毒物质,为其最大的缺点,故只适用于半开放系统装置;血/气分配系数为0.5 g,低于其他含氟全麻药,故诱导、苏醒均迅速,且平稳,麻醉深度易于调节且麻醉后恶心呕吐较少。临床常用1~1.5 vol%。药理特性如下。

(1)七氟烷不增加脑血流量,脑耗氧量下降,不引起颅内压增高,适用于颅脑外科手术。

(2)有一定的肌松作用。

(3)对循环影响轻微,不增高心肌对儿茶酚胺的敏感性,不易引起心律失常。

(4)对呼吸道无刺激,不增加分泌物,不引起支气管痉挛。

(5)对肾脏影响轻,适用于肾功能差的患者。

(6)有关七氟烷对肝脏的影响,待深入研究做出评价。

(四)氧化亚氮(笑气)

氧化亚氮在50个大气(atm)压下呈液体状态(1atm=101 kPa),储存于高压钢筒,性能稳定,使用前需经减压变为气态后吸用,气体略甜味。化学性稳定,与碱石灰、橡胶、金属均不起反应。分子量44,沸点−89 ℃,微甜无刺激味;血/气分配系数0.47,为吸入全麻药中最小者;脑/气分配系数1.06。麻醉有效浓度:诱导期70%,维持期60%,但必须与30%~40%氧气同时吸用。动脉有效血药浓度:400~600 mg/L。

(1)药理特性：①N_2O 在血中的溶解度(0.47)很低,诱导迅速平稳,患者有愉快感,无兴奋期；苏醒也快而平顺,即使长时间吸入,一旦停吸也能在 1~4 分钟完全清醒。②N_2O 有强大的镇痛效能,20％的镇痛作用与吗啡 5 mg 者相当。随吸入浓度增高,镇痛作用也增强。N_2O 的镇痛作用可被纳洛酮部分拮抗,提示其镇痛作用与内源性阿片样肽一阿片受体系统有关。③N_2O 全麻醉效能很低,即使吸入浓度高达 80％,也难以达到三期 1 级的麻醉深度而患者已经面临缺氧危害,故极不安全。N_2O 的效价也很小,MAC 需高达 1.05,因此,N_2O 不能单独施行麻醉,必须与其他吸入麻醉药复合使用,且浓度不能超过 70％。④N_2O 兴奋交感神经系统高级中枢,增强交感神经系统活动。⑤N_2O 使脑血管扩张,脑血流量增多,脑代谢增高、颅内压升高。⑥高浓度对心肌产生直接抑制,但弱于其他挥发性全麻药。低浓度不致引起血流动力影响。N_2O 很少引起心律失常,偶尔诱发房室交界性心律。⑦N_2O 对呼吸道无刺激性,不增加分泌物,不抑制纤毛活动,通气量无明显变化。N_2O 与其他全麻药或麻醉性镇痛药复合则增强呼吸抑制作用。⑧N_2O 术后恶心、呕吐少,发生率为 15％。

(2)临床应用。N_2O 仅适用于复合全麻：①与含氟全麻药复合,可加速诱导,明显降低含氟全麻药 MAC 和用药量。②与静脉全麻药、麻醉性镇痛药、肌松药复合,组成"静吸复合麻醉"。③与神经安定镇痛药复合,实施神经安定镇痛麻醉。

(3)禁忌证：①患者并存体内闭合性空腔病变,如肠梗阻、气胸、中耳炎、空气栓塞、气脑造影等时禁用。②如果麻醉机的 N_2O 流量表和氧流量表不准确,则绝对禁用。

(4)不良反应。①缺氧：临床使用 N_2O,必须与氧按规定的比例同时吸用,N_2O 浓度不应超过 70％,以 60％N_2O 与 40％O_2 并用最为恰当。②弥散性缺氧：发生于停吸 N_2O 后的最初几分钟内,系组织内的大量 N_2O 迅速排入血液,进入肺泡后使肺泡内的氧浓度被大量稀释,导致氧分压急剧下降所致,此即为"弥散性缺氧"。因此,应在停吸 N_2O 后继续吸入纯氧 5~10 分钟,可防止此类并发症。③闭合空腔增大：正常时体内闭合空腔均为氮气所充填。由于氮的血液溶解度很小(0.013),很难弥散。相比之下,N_2O 的弥散速度远比氮气大,因此很容易进入闭合气腔,并使闭合气腔容积显著增大(吸入 N_2O 3 小时后最为明显)。因此,对原有闭合气腔病变的患者(如肠梗阻、气胸、空气气栓、气脑造影等),不宜使用 N_2O,否则将加重病情,甚至引起肠管破裂、张力性气胸等严重并发症。④骨髓抑制：动物吸入 50％N_2O 24 小时后,N_2O 可与维生素 B_{12} 发生竞争,从而干扰某些依赖维生素 B_{12} 的酶活性,并抑制骨髓功能,从而引起贫血、白细胞和血小板减少。但临床应用 N_2O 麻醉几小时,一般不致出现此类并发症。

二、静脉麻醉药

静脉麻醉药诱导迅速,患者舒适,睡眠遗忘作用良好,使用方便,不刺激呼吸道,不燃不爆,不污染手术室空气,但缺点也明显：①镇痛作用不强或无,肌松差,麻醉分期不明确,深浅较难掌握,故若单一使用,一般无法完成多数手术。②用药量稍大可致呼吸、循环严重抑制。③消除较慢,后遗残余作用长,术后常伴乏力、嗜睡等不良反应。因此,目前主要将静脉麻醉药用于复合麻醉中,此外,也用作麻醉前用药、麻醉诱导或基础麻醉。

(一)硫喷妥钠

(1)药理特性。①中枢神经系统：硫喷妥钠脂溶性较高,起效快,静脉注射 3~5 mg/kg 可在一次臂脑循环时间(10~15 秒)内意识消失,但 40 秒后即转浅,维持 15~20 分钟后初醒,继以约 3 小时的再睡眠。麻醉有效血药浓度为 30 mg/L。长时间较大量使用硫喷妥钠,当血药浓度达

60 mg/L时,消除半衰期明显延长,可达 70 小时。因此,长时间使用时应监测血药浓度,以不超过 30 mg/L 为宜。其作用强度、作用时间和术后苏醒时间随剂量的大小而异。小剂量时无镇痛作用,反而痛阈降低,对痛敏感,表现交感兴奋反应,甚至骚动。麻醉征象仅表现为眼球固定、瞳孔稍小、睫毛反射消失,呼吸、循环抑制等,分期不清楚。硫喷妥钠使大脑血管收缩,故适用于颅内高压患者作麻醉诱导。血浆蛋白亲和力强的药物(如阿司匹林、吲哚美辛、保泰松、甲芬那酸、萘普生等)与硫喷妥钠伍用时,两者发生竞争,药效增强,因此,硫喷妥钠的用量应减少。老龄患者的神经系统对硫喷妥钠特别敏感,消除半衰期可延长至 13～20 小时,剂量应酌情减少。②心血管系统:血压下降明显,与剂量、注速(血药浓度)、麻醉深度、用药时间长短有密切关系,还与术前病情和术前药有明显关系。硫喷妥钠直接抑制心肌,也抑制延髓血管运动中枢。剂量大、注速快、血药浓度增高快时,心血管抑制越强。心缩力虽减弱,但心肌氧耗量却增加约 36%。3～5 mg/kg时动脉压、心排血量及每搏量均下降 10%～25%;6 mg/kg 下降 50%。成人按 50 mg/min速度静脉注射时,动脉压一般无直接影响,但静脉扩张较明显,静脉回流减少,仍会影响血压的稳定性。术前药如用吩噻嗪类,可明显增强硫喷妥钠的降压作用,且持续时间延长。在代谢性酸中毒、血 pH 降低时,硫喷妥钠对心血管系统的毒性增大。严重高血压、有效血容量不足(休克)、心功能欠佳(瓣膜病、冠心病、缩窄性心包炎等)、肾功能不全的患者,对硫喷妥钠很敏感,血压下降幅度大,可突发循环系危象。因此,需严格掌握适应证与禁忌证,必须使用时一次用药量不应超过2.4 mg/kg,浓度降为 1.5%～2%,注速需缓慢。一旦发生低血压后,升压代偿机制极差,不会随麻醉转浅而自动回升,甚至苏醒期仍保持较低的血压水平,若同时伴有呼吸抑制和缺氧,则低血压持续时间可能更长。一般不引起心肌应激性增高,也不引起心律失常,但若注速过快而致呼吸抑制、缺氧和 CO_2 蓄积时,易致继发性严重心律失常。③呼吸系统:硫喷妥钠选择性作用于延脑呼吸中枢,抑制强,单次剂量过大、注速稍快时,呼吸频率和幅度即降低,甚至呼吸停止。浅麻醉即引起呼吸中枢对CO_2的敏感性降低,且与麻醉深度相平行。麻醉稍深,呼吸完全依靠缺氧兴奋颈动脉体反射来维持;麻醉继续加深,颈动脉体反射也抑制,呼吸就完全停止。阿片类加重硫喷妥钠对呼吸的抑制,对 CO_2 的敏感性更降低。手术强刺激时呼吸可能加深增快,但停止刺激后,呼吸抑制现象立即复现。硫喷妥钠对心肺功能欠佳、危重患者以及婴幼儿的呼吸抑制更为严重,所以应慎用或不用。④自主神经系统:硫喷妥钠抑制交感神经活动,副交感作用相对占上风,咽喉、支气管平滑肌处于敏感状态,稍受刺激即可诱发呛咳、喉痉挛或支气管痉挛,上呼吸道分泌物多、慢性支气管炎或迷走神经稍亢进的患者更易发生。因此,喉镜窥视、气管插管或咽喉分泌物吸引等操作绝对禁忌在硫喷妥钠麻醉下施行;只有在术前使用阿托品或东莨菪碱、施行咽喉气管表面麻醉及注射琥珀胆碱等条件下才能操作。⑤肝、肾功能:硫喷妥钠对肾功能有一过性轻微抑制,与血压下降、肾血流量和肾小管滤过率降低有关,但恢复较快。深麻醉可能直接抑制肾小管机制,在血压下降的同时,促使垂体释放抗利尿激素,使尿量减少。硫喷妥钠一般剂量对肝脏无明显影响,大剂量对肝功能有抑制,但几天后可自行恢复。主要经肝脏降解代谢,一般剂量对微粒体药物代谢酶不致引起显著影响。正常时硫喷妥钠与血浆蛋白结合率较高(72%～86%),但于肝、肾功能欠佳时,硫喷妥钠与血浆蛋白结合率降低,游离成分增多,则药效增强,不良反应也增多,嗜睡时间延长。因此,对肝肾功能欠佳的患者,硫喷妥钠用药量必须减少,注速也应减慢。对肝硬化或肝昏迷前期患者应避用。对血糖的影响不明显,对糖尿病患者无禁忌。⑥消化系统:引起反流和继发喉痉挛,甚至误吸。因此,麻醉前必须常规禁食。⑦硫喷妥钠可降低眼压:可用于眼科手术患者。硫喷妥钠用于孕妇或产妇时,剂量应酌减或避用。

（2）禁忌证：①婴幼儿、产妇分娩或剖宫产手术。②呼吸道梗阻或存在难以保持呼吸道通畅的情况。③失代偿的高血压病、严重心脏病。④未经有效处理的严重贫血、休克、脱水、尿毒症、肾上腺皮质功能不全、支气管哮喘等。⑤无急救设备、不具备气管插管和呼吸管理条件者。

（3）临床应用：现主要用于麻醉诱导快速气管内插管。先静脉缓慢注射 2.5% 硫喷妥钠 1～5 mg/kg，直至患者睫毛反射消失，再注入琥珀胆碱后施行快速气管内插管，一般总量不超过 6～8 mg/kg。用药期间需面罩吸入纯氧，密切注意呼吸、循环抑制程度。对具有相对禁忌证患者，其剂量和注速应合理选择或避用。

（二）氯胺酮

氯胺酮（KT）是唯一具有镇痛作用的静脉全麻药，也可肌内注射用药，可单独用作小手术的全身麻醉，也可作为复合麻醉组成药。目前，它广泛应用于各种小儿手术的麻醉。

（1）药理特性。①中枢神经系统：KT 对中枢神经系统既抑制又兴奋。即既抑制大脑联络径路和丘脑新皮质系统，又兴奋边缘系统。其麻醉的表现甚为特殊：一方面表现麻木、失重、悬空感，对周围环境不关心，倦怠，意识逐渐消失，浅睡，表情淡漠，体表镇痛完全；另一方面肌张力增加、肢体无目的的微动、眼睑睁开凝视，眼球水平或垂直震颤，角膜反射和对光反射活跃，眼泪和唾液分泌增多，膝和跟腱反射亢进。在临床上有"氯胺酮分离麻醉"之称。镇痛效应：KT 选择性抑制丘脑内侧核，阻滞脊髓网状结构束的上行传导；也与中枢神经和脊髓中的阿片受体有亲和性，故镇痛效应极强，但不能制止腹腔内脏牵拉反应。KT 导致颅内压增高。EEG 出现癫痫样脑电波，但不向皮质扩散，也不会出现癫痫发作。KT 是否有抗惊厥功效，目前尚无定论。KT 麻醉后苏醒期常出现极不愉快的精神症状，包括噩梦、幻觉、谵妄等，以 16 岁以上、女性、剂量大、注速过快、短小手术后为多见。若复合应用地西泮或咪达唑仑，此类精神症状可明显减少。②心血管系统：一方面通过增加交感活性及兴奋交感中枢而间接兴奋心血管系统，临床表现心率增快，血压增高，全身血管阻力、肺动脉压和肺血管阻力均增加，心脏指数、每搏量、心排血量、冠脉血流量均上升，心肌耗氧量增高。另一方面直接抑制心肌，呈负性变力和变时作用，表现血压下降和心律变慢。在一般情况下，KT 的兴奋作用强于抑制作用，故临床表现以血压上升、心率增快等为主，但当患者处于强烈应激反应或儿茶酚胺明显耗竭时（如低血容量、休克、心力衰竭等），抑制作用将占上风，表现血压严重下降。此外，对儿茶酚胺有影响的药物（如苯二氮䓬类、恩氟烷、吩噻嗪等）与 KT 复合时，也需警惕心肌抑制效应。③呼吸系统：KT 对呼吸有抑制作用，对潮气量的影响甚于呼吸频率，与剂量和注速有密切关系。剂量和注速恰当时，仅呼吸轻微减浅变慢，恢复很快。相反，注速快、剂量大，或同时配伍用麻醉性镇痛药时，可显著抑制呼吸，甚至呼吸停止。此外，对婴儿或老年人的呼吸抑制作用较明显，应特别警惕。KT 麻醉中，咽、喉反射并不消失，因此严禁施行口腔、咽喉、气管支气管手术。唾液和支气管分泌物显著增加，故术前药需用阿托品类药。④其他作用：KT 使眼压增高，眼球震颤。骨骼肌张力增加，肢体不自主运动，甚至突然抽动。KT 用量大、手术时间长，或配伍用其他药物时，术后可能出现肝脏毒性。KT 有自身酶促作用（酶诱导），多次用药后可能出现快速耐药性。KT 可强化肌松药的作用。KT 可增加子宫肌张力和收缩强度，能迅速透过胎盘影响胎儿。少数患者注药后出现呃逆、恶心、呕吐。

（2）临床应用：单独 KT 只适用于短小手术、清创、更换敷料或麻醉诱导。临床主要用于施行复合麻醉，如伍用地西泮、羟丁酸钠等。或于普鲁卡因、琥珀胆碱混合液中加入 0.1% 浓度，施行静脉滴注维持麻醉。也可与吸入麻醉复合使用。单纯氯胺酮麻醉：分为肌内注射法、静脉注射法和静脉滴注法 3 种。①肌内注射法：主要用于小儿短小手术或者作为其他麻醉方法的基础用药。

常用剂量为 4～6 mg/kg,对于年龄在 2 岁以内的婴幼儿,体液量相对较大,剂量可增大至 6～8 mg/kg 给药后 2～5 分钟起效,维持 30 分钟左右,术中还可根据情况追加 1/2～1/3。②静脉注射法:首次剂量 1～2 mg/kg,在 1 分钟内缓慢静脉注射。药物注射完毕就可手术。作用维持时间 10～15 分钟,追加剂量为首次剂量的 1/2。该法除了适用于小儿不需肌松的一般短小手术外,也可用于对肌肉松弛要求不高的成人短小手术,如人工流产、烧伤换药等。但为了减少其精神不良反应,一般需复合应用中枢性镇静药。③静脉滴注法:先静脉注射氯胺酮 1～2 mg/kg 作为麻醉诱导,然后持续滴入 0.1％的氯胺酮溶液维持。滴入速率掌握先快后慢的原则,至手术结束前逐渐降低并停止。术中复合使用其他镇静、镇痛药物可以减少氯胺酮用量和其不良反应。由于此法易于产生药物蓄积作用,目前临床上已经很少使用。

(3)禁忌证:严重高血压、动脉粥样硬化、肺心病、肺动脉高压、心脏代偿功能不全、颅内高压、眼压过高、精神病史或可疑精神病、甲状腺功能亢进、酒后等禁用。

(4)不良反应:KT 麻醉过程中,少数患者可出现呓语、呻吟、精神错乱,甚至抽动,并有幻觉、恐惧等精神行为激动现象。术后可出现视物变形、复视,甚至一过性失明及一过性抑郁等不良反应,在成人或学龄儿童或单独使用 KT 时较多见,如果复合安定类药则很少发生。

(三)羟丁酸钠

羟丁酸钠系纯粹的睡眠药,无镇痛作用,不是单独的全麻药,但是较好的全麻辅助药。临床用 25％溶液,pH 8.5～9.5,与其他药物混合容易沉淀。对静脉无刺激。静脉注射后易透过血-脑屏障。

(1)药理作用。①中枢神经系统:一般剂量仅作用于大脑皮质,引起生理性睡眠。血药浓度 0.5～1.5 mmol/L 时呈浅睡眠;1.5～2.5 mmol/L 中等度睡眠;超过 2.5 mmol/L 为深睡。由于不抑制网状激活系统,且皮质对该系统的控制也弱,因此,容易出现椎体外束征象(肌肉颤搐、不自主肢体活动增强等)。羟丁酸钠不影响脑血流量,不引起颅内压增高。但兴奋副交感神经,致心率减慢,唾液和呼吸道分泌物增多,有时引起恶心、呕吐。②循环系统:轻度兴奋循环系统,血压稍升高,脉搏缓慢有力,心排血量不变化,不引起心律失常,毛细血管扩张充盈良好,肤色红润。③呼吸系统:不抑制呼吸。呼吸中枢对 CO_2 保持灵敏性。呼吸频率稍减慢,潮气量稍增大,每分通气量不变或稍增加。但如果注药太快、剂量过大、年老、小儿或体弱患者,仍可产生显著的呼吸抑制。可使咽喉反应迟钝,气管反射减弱,嚼肌和下颌比较松弛,因此,可在表面麻醉下完成气管插管操作,患者耐受插管良好。④对肝肾无毒性,即使黄疸患者也可选用。⑤羟丁酸钠在代谢过程中可使血浆钾离子转移入细胞内,注药 15 分钟后可出现一过性血清钾降低。因此,对低血钾症患者应慎用,在 ECG 监护下使用,若出现 ST-T 段变化或出现 U 波,应及早停药,并补钾处理。

(2)临床应用:①成人诱导剂量 50～80 mg/kg 静脉慢注;小儿常用 80～100 mg/kg。对年老、危重患者剂量宜酌减为 40～50 mg/kg 静脉慢注。维持麻醉常复合氯胺酮或其他麻醉。②气管内插管时,一般先静脉注射小剂量地西泮,再静脉注射羟丁酸钠及琥珀胆碱后插管。

(3)禁忌证:癫痫、原因不明的惊厥、慢性酒精中毒、低血钾及完全性房室传导阻滞、心动过缓患者。

(四)依托咪酯

依托咪酯为速效、短效催眠药,无镇痛作用,适用于麻醉诱导或其他复合麻醉组成药。

(1)药理作用。①中枢神经系统:静脉注射后约 1 分钟,血药浓度超过 0.23 mg/mL 时即入睡。本身无镇痛作用,但有较强的中枢抑制作用。同时降低脑耗氧量,使脑血流量和颅内压下降,故可能有脑保护作用。不引起特异的癫痫样脑电活动,但在诱导过程有时出现肌肉不协调动作、震颤、阵挛、强直等锥体外系兴奋征象,配伍用苯二氮䓬类、芬太尼或其他麻醉药可防止这类不良现象。②循环系统:其对循环系统的影响轻微,即使用 0.45 mg/kg 较大剂量,血压、CVP、心排血量、每搏量、肺毛细血管楔压、外周血管阻力均无明显改变。因此,适用于心肌功能不全、心脏储备差的患者。③呼吸系统:正常剂量时,对呼吸无明显影响。但剂量大、注速快时也引起呼吸抑制。如果出现肌阵挛等锥体外系兴奋征时,可有屏气和呼吸暂停。④其他:对肝、肾几乎无毒性。不引起组胺释放。能影响肾上腺皮质的酶系,抑制肾上腺皮质功能,使皮质醇释放量显著减少。因此,一般禁用于 ICU 的患者。

(2)适应证:①全麻诱导。②短时间门诊手术或诊断性操作,如内镜检查、扁桃体摘除、人工流产、电击除颤和拔牙等。③适用于危重心脏病心功能极差、脑动脉瘤、主动脉瘤、心内直视手术等需要诱导期血压平稳的患者。④适用于癫痫、青光眼、颅内占位性病变伴颅内高压,及以往有恶性高热史的患者。

(3)临床应用:①诱导剂量用 0.15~0.3 mg/kg,一般病例用 0.2~0.25 mg/kg,青少年用量可偏大,老人或危重患者需减量(0.1~0.2 mg/kg),于 30~60 秒内静脉注射完毕。②全麻维持可静脉滴注用药,0.12~0.2 mg/(kg·min),同时复合芬太尼、依诺伐静脉注射,或吸入安氟醚等全麻药,睡眠时间可显著延长。

(4)不良作用:①局部静脉疼痛率为 10%~63%,主要为药液偏酸所致。注药前 1~2 分钟先静脉注射芬太尼和/或氟哌利多,或于药液内加入小剂量利多卡因,静脉注射速度可稍加快,由 30 秒缩短至 15 秒,局部静脉疼痛率可减半。②局部静脉炎、栓塞和栓塞性静脉炎的总发生率为 8%,较硫喷妥钠者高。如果总用量大于 0.9 mg/kg,发生率超过 37%。③用于已用抗高血压药、利尿药、钙通道阻滞剂、单胺氧化酶抑制剂或硫酸镁治疗的患者,可诱发血压骤降意外,故不宜并用,若需使用应减量,并密切监测。④肌震颤或阵挛发生率为 9.3%~95%,轻者居多,严重者少数(1.2%~4%),可能与影响脑深部结构或脑干有关。⑤呃逆 4%;术后恶心、呕吐 30%,与用药量大小无关。

(五)丙泊酚

丙泊酚(异丙酚)为一种新型、快效、超短作用时间的静脉全麻药。也是目前临床上应用最为广泛的静脉麻醉药。具有诱导迅速平稳、苏醒快、苏醒时间可预知,苏醒后意识清晰、无嗜睡眩晕等优点。最初仅用作麻醉诱导和催眠。由于其在苏醒方面有突出的优点,不仅单次注射后苏醒快,即使分次重复用药或连续静脉滴注用药,苏醒和恢复过程仍迅速,术后不良反应(嗜睡、头晕、虚弱、恶心、呕吐等)轻,回家途中很少有不适感,饮食恢复快。因此,在近年来其临床适用范围已显著扩大,广泛用于门诊、神经外科、心血管外科、小儿外科、全凭静脉麻醉、ICU 镇静、介入性检查诊断中镇静等。

(1)药理特性。①中枢神经系统:降低脑血流量,与剂量相关,以 3 mg,6 mg 和 12 mg/(kg·h)静脉滴注,脑血流量下降率分别为 7%、28% 和 39%。脑代谢率降低 22%。脑组织糖代谢率降低 36%。引起体循环抑制,但不影响脑循环的自身调节功能。如同巴比妥一样,丙泊酚具有对脑缺血、缺氧损害的保护功效,并可制止脑缺氧引起的抽搐。具有降低颅内压和脑氧耗量的作用,对颅内高压患者的降颅内压功效尤为显著。②循环系统:大剂量(2.5 mg/kg)静脉注射,可引起 SBP、DBP、MAP 下降,但对心率影响不大。用于心脏病患者麻醉诱导,给药后 5 分钟,MAP、

SVR、CO、CI等均显著下降,至7分钟后才逐渐恢复;若剂量再增大,血流动力变化将更显著,但心肌耗氧量及动静脉血氧含量差也明显下降,故仍能满足机体需氧。用于非心脏病患者麻醉诱导,其血流动力变化的趋势与心脏病患者相似,但变化的速度和幅度相对均较缓慢。应用大剂量丙泊酚导致血压下降后,若再静脉连续滴注丙泊酚,不论滴速快慢,一般血压已不会再进一步下降。③呼吸系统:明显抑制呼吸,对心脏病患者的抑制较非心脏病患者明显。70%心脏病患者用药后,需施行气管内插管控制呼吸,自主呼吸恢复需3~5分钟;对非心脏病患者,仅一过性呼吸抑制,持续30~70秒,80%患者仅需面罩吸氧,不需辅助呼吸,SpO_2仍能维持97%以上。丙泊酚与芬太尼合用时,将无例外地出现呼吸暂停,持续4~7分钟。丙泊酚与等效剂量硫喷妥钠相比,呼吸抑制率发生较高。④使眼内压降低,作用强于硫喷妥钠。对眼内压已增高的患者,其降压效果尤为显著。⑤肝肾功能:经连续7天以上滴注丙泊酚的患者,证实肝肾无损害。

(2)临床应用。①麻醉诱导:丙泊酚几乎适合临床各类手术的全麻诱导,尤其是需要术后快速清醒的患者。健康成年人丙泊酚的诱导剂量为1.5~2.5 mg/kg,对体质强壮者剂量可适当增加1/3。在麻醉诱导过程中应严密观察呼吸循环功能的变化,及时给予辅助呼吸或处理可能发生的循环功能抑制。对年老体弱或循环功能不良的患者,可将小剂量(正常剂量的1/2~1/4)丙泊酚与依托咪酯、咪达唑仑等联合应用。以避免或减轻其循环功能抑制作用。小儿表现分布容积较大,清除率高,丙泊酚麻醉诱导时剂量可适当增加。②麻醉维持:丙泊酚单次静脉注射后血药浓度迅速下降,用于麻醉维持时成人剂量为每小时4~12 mg/kg。丙泊酚镇痛作用差,没有肌肉松弛作用,麻醉维持时还需复合麻醉性镇痛药、肌肉松弛药或吸入性麻醉药。由于丙泊酚静脉给药作用维持时间短、无蓄积,故多采用泵注给药。丙泊酚静脉麻醉下停药后血浆浓度很快下降,无明显蓄积作用,患者苏醒快而完全,并且术后恶心呕吐发生率低。③门诊小手术和内镜检查:丙泊酚以其良好的可控性和清醒彻底等优点,广泛用于无痛人流、脓肿切开引流、骨折闭合复位和内镜检查等。还可以与强效镇痛药芬太尼、阿芬太尼、氯胺酮等联合用于时间稍长的手术。④区域麻醉的镇静:区域麻醉与丙泊酚镇静相结合,达到镇静、抗焦虑、消除牵拉反射、消除患者不适和减少术后呕吐的目的。

用于辅助椎管内麻醉时可首先给予0.2~0.8 mg/kg负荷量,然后以每小时0.5 mg/kg静脉泵注或滴注维持,根据镇静深度适当调整给药速率。在镇静的过程中,应注意监测SpO_2、ECG和血压。

(3)禁忌证:对丙泊酚过敏者;严重循环功能不全者;妊娠与哺乳期的妇女;高脂血症患者;有精神病或癫痫病病史者。对于3岁以下小儿是否属于禁忌有待进一步探讨,应慎用。

(4)注意事项。①注射部位疼痛:常见,选用粗大静脉或中心静脉给药,或在给药前应用镇痛药可以减少疼痛的发生。②变态反应:临床发生率很低。③呼吸和循环功能抑制:丙泊酚对呼吸抑制作用呈剂量相关性,较等效剂量的硫喷妥钠呼吸暂停的发生率高,但持续时间短暂,只要及时予以辅助呼吸,不致产生严重后果。丙泊酚对循环的抑制主要表现为血压下降,而它对于心肌收缩力的影响较小,这主要与其直接作用于血管平滑肌,交感神经张力下降或压力感受器反应的变化有关,应当在麻醉诱导之前扩充血容量,以维持血流动力学的稳定。④其他:偶见诱导过程中患者出现精神兴奋、癫痫样抽动,还可以引起肌痉挛。治疗可用地西泮、咪达唑仑和毒扁豆碱等药物控制。

(李寅龙)

第三章

普外科麻醉

第一节　甲状腺手术麻醉

甲状腺是重要的内分泌腺之一,主要分泌甲状腺激素,对机体的代谢、生长发育、神经系统、心血管系统和消化系统等具有重要的作用。甲状腺的功能受诸多因素的调节,甲状腺激素分泌增加或减少均可导致机体内分泌代谢紊乱。一些甲状腺疾病可通过手术治疗,许多手术患者也可伴随甲状腺功能障碍,故应了解甲状腺解剖生理特点和甲状腺手术的麻醉特点,选择适当的麻醉方法和麻醉药物,保证患者术中安全,防止各种并发症发生。

一、甲状腺解剖生理特点和手术麻醉特点

(一)甲状腺的解剖和生理特点

人类甲状腺起源于第一对咽囊之间的内胚层,胚胎第5周在咽底壁出现一正中突起,即为甲状腺原基,以后逐渐向下凹陷形成甲状腺囊,并向下发展至颈前方。甲状腺位于颈前下方软组织内,大部分位于喉及气管上段两侧,其峡部覆盖于第2～4气管软骨环的前面。有时甲状腺向下深入胸腔,称为胸骨后甲状腺,当其肿大时,常压迫气管引起呼吸困难。甲状腺由许多球形的囊状滤泡构成。滤泡衬以单层上皮细胞,滤泡细胞分泌甲状腺素和三碘甲状腺原氨酸,二者释放进入血液后,即组成甲状腺激素。而滤泡旁细胞则分泌降低血钙水平的激素,即降钙素。

甲状腺激素的主要生理功能:①促进细胞内氧化,提高基础代谢率,使组织产热增加。甲状腺激素能促进肝糖原酵解和组织对糖的利用;促进蛋白质的分解,如骨骼肌蛋白质分解,出现消瘦和乏力;并增加脂肪组织对儿茶酚胺和胰高血糖素的脂解作用,加快胆固醇的转化和排泄。正常的基础代谢率为±10%。②维持正常生长发育,特别对脑和骨骼发育尤为重要。甲状腺功能低下的儿童,表现为智力下降和身材矮小为特征的呆小病。③甲状腺激素能增强心肌对儿茶酚胺的敏感性。④甲状腺功能亢进时可出现易激动,注意力不集中等中枢神经系统兴奋症状。⑤甲亢时食欲亢进,大便次数增加,此与胃肠蠕动增强及胃肠排空加快有关。

(二)甲状腺手术麻醉特点

甲状腺手术麻醉方法的选择应考虑以下几个因素:①甲状腺疾病的性质和手术范围。②甲状腺功能状况。③有无声带麻痹,气管、大血管和神经受压及对通气功能影响。④患者全身状况

及其他并发症。⑤患者的精神状况和合作程度。

对于不伴有呼吸道压迫症状的甲状腺功能亢进的患者,可采用局部浸润麻醉或颈丛神经阻滞,对病情复杂或伴有全身器质性疾病或不合作者选用气管内全身麻醉。

二、甲状腺肿瘤手术

甲状腺肿瘤包括甲状腺囊肿、甲状腺良性肿瘤及恶性肿瘤。甲状腺良性肿瘤包括甲状腺腺瘤、良性畸胎瘤等,多发生于 20～40 岁的女性,病理变化主要包括滤泡性和乳突状腺瘤及不典型腺瘤,以滤泡性腺瘤最常见。多数患者无任何症状或稍有不适而被发现颈部肿物,多数为单个、表面光滑、边界清楚、无压痛、可随吞咽上下移动,罕见巨大瘤体可产生邻近组织器官受压。部分甲状腺腺瘤可发生癌变,癌变率为 10%～20%,因此,主张早期手术治疗。对于单个小瘤体,可采用局部浸润或颈丛神经阻滞,或颈部硬膜外阻滞,必要时静脉辅助镇静或镇痛药物。术中保持患者清醒以利于配合手术医师检查声带功能,避免喉返神经损伤。

甲状腺恶性肿瘤主要包括:①乳头状腺癌(60%～70%),好发于年轻女性,且易发生颈部淋巴结转移,患者多无自觉症状,且生长缓慢,故一般就诊较晚。②滤泡状腺癌(约占 20%),可发生于任何年龄,但以年龄较大者多见。多为单发,边界不清,较少发生淋巴结转移,多经血液转移到肺和骨骼。此类患者需行原发病灶切除及颈部淋巴结清除术,故常选用气管内麻醉。③未分化癌(10%～15%),常见于老年人,恶性程度甚高,极易发生颈部淋巴结和血液转移。可广泛侵犯周围邻近组织和器官,患者常伴有呼吸困难、吞咽困难、颈静脉怒张等。一般选择放射治疗。对某些晚期患者,由于局部压迫症状严重,如出现严重呼吸困难,需要手术治疗以解除气管压迫,一般在表面麻醉下行清醒气管插管,保持呼吸道通畅后再施行手术。

三、甲状腺功能亢进症手术

甲状腺功能亢进症是由各种原因导致正常甲状腺素分泌的反馈机制失控,导致循环中甲状腺素异常增多而出现以全身代谢亢进为主要特征的疾病总称。根据引起甲状腺功能亢进的原因可分为原发性、继发性、高功能腺瘤三类。原发性甲状腺功能亢进症最常见,其发病机制目前认为可能是一种自身免疫性疾病。患者年龄多在 20～40 岁,甲状腺弥漫性肿大,两侧对称,且常伴有眼球突出。

(一)麻醉前评估

麻醉前访视患者时,可根据其症状、体征及实验室检查评估其甲状腺功能亢进症的严重程度。

1.临床表现

(1)性情急躁,容易激动,失眠,双手平行伸出时出现震颤。

(2)食欲亢进,但却体重减轻、怕热、多汗、皮肤潮湿。

(3)脉搏快而有力(休息及睡眠时仍快),脉压增大,病程长者可出现甲亢性心脏病,严重病例可出现心房颤动,甚至充血性心力衰竭。

(4)突眼征常发生于原发性甲状腺功能亢进症患者,双侧眼球突出、眼裂开大,上下眼睑不能完全闭合,以致角膜受损,严重者可发生溃疡甚至失明。

(5)甲状腺弥漫性对称性肿大,严重者可压迫气管等,但较少见,可扪及震颤,并闻及血管杂音。

(6)内分泌紊乱,无力、易疲劳等。

2.特殊检查

(1)基础代谢率:常用计算公式为,基础代谢率=(脉率+脉压)-111。测定时应在完全安静、空腹时进行(一般是早晨清醒后未起床时),正常值为±10%,增高20%～30%为轻度甲亢,30%～60%为中度,60%以上为重度。

(2)甲状腺摄^{131}I率测定:正常甲状腺24小时内摄取^{131}I量为人体总量的30%～40%,如果2小时内甲状腺摄取^{131}I量超过人体总量的25%,或24小时超过人体总量的50%,且吸^{131}I高峰提前出现,均可诊断甲亢。

(3)血清T_3、T_4含量测定:甲亢时,血清T_3可高于正常4倍左右,而T_4仅为正常值的2倍半。

(4)促甲状腺素释放激素(TRH)兴奋试验,静脉注射TRH后,促甲状腺激素不增高,则有诊断意义。

3.病情评估

根据上述临床表现及特殊检查以及是否曾发生甲状腺危象等可以对病情严重程度进行评估。一般应经过一段时间抗甲状腺功能亢进药物治疗,待病情稳定后才考虑手术,否则,围术期间易发生甲状腺危象。如果甲状腺功能亢进症症状得到基本控制,则可考虑手术,具体包括:①基础代谢率小于+20%。②脉率小于90次/分,脉压减小。③患者情绪稳定,睡眠良好,体重增加等。

(二)麻醉前准备

1.药物准备

药物准备是术前降低基础代谢率的重要措施。有两种方法:①先用硫脲类药物降低甲状腺素的合成,并抑制机体淋巴细胞自身抗体产生,从而控制因甲状腺素升高而引起的甲亢症状。待甲亢症状被基本控制后,改用碘剂(Logul液)1～2周,再行手术。②开始即服用碘剂,2～3周后甲亢症状得到基本控制,便可进行手术。

硫氧嘧啶类药物包括甲硫氧嘧啶和丙硫氧嘧啶,每天200～400 mg,分次口服,咪唑类药物,如甲巯咪唑(他巴唑)、卡比马唑(甲亢平)每天20～40 mg,分次口服。碘剂含5%碘化钾,每天3次,第1天每次3滴,以后每天每次增加1滴,至每次16滴为止。由于抗甲状腺药物能引起甲状腺肿大和动脉性充血,手术时易出血,增加了手术的困难和危险,因此服用后必须加用碘剂2周,使甲状腺缩小变硬,有利于手术操作。必须说明的是,碘剂的作用在于抑制蛋白水解酶,减少甲状腺球蛋白的分解,从而抑制甲状腺素的释放,并减少甲状腺的血流量。但停用碘剂后甲状腺功能亢进症状可重新出现,甚至比原来更严重,因此,凡不准备实施手术者,不要服用碘剂。对于上述两种药物准备无效者或不能耐受者,现主要加用β受体阻滞剂,如普萘洛尔。普萘洛尔能选择性地阻断各种靶器官组织上的β受体对儿茶酚胺的敏感性,而改善甲状腺功能亢进症的症状,剂量为每6小时口服一次,每次20～60 mg,一般1周后心率降至正常水平,即可施行手术。由于普萘洛尔在体内的有效半衰期不足8小时,所以最后一次口服应在术前1～2小时,手术后继续服用1周左右。患哮喘、慢性气管炎等患者忌用。

2.麻醉前用药

根据甲状腺功能亢进症状控制的情况和将采用的麻醉方法综合考虑,一般来说,镇静药用量较其他病种要大。可选用巴比妥类或苯二氮䓬类药物,如咪达唑仑0.07～0.15 mg/kg。对某些精神高度紧张拟选择气管内麻醉的患者,可加用芬太尼 0.1 mg、氟哌利多 5 mg 肌内注射,具有增强镇静、镇痛、抗呕吐的作用。为了减少呼吸道分泌物,可以选用 M 受体阻滞药,一般选用东莨菪碱。应该强调的是,对于有呼吸道压迫或梗阻症状的患者,麻醉前镇静或镇痛药应减少用量或避免使用。

(三)麻醉方法的选择

1.局部浸润麻醉

局部浸润麻醉对于症状轻,病程短或经抗甲状腺药物治疗后,病情稳定,无气管压迫症状,且合作较好的患者可采用局部浸润麻醉,特别适用于微创手术。选择恰当浓度的局麻药,一般不加肾上腺素,以免引起心率增快,甚至心律失常。充分皮内、皮下浸润注射,虽然可完全消除手术所致疼痛刺激,但由于甲状腺功能亢进症患者精神紧张状态确非一般,加上甲状腺手术体位和术中牵拉甲状腺组织引起不适反应,术中必须静脉注射镇痛或镇静药,故现在已极少采用局部浸润麻醉于甲状腺功能亢进症患者。

2.颈丛神经阻滞或连续颈部硬膜外阻滞

颈丛神经阻滞的麻醉效果较局部浸润麻醉优良,一般可获得较好的麻醉效果,但仍未摆脱局部麻醉的缺点,如手术牵拉甲状腺时患者仍感不适,此外,若手术时间较长者,麻醉作用逐渐消退,需要加用局部浸润麻醉或重新神经阻滞等。颈部硬膜外阻滞能提供最完善的镇痛效果,同时因阻滞心脏交感神经更利于甲状腺功能亢进患者,可用于防治甲状腺危象,更适用于手术前准备不充分的患者。术中可适量辅以镇痛药及镇静药,如芬太尼及氟哌利多等,以减轻术中牵拉甲状腺所致的不适反应。手术中可能因硬膜外阻滞平面过广、静脉辅助药作用等出现呼吸抑制。故麻醉期间需严密观察患者呼吸功能变化,避免呼吸道梗阻及窒息发生,同时准备气管插管用具。

3.气管内麻醉

气管内麻醉是目前采用最广泛的麻醉方法,适合甲状腺较大或胸骨后甲状腺肿,伴有气管受压、移位、术前甲状腺功能亢进症状尚未完全控制或精神高度紧张不合作的患者。气管内麻醉能确保患者呼吸道通畅,完全消除手术牵拉所致的不适,增加了手术和麻醉安全性。不足之处是术中无法令患者配合以确定是否损伤喉返神经,此外,若患者术中发生甲状腺危象则体征可能不够明显,必须予以重视。总之,应根据病情选择合理的麻醉药物和麻醉诱导方式并完成气管内插管术,且采用必要的监测技术,使患者平稳渡过手术期。

(1)全身麻醉诱导和气管插管术:困难气管内插管常发生于甲状腺手术患者,麻醉前应有足够的思想和技术准备,包括准备不同内径的气管导管、不同型号的喉镜,甚至纤维支气管镜。对于有呼吸道压迫症状者,宜选择表面麻醉下清醒气管内插管。对于大多数甲状腺功能亢进症患者,若症状控制较好,且不伴有呼吸道压迫症状者,可采用快速诱导气管内插管。但必须注意,凡具有拟交感活性或不能与肾上腺素配伍的全麻药,如乙醚、氟烷、氯胺酮均不宜用于甲状腺功能亢进患者。其他药物,如硫喷妥钠、异丙酚、琥珀胆碱、恩氟烷、异氟烷等均可选用。麻醉诱导过程中充分吸氧去氮,诱导务必平稳,避免屏气、呛咳,插管困难者可借助插管钳、带光源轴芯或纤维支气管镜等完成气管插管。有气管受压、扭曲、移位的患者,宜选择管壁带金属丝的气管导管,且气管导管尖端必须越过气管狭窄平面。完成气管插管后,应仔细检查气管导管是否通畅,防止导管受压、扭曲。甲状腺手术操作不仅可使声带及气管与气管导管壁彼此摩擦,而且可直接损伤气管壁,易引起喉头气管炎症,导致声嘶、喉痛,甚至喉痉挛、喉水肿而窒息。另一方面术后创面出血也可压迫呼吸道,这些因素均可导致患者术后呼吸道梗阻。

（2）全身麻醉维持：恩氟烷、异氟烷、地氟烷、七氟烷、芬太尼、维库溴铵、罗库溴铵等，对甲状腺功能几乎无影响，且对心血管功能干扰小，对肝、肾功能影响小，可优先考虑使用。至于麻醉作用较弱的药物，如氧化亚氮、普鲁卡因，对甲状腺功能亢进的患者可能有麻醉难以加深的可能，必须增加其他药物或复合以恩氟烷或异氟烷吸入或异丙酚静脉点滴。一组来自因垂体瘤所致的继发性甲状腺功能亢进症的研究表明，麻醉维持选择较高浓度异丙酚 $8\sim10$ mg/(kg·h)，可达到较恰当的动脉血浓度（$2\sim4$ μg/mL），此时异丙酚的清除率也较高（2.8 L/min）。而乙醚、氟烷和氯胺酮则禁用或慎用于甲状腺功能亢进患者。

（3）气管拔管：手术结束后待患者完全清醒，咽喉保护性反射业已恢复后方可考虑拔除气管导管。由于出血、炎症、手术等诸因素，拔除气管导管后，患者可突然发生急性呼吸道梗阻。为预防此严重并发症，必须等患者完全清醒后，首先将气管导管退至声门下，并仔细观察患者呼吸道是否通畅，呼吸是否平稳，如果情况良好，则可考虑完全拔除气管导管，并继续观察是否出现呼吸道梗阻。一旦出现呼吸道梗阻，则应立即再施行气管插管术，以保证呼吸道通畅。

四、并发症防治

（一）呼吸困难和窒息

呼吸困难和窒息多发生于手术后 48 小时内，是最危急的并发症。常见原因如下：①手术切口内出血或敷料包扎过紧而压迫气管。②喉头水肿，可能是手术创伤或气管插管引起。③气管塌陷，由于气管壁长期受肿大甲状腺压迫而发生软化，切除大部分甲状腺后，软化之气管壁失去支撑所致。④喉痉挛、呼吸道分泌物等。⑤双侧喉返神经损伤。临床表现为进行性呼吸困难，发绀甚至窒息。对疑有气管壁软化的患者，手术结束后一定待患者完全清醒，先将气管导管退至声门下，观察数分钟，如果没有呼吸道梗阻出现，方可拔管。如果双侧喉返神经损伤所致呼吸道梗阻，则应行紧急气管造口术。此外在手术间或病房均应备有紧急气管插管或气管造口的急救器械，一旦发生呼吸道梗阻甚至窒息，可以及时采取措施以确保呼吸道通畅。

（二）喉返神经或喉上神经损伤

喉返神经或喉上神经损伤手术操作可因切断、缝扎、牵拉或钳夹喉返神经后造成永久性或暂时性损伤。若损伤前支则该侧声带外展，若损伤后支则声带内收，如两侧喉返神经主干被损伤，则可出现呼吸困难甚至窒息，需立即行气管造口以解除呼吸道梗阻。如为暂时性喉返神经损伤，经理疗及维生素等治疗，一般 $3\sim6$ 个月可逐渐恢复。喉上神经内支损伤使喉部黏膜感觉丧失而易发生呛咳，而外支损伤则使环甲肌瘫痪而使声调降低，一般经理疗或神经营养药物治疗后可自行恢复。

（三）手足抽搐

手足抽搐因手术操作误伤甲状旁腺或使其血液供给受累所致，血钙浓度下降至 2.0 mmol/L 以下，导致神经肌肉的应激性增高而在术中或术后发生手足抽搐，严重者可发生喉和膈肌痉挛，引起窒息甚至死亡。发生手足抽搐后，应立即静脉注射 10% 葡萄糖酸钙 $10\sim20$ mL，严重者需行异体甲状旁腺移植。

（四）甲状腺危象

在甲亢未经控制或难以良好控制的患者，由于应激使甲亢病情突然加剧的状态即为甲亢危象。可发生于各个年龄组的患者，以老年人多见。甲亢危象是一种危重综合征，危及甲亢患者的生命，常因内科疾病、感染、精神刺激、分娩、手术、创伤、[131]I 治疗、甲状腺受挤压等原因而诱发。

其发生率可占甲亢患者的 2%～8%,死亡率高达 20%～50%。围术期出现高热(＞39 ℃)、心动过速(＞140 次/分,与体温升高不成比例)、收缩压增高、中枢神经系统症状(激动、谵妄、精神病、癫痫发作、极度嗜睡、昏迷)以及胃肠道症状(恶心、呕吐、腹泻、黄疸)等,应警惕甲亢危象的发生。与手术有关的甲亢危象可发生于术中或术后,多见于术后 6～18 小时。由于甲状腺危象酷似恶性高热、神经安定药恶性综合征、脓毒症、出血及输液或药物反应,应注意鉴别。术后甲亢危象的患者临床常表现为烦躁不安、神志淡漠,甚至发生昏迷。少数患者临床表现不典型,可表现为表情淡漠、乏力、恶病质、心动过缓,最后发展为昏迷,称为淡漠型甲亢危象,临床应高度警惕。

(1)预防措施:充分有效的术前准备是预防围术期甲亢危象的关键。应用抗甲状腺药物进行对症治疗和全身支持疗法。

(2)静脉滴注 10%葡萄糖液和氢化可的松 300～500 mg。

(3)明确诊断后即经胃管注入甲巯咪唑,首剂 60 mg,继用 20 mg,每 8 小时一次。抗甲状腺药物 1 小时后使用复方碘溶液(Lugol 液)5 滴,每 6 小时一次,或碘化钠 1.0 g,溶于 500 mL 液体中静脉滴注,每天1～3 g。

(4)有心动过速者给予普萘洛尔 20～40 mg 口服,每 4 小时一次。艾司洛尔为超短效 β 受体阻滞剂,0.5～1 mg/min 静脉缓慢注射,继之可根据心率监测,泵注维持治疗。严重房室传导阻滞、心源性休克、严重心衰、哮喘或慢性阻塞性肺疾病患者忌用。有心衰表现者可使用毛花苷 C 静脉注射,快速洋地黄化有助于治疗心动过速和心衰,亦可应用利尿剂和血管扩张药(如尼卡地平、乌拉地尔)降压和降低心脏负荷。

(5)对症处理:保持呼吸道通畅,增加吸入氧浓度,充分给氧。高热者积极降温,必要时进行人工冬眠,抑制中枢及自主神经系统兴奋性,稳定甲状腺功能,降低基础代谢率。冬眠药物可强化物理降温效果,但应避免水杨酸盐降温,因大量水杨酸盐也会增加基础代谢率。纠正水、电解质和酸碱平衡。注意保证足够热量及液体补充(每天补充液体 3 000～6 000 mL)。

(6)若应用上述治疗措施仍不见效,病情恶化时,可考虑施行换血疗法、腹膜透析或血液透析。

(五)颈动脉窦反射

颈动脉窦是颈内动脉起始处的梭形膨出,在窦壁内富含感觉神经末梢,称之为压力感受器。甲状腺手术刺激该部位时,可引起血压降低,心率变慢,甚至心搏骤停。术中为了避免该严重并发症发生,可采用局麻药少许在颈动脉窦周围行浸润阻滞,否则一旦出现,则应暂停手术并立即静脉注射阿托品,必要时采取心肺复苏措施。

(许　增)

第二节　甲状旁腺手术麻醉

一、甲状旁腺的解剖和生理

甲状旁腺来源于内胚层,上下甲状旁腺分别发生于第Ⅳ和第Ⅲ咽囊。一般情况下,共 4 个甲状旁腺,它们通常位于甲状腺的外科囊内,紧密附着于左右两叶甲状腺背面的内侧。每个甲状旁腺的体积长5~6 mm,宽3~4 mm,厚2 mm,重30~45 mg。甲状旁腺的血液供应一般来自甲状腺下动脉。甲状旁腺分泌甲状旁腺素,其生理作用是调节体内钙磷代谢,与甲状腺滤泡旁细胞分泌的降钙素一起维持体内钙磷平衡。

二、甲状旁腺的病理生理

引起原发性甲状旁腺功能亢进的甲状旁腺病变有腺瘤(约占85%)、增生(约占14%)、腺癌(约占1%)。甲状旁腺功能亢进在临床上可分为三种类型:①肾型甲状旁腺功能亢进,约占70%,主要表现为尿路结石,与甲状旁腺功能亢进时尿中磷酸盐排出较多,有利于尿石形成有关。②骨型甲状旁腺功能亢进,约占10%。表现为全身骨骼广泛脱钙及骨膜下骨质吸收。X线片显示骨质疏松、变薄、变形及骨内多个囊肿。患者病变骨常感疼痛,易发生病理性骨折。③肾骨型甲状旁腺功能亢进,约占20%,为二者的混合型。表现为尿路结石和骨质脱钙病变。此外,有部分患者可合并消化性溃疡、胰腺炎和胆石症,严重者可出现甲状旁腺危象。

三、甲状旁腺功能亢进手术的麻醉

(一)病因及分类

甲状旁腺激素(PTH)的分泌量主要受血钙水平的反馈调节。甲状旁腺功能亢进症(甲旁亢)是指由PTH分泌量过多导致高钙血症、低磷血症、骨质损害和肾结石等综合病症,可分原发性和继发性两种。原发性甲旁亢由甲状旁腺本身病变引起的PTH过度分泌,以高钙血症和低磷血症为特征。甲状旁腺本身病变包括甲状旁腺腺瘤(80%)和增生(15%),甲状旁腺癌罕见,其中90%以上伴发甲旁亢。甲状旁腺囊肿更罕见,占甲状旁腺肿瘤的1.5%~3.2%。多见于35~65岁人群,女性为男性2~3倍,尤其是绝经后妇女更易发生。继发性甲旁亢是由于各种原因所致的低钙血症,刺激甲状旁腺,使之增生肥大,分泌过多PTH,常见于慢性肾功能不全、维生素D缺乏、骨软化症等。尚有异位甲旁亢,由甲状旁腺以外的组织分泌PTH或类似活性物质而引起。肺、胰腺、乳腺癌和淋巴组织增生性疾病的组织是常见的异位病灶。

(二)临床表现、诊断及治疗

常见的甲旁亢症状有倦怠、四肢无力等神经肌肉系统症状;食欲缺乏、恶心、呕吐、便秘、胃十二指肠溃疡等消化系统症状;烦渴、多尿、肾结石、血尿等泌尿系统症状;骨痛、背痛、关节痛、骨折等骨骼系统症状。伴随症状有皮肤瘙痒、痛风、贫血、胰腺炎和高血压,但也有少数患者无症状。

甲旁亢起病缓慢,早期往往无症状或仅有非特异的症状,诊断主要依据临床表现和实验室检查,高钙血症、低磷血症和高尿钙是诊断甲旁亢的主要依据。近年来,采用PTH的测定有助于判断高钙血症是否由甲状旁腺功能亢进所引起。

手术切除过多分泌PTH的肿瘤或增生的甲状旁腺组织是治疗甲旁亢最有效的手段。

(三)术前评估与准备

(1)肾脏功能损害是甲旁亢患者常见的严重并发症。约65%的甲旁亢患者合并肾结石(磷酸盐或草酸盐),约10%的甲旁亢患者有肾钙盐沉着症。因此,有80%~90%的甲旁亢患者有不同程度的肾功能损害。术前应注意血尿素氮、肌酐及尿比重,以评估肾功能损伤情况及相应的电解质失衡对心血管系统的影响,如高血压、室性心律失常、Q-T间期缩短等。

(2)甲状旁腺功能亢进患者多因长期厌食、恶心、呕吐和多尿等原因导致严重脱水和酸中毒,术前应尽可能予以纠正。

（3）术前应注意预防和处理高钙血症危象，通常甲旁亢患者必须先行内科治疗，给予低钙、高磷饮食，控制高钙血症，将血钙降至 3.5 mmol/L 以下的安全水平，并以钠制剂拮抗钙的作用。高钙血症易导致心律失常，在降低钙浓度的同时应给予相应治疗。

（4）由于 PTH 可动员骨钙进入血液循环，造成骨组织内钙含量下降，引起骨质疏松，同时患者亦可能存在病理性骨折，因此在搬运、安置患者体位及麻醉插管操作时，应注意操作轻柔，避免给患者造成意外伤害。

（四）麻醉选择与术中管理

甲旁亢患者手术麻醉对麻醉药物和麻醉方法的选择没有特殊要求，主要根据患者自身的病理生理改变和手术情况决定。对定位明确、无异位甲状旁腺、无气管压迫患者，身体状况较好可选用局麻或颈神经丛阻滞。对于全身情况差、严重肾功能不全、电解质紊乱或心功能障碍患者，局麻和颈丛阻滞影响更小。对探查性手术或多发性肿瘤，以及有气管压迫与恶心、呕吐的患者，宜选择全身麻醉。气管内插管全身麻醉具有保持气道通畅，充分给氧和防止二氧化碳蓄积的优点。

麻醉方法和管理基本类同于甲状腺手术，但应考虑此类患者多有肾功能不全，因此在选择麻醉药物时应注意到患者的肾功能状态，由于氟元素对肾脏有毒害作用，不宜使用异氟烷、七氟烷。甲旁亢患者多有肌无力症状，由于高钙血症可引起神经肌肉接头对去极化肌松药敏感，对非去极化肌松药存在抵抗现象，故有肌张力降低的患者，应酌情减少肌肉松弛药的使用剂量。首次肌松效应不易预测，可以小剂量用药并根据肌松效应来决定临床用量，建议使用周围神经刺激器监测神经肌肉接头功能，以指导肌松剂的应用。因为术中需仔细分离和鉴别甲状旁腺腺体或肿瘤，有时甚至需打开纵隔探查和等待病理报告，时间冗长，注意全麻维持的平稳。

术中牵扯气管，在颈动脉窦附近操作时，患者可出现血压下降及心率减慢须暂停手术，在其附近用局麻药封闭，同时适当加深麻醉，静脉注射阿托品，遇有严重低血压时，可用血管收缩药如麻黄碱。术中应加强监测，严密观察病情变化，尤其是加强心血管功能、心电图的监测，但心电图监测 Q-T 间期并不是血钙浓度改变的可靠指标。术中应注意观察患者的呼吸、心律变化，维持水、电解质平衡。

术中需做好高钙血症危象的预防和急救准备。血钙异常增高是甲旁亢特征性表现的病理生理学基础。在血浆总蛋白为 65 g/L 的患者，血清钙＞3.75 mmol/L 即有诊断意义。血钙达 3 mmol/L 时，一般患者均能很好地耐受。血钙＞3.75 mmol/L 即可发生高钙血症危象。患者出现精神症状如幻觉、狂躁甚至昏迷，四肢无力、食欲缺乏、呕吐，多饮、多尿，抑郁，心搏骤停，广泛的骨关节疼痛及压痛。X 线片可见纤维囊性骨炎、虫蚀样或穿凿样改变。若抢救不力，可发生高钙猝死。因此，血钙＞3.75 mmol/L 时，即使临床无症状或症状不明显，也应当按照高钙血症危象处理。处理措施包括：输液扩容，纠正脱水（补充生理盐水 2 000～4 000 mL/d，静脉滴注）；在恢复正常血容量后，可给予呋塞米 40～80 mg/（2～4）h，利尿并抑制钠和钙的重吸收；应用糖皮质激素；依据生化检测结果，适量补充钠、钾和镁；必要时可行血液透析或腹膜透析降钙。在严重高钙血症或一般降钙治疗无效时，可静脉给予二磷酸盐（如羟乙膦酸钠）或依地酸二钠（EDTA）或硫代硫酸钠等。

（五）术后处理

（1）术后应注意呼吸道通畅、适当给氧和严密观察病情，以防止喉返神经损伤、血肿压迫等因素导致的术后呼吸道梗阻。

（2）术后 2～3 天仍需注意纠正脱水，以维持循环功能的稳定。术后 2～3 天继续低钙饮食，并密切监测血钙变化。手术成功者，血磷迅速恢复正常，血钙和血 PTH 则多在 1 周内降至正常。

（3）甲旁亢术后亦可并发短暂或永久性的低钙血症，其发生率有报道为 13%～14%。血钙于术后 1～3 天内降至过低水平，患者可反复出现口唇麻木和手足搐搦，应每天静脉补给 10% 葡萄糖酸钙 30～50 mL。症状一般于 5～7 天改善。若低钙持续 1 个月以上，提示有永久性甲状旁腺功能低下，则必须按甲状旁腺功能减低症进行长期治疗。

（董帅帅）

第三节　乳房手术麻醉

一、乳房解剖及生理概要

成年未婚妇女乳房呈半球形，位于胸大肌浅面，在第 2～6 肋骨水平的浅筋膜浅、深层之间。乳头位于乳房的中心，周围色素沉着区称为乳晕。乳腺有 15～20 个腺叶，每个腺叶分成很多腺小叶，腺小叶由小乳管和腺泡组成，是乳腺的基本单位。小乳管汇至乳管，乳管开口于乳头。乳腺是许多内分泌腺的靶器官，其生理活动受垂体、卵巢及肾上腺等内分泌腺的影响。妊娠及哺乳期乳腺明显增生，腺管延长，腺泡分泌乳汁。乳房的淋巴网甚为丰富，淋巴液最后输出至锁骨下淋巴结、胸骨旁淋巴结、肝脏及对侧乳房。

二、乳房手术的麻醉

乳房的疾病包括多乳头、多乳房畸形、急性炎症、脓肿、囊性增生、良性和恶性肿瘤等。一般根据手术范围、大小及患者全身状况来选择相应的麻醉方法。

（一）局部浸润麻醉

局部浸润麻醉适用于手术范围小而合作的患者，如乳房纤维腺瘤切除、疑有癌变的乳房肿瘤做活组织病检等。

（二）硬膜外阻滞

硬膜外阻滞适用于手术范围大或不适宜行全身麻醉的乳癌根治手术患者。一般选择 $T_{2～3}$ 间隙穿刺向头侧置管，若能选择 0.25% 的罗哌卡因，适当控制容量，则能最大限度地减少对运动神经纤维的阻滞而减轻对呼吸的抑制。尽管如此，麻醉期间必须加强对呼吸功能的监测，由于风险相对来说比较高，现在已经很少使用。

（三）全身麻醉

对于产后哺乳的妇女所患急性乳腺炎或脓肿，需行切开引流术，可选择全凭静脉麻醉，如异丙酚 2～2.5 mg/kg，或氯胺酮 2 mg/kg，辅以少许麻醉性镇痛药，如芬太尼 2～4 μg/kg 静脉注射。麻醉期间保持呼吸道通畅，预防喉痉挛、呼吸抑制等并发症出现。对于乳腺癌根治术，特别是需扩大清扫范围者常选择全身麻醉，静脉快速诱导后插入喉罩或气管导管，控制或辅助呼吸，术中加强对失血量的监测，必要时输血。

若有条件,手术结束后应将患者送至苏醒室密切观察,直至呼吸、循环功能稳定。因乳房手术后有许多因素影响呼吸功能,如高位硬膜外阻滞对呼吸影响,全身麻醉药的残余作用,胸部敷料包扎压迫等均影响患者肺通气与换气功能。此外,必要时可给患者提供 PCA 服务,有利于患者早日康复。

(董帅帅)

第四节 急腹症手术麻醉

急腹症主要与炎症,实质脏器破裂,空腔脏器穿孔、梗阻,以及脏器扭转、出血和损伤等有关。这类患者往往起病急、病情危重、病情复杂、剧烈疼痛以及多为饱胃状态,急症手术术前不允许有充裕的时间进行全面检查和麻醉前准备,因而麻醉的危险性大,麻醉并发症发生率高。麻醉处理包括以下五个方面的内容:①对患者病情严重程度进行正确与恰当的评估,并仔细了解各系统和器官的功能状态;②术前采取相应治疗措施改善生命器官功能;③尽量选用患者能承受的麻醉方法与麻醉药;④麻醉全程进行必要监测,并随时纠正生命器官活动异常;⑤积极防治术后并发症。

一、急性肠梗阻

任何原因引起肠内容物通过障碍统称肠梗阻,是常见的外科急腹症,主要临床表现为腹胀、腹痛、恶心呕吐、肛门停止排气排便等,按肠壁有无血运障碍分为单纯性和绞窄性肠梗阻。绞窄性肠梗阻应及早手术,如果患者已处于休克状态,必须边抗休克边紧急手术,一旦延误手术时机,纵然手术能切除坏死肠段,严重的感染将使并发症及病死率增加。由于急性肠梗阻患者有呼吸受限,严重水、电解质和酸碱失衡,以及可能发生的感染性休克,术前应尽量纠正,补充血容量,并做胃肠减压,麻醉应选择气管内插管全身麻醉,一般情况好的患者也可选择连续硬膜外阻滞麻醉。术中加强生命体征和血流动力学监测,对严重休克的危重患者,应行中心静脉压和/或直接动脉压监测。麻醉期间要保持呼吸道通畅和有效通气量,预防胃反流和误吸。

(一)病理生理特点

1.单纯机械性肠梗阻

水、电解质失衡和代谢紊乱是单纯机械性肠梗阻的主要病理生理特点。正常情况下,小肠内的大量液体除少部分是经口摄入外,大部分是胃肠道消化腺的分泌液。据统计,成人每天有 5～10 L 水进入小肠,其中大部分被重吸收,仅 500 mL 或更少的液体进入结肠。因此,一旦小肠出现单纯机械性梗阻,肠腔内大量液体和气体无法向下正常运行,导致梗阻的近端肠腔内容物积聚,梗阻部位越低,内容物积存越明显。虽然高位小肠梗阻的肠腔内积聚液量少,但由于肠腔急性扩张引起的反射性呕吐严重,大量水、Na^+、K^+、Cl^-、H^+ 丢失,引起低氯、低钾、代谢性碱中毒和脱水。随着脱水程度加重,患者出现血容量减少、心率增快、中心静脉压降低、心排血量降低和血压下降,进而影响肺脏的通气功能和肾脏的排泄功能,最终引起酸中毒和氮质血症。

2.绞窄性肠梗阻

梗阻的肠壁发生血供障碍称为绞窄性肠梗阻。绞窄性肠梗阻除梗阻本身造成水、电解质丢失外,同时存在血运障碍造成毛细血管通透性增加所致的血浆和血细胞丢失,因而其水电解质丢失、代谢障碍和血流动力学变化比单纯机械性肠梗阻更明显。同时，由于肠黏膜受损，毒素吸收和细菌移位致脓毒症，当梗阻肠壁血供严重受阻时，则发生肠壁坏死、破裂和穿孔，大量细菌和毒素进入腹腔，最终造成多器官功能障碍或衰竭。

3.结肠梗阻

结肠梗阻造成水、电解质丢失一般较机械性小肠梗阻轻。若回盲瓣正常，很少出现逆流性小肠扩张，但易危及肠壁血供，引起绞窄性肠梗阻；若回盲瓣功能不全，可伴低位小肠梗阻的表现。当结肠内积气引起肠壁极度扩张时，易发生穿孔，引起弥漫性腹膜炎。

（二）麻醉前准备

1.纠正水、电解质和酸碱平衡失调

急性肠梗阻患者由于频繁呕吐及大量消化液积存在肠腔内，可引起急性脱水。其所丧失的体液与细胞外液相同，因而血清钠浓度和血浆渗透压仍在正常范围。细胞内液在脱水初期无明显变化，若体液丧失持续时间较长，细胞内液外移，可引起细胞脱水。患者表现为尿少、厌食、恶心、乏力、唇舌干燥、眼球下陷、皮肤干燥松弛等。若短时间内体液丧失达体重的 5%（大约相当于丢失细胞外液 20%），患者会出现脉搏细数、肢端湿冷、血压不稳或下降等血容量不足症状，严重者出现低血容量性休克。高位肠梗阻时丧失大量胃液，Cl^- 和 K^+ 丢失可引起低 Cl^- 性和低 K^+ 性碱中毒。

术前应针对细胞外液减少程度快速补充平衡盐液或等渗盐水，恢复细胞外液容量。如果患者已有血容量不足表现，提示细胞外液丧失量已达体重的 5%，若体重为 50 kg，可给予平衡盐液或等渗盐水 2 500 mL；如无明显血容量不足表现，可给上述量的 1/3～2/3，同时测定血细胞比容，精确计算补液量，一般血细胞比容每升高 1%，欠缺液体 500 mL。等渗盐水中含 Na^+ 和 Cl^- 各为 154 mmol/L，血清含 Na^+ 和 Cl^- 分别为 142 mmol/L 和 103 mmol/L，即等渗盐水中 Cl^- 含量比血清高 50 mmol/L，正常情况下肾脏有保留 HCO_3^- 和排 Cl^- 的功能，Cl^- 大量进入体内后不致引起血 Cl^- 明显升高，但在重度缺水或处于休克状态，肾血流量减少，排 Cl^- 功能受到影响时，如果静脉补充大量等渗盐水可引起高 Cl^- 性酸中毒。常用的平衡盐液有 1.86% 乳酸钠液加复方氯化钠液（1∶2）和 1.25% 碳酸氢钠液加 0.9% 氯化钠液（1∶2），二者电解质成分与血浆含量相仿，既可避免输入过多 Cl^-，又对酸中毒的纠正有一定帮助。但应注意患者处于休克状态，所选用的平衡盐液以醋酸钠复方氯化钠液为佳，乳酸钠复方氯化钠液可增加血中乳酸盐含量，不利于纠正代谢性酸中毒。

慢性肠梗阻患者，由于消化液持续性丧失，缺水少于失钠，故血清钠低于正常范围，细胞外液呈低渗状态，又称低渗性脱水，术前应根据细胞外液缺钠多于缺水和血容量不足的程度，采用含盐溶液或高渗盐水治疗。

2.胃肠减压

通过胃肠减压，吸出胃肠道内的气体和液体，可减轻腹胀，降低肠腔内压力，减少肠腔内的细菌和毒素，改善肠壁血液循环，利于改善局部病变。同时，有效的胃肠减压也是减少围麻醉期呕吐误吸的重要措施之一。

3.抗生素应用

单纯机械性肠梗阻患者一般不需预防性应用抗生素。绞窄性肠梗阻可引起细菌移位，发生严重多菌混合感染，导致败血症、腹膜炎、感染性休克、多器官功能障碍综合征等，所以早期正确地应用抗生素，对降低患者的并发症和病死率有重要意义。选择抗生素的原则是要"早、重、广"，即要在采集血培养标本后 1 小时开始应用抗生素(早),而且要静脉给予抗生素(重),以及要选用能抑制所有可疑菌种的广谱抗生素或多种抗生素联合应用(广)。

(三)麻醉管理

急性肠梗阻患者若不存在低血容量休克或感染性休克,且低血容量在术前已得到很大程度纠正,可采用连续硬膜外阻滞麻醉,经 $T_9 \sim T_{10}$ 或 $T_{10} \sim T_{11}$ 间隙穿刺,头端置管,可获得较为良好的肌肉松弛和最低限度的呼吸循环抑制,患者术中神志清醒,可避免呕吐误吸,尤其适用于饱胃患者。对有水、电解质和酸碱失衡,腹胀明显,呼吸急促,血压下降和心率增快的休克患者,选用气管内插管全身麻醉较为安全。麻醉诱导和维持过程中应强调预防呕吐误吸,所用药物以不进一步加重循环抑制为宜。硬膜外联合全麻,镇痛、镇静、硬膜外局麻药用量均明显减少,具有镇痛、肌松良好、苏醒快、拔管早、术后镇痛好、便于术后管理及并发症少等优点,但避免硬膜外腔和静脉同时给药,不失为老年高危患者较理想的麻醉方法。

麻醉过程中,对于休克患者,应继续抗休克治疗,以维持心脏、肺脏和肾脏等重要器官的功能,预防急性呼吸窘迫综合征、心力衰竭和肾衰竭。注意输血、输液的速度以及晶体与胶体液的比例,维持合适的血红蛋白浓度和血细胞比容,必要时在中心静脉压和肺动脉楔压指导下补液。对术前应用抗生素的患者,术中应注意抗生素与肌松药相互作用。麻醉苏醒期应避免呕吐和误吸,待患者神志完全清醒、咳嗽吞咽反射恢复、呼吸循环功能稳定,可慎重拔除气管内导管。完善的术后镇痛有利于术后早期胃肠功能恢复,消除腹胀并保护肠黏膜功能,防止细菌移位,促进吻合口愈合。

二、急性胰腺炎

急性胰腺炎,尤其重症急性胰腺炎患者起病急、病情重、易并发急性呼吸窘迫综合征和全身多脏器损害,常伴有水、电解质和酸碱失衡,继发出血性或感染性休克,给麻醉管理带来挑战。因此,选择合适的麻醉诱导和维持方案、术中合理的容量复苏和正确选用血管活性药物、采用低潮气量加呼气末正压的通气策略以及维持电解质、酸碱平衡是保证此类患者围术期安全和改善预后的关键。

(一)病理生理特点

正常的胰腺导管上皮细胞能分泌含高浓度 HCO_3^- 的碱性液体和黏多糖,前者能抑制蛋白酶活性,后者有黏液屏障作用;胰腺腺泡还分泌蛋白酶抑制因子。正常情况下,胰液内的胰蛋白酶原以无活性状态存在,流入十二指肠后,被胆汁和肠液中的肠激酶激活,变为有活性的胰蛋白酶,具有消化蛋白质的作用。在致病因素作用下,胆汁或十二指肠液逆流入胰管,胰管内压增高,腺泡破裂,胰液外溢,大量胰蛋白酶原被激活后变为胰蛋白酶,胰蛋白酶又能激活其他酶,如弹性蛋白酶和磷脂酶 A。弹性蛋白酶能溶解弹性组织,破坏血管壁和胰腺导管,使胰腺充血、出血和坏死。磷脂酶 A 被激活后,作用于细胞膜和线粒体的甘油磷脂,使其分解为溶血卵磷脂,后者可破坏胰腺细胞膜和线粒体膜的脂蛋白结构,致细胞坏死,引起胰腺及胰腺周围组织的广泛坏死。在脂酶作用下,胰腺炎症区、大网膜和肠系膜脂肪液化,产生大量游离脂肪酸,与血液中的钙结合成钙皂,胰岛 α 细胞产生的胰高血糖素能刺激甲状腺分泌降钙素、抑制骨钙释放,使血钙明显降低。由于胰岛 β 细胞受到损害,胰岛素分泌降低,而胰高血糖素分泌增加,致使血糖升高,发病初期更为明显。胰腺局限性或广泛性出血坏死,使大量的胰酶和生物毒性物质通过腹膜后间隙到达盆腔和纵隔造成组织坏死、感染、出血、腹膜炎等。另外,胰酶、生物毒性物质还可通过门静脉和胸导管进入血液循环,激活凝血、纤溶、补体等系统,可导致肝、肾、心、脑等重要器官的损害,如急性呼吸窘迫综合征等,严重者引起多器官功能障碍。

(二)麻醉前准备

1.纠正水、电解质紊乱

由禁食、胃肠减压及呕吐等所引起的水、电解质紊乱需及时予以纠正,对血容量不足者,应迅速补充液体,可输入晶体和胶体液,纠正低血容量。低血钾时,给予氯化钾静脉滴注。手足抽搐时,给予 10% 葡萄糖酸钙 10~20 mL 静脉注射。伴休克者,可根据中心静脉压和肺动脉楔压积极扩充血容量,必要时给予糖皮质激素。对伴有呼吸窘迫综合征者,及早行气管内插管或气管切开进行人工通气治疗,以减少肺内动静脉分流,同时给予利尿剂减轻肺间质水肿。

2.麻醉前用药

一般不主张麻醉前给予镇静、镇痛药物,仅给予抗胆碱药,除能保持呼吸道干燥外,还能解痉止痛、减少胰液分泌及解除胰腺微动脉痉挛而改善胰腺微循环。必须镇静时,镇静剂剂量以不影响呼吸、循环、意识为准,可在麻醉前 30 分钟肌内注射咪达唑仑 2~5 mg。疼痛剧烈时,严密观察病情,可肌内注射盐酸哌替啶 25~50 mg。不推荐应用吗啡,因其会收缩奥迪括约肌,增加胆道压力。饱胃患者,可静脉注射甲氧氯普胺 10 mg;存在休克者,在抗休克治疗的同时,可给予糖皮质激素;应用抑肽酶或乌司他丁,减少胰腺分泌。

(三)麻醉管理

对急性轻型胰腺炎(又称水肿性胰腺炎)伴结石患者,可采用连续硬膜外麻醉,经 T_8~T_9 间隙穿刺,头端置管,但需小量分次注药,上腹部手术的阻滞平面不宜超过 T_3,否则胸式呼吸被抑制,膈肌代偿性活动增强,可影响手术操作;此时,不宜使用较大量镇痛镇静药,否则可显著影响呼吸功能而发生缺氧和二氧化碳蓄积,甚至发生意外。因此,麻醉中除应严格控制阻滞平面外,应加强呼吸监测和管理。

重症急性胰腺炎(又称出血坏死性胰腺炎)患者术前大多并存多脏器功能损害和休克。选择全麻便于呼吸循环管理,麻醉诱导和维持应尽量选择对循环干扰较小的麻醉药物。采用健忘镇痛慢诱导方法可有效抑制气管插管反应,而且可避免快诱导使用大剂量静脉麻醉药而导致诱导期低血压。手术除常规监测项目外还应行有创动脉压和中心静脉压监测。对术前有明显休克患者应在麻醉诱导前行有创动脉压监测,以便实时了解麻醉诱导期循环变化;同时应行脑电双频谱指数监测,以避免麻醉过深抑制循环和术后苏醒延迟。对术前伴有休克者,术中需使用血管活性药物维持循环稳定。去甲肾上腺素的强效 α 效应可增加外周血管阻力,能纠正感染性休克的血管扩张,使心率减慢、尿量和 Cl^- 增加,用量从 0.5~1 μg/min 开始,逐渐调节以维护血压稳定。对术前合并有急性呼吸窘迫综合征者,在术中应采用低潮气量加适当呼气末正压,呼气末正压通气压力应根据患者反应逐步增加,以 0.7~2.0 kPa(5~15 mmHg)为宜;潮气量选择 4~6 mL/kg,吸呼比值为 1:2;术中定期监测血气,以便及时调整机械通气参数。术中继续液体治疗,注意胶体与晶体比例适当,由于毛细血管内皮细胞受损,通透性增加,胶体液可渗入肺间质,加重肺水肿,故早期不宜补充过多胶体,以晶体液为主,对伴有感染性休克患者可酌情给予清蛋白、血浆等。在保证血容量足够、血流动力学稳定的前提下,要求出入量呈轻度负平衡(−1 000~−500 mL),并记录每小时尿量。为了促进水肿液的消退,应防止输液过量而加重肺间质和肺泡水肿,在监测中心静脉压或肺动脉楔压下,可给予呋塞米。应注意弥散性血管内凝血发生,及早给予治疗。低氧血症和肺动脉高压可增加心脏负荷,加之感染、代谢亢进等可影响心功能。因此,除了维持血容量正常外,应酌情选用多巴胺、多巴酚丁胺、酚妥拉明、毛花苷 C、硝酸甘油等心血管活性药物治疗。术中监测血糖变化,血糖高者可适量给予胰岛素,以免发生高渗性脱水、高渗性非酮症性高血糖昏迷和酮症酸中毒。

三、上消化道大出血

消化道大出血是指呕血、大量黑便、便血,导致血压、脉搏明显变化或血红蛋白浓度降到 100 g/L 以下,或血细胞比容低于 30% 的临床病症。由于患者发病前个体情况不同,有学者提出当患者由卧位改为直立时,脉搏增快 10～20 次/分,收缩压下降 2.7 kPa(20 mmHg)可作为诊断急性大出血的标准。引起上消化道大出血的常见原因为胃十二指肠溃疡出血、门静脉高压引起的食管-胃底静脉曲张破裂出血等,经内科治疗 48 小时仍难以控制出血时,常需紧急手术治疗。

(一)患者特点

有效循环血量急剧减少是各种原因所致上消化道大出血的共同特点。如果患者面色苍白、皮肤湿冷、站立时眩晕,表明失血量已达全身总血量的 15%;站立时收缩压下降 2.7～4.0 kPa(20～30 mmHg)表明失血量已达 25% 以上;平卧时出现休克症状时,表明失血已达 50% 或更多。由门静脉高压引起的食管-胃底静脉曲张破裂出血患者还具有以下特点:①均有不同程度的肝硬化;②由于纤维蛋白原缺乏、血小板减少、凝血酶原时间延长、第 V 因子缺乏、纤溶酶活性增强等原因,易发生凝血功能障碍;③腹水造成大量蛋白丢失,加上水钠潴留,患者表现为低蛋白血症。

(二)麻醉前准备

麻醉前多有程度不同的出血性休克、严重贫血、低蛋白血症、肝功能不全及代谢性酸中毒等,术前均需抗休克综合治疗,待病情初步纠正后方能实施麻醉。急性失血患者必须迅速扩容以恢复有效循环血量,选择液体的原则是首先补充血容量,其次是提高血红蛋白浓度,最后应考虑凝血功能。总输液量不应受估计失血量的限制,扩容治疗应以能维持动脉压、正常的组织灌注及尿量为依据。失血量在 30% 以下时,用 3 倍失血量的醋酸钠林格液能有效提升血压;失血量超过 30% 时,应补充一定量胶体液,如羟乙基淀粉、明胶等。急性失血性休克患者慎用葡萄糖液,以免引起高渗性昏迷和加重缺血、缺氧性脑损伤。大量输液引起的血液稀释有利于改善微循环和保护肾功能,以往认为血细胞比容在 30% 时最有利于组织血供,近年来认为 20% 尚属安全,但对孕妇及老年人应慎重。在大量失血超过全血量 40% 时,应补充全血或浓缩红细胞,以维持血细胞比容在 20% 以上,或血红蛋白在 70 g/L 以上。大量输入液体或库血可引起血小板减少,血小板数量降至 50×10^9/L 以下时,应补充血小板。

严重循环紊乱患者应监测中心静脉压以指导输液速度和输液量,既往无明显心脏病患者,中心静脉压变化能准确反映血容量状态;有心功能受损者,可监测肺动脉楔压和心排血量,动态观察中心静脉压、肺动脉楔压及心排血量变化更有意义。常规放置尿管监测尿量,既可作为补充血容量的指标,又能早期发现肾衰竭。动脉血气分析可综合评价酸碱平衡状态、呼吸功能及组织氧合情况等,对治疗有重要指导作用。

(三)麻醉管理

上消化道大出血患者宜选用气管插管全身麻醉,为避免误吸,应采用清醒气管插管,麻醉维持以不进一步加重循环抑制为前提,麻醉诱导和维持可选用对心肌和循环抑制轻的依托咪酯、氯胺酮、咪达唑仑、芬太尼、氧化亚氮等。对门静脉高压症引起的食管-胃底静脉曲张破裂出血患者,除遵循上述原则外,还应注意以下问题:①避免使用对肝脏有损害的药物,如氟烷或高浓度安氟烷,可用氧化亚氮、七氟烷、地氟烷、氯胺酮、苯二氮䓬类药物等。②肌松药应首选顺式阿曲库铵,因该药在生理 pH 和体温下经霍夫曼消除,不依赖于肝脏或肾脏;维库溴铵主要经胆汁排泄,用于肝硬化患者时效延长;泮库溴铵仅少量经胆汁或肝脏排泄,可适量应用。③麻醉中避免缺氧和二氧化碳蓄积。④适量给予新鲜冰冻血浆、冷沉淀物或血小板,以补充凝血因子。

术中根据患者血压、中心静脉压或肺动脉楔压、尿量等变化,继续输血、输液治疗,维持血压在 12.0 kPa(90 mmHg)以上,尿量在 30 mL/h 以上和血细胞比容不低于 30%。肝硬化患者术中易发生低血糖,其原因如下:①肝糖原储备少,不易分解为葡萄糖。②肝硬化时胰岛素灭活减少,胰岛素水平相对较高;但由于手术应激,肝硬化后肝细胞的胰岛素受体失灵,不能利用胰岛素,血糖并不降低;一些挥发性麻醉药可抑制胰岛素释放和减少糖原合成,可产生高血糖。肝硬化患者虽然血糖不低,但因肝糖原储备减少,手术时间长时仍应补充适量葡萄糖 0.1~0.2 g/(kg·h);肝硬化患者常有低血钾,故输入 GIK 溶液较好。低蛋白血症患者可补充清蛋白,使血浆清蛋白高于 25 g/L,以维持血浆胶体渗透压和预防肺间质水肿。

四、胃十二指肠溃疡穿孔及胃癌穿孔

多数患者有长期溃疡病史及营养不良等情况,胃肠道穿孔可发展成严重弥漫性腹膜炎,引起剧烈腹痛、大量失液、高热及严重水、电解质和酸碱失衡,发生感染性休克,术前应予以相应处理,除补充血容量、纠酸外,对严重营养不良、低蛋白血症或贫血者,宜适量输血或血浆。围术期重点是预防心、肺等重要脏器出现并发症。

(一)病理生理改变

胃十二指肠溃疡或胃癌穿孔后,大量具有化学腐蚀性的胃十二指肠内容物进入腹腔,其成分包括食物、酸性胃液、碱性十二指肠液、胆汁、胰液、胰酶及多种细菌等,迅速引起弥漫性腹膜炎,此期主要是强酸、强碱对腹膜的强烈刺激引起剧烈腹痛和大量渗出,也称为化学性腹膜炎。腹膜大量渗出最终导致低血容量性休克。穿孔数小时后大量细菌繁殖,逐渐出现细菌性腹膜炎,病情进一步发展,感染加重,细菌毒素吸收,在原有低血容量休克的基础上出现感染性休克,最终导致多器官功能障碍。

(二)麻醉前准备

1.一般准备

(1)监测患者体温、脉搏、呼吸、血压、尿量,必要时行中心静脉插管监测中心静脉压。

(2)行胃肠减压,避免胃十二指肠内容物继续进入腹腔。

(3)根据可能的病原菌选择有针对性的、广谱的抗生素,必要时复合用药,避免感染加重。

2.液体复苏

胃十二指肠穿孔后,腹腔大量渗液,可出现不同程度的脱水,严重者出现休克。腹膜渗出液的电解质含量与细胞外液相似,平均 Na^+ 为 138 mmol/L,Cl^- 为 105 mmol/L,K^+ 为 4.9 mmol/L,故输液应以等渗盐水或平衡盐液为主,并根据血压、脉搏、尿量和中心静脉压调整输液速度和输液量以纠正电解质及酸碱平衡紊乱。

(三)麻醉管理

(1)对穿孔时间短,进入腹腔的胃十二指肠内容物量少,呼吸、循环功能稳定的患者可采用硬膜外阻滞麻醉,经 $T_7 \sim T_8$ 或 $T_8 \sim T_9$ 间隙穿刺,头端置管,阻滞范围以 $T_4 \sim L_1$ 为宜。为消除内脏牵拉反应,进腹前可适量给予哌氟合剂。若阻滞平面超过 T_3,则胸式呼吸被抑制,膈肌代偿性活动增加,可影响手术操作;此时,如再使用较大剂量辅助药物,可显著抑制呼吸而发生缺氧和二氧化碳蓄积,甚至心脏停搏。因此,麻醉中除严格控制阻滞平面外,应加强呼吸监测和管理。

(2)对于感染性休克、内环境紊乱、饱胃、腹胀或呼吸急促的患者,宜选择气管内插管全麻,便于呼吸管理和充分供氧。积极抗休克治疗,补充血容量,以晶体液为主,适当补充胶体液或血浆,以维持胶体渗透压;对低蛋白血症或贫血患者,适量补充清蛋白或浓缩红细胞。在液体治疗的同时,合理应用血管活性药物(首选去甲肾上腺素),提升动脉压,恢复心肌收缩力,促进血液循环,改善微循环状态,促进组织灌流,保护重要器官和组织功能。必要时应用小剂量糖皮质激素提高对儿茶酚胺的敏感性,缩短休克恢复时间。围麻醉期全面监测呼吸、体温、脉搏氧饱和度、尿量和心电图等各种生理指标,必要时监测有创动脉压和中心静脉压,及时纠正电解质紊乱和酸碱平衡失调以及贫血状态。

五、外伤性肝脾破裂大出血

此类患者由于循环血量急剧减少,可呈现不同程度休克。对健康成人,急性失血少于血容量15%,由于周围血管收缩,组织间隙液向血管内转移,以及肾小球滤过率减低使排尿减少等代偿作用,可不发生休克。20%以上的失血,机体为保证心、脑等重要器官血液灌流,肾、肠道、肝、脾及肌肉等处血流量明显减少,低血压和组织灌流不足等相继发生,表现为程度不同的休克。机体对低血容量耐受性差,但对贫血的耐受性却较好,如血容量减少 20% 以上,可能引起严重后果,但如红细胞减少 20% 以上,血容量不变,则可不致发生明显生理紊乱。基于这种认识,采用晶体和/或胶体溶液治疗失血性休克取得了良好效果。

对肝脾破裂大出血的患者,必须紧急行手术治疗。急性大出血患者多有饱胃,由于疼痛、恐惧、休克等引起强烈应激反应,使交感神经功能亢进,迷走功能抑制,胃排空时间显著延长,加之没法得知有关进食的信息,因此,该类患者一律按饱胃对待。为防止发生饱胃反流、误吸的危险,提倡快速顺序诱导插管。对这类休克患者,麻醉诱导可待消毒铺巾后进行,以缩短从诱导到开始手术的时间,有利于维持患者血压稳定。患者入室后需立即建立多条大静脉通道,常规放置粗的中心静脉导管,以便建立最快的静脉通路,也可通过监测中心静脉压指导输液,必要时可使用加压输液器加快输液速度。应建立有创动脉血压,及时了解患者循环状况。患者失血较多时,应及时采用自体血液回收、回输,尽量少输或不输异体血,避免异体输血并发症的发生。血红蛋白低于 70 g/L 应输血;失血量>50%时,应补充适量新鲜冷冻血浆来维持血浆胶体渗透压并补充部分丢失的凝血因子。失血性休克造成组织灌流不足,患者大多有较严重的代谢性酸中毒;血液过度稀释可出现低钾血症。动态监测动脉血气可及时了解患者内环境变化,有利于纠正酸中毒、补钾、补钙;还可以了解血红蛋白以指导输血。大出血患者由于低血容量休克,可致心肌缺血,同时伴有代谢性酸中毒,且大量输液输血和术野暴露会造成患者低温,抑制心肌收缩力,引起心律失常,甚至心脏停搏。术中保温和纠正代谢性酸中毒,降低上述风险。失血性休克未控制出血(腹膜后血肿、消化道出血等)时,早期积极复苏可引起稀释性凝血功能障碍;血压升高后,血管内已形成的凝血块脱落,造成再出血;血液过度稀释,血红蛋白降低,可减少组织氧供。为此,应进行控制性液体复苏(延迟复苏),即在活动性出血控制前应给予小容量液体复苏,在短期允许的低血压范围内维持重要脏器的灌注和氧供,避免早期积极复苏带来的不良反应。早期控制性复苏的目标:对于未合并脑损伤的失血性休克患者,最初收缩压应控制在 10.7～12.0 kPa(80～90 mmHg),以保证重要脏器的基本灌注。在控制性复苏的基础上尽快止血,待出血控制后再进行积极容量复苏。

应选择对循环抑制轻又能满足手术要求的麻醉方法和药物。以选用全身麻醉为宜。全麻诱导插管应根据具体病情决定,对于昏迷、垂危及饱胃患者,应充分吸氧后在表面麻醉下行气管内插管;对于烦躁不安、不能合作者,可选用对循环影响较小的全麻药,如氯胺酮、依托咪酯或咪达唑仑等,复合小剂量芬太尼和肌松药行气管内插管。以浅麻醉加肌松药维持麻醉为宜,N_2O 复合低浓度吸入全麻药和肌松药较为常用,但应避免发生低氧血症;对休克或低氧血症者,吸入全麻药后,最小肺泡有效浓度明显降低,低浓度吸入即可达到较满意麻醉,应用肌松药可减少全麻药用量及其对循环的影响。对于血压难以维持者,可选用氯胺酮复合小剂量芬太尼和肌松药维持麻醉,但氯胺酮的缩血管及轻度负性心肌力作用对组织灌注也有一定损害,应予以注意。术后镇痛应完善,避免应激反应;预防感染及心、肺、肾等重要脏器的继发性损害。

(董帅帅)

第五节　门静脉高压症手术麻醉

一、病情特点

门静脉位于两个毛细血管网之间,一端是胃、肠、脾、胰的毛细血管网,另一端是肝小叶内的肝窦,曾形象地被比喻为一棵大树的树干,其根分布在内脏器官,而树冠和树枝则为肝脏和肝内的门静脉分支;门静脉主干是由肠系膜上、下静脉和脾静脉汇合而成,其中 20% 的血液来自脾,门静脉的左右两干分别进入左右半肝后逐渐分支,其小分支和肝动脉小支的血流汇合于肝小叶内的肝窦(肝的毛细血管网),然后汇入肝小叶的中央静脉,再汇入小叶下静脉、肝静脉,最后汇入下腔静脉;门静脉无瓣膜,其压力通过流入的血量和流出阻力形成并维持。门静脉的血流受阻、血液淤滞时,会引起门静脉系统压力的增高。临床表现有脾大和脾功能亢进、食管-胃底静脉曲张和呕血、腹水等,具有这些症状的疾病称为门静脉高压症;门静脉正常压力为 1.3～2.4 kPa(13～24 cmH$_2$O),平均为 1.8 kPa(18 cmH$_2$O),比肝静脉压高 0.5～0.9 kPa(5～9 cmH$_2$O)。门静脉高压症是指门静脉压力超过 2.5 kPa(25 cmH$_2$O),或门静脉和肝静脉压力梯度差大于 1.2 kPa(12.5 cmH$_2$O)时所产生的综合征。

按门静脉阻力增加的部位,可将门静脉高压症分为肝前、肝内和肝后三型。肝内型又可分为窦前、窦后和窦型;肝炎后肝硬化或肝寄生虫病是肝内型常见病因;而肝前型门静脉高压症常见的病因是肝外门静脉血栓形成、先天性畸形(闭锁、狭窄等)和外在压迫(转移癌、胰腺炎等);肝后型门静脉高压症的病因见于巴德-吉亚利综合征、缩窄性心包炎、严重右心衰竭等。

正常的肝窦血管床需要一定压力来维持门静脉血流量,当不同原因引起门静脉血流受阻或流量增加,即导致门静脉压力升高(门静脉高压),可以发生下列病理变化:①脾大、脾功能亢进。门静脉血流受阻后,首先出现充血性脾大。门静脉高压症时,可见脾窦扩张,脾内纤维组织增生、单核吞噬细胞增生和吞噬红细胞现象。临床上除有脾大外,还有外周血细胞减少,最常见的是白细胞和血小板减少,称脾功能亢进。②交通支扩张。由于正常的肝内门静脉通路受阻,门静脉又无静脉瓣,门静脉系与腔静脉系之间存在的交通支大量开放,并扩张、扭曲形成静脉曲张。一般认为存在四个主要的交通支,即胃食管、痔、脐周和腹膜后。在扩张的交通支中,最有临床意义的是在食管下段、胃底形成的曲张静脉,可引起破裂,导致致命性的大出血。③腹水。门静脉压力升高,使门静脉系统毛细血管床的滤过压增加,同时肝硬化引起的低蛋白血症,血浆胶体渗透压下降及淋巴液生成增加,促使液体从肝表面、肠浆膜面漏入腹腔而形成腹水。门静脉高压症时,虽然静脉内血流量增加,但中心血流量却是降低的,继发刺激醛固酮分泌过多,导致水钠潴留而加剧腹水形成。④门静脉高压症时,由于自身门体血流短路或手术分流,造成大量门静脉血流绕过肝细胞或因肝实质细胞功能严重受损,致使有毒物质不能代谢与解毒而直接进入体循环,从而对脑产生毒性作用并出现精神神经综合征,称为肝性脑病。门静脉高压症患者自然发展成为肝性脑病的不到 10%,常因胃肠道出血、感染、过量摄入蛋白质、镇静药、利尿剂而诱发。

肝脏是合成几乎所有凝血物质的场所,同时也合成抗凝物质、纤溶酶原。而且肝脏也负责清除激活的凝血因子、纤溶酶原激活物及纤维蛋白降解产物。因此,严重的肝病患者可出现凝血障碍,维生素 K 吸收减少,凝血因子Ⅱ、Ⅶ、Ⅸ、Ⅹ 的合成减少,纤维蛋白原缺乏,异常纤维蛋白原血症,纤溶亢进,血液中出现抗凝物质;多数门静脉高压症的患者有肝硬化和明显肝功能损害,表现为血浆清蛋白减少、凝血机制障碍和出血倾向、水钠潴留和腹水。持续门静脉高压导致脾脏淤血肿大,脾功能亢进,从而引起全血细胞减少,使得贫血和出血倾向进一步加重。此外,重症门静脉高压症患者还常并发肾功能不全,导致氮质血症和少尿。长期门静脉高压必有侧支循环形成,出现食道下段和胃底静脉曲张。部分患者曲张静脉破裂出血,可导致严重休克甚至死亡。

二、麻醉前准备

非手术治疗仅对一部分患者起到暂时性止血的作用,手术治疗仍是治疗门静脉高压症的主要手段。外科手术的目的是防治食管-胃底静脉曲张破裂所致的大出血,切除巨脾、消除脾功能亢进以及治疗顽固性腹水,并不是从根本上改善肝脏本身的病变。

门静脉高压症的患者手术和麻醉的风险取决于术前肝功能受损的程度。目前肝功能的评估仍多采用 Child 肝功能分级。肝功能 Child 分级与手术的病死率有明显相关性。据统计,门静脉高压症患者行手术治疗,其 Child 分级分别为 A 级、B 级、C 级时,相应的病死率分别为 0~10%、4%~30% 和 19%~76%。但 Child 分级的各项指标仅反映肝功能受损的程度及在静息状态下的代偿能力,不能敏感地预测应激状态下肝脏所必要的储备功能。麻醉前准备应包括以下几个方面。

(一)加强营养,改善肝功能

(1)给予高热量、多种维生素和低脂肪饮食;如有肝性脑病,宜限制蛋白质摄入。高碳水化合物可提供能量,增加肝糖原贮备,维护肝脏功能。对食欲缺乏的患者可给予葡萄糖、胰岛素和钾(每天 10% 葡萄糖注射液 1 000 mL,普通胰岛素 24 U 和氯化钾 1.5 g,应用 1 周左右)。适当的高蛋白饮食和补充氨基酸可促进肝细胞再生,特别是高百分比的支链氨基酸更为需要。B 族维生素对糖、蛋白质和脂肪代谢具有重要作用,维生素 C 和维生素 E 可增加肝细胞抗氧化能力。大出血后危重患者视具体情况给予肠外和肠内营养支持。维护肝脏功能可使用各种有效的护肝药物,如肝细胞生长因子、肝细胞再生刺激因子、胰高糖素-胰岛素等。

(2)适当纠正低蛋白血症,改善全身状况。最好使血浆总蛋白达 60 g/L,并使清蛋白达 35 g/L 以上。可输注足量血浆或清蛋白。

(3)贫血的原因是多方面的,包括失血、红细胞破坏、骨髓抑制和营养缺乏,应该权衡术前输血的需求和氮负荷的必然增加,大量输血引起的蛋白分解可促使脑病的发生。必要时可在术前数天输新鲜血液,以少量多次输血为宜,争取血红蛋白含量大于 100 g/L。最好输注新鲜的全血,一方面可增加携氧能力,另一方面还可补偿不足的血浆蛋白和可能缺乏的凝血因子。此外,新鲜的全血含有的氨比库血少,可减少因血氨浓度过高而引起肝性脑病的危险。

(4)尽量纠正水、电解质失衡,肝性脑病和营养不良。对于腹水患者,要限制钠的摄入,每天不超过 2 g,在利尿的同时更需要监测和维持水和电解质的平衡。

(二)预防肝性脑病

口服液状石蜡、乳果糖缓泻,或使用乳果糖灌肠。对近期有出血患者可用硫酸镁导泻肠内积血。还可使用多巴胺、精氨酸等药物。

(三)控制腹水

择期手术,最好待腹水消退两周后再手术。如果是急诊行食道静脉曲张断流术,术前可适量放腹水,但一次放腹水量不要超过 3 000 mL。

(四)纠正出血倾向和凝血障碍

对有出血倾向者,应根据病因处理,但不强求纠正到正常。术前 1 周可给予维生素 K,应使用合适的血液制品补充凝血因子,如新鲜冷冻血浆和冷沉淀物;同时还需注意避免使用抗血小板聚集药物,如阿司匹林和吲哚美辛等。术前血小板计数低时应考虑输注血小板。

(五)预防感染

门静脉高压症患者的抗感染能力低下,腹水患者又常发生细菌性腹膜炎,所以术前应常规预防性使用抗生素。术前 2 天开始应用抗生素,可口服新霉素 1～1.5 g 或头孢呋辛酯 0.5 g,每8 小时 1 次,以减少肠道内细菌。还可使用含双歧杆菌的制剂,如回春生、丽珠肠乐等,调节肠道菌群。术前半小时静脉滴注头孢噻肟 1.5 g、甲硝唑 1 g 或头孢哌酮 1 g。

术前应常规行肾功能检查,有胃黏膜病变的可使用 H_2 受体拮抗剂(西咪替丁、雷尼替丁或法莫替丁等)或质子泵抑制剂(奥美拉唑、泮托拉唑、兰索拉唑等),术前晚及术日晨清洁灌肠。术前应用丙酸睾酮和苯丙酸诺龙等促蛋白合成剂。

门静脉高压症的患者术前用药量宜小。短效巴比妥类药如环己巴比妥几乎全在肝内代谢,因此,短效巴比妥类药在肝脏患者应禁用。长效巴比妥类药如苯巴比妥的一部分直接经尿排泄,肝硬化患者的苯巴比妥消除半衰期中度延长,消除率降低 30%。因此,肝脏患者虽然可使用苯巴比妥类药物,但要适当减量。术前可仅给阿托品或东莨菪碱即可。但如患者有发热和心动过速,阿托品就不宜常规使用,但也应做好静脉注射的准备,以便必要时应用。如果患者清醒,且置有食管气囊或牵引,则有相当的疼痛,可用最小量的镇静药或麻醉性镇痛药,分别控制焦虑或疼痛。药物应由静脉小量分次给予,使达到适当缓解的程度为止。吗啡虽然对肝血流量无明显影响,但主要在肝内解毒,临床上常看到肝功能不全患者给小量吗啡后即导致长时间昏睡,因此,禁止使用吗啡或哌替啶。

三、麻醉处理

门静脉高压症者,肝功能多有不同程度的损害,可使麻醉药的代谢迟缓,以致麻醉后苏醒延迟或呼吸抑制。因此,在选用麻醉药物及麻醉方法时,应首先明确肝脏病变的程度及肝功能的状态和药物对肝脏的影响。

(一)麻醉选择

1.硬膜外阻滞麻醉

硬膜外阻滞麻醉适合全身情况较好、肝功能受损较轻、凝血机制正常的患者。应用时需注意以下几方面。

(1)药物宜小剂量分次给药,力求最小有效阻滞平面完成手术。

(2)局部麻醉药中酯类局麻药在血浆或肝内由胆碱酯酶水解,胺类则在肝内代谢。因此,肝功能受损的患者用上述两种药物时应防止过量,用药量需减少 1/3～1/2。

(3)避免影响肝血流的任何因素,保证血流动力学的稳定,严防低血压和缺氧,二氧化碳蓄积。硬膜外麻醉或腰麻时,如果平均动脉压显著下降(正常值 2/3 以下),肝血流量亦可减少;如无血压下降,则肝血流量可有所增加。

(4)有出血倾向者不宜选用,以免发生硬膜外血肿,造成严重后果。

2.全身麻醉

多数情况下,需要选用气管内插管全身麻醉。麻醉药物的选用注意以下几点。

(1)禁用有肝损害的药物:门静脉高压症患者有着肝功能低下和分解代谢延迟的病理生理基础,因此,损害肝功能的药物如乙醚、氟烷等应避免应用。

(2)在肝内代谢的药物应减量:临床常用的镇痛、镇静药物多数在肝内代谢,应酌情减量。但瑞芬太尼消除不受肝功能的影响,是门静脉高压症患者较理想的药物。

(3)吸入麻醉药:氟烷明显降低肝血流,而氧化亚氮、七氟烷和地氟烷均可选用。

(4)肌松药:去极化肌松药有赖于血浆胆碱酯酶和假性胆碱酯酶的分解,严重肝功能减退时此两种酶合成减少,琥珀胆碱作用持续时间可延长 2～3 倍,因此,对于严重肝病患者,去极化肌松药更要减量使用。阿曲库铵和顺阿曲库铵不依赖肝脏代谢,是此类患者的首选。

(二)术中监测

除监测血压、脉搏、心率、心电图、脉搏氧饱和度和尿量外,最好能监测中心静脉压、连续直接动脉测压,同时还能连续测定动脉血气和电解质。术前大部分患者限制钠的摄入,但术中血容量和尿量的维持更为重要,没有术中精确的监测,很难正确估计血容量状态。静脉液体的使用应以胶体液为主,避免钠超负荷和渗透压增加;如果补液量充足,若尿量持续减少时需要应用利尿剂。

(三)术中处理注意事项

肝硬化门静脉高压症患者麻醉管理中的关键是避免肝脏缺血缺氧。肝对缺血缺氧的耐受能力较差,尤其是血液灌注已受到明显不足的硬化肝脏。如果肝血流进一步明显下降,对肝脏的损害更为明显。麻醉过程中任何影响肝血流量的因素都有可能引起肝缺血缺氧。应该注意以下几个方面。

1.充分供氧,防止二氧化碳蓄积

肝脏重量为体重的 2%,耗氧量占总耗氧的 25%,对缺血缺氧极为敏感。当血压降至 8.0 kPa(60 mmHg)时,肝细胞正常生物氧化过程就会停止,脉搏氧饱和度降至 40%～60%时,肝小叶中心可发生坏死。二氧化碳蓄积可使内脏血管阻力增加,使肝血流量下降,造成肝脏缺氧缺血;二氧化碳蓄积引起高碳酸血症,由于体内酸碱度的改变,影响了肝细胞正常活动所需的 pH,造成细胞内酶的活动障碍,对肝脏功能产生不良影响。在麻醉过程中保证气道通畅,充分供氧和避免二氧化碳蓄积,是保护肝功能的重要措施之一。

2.尽量维持血流动力学稳定,避免低血压

长时间低血压甚至休克是肝细胞严重损害的重要因素。术中引起低血压的因素如下:①门静脉高压症患者凝血功能差,易引起术野出血;②术中游离胃底血管或游离脾脏、分离脾门血管破裂时,常发生急剧出血或广泛渗血,使血压骤降;③硬膜外麻醉阻滞范围过广,血容量相对不足;④放腹水过快,使腹腔压力突然下降,引起内脏血管扩张,也导致低血压。

在麻醉过程中,保证通畅的静脉通路是维持血流动力学稳定的基本保障。输血应以新鲜全血为佳。对有休克的肝功能障碍患者,大量输血易发生枸橼酸中毒,应适当补充钙离子和碳酸氢钠。

3.防治术中低血糖和纠正电解质紊乱

麻醉药会使肝糖原严重损耗和得不到正常利用,加强血糖和电解质的监测,及时纠正低血糖和电解质紊乱有助于稳定血压。

4.术中避免强烈牵拉内脏

腹腔脏器强烈牵拉能引起内脏反射性毛细血管扩张致回心血量减少,心排血量降低,导致肝血流灌注不足。术中操作轻柔是保护肝脏的一项重要内容。

5.术中保持正常的体温

术中由于麻醉药或区域阻滞所引起的血管扩张,散热增加;麻醉状态下中枢抑制、肌肉松弛抑制了代偿性反应,可造成术中体温降低。低温可加重凝血功能障碍,使手术失血增多。

6.苏醒延迟时,及时采取针对性治疗处理

术后若出现苏醒延迟,应警惕肝性脑病的可能,应及时采取针对性治疗处理。

四、术后处理

门静脉高压症患者全身情况差,且均有不同程度的肝功能减退,部分患者因大出血行急诊手术,术前难以充分准备。所以要注意密切观察患者病情的改变,加强术后肝功能的维护,预防并发症的发生。

断流术手术范围广,创伤大,且患者已存在有明显的肝功能损害,尤其是急症手术患者,术后的观察要注意以下几个方面:①密切观察体温、呼吸、心率和血压的变化,多数患者术后需要进入重症监护室进行监护治疗。②麻醉清醒后,密切观察神志及反应能力的变化。③定时记录尿量,观察尿色泽变化,及时行尿液检查。④观察胃肠减压管的引流量及性状;急症患者术后即可放出三腔二囊管内的空气,连接胃管减压,若未再出血48～72小时后可拔除。⑤保持腹腔引流管通畅,记录引流液的量及性状。⑥及时测定血红蛋白、血细胞比容、血小板、血浆清蛋白。脾切除的患者,如果血小板大于80×10^9/L,应采取抗凝治疗,防止血栓形成。⑦每天查肝肾功能、电解质、血糖和酮体的变化,对怀疑肝性脑病者还应该进行血氨监测,发现异常要及时处理。

(王　鹏)

第六节　胆道手术麻醉

胆道疾病以胆石症、胆道肿瘤、先天性胆道疾病等常见。该类患者除合并有肝功能损害以外,常伴有梗阻性黄疸及重要脏器功能改变,手术麻醉风险较大。因此,熟悉黄疸所引起的病理生理学改变及各种胆道疾病的特点,慎重选择麻醉方法及用药,积极预防可能出现的术后并发症,对于保证该类患者安全、平稳度过围术期至关重要。

一、黄疸的病理生理学改变

(一)黄疸对循环系统的影响

人们很早就注意到阻塞性黄疸患者手术后经常容易伴发低血压和肾衰竭,随着对这一现象相关基础和临床研究的深入,肝脏与肾脏之间的关系也有了更进一步的认识。

1.对血管反应性的影响

在体和离体的动物实验均表明,无论是否伴随肝脏疾病,黄疸都有血管扩张的作用。研究发现,使梗阻性黄疸组犬平均动脉压降低至 8.8 kPa(66 mmHg)所需要的出血量是假手术组出血量的一半,出血导致梗阻性黄疸犬的死亡率高达 44%,而假手术组犬的死亡率则为零。需要指出的是,并不是所有的梗阻性黄疸的动物模型都表现为低血压,黄疸大鼠只是在胆管结扎后 1~2 天表现为低血压,而一周以后血压则恢复正常,梗阻性黄疸狒狒也没有表现出低血压。但是尽管基础血压正常,各种实验证明循环系统仍受到损害,梗阻性黄疸大鼠出血 10% 就会发生不可逆的低血压,而正常大鼠则能很好地耐受。这可能与血液淤积在内脏血管,不能够增加有效循环血量有关。

研究表明,高胆汁血症可降低血压和外周血管阻力,这与血管对血管活性物质的反应性下降有关。离体实验中,胆汁酸可降低各种血管的反应性,如门静脉、输精管静脉和后肢静脉等;动脉的反应性也下降。另外,阻塞性黄疸所导致的肝实质性损害也可影响血流动力学,慢性肝病患者常表现为难治性的外周血管对血管活性药物的低反应性,而且这是在该类患者血浆内和尿内的去甲肾上腺素浓度升高的情况下发生的,因此更能证明血管壁的低反应性。这种血流动力学的不稳定性被认为是体内大量的动静脉短路造成的,而一些血管舒张物质等的积聚也是其中一个原因,但目前尚无直接证据表明是其中哪种物质参与了肝脏疾病低血压的发生。近来有研究表明,NO 可能也参与了肝硬化患者的外周血管阻力的降低。

血管反应性下降的细胞机制究竟是什么呢? 有研究发现,与假手术组大鼠相比,梗阻性黄疸 3 天大鼠对升压刺激(如去甲肾上腺素、电刺激和 α_1 肾上腺素能受体激动剂)的反应性下降。同样,在离体实验中,从梗阻性黄疸大鼠体内分离出的大动脉对 α_1 受体激动剂的反应性也下降,但是对 α_2 受体激动剂的反应性则未见异常,因此,推测 α_1 受体信号转导通路的异常是血管反应性下降的一个原因,主要的影响因素可能是胆汁酸和内毒素,但究竟是受体本身功能的改变还是受体后信号转导的异常(如磷酸化水平改变)尚不明确。也有学者发现,肠系膜血管床 α_2 受体的敏感性降低。近年来,许多研究证实,阻塞性黄疸可导致体内内源性阿片肽和 NO 合成增多,由于 NO 是一种重要的扩血管物质和神经递质,而阿片肽也在外周和中枢对心血管系统起着重要的调节作用。有学者通过对胆管结扎犬的肾动脉和肠系膜动脉研究发现,动脉对去甲肾上腺素、5-羟色胺收缩作用的反应性显著减弱,对乙酰胆碱的舒张作用的反应性增强,在去除血管内皮后,这种异常反应则消失,提示血管内皮的改变是血管反应性异常的主要原因。对肠系膜动脉的研究也认为血管平滑肌的功能是正常的,血管内皮的缺陷是主要原因,并且阿片受体拮抗剂和NO合成酶抑制剂可逆转血管功能的异常,提示血管反应性的异常可能与阻塞性黄疸所导致的内源性阿片肽和NO产生过多有关。

2.对心功能的影响

在体研究阻塞性黄疸对左心室功能影响与离体研究的结果不尽相同,这可能与使用的实验动物种类不同、心功能的测定方法不同以及难以区别黄疸本身还是肝损害对心功能的作用有关。

有学者比较了基础状态下和β受体激动剂作用下梗阻性黄疸犬的离体心肌收缩性,发现最大收缩张力变化速率、最大舒张张力变化速率、收缩持续时间均显著降低,但是心功能的损害只表现在对β受体激动剂的反应性上,而对强心苷或者对刺激的变化率是正常的。但也有学者研究发现梗阻性黄疸3天的大鼠心脏的基础收缩指数下降,而对异丙肾上腺素和多巴酚丁胺的反应性未受影响。通过放射配体结合实验研究发现,梗阻性黄疸大鼠心肌细胞膜上的β肾上腺素能受体的数目和亲和力都未发生改变。这两个研究结果的差异可能与梗阻性黄疸的持续时间不同有关。尽管急性梗阻性黄疸动物模型表现为高胆汁血症和急性肝脏损害,但是慢性动物模型更近似于肝硬化和门静脉高压。因此,短时间的梗阻性黄疸可能还不足以使心脏β受体的表达下降。为了单独研究高胆汁血症本身对心脏功能的影响,排除肝实质损害对心脏功能的影响,Green等采用了鹅去氧胆酸(CDCA)模型,通过测定左心室的收缩间隔时间,发现CDCA犬左心室射出前期时间(代表心室压力上升的时间)要长于正常犬,而射出期时间(体现每搏输出量)则缩短,最大收缩张力变化率也降低,而且从CDCA犬上取下的心室肌和从胆总管结扎犬CBDL犬上取下的心室肌比较,都表现为对异丙肾上腺素的收缩反应性下降。

在临床研究方面,Lumlertqul等通过比较黄疸患者心脏和正常人心脏对多巴酚丁胺的反应性后发现,黄疸患者的左心室射血分数明显低于正常人,提示黄疸使心脏对正性肌力药物的反应性下降。Padillo等研究发现左心室做功与血浆总胆红素水平呈显著的负性相关关系,而进行胆汁内引流后,阻塞性黄疸患者的心排血量、心指数、每搏输出量以及左心室做功均显著改善,并且引流前后心房利尿肽的变化与心排血量变化之间存在负性相关关系。由于血浆中利尿肽含量的升高是反映左心功能受损的特异性指标,故提示阻塞性黄疸患者的心肌的确受到损害,并且黄疸越深,心肌受损越严重。

许多在体和离体的研究表明,胆汁酸对心脏有负性变时和变力作用,并且有剂量依赖性。Joubert将胆汁酸作用于分离的大鼠动脉,发现胆汁酸可剂量依赖性的抑制动脉收缩次数,并可拮抗异丙肾上腺素的作用。Bogin和Enriquez等学者也证实了胆盐对心脏的负性变时作用。也有研究认为,胆汁是通过刺激迷走神经而产生负性变时作用的,这种作用可以被阿托品拮抗。除了负性变时作用,胆汁对大鼠的乳头肌以及心室肌还有负性肌力作用,这种作用与抑制钙离子内流,缩短动作电位的持续时间有关。

近年来,NO和内源性阿片肽在阻塞性黄疸对心脏的负性变时和变力作用越来越受关注。有研究显示,在体情况下,BDL大鼠的心率显著低于正常大鼠,而离体情况下,BDL大鼠心房的自发心率与对照组无差异,但对肾上腺素正性变时作用的反应性显著下降,若每天给予阿片受体拮抗剂、一氧化氮合成酶抑制剂或者L-精氨酸处理后,不但在体时可纠正这种心动过缓,离体时也可改善心房对肾上腺素正性变时作用的反应性；而心室乳头肌的基础收缩性以及对 α 和 β 肾上腺素能受体激动剂的反应性也得到部分或完全改善。另外，由于 L-精氨酸可改善肝脏的损害，因此，肝功能的损害可能也是心动过缓的原因之一。

3.对血容量的影响

Martinez 等应用同位素稀释技术测定了胆管结扎后兔体内的总液体量、细胞外液体量以及血浆容量，发现与假手术组相比，结扎后 6 天总液体量下降 15%，细胞外液体量下降 24%，结扎 12 天后，细胞外液体量进一步下降（35%），而血浆容量下降了 15%。Padillo 等应用生物电阻抗技术测定了阻塞性黄疸患者体内的液体量和分布，发现与正常人相比，细胞内液体量无显著性差别，而总的液体量和细胞外液体量明显降低，并且与阻塞性黄疸的病因是良性还是恶性的无关。而动物和临床研究也都显示，体内与水、盐代谢调节相关的内分泌激素醛固酮、肾素和抗利尿激素显著升高，提示血容量下降。血容量的减少可能与以下一些因素有关。

（1）渴感减退，水的摄入减少。Oms 等应用胆管结扎的兔子研究发现，与假手术组兔子相比，梗阻性黄疸组兔子水的摄入显著减少，而水的平衡（摄入水分与排出水分的差值）也显著下降，同时还发现心房利尿肽显著升高，由于利尿肽在中枢有抑制动物饮水的功能，因此，利尿肽的升高可能是摄入减少的重要原因。

（2）利尿肽和脑利尿肽分泌增加。心房利尿肽和脑利尿肽都具有强大的利钠和利尿作用，并且在中枢内具有抑制动物饮水的功能。Valverde 和 Gallardo 分别在阻塞性黄疸动物和人体上发现，血浆中利尿肽含量显著升高；Padillo 等发现利尿肽和脑利尿肽均显著升高。近年来，有研究显示血浆内的利尿肽和脑利尿肽是诊断无症状左心室功能损害的特异性标志物，因此，阻塞性黄疸引起的心功能损害可能是利尿肽和脑利尿肽升高的主要原因。

（3）胆盐的利尿和促尿钠排泄作用。Topuzlu 等发现给犬静脉内注射胆盐可降低近曲小管钠的吸收，还有实验显示肾内注射胆汁酸可增加钠、钾的分泌和尿的流量，梗阻性黄疸大鼠也有类似现象。临床上观察到的现象似乎也支持胆盐有促尿钠排泄的作用，严重梗阻性黄疸患者的尿钠排泄显著增多，而且在限制钠摄入的情况下仍表现为尿钠排泄增多。

鉴于阻塞性黄疸可导致有效循环血量下降，学者们开始试图通过术前的液体治疗以提高循环系统的代偿能力，提高肾脏灌注，改善肾功能。Williams 等发现术前输血可降低围术期的死亡率；Dawson 通过动物和临床研究认为，甘露醇作为一种渗透性利尿剂，可产生容量扩张、利尿和促尿钠排泄，维持肾脏血流在低灌注水平，防止内皮细胞的肿胀和肾小管的阻塞。但是甘露醇是否对梗阻性黄疸的肾功能损害具有保护作用仍存在争议，Wahbah 等通过随机对照研究发现，预先给予甘露醇、呋塞米或者血管活性药物多巴胺并不能够保护肾功能，而围术期维持足够的血容量是保护肾功能的关键。Parks 等通过前瞻性研究发现，术前若给予充足的液体补充，并控制电解质的平衡可以改善阻塞性黄疸术后肾衰竭的发生率，而与是否应用小剂量的多巴胺无关。但也有临床研究认为，术前给予液体补充血容量，虽然可以改善细胞外液体容量，但不能够改善肾功能。因此，围术期阻塞性黄疸患者的液体治疗方案还有待于进一步研究，但有一点可以肯定，即严密监控围术期的血容量，保持水、电解质的平衡对于保护肾功能至关重要。

4.对自主神经平衡性的影响

为了确定黄疸对自主神经平衡性的影响，俞卫锋等选取了 24 名胆道或其周围肿瘤引起的阻塞性黄疸患者，ASA Ⅰ～Ⅱ级，另外选取 20 名年龄、体重以及性别构成相似的非黄疸患者（慢性胆囊炎或肝血管瘤），ASA Ⅰ～Ⅱ级，作为正常对照组。在其手术开始前，采用改良后的 Oxford

药理学方法测定两组患者的动脉压力反射敏感性(BRS),并通过多元线性相关分析确定可能与吸入全麻药敏感性改变密切相关的肝功能指标,如血浆总胆红素、胆汁酸、清蛋白和丙氨酸转移酶等。为了进一步明确阻塞性黄疸对BRS的影响及其影响机制,建立了阻塞性黄疸的SD大鼠模型(BDL),对清醒阻塞性黄疸大鼠和假手术组大鼠(SHAM)的BRS功能和心率变异性(HRV)进行比较。在明确了阻塞性黄疸对动脉压力感受反射敏感性影响的基础上,继续对其敏感性变化的可能机制进行了初步研究:①观察急性高胆汁血症对正常大鼠BRS的影响,确定胆汁是否直接影响BRS;②急性静脉注射非选择性的阿片受体阻滞剂纳洛酮和不能透过血-脑屏障的阿片受体阻滞剂甲基碘化纳洛酮,观察注射前后,两种阻断剂对BDL和SHAM组大鼠BRS和HRV的影响;③从胆管结扎开始,即每天皮下注射纳洛酮和甲基碘化纳洛酮,7天观察BDL和SHAM组大鼠BRS和HRV,并取血测定肝功能,取肝脏做病理切片;④通过免疫组化测定动脉压力感受反射中枢内孤束核(NTS)和延髓头端腹外侧部(RVLM)含有神经型一氧化氮合酶(nNOS)神经元的数目,比较BDL组与SHAM组间的差异,并观察侧脑室内给予NO供体硝普钠对BRS的影响。结果显示,阻塞性黄疸患者的动脉压力感受反射敏感性显著降低,包括交感压力反射功能和迷走反射功能,这一临床现象在SD大鼠的阻塞性黄疸模型上得到了进一步证实,并且BDL大鼠的自主神经系统功能也显著下降,交感与迷走的平衡失调。相关机制的研究发现,胆汁本身对BRS和HRV无明显影响,而阻塞性黄疸所导致的肝功能损害、自主神经系统功能失调、内源性阿片肽增加以及动脉压力感受反射中枢NTS和RVLM含有神经源型nNOS神经元数目减少可能与动脉压力感受反射功能的下降有关。另外,丙泊酚对阻塞性黄疸患者血流动力学的抑制作用增强,可能与其交感反射功能下降有关。

(二)黄疸对麻醉药敏感性的影响

近来有研究表明,疲劳、抑郁症和瘙痒等胆汁淤积患者常见并发症的产生与患者脑内部分中枢神经递质传导的改变密切相关。而目前对于吸入麻醉药作用机制的研究显示,吸入麻醉药主要是通过干扰中枢神经系统内突触前神经递质的合成、释放和重摄取,或影响突触后膜上离子通道或膜受体的正常功能,从而改变了正常的神经冲动传导,并产生全身麻醉作用。因此,胆汁淤积患者脑内中枢神经递质的改变很可能会影响患者对吸入麻醉药的敏感性。这一假设分别在俞卫锋等对胆道或其周围肿瘤引起的阻塞性黄疸患者的临床研究以及在阻塞性黄疸的SD大鼠模型的研究中得到证实。这些研究的主要研究结果如下。

1.临床研究

与非阻塞性黄疸患者的地氟烷MAC-awake($2.17\% \pm 0.25\%$)相比,阻塞性黄疸患者的MAC-awake($1.78\% \pm 0.19\%$)显著降低($P < 0.001$),并且阻塞性黄疸患者的MAC-awake与血浆总胆红素呈显著性负相关,而与胆汁酸、清蛋白和丙氨酸转移酶无关,即患者血浆胆红素含量越高,MAC-awake越低。这些结果表明阻塞性黄疸患者对吸入性麻醉药的全麻敏感性升高。

2.动物实验研究

与假手术组大鼠相比,各组黄疸大鼠的地氟烷MACRR都显著降低($P < 0.05$),并且多元线性回归分析显示黄疸大鼠的MACRR、MAC与血浆总胆红素呈负相关,而与血浆清蛋白呈正相关。

3.分子机制研究

(1)与对照组(假手术组)大鼠相比,阻塞性黄疸大鼠大脑皮层内谷氨酸和甘氨酸的含量显著下降($P < 0.05$),而天门冬氨酸、γ-氨基丁酸和谷氨酰胺的含量无明显差异。

（2）阻塞性黄疸大鼠皮层上 NMDA 受体的最大结合容量显著升高（$P<0.05$），亲和力无明显变化。

（3）阻塞性黄疸大鼠皮层 NMDA 受体亚基 NR1、NR2A 和 NR2B 的表达量显著升高（$P<0.05$），而各亚基的磷酸化水平无明显改变。综上所述，阻塞性黄疸可提高机体对吸入麻醉药的敏感性，增强药物的麻醉效能。

二、胆石症和胆道肿瘤的手术麻醉

胆石症是指胆道系统（包括胆囊和胆管）内发生结石的疾病，是常见病、多发病。我国胆结石发病率平均为 5.6%，女性明显多于男性，发病率随年龄增长而增高。目前我国的胆结石已由以胆管的胆色素结石为主逐渐转变为以胆囊的胆固醇结石为主。

胆囊结石早期常无明显症状，当胆囊内的小结石嵌顿于胆囊颈部时可引起临床症状，胆绞痛是其典型的首发症状，呈持续性右上腹疼痛，阵发加剧，可向右肩背放射，常伴恶心、呕吐，临床症状可在数小时后自行缓解。若嵌顿不解除则胆囊增大、积液，合并感染时可发展为急性化脓性胆囊炎或胆囊坏疽。肝外胆管结石多数为原发性胆总管结石，典型临床表现是反复发作的腹痛、寒战高热和黄疸，称为夏柯三联征。间歇性黄疸是肝外胆管结石的特点，如果梗阻性黄疸长期未得到解决，将会导致严重的肝功能损害。肝内胆管结石的症状依结石部位不同而有很大差别。位于周围肝胆管的小结石平时可无症状，若结石位于Ⅰ、Ⅱ级肝胆管或整个肝内胆管，则患者会有肝区胀痛。胆石症可根据典型病史、临床表现、体检和影像学检查确诊。胆石症的治疗方法很多，但以外科手术治疗为主。

胆道肿瘤包括胆囊和胆管的肿瘤，良性肿瘤不常见，多为腺瘤和息肉。常见的恶性肿瘤有胆囊癌、胆管癌和壶腹癌等，其中胆囊癌可占胆道恶性肿瘤的 1/2 左右。胆道恶性肿瘤的治疗原则是早期诊断，及早行根治性切除。手术方式和切除范围依肿瘤部位和癌症分期不同而有很大区别。

（一）麻醉前准备

（1）重点检查心、肺、肝、肾功能。对合并的高血压、冠心病、糖尿病、肺部感染、肝功能损害等进行全面的内科治疗。

（2）胆石症和胆道肿瘤患者经常伴有胆道梗阻及肝功能损害，梗阻性黄疸可以导致胆盐、胆固醇代谢异常，维生素 K 吸收障碍，使出、凝血发生异常，凝血酶原时间延长。术前应补充维生素 K，纠正凝血功能。由于梗阻性黄疸患者迷走神经张力增高，麻醉和手术过程中容易出现心律失常和低血压，麻醉前应酌情给予阿托品。

（3）胆石症合并感染时可发展为急性化脓性胆囊炎、胆管炎，甚至可导致感染中毒性休克、败血症等。合并感染的患者应做好充分的术前准备，包括行急诊手术的患者，在积极抗感染治疗的同时应尽量纠正休克状态。

（4）如果术前存在水、电解质、酸碱平衡紊乱应予以纠正；一些胆道肿瘤患者营养状况可能较差，术前应该适当改善营养状态。

（5）术前用药：阿托品可使胆囊、胆总管括约肌松弛，可作为麻醉前用药。吗啡、芬太尼等阿片类药物可引起胆总管括约肌和十二指肠乳头部痉挛，使胆道内压上升达 2.9 kPa（300 mmH$_2$O）或更高，且不能被阿托品解除，故患有胆石症和胆道阻塞的患者麻醉前应禁用。肝功能损害严重的患者术前用药需谨慎，此类患者镇静药和阿片受体激动药作用可能增强，有可能引起或加重肝性脑病。

胆石症患者中肥胖体型者逐年增多,对这类患者不主张术前应用镇静药和阿片受体激动药,除非在有监测和医护人员看护情况下酌情使用;病理性肥胖患者易发生胃液反流,手术日晨应给予 H_2 受体拮抗剂,提高胃液 pH。

(二)麻醉方法和麻醉药物的选择

胆石症和胆道肿瘤手术的麻醉方法、麻醉药种类的选择应结合手术方式、患者术前一般情况、肝功能损害程度及凝血功能等多种因素综合考虑。一般来说可采用全身麻醉、连续硬膜外麻醉或全身麻醉复合硬膜外麻醉。以往国内大多数医院行胆道手术都是以硬膜外阻滞为主,可经胸8~9或胸9~10间隙穿刺,向头侧置管,阻滞平面控制在胸4~12。但是由于胆石症和胆道肿瘤患者可能有阻塞性黄疸,致使迷走神经张力增加,发生心动过缓;如果硬膜外阻滞平面过高,有可能阻滞心交感神经,使心动过缓更加明显,加之胆囊、胆道部位迷走神经分布密集,且有膈神经分支参与,术中在游离胆囊床、胆囊颈和探查胆总管时,可发生胆-心反射和迷走-迷走反射。患者不仅会出现牵拉痛,而且可引起反射性冠状动脉痉挛,心肌缺血导致心律失常,血压下降,甚至心搏骤停。为防止上述情况发生可以采取一些预防措施,如局部神经封闭,静脉应用哌替啶及阿托品或依诺伐等药物,但应考虑到阿片类药物可引起胆总管括约肌和十二指肠乳头部痉挛的问题。

近年来,由于上述原因和腹腔镜下胆囊切除手术的开展,全身麻醉或全身麻醉复合硬膜外麻醉越来越多地应用于胆道手术。如果患者一般状况良好,不是病态肥胖者,未合并肝功能损害或阻塞性黄疸时,麻醉方法和麻醉药物的选择无特殊禁忌。如果患者合并阻塞性黄疸或伴有肝功能损害时,应认真选择麻醉用药,原则上禁用对肝功能有损害的药物。全麻药物中吸入麻醉药对肝血流和肝功能的影响大于静脉麻醉药,吸入麻醉药对肝血流和肝功能的影响不仅与麻醉药本身的特性有关,还与肝功能障碍的严重程度、年龄、手术应激及腹腔内手术操作等多种因素有关。大量动物实验和临床观察表明,七氟烷、地氟烷和异氟烷较氟烷和恩氟烷能更好地保护肝血流和肝功能,可用于肝功能损害患者的麻醉。现有的资料提示临床常用的静脉麻醉药,如丙泊酚、氯胺酮、依托咪酯和硫喷妥钠等对肝血流的影响很小,对术后肝功能没有明显影响,但是在肝功能损害严重的患者应注意反复多次给药和持续输注时药物作用时间延长,镇静强度增加。肝功能障碍患者阿片受体激动药的镇静和呼吸抑制作用增强,作用持续时间延长,需谨慎应用。瑞芬太尼的酯键易被血和组织中的非特异性酯酶水解,导致代谢迅速,恢复与剂量和输注时间无关,肝功能障碍不影响瑞芬太尼的清除率。神经肌肉阻滞药可选用不依赖肝脏消除的阿曲库铵和顺式阿曲库铵。

(三)术中麻醉管理要点

(1)常规监测心电图、无创血压、脉搏氧饱和度、呼气末二氧化碳、体温和尿量,有条件的情况下可监测麻醉深度。

(2)胆石症患者属于肥胖体型者,应按照肥胖患者来实施麻醉诱导和麻醉管理。如果患者一般情况差或合并感染,尤其是发展至感染中毒性休克和败血症时,应进行有创动脉血压和中心静脉压监测。麻醉诱导应选择对血流动力学影响小的药物,并遵循小量分次给药的原则,避免血压骤降。术中如果血压过低,应合理应用血管活性药物,尽量维持血压在正常范围,以保证心、脑、肾等重要脏器的灌注。

(3)胆石症和胆道肿瘤患者伴有肝功能损害和梗阻性黄疸时,可以导致胆盐、胆固醇代谢异常,维生素 K 吸收障碍,影响凝血功能;胆道手术可促使纤维蛋白溶酶活性增强,纤维蛋白溶解而发生异常出血；麻醉和手术中因凝血因子合成障碍，毛细血管脆性增加，也促使术中渗血增多，因此术中应密切观察出凝血变化，遇有异常渗血，应及时检查纤维蛋白原、血小板，并给予抗纤溶药物或纤维蛋白原处理。

（4）胆结石和胆道肿瘤造成主要胆管阻塞而使结合胆红素分泌障碍，引起阻塞性黄疸的患者围术期发病率和病死率较高，且术后易伴发急性肾衰竭。术后急性肾衰竭的发生率为 8%～10%，与高胆红素的程度有直接关系，病死率可高达 70%～80%。术中应注意肾脏保护，严密监测尿量，更可靠的方法是采用中心静脉导管或肺动脉导管或经食道超声心动图监测有效血容量和心脏功能，通过增加心排血量来维持肾脏灌注。

（5）胆结石和胆道肿瘤患者常合并阻塞性黄疸，伴有自主神经功能紊乱，胆红素、胆酸均为兴奋迷走神经物质，迷走神经张力增高；胆道炎症及胆管内压力增高也使迷走神经张力增加；加之胆囊、胆道部位迷走神经分布密集，且有膈神经分支参与，手术过程中容易发生胆-心反射和迷走-迷走反射，引起反射性冠状动脉痉挛，心肌缺血导致心律失常，血压下降，甚至心搏骤停。应提醒术者术中做胆囊颈部及三角区神经阻滞，阻滞迷走神经的反射弧以减少胆-心反射和迷走-迷走反射的发生。术中必须严密监测心率、心电图和血压，如果出现 ST-T 改变、心律失常和血压下降应立即提醒术者停止手术，并静脉注射阿托品，必要时加注麻黄素，纠正反射引起的心率减低和血压下降。

（6）肥胖患者在麻醉期间应严密监测，要特别注意加强气道管理，此类患者一旦出现呼吸和心血管系统的紧急情况，处理起来极其困难，因此任何潜在的危险都必须尽早发现并及时解决。

（7）一般情况下，胆道手术出血量不会太多，但是体液丧失比较显著，所以术中应注意补充容量。

（8）腹腔镜胆囊切除术时应该保持足够的肌松程度，由于腹腔镜手术时视野有限或内镜的放大作用而难以正确估计出血量，加之气腹和体位的原因，应该加强血流动力学和呼气末二氧化碳的监测。

（四）麻醉后注意事项

（1）术后应密切监测脉搏氧饱和度、心电图、血压、脉搏、尿量，持续鼻氧管吸氧，直至病情稳定。

（2）危重患者和感染中毒性休克未脱离危险期者，麻醉后应送术后恢复室或重症监护室进行严密监护治疗，直至脱离危险期。

（3）对老年人、肥胖患者及并存呼吸系统疾病者，术后应持续低流量吸氧，严密监测血氧保护度，防止低氧血症和肺部并发症的发生。

（4）术后应适当给予镇痛药物，合并肝功能障碍患者应该尽量避免使用对肝脏有损害的药物。硬膜外镇痛是比较理想的方法，镇痛效果确切，并可促进肠道排气，但有凝血功能异常的患者禁用。病理性肥胖患者术后镇痛尽量选用非阿片类镇痛药，如果选用阿片类镇痛药应使用最低有效剂量。

三、先天性胆道畸形的手术麻醉

先天性胆道畸形包括胆道数目和形态的异常，最常见的畸形为先天性胆道闭锁和先天性胆管囊状扩张症。

(一)常见的先天性胆道畸形

1.先天性胆道闭锁

先天性胆道闭锁是胆道先天性发育障碍所致的胆道梗阻,是新生儿期严重梗阻性黄疸的常见原因。病变可累及肝内或肝外的部分胆管,也可累及整个胆道,其中以肝外胆道闭锁最为常见。病因尚未明确,目前有 2 种学说:胚胎先天性发育畸形学说和病毒感染学说。临床常根据胆管闭锁的病变范围不同将其分为三型,即肝内型、肝外型和混合型,其中肝外型大多可经手术治疗。临床表现如下:①黄疸,进行性梗阻性黄疸是本病的突出表现;②营养及发育不良;③肝脾进行性肿大,晚期表现为胆汁性肝硬化,门静脉高压,皮肤、黏膜出血倾向,重度营养不良,肝性脑病等,如不治疗可在 1 岁内死亡。本病可根据临床表现、实验室检查和影像学检查得以确诊,本病一经确诊应及早行手术治疗,手术宜在出生后 6~8 周进行,以免发生不可逆性肝损伤。

2.先天性胆管囊状扩张症

先天性胆管囊状扩张症以往称为先天性胆总管囊肿,可发生在肝内、外胆管的任何部分。本病好发于亚洲地区,女性多见。病因尚未明了,可能与以下因素有关:①先天性因素,主要有 3 种学说,即胆管上皮异常增殖学说、胰胆管异常合流学说和神经发育异常学说;②后天性因素;③先天性因素合并后天性因素。根据胆管扩张的部位、形态和范围,先天性胆管囊状扩张症分为 5 种类型:①Ⅰ型为胆总管囊状扩张;②Ⅱ型为胆总管憩室样扩张;③Ⅲ型为胆总管末端囊肿;④Ⅳ型为肝内外胆管扩张;⑤Ⅴ型为肝内胆管单发或多发性囊性扩张,又称卡罗利病。临床症状多出现在 3 岁左右,典型的临床表现为腹痛、腹部包块和黄疸三联征,但多数患儿就诊时只有其中一个或两个症状,症状多呈间歇性发作。合并感染时症状加重,晚期可出现胆汁性肝硬化和门静脉高压。为避免反复发作胆管炎导致肝硬化,癌变或囊肿破裂引起的胆汁性腹膜炎等严重并发症,本病一经确诊应尽早行手术治疗。

(二)手术麻醉

1.病情评估

先天性胆道畸形患者的全身状况通常很差,经常并存营养和发育不良、肝功能损害、出血倾向,有的患者可能合并严重胆管感染、重症黄疸、囊肿破裂引发胆汁性腹膜炎、甚至感染中毒性休克。术前应尽量改善一般状况,重点是改善营养状态和肝功能,控制感染,纠正出血倾向等。

2.术前准备

(1)禁食:患者多数是婴幼儿,与成人相比其代谢率高、体表面积与体重之比较大,更容易脱水,所以可以遵循改良的禁食指南,即小于 6 个月的婴幼儿可在麻醉诱导前 4 小时内禁食奶类和固体类食物,麻醉诱导前 2 小时可饮用不限种类的清液,但临床上更倾向于 6~8 小时不食用奶类和固体类食物,诱导前 4 小时内不饮用清液的原则。

(2)术前用药:小于 6 个月的婴幼儿一般不需要术前用药,较大患儿可根据病情、麻醉诱导方法、患儿和家长的心理状况等来决定是否给予术前药,但合并肝功能损害和严重感染者需谨慎应用术前药。给药途径包括口服、肌内注射或经直肠内灌注等。常用药物有咪达唑仑、地西泮、阿托品、氯胺酮等,可以单独应用,也可联合用药。

3.麻醉方法

由于先天性胆道畸形患者常合并重症黄疸、感染、肝功能障碍并有出血倾向,而且患者多是婴幼儿,所以气管内插管全身麻醉是最常用的麻醉方法。麻醉诱导方法的选择取决于患者的病情、患儿的紧张程度、配合程度、交流能力以及是否饱胃等诸多因素,方法包括面罩吸入诱导、肌内注射诱导、直肠麻醉诱导和静脉诱导等。

4.麻醉药物的选择

麻醉药物选择没有特殊禁忌，但应注意以下问题：①先天性胆道畸形患儿常合并肝功能损害，应认真选择麻醉用药，原则上禁用对肝功能有损害的药物；②行先天性胆道畸形手术的患儿年龄往往较小，相当一部分患儿是不足2月的小婴儿，肾功能和肝脏代谢功能尚不成熟，要特别注意避免药物过量引起心肌抑制等危险和因血浆药物浓度过高而导致的药物毒性；③婴幼儿对阿片类药物非常敏感，容易引起呼吸抑制；④小儿呼吸频率快，心脏指数高，大部分心排血量分布至血管丰富的器官，加上吸入麻醉药血气分配系数随年龄而有改变，故小儿对吸入麻醉药的吸收快，麻醉诱导迅速，但同时也易过量。

5.麻醉期间监测

先天性胆道畸形患者经常合并肝功能损害、重症黄疸和感染等，并且有相当一部分患者是婴幼儿，麻醉期间病情多变，术中术后一定要严密监测。监测项目包括：血压和心率、心电图、脉搏氧饱和度、呼气末二氧化碳、体温和尿量。如果患者是婴幼儿，则应加强脉搏氧饱和度、体温和呼气末 CO_2 监测。由于新生儿和婴儿体表面积和体重之比较大，更容易丧失体内热量，加之体温调节能力比较差，术中应保持手术室温度、使用加温设备（如温毯）等，液体和血液制品也应加温后输入，防止术中发生低体温，但同时也应避免麻醉期间体温过高。呼气末二氧化碳可监测术中有无通气不足或通气过度，反映肺血流情况，及时发现恶性高热，并对危及生命的情况如气管导管误入食管、气管导管脱出或堵塞、呼吸环路管道脱落等提供早期报警，避免严重并发症的发生。如果患者有严重并发症或手术时间较长、出血较多时应放置中心静脉导管、进行有创动脉血压监测和血气分析，并对存在的水、电解质、酸碱失衡情况做出正确分析和及时处理。

6.麻醉管理要点

（1）静脉补液：先天性胆道畸形患者多是婴幼儿，静脉补液应考虑到其代谢率高及体表面积与体重之比较大的生理特点。术中静脉补液应包括：①术前禁食、禁饮所致的液体丢失量；②正常生理需要量；③麻醉和手术所致的液体丢失量。小儿手术麻醉期间损失的是细胞外液，故手术中应输平衡液补充血容量，减少术中及术后发生低血压，减少输血量，维持满意的肾灌注，增加尿量，预防术后肾功能不全。小儿术中是否需输注葡萄糖液至今仍然有争议。有些学者认为手术麻醉的应激反应可使血糖增高，故主张术中不输葡萄糖液而输平衡液。也有学者认为小儿术前禁食有发生低血糖可能，虽然低血糖的发生率并不高，但如仅输平衡液，不能纠正术前偏低的血糖水平及可能产生的脂肪消耗和酮症酸中毒，而输注葡萄糖液可提供热量并预防代谢性酸中毒，主张输注平衡液同时输注葡萄糖液。小儿输液安全界限较小，很易引起输液过量或输液不足，二者均可引起严重后果，术中应严密观察动、静脉压及尿量，随时调整输液量。

（2）先天性胆道畸形患者常合并梗阻性黄疸，伴有自主神经功能紊乱，胆红素、胆酸均为兴奋迷走神经物质，加之胆囊、胆道部位迷走神经分布密集，且有膈神经分支参与，手术过程中容易发生胆-心反射和迷走-迷走反射，引起反射性冠状动脉痉挛，心肌缺血导致心律失常，血压下降，甚至心搏骤停。应提醒术者术中做胆囊颈部及三角区神经阻滞，阻滞迷走神经的反射弧以减少胆-心反射和迷走-迷走反射的发生。术中必须严密监测心率、心电图和血压，如果出现 ST-T 改变、心律失常和血压下降应立即提醒术者停止手术，并静脉注射阿托品，必要时加注麻黄素，纠正反射引起的心率减低和血压下降。

（3）先天性胆道畸形患者常伴有肝功能损害和梗阻性黄疸，导致胆盐、胆固醇代谢异常，维生素 K 吸收障碍,影响凝血功能;胆道手术可促使纤维蛋白溶酶活性增强,纤维蛋白溶解而发生异常出血;麻醉和手术中因凝血因子合成障碍,毛细血管脆性增加,也促使术中渗血增多,因此术中应密切观察出凝血变化,遇有异常渗血,应及时检查纤维蛋白原、血小板,并给予抗纤溶药物或纤维蛋白原。先天性胆道畸形患者多是婴幼儿,对出血的耐受力差,术中应密切关注出血量,并应该在麻醉前估计血容量,按体重计算。新生儿血容量为 85 mL/kg,小儿为 70 mL/kg。手术失血<10%血容量可不输血而仅输平衡液;失血>14%血容量应输红细胞混悬液,同时补充平衡液;失血 10%~14%血容量应根据患儿情况决定是否输注血液制品。

7.术后管理和术后镇痛

(1)术后继续密切监测脉搏氧饱和度、血压、脉搏、体温、尿量等,直至病情稳定。

(2)由于先天性胆道畸形患者多是婴幼儿,要特别强调呼吸道管理。苏醒期由于全麻药物、麻醉性镇痛药和神经肌肉阻滞药的残余作用,可引起呼吸抑制,导致通气不足,并有上气道梗阻和误吸的风险,应严密监测,防止呼吸系统并发症的发生。

(3)适当补充血容量和电解质,维持循环稳定。

(4)先天性胆道畸形手术创伤较大,应重视术后镇痛问题。如果术前放置了硬膜外导管,术后可用硬膜外阻滞镇痛,药物可选择局麻药加阿片类药物;持续静脉输注和患者自控镇痛应该是更常用的方法,多选用阿片类药物,如果疼痛程度较轻,也可选用非甾体抗炎药。在进行术后镇痛期间应严密监测脉搏氧饱和度,防止药物过量或持续输注造成药物蓄积而引起呼吸抑制。

四、术后常见并发症的防治

胆道手术常见的麻醉并发症包括呼吸系统并发症、循环系统并发症、神经系统并发症、寒战、恶心、呕吐、肾衰竭、术后疼痛等。

(一)呼吸系统并发症

胆道疾病患者中肥胖患者和婴幼儿占相当比例,增加了术后呼吸系统并发症的发生概率,常见的并发症如下。

1.低氧血症

由于手术和麻醉的影响,手术后患者常存在不同程度的低氧血症,造成低氧血症的原因如下:①麻醉药物和肌松药的残余作用,抑制了缺氧和高二氧化碳的呼吸驱动,减少功能余气量,削弱了缺氧性肺血管收缩反射;②术后肺不张;③肺水肿;④误吸酸性胃内容物;⑤气胸;⑥各种原因引起的通气不足;⑦肺栓塞。低氧血症的诊断主要通过脉搏氧饱和度及血气分析。临床表现主要有呼吸困难、发绀、意识障碍、躁动、迟钝、心动过速、高血压和心律失常。

2.通气不足

麻醉药物残余作用等,抑制了缺氧和高二氧化碳的呼吸驱动以及肺和呼吸肌功能障碍,是导致通气不足的主要原因。肺和呼吸肌功能障碍的原因包括术前合并的呼吸系统疾病、肌松药的残余作用、镇痛不足、支气管痉挛、气胸等。

3.上呼吸道梗阻

(1)常见原因:①全麻药物和肌松药残余作用所致的咽部阻塞;②喉痉挛;③气道水肿;④声带麻痹。

(2)预防和处理措施:①严密监测脉搏氧饱和度,对于所有全身麻醉下行胆道手术的患者,尤其是肥胖患者和婴幼儿患者,术后都应该给予面罩或鼻导管吸氧。②将患者头部后仰同时抬下颌,调整体位,确保呼吸道通畅,必要时放置鼻咽或口咽通气道。③由麻醉性镇痛药物或肌松药的残余作用所致者,可以谨慎应用拮抗剂进行拮抗。④其他处理措施包括,充分湿化吸入的气体、咳嗽、深呼吸和体位引流改善肺不张;胸腔插管引流解决气胸问题;限制液体入量、应用利尿剂、血管扩张剂治疗肺水肿等。⑤对于严重呼吸衰竭者需要行气管内插管,进行机械通气。

(二)循环系统并发症

循环系统并发症与呼吸系统并发症不同,麻醉因素仅起到很小作用,而与患者本身和手术关系更为密切。

1.低血压

全身麻醉术后通常伴有低血容量所致心室前负荷降低、心肌收缩力减弱或体循环血管阻力降低。导致低血容量的原因包括失血、第三间隙液体过度丧失、尿液丧失或脓毒血症导致的血管扩张和毛细血管液体渗漏等。心肌收缩力下降的原因有麻醉药物的残余作用、术前合并心室功能不全或围术期发生心肌梗死等。体循环血管阻力严重降低可见于急性梗阻性化脓性胆管炎或其他感染所致的脓毒血症,也可见于慢性肝功能衰竭。

麻醉医师应该综合分析可能导致低血压的原因,并针对不同原因予以相应预防和处理,具体措施包括补充血容量(静脉输注全血或成分血、晶体液或胶体液)提高心室前负荷、适当应用加强心肌收缩力的药物等,重度感染患者有时在补充血容量并应用强心药物后,仍存在高心排血量、低血管阻力性低血压,应该给予 α-肾上腺素受体激动剂,如去甲肾上腺素或去氧肾上腺素。

2.高血压

高血压常发生在术前合并高血压病的患者,尤其是术前停用抗高血压药物者更易发生,其他常见原因有疼痛、尿潴留、液体超负荷、高碳酸血症以及围术期应用血管收缩药物等。

预防和处理措施如下:①围术期严密监测血压;②术前控制高血压,并将抗高血压药物持续应用到手术当天,但应注意有的抗高血压药物可能会造成麻醉诱导及术中发生严重低血压,例如血管紧张素转换酶抑制剂,手术当天应该停用;③加强围术期的液体管理,既要充分补充血容量,又要避免发生容量过多;④合理选择镇痛方法和镇痛药物;⑤围术期加强呼吸管理,避免出现低氧血症和/或高碳酸血症;⑥应用抗高血压药物,常用药物包括 β 受体阻滞剂、钙通道阻滞剂、硝酸甘油等。

3.心律失常

常见原因包括水、电解质紊乱(特别是低血钾),酸碱平衡失调,低氧血症和/或高碳酸血症以及术前合并心脏病等。最常见的心律失常是窦性心动过速、窦性心动过缓、室性早搏、室性心动过速和室上性心动过速等。胆道疾病的患者由于经常合并梗阻性黄疸和水电解质紊乱,增加了围术期心律失常的发生率。

防治措施如下:完善术前准备,纠正术前存在的水、电解质紊乱和酸碱平衡失调;围术期加强呼吸管理,避免出现低氧血症和/或高碳酸血症,尤其是婴幼儿患者;严格围术期的液体管理,特别需要注意的是术前合并心脏病的患者和婴幼儿患者,避免出现血容量不足和容量超负荷;合理应用抗心律失常药物。

(三)神经系统并发症

常见的神经系统并发症有意识恢复延迟、嗜睡、定向障碍和躁动等。与术后神经系统并发症相关的常见因素包括:①患者自身因素(年龄、术前是否合并脑功能障碍、教育程度等)。②药物因素,术前长时间应用精神治疗药物、镇静剂和乙醇等;术前用药,主要是东莨菪碱;术中麻醉药和肌松药的残余作用等。③不良刺激,如疼痛,尿潴留,留置的导尿管、胃管和气管内导管等刺激、不适体位等。④术中持续低血压或低氧血症。⑤代谢功能紊乱,严重低血糖或高血糖、严重水、电解质紊乱等。⑥其他原因,包括体温过低、脑血管意外、各种原因所致脑水肿、肾上腺皮质功能不全以及肝昏迷等。

预防和处理措施如下:①完善术前准备,纠正术前存在的糖代谢紊乱,水、电解质紊乱和酸碱失衡,术前合并肝功能损害的应该尽量改善肝功能;②加强围术期的监测和管理,合理应用术前药和麻醉药;③对于出现神经系统并发症的患者应该加强护理,积极寻找病因并做相应处理,改善低氧血症和高碳酸血症,适当应用麻醉性镇痛药和肌松药的拮抗剂、补充糖皮质激素,必要时请相关科室处理专科问题等。

(四)寒战

麻醉后寒战的发生机制不清,可能与下列因素有关:①外界温度降低;②男性;③术前未用抗胆碱药、镇静剂、镇痛药物等;④手术时间长;⑤术中大量输液、输血;⑥应用挥发性麻醉药;⑦术中保留自主呼吸者。

防治措施如下:①围术期进行体温监测,尤其是行先天性胆道畸形手术的婴幼儿患者;②注意保暖,避免输注温度过低的液体和血液及血液制品;③吸氧,防止出现低氧血症;④静脉注射哌替啶、芬太尼或曲马多等。

(五)恶心呕吐

胆道疾病患者中,肥胖患者和婴幼儿占相当比例,加之腹腔内手术操作对胃肠道和胆道的刺激、腹腔镜胆囊切除术时二氧化碳气腹等因素增加了术后恶心呕吐的发生率。

防治措施如下:①适当禁食;②麻醉诱导面罩加压给氧时采用正确手法、给氧压力不宜过大,尽量避免气体进入胃内使胃过度膨胀;③低氧血症和低血压可引起恶心呕吐,围术期加强呼吸循环的监测和管理,维持呼吸循环稳定;④麻醉恢复期出现呕吐时应该立即采取头低位,并将头偏向一侧,使声门高于食管入口,且呕吐物易于从口角流出;⑤应用止吐药物,常用的有抗 5-羟色胺药、抗组胺药、抗胆碱药等。

(六)术后疼痛

胆道手术属于上腹部手术,术后疼痛程度较重,应该重视术后镇痛问题。麻醉医师可根据手术方式、麻醉方式和患者的具体情况选择不同的镇痛方法和镇痛药物。需要注意的问题如下:①合并肝功能损害的患者应避免使用对肝脏有损害的药物;②胆石症患者中,肥胖患者较多,对于病理性肥胖患者术后镇痛尽量选用非阿片类镇痛药,如果选用阿片类镇痛药应该使用最低有效剂量,并加强脉搏氧饱和度监测;③先天性胆道畸形的婴幼儿患者使用阿片类镇痛药时应加强脉搏氧饱和度监测,避免发生呼吸抑制。

(七)肾衰竭

术前合并梗阻性黄疸的患者围术期发病率和病死率较高,且术后易伴发急性肾衰竭。术后急性肾衰竭的发生率为 8%～10%,与高胆红素的程度有直接关系,病死率可高达 70%～80%。术中应注意肾脏保护,避免使用损害的药物,严密监测尿量,更可靠的方法是采用中心静脉导管或肺动脉导管或经食道超声心动图监测有效血容量和心脏功能,通过增加心排血量来维持肾脏灌注。

(程 珺)

第七节 胰腺手术麻醉

一、胰腺病理生理特点

(一)胰腺的解剖与功能

胰腺是人体内最大的腺体,具有外分泌和内分泌两种功能。位于上腹部和左季肋部腹膜后间隙中,全长 $15\sim25$ cm,重 $70\sim100$ g。其位置相当于第一到第二腰椎水平,由右往左分为头、颈、体、尾四部分。形态多为蝌蚪形,弓形次之,其余形状较少。除胰头较扁平外,其余各部大体有三个面,即前面、下面和后面,断面大体为三棱形。由于胰腺位置相对固定,且与脊柱紧邻,容易损伤。大部分血供来自腹腔动脉干的分支,部分来自肠系膜上动脉系统,通过脾静脉、肠系膜上静脉最后汇入门静脉系统。胰腺外来神经支配(胰腺器官外的神经)由迷走神经和内脏神经束组成。目前对通过胰腺的外来神经的走行知之甚少。胰腺内部神经分布(支配腺体的神经纤维)由神经节后的肾上腺素能的神经、神经节前和节后的胆碱能的神经纤维和与其相关的神经节结构即神经元及其感觉神经纤维(传入端)组成。肾上腺素能的神经按通常的形式分布,神经节后的神经纤维(主要源于腹腔及肠系膜神经节)与动脉血供一起进入腺体。这些分泌去甲肾上腺素的纤维主要支配胰腺血管,部分分布至胰岛。胰腺内的胆碱能神经纤维分布也有其特点,具有节前和节后的神经纤维,分泌乙酰胆碱的节后的神经纤维同时支配外分泌和内分泌细胞。肾上腺素能和胆碱能神经纤维都未见有特殊的神经末梢,只能假设它们在末梢或神经走形的沿途释放神经介质。胰腺内还有类似颈动脉窦的感受器。当胰腺内血压降低时,能反射性地通过交感神经引起血管收缩和心跳加快。在胰腺中也有肽能纤维,包含血管活性肠肽、胆囊收缩素、胃泌素类肽、P 物质、内脑磷脂等物质,它们的来源和功能尚待确认。此外,胰腺内还有传导痛觉的纤维,从胰头传入的冲动多引起中上腹部疼痛,而从胰尾传入的冲动则多引起左上腹疼痛。又由于胰腺位于腹膜后,炎症或肿瘤可向后侵及躯体神经而引起严重的背痛。

胰腺外分泌由腺泡和导管细胞每天分泌 $700\sim1\,500$ mL 胰液,其主要成分是碳酸氢盐和多种消化酶。内分泌由 A、B、D、D1、A1 等细胞分别产生胰高血糖素、胰岛素、生长抑素、舒血管肠肽及胃泌素等。

(二)常见的胰腺疾病及病理生理改变

1.急性胰腺炎

急性胰腺炎分急性水肿型和出血坏死型 2 种。其病因如下:①梗阻因素,以胆总管下段结石最为多见;②酒精中毒;③饮食因素;④外伤与手术;⑤血管因素;⑥感染;⑦内分泌和代谢因素;⑧神经因素;⑨药物;⑩其他,如免疫反应、遗传性、特发性等。在正常情况下,奥迪括约肌关闭后,胰管和十二指肠之间为正压力梯度,防止十二指肠内含有已被激活的各种胰酶、胆汁酸、溶血卵磷脂、细菌等反流至胰管。许多炎症细胞参与急性胰腺炎的发生、发展,前炎症细胞因子和趋化因子对局部组织和远处脏器的损伤起着重要的作用。在致病因素作用下,胰管内压增加,分泌增多,胰小管及胰腺腺泡破裂。胰液与胰腺实质和周围组织接触,胰蛋白酶原被激活为胰蛋白酶,使胰腺水肿、出血、坏死。在其自身被激活后,可激活一系列胰酶,如弹力蛋白酶、磷脂酶 A、糜蛋白酶、酯酶、胰舒血管素、释放胰肽,使毛细血管扩张,细胞膜通透性增加,影响有效循环血量产生休克。急性重症胰腺炎早期容易并发多脏器功能衰竭,以急性肺损伤为最常见和最严重,是致死的主要原因。其发病机制复杂,中性粒细胞激活、胰酶、氧化损伤、内皮素及炎症介质、P物质等因素参与其发病。

2.慢性胰腺炎

慢性胰腺炎是由多种原因所致的胰腺弥漫性或局限性炎症。由于炎症持续不断地发展,导致腺体发生了一系列复杂、不可逆的损害,并在临床上表现出进行性的内、外分泌功能减退及多种临床症状。病因有酒精性、特发性、胆石性等。国内的慢性胰腺炎以胆石性最为常见,另外,急性胰腺炎引起的继发性胰腺结构破坏亦可导致慢性胰腺炎。常见的症状有腹痛、发热、黄疸、恶心、呕吐、消瘦、腹泻、腹部肿块等。

3.胰腺内分泌肿瘤

胰腺内分泌肿瘤是一种很少见的疾病,由于胰岛细胞的种类不同而分为不同类型的肿瘤。可分为功能性胰岛细胞瘤与无功能性胰岛细胞瘤,已知的内分泌肿瘤有胰岛素瘤、胃泌素瘤、血管活性肠肽瘤、胰高血糖素瘤、无功能胰岛细胞瘤等。每种细胞均可产生特殊的肿瘤。由于胰岛细胞来自胚胎期的胚层神经外皮,能吸收胺的前体和去羟基化,称APUD细胞。起源于APUD细胞的肿瘤称APUD肿瘤。由于其类型不同而分泌各种不同种类的激素,从而引起各种不同而颇具特色的临床症状。

4.胰腺癌

胰腺癌发病率占全身癌肿的1%～4%,胰头癌发病率占胰腺癌的70%,我国近年的发病率有上升趋势,其病因不清,临床上表现为上腹胀痛或绞痛、食欲缺乏、恶心呕吐等消化道症状。癌肿可引起胆管堵塞,86%患者可出现黄疸,是胰头癌重要体征,同时还可有体重减轻、乏力、发热、胆囊及肝脏肿大等,进展期或晚期癌常有胰腺后方胰外神经丛的神经浸润,引起顽固的腰背痛。

(三)胰腺外科疾病对全身的共同影响

胰腺外科疾病对全身的共同影响主要包括以下几方面:①黄疸和凝血功能障碍;②进行性全身消耗,重度营养不良及其有关改变;③胰内分泌改变,尤其是血糖的改变,可出现高血糖或低血糖。

1.黄疸

黄疸是一个突出的表现,为无痛性、进行性加重的阻塞性黄疸。病变引起胆胰管梗阻,使胰外分泌液不能进入十二指肠,影响食物的消化吸收,以及脂溶性维生素的吸收,尤其可引起维生素K和与它有关的凝血酶原,凝血因子Ⅶ、Ⅸ、Ⅹ的缺乏。长期胆管梗阻造成肝功能的损害或胆汁性肝硬化,手术中易致广泛性出血。这就对手术前的准备提出了更高的要求,并预示着手术和术后可能有较多的困难和危险。减黄手术应在考虑之列。

急性肾功能不全是长期严重阻塞性黄疸患者的又一重要问题。黄疸增加了肾脏对低血压,缺氧的敏感性,加上胆栓在肾实质的存在及其产生的损害,更增加了肾功能不全的危险性。这类患者由于营养不良、消耗、慢性失盐失水,有效血容量不足,对手术中失血,失水更为敏感。这不仅应引起手术中的注意,而且手术前的补充与纠正也十分重要。保护肾脏,观察尿量,准确评估是十分重要的。

2.营养不良

反映机体代谢活动的匮乏与低下,低蛋白、慢性贫血是重要方面。主要是由于持续性疼痛,精神及精力的消耗,摄入量不足,消化吸收障碍,慢性失血等,造成长时间的负氮平衡,从而耐力、抵抗力、免疫力下降,易发生术后并发症如感染、伤口愈合不良、应激反应减弱等。而且,以上因素易引起血管床收缩、内生水增加,而血容量及电解质减少、低钠、低钾、间质水肿等一些病理状态。

3.内分泌改变

胰腺肿瘤或慢性胰腺炎患者常有胰实质损害,而存在胰腺内、外分泌功能改变,高血糖和糖尿病常见,增加了麻醉和手术过程及术后的危险性。应在术前常规检查并给予有效合理的处理。

二、术前评估

(一)术前评估的意义

胰腺切除术不仅是一个外科问题,而且涉及原发病对患者所带来的由局部到全身性的病理生理变化,也就是说,原发病的影响是全身性的。手术后的影响也不单纯是局部的,同时也是全身性的。它既有一般外科的问题,又涉及营养和能源的消化吸收等一些胰外分泌的问题和一些摄取、转化利用等胰腺内分泌的问题。患者除有需行手术治疗的胰腺疾病外,往往还有其他并存疾病或某些特殊情况,这必然引起机体相应的病理生理改变。患者的精神状态、各种麻醉药及麻醉方法都可影响患者生理状态的稳定。麻醉和手术的安危或风险程度,除与疾病的严重程度、手术的创伤大小、手术时间长短、失血多少等因素有关外,在很大程度上主要决定于术前准备是否充分、麻醉方面的考虑和处理是否适合患者的病理生理状况。术前应根据患者病史、体格检查和化验结果,对患者的病情和体格情况进行准确的评估。根据具体病情特点制订合适的麻醉方案。

胰腺疾病常伴有营养不良、糖尿病、低血糖、营养吸收障碍、酮症酸中毒、梗阻性黄疸等伴随症状。胰腺外科手术是普通外科领域中较为复杂、难度较大的手术,手术时间长、切除范围广、消化道重建措施复杂等。手术对患者正常的生理状态影响较大,手术后并发症较多且往往是致命性的,如腹腔内或全身性严重感染、腹腔内出血、应激性溃疡、胰瘘、胆瘘、消化道瘘等,因此,为确保胰腺疾病外科手术的成功和达到预期的治疗目的,必须做好术前访视,对病情做出准确的评估和正确的处理。

(二)全身情况和各器官系统的评估

1.全身情况

应了解患者的发育、营养、体重等各个方面情况。肥胖对生理有明显的影响,麻醉后易并发肺部感染和肺不张等,还可加重心脏负担,需认真对待。营养不良者对麻醉手术的耐受力低。贫血、脱水者等术前均应适当纠正,维持血细胞比容在30%～35%。

2.呼吸系统功能

肺功能的评估是一项重要的内容,特别是在患者原有呼吸系统疾病时,这种评估显得更为重要。对患者肺功能的评估可为术前准备及术中、术后的呼吸管理提供可靠的依据。一些简易的方法如屏气试验、吹气试验、吹火柴试验、观察患者呼吸困难程度等可用于床旁测试肺功能。急性呼吸系统感染患者应延迟择期手术,急症手术应加强抗感染措施,同时避免吸入麻醉。急性胰腺炎患者可伴有胸腔积液、肺不张和急性呼吸窘迫综合征,可进一步导致呼吸功能衰竭。这些患者术后可能需要机械通气支持呼吸功能。静态肺功能检查主要是通过肺量仪及血气检查来测定患者的通气及换气功能。国内多采用最大通气量占预计值的百分比、残总比和第一秒时间肺活量这三个指标对呼吸功能进行分级评估。新的观点认为,以上检查仅考虑到肺的通气及换气功能对氧供的影响而忽略了心脏在氧供中的作用。为了能客观、准确评估患者的心肺功能,从而提出了心肺联合运动试验简称运动试验。其参照指标重点在于峰值耗氧量、最大氧耗量以及无氧阀的判定上,运动方式以登车为主,无氧阀对心肺功能的评估价值已得到公认,无氧阀的无创测定方法备受关注,通气无氧阀的测定已广泛应用于临床,新近发展起来的还有近红外线技术为无创测定无氧阀又提供了一条新的途径。术前酌情行胸部 X 线检查,动脉血气分析,静态肺功能检查,心肺联合运动试验等。

3.循环系统功能

测定心功能的方法很多,有根据心脏对运动量的耐受程度而进行的心功能分级,也有根据心指数、左心室射血分数、左心室舒张末期压等客观指标进行的心功能分级,纽约心脏学会(NYHA)心功能分级是被认同的决定大手术预后的独立因素,NYHA Ⅲ、Ⅳ级患者的术后并发症发生率显著高于 NYHA Ⅰ、Ⅱ级患者,它可作为术前筛查评估。术前需行心电图,电解质检查,心功能测定,以及病史和体格检查所提示的其他检查。

4.消化系统功能

胰腺癌患者常伴有梗阻性黄疸,高胆红素血症可以导致凝血障碍、肝肾衰竭以及免疫功能损害,对这种患者进行手术治疗,其手术死亡率及并发症的发生率均较高。由于梗阻性黄疸在病理生理方面的特殊性及其对原发疾病临床过程的特殊影响,胰腺疾病伴发梗阻性黄疸的围术期处理既有与其他腹部手术相同的方面,也有其特殊性,应当引起重视。早期研究显示重度黄疸患者采用手术治疗的死亡率可高达 15%～25%,并发症发生率为 40%～60%。另外一些研究表明,胆红素水平超过 342 $\mu mol/L$(20 mg/dL)的患者进行胰十二指肠切除术,手术死亡率是胆红素水平低于 342 $\mu mol/L$ 患者的一倍。造成这种情况的原因很多,但梗阻性黄疸时的高胆红素血症以及其常伴有的内毒素血症是主要的高危因素。胰腺疾病患者电解质紊乱很常见,可有继发性代谢性酸中毒(高钾,继发急性胰腺炎)或碱中毒和肠性失液(低钾和低镁,继发于腹泻和负压吸引),急性胰腺炎时通常钙水平下降(网膜脂肪皂化)和钠上升(脱水)。胃泌素瘤通常有腹泻、严重的消化器官溃疡和胃食管反流。有些胰腺内分泌肿瘤可引起严重的水样泻(达到 20 L/d),术前要积极纠正电解质紊乱。术前应行电解质,血糖,肝功能等检查,以及由病史和体格检查所提示的其他检查。

5.肾功能

由于继发性脱水,要事先评估患者肾功能,同时相应地调整麻醉方案。一般来说,椎管内麻醉对肾功能的影响较全麻的小。术前应检查肾功能,肾脏 B 超,尿常规等。

6.内分泌系统功能

由于缺少胰岛细胞,许多急性胰腺炎患者罹患糖尿病,所以应了解患者所用控制血糖的药物和剂量,麻醉前应使血糖控制在稍高于正常水平,以免麻醉时出现低血糖。如患者使用口服降糖药治疗,在术前宜改用胰岛素。同时注意有无严重的并发症如酮症酸中毒、严重的感染等。胰腺内分泌肿瘤通常表现出多样的 Ⅰ 型内分泌综合征,具有垂体、甲状腺和/或胰腺腺瘤的特征。内分泌肿瘤能分泌甲状旁腺素、生长激素和促肾上腺皮质激素,可引起 Ca^{2+} 水平上升、肢端肥大症和库欣综合征。胰岛素瘤是最常见的胰腺内分泌肿瘤,可引起严重低血糖,应了解低血糖的发作和控制情况,外科治疗胰岛素瘤也可导致胰岛素的大量释放,建议每 10～15 分钟监测血糖 1 次。这类患者多肥胖,应对其心血管功能和肺功能进行评估。术前应进行电解质、血糖以及内分泌功能等方面的检查。

7.血液系统功能

血细胞比容可假性增高或降低,多继发于血液浓缩或出血。可能出现凝血性疾病、弥散性血管内凝血。术前应检查全血细胞计数、血小板、凝血酶原时间、部分凝血活酶时间、纤维蛋白原等。

(三)急性胰腺炎严重程度和预后的评价

急性胰腺炎病情变化快,严重的患者预后不良,但凭临床经验有时很难对病情的严重程度做出正确估计,因此,必须有一个全面的病情评估方法对胰腺炎的严重程度做出及时、准确的评价,用以选择治疗方法和判断患者预后。

1.全身评分系统

(1)Ranson 标准:①标准。入院时,年龄>55 岁;血糖>11.2 mmol/L;白细胞>16.0×10⁹/L;谷丙转氨酶>250 U/L;乳酸脱氢酶>350 U/L。入院后 48 小时内,血球压积下降>10%;血钙<2.2 mmol/L;碱缺失>4 mmol/L;血尿素氮上升>1.79 mmol/L;估计失液量>6 L;PaO_2<8.0 kPa。②判定。3 个以上指标阳性为轻症;≥3 个为病重;≥5 个预后较差。

(2)APACHE-Ⅱ评分:用于计分的指标有肛温、平均动脉压、心率、呼吸次数、氧分压、动脉血 pH、血钠、血钾、血肌酐、血球比积、白细胞计数等 11 项。APACHE-Ⅱ评分超过 8 分者,预后不良。

(3)另外还有 Glascow 评分标准和 Bank 分级标准。

2.局部评分系统

(1)Mc Mahon 于 1980 年提出根据腹水的量和颜色评价急性胰腺炎的严重度。

(2)Beger 于 1985 年采用称重手术坏死组织的方法估计胰腺坏死的程度。

(3)Balthazar 和 Ranson CT 分级系统:本分级系统由胰腺的 CT 表现和 CT 中胰腺坏死范围大小两部分组成。①胰腺的 CT 表现:正常,为 A 级,计 0 分;局灶或弥漫性胰腺肿大,为 B 级,计 1 分;胰腺异常并有胰周轻度炎性改变,为 C 级,计 2 分;单一部位的液体积聚(常为肾前间隙),为 D 级,计 3 分;胰周液体积聚及胰周炎性病灶内积气≥2 处,为 E 级,计 4 分。②炎性坏死范围计分:坏死范围无,计 0 分;坏死范围<33%,计 2 分;坏死范围>33%,<50%,计 4 分;坏死范围>50%,计 6 分。③总分=CT 表现(0~4 分)+坏死范围计分(0~6 分),分值越高,预后越差。

3.其他评分方案

如根据急性期反应蛋白或白细胞介素-6、肿瘤坏死因子、白细胞介素-1 或多形核粒细胞弹力蛋白酶等指标来进行评分。

三、麻醉方法

胰腺手术的麻醉也像其他手术的麻醉一样,要求保证患者安全,舒适,且能满足腹内操作要求,如肌肉松弛,无痛及消除内脏牵拉的神经反射。由于胰腺本身具有外分泌及内分泌功能,胰腺疾病及手术可影响内环境平衡,造成血糖,电解质及血流动力学改变,而胰腺手术又可能涉及胃肠及胆管系统,操作复杂,有的病情危重,术后又易并发严重呼吸系统并发症,应激性溃疡出血及感染等,因而胰腺手术麻醉的术中处理相当重要。

(一)麻醉前准备

胰腺具有外分泌和内分泌两种功能,胰腺发生病变必定导致相应的生理功能改变及内环境紊乱。因此,需要接受良好的麻醉前准备,尽可能使并存的病理生理变化得到纠正后再行麻醉和手术,以增加安全性。胰腺疾病的病因及病理生理较为复杂,术前必须明确诊断并拟定麻醉方案。如慢性胰腺炎患者由于胰腺功能低下,近40%的患者出现糖尿病,又因外分泌功能不全,机体缺乏必需的胰酶而导致严重的营养不良,术前均需给予营养支持及控制血糖。胰头癌及壶腹癌压迫胆管可出现黄疸,迷走张力增高导致心动过缓并增强内脏牵拉反射,必要时可先行经皮、经肝胆道置管引流,这不仅有助于诊断,而且胆道引流有利于感染控制及减轻黄疸,改善肝功能。

急性出血性胰腺炎往往起病急、病情危重,术前常来不及进行全面检查和充分的术前准备,因而麻醉的危险性大,麻醉并发症发生率高。由于患者多伴有低血容量休克,常丧失有效血容量30%～40%,休克指数大于1,所以应根据中心静脉压和心功能情况,积极进行输液、扩容治疗,改善微循环,纠正酸中毒、电解质紊乱包括低钙血症。待休克好转后尽快实施麻醉和手术,必要时应用正性变力药如多巴胺等。为了抑制胰腺分泌,降低胰酶对胰腺的自溶作用,应禁食并留置胃肠减压管,同时应用 H_2 受体拮抗剂,抑制胰蛋白酶等。争取及早手术,彻底清除坏死的胰腺组织。

胰腺的内分泌疾病也可外科治疗,最常见的为胰岛素瘤。要了解低血糖发生的频率及程度,是否得到有效控制。手术当天应静脉注射50%葡萄糖25 mL以防止低血糖发作,极少数患者还可能并发其他内分泌肿瘤,如甲状旁腺瘤、肾上腺皮质腺瘤、垂体瘤等,称多发性内分泌肿瘤1型,出现高血钙性利尿等症状,也应在术前加以控制。

麻醉前给药:镇静药常用地西泮 0.2～0.4 mg/kg 口服或肌内注射,咪达唑仑 0.1～0.15 mg/kg,休克患者禁用。对黄疸患者及疑奥迪括约肌痉挛者,可使用大剂量抗胆碱药,如阿托品 0.6～0.8 mg 或东莨菪碱 0.4～0.5 mg 肌内注射,有助于解痉及抑制自主神经反射。如患者有腹痛时,还应肌内注射哌替啶 1～1.5 mg/kg。小肠梗阻患者要按饱胃处理,雷尼替丁 50 mg 静脉推注和 0.3 M 枸橼酸钠 30 mL 术前 10 分钟口服。

(二)麻醉方法的选择

连续硬膜外麻醉、气管内吸入麻醉或静脉复合麻醉常用于胰腺疾病的各种手术。所有麻醉方式均要求提供良好的腹肌松弛,腹肌松弛不好,不仅腹内手术操作困难,容易误伤临近组织器官,而且也使手术时间延长,术后并发症增多。

1.局部麻醉

曾顾虑危重患者不能耐受全身麻醉而选用局部浸润麻醉及肋间神经阻滞,当然局麻本身对心、肺、脑几乎无抑制,但不能维持良好的通气和供氧。不确切的麻醉效果常难以忍受开腹探查及长时间复杂的手术操作,导致过度的应激反应,更加重病情的恶化。另外,肋间神经阻滞也可发生气胸意外,大量局麻药的应用也可能发生局麻药中毒。局部麻醉下手术也使血糖升高。

2.连续硬膜外麻醉

连续硬膜外麻醉的效应远较局部浸润麻醉为佳,可以达到无痛及肌肉松弛,满足开腹手术的要求。由于上腹部胰腺手术需要高平面阻滞,使呼吸肌运动减弱,影响通气功能。同时阻滞 T_3～T_{10} 交感神经扩张内脏血管,容易引起血压下降,麻醉中常需应用麻黄碱及面罩给氧。对休克或呼吸功能不全的患者应禁用。由于硬膜外麻醉对内脏牵拉痛及自主神经反射常不能消除,需辅用适量镇静、镇痛药。

3.气管内插管全身麻醉

气管内插管全身麻醉适用于各种手术,尤其是手术困难以及老年、体弱、体格肥胖、病情危重或有硬膜外阻滞禁忌证患者的最佳选择。全麻的优点是麻醉可控性强,供氧充分,便于对机体生理功能调控。全身麻醉的实施方法,可根据手术需要和患者具体情况选用。临床常用的有吸入麻醉、全凭静脉麻醉和静吸复合麻醉。所以复杂的胰腺手术及危重患者,应选择气管插管全身麻醉,这对抢救危重患者更为有利。必要时术后还可继续应用机械通气维持通气功能。糖尿病患者应用卤类吸入麻醉药或静脉麻醉药本身对血糖几乎无影响,但仍不能阻滞手术应激引起的血糖升高。

4.靶控输注

麻醉的发展日新月异,微型计算机的发展促进了技术迅速应用于临床。它是指在输注静脉麻醉药时应用药代动力学和药效动力学原理,通过调节目标或靶位(血浆或效应部位)的药物浓度来控制或维持麻醉在适当的深度,以满足临床要求的一种静脉给药方法。在全身麻醉、区域阻滞麻醉以及术后患者自控镇痛等方面都有广泛的应用。其优点如下:①能迅速达到预期的靶浓度;②增加静脉麻醉的可控性;③可使麻醉诱导平稳,血流动力学稳定;④避免了单次静脉注入的血药浓度波动,也避免了连续静脉输注时的诱导时间长、易蓄积等缺点。目前靶控输注靶控注射泵内置了多种药物的药代-药效学模型,可做多种药物的靶控用药,以瑞芬太尼和丙泊酚的药代动力学特性最为适合,两药被认为是既维持合适的麻醉深度又保持良好的苏醒过程的最佳组合。丙泊酚靶控输注时,患者入睡时平均效应室浓度显示为 $2.0\sim2.5\ \mu g/mL$,当呼唤患者睁眼时,平均效应室的浓度显示为 $1.0\sim1.5\ \mu g/mL$,常选用血浆靶浓度 $3\sim6\ \mu g/mL$ 诱导和维持,根据手术刺激强度以及患者个体差异进行靶控浓度的调整。瑞芬太尼是哌啶衍生物,对 μ 阿片受体有强亲和力,而对 σ 和 κ 受体的亲和力较低。药代动力学属三室模型,它起效快,血浆和效应室平衡半衰期为 1.3 分钟,当瑞芬太尼血浆浓度达到 $5\sim8\ ng/mL$ 时,作用达到顶峰。消除切皮反应的 ED_{50} 为 $0.03\ \mu g/(kg\cdot min)$,消除各种反应的 ED_{50} 为 $0.52\ \mu g/(kg\cdot min)$。作用时间短,时效半衰期与用药总量和输入时间无关。消除半衰期为 $3\sim10$ 分钟,清除率约为 $41.2\ mL/(kg\cdot min)$,主要经血液和组织中非特异性酯酶水解代谢。代谢物经肾排泄,清除率不受性别、体重或年龄的影响,也不依赖于肝肾功能。由于其独特的药动学特点,使其近年来被广泛应用。然而,因其半衰期短,停药后血药浓度快速下降,镇痛作用的持续时间短暂,易导致术后早期疼痛。此外,瑞芬太尼可通过 NMDA 受体的激活产生痛觉敏化作用,因此常有苏醒期躁动发生。舒芬太尼是目前镇痛作用最强的静脉阿片类药物,作用持续时间长,消除半衰期约为 2.5 小时。有学者认为,术毕前 30 分钟使用舒芬太尼能预防瑞芬太尼使用后苏醒期躁动的发生,这可能是由于舒芬太尼的作用时间长,不但发挥了过渡期的替代治疗作用,而且阻断了瑞芬太尼的痛觉敏化作用。近年来大量的临床研究表明,舒芬太尼靶控输注系统亦可安全、有效地用于全麻手术,舒芬太尼 $0.4\sim0.8\ ng/mL$ 靶控输注可保证充分的镇痛和足够的麻醉深度,能有效抑制拔管期应激反应,具有血流动力学稳定、麻醉恢复平稳等特点。在非短小手术,只要合理掌握舒芬太尼的用量和停药时间,不会导致苏醒延迟,因此也可应用于胰腺手术的麻醉。

(三)麻醉实施

1.全身麻醉

胰腺手术应用全身麻醉多采用静吸复合全麻,要求患者麻醉诱导平稳,镇痛确切,辅用肌松药及气管内机械通气,确保腹肌松弛、气道通畅、充分供氧及避免 CO_2 蓄积,降低术后呼吸系统并发症。应选用对心血管系统和肝肾功能无损害的麻醉药物。

(1)麻醉诱导:静脉快速诱导仍是全身麻醉中最常用的诱导方法,常用咪达唑仑或地西泮、丙泊酚及琥珀胆碱静脉注入便于气管插管。同时注入芬太尼(3～5 μg/kg)可减轻插管引起的心血管反应,遇有低血容量或休克危重患者可用依托咪酯或氯胺酮,对血压影响较小。估计病情危重,手术复杂,时间冗长,也可用大剂量芬太尼和泮库溴铵静脉诱导插管,很少抑制心肌功能。如患者伴有严重腹膜炎时应避免用琥珀胆碱,可用维库溴铵或阿曲库铵等非去极化肌松药代替。遇到急诊饱胃、弥漫型腹膜炎等患者术前必须插入胃管进行有效的胃肠减压,此时宜选用快速诱导气管插管,应用起效快的肌松药,如琥珀胆碱或罗库溴铵。诱导期指压环状软骨的方法亦有阻止胃内容物反流的作用,可适当采用。保持气道通畅,勿将大量气体压入胃内。也可在表面麻醉下先行清醒气管插管,再做诱导。如果患者血容量不足导致休克,在诱导之前应尽快补充血容量以纠正休克。

(2)麻醉维持:麻醉诱导后可继续用上述静脉麻醉药间断或持续静脉给药,维持意识消失及镇痛。但近年来更多的应用强效吸入麻醉药维持麻醉,容易控制麻醉深度。诱导、苏醒迅速,又能抑制内脏牵拉反射。常用异氟烷、七氟烷或地氟烷1～1.3 MAC 吸入维持麻醉。可考虑不用 N_2O,以减少肠胀气。由于腹部手术需要良好的肌肉松弛,术中应辅用非去极化肌松药,每次按1/2诱导剂量追加,肝、肾功能不全患者,剂量应减少,或改用阿曲库铵或者顺阿曲库铵。麻醉中辅用机械通气或手法控制通气可保证患者良好通气及供氧。一般潮气量应在 8～10 mL/kg,呼吸频率8～12 次/分,术毕必须等呼吸功能恢复正常才能拔管。

2.连续硬膜外麻醉

连续硬膜外麻醉可以达到无痛及肌肉松弛,满足开腹手术的要求,又可用于术后镇痛,已普遍用于腹部手术。呼吸循环功能稳定者,可选用硬膜外麻醉。为了使腹肌松弛,剂量不宜太少,平面不宜过低。胰腺手术的平面应在 $T_{2～4}$ 至 $T_{10～12}$ 范围,常在 $T_{8～9}$ 或 $T_{9～10}$ 间隙穿刺,向头侧置管 3 cm,分次注入 1.6%利多卡因 15～20 mL 或并用丁卡因配成 0.25%一起注入。由于高平面阻滞,肋间肌运动受限,咳嗽反射消失,对呼吸功能不全患者可出现缺氧及 CO_2 蓄积,需用面罩给氧及辅助呼吸。由于胸交感神经广泛阻滞,使血管扩张,常在给药后 20～30 分钟出现血压下降及恶心。应准备麻黄碱 5～10 mg 静脉注入。黄疸患者迷走神经兴奋,可出现心动过缓,应静脉注入阿托品 0.5～1 mg。低血容量或休克患者应禁用硬膜外麻醉。腹内高位探查时可以产生牵拉痛,因为迷走神经不能被阻滞所致。长时间复杂手术如 Roux-en-Y 手术等患者常难以忍受不适,过多地应用镇静药和麻醉性镇痛药可导致呼吸抑制及术后严重宿醉现象,所以近年来常用连续硬膜外麻醉复合气管内插管全身麻醉,既能维持呼吸功能正常,又可最大程度减少全身麻醉药的用量,但需注意循环功能的调控。

3.局部浸润麻醉及肋间神经阻滞

局部浸润麻醉不能松弛腹肌,使腹内操作难以进行。肋间神经阻滞可使腹肌有所松弛,但不能消除内脏牵拉反射痛,而且由于局麻药作用时间有限,而过度用药又可能出现局麻药中毒危险,所以麻醉效应常难以满足手术要求。

(四)麻醉监测

胰腺手术是腹部外科中较为复杂的手术,由于手术时间长,失液失血多,有大量液体置换和丢失,易导致低体温,还可能出现血糖的剧烈变化。为了保证患者的安全及手术的顺利进行,麻醉中监测显得十分重要。除常规监测外,常需有创监测,如动脉置管、CVP 或 PA 导管等以指导输液。糖尿病患者多并存冠状动脉粥样硬化,应行心电图监测。间歇性血糖监测对胰腺手术尤为重要,胰腺功能不全引发的高血糖及胰岛素瘤导致的低血糖,均需根据血糖监测有效地控制血糖在 3.9～5.6 mmol/L(70～100 mg/dL)。同时还应注意监测体温。

(五)术中处理

1.输血和输液

胰腺的血液循环丰富以及止血困难术中易大量渗血导致严重低血压,需要开放可靠而通畅的输液通路,及时补充液体,维持循环功能。同时手术操作复杂、创伤大,手术时间冗长,可有大量体液丢失或创伤组织水肿而成为"隔离体液",不能行使正常细胞外液功能,必须相应补充。在患者入室后即应补充禁食以后丢失的不显性失水量及胃肠减压液量和尿量,可输入低盐或 5%葡萄糖液。

2.胰岛素的应用

胰腺手术应重视血糖的控制,不断地监测血糖和尿糖。如血糖大于 10 mmol/L(178.6 mg/dL)应给胰岛素 10 U 于生理盐水 100 mL 中,按 10 mL/h 滴注,直至恢复正常。

3.注意手术操作和牵拉反应

腹内操作会影响膈肌运动和压迫心脏、大血管,需注意预防和及时解除。腹部器官富有副交感神经支配,手术操作常有内脏牵拉反应。严重迷走神经反射易致血压明显下降、心动过缓,甚至发生心脏停搏,应注意预防和及时处理。

(六)各种胰腺手术的处理要点

1.急性胰腺炎手术

急性胰腺炎患者术前可丢失 30%～40%有效血容量,常出现低血容量性休克,则需输注晶体液和胶体液,如羟基淀粉、琥珀明胶以恢复有效循环容量。如果效果欠佳还需应用正性肌力药。选用应对呼吸、心血管和肝肾功能影响小的全麻药;加强呼吸功能的监测,积极防治间质性肺水肿;注意肾功能的保护;纠正水、电解质和酸碱平衡紊乱。

2.胰头癌手术

胰头癌的手术范围广,包括切除胰头、胃幽门前部、十二指肠的全部、胆总管的下段和附近的淋巴结,再将胆总管、胰管和胃分别和空肠吻合。这是腹部外科最大的手术之一,手术时间长,手术刺激大,麻醉前应做好充分准备,如加强支持治疗,纠正水、电解质和酸碱平衡紊乱,进行维生素 K_1 治疗,使凝血酶原时间接近正常等。黄疸患者迷走神经兴奋,可出现心动过缓,应注意预防。麻醉中应注意肝功能的保护。根据血糖水平,应补充胰岛素、氯化钾等,防治高血糖。

3.胰岛素瘤手术

胰岛素瘤术中常需依据肿瘤切除前后血糖水平的改变作为手术效果的判断指标之一,要求避免盲目输入含糖溶液。但胰岛细胞瘤患者由于释放胰岛素过多,可能出现意识消失、躁动不安甚至抽搐等低血糖休克征象,所以必须准备 50%葡萄糖 40～100 mL 以备低血糖时静脉注射,以免影响中枢神经系统功能。患者入室后应立即测血糖,切瘤前每 15 分钟测试一次,使血糖维持在 2.8～3.9 mmol/L(50～70 mg/dL)为宜。通常手术中输晶体液即可维持,如输葡萄糖液常使血糖过高,影响手术效果的判定。切瘤后每 10 分钟监测血糖一次,一般可升高 2 倍。由于钙剂可使胰岛素量增高,血糖下降,所以切瘤前不宜应用钙剂。术中常要求静脉滴注亚甲蓝 2.5 mg/kg,以帮助肿瘤定位。但静脉滴注多量亚甲蓝可使黏膜色泽变蓝,易于与缺氧性发绀混淆,应注意鉴别。

四、并发症防治

胰腺手术的并发症较多,且往往是致命性的。文献报道其并发症发生率可达 30%～60%。

原因是术前局部与全身改变重而且涉及的问题多,局部结构特殊,手术复杂,术后全身影响广。有胰瘘、胆瘘、低钙血症、腹腔内或全身性严重感染、腹腔内出血、应激性溃疡等,此外,胰腺手术还会带来消化功能以及胰腺内分泌功能的改变。近年来,随着基础研究的深入、新药的开发和应用以及外科手术技巧的不断提高,胰腺手术死亡率和并发症发生率逐渐降低,但这些问题仍是阻碍胰腺外科发展的重要问题,因此,预防胰腺手术并发症的发生显得尤为重要。

(一)常见的并发症及处理

术后并发症常是手术失败、患者死亡的主要原因,它除了手术人员的技术能力与经验以外,往往是患者术前全身情况未得到满意纠正的一种结果。而手术并发症的发生,加重了原有的损害,使手术重建得不到所期待的结局。

1.胰瘘

胰瘘是胰腺手术后最常见的死亡原因,胰腺手术尤其是胰十二指肠切除术后都有发生胰漏的可能。胰液漏入腹腔后,腐蚀周围的组织和脏器,可引起难以控制的腹腔感染,如胰液腐蚀腹腔内大血管,则可引起失血性休克,其病死率可高达50%。为预防胰腺手术后胰漏的发生,首先要熟练掌握胰腺的局部解剖关系,手术操作要层次准确、轻柔细致。腹腔引流管是观察腹腔内情况变化的窗口,是诊断吻合口漏和腹腔感染的重要手段。因此,放置适当的腹腔引流管至关重要,并随时注意观察引流液的量和性质,保持腹腔引流管引流通畅以防堵塞。如胰肠吻合口附近的引流量较大,色泽浅淡,无黏性,且淀粉酶含量超过1 000 U/mL即可确诊为胰瘘。一旦发生胰漏,即应充分引流,积极治疗。对引流不畅者,应及时调整引流管的部位。必要时行再次手术引流。在引流的同时还要注意患者的营养摄入。可先通过中心静脉导管进行胃肠外营养支持。成人每天所需热量为124~145 kJ/kg,氮为0.2~0.3 g/kg;热能与氮的比例一般以(413~620)kJ∶1 g为宜。氨基酸、葡萄糖、脂肪乳剂、维生素、微量元素和电解质混合后使溶液渗透压适宜。生长抑素能减少胰液分泌,每天0.1~0.3 g,使用2~3周即可使瘘口自愈率从27.3%上升至50%,病死率则降至22%。生长激素有改善蛋白合成和促进组织愈合的作用,与生长抑素和胃肠外营养合用有助于胰瘘的愈合。病情稳定且引流液减少后可改用肠饲。胰腺手术后,加强肠内和肠外营养支持,使用抑酸药物、生长抑制素等以抑制胰腺的外分泌功能,有助于减少胰瘘的发生。近年来,由于手术技巧的不断提高和加强围术期处理,术后发生胰瘘的病例已并不多见。

2.胆瘘

胰十二指肠切除术后胆瘘的发生率较胰瘘低,充分的术前准备有助于降低胆瘘的发生。预防措施包括:①仔细手术操作,应使胆肠吻合口处于无张力状态和保持良好的血供;②胆肠吻合口内支撑管的合理放置也有助于预防胆瘘的发生。胆瘘的发生率现已有所降低,处理也较容易,只要保持通畅的外引流,自愈的机会很大。

3.腹腔感染

胰腺手术后腹腔引流管引流不畅可导致腹腔内感染的发生,甚至形成腹腔脓肿。其主要表现为发热、腹胀和白细胞计数增高等,如未能及时发现和处理,胰液可腐蚀腹腔内血管而引起大出血和脓毒症,常常导致患者死亡。老龄或合并有其他基础疾病的患者,在治疗其合并症的过程中,大量使用激素或其他免疫抑制剂等药物,会增加腹腔内感染的发生。另外,大剂量广谱抗菌药物的不合理使用,增加了二重感染的机会,也可使腹腔感染的发生率增加。因此,术后腹腔引流管的引流通畅和合理使用抗菌药物是预防腹腔感染的有效措施。胰腺癌高龄患者较多,一般情况往往较差,围术期的处理则显得非常重要,行根治性手术的适应证选择要恰当。胰腺手术后要加强术后观察,及早发现问题及时处理,对减少并发症的发生和降低死亡率至关重要。

4.血容量不足

血容量不足是胰腺手术过程中出血量大及过多的第三间隙液丢失所致。应注意加强生命体征的监测,有条件者可行中心静脉压、肺动脉压、肺动脉楔压的监测以指导输液,适量补充胶体液。

5.低钙血症

脂肪酶的释放可导致网膜的脂肪皂化。应注意监测血钙,并及时补充。

6.手术后出血

胰腺手术的出血并发症有 2 类,即腹内出血和消化道出血。术中仔细操作和彻底止血是预防术后出血的基本保证;处理好胰瘘可避免继发性出血;引流通畅能防止腹腔脓毒症后期的腐蚀性出血;加强支持治疗和常规甲氰脒胍类药物的使用有助于减少应激性溃疡出血的发生。腹内出血可从引流管中引出,如果出血量少,可在严密观察下,保守治疗。如果患者表现周围循环不稳定,应行 B 超检查或腹腔穿刺,必要时应不失时机地进行手术探查。消化道出血有应激性溃疡出血和胰肠吻合口出血。主要来自三个吻合口和胃黏膜,其表现为呕血和黑便。近年来,胰腺术后常规抗酸药物和生长抑素的应用使应激性溃疡出血的发生率明显降低。对多数患者有力的非手术治疗常可以奏效。如果出血量大,必须果断地及时手术。胰肠吻合口出血多为胰腺断面的渗血,是否由于被激活的胰酶作用于创面的结果,尚无定论。如果保守无效,应手术探查。胰瘘发生后通畅的腹腔引流和冲洗可降低胰液腐蚀周围大血管而引起的继发性出血,后者多在术后 2~4 周时发生。术后早期发生的失血性休克常与手术有密切的关系,库存血中凝血因子多已破坏,术中大量输入易造成凝血机制的紊乱,达不到止血目的。因此,最好输注新鲜血或成分输血。

7.应激性溃疡

应激性溃疡常称为急性胃黏膜损害。其原因是胃酸、胃蛋白酶对胃壁的损害和胃黏膜屏障功能的破坏,可能与后者的关系更大。临床表现多为上消化道出血,量大时多发生呕血和大量便血。一旦发生出血,通常为持续性。应积极加以预防,可以使用一些抑制胃酸的药物。

(二)术后对机体的影响

1.消化功能的影响

胰切除术后消化功能的恢复是一个较缓慢的适应过程,主要由于两个方面:一方面是由于胃十二指肠及胰切除术后造成的消化道关系的改变和它们的生理功能的丧失,另一方面是胰腺外分泌功能不足,影响脂肪及蛋白质的吸收。大量的脂肪和蛋白质随粪便排出,形成脂肪泻及肉质泻,粪便量多超过正常的 2 倍,色浅,发亮含有泡沫,有恶臭,在水中漂浮于水面。食入的脂肪有 50%~60% 以及蛋白质的 20%~40% 不经吸收而排出。由于大量氨基酸和胆盐的丢失,有可能引起肝的脂肪性变。除脂肪泻和肉质泻外,患者常有食欲减退和体重减轻等症状。

2.胰内分泌改变

胰切除术后还可引起糖尿病,尽管全部胰岛已被切除,但胰岛素的需要量并不很大,一般每天 25~40 U,比严重的糖尿病患者的需要量为低。在原有糖尿病的患者,当全胰切除术后,胰岛素的需要量也并未增加,甚至还有减少的可能。通常认为,在全胰切除术后不仅消除了胰岛素的产生,同时也不再产生胰岛素的拮抗物胰高血糖素,因此胰岛素的要求不是很大。全胰切除术后的患者由于失去了胰高血糖素的拮抗作用,对胰岛素比较敏感,有时给少量的胰岛素就有可能引起低血糖,在治疗时应加以注意。所需的胰岛素量主要是为了防止酮中毒,而不一定将血糖完全控制在正常水平。全胰切除术所涉及的问题很多,其核心是对手术适应证的掌握和手术中的合理抉择,有选择地保留部分胰腺或部分胰组织的移植,可能有助这些情况的改善。

(王　鹏)

第八节　脾脏手术麻醉

脾脏是一个免疫器官,胎儿脾脏的造血功能在出生时已被骨髓取代,但体内免疫器官和免疫组织是否能替代脾脏的免疫功能,尚待研究。就单个孤立器官而言,脾脏的作用不如其他一些脏器重要,但在某些特殊的情况下,脾脏的重要性就显示出来了。也就是说,脾脏的功能与其他器官或组织的功能密切联系,其自身病变也常常与其他器官或组织的病变有关并相互作用。

20世纪60年代以来,随着免疫学的进展,已认识到脾脏是体内最大的淋巴样器官,是人体免疫系统的重要组成部分,在体液免疫和细胞免疫中起着重要作用。脾脏直接参与细胞介导免疫调节,它拥有全身循环T细胞的25%;脾脏是产生调理素,血清吞噬作用激素和备解素的重要器官,能有效地过滤和清除侵入血液循环的病原体,具有抗感染、抗肿瘤、增加免疫反应的作用。脾切除后人体免疫系统功能的完整性遭到破坏,对病菌的抵抗能力必然下降,容易发生严重感染。早期充血性脾肿大也是对机体有益的,肿大的脾可容纳因肝硬化门静脉高压反流的大量血液,发挥了缓冲、分流的作用,从而减少贲门周围静脉破裂大出血的可能。

既往认为治疗脾破裂的首选方法是全脾切除术。随着暴发性脾切除术后感染的报道逐渐增多,这一传统概念受到了挑战。近年来,随着免疫、分子生物学等的发展,以及对脾脏解剖、生理、病理等方面的深入研究,提出了"生理状态下脾应尽量保留,病理状态下脾应合理切除"的观点。根据脾脏的解剖结构和现有止血措施,脾部分切除已可安全进行。

一、病情特点及麻醉前准备

脾脏具有免疫、滤血和储血三大功能,脾脏与肝脏、肺脏、肠道、胸腺、淋巴结、内分泌系统等关系密切。脾脏常因多种疾病而需行手术治疗,按病因大体可分为脾脏本身疾病和全身性系统疾病两大类。①脾脏本身疾病:脾破裂、游走脾、脾囊肿、脾肿瘤、肉芽性脾炎和脾脓肿等。②血液系统或造血系统疾病:如特发性血小板减少性紫癜、遗传性球形红细胞增多症、丙酮酸激酶缺乏症、戈谢病、霍奇金病、慢性白血病、再生障碍性贫血、自身免疫性溶血性贫血等。③门静脉高压、脾功能亢进、脾大。

因外伤性脾破裂而行脾脏手术时,患者往往存在程度不等的失血性休克,除应积极治疗失血性休克外,也须注意合并存在肋骨骨折、胸部挫伤、颅脑损伤等并存损伤,以防漏诊而发生意外。由全身其他疾病所引发如门静脉高压症、血液病等,病情往往较重且复杂,术前需做特殊准备,患者对麻醉的耐受能力不一,处理需特别慎重。

(一)脾破裂

脾脏血供丰富而质脆,是腹部最易受伤的实质性脏器,脾破裂占各种腹部伤的40%～50%,

主要危险是大出血,病死率约 10%,约 85% 为被膜和实质同时破裂的真性破裂,少数为中央型或被膜下破裂,其被膜尚完整,但可在 2 周内突然转为真性破裂而大量出血,称延迟性脾破裂,需警惕。外伤性脾破裂常合并有其他脏器损伤,如肝、肾、胰、胃、肠等,增加围术期处理的难度。自发性脾破裂很少见,多有外伤史,且这类患者的脾脏常有基础病因引起病理性肿大,如有血吸虫病、疟疾或伤寒等。

脾破裂常为紧急手术,一旦诊断明确或有探查指征,原则上应在抗休克的同时尽快行剖腹探查术。术前准备时间较短,但应尽可能地给予补液,必要时输血,防治休克及水电解质紊乱,以提高手术的耐受性。如血压在补液后较稳定,可暂时密切观察采取保守治疗,输血、补液、应用止血药物和抗生素。手术治疗多行脾切除,保脾术仅适用于无休克,一般情况较好的患者。

(二)血液系统或造血系统疾病

1.特发性血小板减少性紫癜

病因至今未明,大多数患者血液中可检出抗血小板抗体,但缺乏明确的外源性致病因子,因此,又称特发性自体免疫性血小板减少性紫癜。血小板在脾及肝内被巨噬细胞提前破坏,大部分患者破坏的部位在脾脏。该病特点是血小板寿命缩短、骨髓巨核细胞增多,脾脏无明显肿大。

治疗仍以肾上腺皮质激素为首选药物,其作用机制包括:①抑制单核-吞噬细胞系统的吞噬功能,延长与抗体结合的血小板寿命;②抑制抗体生成,抑制抗原抗体反应,减少血小板破坏,增加血小板的有效生成;③促进内皮细胞融合和蛋白质合成,降低毛细血管脆性,通常在给药 3~4 天后可见出血减轻。泼尼松为第一线用药,常用剂量为 1 mg/(kg·d),分 3 次口服。对有威胁生命的出血患者,可选用泼尼松龙或氢化可的松等静脉给药。多数患者用药后数天出血停止。70%~90% 的患者有不同程度的缓解,15%~50% 患者血小板恢复正常。

脾切除是治疗本病最有效的方法之一。作用机制是减少血小板抗体生成,消除血小板破坏的场所。其指征如下:①经过皮质激素和各种内科治疗无效,病程超过 6 个月者;②激素治疗虽有效,但对激素产生依赖,停药或减量后复发,或需较大剂量维持才能控制出血者;③激素治疗有禁忌证,或随访有困难者;④有颅内出血倾向,经内科治疗无效者。手术相对禁忌证包括:特发性血小板减少性紫癜首次发作,尤其是儿童;患有心脏病等严重疾病,不能耐受手术;妊娠妇女患特发性血小板减少性紫癜;5 岁以下患儿切脾后可发生难以控制的感染。

切脾有效者术后出血迅速停止,术后 24~48 小时内血小板上升,10 天左右达高峰,70%~90% 的患者可获得明显疗效,其中约 60% 的患者获得持续完全缓解,其余患者的血小板有一定程度上升和出血改善。近年来,对特发性血小板减少性紫癜患者使用腹腔镜脾切除已获成功。部分病例切脾无效或术后数月到数年复发,可能因肝脏破坏血小板或副脾存在,或与脾损伤脾细胞自体移植有关。据报告脾切除后复发患者,副脾的发生可高达 50%。

术前对血小板明显低下者,避免使用抑制血小板功能的药物,如低分子肝素、阿司匹林、双嘧达莫、噻氯匹定、巴比妥类、抗组胺药、前列环素和前列腺素 E、β 受体阻滞剂等。术前用药尽量避免肌内注射。特发性血小板减少性紫癜患者若有危及生命的出血,可通过血小板输注加以控制,但不能预防出血。这是由于患者体内存在自身抗血小板抗体,输入的血小板很快被破坏,经常输注又易产生同种抗血小板抗体,使再次血小板输注无效。故不能轻易给特发性血小板减少性紫癜患者输注血小板,须严格掌握适应证,其适应证如下:①怀疑有中枢神经系统出血者;②血小板数 $<20\times10^9/L$,严重活动性出血者;③脾切除术前或术中严重出血者。为减少术中出血,

术前、术后应给激素治疗,对以往长期应用小剂量激素维持者,术前2～3天要加大剂量;手术当天及术中视病情追加用量。丙种球蛋白可阻断单核吞噬细胞系统对血小板的破坏过程。由于静脉输注丙种球蛋白多在首次输注2天后起效,故可在术前3～5天开始应用。

2.遗传性球形红细胞增多症

遗传性球形红细胞增多症是一种常见遗传性红细胞膜先天缺陷疾病,大部分为常染色体显性遗传。典型病例有脾大、黄疸、贫血、球形细胞增多与红细胞渗透脆性增加。本病以幼儿或青少年多见。男女均可发病。脾切除指征:①血红蛋白≤80 g/L或网织红细胞≥10%的重型;②血红蛋白≤80 g/L、网织红细胞8%～10%,具有以下一种情况者也应考虑切脾,贫血影响生活质量或体能活动,贫血影响重要脏器的功能,发生髓外造血性肿块;③年龄限制,主张10岁以后手术。对于重型遗传性球形红细胞增多症,手术时机也应尽可能延迟至5岁以上。

术前准备:术前可因感染、妊娠或情绪激动而诱发溶血或再障危象,患者出现寒战高热、恶心呕吐、严重贫血,持续几天甚至1～2周。应控制感染,保持情绪平稳,必要时用镇静药物,贫血严重者需输血治疗。

3.丙酮酸激酶缺乏症

婴儿型多在新生儿期即出现症状,黄疸与贫血都比较严重,黄疸可发生在出生后2天内,甚至需要换血。肝脾明显肿大,生长、发育受到障碍,重者常需多次输血才能维持生命。但随年龄增大,血红蛋白可以维持在低水平,不一定输血。检查可见红细胞较大,非球型。红细胞丙酮酸激酶活性降低,常降至正常值的30%左右。本病纯合子发病,杂合子不显症状。成人型症状很轻,常被忽视。多于合并感染时才出现贫血。

4.戈谢病

戈谢病是一种常染色体隐性遗传病。该病引起肝脾大,皮肤褐色素沉着和结膜黄斑。葡萄糖脑苷脂在骨髓中贮积,引起疼痛。骨的病变可引起疼痛和关节肿胀。严重的还可出现贫血和白细胞、血小板生成减少,以致皮肤苍白、虚弱、容易感染和出血。

常用治疗及术前准备:对没有神经系统并发症的患者以酶补充疗法最有效。贫血严重时可以输血。手术切除脾脏可以治疗贫血和白细胞或血小板减少,也可减轻脾肿大带来的不适。

二、麻醉处理

一般选择气管内插管全身麻醉。无明显休克、凝血功能正常和全身情况尚好的患者可选择硬膜外阻滞。术中需镇痛完善,尤其在游离脾脏、结扎脾蒂等刺激强烈的操作时。脾脏手术易出血或术前血容量已不足,需建立通畅的静脉通路,必要时行中心静脉穿刺置管。

(一)脾破裂

多为急诊手术,常为饱胃患者,有呕吐误吸危险,需准备好吸引器,麻醉前还可予H_2组胺受体拮抗药,能抑制组胺、胃泌素和M胆碱能受体激动剂所引起的胃酸分泌,使胃液量及胃液中H^+下降,减少反流误吸的危险及误吸的严重程度。常用药物有西咪替丁、雷尼替丁、法莫替丁等。

在输血输液的同时紧急剖腹探查,一般在控制脾蒂后,活动性出血能够控制,补充血容量后,血压和脉搏能很快改善;否则提示还有活动性出血。在无腹腔污染时,可行自体血回输,收集腹腔内积血,经洗涤过滤后输入。

(二)血液系统或造血系统疾病

许多长期接受皮质激素治疗的患者,可出现垂体-肾上腺皮质系统抑制,手术及应激时可能出现肾上腺皮质危象,而出现循环衰竭,为防止危象发生,术中需常规补充激素,麻醉手术需严格无菌操作。

糖皮质激素的长期应用可导致患者免疫力低下,增加术后感染机会,包括肺部感染,麻醉结束后及拔管前彻底清除呼吸道的分泌物,术后适当镇痛,并鼓励患者咳痰排痰。

经口气管插管需选用质地柔软的导管、低张力气囊等,插管时需轻巧,防止咽喉、气管黏膜损伤及出血;一般不采用经鼻气管插管,以免鼻黏膜损伤出血不止。麻醉诱导与维持力求平稳,避免血压过高引起颅内出血的危险,特别是血小板$<2\times10^9$/L时,可导致自发性出血,特别是颅内出血。

有研究表明,部分吸入麻醉药对血小板凝集及血小板、血栓素 A_2 受体配对亲和力有影响。氟烷在临床使用浓度下有剂量依赖的效果,异氟烷作用较氟烷小;氧化亚氮有骨髓抑制,可引起贫血、白细胞和血小板减少。术中可选用无血小板影响的吸入麻醉药,如安氟烷、七氟烷、地氟烷等。

常用静脉麻醉药、肌松药对血小板无影响或影响轻微。一般认为,血小板在50×10^9/L以下时不应采用硬膜外麻醉。尽量选择不在肝脏和肾脏中代谢的药物,避免使用对肝脏有损害的药物。但由于超过半数的麻醉药物通过肝脏中降解,故在肝功能不全时,用药量宜适当减少。

加强循环及肝肾功能的监测:术中维持有效的循环血容量,通过心电图、心率、脉搏、血压、中心静脉压、尿量等的监测,避免血容量不足或过多,维持肝肾功能。

由于患者存在贫血、血小板减少,术中可适当补充。血小板由骨髓产生,半衰期9~10天。血小板在采血时破坏达20%,放置24小时后破坏50%,48小时后损失达70%。当出血倾向严重时应输注新鲜血及适量血小板。还可采用自体血液回输减少异体血的输入。

三、脾切除术后严重并发症

(一)门静脉系统血栓

门静脉系统血栓在肝硬化门静脉高压症脾切除术后患者中发生率较高。门静脉系统形成血栓后,肝血流减少,肝功能受损,甚至引起肝功能衰竭;可使门静脉压力进一步升高,产生难治性腹水,可引起食管-胃底曲张静脉破裂出血;还可使肠道静脉回流障碍,出现肠坏死,可导致致命的后果。脾切除后,破坏血小板的因素消除,血小板的数量和质量都会增加。现在认为,术后门静脉系统血栓形成不单纯与血小板的数量有关,可能更与血小板质量有关,还与门静脉系统静脉壁的病理改变、血流动力学改变有关。术后常用抗凝用药有阿司匹林、潘生丁、低分子肝素,对术前和术中的要求是,对有出血倾向者,应根据病因适当处理,但不能强求纠正到正常。

(二)暴发性脾切除术后感染

脾切除后因患者抵抗力下降,易导致感染,甚至发生凶险的暴发感染,病理性脾切除后这种感染发生率及危险性均较外伤性脾切除者为高。随着保留性脾手术在国内外大量开展,这种可能性会减少。

典型的症状是突然发热、寒战、恶心、呕吐,接着有轻微上呼吸道感染。此过程为12~24小时,然后突然暴发败血症、休克、播散性血管内凝血和肾上腺功能不全。病死率达40%~70%。50%的患者在脾切除后1年内发生,这种综合征曾报道晚到脾切除术后37年发生。应该终身提防暴发性脾切除术后感染的危险。对任何迟发的感染应该及时治疗,早期有效的治疗能明显减低病死率。

(白雪峰)

第九节　阑尾切除手术麻醉

一、外科要点

(一)概述

阑尾切除术用于阑尾炎或可疑阑尾炎,可直视下或腹腔镜下完成。直视下通过麦氏(McBurney)点或右旁中线切口进入,阑尾穿孔时,切口保持开放并放置软引流管。

(二)术前常规诊断

阑尾炎。

(三)手术规程

见表 3-1。

表 3-1　阑尾切除手术规程

体位	仰卧位
切口	McBurney 或右旁中线切口
特殊考虑	残端闭合时的变异性,预料迟发的肠梗阻应用鼻胃管
抗生素	术前头孢唑林 1 g,静脉注射
手术时间	1 小时
术毕考虑	穿孔时,皮肤切口不关闭;明确的脓肿腔要引流
β-内酰胺酶抑制剂	<75 mL
术后护理	注意未关闭的切口
病死率	未穿孔,2%;穿孔,<0.1%
并发症	盆腔、膈下和腹腔内脓肿;切口脓肿;排泄物造口;切口血肿;肠梗阻
疼痛评分	5~7 分

二、患病人群特征

(一)年龄范围

任何年龄。

(二)男∶女

1∶1。

(三)发病率

6.67%。

123

(四)病因

阻塞,粪石症,良性肿瘤。

(五)相关因素

无。

三、麻醉要点

(一)术前准备

除非急症,一般患者都是健康的,但应警惕急腹症的发生。

1.呼吸系统

急腹症和板状腹可引起呼吸障碍。急腹症按饱胃处理,保护呼吸道。

2.循环系统

疼痛引起血压、心率升高;脱水或脓毒症引起血压下降。麻醉诱导前对循环系统进行评估并纠正。

3.胃肠道

腹痛伴恶心呕吐,液体丢失引起电解质异常;腹膜刺激征发展导致腹胀和麻痹性肠梗阻。

4.血液系统

中性粒细胞增多并伴有核左移,液体丢失导致假性血细胞比容升高。

5.实验室

由病史和体格检查所提示需行的检查。

6.术前用药

常规术前用药,预防饱胃。

(二)术中麻醉

1.麻醉方法

全身麻醉或区域阻滞。

(1)诱导:误吸风险高的患者,考虑快速诱导或清醒插管。低血容量患者,诱导前补充血容量,再给予诱导药物。

(2)维持:标准麻醉维持,不用 N_2O(避免肠管扩张)。用鼻胃或胃管排出胃内容物。椎管内麻醉应备好液体和血管收缩药治疗血压下降。

(3)苏醒:患者血流动力学稳定,反射恢复,清醒合作,无肌松药残余拔管。

2.监测

常规监护仪,根据患者状态选用特殊设备。

3.体位

受压点加垫,眼部保护。

4.并发症

脓血症。

(三)术后恢复

(1)并发症:脓血症,麻痹性肠梗阻,肺膨胀不全。

(2)疼痛处理:硬膜外镇痛,自控镇痛。

(许　增)

第十节 结肠直肠外科手术麻醉

一、外科要点

(一)概述

尽管大多数结肠直肠手术仍然沿用标准的直视手术,但腹腔镜越来越多地被应用于结肠、直肠手术。现所有的下列手术都可以使用腹腔镜或已经用腹腔镜。

(二)术式

1.全肛前结肠切除术

将全结肠、直肠和肛门切除,手术可不结扎任何血管环,切除直肠至盆底水平,如果牵拉脾曲不慎伤及脾、分离直肠后壁进入骶前静脉丛会有大量出血。

2.部分结肠切除术

指结肠部分切除并建立吻合或造口,最常用的是右半结肠切除术、乙状结肠切除术、左半结肠切除术及腹部结肠切除术并回直肠吻合术。根据潜在疾病、要切除的结肠节段、医师的习惯选择切口位置,同样牵拉脾曲和肝曲伤及血管会引发出血。

(三)术前常规诊断

溃疡性结肠炎,家族性多发性息肉腺瘤;结肠癌,憩室病,Crohn病,溃疡性结肠炎,创伤,缺血性结肠炎,低消化道出血,难治性便秘,结肠扭转。

(四)手术规程

见表 3-2。

表 3-2 结肠直肠外科手术规程

	全肛前结肠切除术	部分结肠切除术
体位	改良截石位	仰卧或改良截石位
切口	长的腹中线	腹中线横切或纵切
抗生素	术前头孢唑林 2 g,静脉注射	术前头孢唑林 2 g,静脉注射
特殊注意事项	当手术进行时,患者应当完全制动,以防引起外括约肌的穿孔或损伤,导致术后尿失禁等	当手术进行时,患者应当完全制动,以防引起外括约肌的穿孔或损伤,导致术后尿失禁等
手术时间	3～4 小时	1～3 小时
特殊考虑	患者多长期服用大剂量皮质类固醇	术前多有脱水、电解质紊乱、贫血
估计失血量	300～1 000 mL	100～300 mL
术毕考虑	缝合皮肤后完成回肠造口	切口关闭后结肠或回肠造口
术后护理	有潜在疾病送重症监护室,鼻胃减压,全胃肠外营养	有潜在疾病送重症监护室,鼻胃减压,全胃肠外营养
病死率	2%～5%	0.5%～2%
并发症	性交困难、阳痿、切口感染	性交困难、阳痿、切口感染
疼痛评分	8 分	8 分

二、患病人群特征

(一)溃疡性结肠炎

(1)年龄:30~50岁。

(2)男:女为1:1。

(3)发病率:6~10/10万。

(4)病因:不明。

(二)家族性多发性息肉腺瘤

(1)年龄:20~40岁。

(2)男:女为1:1。

(3)发病率:(100~150)/10万。

(4)病因:家族性。

(三)Crohn病

(1)年龄:20~40岁。

(2)男:女为1:1。

(3)发病率:(1~6)/10万。

(4)病因:不明。

(四)结肠癌

(1)年龄:50~70岁。

(2)男:女为1.3:1。

(3)发病率:30/10万。

(4)病因:遗传。

(五)创伤

(1)年龄:20~40岁。

(2)男:女为3:1。

(3)发病率:1~2/10万。

(4)病因:创伤。

(六)憩室

(1)年龄:>40岁。

(2)男:女为1:1。

(3)发病率:10/10万。

(4)病因:低纤维饮食。

三、麻醉要点

(一)术前准备

患者存在误吸的风险,肠梗阻的患者必须紧急治疗,否则可发展为坏死、穿孔和脓毒血症性休克。有的患者(溃疡性结肠炎、Crohn病)可由肠外疾病的表现(硬化性脊髓炎、肝疾病、贫血),根据病情调整麻醉方案。

1.呼吸系统

结肠癌肺转移、急性腹膜炎、肠扩张引起的膈上移等可致呼吸功能不全。溃疡性结肠炎、Crohn 病的患者可有关节炎,使颈椎活动受限,引起插管困难。

2.循环系统

脓血症或疼痛致血流动力学不稳定,如血压升高、心率增快;进食少、呕吐、腹泻和术前肠道准备可致血容量不足,麻醉诱导前对循环系统进行评估并纠正。检查项目:生命体征,心电图检查,由病史和体格检查所提示需要的检查。

3.胃肠道

麻醉诱导前通常用鼻胃管排空胃,溃疡性结肠炎、Crohn 病等患者多有肝功能损失,可影响药物代谢。

4.肾功能

多存在电解质紊乱(呕吐、鼻胃管抽吸引起低钾低氯性代谢性碱中毒,腹泻引起高氯性代谢性酸中毒)并可因术前准备而加重。

5.血液系统

消化液丢失可使血液浓缩,急慢性消化道出血可引起贫血。

6.实验室

由病史和体格检查所提示需要的检查。

7.术前用药

小剂量常规术前用药即可。预防误吸,诱导前 1 小时静脉注射 50 mg 雷尼替丁,诱导前 10 分钟予枸橼酸钠,有肠梗阻或穿孔者不使用甲氧氯普胺。溃疡性结肠炎、Crohn 病等患者多长期使用类固醇,应检查是否存在肾上腺素功能不足,并给予足量的激素维持治疗。

(二)术中麻醉

1.麻醉方法

全身麻醉+硬膜外阻滞,便于术后镇痛,早期恢复胃肠功能,进食,起床活动。

(1)诱导:误吸风险高的患者,考虑快速诱导或清醒插管。低血容量患者,诱导前补充血容量,再给予诱导药物。

(2)维持:标准麻醉维持,不用 N_2O(避免肠管扩张)。用鼻胃排出胃内容物。联合硬膜外麻醉应备好液体和血管收缩药治疗血压下降;行硬膜外镇痛需在手术结束前至少 1 小时给予镇痛药,减少镇静药用量,以降低术后呼吸抑制的可能性。

(3)苏醒:术毕是否拔出气管导管,取决于术后患者的心肺功能和手术情况。患者血流动力学稳定,反射恢复,清醒合作,无肌松药残余拔管,不具备拔管条件者需送重症监护室继续观察治疗。

2.血液和液体

IV14~16 号×1~2,血小板、新鲜冰冻血浆和冷沉淀根据实验室检查结果给予;有代谢性酸中毒的患者,使用 NS 补液比 IR 好。需要量为 NS/IR 10~15 mL/(kg·h)。

3.监测

常规监护仪,±动脉置管,±中心静脉压根据患者状态选用特殊设备。

4.体位

受压点加垫,眼保护。

5.并发症

败血症性休克。

(三)术后恢复

(1)并发症：低氧血症、血流动力学不稳、脓血症。

(2)疼痛处理：硬膜外镇痛，自控镇痛。

（许　增）

第四章

神经科麻醉

第一节　麻醉对脑生理功能的影响

机体的高级神经活动都是由大脑主宰完成的,大脑的生理功能非常复杂,代谢极为活跃,其生理功能的正常发挥与脑血供与氧供有严格的依赖关系。麻醉通过影响大脑的生理功能而使机体的高级神经活动全部或部分受到抑制,避免或减轻各种刺激对机体的伤害,保证患者的安全和手术顺利进行。

一、麻醉药与脑血流及脑代谢的关系

脑代谢率对脑血流可产生重要影响,而决定脑血流的直接因素是脑灌注压,脑灌注压是指平均动脉压与小静脉刚进入硬脑膜窦时的压力差。许多麻醉用药可影响动脉压和脑代谢,进而影响脑血流。

(一)静脉麻醉药

1.硫喷妥钠

硫喷妥钠对脑血流的自身调节和对二氧化碳的反应正常。镇静剂量对脑血流和代谢无影响,意识消失时脑代谢率可降低 36%,达到手术麻醉深度时降低 36%～50%。硫喷妥钠使脑血流减少,主要是由于该药所致的脑血管收缩、脑代谢受抑制,故大脑血流的减少不会引起脑损伤,对脑代谢的抑制主要是抑制神经元的电生理活动(而非维持细胞整合所需要的能量)。

2.依托咪酯

依托咪酯对脑代谢的抑制同硫喷妥钠相似,所不同的是依托咪酯注射初期脑代谢率急剧下降。脑血流的最大降低发生于脑代谢最大降低之前,可能与依托咪酯直接引起脑血管收缩有关。

3.丙泊酚

丙泊酚与硫喷妥钠相似,对脑血流和脑代谢的抑制程度与剂量相关,但可保留二氧化碳的反应性。通过抑制脑代谢使脑血流相应降低,还可降低平均动脉压和脑灌注压。

4.羟丁酸钠

长时间、大剂量应用羟丁酸钠可出现酸中毒,可使脑血管收缩,脑血流和脑代谢降低,可造成暂时性、相对性脑缺血。用作麻醉诱导时可增加脑灌注压。

5.氯胺酮

氯胺酮是唯一可以增加脑血流和脑代谢的静脉麻醉药。

6.神经安定药(氟哌利多与芬太尼合剂)

神经安定药对脑代谢影响轻,可减少脑血流。

(二)吸入麻醉药

所有吸入麻醉药都不同程度地扩张脑血管,增加脑血流,且抑制脑血管的自身调节,干扰对二氧化碳的反应。氟类吸入麻醉药降低脑代谢,氧化亚氮增加脑代谢。脑血管的扩张效应:氟烷＞恩氟烷＞异氟烷、氧化亚氮和七氟烷。

(三)麻醉性镇痛药

单独使用麻醉性镇痛药对脑血流和脑代谢没有影响,甚至可以增加脑血流。临床研究结果不一,是因为与其他药物联合应用所致。

(四)肌松药

肌松药不能通过血-脑屏障,可间接影响脑血流,主要降低脑血管阻力和静脉回流阻力,对脑代谢没有影响。

二、麻醉药对颅内压的影响

麻醉药对颅内压的影响主要有两方面,一是对脑血管的影响,二是通过对脑脊液的产生和吸收的影响,两者最终都引起脑容量的变化。脑外科手术在硬脑膜剪开后,脑脊液被吸走,脑脊液产生增加和吸收减少已不重要。

(一)静脉全麻药对颅内压的影响

氯胺酮能兴奋脑功能,增加脑血流和脑代谢,颅内压也相应增高。其他静脉麻醉药不引起颅内压增高,甚至可降低颅内压,如硫喷妥钠、丙泊酚均可不同程度地降低颅内压,苯二氮䓬类药物和依托米酯对颅内压无影响,均可安全地应用于颅内压升高的患者。

(二)吸入全麻药对颅内压的影响

所有的吸入麻醉药可不同程度地引起脑血管扩张,致使颅内压也随之相应增高,在程度上氟烷＞恩氟烷＞异氟烷、氧化亚氮和七氟烷。

(三)麻醉性镇痛药

单独使用麻醉性镇痛药,因其不影响脑血管的自动调节,故对颅内压正常的患者没有影响,对已有颅内压升高的患者,舒芬太尼可降低颅内压。

(四)肌松药

琥珀胆碱因其可产生肌颤,一过性影响静脉回流,而致颅内压增高。非去极化肌松药有组胺释放作用,组胺可引起脑血管扩张,颅内压增高。

三、气管内插管对颅内压的影响

大多数的神经外科手术需在气管内插管全身麻醉下进行,而气管内插管的技术操作可间接引起颅内压改变。从喉镜置入暴露声门到气管导管放置到气管内,尽管临床上通过加大诱导药物的剂量,应用心血管活性药物,甚至气管内表面麻醉,但整个过程仍伴有不同程度的心血管应激反应,这种反应可致颅内压升高。

四、暂时带管与气管内插管拔除对颅内压的影响

神经外科患者手术结束后,是保留还是拔除气管内插管要根据不同病情和手术要求,以及术后监护条件而决定,两者各有利弊,且对颅内压的影响也不尽相同。目前临床上随着病房监护条件的改善,多数患者术毕,于自主呼吸恢复后带管回病房监护室,维持适当的镇静 1 小时后拔管,在这段时间内只要患者能耐受气管内插管,一般不会引起颅内压升高,如果镇静效果不够,患者发生呛咳,将会引起颅内压剧升,严重时会引起颅内出血,影响手术效果。对带管的患者一定要密切监护,认真观察患者的镇静程度,防止镇静不足。无论带管时间多长,最终必将拔除,神经外科手术的患者拔管期间可引发心血管应激反应,拔除气管内插管时对气管壁及咽喉部的摩擦刺激常引起剧烈呛咳,直接造成脑静脉回流受阻而致颅内压升高,呛咳可造成脑组织震荡而使手术创面出血,甚至导致手术失败。

(孙淑芳)

第二节　神经外科手术的麻醉处理

一、术前评估与准备

神经外科手术患者术需常规访视,了解患者全身情况及主要脏器功能,做出 ASA 评级。对 ASA Ⅲ、Ⅳ级患者,要严格掌握手术麻醉适应证并选择手术时机。对下列情况应采取预防和治疗措施,以提高麻醉的安全性。

(1)有颅内压增高和脑疝危象,需要紧急脱水治疗,应用 20% 甘露醇 1 g/kg 快速静脉滴注,呋塞米 20～40 mg 静脉注射,对缓解颅内高压、脑水肿疗效明显。有梗阻性脑积水,应立即行侧脑室引流术。

(2)有呼吸困难、通气不足所致低氧血症,需尽快建立有效通气,确保气道畅通,评估术后难以在短期内清醒者,应行气管插管。颅脑外伤已有大量误吸的患者,首要任务是行气管插管清理呼吸道,并用生理盐水稀释冲洗呼吸道,及时使用有效抗生素和肾上腺皮质激素防治呼吸道感染,充分吸氧后行手术。

(3)低血压、快心率往往是颅脑外伤合并其他脏器损伤(肝、脾破裂、肾、胸、腹、盆骨损伤等所致大出血),应及时补充血容量后再行手术或同时进行颅脑手术和其他手术。注意纠正休克,及时挽救患者生命。

(4)由于长期颅内压增高而导致频繁呕吐,致脱水和电解质紊乱患者,应在术前尽快纠正。降颅内压时应注意出入量平衡,应入量大于出量,并从静脉补充营养,待病情稳定后行手术。

(5)由垂体和颅咽管瘤合并血糖升高和尿崩症等内分泌紊乱,术前也应及时给予处理。

(6)癫痫发作者术前应用抗癫痫药和镇静药制止癫痫发作,地西泮 10～30 mg 静脉滴注,必要时给予冬眠合剂。如癫痫系持续发作,应用 1.25%～2.5% 硫喷妥钠静脉注射缓解发作,同时注意呼吸支持和氧供。

(7)由于脑外伤、高血压、脑出血、脑血管破裂所致蛛网膜下腔出血,使血小板释放活性物质

致脑血管痉挛,常用药物有尼莫地平 10 mg,静脉注射,每天 2 次。也可应用其他缓解脑血管痉挛的药物,能有效降低脑血管痉挛引发的并发症和死亡率。

(8)术前用药对没有明显颅脑高压、呼吸抑制患者术前可常规用药,用量可据病情酌情减量;对于重症患者,有明显颅脑高压和呼吸抑制患者,镇痛和镇静药原则上应慎用,否则会导致高 CO_2 血症。

(9)监测除常规血压、心电图、心率、动脉血氧饱和度,还应监测有创动脉压、血气分析、呼气末 CO_2、CVP、尿量等。

(10)神经外科手术麻醉的特点。①安全无痛:麻醉要镇痛完全,对生理扰乱小,对代谢、血液化学、循环和呼吸影响最小。②肌肉松弛:在确保患者安全的条件下,麻醉要有足够的肌肉松弛。肌松药不能滥用,要慎重应用。③降低患者应激反应:要及时处理腹腔神经丛的反射——迷走神经反射。要重视术中内脏牵连反射和神经反射的问题,积极预防和认真处理,严密观察患者的反应,如血压下降,脉搏宽大和心动过缓等。可辅助局部内脏神经封闭或应用镇痛镇静药,以阻断神经反射和向心的手术刺激,维持神经平稳。④术中应保证输液通畅,均匀输血,防止输液针头脱出。如果一旦发生大出血,补充血容量不及时,或是长时间的低血压状态,可引起严重后果,甚至危及生命。

二、麻醉方法

(一)局部麻醉

在患者合作的情况下,局部麻醉适用于简单的颅外手术、钻孔引流术、神经放射介入治疗及立体定向功能神经外科手术等。头皮浸润用 0.5% 普鲁卡因(或 0.75% 利多卡因)含 1:20 万 U 肾上腺素,手术开始时静脉滴入氟哌利多 2.5 mg,芬太尼 0.05~0.1 mg,增加患者对手术的耐受能力。

(二)全身麻醉

气管插管全身麻醉是现代常用麻醉方法,为了达到满意的麻醉效果,即诱导快速、平稳,插管时心血管反应小,麻醉维持平稳对各项生命体征影响小,目前临床上较多使用静吸复合麻醉。

1.麻醉诱导

(1)硫喷妥钠(4~8 mg/kg);芬太尼(4~8 μg/kg)或舒芬太尼(0.5~1.0 μg/kg)静脉注射+维库溴铵(0.1 μg/kg)静脉注射。

(2)丙泊酚(1.5~2 mg/kg);咪达唑仑(0.1~0.3 mg/kg)+维库溴铵(0.1 mg/kg)+芬太尼(5 μg/kg)静脉注射。

(3)对冠心病或心血管功能较差的患者,依托咪酯(0.3~0.4 mg/kg)+芬太尼(5 μg/kg)+维库溴铵(0.1 mg/kg)+艾司洛尔[500 μg/(kg·min)],在充分吸氧过度通气情况下行气管插管。

2.麻醉维持

(1)常采用吸入异氟烷(或安氟烷、七氟烷等)加非去极化肌肉松弛药及麻醉性镇定药。

(2)静脉维持泵注丙泊酚[4~6 mg/(kg·h)]或咪达唑仑[0.1 mg/(kg·h)],配合吸入异氟烷(安氟烷、七氟烷等),按需加入镇痛药及非去极化肌肉松弛药。

(3)全凭静脉麻醉,使用把控技术(TCI),静脉输注丙泊酚+瑞芬太尼及非去极化肌肉松弛药。

3.麻醉管理

(1)仰卧头高位促进脑静脉引流,有利于降低 ICP;俯卧位应注意维持循环稳定和呼吸通畅,并固定好气管导管位置。

(2)开颅前需使用较大剂量麻醉镇痛药如芬太尼,手术结束前 1～2 小时禁止使用长效镇痛剂如哌替啶、吗啡等,有利于术毕患者及时苏醒和良好通气。

(3)术中间断给肌松剂,应及时追加用量,防止患者躁动。对上神经元损伤患者和软瘫患者,应用肌松剂宜小剂量,应用苯妥英钠对非去极化肌松剂有拮抗作用,应加大肌松剂使用剂量。

(4)该类患者手术期间宜机械通气,并间断行过度通气,保持 $PetCO_2$ 在 4.0 kPa 左右。

(5)术毕患者应迅速苏醒,但又不能有屏气或呛咳现象以免使颅内压升高、脑出血等,可使用拉贝洛尔、艾司洛尔、尼莫地平控制血压升高,也可使用芬太尼 0.05 mg 静脉注射,或 2％利多卡因 2 mL 行气管内注入防止呛咳反射所致颅内压升高、脑出血等。

(6)液体管理:术前禁食、禁水丢失量按 8～10 mL/kg 静脉滴注,手术中液体维持按 4～6 mL/kg 补给,患者术前应用脱水剂,已有明显高涨状态,补充液应是生理盐水或等张胶体液。多数学者认为神经外科患者应维持血浆渗透压浓度达到 305～320 mmol/L 较为理想,达不到时应使用脱水利尿剂。

(7)使用大剂量脱水利尿剂患者,可产生大量利尿作用,术中应加强对钾、钠、血糖和血浆渗透浓度测定,以利于及时发现和纠正。

(孙淑芳)

第三节 颅脑外伤手术麻醉

一、颅脑外伤患者的病理生理

颅脑外伤按其病理生理过程可分为原发性损伤和继发性损伤。受伤的瞬间,先为不同程度的原发性损伤,然后继发于血管和血液学的改变而引起脑血流减少,从而导致脑缺血和缺氧,脑水肿,颅内压增高,进一步发生脑疝,导致死亡。因此,临床上需要对继发性损伤病理生理过程进行干预,防止其进一步发展加重损伤。

(一)脑血流的改变

研究证明,脑外伤患者在创伤急性期即可发生脑血流的变化。严重脑外伤患者约 30％在外伤后 4 小时内发生缺血性改变。目前认为,这种外伤后缺血性改变是一种直接的反应性变化,而非全身性低血压所致,尽管后者可加重缺血性改变。

(二)高血压和低血压

由于原发性损伤之后,脑的顺应性发生改变,甚至有颅内出血,颅内压增高,无论高血压还是低血压都将加重脑损伤。由于自身调节功能损害,低血压造成脑灌注压减少,导致脑缺血;而高血压可造成血管源性脑水肿,进一步升高颅内压,引起脑灌注压降低。在自身调节功能保持完整的情况下,低血压可引起代偿性脑血管扩张,脑血容量增加,进而使颅内压增高,造成脑灌注压进一步降低,产生恶性循环,又称为恶性循环级联反应。

（三）高血糖症

在脑缺血、缺氧的情况下，葡萄糖无氧酵解增加，产生过多的乳酸在脑组织中蓄积，可引起神经元损害。

（四）低氧血症和高二氧化碳血症

低氧血症和高二氧化碳血症都可引起颅脑损伤患者脑血管扩张，颅内压增高、脑组织水肿，从而可加重脑损伤。

（五）脑损伤的机制

脑损伤的机制主要是在脑缺血的情况下激活了病理性神经毒性过程。包括兴奋性氨基酸的释放、大量氧自由基的产生、细胞内钙超载、局部 NO 产生等，最终引起脑水肿加重和神经元不可逆性损害。

（六）脑水肿

外伤后脑水肿和脑肿胀使脑容量增加、颅内压增高，导致继发性脑损害，重者发生脑疝，甚至死亡。脑水肿分为五种情况：血管源性、细胞毒性、水平衡性、低渗性和间质性。

（1）血管性脑水肿：脑组织损伤可破坏血-脑屏障，致使毛细血管的通透性与跨壁压增加，以及间质中血管外水潴留，从而造成血管源性脑水肿。由于组胺、缓激肽、花生四烯酸、超氧化物和羟自由基、氧自由基等引起内皮细胞膜受损，激活内皮细胞的胞饮作用和内皮结合部的破裂，使毛细血管通透性增加。其次，研究发现体温升高、高碳酸血症可使内皮细胞跨膜压增高，导致毛细血管前阻力血管松弛，使脑水肿发生率和范围增加。另外，蛋白分子电负荷的改变使血管外水潴留。由于清蛋白为阴离子蛋白，容易通过受损的血-脑屏障，然后由外皮细胞清除。相反，IgG 片段为阳离子蛋白，则黏附于阴离子结合部位，而潴留于间质中。临床上脑出血、慢性硬脑膜下血肿和脑肿瘤附近的水肿，均属于血管源性水肿。

（2）细胞毒性水肿：细胞毒性水肿的主要机制是在脑血流减少的情况下，能量缺乏使细胞膜泵（Na-K-ATP 酶）功能受损，进而引起一系列的生化级联反应，使细胞外钾增加，细胞内钙增高，膜功能损害可引起细胞不可逆性损伤。由梗死造成的局灶性或全脑缺血、低氧，均可导致细胞毒性水肿的形成。

（3）流体静力性水肿：由于跨血管壁压力梯度增加，使细胞外液积聚。脑血管自身调节功能受损，可引起毛细血管跨壁压急剧增加。如急性硬脑膜外血肿清除后使颅内压突然下降，导致脑血管跨壁压突然增加，出现一侧脑半球弥漫性水肿。

（4）低渗透压性水肿：严重血浆渗透压降低和低钠血症是渗透性脑水肿的主要原因。脑胶体渗透压超过血浆渗透压，水分即被吸收入脑。当血清钠浓度低于 125 mmol/L 时可引起脑水肿。此外，由于性激素的不同，在同一血清钠浓度时，女性较男性更易发生脑水肿。

（5）间质性脑水肿：阻塞性脑积水、脑室过度扩大可使脑脊液-脑屏障破裂，导致脑脊液渗透到周围脑组织并向脑白质细胞外蔓延，在临床上可出现一种明显的非血管性脑水肿，即间质性脑水肿。这类水肿一旦发生，可导致脑缺血和神经元损害。

颅脑外伤初期由于静脉容量血管的扩张，脑血容量增加而出现脑肿胀，而不单是脑组织含水量的增加。其神经源性因素包括脑干刺激和脑循环中释放血管活性物质等。因此，早期的脑水肿主要由于脑血管自身调节功能下降，而脑干损害则影响动脉扩张，或静脉梗阻导致充血性或梗阻性脑水肿。如处理不当或不及时，在脑外伤的后期，随着脑水肿加重，颅内高压，脑灌注压下降，引起脑缺血，生化级联反应发生改变，发生复合性脑水肿，即血管性和细胞毒性脑水肿。

二、麻醉处理要点

(一)术前准确评估

由于颅脑外伤病情严重,麻醉医师应首先确保患者的呼吸道通畅,供氧应充分,及时开放静脉通路,以稳定循环,为抢救赢得时间,然后在极短的时间内迅速与家属沟通,了解相关病情,并掌握生命体征和主要脏器的功能情况,了解患者既往有无其他疾病,受伤前饮食情况,有无饮酒过量等。目前心肺功能状况,有无合并其他脏器损伤。脑外伤患者常因颅内压增高而发生呕吐,甚至误吸,所以这类患者均应视为饱胃患者,在插管前和插管时都应防止误吸。

(二)麻醉前合理用药

颅脑外伤患者一般不用术前镇静药,只给阿托品或东莨菪碱等抗胆碱药即可。无论何种镇静药都可引起患者呼吸抑制,特别是患者已存在呼吸减弱、呼吸节律异常或呼吸道不畅,即使少量的镇静药也可能造成呼吸抑制,使动脉血中二氧化碳分压增加,引起颅内压增高。对于躁动的患者,一定要在密切监护情况下方可给予镇静。

(三)术中密切监测

术中常规监测有:心电图(ECG)、脉搏血氧饱和度(SpO_2)、呼气末二氧化碳分压($PetCO_2$)、体温、尿量、袖带血压。必要时还应动脉有创测压、动脉血气分析和电解质分析。怀疑血流动力学不稳、估计失血较多或术中可能大出血,应行深静脉穿刺置管。为操作和管理方便,穿刺点以选择股静脉为宜。

(四)麻醉诱导

颅脑外伤患者的麻醉诱导非常关键,诱导过程当中血流动力学的急剧变化将会加重脑损伤;颅脑外伤患者常常饱胃,诱导过程中发生误吸,会使病情复杂化;颅脑外伤患者常合并其他部位脏器的损伤,如颈椎损伤、胸部损伤、肝脾破裂;此外,颅脑外伤的老年患者可合并严重的心肺疾病。因此,如不加考虑,贸然进行常规诱导,势必酿成大祸,引发纠纷。

对于全身状况较好、无其他合并症的单纯脑外伤患者,麻醉诱导用药可以选丙泊酚、咪达唑仑、芬太尼和非去极化肌松药。丙泊酚作为目前静脉麻醉药的主打药物,也适用于脑外伤患者,可降低颅内压和脑代谢率,并能清除氧自由基,对大脑有一定的保护作用。应用咪达唑仑,可减少诱导期丙泊酚的用量,对减少患者医疗费用有积极作用,同时也降低因单纯应用丙泊酚所引起的低血压发生率。若患者血容量明显不足,可单独应用咪达唑仑为宜,避免应用丙泊酚引起严重低血压而加重脑损伤。咪达唑仑和丙泊酚的用量一定要个体化,一般情况下可用咪达唑仑4～8 mg,丙泊酚30～50 mg。肌松药以非去极化肌松药为宜,如必须选用去极化肌松药,应注意有反流与误吸、增高颅内压和导致高血钾的可能。非去极化肌松药以中、长效为主,如罗库溴铵(0.6～1 mg/kg)、维库溴铵(0.1 mg/kg)、哌库溴铵(0.1 mg/kg)。麻醉用药的顺序对诱导的平稳也有影响,先给予芬太尼(1.5 μg/kg),后给咪达唑仑,再给肌松药,30 秒后给丙泊酚。这种给药方法既可避免丙泊酚注射痛刺激,又能使各种麻醉诱导用药的作用高峰时间叠加一致,可减少气管内插管应激反应。气管内插管前采用2%利多卡因行气管表面麻醉,可使插管反应降到理想程度,最大限度地维持麻醉诱导平稳。

对于全身状况较差、合并其他脏器损伤或伴有其他合并症的患者,麻醉诱导应当慎重。

(1)对病情危重、反应极差或呼吸微弱甚至停止的患者,可直接或气管表面麻醉下插管。

(2)对于发生过呕吐的患者,应在吸引清除口咽部滞留物后,再进行诱导用药,在面罩加压控制呼吸之前,应由助手压迫喉结,防止胃内容物再次溢出加重误吸,在气管内插管成功后,用生理盐水灌洗,尽可能吸引清除误吸物,以利于气体交换。

（3）对其他合并症的患者,特别是心功能较差,甚至心力衰竭患者,首先应用强心药,选择诱导药物,如采用咪达唑仑、依托咪酯等,配合适量的芬太尼和肌松药。

（4）合并其他脏器损伤的患者,尤其是内脏大出血者,应进行积极的抗休克治疗,在血压回升、心率接近正常的情况下,谨慎地进行麻醉诱导与气管内插管,以免延误手术时机。诱导用药应选择对血压影响轻、且对大脑有保护作用的药物,如咪达唑仑,即使这样,用药量也应减少,以避免血压剧烈波动。

(五)麻醉维持

颅脑外伤的患者一般都存在不同程度的颅内压增高,因此,麻醉维持一般不单独采用吸入全身麻醉,目前较多采用静脉复合全身麻醉或静脉吸入复合麻醉。静脉复合全身麻醉的维持采用静脉间断注射麻醉性镇痛药和肌松药,持续泵入静脉全麻药。麻醉性镇痛药以芬太尼为主,有条件的可用舒芬太尼和阿芬太尼,哌替啶较少使用。麻醉性镇痛药的用量一般应根据患者的实际情况决定,切忌量大,静脉全麻药也是如此。肌松药应选择对颅内压影响小的阿曲库铵、维库溴铵和哌库溴铵等。静脉全身麻醉药目前最为常用的是咪达唑仑和丙泊酚。丙泊酚优势更为明显,因手术医师希望术后能尽早评估患者的神经系统功能,丙泊酚起效和苏醒都快,而且还有脑保护作用,故选用丙泊酚更为有益。

静脉吸入复合麻醉维持是在静脉复合麻醉的基础上增加了气管内挥发性麻醉药的吸入。静脉复合麻醉的维持同上不再赘述。应该注意的是吸入麻醉药的选择,吸入麻醉药有脑血管扩张作用,异氟烷扩张作用最弱,适合应用。

(六)术中管理

颅脑外伤患者容量管理非常重要。临床上常用脉搏、血压、尿量等指标进行监测。需要注意的是脑外伤者常用脱水剂,用尿量判断液体平衡情况不准确。最好监测中心静脉压,尤其是合并内脏出血休克者。在液体种类上,晶体液以乳酸钠林格液、平衡盐液和生理盐水为好,应避免应用含糖液。有大出血者,紧急时可选用胶体液,如羟甲淀粉、琥珀酰明胶（血定安）、万汶等。颅脑外伤者血-脑屏障可能存在不同程度的损害,万汶有预防毛细血管渗漏的作用,从理论上讲,输注万汶可能优于其他血浆代用品。术中应注意失血量估计的准确性,适量输血,防止血液过度稀释,术中血细胞比容最好维持在 0.30 左右。

术中保持过度通气,维持呼气末二氧化碳分压 4.0～4.7 kPa（30～35 mmHg）,有利于颅内压的控制。术中除了密切监测患者生命体征外,还应观察手术步骤,对手术的进程有所了解。因为脑外伤患者由于颅内压升高,致交感神经兴奋性增高、血中儿茶酚胺上升,易掩盖血容量不足,一旦开颅剪开脑膜,容易发生低血压,严重者可致心搏骤停。此外,麻醉医师在观察手术操作期间,应结合所监测的生命体征指标变化,及时与手术医师沟通,并根据术中生命体征变化,做出准确的判断和正确的解释及处理。

(七)麻醉恢复期的管理

麻醉恢复期的管理非常重要,不能掉以轻心。麻醉医师应根据病情做出相应的处理。早期拔除气管内插管,有利于手术医师及时进行神经系统检查,对手术效果做出及时评估。但必须掌握拔管时机,若患者出现不耐管倾向,且呼之睁眼,可给予少量丙泊酚,吸净气管内和口腔内分泌物后,拔除气管内插管。应尽可能避免麻醉过浅和拔管时剧烈呛咳,以免由此而引起颅内压增高和颅内创面出血。

对术前情况较差、多脏器损伤或有其他严重合并症者,尤其是昏迷患者,宜保留气管导管或做气管切开,以利于术后呼吸道管理,有条件者护送专科 ICU 或综合 ICU。

三、麻醉注意事项

颅脑外伤患者麻醉一个最为关键的问题是,一定不能只注意颅脑外伤的情况而忽略了对其他脏器外伤的观察,以免贻误治疗,导致不良后果。入室后开放两条静脉通路,以备快速输血、输液,抢救休克和大出血。

无论哪种麻醉方法,麻醉诱导时都应防止误吸,以免使病情复杂化。手术过程中避免使用增高颅内压的药物,控制呼气末二氧化碳分压,维持患者一定程度的过度通气。术中应注意患者水、电解质的情况,特别是患者大量应用脱水剂,极易引起水、电解质紊乱,液体量可以略欠一些,切不可过量,必要时输血,避免应用含糖液体。术中注意避免血压剧烈波动而诱发脑血管痉挛,加重脑损伤,影响术后神经功能的恢复。

脑外伤患者术后切不可盲目拔除气管导管,严重的脑水肿或脑干损伤,随时可能发生呼吸暂停,甚至死亡危险。

(孙淑芳)

第四节 颅内血管病变手术麻醉

一、颅内血管病变的病理及临床表现

颅内血管病变包括高血压动脉粥样硬化性脑出血、颅内动脉瘤、颅内血管畸形等。多数是因突发出血而就诊,平时没有症状,或头痛的症状被忽略,因此起病较急,多数需行急诊手术。

(一)高血压动脉粥样硬化性脑出血

高血压动脉粥样硬化性脑出血在临床上最常见,尤其是随着社会的老龄化和饮食结构的改变,其发生率有增加的趋势。高血压和动脉粥样硬化互为因果,互相影响。高血压的患者颅内血管壁由于长期受到高压力的冲击而发生损伤,损伤的部位在修复过程,有的恢复良好,有的会发生脂类沉积,沉积的脂类物质可形成斑块,此处的血管壁弹性降低,脆性加大,在突然受到更大的血流冲击力的情况下,血管壁即破裂发生出血。如剧烈运动、情绪激动、饮酒等因素,可使患者突然头痛、恶心、呕吐、意识障碍,严重者很快深昏迷,四肢瘫痪,眼球固定,瞳孔针尖样,高热,病情迅速恶化,数小时内死亡。特别是饮酒后,易误认为醉酒,颅脑 CT 可帮助确诊。

(二)颅内动脉瘤

颅内动脉瘤是由于脑血管发育异常而产生的脑血管瘤样突起。好发于颅底动脉及其临近动脉的主干上,常在动脉分支处呈囊状突出。颅内动脉瘤的病因可能是先天性动脉发育异常或缺陷、动脉粥样硬化、感染、创伤等,形成动脉瘤的一个共同因素是血流动力学的冲击因素,致使薄弱的血管壁呈现瘤样突起。临床上颅内动脉瘤在破裂前常无症状或仅有局灶症状,表现为一过性轻微头痛;破裂后症状严重,出现突发的、非常剧烈的头痛,常被误诊为流感、脑膜炎、颈椎间盘突出、偏头痛、心脏病以及诈病等。患者可有不同程度的意识障碍,部分患者就诊时可能完全缓解,患者是否有过突发性剧烈头痛的病史常常是确诊的重要线索。颅内动脉造影可确诊。Hunt和Hess将颅内动脉瘤患者按照手术的危险性分成五级。①Ⅰ级:无症状,或轻微头痛及轻度颈强直。②Ⅱ级:中度及重度头痛,颈强直,除有神经麻痹外,无其他神经功能缺失。③Ⅲ级:嗜睡,意识模糊,或轻微的灶性神经功能缺失。④Ⅳ级:神志不清,中度至重度偏瘫,可能有早期的去大脑强直及自主神经功能障碍。⑤Ⅴ级:深昏迷,去大脑强直,濒死状态。

若有严重的全身疾病如高血压、糖尿病、严重动脉硬化、慢性肺部疾病及动脉造影上有严重血管痉挛者,要降一级。

(三)颅内血管畸形

颅内血管畸形是指脑血管发育障碍引起的脑局部血管数量和结构异常,并对正常的脑血流产生影响。可分为动静脉畸形、毛细血管扩张症、静脉畸形、海绵状血管畸形。临床上最常见的是动静脉畸形。脑动静脉畸形是一种在胎儿期形成的先天性脑血管发育异常,无明显家族史。其病理特点是非肿瘤性的血管异常,具有粗大、扩张、扭曲的输入及输出血管,病理性血管可呈蔓状缠结且动静脉分流循环速度很快,供养动脉常常扩张并延长,近端及远端动脉襻均为迂曲状。动静脉畸形的症状体征可来自以下情况。

(1)正常神经组织受压,脑积水,脑、蛛网膜下腔、脑室出血。

(2)缺血及出血性损害导致头痛、抽搐

(3)占位导致的神经功能缺失。

(4)静脉压升高使颅内压增高。

(5)"盗血"引起神经功能缺失。

(6)临床表现各不相同,有头痛、癫痫、精神异常、失语、共济失调等。还有一个罕见的症状,即三叉神经痛。

二、麻醉处理要点

(一)术前准备及麻醉前用药

麻醉医师应尽快了解病史,特别是抗高血压药的服用情况。此类患者为急诊患者,病情虽有轻重之分,但对意识障碍不严重的患者不能掉以轻心,这类患者很容易激动和烦躁,致使病情加重,影响治疗效果。所以无论患者意识如何,只要有躁动倾向,一定要给予适度的镇静,并密切监护。麻醉前用药根据病情可在手术室内麻醉前5分钟静脉推注抗胆碱药。若在做相应检查时已用镇静药,此时不必再用。

(二)术中监测

术中监测见颅脑外伤患者麻醉处理要点中的术中监测,此不再赘述。

(三)麻醉方法

颅内血管病变手术目前几乎都在显微镜下进行,要求手术野稳定清晰,所以应选择气管内插管全身麻醉,因挥发性麻醉药对脑血管影响大,故多选择静脉全身麻醉。麻醉诱导用药包括丙泊酚、咪达唑仑、依托咪酯、羟丁酸钠、芬太尼、舒芬尼、雷米芬太尼、维库溴铵、哌库溴铵等。不管选择哪几种药,都要力求诱导平稳,维持脑灌注压稳定。

(四)麻醉维持

麻醉维持药物的选择应以能更好地满足下列要求为前提:理想的脑灌注压、防止脑缺氧和脑水肿、使脑组织很好地松弛，为减轻脑压板对脑组织的压迫，在分离和夹闭动脉瘤时应控制血压，以降低跨壁压。由于没有任何一种药物可达上述要求，所以要联合用药，作用互补，以取得最佳效果。在应用静脉麻醉药的同时辅以小流量的异氟烷，可更好地进行控制性降压。维持用药可以静脉持续泵入丙泊酚，也可持续泵入咪达唑仑，镇痛药和肌松药可间断注射。镇痛药可用吗啡、芬太尼、舒芬太尼等，肌松药可选用长效哌库溴铵或中效维库溴铵。

(五)术中管理

颅内血管病变的患者术中管理非常重要，术中合理地调控血压、心率，维持血流动力学稳定，可减轻脑损害，有利于患者神经功能的恢复，合理地利用心血管活性药物，尤其对心血管合并症的患者更要因人而异，用药一定要个体化。一般常用的心血管活性药物有：艾司洛尔、硝酸异山梨酯、氨力农、硝酸甘油、硝普钠。容量管理也很重要，术中应根据液体需要量、失血量、尿量，以及 CVP 和肺毛细血管楔(PCWP)及时补液和输血，特别是在动脉瘤夹闭后应快速扩容，进行血液稀释，维持血细胞比容在正常低限范围内 0.30～0.35。羟乙基淀粉用量超过 500 mL 时为相对禁忌，因为有可能干扰止血功能引起颅内出血。

(六)麻醉恢复期管理

麻醉恢复期应根据术前患者的一般情况和手术的情况决定是否拔除气管导管。若术前患者一般情况良好，且手术顺利，可在患者自主呼吸恢复满意后拔管，完全清醒后送回病房观察。若术前一般情况较差，意识有障碍，手术难度较大，时间长，应带管将患者送监护室，借助呼吸机支持，待麻醉自然消除后拔管。

三、麻醉注意事项

对高血压动脉粥样硬化性脑出血的患者，应了解既往史，这类患者一般都有不同程度的心肌供血不足，血压、心率的剧烈波动变化，可使心肌缺血加重，严重者发生心肌梗死，所以麻醉诱导时应避免使用心肌抑制药物。

颅内动脉瘤和血管畸形的患者麻醉诱导非常关键，特别是已经有颅内出血的患者，麻醉诱导期间可再出血或出血加重，甚至可引发动脉瘤破裂，故麻醉诱导要把喉镜置入和气管内插管刺激降到最低。但麻醉也不宜过深，对颅内压正常的患者，血压可降低至基础血压的 30%～35%，对已有颅内压增高的患者，血压降低有加重脑缺血的危险，一定要引起重视。

颅内动脉瘤患者术中都要求控制性降压，应该注意，为维持合理的脑灌注，在切开硬脑膜前不需降压过低。术中在监护状态下于动脉瘤夹闭前开始行控制性降压。选择对脑血流、脑代谢及颅内压影响小的降压方法。在控制性降压的过程中应该注意的是：硝普钠虽然可以快速控制高血压，但可使容量血管扩张而增加脑血容量，并使颅内压升高；硝酸甘油同样可使容量血管扩张而增加脑血容量，比硝普钠引起的颅内压增高还要明显且严重，因而要避免应用这两种药物。钙通道阻滞剂尼卡地平、尼莫地平可增加局部脑血流，对心肌抑制轻，术中可快速控制高血压，停降压后无反跳现象，并有预防术后心脑血管痉挛的作用，可作为首选。

颅内血管畸形的患者术中要严格控制血压波动，低血压加重损害病变周围的脑组织(长期低灌注血管麻痹)，一旦(AVMs)切除术后发生正常灌注压恢复综合征，出血、水肿、高颅内压，而高血压又可加重其损害。因此，术后血压仍须控制在适当范围，不宜立即停止降压药。

颅内血管手术由于出血和术中对血管的刺激，术后极易发生局部脑血管痉挛，血流减慢，术中应避免使用止血药，以免在血管痉挛后发生脑血栓，影响神经功能的恢复。

注意防止动脉瘤夹闭后的血管痉挛,通过高血压[平均动脉(MAP)13.3 kPa(100 mmHg)]、高血容量、血液稀释来增加脑血流,关键是要在轻度脑缺血进展为脑梗死之前实施,术野使用罂粟碱可扩张痉挛的血管,如果手术需要临时钳夹动脉瘤时,为改善其供血区域的侧支循环,国外常静脉注射去氧肾上腺素。

(孙淑芳)

第五节 颅内肿瘤手术麻醉

一、颅内肿瘤患者的病理生理

颅内肿瘤按部位可粗略分为大脑半球肿瘤、小脑肿瘤和脑干肿瘤,后两者位于颅后窝,又统称为颅后窝肿瘤。病理报告以神经胶质瘤、脑膜瘤多见,余为转移瘤、结核瘤等。患者可能患病数年无临床症状,随着占位病变体积的增大出现颅内压升高的症状,伴视力、嗅觉障碍、偏瘫、失语等。与麻醉有关的颅内肿瘤的病理生理变化主要是肿瘤占位引起的颅内压增高,颅内压是指颅内容物对颅腔壁产生的压力,临床上一般通过测量脑脊液压力了解颅内压的变化情况,颅内压力正常是维持脑功能正常运转所必需的。

(一)颅内压的调节

颅内容物主要有脑组织、脑脊液和血液三种成分,正常情况下,其中一种成分增加,其他两种成分则相应减少,机体通过自动调节维持颅内压在一定限度之内[成人 0.7~2.0 kPa(5~15 mmHg),儿童 0.5~1.0 kPa(4~7.5 mmHg)]的正常平衡状态。颅内肿瘤引起颅内容物的增加,早期可通过自动调节维持正常的颅内压,随着颅内肿瘤体积增大,超过代偿限度颅内压即增高。有时颅内肿瘤(如颅后窝病变)体积虽然很小,但也可引起颅内压增高,这主要是因为肿瘤位置引起脑脊液回流受阻,脑积水所致。

(二)脑脊液对颅内压的调节作用

由脉络丛生成的脑脊液时刻在进行着新陈代谢变化,包括生成、循环和吸收。颅内压的变动可受脑脊液分泌、循环、吸收的影响,在颅内压的调节中起重要作用。当颅内压增高时,脑脊液回吸收增加,而且一部分脑脊液受挤压流入脊髓蛛网膜下腔,使颅内容物总体积减小,有利于颅内压降低。

(三)脑血流对颅内压的调节

颅内压的变化直接影响脑血流,颅内压增高,脑血流减少,而脑静脉系统的血液受挤压而排出增多,脑血容量减少,因而颅内压可以降低。正常情况下脑血流的调节主要通过动脉血管口径的变化来实现的,其影响因素有二氧化碳分压、动脉血酸碱度、温度等。临床上通常采用过度通气来降低二氧化碳分压,以使脑血管收缩,脑血流减少,达到降低颅内压的作用,为手术提供良好的手术野。

颅内压的调节有一定的限度,在这个限度之内,颅内对容积的增加有一定的代偿力,这种代偿力表现在脑脊液被挤压至脊髓蛛网膜下腔,脑部血液减少与脑组织受压向压力低处转移,以达到机体承受的病理平衡,故这个限度的极限称之为临界点。超过临界点即失代偿,这时颅内容物微小的增加,可使颅内压急剧增加,加重脑移位与脑疝,发生中枢衰竭。

二、麻醉处理要点

(一)术前准备

颅内肿瘤手术一般都是择期手术,有足够的时间进行术前准备。麻醉医师所要做的是麻醉前认真访视患者,了解病史,包括既往史、手术史等,特别是与麻醉有关的心、肺合并症,肝、肾功能情况。

(二)麻醉前用药

成人一般在麻醉前 30 分钟肌内注射苯巴比妥 0.1 g,东莨菪碱 0.3 mg。

(三)术中监测

术中监测见颅脑外伤患者麻醉处理要点中的术中监测,此不再赘述。

(四)麻醉方法

颅内肿瘤患者麻醉方法有局部麻醉、局部麻醉加神经安定镇痛术、全身麻醉。随着时代的进步,人们对麻醉的要求也越来越高,一方面,患者要求术中舒适而无恐惧,另一方面,随着显微手术的不断开展,手术医师要求良好的手术野,因此,目前所有的颅内肿瘤患者均在全身麻醉下进行手术。麻醉诱导目前可选用的药物很多,如咪达唑仑、丙泊酚、依托咪酯、羟丁酸钠等;肌松药可选择阿曲库铵、维库溴铵、哌库溴铵等;麻醉性镇痛药可选芬太尼、舒芬太尼、吗啡等。

(五)麻醉维持

见颅脑外伤患者麻醉处理要点中的麻醉维持。

(六)术中管理

颅内肿瘤患者术前常用脱水剂,因而术前常常血容量不足,术中还要丢失一部分血液,特别是手术较大时,有效循环血容量不足将更为明显,术中液体管理非常重要,最好监测中心静脉压,以指导输液。液体种类根据患者具体情况选用晶体液和胶体液,晶体液以乳酸钠林格液为主,不用含糖液,胶体液有聚明胶肽(血代)、血定安、万汶等。对体质较好的患者,可采用大量输血补液,尿量保持 30 mL/h 即可。以免肿瘤切除后,正常脑组织解除压迫,出现脑组织严重水肿,加重脑损害。呼吸管理见颅脑外伤患者麻醉处理中的术中管理。

(七)麻醉恢复期

麻醉恢复期的管理要求与颅脑外伤患者相同。

三、麻醉注意事项

此类患者由于术前使用脱水剂,往往伴有电解质紊乱,所以术前一定要化验电解质,以利于术中选择液体种类,保持电解质平衡。

颅内高压的处理非常重要,处理不妥死亡率很高。在麻醉诱导后应立即静脉注射 20% 甘露醇 1 g/kg,最好在剪开脑膜前输完,并配合过度通气,保持一定的麻醉深度,最大限度地降低颅内压,以利手术的进行。

对出血多的手术,如脑膜瘤多沿大静脉窦发展,极易侵犯静脉窦,血运非常丰富,麻醉前一定要有充分的估计,多开放几条静脉通路,以备能快速输液输血。术中在分离肿瘤前进行控制性降压,注意降压的幅度,根据需要动脉压若降至 8.0 kPa(60 mmHg)以下时,切不可时间过长。麻醉力求平稳,无缺氧及二氧化碳蓄积。

颅后窝肿瘤手术麻醉比较复杂,手术体位常有坐位、俯卧位、侧卧位。坐位时术中易发生气体栓塞,为预防气体栓塞,术中禁用 NO_2 与过度通气及控制性降压,可采用呼气末正压通气。下肢用弹力绷带,防止淤积性血栓形成。变动体位时要慢,避免血流动力学急剧改变。常规监测 $PetCO_2$、SpO_2、心电图 EEG、中心静脉压(CVP),必要时置右心房导管及超声多普勒气体监测仪或食管超声心动图可动态反映心内的气泡;一旦检出气泡立即通知术者关闭空气来源、右心房抽气、左侧垂头足高位、加快输液,必要时给心肌变力性药物支持。

脑干是颅后窝内极为关键的结构,手术期间生命中枢受到刺激易出现呼吸节律和心率变化,因此,对机械通气的患者应加以注意。对保留自主呼吸的患者,应密切注意呼吸节律的变化,出现异常及时通知手术医师,以减轻对脑干的牵拉刺激。还应该注意的是脑干手术时应保证手术野安静,避免麻醉减浅出现呛咳,最为稳妥的方式是应用肌松药,进行机械通气。

(孙淑芳)

第五章

心血管科麻醉

第一节　冠心病患者的麻醉

一、病理生理简述

缺血性心脏病指心肌相对或绝对缺血而引起的心脏病,其中约90%因冠状动脉粥样硬化引起;约10%为其他原因如冠状动脉痉挛、冠状静脉瘘、冠状动脉瘤、冠状动脉炎等引起。因冠状动脉粥样硬化及冠状动脉痉挛引起的缺血性心脏病,简称冠心病,我国40岁以上人群中的患病率为5%~10%。

(一)心脏代谢的特点

(1)心肌耗氧量居全身之冠,静息时可达7~9 mL/(100 g·min)。

(2)冠脉血流量大,静息时成人为60~80 mL/(100 g·min),最高达400 mL/(100 g·min)。

(3)毛细血管多,与心肌纤维比例达1:1。

(4)心肌富含肌红蛋白,每克心肌含1.4 mg,从中摄取大量氧。

(5)心肌富含线粒体,对能量物质进行有氧氧化而产生ATP,当心肌耗氧量增加时,氧摄取率并不增加,而是靠增加冠脉血流量来补充氧,如果后者未能相应增加,即可出现心肌缺氧;心肌也可从脂肪酸、葡萄糖、乳酸等获取部分能量物质。

(6)一旦心肌缺血,供应心脏的血流不能满足心肌代谢需要时即可引起代谢紊乱,主要是高能磷酸化合物生成明显减少,而代谢中间产物在心肌中堆积,从而引起心肌损伤。

(二)心肌氧供需失衡

冠状动脉粥样硬化以及各种原因引起冠状动脉损伤时,冠状动脉狭窄、血栓形成、血流受阻、血流量下降、含氧量下降。增加心肌耗氧的因素有:①心率加快,增快次数越多,耗氧量越大,且因心室舒张期缩短,可影响血液充盈和心肌灌注;②心肌收缩力增强,耗氧量增加;③心室壁收缩期或舒张期张力增加,都使氧耗量上升。

(三)冠心病心肌功能、代谢与形态改变

(1)冠脉供血不足区域的局部可表现收缩期膨出,由此降低心功能。缺血时间越长,膨出范围越扩大,心肌收缩舒张越降低,可致心泵功能减弱,心排血量减少,严重者出现心力衰竭;95%

心肌梗死局限于左心室的某部位,承受收缩期高压力和较大的血流剪切应力冲击。

(2)心肌缺血时,心肌高能磷酸化合物减少,缺血 15 分钟时 ATP 下降 65%,缺血 40 分钟时下降 90% 以上;同时细胞膜离子通透性改变,K^+ 外流,Ca^{2+}、Na^+、Cl^- 等内流入细胞,导致膜电位消失。

(3)心肌坏死时,心肌细胞内的各种酶释入血循环;其中心肌肌钙蛋白(cTn)与 CK-MB 是心肌梗死标志物,尤其是 cTn 具有高度灵敏性和特异性。据此,可对心肌梗死做出确诊。心肌肌钙蛋白 I(cTnI)可在 3~6 小时从血中检出,持续 7~10 天;心肌肌钙蛋白 T(cTnT)在 6 小时检出,敏感性稍差,持续 10~14 天。CK-MB 是心肌坏死的早期标志物,在梗死发生 4 小时内其水平升高,峰值出现在 18~24 小时,3~4 天恢复正常。CPK 正常值上限为总 CPK 的 3%~6%;6~9 小时的敏感性可达 90%,24 小时后敏感性接近 100%。

(4)传统血清酶化验包括谷氨酸酰乙酸转氨酶(ALT,AST),乳酸脱氢酶(LDH),肌酸激酶(CK)等;血脂代谢检查包括胆固醇、低密度脂蛋白和高密度脂蛋白等,均证明与冠心病的发病与程度密切相关。冠心病发病和死亡与胆固醇含量高、低密度脂蛋白含量高及高密度脂蛋白含量低呈正相关。此外,乳酸产生增多可出现心肌酸中毒、糖酵解增强和脂肪氧化障碍,也有诊断价值。

(5)心肌缺血时,心肌细胞线粒体肿胀,出现无定形致密颗粒、肌膜破裂、胞核溶解和消失、心肌坏死。根据缺血程度心肌细胞坏死可表现为可逆或不可逆性变化。病理可分心肌透壁性梗死和非透壁性梗死,后者仅累及心内膜下层。

(四)心肌梗死过程中的并发症

(1)心律失常,检出率 64.3%,包括各种心律失常,如室上性、室性心动过速,房性、室性心动过缓,以及一度至三度房室传导阻滞。

(2)心功能不全的程度取决于梗死面积大小。梗死面积占左心室心肌 25% 以上者,20%~25% 可出现心力衰竭;梗死面积 ≥40% 以上时可出现心源性休克,发生率 10%~15%。

(3)心脏组织破损可能在心肌梗死后 1 周发生,常见室间隔穿孔,多数因前降支闭塞引起,因右冠状动脉及左旋支闭塞也可引起。室间隔穿孔尤其在老年合并高血压者,突然的左向右分流可导致血流动力学骤变,左心负荷增加而发作急性肺水肿甚至左心衰竭。如因右冠脉后降支供血不足,由其单独供血的后内侧乳头肌可发生断裂,从而引起急性二尖瓣严重反流,发生率 25%~50%,病死率 48%。

(4)室壁瘤可因心肌梗死区的心肌收缩力降低,或愈合期纤维组织替代心肌组织,在心脏收缩压力的作用下梗死区组织膨出而形成室壁瘤,发生率 10%~38%,可能继发室壁瘤破裂,好发部位在左心室前壁或心尖侧壁,如果破口小或有血栓与心包粘连,可形成假性室壁瘤。

(5)由心肌梗死区内膜面可出现血栓形成,多见于前壁和心尖部梗死病例,常心肌梗死后 10 天内发生;血栓脱落可引起脑动脉、肺动脉、肢体及内脏血管栓塞,发生率为 5% 左右。

(6)心脏破裂可因急性心脏压塞而猝死,占心肌梗死病死率的 3%~13%,常发生在心肌梗死后 1~2 周,好发部位在左心室前壁下 1/3 处。

二、术前评估与准备

(一)临床征象与检查

(1)手术前应了解患者的心理状态、对手术的理解程度与疑虑问题;属何种精神类型,乐观开朗与悲观脆弱对术后康复有密切关系。手术可诱发精神失常,冠心病手术也不例外,何况还有CPB的不利因素。1999年调查398例CPB手术,术后第1天的神经精神并发症总发病率为35.4%,术后10天仍有5.5%。398例中,101例为冠心病手术,占25.4%,术后第1天发生神经精神并发症者为45.5%,10天为7.9%,且其严重程度远比先心病和瓣膜病者为高。

(2)心脏功能评估可按常规分级:Ⅰ级(体力活动不受限,一般活动无症状);Ⅱ级(一般活动引起疲劳、心悸、呼吸困难或心绞痛;休息时感觉舒适);Ⅲ级(轻活动即感心悸、呼吸困难、心绞痛,休息后缓解);Ⅳ级(休息时也有症状或心绞痛)。

(3)在常规12导联心电图中,心肌梗死可出现有Q波及无Q波两种特征:有Q波提示透壁性心肌梗死,无Q波表示为非透壁性或心内膜下心肌梗死;T波、ST-T段及R波常出现改变,或呈传导异常。但心电图在相当一部分心肌梗死患者仍属正常,因此不能完全根据心电图改变来判断病情。

(4)射血分数(EF):有整体射血分数和局部射血分数之分。整体射血分数指左心室或右心室收缩期射出的血量占心室舒张末期容量的百分比,是临床常用的心功能指标,主要反映心肌收缩力,在心功能受损时它比心排血量指标敏感。成人正常左心室射血分数(LVEF)为60%±7%,右心室射血分数(RVEF)为48%±6.0%。一般认为LVEF<50%或RVEF<40%即为心功能下降。心肌梗死患者若无心力衰竭,EF多在40%~50%;如果出现症状,EF多在25%~40%;如果在休息时也有症状,EF可能<25%。EF可通过左心室导管心室造影获得,也可通过超声心动图、核素心脏池造影、超高速CT和磁共振检查获得。

(5)心脏舒张功能是心室耗能量的主动过程,用心室顺应性表示。左心室舒张功能失调是冠心病早期征象,先于收缩功能减退出现,对了解心功能有帮助,可通过多普勒超声和核素检查,或左心导管检查获得。

(6)冠状动脉造影:目前还是最为重要的诊断手段,可提供明确而具体的病变程度和部位。通过计算血管直径可了解其截面积(狭窄程度)。如血管直径减少50%,其截面积减少75%;直径减少75%,截面积减少达94%。

(7)X线检查:可了解肺部及心脏扩大等情况。心脏扩大者,70%以上患者的EF<40%。

(8)心肌梗死后血液生化标志物:在近年已采用以蛋白质量为主的检测,取代了以往以酶活性为主的检测。

(二)手术危险因素

影响手术效果的危险因素如下:①年龄>75岁。②女性,冠脉细小,吻合困难,影响通畅率。③肥胖。④EF<40%。⑤左冠状动脉主干狭窄>90%。⑥术前为不稳定性心绞痛,心衰。⑦合并瓣膜病、颈动脉病、高血压、糖尿病、肾及肺疾病。⑧心肌梗死后7天内手术。⑨PTCA后急症手术。⑩再次搭桥手术;或同期施行其他手术。

(三)术前治疗与用药检查

据统计,自1974—1997年共施行冠心病搭桥手术1 401例,其中术前并存陈旧性心肌梗死者占66.9%;吸烟及肺功能低下占49.7%;高血压占47.1%,糖尿病占12.2%。冠心病搭桥手术前应对这些并存症予以积极治疗和准备。

(1)重点保护心肌功能,保证心肌氧供需平衡,避免心绞痛发作。常用药物:①硝酸酯类,如硝酸甘油;②钙通道阻滞剂,如硝苯地平(心痛定)、尼卡地平、尼莫地平、地尔硫䓬(合心爽),维拉帕米(异搏定)等;③β肾上腺素能受体阻断药,如普萘洛尔(心得安)、美托洛尔、艾司洛尔等。

（2）术前对中、重度高血压患者应采取两种以上降压药治疗，包括利尿药、β 受体阻滞剂、钙通道阻滞剂、血管紧张素转换酶抑制药、α 受体阻滞剂等，应一直用到手术前，不宜突然停药，否则反可诱发心肌缺血、高血压反跳和心律失常。

（3）糖尿病患者：在我国因冠心病而死亡者占 22.9%，比非糖尿病的冠心病患者高 5～10 倍。糖尿病合并高血压者约有 50% 并存自主神经病变，使心脏对血管容量变化的代偿能力降低，临床表现为心血管系统的不稳定。①糖尿病主要有两型：胰岛素非依赖型糖尿病，可通过控制饮食或服降糖药治疗，但术前 12 小时应停止服药；胰岛素依赖型糖尿病，术前需用胰岛素治疗，手术治疗的标准为无酮血症酸中毒，尿酮体阴性，空腹血糖＜11.1 mmol/L（200 mg/dL），尿糖阴性或弱阳性，24 小时尿糖定量 5～10 g。采用胰岛素治疗者应尽量避用 β 受体阻滞剂，否则可因 α 受体兴奋反而抑制胰岛素分泌，糖耐量更趋异常，诱发或加重低血糖反应。②高血糖可使缺血性脑损伤恶化，增加糖尿病手术患者的病死率。缺血细胞以葡萄糖无氧代谢为底物，产生大量乳酸，使细胞 pH 下降，使细胞膜损伤增大。高血糖可影响伤口愈合，影响白细胞的趋化、调整和吞噬作用，术后康复受影响。③术前、术中及术后应重复检查血糖，根据血糖值给胰岛素：胰岛素（IU/h）＝血糖（mg/dL）÷150。也可先用微量泵按 5% 葡萄糖 1.0 mg/（kg·min）相当于 1.2 mL/（kg·h）输注，然后根据血糖测定值加用相应的胰岛素（见表 5-1）。此外，每输入 1 L 葡萄糖液加入 KCl 30 mmol，以补偿钾的细胞内转移。输注胰岛素前先冲洗输液管道以减少管道吸收胰岛素，保证剂量准确。④长期应用鱼精蛋白锌胰岛素的糖尿病患者，CPB 术后应用硫酸鱼精蛋白时有可能发生变态反应，重者甚至死亡。因此，应先用小剂量鱼精蛋白拮抗试验，即将鱼精蛋白 1～5 mg 缓慢在 5 分钟以上注入，观察无反应后再缓慢注入预计的全量。

（4）对吸烟者，术前应禁烟 2 个月以上。如果合并呼吸系感染，先积极治愈后再手术。

表 5-1　糖尿患者调整胰岛素标准

血糖值（mg/dL）	胰岛素输入量[IU/（kg·h）]	血糖值（mg/dL）	胰岛素输入量[IU/（kg·h）]
200～250	0.015	300～350	0.045
250～300	0.030	350～400	0.060

注：1 mg/dL＝0.055 mmol/L。

（5）冠心患者常长期使用一系列治疗药物，术前应进行检查。①服用阿司匹林或含阿司匹林药者，术前 1 周应停止使用，以免手术中渗血加剧。②术前必须抗凝者，改用肝素一直到术前。③术前洋地黄治疗者，除合并心动过速不能停药外，最好在术前 12 小时停用。④长期使用利尿药者，最好在术前数天起停药，以便调整血容量及血钾。⑤口服降糖药者，至少自术前 12 小时起停药。⑥慢性心力衰竭或肝脏淤血者，常缺乏凝血因子，术前给予维生素 K 或新鲜冷冻血浆补充。

三、麻醉管理

（一）麻醉原则

用于冠心病手术的麻醉药应具备以下特点：不干扰血流动力学、不抑制心肌、不引起冠状动脉收缩，不经肺肝肾脏排出，无毒性，麻醉起效快、消失也快，兼有术后镇痛作用，但目前尚无完全符合上述特点的麻醉药。因此，需严格掌握冠心病麻醉特点（即保持氧供耗平衡，避免氧供减少，氧耗增加），采取合理复合用药原则来完成手术。有人观察到，冠脉搭桥患者进手术室时的心肌缺血发生率为28％～32.5％,麻醉诱导期为46％～48％,心肺转流前为39.3％,转流后为32.1％。提示掌握冠脉搭桥手术的麻醉具有相当的困难性。

(二)麻醉前用药

对冠心病患者必须尽量做到减轻其恐惧不安心理,给予安慰和鼓励,以防血压升高、心率加快甚至诱发心绞痛。术前晚睡前应给催眠药。术日晨可用地西泮5～10 mg口服,或咪达唑仑5～10 mg肌内注射,吗啡0.05～0.2 mg/kg和东莨菪碱0.2～0.3 mg肌内注射。对心脏储备能力低下的患者吗啡用量应适当减少。东莨菪碱需慎用于70岁以上老人,因可能引起精神异常。术前尚需根据病情给予抗高血压药、抗心绞痛药如阿替洛尔、异山梨酯、合心爽、硝酸甘油等。

(三)CPB冠脉搭桥手术的麻醉

患者平卧变温毯手术床,面罩吸氧,安置心电图、脉搏氧饱和度、桡动脉测压、中心静脉压等监测。必要时做肺动脉插管监测。

(1)麻醉诱导药可选用咪达唑仑、地西泮、依托咪酯、芬太尼等。单纯吸入麻醉药或静脉麻醉药往往不能减轻围术期应激反应,加用芬太尼可弥补此缺陷,用量为$10～20~\mu g/kg$。应用较大剂量芬太尼的同时或先后,应注射肌松药,以防胸腹肌僵直不良反应。肌松药常用顺阿曲库铵、阿曲库铵,维库溴铵等。

(2)如果手术在小切口或胸腔镜下施行,要经右颈内静脉置入两个带球囊导管,一个为术中施行冠状静脉窦逆灌心停跳液使用;另一个插入肺动脉供监测压力用;麻醉维持可用较大剂量芬太尼$20～40~\mu g/kg$,辅以丙泊酚微量泵持续输注或间断静脉注射,或再吸入低浓度七氟烷或地氟烷。随着体外转流时间延长,往往血压逐渐升高,可经心肺机或中心静脉管注射地西泮、丙泊酚、氯胺酮、压宁定、尼卡地平,或其他短效降压药处理。

(3)我们观察到,在CPB手术中的血流动力学可维持平稳,但CPB中及后的机体氧代谢有明显改变,表现氧耗上升、氧摄取率和乳酸浓度明显升高,脑氧饱和度明显降低,这与非生理性灌注CPB带来的应激反应和炎症反应有关。

(4)在停CPB后常出现心率加快、心排血量增加、氧供氧耗与氧摄取率都明显上升,乳酸浓度继续升高,提示机体尚处于氧债偿还阶段。因此,冠心病搭桥CPB手术前后必须保证足够的通气和供氧,维持满意的血压,停CPB后及时恢复血红蛋白浓度和血红细胞比容积,保证足够的血容量,维持中心静脉压平稳,需要时应用硝酸甘油,以维护心脏功能。

(四)非CPB下冠脉搭桥手术的麻醉

1967年非CPB下左乳内动脉与左前降支搭桥手术获得成功,由于其操作技术较难、手术条件要求较高,开展较缓慢,直到20世纪90年代中期随着手术技术和器械条件等的进步,非CPB下搭桥手术今已有迅速发展。北京阜外医院在1996年完成首例非CPB搭桥手术,其麻醉处理与CPB搭桥手术者基本相同:①以静吸复合或静脉复合麻醉为主,由于无CPB刺激,芬太尼用量可减少,总量$5～30~\mu g/kg$,辅以吸入低浓度麻醉药或静脉短效麻醉镇痛药。②为手术游离乳内动脉方便,有时需用双腔支气管插管施行术中单肺通气。③以往为提供心跳缓慢的手术操作条件,常用腺苷、钙通道阻滞剂或β受体阻滞剂,以控制心率在35～60次/分;如今已采用心脏固定器,而不再需要严格控制心率,由此提高了麻醉安全性。④手术在吻合血管操作期间往往都出现血压下降,以吻合回旋支时最为明显。⑤搭右冠状动脉桥时常出现心率增快,同时肺毛细血管楔压上升,中心静脉压增高,左、右心室每搏做功指数减少,提示左及右心室功能减弱,需应用α肾上腺素受体激动剂如去氧肾上腺素或去甲肾上腺素等调整血压,但乳酸含量仅轻微增高,脑氧饱和度无明显变化。提示非 CPB 手术中的氧代谢紊乱和缺氧程度比 CPB 手术者轻,术毕可早期拔管。⑥有人采用硬膜外麻醉-全麻联合麻醉,认为可阻断心胸段交感神经,利于减轻应激反应,减少全麻药用量,且又可施行术后镇痛,但应注意有发生硬膜外血肿的可能。⑦近年来在非 CPB 下还开展 CO_2 激光、钬激光和准分子激光穿透心肌打孔再血管化术,使心腔内血液经孔道灌注心肌以改善缺氧。主要适用于因冠脉病变严重无法接受冠脉搭桥手术者、PTCA 者、全身状况很差者,或作为冠脉搭桥手术的一种辅助治疗。

(五)危重冠心患者的辅助循环

冠心病患者心脏功能严重受损时,需依靠辅助循环措施,以减少心脏做功,提高全身和心肌供血,改善心脏功能,使用率为 1%～4%。北京阜外医院自 1974－1998 年共施行冠脉搭桥手术 1 704 例,其中 25 例(1.5%)术后需行左心机械辅助(22 例为左心辅助＋IABP,3 例为单纯左心辅助),辅助时间最短 30 分钟,最长 72 小时,平均(568±918)分钟。经辅助循环后 19 例(76%)脱离 CPB 机,其中 12 例(48%)出院。辅助循环的成功主要取决于其应用时机,以尽早应用者效果好。适应证为术前心功能不全,严重心肌肥厚或扩张;术中心肌缺血时间＞120 分钟;术终心脏指数＜2.0 L/(m^2·min);术终左心房压＞2.7 kPa(20 mmHg);术终右心房压＞3.3 kPa (25 mmHg);恶性室性心律失常;术终不能脱离 CPB。

常用的辅助循环方法有以下几种。①主动脉内球囊反搏(IABP):为搭桥手术前最常用的辅助循环措施,适用于术前并存严重心功能不全、心力衰竭、心源性休克的冠心病患者,由此可为患者争取手术治疗创造条件。将带气囊心导管经外周动脉置入降主动脉左锁骨下动脉开口的远端,导管与反搏机连接后调控气囊充气与排气,原理是心脏舒张期气囊迅速充气以阻断主动脉血流,促使主动脉舒张压升高,借以增加冠脉血流,改善心肌供氧;心脏收缩前气囊迅速排气,促使主动脉压力、心脏后负荷及心排血阻力均下降,由此减少心肌耗氧。②人工泵辅助有滚压泵、离心泵两种:滚压泵结构简单,易于操作,比较经济,缺点是细胞破坏较严重,不适宜长时间使用。离心泵结构较复杂,但细胞破坏少,在后负荷增大时可自动降低排出量,生理干扰较轻,适用于较长时间使用,但也只能维持数天。③心室辅助泵有气驱动泵和电动泵两型:气驱动型泵流量大,适用于左、右心室或双心室辅助,但泵的体积大,限制患者活动。近年逐渐采用可埋藏型电动型心室辅助泵,如 Heartmate(TCI)和 Nevacor,连接在心尖以辅助左心功能。④常温非 CPB 搭桥手术中,有时出现心率太慢和血压太低而经药物治疗无效者,可继发循环衰竭,此时可采用微型轴流泵,根据阿基米德螺旋原理采用离心泵驱动血液以辅助循环,常用 Hemopump 和 Jarvik 泵。在轴流泵支持下施行常温冠脉搭桥手术,可比 CPB 下手术的出血少,心肌损伤轻。轴流泵的优点是用患者自体肺进行血液氧合;不需要阻断主动脉;不存在缺血再灌注损伤;降低心脏负荷,减少心肌耗氧,增加心肌血流,增强心肌保护;减少肝素用量,减少手术出血。但轴流泵本身在目前尚需继续探索和改进。

四、术后管理

(一)保证氧供

(1)维持血压和心脏收缩功能,必要时辅用小剂量儿茶酚胺类药。同时保证足够的血容量,使 CVP 维持满意水平。应用小剂量硝酸甘油,防止冠脉痉挛和扩张外周血管。

(2)维持血红蛋白浓度,手术顺利者维持 80 g/L 和 Hct 24% 水平,可不影响氧摄取率、混合静脉血氧张力及冠状窦氧张力。但在心功能不全,无力提高心排血量或局部血流;年龄＞65 岁;

术后出现并发症而增加机体耗氧;术后需机械通气辅助呼吸等严重情况时,血红蛋白浓度应维持 100 g/L 和 Hct 30% 或更高。

(3)维持血气及酸碱度正常,充分供氧,监测 pH,调整呼吸机参数使血气达到正常水平。积极治疗酸中毒、糖尿病及呼吸功能不全。

(二)减少氧耗

(1)保持麻醉苏醒期平稳,避免术后期过早减浅麻醉,应用镇静镇痛药以平稳渡过苏醒期。

(2)预防高血压和心动过速,针对性使用 α 受体阻滞剂(压宁定),β 受体阻滞剂(美托洛尔),钙通道阻滞剂等短效药。如果仍出现血压升高,试用小剂量硝普钠,但应注意术后患者对硝普钠较敏感,需慎重掌握剂量。心率以控制在小于 70 次/分,其心肌缺血率约为 28%,而心率高于 110 次/分者则可增至 62%。

(三)早期发现心肌梗死

冠脉搭桥患者围术期心肌缺血率为 36.9%~55%,其中 6.3%~6.9% 发生心肌梗死。临床上对小范围局灶性心肌梗死不易被发现;大范围者则引起低心排综合征或重度心律失常,其中并发心源性休克者占 15%~20%,病死率达 80%~90%;并发心力衰竭者为 20%~40%。早期发现心肌梗死具有重要性,其诊断依据如下。①主诉心绞痛:无原因的心率增快和血压下降。②心电图出现 ST 段及 T 波改变,或心肌梗死图像。③心肌肌钙蛋白(cTn)、CK-MB、肌红蛋白(Myo)、核素扫描 ^{99m}Tc-焦磷酸盐心肌热区心肌显像可支持早期心肌梗死的诊断,有重要价值。

(四)术后镇痛

心脏手术后创口疼痛不仅患者痛苦,更可引起机体各系统一系列病理生理改变,例如:①患者取强迫体位,导致肌肉收缩,肺活量减少,肺顺应性下降,通气量下降,容易缺氧和 CO_2 蓄积。②患者不能有效咳嗽排痰,易诱发肺不张和肺炎。③患者焦虑不安、精神烦躁、睡眠不佳,可使体内儿茶酚胺、醛固酮、皮质醇、肾素-血管紧张素系统分泌增多,引起血管收缩、血压升高、心率加快、心肌耗氧增加;还可引起内分泌变化,使血糖上升,水、钠潴留,排钾增多。④引起交感神经兴奋,使胃肠功能抑制,胃肠绞痛、腹胀、恶心、尿潴留等。综上所述,对冠脉搭桥手术后施行镇痛具有极重要意义。

临床习惯用肌内注射吗啡施行术后镇痛,存在不少缺点需要改进。1999 年 Loick 等报道 70 例搭桥手术后,用三种术后镇痛方法,25 例用硬膜外腔给镇痛药;24 例用静脉持续输注镇痛药;21 例用常规肌内注射吗啡法作为对照;以血流动力学、血浆肾上腺素、去甲肾上腺素、氢皮质酮、心肌肌钙蛋白 T、心肌酶和心电图等作为观察指标,比较其心脏缺血发生率,对照组>70%,静脉持续镇痛组 40%,硬膜外镇痛组为 50%,提示镇痛组的各指标变化均明显低于对照组,证明术后镇痛可减少心肌缺血改变,提高冠心病手术疗效。近年开展芬太尼或吗啡患者自控镇痛法,患者根据自己的感受而按需用药,用药量减小,效果更好。

(李寅龙)

第二节　心脏瓣膜病患者的麻醉

心脏瓣膜病是多见病,发病原因较多,包括风湿性、非风湿性、先天性、老年性退变以及冠状动脉粥样硬化等,其中以风湿病瓣膜病最为常见。在初发急性风湿热的病例中,有 50%～75%(平均 65%)患者的心脏受累;余 35% 虽当时未见心脏明显受累,但以后 20 年中约有 44% 仍然发生瓣膜病。在 20～40 岁人群患心脏病者,约 70% 为风湿性心脏病。成人风湿性心脏病中,1/3～1/2 病例可无明显风湿病史。风湿热后可累及心脏瓣膜,甚或侵犯其附属结构(包括瓣膜环、腱索、乳头肌),主要病理改变为胶原纤维结缔组织化和基质部非化脓性炎症。

一、病情、病理特点与估计

(一)二尖瓣狭窄

正常二尖瓣瓣口面积 4～6 cm^2,瓣孔长径 3～3.5 cm,静息时约有 5 L 血液在心脏舒张期通过瓣口。

(1)风湿性瓣膜病变包括前后瓣叶交界粘连、融合;瓣膜增厚、粗糙、硬化、钙化、结疤;腱索缩短、黏着;左心房扩大血液潴留。风湿性炎症也可使左心房扩大,左心房壁纤维化及心房肌束排列紊乱,导致传导异常、并发心房颤动和血栓形成。房颤使心排血量减少 20%;血栓一般始于心耳尖,沿心房外侧壁蔓延。

(2)瓣口缩小可致左心房压上升,左心房扩张;由于左心房与肺静脉之间无瓣膜,因此肺静脉压也上升而迫使支气管静脉间交通支扩大,血液从肺静脉转入支气管静脉而引起怒张,可能发生大咯血。同时肺毛细血管扩张淤血及压力上升,导致阻塞性肺淤血、肺顺应性下降、通气/血流比减少,血氧合不全,血氧饱和度下降。肺毛细血管压超过血胶体渗透压[2.7～3.7 kPa(20～28 mmHg)],可致肺间质液淤积而出现肺水肿。

(3)肺静脉高压先引起被动性肺动脉压上升,以后肺小动脉痉挛,属代偿性机制;但随时间延长,肺小动脉由功能性痉挛演变为器质性改变,包括内膜增生、中层增厚、血管硬化和狭窄、肺血管阻力增加、肺血流量减少,肺循环阻力增高可高达接近体循环压力,右心负荷增加,肺动脉干扩大,右心室肥厚扩大,右心房压上升,甚者可致三尖瓣相对关闭不全而导致右心衰竭及外周静脉淤血;另外由于心肌炎或心肌纤维化也可导致右心功能不全。

(4)二尖瓣狭窄患者的左心室功能大部分保持正常,但 1/3 患者的射血分数低于正常;由于右心室功能不全,或室间隔收缩力减低,也影响左心功能,长期的前负荷减少可使左心室心肌萎缩和收缩力减低。

(5)二尖瓣狭窄的病理生理特点为:左心室充盈不足,心排血量受限;左心房压力及容量超负荷;肺动脉高压;右心室压力超负荷致功能障碍或衰竭;多伴心房颤动,部分有血栓形成。

(二)二尖瓣关闭不全

二尖瓣结构包括瓣叶、瓣环、腱索、乳头肌、左心房和左心室。

(1)二尖瓣任何结构发生病变时,即可引起二尖瓣关闭不全。主要系风湿热引起的瓣膜后遗症包括瓣叶缩小、僵硬、瘢痕形成;瓣环增厚、僵硬;腱索缩短,融合或断裂;乳头肌结节变和淀粉样变、缩短、融合、功能失调。此外,当二尖瓣后叶粘着于二尖瓣环而与左心房相连,导致左心房扩大可牵引后叶移位而发生关闭不全。左心室扩张使乳头肌向外下移位,导致二尖瓣环受牵拉和扩张,也可发生反流。

(2)二尖瓣关闭不全时,左心室收缩期血液除向主动脉射出外,部分血液反流回左心房,重者可达 100 mL,因此左心房容量和压力增高;最初左心泵功能增强,肌节数量增加,容量和重量增大。左心房扩大时,75% 发生心房颤动。一旦左心室功能下降,每搏量减少,反流增剧、肺淤血,可引起肺动脉高压、右心室过负荷及心力衰竭。

（3）临床症状主要来自肺静脉高压和低心排血量。在慢性二尖瓣关闭不全时，只要维持左心功能，左心房与肺静脉压可有所缓解，临床症状较轻。急性二尖瓣关闭不全时，由于发病急而左心房、左心室尚未代偿性扩大，此时容易出现左心房功能不全，左心室舒张末压增高和左心房压顺应性降低，临床上可早期出现肺水肿。急性二尖瓣关闭不全多因腱索或乳头肌断裂或功能不全引起。腱索断裂可在原有瓣膜病基础上发生；也可因二尖瓣脱垂、外伤及感染性心内膜炎引起；也可因冠心病供血不足、心肌梗死引起。

（4）二尖瓣关闭不全的病理生理特点为：左心室容量超负荷；左心房扩大；右心衰竭、肺水肿；左心室低后负荷；多伴有心房颤动。

（三）主动脉瓣狭窄

正常主动脉瓣口面积 3～4 cm^2，孔径 2.5 cm。主动脉瓣狭窄可因风湿、先天畸形或老年退变而引起。

（1）风湿炎症使瓣叶与结合处融合，瓣沿回缩僵硬，瓣叶两面出现钙化结节，使瓣口呈圆形或三角形，在狭窄的同时多数伴有关闭不全。

（2）瓣口狭窄后，左心室与主动脉压差＞0.7 kPa（5 mmHg）（系正常值）；随着狭窄加重，压差也增大，重者可＞6.7 kPa（50 mmHg）。由于左心室射血阻力增加，左心室后负荷加大，舒张期充盈量上升，心肌纤维伸展、肥大、增粗呈向心性肥厚，心脏重量可增达 1 000 g，致心肌耗氧增加，但心肌毛细血管数量并不相应增加。因左心室壁内小血管受到高室压及肥厚心肌纤维的挤压，血流量减少；左心室收缩压增高而动脉舒张压降低，可影响冠状动脉供血，严重者可因心肌缺血而发作心绞痛。

（3）当左心室功能失代偿时，心搏量和心排血量下降，左心室与主动脉间压差减小，左心房压、肺毛细血管压、肺动脉压、右心室压及右心房压均相应升高，临床上可出现低心排综合征。

（4）如果伴发心房颤动，心房收缩力消失，则左心室充盈压下降。

（5）主动脉狭窄的病理生理特点为排血受阻，左心室压超负荷，心排血量受限；左心室明显肥厚或轻度扩张；左心室顺应性下降；心室壁肥厚伴有心内膜下缺血；心肌做功增大，心肌需氧增高。

（四）主动脉瓣关闭不全

主动脉瓣或主动脉根部病变均可引起主动脉瓣关闭不全。

（1）慢性主动脉瓣关闭不全的 60%～80% 系风湿病引起，瓣叶因炎症和肉芽形成而增厚、硬化、牵缩、变形；主动脉瓣叶关闭线上有细小疣状赘生物，瓣膜基底部粘连。其他病因有先天性主动脉瓣脱垂、主动脉根壁病变扩张、梅毒、马方综合征、非特异性主动脉炎以及升主动脉粥样硬化等。

（2）主动脉瓣关闭不全时，左心室接纳从主动脉反流的血液每分钟可达 2～5 L，致使舒张期容量增加，左心室腔逐渐增大，肌纤维被动牵长，室壁增厚，左心室收缩力增强，左心室收缩期搏出量较正常高，此时左心室舒张末压可暂时不上升。但一旦左心失代偿，即出现舒张末压上升，左心室收缩力、顺应性及射血分数均下降；左心房压、肺小动脉楔压、右心室压、右心房压均随之上升，最后发生左心衰竭、肺水肿，继后出现右心衰竭。因主动脉舒张压下降可直接影响冠脉供血，可出现心绞痛症状。

（3）急性主动脉瓣关闭不全可因感染性心内膜炎、主动脉根部夹层动脉瘤或外伤引起，由于心脏无慢性关闭不全过程的代偿性左心室心肌扩张和肥厚期,因此首先出现左心室容量超负荷,最初通过增快心率、外周阻力和每搏量取得代偿,但心肌氧耗剧增;随后由于左心室充盈压剧增,左心室舒张压与主动脉压差缩小,收缩压及舒张压均下降,同样冠脉血流量也下降而致心内膜下缺血加重,最后出现心力衰竭。

(4)主动脉关闭不全的病理生理特点为左心室容量超负荷;左心室肥厚、扩张;舒张压下降,降低冠状动脉血流量;左心室做功增加。

(五)三尖瓣狭窄

三尖瓣狭窄多系风湿热后遗症,且多数与二尖瓣或主动脉瓣病变并存,由瓣叶边沿融合,腱索融合或缩短而造成。其他尚有先天性三尖瓣闭锁或下移 Ebstein 畸形。

(1)因瓣口狭窄致右心房淤血、右心房扩大和房压增高。由于体静脉系的容量大、阻力低和缓冲大,因此右心房压在一段时间内无明显上升,直至病情加重后,静脉压明显上升,颈静脉怒张,肝大,可出现肝硬化、腹水和水肿等体循环淤血症状。

(2)由于右心室舒张期充盈量减少,肺循环血量、左心房左心室充盈量均下降,可致心排血量下降而体循环血量不足。

(3)由于右心室搏出量减少,即使并存严重二尖瓣狭窄,也不致发生肺水肿。

(六)三尖瓣关闭不全

三尖瓣关闭不全多数属于功能性,继发于左心病变和肺动脉高压引起的右心室肥大和三尖瓣环扩大,由于乳头肌、腱索与瓣叶之间的距离拉大而造成关闭不全;因风湿热引起者较少见。①其瓣膜增厚缩短,交界处粘连,常合并狭窄;因收缩期血液反流至右心房,使右心房压增高和扩大。②右心室在舒张期尚需接纳右心房反流的血液,因此舒张期容量负荷过重而扩大。③当右心室失代偿时可发生体循环淤血和右心衰竭。

(七)肺动脉瓣病变

肺动脉瓣狭窄绝大多数属先天性或继发于其他疾病,常与其他瓣膜病变并存,且多属功能性改变,而肺动脉瓣本身的器质性病变很少;因风湿热引起者很少见。在风湿性二尖瓣病、肺源性心脏病、先心病动脉导管未闭(VSD)、室间隔缺损(PDA)、马方综合征、特发性主肺动脉扩张、肺动脉高压或结缔组织病时,由于肺动脉瓣环扩大和肺动脉主干扩张,可引起功能性或相对性肺动脉瓣关闭不全。因瓣环扩大,右心容量负荷增加,最初出现代偿性扩张,当失代偿时可发生全身静脉淤血和右心衰竭。

(八)联合瓣膜病

侵犯两个或更多瓣膜的疾病,称为联合瓣膜病或多瓣膜病。

(1)常见的原因是风湿热或感染性心内膜炎,往往先只有一个瓣膜病,随后影响到其他瓣膜。例如,风湿性二尖瓣狭窄时,因肺动脉高压而致肺动脉明显扩张时,可出现相对性肺动脉瓣关闭不全;也可因右心室扩张肥大而出现相对性三尖瓣关闭不全。此时肺动脉瓣或三尖瓣本身并无器质病变,仅仅是功能及血流动力学发生变化。又如主动脉瓣关闭不全时,由于射血增多可出现主动脉瓣相对性狭窄;由于大量血液反流可影响二尖瓣的自由开放而出现相对性二尖瓣狭窄;也可因大量血反流导致左心室舒张期容量负荷增加,左心室扩张,二尖瓣环扩大,而出现二尖瓣相对性关闭不全。

(2)联合瓣膜病发生心功能不全的症状多属综合性,且往往有前一个瓣膜病的症状部分掩盖或减轻后一个瓣膜病临床症状的特点。例如,二尖瓣狭窄合并主动脉瓣关闭不全比较常见,约占

10%。二尖瓣狭窄时的左心室充盈不足和心排血量减少,当合并严重主动脉瓣关闭不全时,可因心排血量低而反流减少。又如二尖瓣狭窄时可因主动脉瓣反流而使左心室肥厚有所减轻,说明二尖瓣狭窄掩盖了主动脉瓣关闭不全的症状,但容易因此而低估主动脉瓣病变的程度。又如二尖瓣狭窄合并主动脉瓣狭窄时,由于左心室充盈压下降,左心室与主动脉间压差缩小,延缓了左心室肥厚的发展速度,减少了心绞痛发生率,说明二尖瓣狭窄掩盖了主动脉瓣狭窄的临床症状,如果手术仅解除二尖瓣狭窄而不矫正主动脉瓣狭窄,则血流动力学障碍可加重,术后可因左心负担骤增而出现急性肺水肿和心力衰竭。

(九)瓣膜病合并冠心病

部分瓣膜患者可并存冠心病,因此增加了单纯瓣膜手术的危险性。有人采取同期施行二尖瓣手术与冠脉搭桥手术,占15%～20%。有医院曾对550例瓣膜患者于术前施行冠状动脉造影检查,结果并存冠状动脉50%以上狭窄者占13.8%,其中发生于40～49岁者占8.8%,50～59岁者占12.8%,60～69岁者占20.9%。可见在瓣膜手术前如果未发现冠心病,则十分危险。有学者曾遇1例二尖瓣置换术后收缩无力,不能有效维持血压,经再次手术探查证实右冠状动脉呈索条状,当即施行右冠状动脉搭桥,术后心脏收缩恢复有力,顺利康复。为保证术中安全和术后疗效,对瓣膜病患者凡存在下列情况者:心绞痛史、心电图缺血性改变、年龄50岁以上者,术前均应常规施行冠状动脉造影检查。

(十)瓣膜病合并窦房结功能异常

多次反复风湿热链球菌感染,可形成慢性心脏瓣膜病,部分可合并心房颤动,有的可合并窦房结功能异常。我们对心肺分流术(CPB)瓣膜手术患者在麻醉诱导前,将心电图二级食管电极经鼻腔置入食管,以观察P波最大的位置,测定三项指标:窦房结恢复时间(SNRT),正常为<1 500毫秒;校正窦房结恢复时间(CSNRT),正常为<550毫秒;窦房结传导时间(SACT),正常为<300毫秒。如果出现上列任何一项异常者,即可判为窦房结功能异常,且这种异常往往在CPB手术后仍然保持。风湿性瓣膜患者即使术前为窦性心律,但由于麻醉药物的影响以及手术致心肌损伤等原因,常会出现窦房结功能异常。因此,术中保护窦房结功能具有重要性,可采取下列保护措施:①维持满意的血压,以保证窦房结供血;②手术操作尽量避免牵拉和压迫窦房结组织,特别在处理上腔静脉插管或阻断时尤需谨慎;③缩短阻断心脏循环的时间;④在阻断心肌血流期间要定时充分灌注停跳液,以使心肌均匀降温,可保护窦房结组织。

二、手术前准备

(一)患者的准备

1.心理准备

无论瓣膜成形术或瓣膜置换术都使患者经受创伤和痛苦;置换机械瓣的患者还需要终身抗凝,给患者带来不便。这些都应在术前给患者从积极方面解释清楚,给以鼓励,使之建立信心,精神安定,术前充分休息,做到在平静的心态下接受手术。

2.术前治疗

(1)除急性心力衰竭或内科久治无效的患者以外,术前都应加强营养,改善全身情况和应用强心利尿药,以使血压、心率维持在满意状态后再接受手术。

(2)术前存在呼吸道感染或局灶感染者需积极防治,手术应延期进行。

(3)长期使用利尿药者可能发生电解质紊乱,特别是低血钾,术前应予调整至接近正常水平。

（4）重症患者在术前 3～5 天起应静脉输注极化液（含葡萄糖、胰岛素和氯化钾）以提高心功能和手术耐受力。

（5）治疗药物可根据病情酌情使用，如洋地黄或正性肌力药及利尿药可用到手术前日，以控制心率、血压和改善心功能。但应注意，不同类型的瓣膜病有其各自的禁用药，如 β 受体阻滞剂能减慢心率，用于主动脉瓣或二尖瓣关闭不全患者，可能反而增加反流量而加重左心负荷；心动过缓可能促使主动脉瓣狭窄患者心搏骤停。二尖瓣狭窄合并心房颤动，要防止心率加快，不应使用阿托品；主动脉瓣狭窄患者不宜使用降低前负荷（如硝酸甘油）及降低后负荷（钙通道阻滞剂）的药物以防心搏骤停。

（6）术前合并严重病窦综合征、窦性心动过缓或严重传导阻滞的患者，为预防麻醉期骤发心脏停搏，麻醉前应先经静脉安置临时心室起搏器。

（7）对药物治疗无效的病情危重或重症心力衰竭患者，在施行抢救手术前应先安置主动脉内球囊反搏（IABP），并联合应用正性肌力药和血管扩张药，以改善心功能和维持血压。

3.麻醉前用药

除抢救手术或特殊情况外，应常规应用麻醉前用药，包括术前晚镇静安眠药。手术日晨最好使患者处于嗜睡状态，以消除手术恐惧。麻醉前用药不足的患者其交感神经处于兴奋状态，可导致心动过速等心律失常，同时后负荷增加和左心负担加重，严重者可因之诱发急性肺水肿和心绞痛，从而失去手术机会。一般麻醉前可用吗啡 0.2 mg/kg，东莨菪碱 0.3 mg；如若患者心率仍快，麻醉后可再给东莨菪碱。

（二）麻醉前考虑

1.二尖瓣狭窄手术

（1）防止心动过速，否则舒张期缩短，左心室充盈更减少，心排血量将进一步下降。

（2）防止心动过缓，因心排血量需依靠一定的心率来代偿每搏量的不足，若心动过缓，血压将严重下降。

（3）避免右侧压力增高和左侧低心排，否则心脏应变能力更小，因此对用药剂量或液体输量的掌握必须格外谨慎。

（4）除非血压显著下降，一般不用正性肌力药，否则反而有害；有时为保证主动脉舒张压以维持冠脉血流，可适量应用血管加压药。

（5）房颤伴室率过快时，应选用洋地黄控制心率。

（6）保持足够的血容量，但又要严控输入量及速度，以防肺水肿。

（7）患者对体位的改变十分敏感，应缓慢进行。

（8）术后常需继续一段时间呼吸机辅助通气。

2.二尖瓣关闭不全手术

（1）防止高血压，否则反流增加，可用扩血管药降低外周阻力。

（2）防止心动过缓，否则反流增多。

（3）需保证足够血容量。

（4）可能需要用正性肌力药支持左心室功能。

3.主动脉瓣狭窄手术

（1）血压下降时，可用血管收缩药维持安全的血压水平。

（2）除非血压严重下降,避免应用正性肌力药。

（3）避免心动过缓,需维持适当的心率以保证冠脉血流灌注。

（4）避免心动过速,否则增加心肌氧需而形成氧债。

（5）保持足够血容量,但忌过量。

（6）对心房退化或丧失窦性心律者应安置起搏器。

4.主动脉瓣关闭不全手术

（1）防止高血压,因可增加反流。

（2）防止心动过缓,否则可增加反流和心室容量及压力,同时降低舒张压而减少冠脉供血。

（3）降低周围阻力,以降低反流量。

（4）需保证足够的血容量。

5.多瓣膜病或再次瓣膜置换手术

（1）麻醉诱导应缓慢,用芬太尼较安全,需减量慎用吸入麻醉药。

（2）因粘连重,手术困难,出血较多,需维持有效血容量。

（3）心脏复苏后多数需正性肌力药及血管扩张药支持循环。

（4）注意维持血清钾在正常浓度,预防心律失常。

（5）术后约1/3患者需安置心表起搏器。

6.带起搏器手术患者

对瓣膜病合并窦性心动过缓、房室传导阻滞患者,术前多已安置起搏器;对部分双瓣置换或再次瓣膜置换手术患者也需安置起搏器;某些先天性心脏病如二尖瓣关闭不全、法洛四联症等手术也需安置起搏器。起搏器可受到外界的干扰和影响,包括非电源及电源因素。非电源因素如血液酸碱度、血内氧分压及电解质变化,都影响起搏阈值。电源因素如雷达、遥测装置、高频装置等电磁波的干扰。术中应用电烙是常规止血方法,对已安置起搏器的患者术中原则上应避用电烙止血,以防发生心室颤动或起搏器停止工作,但不易做到,故需加强预防措施:①手术全程严密监测心电图,尤其在使用电烙时需提高警惕;②开胸过程或安置起搏器前仔细充分止血,以减少以后使用电烙的次数;③使用电烙前暂时关闭或移开起搏器,尽量缩短电烙的时间;④万一发生心律失常,首先停用电烙,如仍不恢复则心内注药,按摩心脏,电击除颤。

（三）麻醉药物选择

镇痛安眠药,吸入麻醉药及肌肉松弛药对心脏及血管都产生各自不同的作用。对瓣膜患者选择麻醉药物应作全面衡量,考虑以下几方面问题:①对心肌收缩力是抑制还是促进。②对心率是加快还是减慢;某些病例因心率适度加快而可增加心排血量;心率减慢对心力衰竭、心动过速或以瓣膜狭窄为主的病例可能起到有利作用,但对以关闭不全为主的瓣膜病则可增加反流量而降低舒张压,增加心室容量和压力,使冠状动脉供血减少。③是否扰乱窦性心律或兴奋异位节律点,心律失常可使心肌收缩力及心室舒张末期容量改变,脑血流及冠状血流出现变化,见表5-2。④对前负荷的影响,如大剂量吗啡因组胺释放使血管扩张,前负荷减轻,对以关闭不全为主的瓣膜病则可能引起低血压;对以狭窄为主的瓣膜病也应维持一定的前负荷,否则也可因左心室充盈不足而减少心排血量。⑤用血管收缩药增加后负荷,对以关闭不全为主的瓣膜病可引起反流增加和冠脉血流减少,从而可加重病情,此时用血管扩张药降低后负荷则有利于血压的维持。⑥对心肌氧耗的影响,如氯胺酮可兴奋循环,促进心脏收缩及血压升高,但增加心肌氧耗,选用前应衡量其利弊。

表 5-2　心律失常对脑血流及冠状血流影响

	减少脑血流量（%）	减少冠脉血流量（%）
房性或室性期前收缩	8～12	5～25
室上性心动过速	14	35
心房颤动伴室率快	23	40
室性心动过速	40～75	60

三、麻醉管理

（一）麻醉诱导

瓣膜患者都有明显的血流动力学改变和心功能受损，麻醉诱导必须谨慎操作，要严密监测桡动脉直接测压、心电图和脉搏血饱和度。选择诱导药以不过度抑制循环、不影响原有病情为前提：①对轻及中等病情者可用地西泮、咪达唑仑、依托咪酯、芬太尼诱导；肌松剂可根据患者心率选择，心率不快者可用泮库溴铵，心率偏快者用阿曲库铵、哌库溴铵等。②对病情重、心功能Ⅲ～Ⅳ级患者，可用依托咪酯、芬太尼诱导，不用地西泮，因可引起血压下降。③对心动过缓或窦房结功能差者，静脉注射芬太尼可能加重心率减慢；对主动脉瓣关闭不全患者可引起血压严重下降，也影响冠状动脉供血而发生心律失常，因此可改用小剂量氯胺酮诱导，对维持血压和心率较容易。④最好应用气相色谱-质谱仪检测血中芬太尼浓度。我们曾用诱导剂量芬太尼 20 $\mu g/kg$ 和泮库溴铵 0.2 mg/kg，即使不用其他辅助药也能满意完成诱导，注入后 1 分钟测得的血芬太尼浓度为 52.6 ng/mL。据报道血芬太尼浓度≥15 ng/mL 时，血压升高及心动过速的发生率小于 50%。

（二）麻醉维持

可采用以吸入麻醉为主，或以静脉药物为主的静吸复合麻醉。①对心功能差的患者以芬太尼为主，用微量泵持续输注，或间断单次静脉注射用药。②对心功能较好者，以吸入麻醉药为主，如合并窦房结功能低下者可加用氯胺酮。③诱导持续吸入 1% 恩氟烷，我们曾采用 NORMAC 吸入麻醉药浓度监测仪观察，1 小时后呼出气恩氟烷浓度平均 0.61%，吸入 2 小时后平均0.71%；CPB 前平均 0.77%，CPB 结束时平均仅 0.12%，此时临床麻醉深度明显减浅。如果采用芬太尼 50 $\mu g/kg$ 复合吸入异氟烷麻醉，并采用膜肺 CPB（45±8.9）分钟，异氟烷的排出浓度低于 0.1%。提示采用膜肺排出异氟烷的速度远较鼓泡式肺者为缓慢。④我们在静脉注射芬太尼 20 $\mu g/kg$ 诱导后，血芬太尼浓度立即达到 52.6 ng/mL，随后用微量泵持续输注芬太尼，劈胸骨前血芬太尼浓度为 23.6～24.1 ng/mL，转流后降为（3.6±0.8）ng/mL，较转流前下降 72%。可见无论吸入麻醉药或静脉麻醉药，经体外转流后其血内浓度都急剧下降，提示麻醉减浅。因此，在体外转流前、中、后应及时加深麻醉，静脉麻醉药可直接注入 CPB 机或经中心静脉测压管注入，吸入麻醉药可将氧气通过麻醉机挥发罐吹入人工肺。

（三）减少术中出血措施

瓣膜置换手术的出血量往往较多，应采取减少术中出血措施，尽量少用库血。①我们测试单瓣置换手术的库血输注量平均 860 mL，如果施行自体输血，平均仅需库血 355 mL；双瓣置换手术需输库血平均 1 260 mL，如果施行自体输血，平均仅需库血 405 mL。②如果采用自体输血结合术中回收失血法，则库血输注量可更减少。我们在麻醉后放出自体血平均每例（540±299）mL，术中回收出血,再加 CPB 机余血经洗涤后回输,平均每例输注自体血(777±262)mL,围术期输注库血量可减少 52.5%。③CPB 前及中应用抑肽酶,也可显著减少术中出血,效果十分明显。

四、术后急性循环衰竭并发症

复杂心脏 CPB 手术后,容易突发急性心脏功能衰竭或血容量急剧减少,循环难以维持,患者生命难以保证,其中严密监测、尽早发现、抓紧抢救是手术成功的关键。

(一)CPB 手术后的临床监测与早期诊断

对下列临床监测情况需高度重视:①精神状态异常,表现为烦躁、躁动、精神恍惚、反应淡漠甚至昏迷。②肢体紧张度异常或瘫痪。③皮肤颜色变暗甚至青紫。④心电图示心率减慢或心律失常,甚至呈等电位直线。⑤尿量减少或无尿。⑥动脉压急剧下降或脉压很小,需首先排除测压管道不通畅、凝血或误差等情况。⑦中心静脉压突然降低或严重升高,需首先排除液体未输入或输入过多过速。⑧检查心表起搏器或辅助循环装置的工作是否正常,排除其故障。⑨胸腔引流液突然急剧增加,鉴别引流液性质是否与血液接近。⑩血红蛋白浓度明显下降;血清钾很低或很高;血气 pH 下降,呼吸性或代谢性酸中毒;ACT 显著延长等。

(二)急性循环衰竭的抢救措施

心搏骤停或严重心低排综合征的临床表现为无脉搏、无呼吸、无意识状态,提示血液循环已停止,全身器官无灌流,首先大脑受到缺血严重威胁。因此,必须采取紧急抢救措施,包括:①尽早心肺复苏(CPR),施行有效胸外心脏按压、人工呼吸及应用针对性药物。②主动脉内球囊反搏(IABP),常用于瓣膜术后急性心低排综合征,以支持心脏充盈,减少心肌氧需,增加冠脉灌注,从而改善血流动力学及心肌供血。尽早开始是抢救成功的关键。③急症体外循环再手术,常用于瓣膜术后出血,常见左心房顶破裂,左心室后壁破损,瓣周漏、卡瓣等情况。有学者在 1984—1995 年期间共施行 CPB 手术 18 513 例,其中急症 CPB 抢救手术 130 例,占 0.7%。Rousou 在 1988—1993 年间 3 400 余例 CPB 手术中,有 16 例急症 CPB 抢救再手术,存活率 56.3%,以往 13 例只施行 CPR 抢救,存活率仅 15.4%。提示及时采用 CPB 再手术抢救可明显提高生存率。④在心脏或肺脏功能严重衰竭时,应用体外膜肺氧合(ECMO)抢救具有明显提高生存的效果,可使肺脏和心脏做功减少,全身供血恢复,不致缺氧,文献有使用 ECMO 长达 1 个多月而获得成功的报道。

(李寅龙)

第三节　先天性心脏病患者的麻醉

一、先天性心脏病的病理生理

先天性心脏病(简称先心病)种类繁多,同种病变之间的差别也很大。病理生理取决于心内分流和阻塞性病变引起的解剖和生理变化。从血流动力学角度可以分以下四种类型:分流性病变、梗阻性病变、反流性病变和混合性病变。

（一）分流性病变

分流性病变的病理生理特点是在体循环和肺循环之间存在交通，通过交通产生分流。分流可能是某种病变的主要表现，也可能是减轻某种严重病变症状的代偿现象。分流包括心内分流（如房、室间隔缺损）、心外分流（如动脉导管未闭和体肺侧支）。分流的流速取决于分流两端的压力梯度和相关的血管床血管阻力，而分流量的大小取决于解剖缺损的大小。

（1）非限制性分流：解剖缺损较大，两端压力梯度较小，分流量的大小主要由影响分流的血管床的阻力决定。

（2）限制性分流：解剖缺损较小，分流量较为固定，血管床阻力对分流的影响不明显。

（二）梗阻性病变

梗阻性病变可发生在主动脉和肺动脉的瓣膜上、瓣膜或瓣膜下。无论左侧还是右侧心室流出道发生梗阻性病变，都会引起相应心室的肥厚和扩大。心肌肥厚则氧需增加，最后发展到冠状动脉供血不足，可导致心肌缺血。

（1）右侧梗阻病变：早期即发生肺血流减少和可能出现低氧血症。长期低氧引起凝血功能异常和侧支循环的形成等。

（2）左侧梗阻病变：表现为心排血量下降和体循环灌注不足，长期可引起左心室肥厚导致心肌缺血或纤维化。任何影响心率和容量的因素，都可能诱发心肌缺血和心脏骤停。

（3）动力性梗阻和固定性梗阻：动力性梗阻（右心室流出道梗阻和肥厚性心肌病）的心肌收缩性降低可以减轻梗阻的程度。固定的梗阻（肺动脉闭锁或瓣膜狭窄）的程度不受心肌收缩性的影响。

（三）反流性病变

反流性病变可以是先天的（如艾伯斯坦畸形、房室通道缺损和二尖瓣裂等），但更常见的是因先天性心脏病变而带来的继发改变。长期的容量和压力负荷引起心脏解剖和生理改变，导致瓣膜反流。反流量的大小取决于心脏的前负荷、后负荷和心率。

（四）混合性病变

混合性病变是先天性的缺陷引起氧合血和非氧合血在心腔或大血管内混合，如三尖瓣闭锁、单心室、共同动脉干和肺静脉畸形引流等。由于存在非限制性的血流交通，肺血管阻力和体循环血管阻力则明显影响分流量。

二、麻醉前准备

（一）术前禁饮食

（1）小于 6 个月患儿，可在术前 4 小时喂奶和固体食物，术前 2 小时喂清水（如苹果汁、糖水或白水）。

（2）6 个月～3 岁患儿，可在术前 6 小时喂奶和固体食物，术前 2～3 小时喂清水。

（3）3 岁以上患儿，术前 8 小时可食奶和固体食物，3 小时喝清水。

（二）手术室内准备

1.麻醉操作时室内温度

麻醉操作使小儿身体大部分暴露在空气中，半岁以内小儿应使室内温度保持在 23 ℃以上，变温毯保温，新生儿最好使用保温气毯。

2.麻醉相关仪器准备

麻醉机、吸引器、监护仪和急救设备（如除颤器）常规检查、待用。

3.呼吸参数设定

潮气量 8～10mL/kg;呼吸次数:新生儿 30～35 次/分,2 岁以内 25～30 次/分,2～5 岁 20～25 次/分,5～12 岁 18～20 次/分。

(三)气管插管准备

经鼻气管插管易于固定,便于口腔护理,患儿易于耐受,可用于带管时间长的患儿。但操作要轻柔,以免鼻腔出血。注意鼻道的清理,避免鼻内容物堵塞和污染气管导管。经口腔插管适于带管时间短的患儿。低压气囊导管对于预防术后肺内感染和避免气管压伤更为有利。

1.导管内径(mm)选择

早产儿 2.5～3.0;新生儿 3.0～3.5;1 个月～6 个月 3.5～4.0;6 个月～1 岁 4.0～4.5;1～2 岁导管为 4.5～5.0;2 岁以上可以按 4＋年龄/4 计算。

2.鼻腔插管深度(cm)

(1)早产儿:鼻翼至耳垂的距离＋2;0～4 岁为 10＋体重(kg)/2;4 岁以上为 14＋年龄/2。

(2)气管导管上有刻度,点状线一般为鼻插管和口插管深度之间的标记。

(3)口腔插管深度为鼻腔插管深度减 2 cm。

(4)气管导管插入后要在听诊双肺呼吸音对称后方可固定。

3.插管物品准备

(1)气管导管:准备所插导管和上、下 0.5 号的气管导管各 1 根。

(2)吸痰管两根:粗的插入导管内作引导管,细的用来气管内吸痰。

(3)喉镜、镜柄和插管钳;润滑油和棉签等。

4.插管后处理

用吸痰管排除胃内气体;双眼涂抹眼药膏保护眼睛。

(四)常规准备的紧急用药

山莨菪碱(2 mg/mL)、10％葡萄糖酸钙、异丙肾上腺素(4 μg/mL)、麻黄碱(1.5 mg/mL)、去甲肾上腺素(4 μg/mL)或去氧肾上腺素(40 μg/mL)。

三、麻醉管理

(一)基础麻醉

患儿接入手术室后一般采取以下两种方法使其安静入睡,然后连接心电图、脉搏血氧饱和度和无创血压袖带监护,再立即进行动脉和外周静脉穿刺置管。

(1)吸入七氟烷:先面罩吸入 8％的七氟烷诱导入睡,然后降低吸入浓度至 5％,保持气道通畅。

(2)氯胺酮 5～7 mg/kg 和阿托品 0.01～0.02 mg/kg 或长托宁 0.02～0.04 mg/kg 混合肌内注射。

(二)麻醉诱导

(1)诱导药物:患儿开放静脉后可开始静脉诱导。常用药物有咪哒唑仑、维库溴铵、芬太尼和地塞米松等。

(2)面罩通气时,可以根据病种和患儿当时状态选择吸入氧浓度。新生儿和左向右分流量大的患儿尽量避免吸入纯氧,依赖动脉导管循环的患儿可吸入低浓度氧或空气。

(3)气管插管:插管动作要轻柔,注意小儿最狭窄处在声门下,送入导管困难时,及时更换小

0.5 号气管导管。

（三）麻醉维持

（1）麻醉用药：可以间断给予阿片类药（芬太尼、舒芬太尼）、肌松药（维库溴铵、哌库溴铵等）和镇静药（咪达唑仑等），或经体外循环机给予七氟烷。

（2）一个月以上的小儿在体外循环中可用丙泊酚（200 mg）加氯胺酮（50 mg）静脉输注。

（四）特殊注意事项

（1）存在心内分流病变，尤其是右向左分流，在静脉给药时，要注意排气避免气栓。

（2）高危出血风险或预计时间较长的体外循环手术，建议准备血小板。

（3）先心病小儿静脉注射肝素后，动脉和静脉血的 ACT 值在一定时间内存在很大差别，故 ACT 测定应以静脉血为准。

（4）常温非体外全麻手术，常规准备自体血回输装置。

四、呼吸管理

（1）可以采取容控或压控通气模式，吸呼比 1∶（1～2），气道压力不宜超过 2.9 kPa。

（2）发绀患儿吸入氧浓度 80% 以上；严重左向右分流患儿吸入氧浓度 50% 以下。

（3）欲行体-肺动脉分流术者，在避免缺氧的情况下，尽量吸入 30%～50% 的低浓度氧，以观察和比较分流前后的氧供情况。

（4）增加肺血管阻力轻度高碳酸血症、调节通气量使呼气末 CO_2 分压在 6.0～7.3 kPa（45～55 mmHg）、吸入低浓度氧或空气。

（5）降低肺动脉压力吸入高浓度氧、轻度过度通气、呼气末 CO_2 分压维持在 3.3～4.0 kPa（25～30 mmHg）等。

（6）体外循环期间静态膨肺，气道压力维持在 0.5～0.8 kPa，氧流量 0.3～0.5 L/min，氧浓度 21%。

（7）开始通气前气管内吸痰，开放升主动脉适时膨肺，但压力不宜超过 3.0 kPa。明显肺不张时，膨肺偶可达到 4.0 kPa，但要避免肺损伤。

五、循环管理

（一）心率和心律

1.维持循环稳定的参考心率

（1）体外循环前：新生儿 150 次/分以上；6 个月以内婴儿在 130 次/分以上；2 岁以内小儿 120 次/分以上；3 岁以内小儿在 110 次/分以上；5 岁以内小儿在 100 次/分以上。

（2）体外循环后：新生儿 160 次/分以上；6 个月以内婴儿在 140 次/分以上；3 岁以内小儿在 130 次/分以上；5 岁以内小儿在 110 次/分以上。

2.药物不能维持满意心率，往往需要安装临时起搏器

（1）窦性心动过缓时，起搏电极放置在心房外膜，可维持满意的心排血量。

（2）心房和房室传导阻滞时，电极需放置在心室外膜。

（3）瓣膜反流时，需要安装双腔临时起搏器，心房和心室均需放置起搏电极。

3.室上性心动过速治疗（小儿心脏手术中较易发生）

（1）喷洒冰水在窦房结区，有时可以暂时缓解。

(2)适当牵拉窦房结区,可以部分中止发作。

(3)使用去氧肾上腺素、腺苷(50 μg/kg)、美托洛尔等治疗。

(4)顽固性室上性心动过速,可持续静脉输注艾司洛尔[负荷量:250～500 μg/kg;维持量:50～300 μg/(kg·min)]。

(5)严重影响循环时,可以电击(同步或非同步)除颤复律。

(二)体外循环前重症小儿维持循环稳定

(1)发绀患儿可以给予 5%碳酸氢钠(2 mL/kg)+5%葡萄糖液共 50 mL 输注。

(2)低血容量者,可以适量补充 5%清蛋白和洗涤浓缩红细胞。

(3)肺内分流过多者,外科适当束缚肺动脉,增加体循环流量。

(4)肺血过少者,以补充容量为主,适当增加外周血管阻力。

(5)必要时补充钙剂和持续输注正性肌力药(如多巴胺)支持。

(三)脱离体外循环机困难的处理

1.重度肺动脉高压

(1)适当过度通气,不使用 PEEP;吸入 NO。

(2)通过中心静脉输注血管扩张药,降低肺动脉压;左心房管输注血管加压药物,提高灌注压。

(3)适当给予碳酸氢钠维持血液偏碱状态。

(4)维持足够的右心室前负荷。

2.左心功能异常

(1)根据左心房压缓慢还血,维持较快的心率,降低左心室前负荷。

(2)在使用其他血管活性药基础上,可以经左心房管加用肾上腺素输注。

(3)心律存在问题时使用双腔起搏器为宜。

(四)重症患儿体外循环后循环维持

(1)根据心脏饱满程度和左、右心房压回输机器血。

(2)鱼精蛋白中和后最好使用洗涤后的红细胞。

(3)通气调整肺循环血管阻力。

(4)使用正性肌力药或其他血管活性药。

(5)必要时持续输注葡萄糖酸钙(5～10 mg/h)。

(五)体外循环后早期反常性血压

(1)部分患儿体外循环后出现主动脉压和外周动脉压反转现象,术后可以持续数小时而逐渐恢复正常。

(2)停机过程中外周动脉压过低时,要进行主动脉根部测压:①当主动脉根部压与外周动脉压差别大时,先缓慢还血以补充容量,不急于加大正性肌力药的剂量。如果还血主动脉根部压力增高,左心房压也升高,而外周动脉压无变化时,有可能主动脉插管过粗,需尽快调整停机,拔出主动脉插管。②主动脉根部压与外周动脉压均低时,输血后左心房压升高,往往存在心功能异常,需调整呼吸循环状态,加大正性肌力药物的支持。

六、凝血管理

(一)鱼精蛋白中和肝素

(1)鱼精蛋白和肝素之比为(1～1.5)mg∶100 U。

(2)重度肺动脉高压者可经主动脉根部或左心房管推注鱼精蛋白,亦同时可推注葡萄糖酸钙(15～30 mg/kg)。

(3)静脉推注鱼精蛋白要缓慢,一旦推注过程中血压逐渐下降,暂停推注鱼精蛋白。心率未减慢者可首选推注钙剂和小量回输机血。伴心率有减慢者,首选山莨菪碱处理,必要时给予小量肾上腺素。

(二)改善凝血功能(重症手术和长时间体外循环手术)

(1)手术切皮前即持续输注抑肽酶和乌司他丁。

(2)推注鱼精蛋白后,立即开始输入血小板和血浆。

(3)渗血明显多时,可使用凝血酶原复合物和纤维蛋白原等。

(4)输入洗涤的机器剩余血,而非肝素化的机血。

七、其他管理

(一)手术室内吸入 NO 的注意事项

(1)有效吸入浓度(10～80)$\times 10^{-6}$,吸入接口在气管导管与螺纹管的弯接头处。

(2)NO 流量＝吸入浓度×分钟通气量/NO ppm(NO 入口呼吸环路内时)。

(3)NO ppm 为 NO 钢瓶内的浓度(我院小儿手术室内 NO 瓶浓度为 100 $\times 10^{-6}$)。

(4)新鲜气体流量不得小于 2 倍分钟通气量,以保证有毒气体 NO 的排除。

(5)如存在心肌抑制和顽固性低血压,需立即停止吸入 NO。

(二)微量泵输注常用药液的配制(50 mL 液体所含药量 mg)

(1)多巴胺/多巴酚丁胺:体重(kg)×3。

(2)肾上腺素:体重(kg)×0.3。

(3)异丙肾上腺素:体重(kg)×0.03。

(4)硝酸甘油:体重(kg)×0.9(新生儿 kg×3)。

(5)米力农:体重(kg)×0.6/0.9/1.2(负荷量体重(kg)×25～50 μg,需在复温时经体外循环机注入)。

(三)药物输入速度计算

(1)当 50 mL 药液中药物含量是体重(kg)×3 mg 时,泵入 1 mL/h 相当于输入速度:1 μg/(kg・min)＝kg×3(mg)÷50(mL)÷60(min)÷kg×1 000(μg)。

(2)其他按配制的倍数不同,用上式依次推算。

(四)补充碳酸氢钠的计算方法

(1)补碱按细胞外液总量来补充:即补碱量(mmol)＝Kg×ΔBE×0.2。

(2)1 g $NaHCO_3$＝12 mmol HCO_3^-;1 g $NaHCO_3$＝20 mL 5％$NaHCO_3$。

(3)故补 5％的碳酸氢钠量(mL)＝Kg×ΔBE×0.2×20/12＝Kg×ΔBE/3。

(五)补充氯化钾的方法

(1)低钾小儿补钾量安全范围:0.2～0.5 mmol/(kg・h)。

（2）小儿钾浓度：＞3.0 mmol/L 不主张积极补钾。

（3）50 mL 不同浓度的溶液含钾量：3‰，2 mmol；6‰，4 mmol；9‰，6 mmol；12‰，8 mmol；15‰，10 mmol；30‰，20 mmol。

（4）安全补钾速度简易用法：30‰KCl 每小时泵入毫升数≤体重数；15‰KCl 每小时泵入毫升数≤2 倍体重数。

八、不同病种先心病的麻醉

（一）动脉导管未闭（PDA）

1.病理生理

（1）分流量的大小取决于导管的直径和体血管阻力（SVR）与肺血管阻力（PVR）之比值（SVR/PVR）。

（2）动脉导管分流，使主动脉舒张压降低，心肌灌注减少。

（3）主动脉分流使肺血增多，左心室舒张末容量增大，导致左心室扩张、肥厚和舒张末压力升高。

（4）当左心房压增高时导致肺水肿，肺血管阻力增高，从而右心负荷增加。

2.外科处理

（1）小婴儿常温全身麻醉下导管结扎或切断缝合术，左后外侧切口。

（2）年龄大的合并严重肺动脉高压的患者，一般在体外循环下正中切口行导管闭合术。

（3）大部分单纯 PDA 可以在放射科介入封堵。

3.麻醉管理

（1）同时监测右上肢和股动脉血压，辅助判断主动脉缩窄和避免外科误操作。

（2）常温全麻结扎动脉导管时，可用硝普钠控制性降压，平均动脉血压可暂时维持在 5.3～6.7 kPa（40～50 mmHg）。

（3）深低温低流量体外循环经肺动脉缝闭时，采取头低位，避免主动脉进气和利于头部灌注。

（二）主-肺动脉间隔缺损

1.病理生理

（1）与动脉导管未闭相似。

（2）分流直接从主动脉灌入肺动脉，缺损较大，分流量多。

（3）缺损较大时，早期即出现充血性心力衰竭。

（4）肺动脉高压和肺血管阻塞性病变发生早。

2.外科处理

（1）体外循环下缺损修补。

（2）深低温停循环。

3.麻醉管理

（1）小婴儿体外循环前控制肺血流，使氧饱和度维持在 80％～85％。

（2）体外循环前控制肺血流量呼吸管理外，外科可临时环缩肺动脉，增加肺血管阻力。

（3）术前存在营养不良和肺血管病变严重者，麻醉诱导时吸 80％以上浓度的氧，呼吸管理要避免诱发肺动脉高压危象。

（4）体外循环后要降低肺血管阻力，镇静、适当过度通气。

(5)使用硝酸甘油、米力农,必要时吸入 NO。

(三)共同动脉干

1.病理生理

(1)主动脉和肺动脉共干,同时给冠状动脉、肺动脉和体循环动脉供血。根据肺动脉在共干上的发出位置不同分为四型。一组半月瓣连接两个心室。

(2)新生儿初期,随着 PVR 的下降,肺血流逐渐增加,最后导致充血性心力衰竭(CHF)。

(3)肺静脉血和体循环静脉血通过室间隔缺损不同程度双向混合。

(4)肺血过多,心脏做功增加,舒张压降低,容易发生心肌血供不足。

(5)婴儿早期即可发生肺血管梗阻性病变。

2.外科处理

(1)由于肺动脉高压出现早,新生儿期是外科手术的最佳时间。

(2)从共干根部离断肺动脉,修补共干;修补室间隔缺损;使用带瓣同种血管重建右心室-肺动脉通道。

(3)术后早期病死率 5%～18%。

(4)由于残余室缺和共干瓣膜狭窄或反流,可能出现右心功能不全。

(5)由于修补室缺或右心室切口,易发生完全性右束支阻滞、完全性房室传导阻滞、房室交界性心动过速等心律失常。

3.麻醉管理

(1)体外循环前的管理与主-肺动脉间隔缺损相似。

(2)存在 CHF 可使用正性肌力药支持。

(3)使用大剂量芬太尼麻醉(大于 50 $\mu g/kg$),以保持血流动力学稳定。

(4)术中尽量维持 Qp/Qs 平衡,避免过度通气和吸入高浓度氧。

(5)当平衡难以调整时,手术者可暂时压迫肺动脉来限制肺血流,以改善体循环和冠状动脉灌注。

(6)已经有明显肺动脉高压的较大婴儿,麻醉中吸入氧浓度可提高到 80% 以上。

(7)体外循环后,大部分患儿需要正性肌力药支持,降低心脏前后负荷,维护左右心脏的功能。

(8)由于此类患儿常合并有 DiGeorge 综合征,静脉持续输注钙剂有利于维持循环稳定。

(9)体外循环后,要适当过度通气,纯氧通气,纠正酸中毒和吸入 NO。

(10)术后镇静和机械通气至少 24 小时,以避免发生肺动脉高压危象。

(四)房间隔缺损(ASD)

1.病理生理

(1)分流量取决于缺损的大小和右心室与左心室的相对顺应性。

(2)右心室容量超负荷,导致右心室肥厚,顺应性逐渐下降。

(3)肺血增多,随年龄增长,肺血管发生病变。

(4)分流量大的发生房性心律失常的比例增加。

(5)肺动脉高压发生较晚,一般 10 岁以内没有症状,很少发展为 Eisenmenger 综合征。

2.外科处理

(1)常规外科治疗体外循环下房间隔直视修补。

(2)杂交手术右侧胸部切口显露右心房,在食道超声的引导下,经右心房直接将封堵器置于缺损处。

(3)部分 ASD 可以在放射科介入封堵。

3.麻醉管理

(1)由于婴幼儿期很少有心肺功能改变,所以麻醉无特殊要求。

(2)体外循环后不可以参考中心静脉压值回输液体,以免发生急性肺水肿。

(3)杂交手术是常温全麻下进行,注意保温,准备自体血回输装置。

(4)放置封堵器过程中,位置不当时可引起二尖瓣位置异常,血压会发生明显变化。

(5)无特殊情况,一般不需使用正性肌力药和血管活性药。可以手术室内气管拔管。

(五)室间隔缺损(VSD)

1.病理生理

(1)缺损分 4 种类型:膜周型、肺动脉干下型、肌型和混合型。是最常见的先天性心脏病(占 20%)。

(2)缺损大小与临床症状相关。肺血多,常表现左心室肥厚。

(3)心脏杂音由大变弱甚至消失,是肺动脉压进行性增高的发展过程。

(4)限制性 VSD 分流量取决于缺损的大小和左右心室间压力差。

(5)非限制性 VSD 分流量仅依赖于 PVR/SVR 之比,左右心室间无压差。

(6)15% 的患者在 20 岁左右发展为不可逆的严重肺血管梗阻性病变。

(7)非限制性 VSD 婴儿在生后 3 个月内可发生 CHF。

2.外科处理

(1)正中或右侧胸部切口,体外循环直视下 VSD 修补。

(2)杂交手术正中切口开胸,在 TEE 的引导下,直接经右心室放入封堵器。

3.麻醉管理

(1)非限制 VSD 小婴儿麻醉管理,体外循环前要适当限制肺血流,避免肺损伤和体循环灌注不足。

(2)严重肺动脉高压患儿要防止 $PaCO_2$ 增高,以避免肺动脉压进一步升高,肺血流减少。脱离体外循环机困难时,首先排除外科因素(残留 VSD 和存在 PDA),联合使用正性肌力药和血管活性药。留置左心房管为脱离体外循环机时泵入药物使用。术后早期加强镇静镇痛,降低肺血管的反应性。

(3)房室传导阻滞时有发生,常用山莨菪碱和异丙肾上腺素治疗,必要时使用临时起搏器。

(4)有明显心室肥厚和扩大者,常需使用多巴胺、多巴酚丁胺、米力农和硝酸甘油等药物。

(六)心内膜垫缺损

1.病理生理

(1)可分为部分、过渡和完全三型。常伴发各种综合征,如 21-三体、Noonan 综合征和 Elisvan Creveld 综合征。

(2)部分型心内膜垫缺损(PECD)发生 CHF 取决于左向右分流量和二尖瓣反流程度。

(3)过渡型的症状相对最轻。

(4)完全型心内膜垫缺损(TECD)缺损为非限制性,早期即可出现肺动脉高压或 CHF。

2.外科处理

(1)PECD可在2～5岁时修补,手术与房间隔缺损类似,二尖瓣反流纠正如何影响术后效果。

(2)TECD最佳手术期为3～6个月,较为安全,控制CHF,防止发生肺血管梗阻性病变和减轻瓣环扩张。根治手术:体外循环下闭合房间隔和室间隔缺损,修复两个房室瓣。对反复肺内感染和解剖上不能做双心矫治的,先行肺动脉环缩手术,再择期二期手术。

3.麻醉管理

(1)体外循环前控制肺血流,限制吸入氧浓度和防止过度通气。

(2)TEE评估矫治后房室瓣功能和心室功能。

(3)术中放置左心房测压管,指导容量管理和使用正性肌力药等血管活性药物。

(4)体外循环后肺动脉高压的处理:吸入100%的氧,过度通气,用大剂量阿片类药加深麻醉,吸入NO。适当给予碳酸氢钠可以降低肺动脉压力。对于吸入NO无反应的肺动脉高压,可能对硫酸镁有效,初始剂量20 mg/(kg·h)。

(5)大部分脱离体外循环时需要正性肌力药支持。

(6)脱离体外循环机困难,可以从左心房管使用缩血管药物,而右心房管使用血管扩张药。

(7)对于有房室瓣反流和残余VSD,使用米力农和降低后负荷。

(8)房室传导功能异常者,使用房室顺序性起搏对于减少房室瓣反流和改善心脏功能有益。

(七)右心室双出口

1.病理生理

(1)大动脉转位型(Taussig-Bing畸形)肺动脉下VSD,伴有或不伴有主动脉狭窄。表现类似伴有VSD的大动脉转位(TGA)。肺血流增加,易发生CHF和肺血管病变。

(2)伴大VSD型主动脉下VSD,不伴有肺动脉狭窄。由于肺血管阻力低,故肺血过多。

(3)法洛四联症型主动脉下VSD,伴有肺动脉狭窄。肺血流梗阻为固定性。

2.外科处理

(1)室间隔修补＋将肺动脉与左心室连通＋大动脉调转术。

(2)室间隔修补＋将主动脉与左心室连通。

(3)姑息手术Block-Taussig分流术;肺动脉环缩术。

(4)单心室矫治分期双向格林和全腔静脉与肺动脉吻合术。

3.麻醉管理

(1)肺血过多者应注意避免降低肺血管阻力,维持脉搏氧饱和度在80%～85%。

(2)肺血少者应注意改善肺血流,避免增加肺血管阻力。

(3)围术期肺动脉高压者需过度通气、吸入100%的氧、适当碱化血液、深镇静和保持肌松。

(4)及时诊断和处理心律失常。

(5)常需使用正性肌力药物支持。

(八)肺静脉畸形引流

1.病理生理

(1)部分性肺静脉畸形引流:病理生理变化与单纯的房间隔缺损类似。左向右分流导致肺血增加,右心房和右心室扩大,肺动脉扩张。分流量大小取决于参与畸形引流的肺静脉支数,畸形引流的肺叶,肺血管阻力和右心房室的顺应性。

（2）完全性肺静脉畸形引流：完全性肺静脉畸形引流分为心上型，心内型，心下型和混合型。肺血管梗阻性病变发生早。伴有梗阻的肺静脉畸形引流，患儿出生后的第一周即出现明显的发绀和呼吸窘迫，需紧急外科治疗。无梗阻的肺静脉畸形引流，肺血过多，轻微发绀。氧饱和度一般为85％～90％。右侧房室扩张，限制性的卵圆孔（或间隔缺损）供给左心容量，左心发育小。室间隔向左侧移位，导致左心室心排血量进一步减少。

2.外科处理

（1）部分性肺静脉畸形引流无症状和无房间隔缺损，分流量少，可不手术。左向右分流量较大，Qp∶Qs＞2∶1，需要外科手术治疗。反复肺内感染，尤其是伴有"镰刀"综合征的，需要外科手术治疗。

（2）完全性肺静脉畸形引流有梗阻的一旦诊断明确，需要急诊外科手术治疗。无引流梗阻伴有限制性房水平分流的，需要行房间隔切开或球囊扩张术，以及药物治疗，在1岁内择期行矫治术。

（3）有非限制性房水平分流的，可择期1岁内行矫治术。

（4）部分患者可能需要深低温停循环下行修补术。

（5）外科手术一般是切开和扩大肺静脉畸形连接处，与左心房吻合。

3.麻醉管理

（1）部分性肺静脉畸形引流的麻醉类似于肺血多的ASD。

（2）完全性肺静脉畸形引流：体外循环前吸入100％的氧，过度通气，纠正代谢性酸中毒，使用正性肌力药维持循环稳定。体外循环后吸入NO，降低肺血管阻力。防止肺动脉高压危象（过度通气，吸入100％的氧，碱化血液，充分镇静和肌松）。严重肺动脉高压可以使用硫酸镁和前列腺素E_1。体外循环后，避免左心房压过高，维持低水平血压有助于防止未适应的左心过度负荷所致损伤。术前存在肺水肿，体外循环产生的炎性反应，采用压力控制通气的方式，给予适当变化的PEEP，改善肺的顺应性。使用正性肌力药物如多巴胺，多巴酚丁胺和肾上腺素等，使用降低肺血管阻力和体循环阻力药物如米力农、硝酸甘油和酚妥拉明等，减少心脏做功和增加心排血量。使用药物或临时起搏器最佳化心率和节律，减轻左心室负荷。

（九）主动脉瓣狭窄

1.病理生理

（1）重度的主动脉瓣狭窄常与左心发育不良并存。

（2）重度单纯的主动脉瓣异常新生儿常有心内膜下纤维弹性组织增生（开始于胎儿期）。心肌的舒张功能下降，使左心室舒张末容积减少，射血分数降低。

（3）中等程度的主动脉瓣狭窄，左心明显肥厚扩大。

（4）跨瓣压差大于6.7 kPa（50 mmHg）的为重度，常表现呼吸困难，代谢性酸中毒和心源性休克。

2.外科处理

（1）新生儿重度主动脉狭窄需要急诊经皮球囊扩张术才能存活，等待进一步的外科治疗。

（2）非重度狭窄的年长患儿一般可行主动脉瓣修补或置换（Ross手术）。

3.麻醉管理

（1）心肌肥厚，注意维持心肌氧供与氧耗的平衡。

（2）避免心动过速，以免影响心脏舒张期充盈。

（3）积极处理心律失常,心房功能的异常严重影响心排血量,可以静脉注射利多卡因,冷盐水心脏表面刺激和超速起搏处理心律失常,严重影响循环的心律失常,需紧急电转复。

(十)主动脉瓣下狭窄

1.病理生理

（1）主动脉瓣下狭窄常在出生后 1 年内发现,是进行性发展的疾病。

（2）梗阻程度与年龄相关。

（3）50％的患儿伴有主动脉反流。

2.外科处理

（1）手术切除纤维性隔膜或狭窄环。

（2）由于病情发展较快,且易发生主动脉瓣反流,故多主张早期手术治疗。

（3）术后易发生轻度主动脉瓣反流,狭窄复发率较高。

3.麻醉管理

（1）管理类似于主动脉瓣狭窄。

（2）降低心肌氧耗,维持氧供需平衡。

（3）保证心脏的前后负荷,避免低血压的发生。

(十一)主动脉瓣上狭窄

1.病理生理

（1）常合并脏器动脉狭窄,部分患者合并 Wiliam 综合征(智力低下、特殊面容和高钙血症)。

（2）狭窄部常累及冠状动脉窦,易造成冠状动脉缺血。有猝死的危险。

2.外科处理

切开升主动脉狭窄内膜,自体心包加宽补片。

3.麻醉管理

同主动脉瓣狭窄。

(十二)主动脉缩窄

1.病理生理

（1）典型的主动脉缩窄位于左锁骨下动脉远端到动脉导管开口的周围。

（2）严重主动脉缩窄在生后的最初几周内可出现呼吸困难和呼吸衰竭。狭窄远端体循环低灌注、代谢性酸中毒。动脉导管的闭合可以导致左心室后负荷急剧增加,引起 CHF 和心源性休克。

（3）中度缩窄出现症状较晚,逐渐出现缩窄近端体循环高血压和左心功能不全。

2.外科处理

（1）左侧开胸主动脉修补左锁骨下动脉片翻转成形术;缩窄切除端端吻合术;人工补片主动脉成形术等。

（2）并发症术后高血压;残余狭窄或再复发;截瘫;动脉瘤形成。

3.麻醉管理

（1）新生儿最初几天,由于动脉导管未闭,上、下肢的压差不明显。

（2）新生儿左心室衰竭需静脉持续输注前列腺素 E_1 来维持动脉导管开放。

（3）重度狭窄的小儿术前需要气管插管机械通气,以减轻心、肺做功。

（4）减少肺血的呼吸管理(高二氧化碳通气、限制吸入氧浓度)。

（5）纠正酸中毒和使用正性肌力药来维护心脏功能。

(6)常温全身麻醉,术中监测右侧上肢动脉压和下肢股动脉压。

(7)术中中心温度不宜超过 37.5 ℃,且可以适度降温至 35 ℃。

(8)动脉阻断或钳夹动脉前,静脉注射肝素 200 U/kg(ACT>200 秒),并使用自体血回收装置。

(9)动脉阻断或钳夹后,注意控制血压和维护心脏功能。

(10)术后早期可出现高血压,持续 2 周左右,可使用血管扩张药和 β 受体阻滞剂。

(十三)主动脉弓中断

1.病理生理

(1)分型。①A 型:中断末端紧靠左锁骨下动脉远端。②B 型:中断位于左锁骨下动脉和左颈总动脉之间。③C 型:中断位于无名动脉和左颈总动脉之间。

(2)新生儿早期可无症状,一旦动脉导管闭塞,则出现 CHF 和代谢性酸中毒。

(3)27%的患儿合并 DiGeorge 综合征(低钙血症、胸腺缺如、面部发育异常)。

2.外科处理

(1)深低温体外循环。

(2)深低温停循环+区域性脑灌注。

(3)一期手术根治。

3.麻醉管理

(1)一经诊断静脉持续输注前列腺素 E_1,使用正性肌力药和利尿药。

(2)麻醉选择以大剂量阿片类药为主,维持循环的稳定。

(3)动脉压选择左、右上肢和下肢同时监测。

(4)使用血液回收装置、新鲜冰冻血浆和血小板。

(5)体外循环后需要正性肌力药物支持。

(6)DiGeorge 综合征体外循环后需要补充较大剂量钙。

(十四)三尖瓣下移(Ebstein 畸形)

1.病理生理

(1)三尖瓣瓣叶下移至右心室腔,右心房扩大,右心室房化,右心室腔发育异常。可发生右心功能不全。常有卵圆孔未闭和房缺,可产生右向左分流。

(2)新生儿早期血流动力学不稳定,随着肺动脉阻力的降低,可有改善。

(3)易发生室上性心律失常、右束支传导阻滞和预激综合征(10%～15%)。

2.外科处理

(1)三尖瓣成形术适于前瓣叶发育好,右心室腔发育尚可者。

(2)Starnes 手术适于重症新生儿。扩大房间隔缺损,闭合三尖瓣口,建立体肺分流。

(3)严重右心系统发育不良,可行分期单心室生理根治术或一个半心室矫治术。

3.麻醉管理

(1)维持前负荷,避免心肌抑制和外周血管扩张。

(2)麻醉以大剂量阿片类药(芬太尼)为主,辅以低浓度异氟烷。

(3)体外循环前易发生室上性心律失常,有时需要紧急建立体外循环。

(4)由于右心房室严重扩张肥厚,体外循环后易发生室性心律失常,故可预防性持续输入利多卡因或胺碘酮。

(5)使用正性肌力药米力农、多巴酚丁胺等改善右心功能。

(6)术后早期充分镇静和镇痛。

(十五)法洛四联症

1.病理生理

(1)病理解剖特点非限制性室间隔缺损;右心室流出道梗阻(RVOT);主动脉骑跨;右心室肥厚。

(2)RVOT程度不同,表现为发绀轻重有别,梗阻轻的可无发绀。

(3)缺氧发作与RVOT梗阻性质有关:动力性梗阻是由于漏斗部肥厚和心室异常肌束形成。漏斗部痉挛引起急性的肺血减少,低氧的静脉血分流至体循环,表现缺氧发作。固定性梗阻由肺动脉瓣增厚,发育不良和二瓣化导致肺血减少引起。

(4)肺动脉瓣完全梗阻(肺动脉瓣闭锁)时,肺血流来源于PDA、支气管动脉和体肺侧支。

(5)常有主肺动脉或分支不同程度的发育不良。

(6)常合并的畸形房间隔缺损,动脉导管未闭,完全性的心内膜垫缺损,多发室间隔缺损。

(7)少见合并畸形永存左上腔,冠状动脉起源异常和左、右肺动脉起源异常。

2.外科处理

(1)姑息手术体-肺动脉分流术。

(2)根治手术。

(3)问题和并发症室缺残余漏;房室传导阻滞;右心室流出道残余狭窄;灌注肺和低心排综合征。

3.麻醉管理

(1)缺氧发作防治:术前避免过度控制液体摄入,麻醉前2~4小时可以喝适量的清水。发绀较重者,麻醉诱导后,经静脉持续输入碳酸氢钠1~2 mL/(kg·h)。5%清蛋白(20%清蛋白10 mL+林格液30 mL)扩充容量。心率过快,氧饱和度迅速降低时,可用艾司洛尔(10 mg/mL)单次静脉注射,剂量0.5~1.0 mg/kg;氧饱和度迅速降低,心率快,血压也明显降低时,可用去氧肾上腺素(20 μg/mL),单次静脉注射1~10 μg/kg。

(2)麻醉管理原则:使用降低心肌兴奋性的麻醉药物,吗啡类药麻醉为主。避免使用明显降低外周血管阻力药物。手术使右心室解剖发生改变,功能受到影响,常需要正性肌力药支持。心室压力测定收缩压RV/LV>0.7,常需要重新进行右心室流出道的疏通。体外循环时间较长时,肺血管阻力增加,可采取降低肺血管阻力的处理。由于右心室流出道的疏通和肺血管阻力较低,以及左心室术前发育较差,体外循环后,左心房压有时偏高。此时一般需要微量泵持续输注肾上腺素,根据左心房压适当限制循环容量。术前发绀较重者,体外循环后渗血可能较多,常需输入血浆、血小板和止血药等促进凝血功能。对房室传导紊乱,需要安置临时起搏器。

(十六)大动脉转位(TGA)

1.病理生理

(1)循环特点:肺循环与体循环关系为平行循环,而非顺序循环。两循环之间的交通有房间隔、室间隔或动脉导管未闭,是患儿赖以生存的条件。两循环之间的交通为通常为双向分流。

(2)分类。①室间隔完整TGA(TGA-IVS):若限制性的房水平分流量,可影响动脉氧饱和度。在伴有非限制性的PDA时,动脉氧饱和度较高,但容易发生CHF。在伴有ASD和PDA分流不能满足机体氧需时,患儿表现为酸中毒和循环衰竭。②室间隔缺损TGA(TGA-VSD):房水平的混合是左心房到右心房;室水平的混合是从右心室到左心室,但也存在双向分流;易发生CHF。一般4~6周肺血管阻力达到生后最低,故是有症状CHF期。伴有主动脉梗阻的易早期发生肺血管病变。③室间隔缺损和解剖左心室流出道梗阻TGA(TGA-VSD/LVOTO):常伴有室间隔缺损,LVOTO限制肺血流,并决定肺循环和体循环血流的平衡。梗阻导致肺血减少可发生发绀。

2.外科处理

(1)TGA-IVS:应在出生后3周内行解剖矫治术(ASO);酸中毒,循环衰竭患儿需要机械通气和持续静脉输注前列腺素E_1维持动脉导管开放,球囊房间隔扩开术为增加房水平的血混合。以上处理无效,提示存在肺动脉高压,需急诊外科治疗。三周以上则根据术中测压结果决定一期手术或二期手术。左心室收缩压大于右心室收缩压的60%,则行一期手术。左心室收缩压占右心室收缩压的50%~60%,一期手术后可能需要辅用ECMO治疗。左心室收缩压小于右心室收缩压的50%,则行二期手术治疗,一期行肺动脉环缩术,同时加做改良的BT分流术,训练左心室功能。在训练1~2周内尽快行二期矫治术(ASO)。

(2)TGA-VSD:6个月内行ASO和VSD修补术。6个月以上导管检查评估肺血管阻力决定是否可行ASO手术。

(3)TGA-VSD/LVOTO:根据年龄和狭窄程度决定做REV、Nikaidoh和Rasteli手术。

3.麻醉管理

(1)ASO手术:多为新生儿和婴儿手术,注意保温,避免酸中毒。前列腺素E_1使用直到开始体外循环。避免使用对心脏功能抑制作用较强的药物。体外循环后避免高血压,收缩压维持在6.7~10.0 kPa(50~75 mmHg)。尽量低的左心房压0.5~0.8 kPa(4~6 mmHg),来维持适当的心排血量。维持较快心率,避免心动过缓。体外循环后需要正性肌力药和血管活性药的支持。

(2)REV、Nikaidoh和Rasteli手术:一般为TGA(VSD和LVOTO),患儿年龄相对较大,心脏功能较好。手术难度大,时间较长,创伤面大,渗血较多,需要输入血小板,凝血酶原复合物和血浆等。备洗红细胞机,在鱼精蛋白中和后使用。需要血管活性药支持,多巴胺和多巴酚丁胺等。较易发生肺动脉瓣反流,给予降低肺血管阻力处理(呼吸管理和药物)。

(3)肺动脉环缩术+BT分流术:常温全麻下手术,备自体血回输装置。动脉压力监测在非锁骨下动脉分流侧(一般在左侧)或股动脉。环缩后右心室收缩压为主动脉收缩压的60%~80%。需要正性肌力药支持。

(十七)矫正性大动脉转位

1.病理生理

(1)心房与心室连接不一致和心室与大动脉连接不一致。

(2)常合并畸形:室间隔缺损,肺动脉瓣狭窄伴解剖左心室流出道狭窄,以及三尖瓣畸形导致的解剖右心室房室瓣反流。

2.外科处理

(1)功能性矫治术纠正伴随的其他畸形(如室间隔缺损)。

(2)解剖矫治术包括双调转手术(心房调转+动脉调转;心房调转+Nikaidoh手术)和双调转+双向格林手术。

3.麻醉管理

(1)解剖矫治术手术时间较长,调整好麻醉深度。

（2）食道超声和压力测定可以发现腔静脉和肺静脉梗阻。

（3）放置房室顺序起搏电极，在术中和术后心率和循环的维持起重要作用。

（4）手术开始即持续静脉微量泵输入抑肽酶和乌司他丁，停机后输入血小板和血浆等促进凝血功能。

（十八）左心发育不良综合征

1.病理生理

（1）二尖瓣狭窄或闭锁，左心室严重发育不良，主动脉瓣狭窄或闭锁，主动脉根部细小。

（2）体循环血运来源于未闭的动脉导管。生后肺血管阻力的降低，使体循环灌注受损。

（3）体循环阻力代偿增高，肺血容量进一步增加。代谢性酸中毒和器官功能紊乱。

（4）肺充血和组织低灌注，可导致突然的动脉导管闭合。患儿常常在出生后 1 个月内死亡。

2.外科处理

（1）介入治疗（替代 Norwood Ⅰ）：包括动脉导管放置支架，然后适当扩大房间隔缺损以改善体循环血供，待患儿 6 个月后再行 Norwood Ⅱ、Ⅲ 期手术。

（2）Norwood Ⅰ 期手术：一般在生后 1 个月内进行；手术将房间隔切除开；近端肺动脉与升主动脉吻合，同种血管补片扩大主动脉弓。体肺分流（或右心室-肺动脉人工血管），需要深低温停循环（18 ～20 ℃）。

（3）Norwood Ⅱ 期手术：在 Norwood Ⅰ 期手术后，出生后 4～10 个月进行双向 Glenn 或 Hemi-Fontan 手术。

（4）Norwood Ⅲ 期手术：在 Norwood Ⅱ 期手术后，在出生后 18～24 个月进行全腔肺动脉吻合术或 Fontan 手术。

（5）心脏移植彻底根治，供体心脏包括整个动脉弓，但供体来源有限。

3.麻醉管理

（1）持续静脉输入前列腺素 E_1[0.02～0.1 $\mu g/(kg \cdot min)$]直到开始体外循环。

（2）麻醉诱导开始即给予正性肌力药支持心脏功能[多巴胺 2～5 $\mu g/(kg \cdot min)$，肾上腺素 0.02～0.05 $\mu g/(kg \cdot min)$]。

（3）动脉监测避免使用右侧桡动脉（体肺分流影响测压）。

（4）麻醉以吗啡类药为主，小量的镇静药为辅。

（5）体外循环开始至术后恢复期，适当使用 α 受体阻滞剂改善体循环的器官灌注。

（6）SvO_2 的监测对于调整体肺循环的平衡和器官灌注至关重要。

（7）体外循环后改变体循环血管阻力更容易调整 Qs/Qp。

（8）维持较高血红蛋白，满足器官的氧供。

（9）停体外循环早期使用新鲜血浆和血小板促进凝血功能。

4.ECMO 使用

（1）排除外科原因，经过调整体肺循环的平衡和使用正性肌力药均不能满足脏器的氧供。

（2）脑氧饱和度持续低于 40％，SvO_2 低于 30％。

（3）一般 ECMO 术后支持时间 48～96 小时。

（十九）单心室

1.病理生理

（1）一个心室腔通过两个房室瓣或共同房室瓣与两个心房连接。

（2）体循环和肺循环的静脉血在心室水平完全混合。

（3）SVR 与 PVR 的平衡和心排血量影响脏器的氧供。

（4）肺血过多时，氧饱和度＞85％，肺顺应性减低，心室扩张，低心排。

（5）肺血过少时，氧饱和度＜75％，发绀，心肌缺氧，心排血量减少。

2.外科处理

（1）肺动脉束带术：适于肺血多者，减少肺血，为后期手术治疗作准备。

（2）体肺分流术：适于肺血少者，增加肺血，为后期手术作准备。

（3）双向 Glenn 手术：上腔静脉与肺动脉端侧吻合，减轻单心室的容量负荷。

（4）全腔静脉-肺动脉吻合术：在双向 Glenn 手术的基础上，使用外管道使下腔静脉和主肺动脉端端吻合。生理水平上达到根治的目的。

3.麻醉管理

（1）双向 Glenn 手术：一般不需要体外循环辅助，常温，全身麻醉。颈内静脉穿刺点要尽量取高位，留置双腔套管不宜过深，以避免影响手术操作。双腔套管用于测压和术后持续输入硝酸甘油，降低肺动脉压。股静脉留置双腔套管，为输入血管活性药（多巴胺）和备快速输液使用。阻断血管前给予肝素（200～400 U/kg）吻合结束后鱼精蛋白可以按 1∶（0.5～0.8）的比例中和。上腔静脉阻断期间，尽管经导管引流上腔血至右心房，但上腔静脉压仍然较高（2.7～5.3 kPa），故应维持较高体循环压力，以保障脑灌注。备自体血简易回输装置；术中失血较多时，从股静脉快速输血补液。手术开始后即经股静脉泵入多巴胺 2～3 $\mu g/(kg \cdot min)$，在体循环压力低时可增至 5～8 $\mu g/(kg \cdot min)$。吻合后，需要输入 5％清蛋白、血浆和红细胞提高上腔静脉压（肺动脉压）在 1.9～2.1 kPa（14～16 mmHg），以维持循环的稳定。呼吸管理降低肺血管阻力，必要时吸入 NO。

（2）全腔静脉-肺动脉吻合术：体外循环辅助或非体外循环下常温全身麻醉完成手术。体外循环辅助下吻合术麻醉管理较容易。非体外循环下手术需颈内静脉和股静脉均留置套管，为使用血管活性药和快速输血补液用。呼吸管理降低肺血管阻力，必要时吸入 NO。吻合后需要输入 5％清蛋白、血浆和红细胞提高静脉压（肺动脉压）在 1.9～2.1 kPa（14～16 mmHg）以维持循环的稳定。

（李寅龙）

第四节 缩窄性心包炎患者的麻醉

一、病情特点与估计

心包由脏层与壁层纤维浆膜构成，两层浆膜之间的腔隙称心包腔，内含 15～25 mL 浆液。心包可因细菌感染、毒性代谢产物、心肌坏死波及心外膜等原因而发生炎症，偶尔因外伤而引起炎症。

（1）心包感染的主要菌源为结核菌和化脓菌，有的在渡过急性感染期后逐渐演变为慢性缩窄性心包炎，其特点是渗出物机化、纤维性变；钙盐沉积于冠状沟、室间沟、右心室和膈面；两层心包粘合成一层坚实盔甲状的纤维膜,逐渐增厚形成瘢痕和钙化,厚度一般为 0.5 cm,重者可达1.0～2.0 cm。

（2）由于心脏长时间受坚硬纤维壳束缚和压迫,跳动受限,心肌可出现不同程度萎缩、纤维变性、脂肪浸润和钙化,收缩力减弱,舒张期心室充盈不全,心室压上升而容量减少,导致心排血量下降,脉压缩小,心脏本身和全身供血障碍,心率代偿加快。

（3）左心室受压可影响肺循环,出现肺淤血而通气换气功能下降。

（4）心脏腔静脉回血受阻,尤以腔静脉入口和房室环瘢痕狭窄者,回心血量严重受阻,可致上腔静脉压增高,头、面、上肢、上半身血液淤滞和水肿;如果下腔静脉回流严重受阻时,腹腔脏器淤血肿大,下肢水肿胀,胸、腹腔渗液。

（5）临床症状:因病因不同、发病急缓、心脏受压部位和程度等不同而各异。如结核性缩窄性心包炎往往起病缓慢,但自觉症状进行性加重,同时有低热、食欲缺乏、消瘦等结核病症状,包括劳动时呼吸困难、全身无力、腹胀、下肢水水肿,重症者出现腹水、全身情况恶化、消瘦、血浆蛋白减少、贫血、恶病质。

（6）体征:呈慢性病容或恶病质、面部水肿、黄疸或发绀;吸气时颈静脉怒张,端坐呼吸;腹部膨隆、肝脏肿大压痛、漏出液性腹水;下肢凹陷性水肿、皮肤粗糙;心音遥远但无杂音,心前区无搏动,脉搏细速,出现奇脉（即脉搏在吸气时明显减弱或消失,是心脏舒张受限的特征）、血压偏低、脉压缩小,可测出吸气期血压下降,静脉压升高;叩诊胸部有浊音,漏出液性胸腔积液,呼吸音粗,有啰音。

（7）X 线:心脏大小多无异常,心影外形边缘平直,各弓不显,心包钙化（占 15％～59％）,心脏搏动弱或消失,上腔静脉扩张,肺淤血,胸腔积液约55％。

（8）CT:可了解心包增厚程度。

（9）超声心动图:为非特异性改变,可见心包增厚,心室壁活动受限,下腔静脉及肝静脉增宽等征象。

（10）心电图:T 波平坦、电压低或倒置,QRS 低电压,可在多导联中出现;T 波倒置提示心肌受累,倒置越深者心包剥离手术越困难;常见窦性心动过速,也可见心房颤动。其他检查有心导管、心血管造影、核素心肌灌注显像等检查。

二、术前准备

缩窄性心包炎为慢性病,全身情况差,术前应针对具体情况进行全面性积极纠正。特殊准备如下。

（1）胸、腹水经药物治疗效果不显时,为保证术后呼吸功能,可在术前 1～2 天尽量抽尽胸腔积液;腹水也可在术前 1～2 天抽吸,但抽出量不宜过多,速度应避免过快,否则容易发生血压下降。术前抽出胸腹水,除改善通气功能外,还有防止心包缩窄一旦解除后,因胸腹水大量回吸入体循环而诱发急性心力衰竭的危险。

（2）对结核性心包炎首先抗结核病治疗,最好经 3～6 个月治疗待体温及血沉恢复正常后再手术。若为化脓性心包炎,术前应抗感染治疗,以增强术后抗感染能力。

（3）准备呼吸循环辅助治疗设施。特别对病程长,心肌萎缩,估计术后容易发生心脏急性扩大、心力衰竭者,应备妥机械呼吸机及主动脉球囊反搏（IABP）等设施。术中可能发生严重出血,或心室颤动,需准备抢救性体外循环设备。

(4)备妥术中监测设备,包括无创动脉血压、心电图、脉搏血氧饱和度、呼气末 CO_2 等;必要时准备有创动脉血压、中心静脉压等监测。化验监测包括血气分析、血常规、血浆蛋白、电解质等,对围术期应用利尿剂者尤其重要,对维持血钾水平,预防心律失常和恢复自主呼吸有利。记录尿量、检验尿液,了解血容量和肾功能。

三、麻醉方法

缩窄性心包炎患者多数全身虚弱,麻醉前用药以不引起呼吸、循环抑制为准。术前晚及手术当日晨可给予镇静催眠药以充分休息。麻醉前 30 分钟一般可用吗啡 0.1 mg/kg 和东莨菪碱 0.2～0.3 mg 肌内注射。

(1)麻醉诱导:对缩窄性心包炎患者是极其重要的环节,由于血压偏低和代偿性心动过速,循环代偿功能已十分脆弱,处理不当可能猝死。因此,必须在严密监测血压、心电图下施行缓慢诱导方法,备妥多巴胺、去氧肾上腺素等药,根据当时情况随时修正麻醉用药处理方案。诱导前应尽早面罩吸氧;诱导必须掌握影响循环最小、剂量最小、注药速度最慢的原则,避免血压下降和心动过缓,可采用羟丁酸钠、依托咪酯或氯胺酮结合芬太尼诱导;肌松药以选用影响循环轻微而不减慢心率的药物,如泮库溴铵,借以抵消心动过缓,也可选用影响血压心率较小的阿曲库铵。

(2)麻醉维持:以采用对循环影响轻的芬太尼为主的静吸复合或静脉复合麻醉。对心功能较好的患者可在手术强刺激环节(如切皮、劈开胸骨或撑开肋骨)时,加吸低浓度异氟烷、七氟烷或地氟烷;肌松用泮库溴铵、哌库溴铵或阿曲库铵等维持。

(3)麻醉期管理:首先需严格管理液体入量;在心包完全剥离前执行等量输液或输血原则;待剥离开始至完成期间应及时改为限量输液原则,否则可因心包剥脱、心肌受压解除、腔静脉回心血量骤增而引起心脏扩大,甚至诱发急性心脏扩大、肺水肿、心力衰竭。因此,除严格控制液体入量外,有时还需及时施行洋地黄制剂及利尿药治疗。心包剥离过程中手术刺激可诱发心律失常,应立即暂停手术,静脉注射利多卡因治疗。如果血压偏低,采用微量泵持续输注小量正性肌力药。机械通气的潮气量避免过大,以防进一步阻碍回心血量而引起血压下降。

(4)手术结束后应保留气管插管在 ICU 继续机械通气,维持正常血气水平,控制输液输血量,继续强心、利尿,保护心脏功能,防止低钾、低钠,应用止血药以减少术后出血量。

(李寅龙)

第五节 心脏病患者施行非心脏手术麻醉

一、手术前评估

心脏病患者能否承受麻醉与手术,主要取决于心血管病变的严重程度和代偿功能,以及其他器官受累情况和需要手术治疗的疾病等。因此情况较为复杂,需要对患者作全面了解与评估。病史、体格检查、实验室资料和各项必要的特殊检查应该完全。至于心功能方面检查项目可按患者心脏病变情况和具体条件拟订,并结合各项检查所需价格与对患者有否价值全面评估,应避免对病情处理无益的过多检查,花费医疗资源。

(一)手术前评估简史

早在 1950 年就发现围术期心肌梗死是造成不良结局的重要问题,随着冠心病发病率不断增长,此问题显得更为突出。经过几十年的努力,主要集中研究心脏病严重程度与手术结局的关系,术前哪些临床和实验室检查结果与患者预后有关,以及在围术期如何设法降低患者的并发症与死亡率。表 5-3 总结了多年来的主要研究成果,对临床实践有帮助,尤其是 1996 年美国心脏病协会对心脏病患者进行非心脏外科手术提出了围术期心血管评价指南,可作为当今临床麻醉工作者的参考和依据。

表 5-3　术前评估与围术期并发症发生主要研究成果

年代	主要研究成果
1952	ASA 确定围术期心肌梗死是一个重要问题
1961—1976	术前评估近期心肌梗死是围术期死亡的主要危险因素
1977—1982	多因素分析评估术前危险因素
1982—1984	特殊手术前试验,如 EST、RN、DT 用于评判手术危险性
1985—1986	围术期动态心电图、TEE 监测确定危险因素
1987	术后危险因素动态观察研究
1990	术后心肌缺血对不良结局预示作用
1991	常规应用双嘧达莫-铊闪烁照相术
1992	术后心肌缺血对患者长期存活预示作用
1995	β受体阻滞剂和肾上腺能 α_2 激动剂缓解术后心肌缺血
1996	围术期用 β 受体阻滞剂可提高患者长期存活率
1997	美国医师协会新临床指南建议围术期用 β 受体阻滞剂

EST:心电图应激试验;RN:核素扫描;DT:双嘧达莫-铊闪烁照相术;TEE:经食管超声心动图。

(二)心功能分级

依据患者活动能力和耐受性估价心脏病的严重程度,从而预计对麻醉和手术的耐受情况在临床实际工作中有价值。目前多采用纽约心脏病协会(NYHA)四级分类法,对心脏病患者心功能进行分级:Ⅰ级为体力活动不受限,无症状,日常活动不引起疲乏、心悸和呼吸困难等;Ⅱ级为日常活动轻度受限,且可出现疲劳、心悸、呼吸困难或心绞痛,但休息后感舒适;Ⅲ级为体力活动显著受限,轻度活动即出现症状,但休息后尚感舒适;Ⅳ级为休息时也出现心功能不全症状或心绞痛综合征,任何体力活动将会增加不适感。此是多年来传统分级,就原则而论仍有实用价值。若心功能为Ⅰ～Ⅱ级患者进行一般麻醉与手术安全性应有保障。Ⅳ级患者则属高危患者,麻醉和手术的危险性很大。Ⅲ级患者经术前准备与积极治疗,可使心功能获得改善,增加安全性。由于心功能分级参差太大,量化程度不够,许多有关因素无法概括,因此目前以采用多因素分析法作为补充。

(三)心脏危险指数

Goldman 等在临床实际工作中把患者术前各项相关危险因素与手术期间发生心脏合并症及结局相互联系起来,依据各项因素对结局影响程度的大小分别用数量值表示,从而对心脏病患者尤其是冠心病患者行非心脏手术提供了术前评估指标,并可用于预示围术期患者的危险性、心脏并发症和死亡率。虽然有些学者如 Detsky 对此作了更改和补充了心绞痛内容,但原则上仍大同小异。表5-4为Goldman等提出的多因素心脏危险指数(cardiacriskindex,CRI),共计9项,累计53分。此外,传统认为心脏危险因素如吸烟、高血脂、高血压、糖尿病、周围血管病变、心绞痛、心肌梗死时间超过6个月等均未包括在内,可能认为这些均是非直接相关因素,以及病例数不足,相当一部分的心肌缺血,心绞痛为无痛性,因此未达到统计上有意义的程度。由于此分类法简单方便,目前仍有临床参考价值。其后,Zeldin等作了前瞻性研究,证实多因素心脏危险指数的实用价值,且阐明了心功能分级与心脏危险因素记分对围术期心脏并发症与死亡之间的相关性,两者联合评估可有更大的预示价值。从表5-5中可看出累计分数13~25分,相当临床心功能Ⅲ级,术前若进行充分准备,病情获得改善,心脏代偿功能有所好转,心功能改善成Ⅱ级或早Ⅲ级,麻醉和手术安全性就可提高。若累计值超过26分,心功能Ⅳ级,麻醉和手术必然存在较大危险,围术期死亡的患者中半数以上发生于此组。值得注意的是在总计数值53分中有28分如第3、5、6、7项(表5-5)通过适当的术前准备或暂缓手术,等待病情获得改善后就可减少麻醉和手术危险性。

表5-4 Goldman 多因素心脏危险指数

项目	内容	记分
病史	心肌梗死<6个月	10
	年龄>70岁	5
体检	第三心音、颈静脉曲张等心力衰竭表现	11
	主动脉瓣狭窄	3
心电图	非窦性节律,术前有房早	7
	持续室性期前收缩>5次/分	7
一般内科情况差	$PaO_2<8.0$ kPa(60 mmHg),$PaCO_2>6.7$ kPa(50 mmHg),K^+<3 mmol/L,Bun>18 mmol/L,Cr>260 mmol/L,SGOT 升高,慢性肝病征及非心脏原因卧床	3
腹内、胸外或主动脉手术		3
急诊手术		4
总计		53

表5-5 心功能分级与心脏危险因素积分对围术期心脏并发症及心脏原因死亡之关系

心功能分级	总分数	心因死亡(%)	危及生命的并发症*(%)
Ⅰ	0~5	0.2	0.7
Ⅱ	6~12	2.0	5.0
Ⅲ	13~25	2.0	11.0
Ⅳ	≥26	56.0	22.0

＊非致命心肌梗死、充血性心力衰竭和室速。

(四)常规与特殊检查

1.心电图

(1)常规心电图:心脏病患者术前常规心电图检查可以正常,如冠心病患者休息时常规心电图至少有 15% 在正常范围。但多数患者存在不同程度的异常,如节律改变、传导异常和心肌缺血表现等,不仅可作为术前准备与治疗的依据,且有助于术中、术后处理和鉴别因代谢、电解质紊乱以及其他系统病变引起心电图改变的参考。

(2)运动试验:心电图运动试验可用做判断冠状动脉病变,部分冠心病患者常规心电图虽可以正常,但通过运动试验心电图就会显示异常。运动增加心率、每搏容量、心肌收缩性和血压,共同引起心肌氧需量增加。因此,可作为围术期患者对应激反应承受能力的估计。最大心率与收缩压乘积(RPP)可粗略反映患者围术期的耐受程度。Gutler 等在血管外科手术患者中发现,术前运动试验心电图阳性者,术后心肌梗死发生率高。在心电图平板运动试验,若患者不能达到最大预计心率的 85% 即出现明显 ST 段压低,围术期心脏并发症发生率高达 24.3%。而患者运动可达预计心率,且无 ST 段改变者,心脏并发症发生机会仅 6.6%。心电图运动试验时出现 ST 段压低,反映心内膜下心肌缺血,而 ST 段升高则提示跨壁心肌缺血或原心肌梗死区室壁运动异常。血压下降常表示存在严重心脏病应立即终止试验。运动试验心电图阳性定义为 ST 段压低大于 1 mm 伴典型心前区疼痛或 ST 段压低大于 2 mm,常可帮助临床冠心病的诊断,但试验阴性并不能完全排除冠心病的可能,尤其是存在典型冠心病病史者。若患者存在左心室肥厚、二尖瓣脱垂、预激综合征以及服用洋地黄类药等常会出现假阳性。若患者无法达到预计心率,运动耐受差,血压下降,以及服用 β 受体阻滞剂会引起判断困难和假阴性。运动试验虽然有用,但在危重患者、血管外科患者由于无法达到必要的运动量而使应用受限。

(3)动态心电图:连续心电图监测不仅用于术前 24 小时动态心电图检查,判断是否存在潜在的心肌缺血、心率变化和有否心律失常,且可应用于术中和术后连续监测。最近有学者对 176 例外周血管手术患者术前作 24 小时动态心电图检查,发现有静止缺血表现的 32 例中的 12 例(37.5%)发生术后心脏并发症。相反,术前动态心电图未见静止缺血表现的 144 例,仅 1 例发生心脏并发症。表明 24 小时动态心电图检查无心肌缺血和心律异常发现,围术期发生心脏并发症机会不多。对于运动受限患者,休息时心电图正常,采用动态心电图检查有其价值。因为此项检查可了解患者心肌有否静止缺血,一旦存在可及早进行药物处理。一般认为此项检查心肌缺血敏感性可达 92%,特异性 88%,阴性预示值 99%,且由于是非创伤性检查可较多采用。

2.超声心动图

(1)常规超声心动图:目前一般医疗单位均已开展此项技术,观察心脏搏动时声波反射,了解心室腔二维图形,可了解室壁运动情况、心肌收缩和室壁厚度、有无室壁瘤和收缩时共济失调、瓣膜功能是否良好、跨瓣压差程度以及左心室射血分数等。若左心室射血分数小于 35% 常提示心功能差,围术期心肌梗死发生率增高,充血性心力衰竭机会也增多。围术期采用经食管超声多普勒,可动态连续监测上述指标,及早发现心肌缺血、心功能不全,且可评估外科手术效果。虽然价格昂贵,技术要求也高,但近年来在一些医疗中心已作为术中监测项目。

(2)超声心动图:应激试验在进行超声心动图检查时,采用药物使患者心脏产生应激,心率增快,观察心室壁是否出现异常或原有壁活动异常有否加重,从而判断心肌缺血及其严重程度。常用药物为多巴酚丁胺,每分钟 $10 \sim 40 \ \mu g/kg$ 或阿托品 $0.25 \sim 1.0 \ mg$ 静脉注射,使心率增快到预计目标。此项检查适用于不能进行运动耐量试验、休息时心电图正常的患者,其结果对预示围术期并发症发生有帮助。检查结果若心室壁异常活动范围越大,围术期发生心脏原因的并发症机会也越多,具有一定的量化价值。

3.双嘧达莫-铊闪烁照相

静脉注射放射性物质^{201}Tl,随血流进入心肌细胞,分布程度与供应心肌细胞血流成比例。在心脏^{201}Tl闪烁照相时,缺血区的心肌血流灌注不足将表现为放射性物质减少或缺失。双嘧达莫(潘生丁)是一个血管扩张剂,引起正常冠状动脉、周围血管扩张和血流增加,并反射性引起心动过速。粥样硬化的冠状动脉由于狭窄不能扩张,使供应该区域血管的血流降低而发生冠状动脉窃血现象,使相应的心肌血供减少。因此,当双嘧达莫与^{201}Tl联合应用时,缺血区心肌摄取^{201}Tl将比正常心肌为少,表现为充盈缺损,然后停止注射双嘧达莫,数小时后再行闪烁摄片观察双嘧达莫是否存在再分布,判断^{201}Tl分布缺损是否可逆。若不可逆,提示以往曾发生心肌梗死,冠状血管阻塞造成固定缺损。相反,若存在可逆性缺损,常提示心肌缺血。该方法用于判断冠状动脉病变敏感性和特异性均胜过运动试验心电图,但不能提供心脏功能情况信息。双嘧达莫-^{201}Tl闪烁照相显示有再分布以及左心室腔明显增大,围术期心脏事件并发症明显增加。若检查正常,无灌注缺损,则围术期并发症机会很少。问题是此项检查的阳性特异性较低(10%～25%),且发现再分布缺损与不良结局并无绝对绝对相关。有许多严重不良结局可出现在无再分布缺损的患者。再分布缺损与围术期缺血也无相关,严重缺血意外可发生在并无再分布缺损的患者。有学者在457例随机腹主动脉外科手术患者也证实^{201}Tl再分布与围术期心肌梗死、较长时间心肌缺血和其他不良结局并无显著相关。因此提出避免常规使用^{201}Tl闪烁照相术。

4.冠状动脉造影

冠状动脉造影是判断冠状动脉病变的金标准,可观察到冠状动脉精确的解剖结构,冠状动脉粥样硬化的部位与程度。同样可进行左心室造影,了解左心室收缩功能,射血分数和左心室舒张末充盈压。进行冠状动脉造影指征如下:①药物难以控制的心绞痛或休息时也有严重的心绞痛发作;②近期心绞痛症状加重;③运动试验心电图阳性;④双嘧达莫-^{201}Tl闪烁照相存在可逆性缺损;⑤超声心动图应激试验有异常,提示缺血。通过冠状动脉造影可判断患者是否需作冠状动脉旁路手术。

(五)术前评估指南

心脏病患者进行非心脏手术,传统的术前评估方法常依据病史、体格检查、临床表现以及各项常规与特殊检查结果进行评估,存在一定的局限性。如许多血管外科手术患者常可伴有冠状动脉病变,但仅有少数在围术期发生心脏原因的并发症。目前各项检查对发现冠状动脉病变的敏感性相对较高,而特异性较低。若试验结果为阴性,一般表示情况良好,预计发生心脏并发症的机会很少。

1.心血管危险因素临床预示

根据病史、体格检查、各项常规和特殊试验结果估计患者围术期发生心脏原因的并发症的机会而分成高危、中危和低危。

(1)高危:①近期心肌梗死病史(心肌梗死后7～30天)伴严重或不稳定心绞痛;②充血性心力衰竭失代偿;③严重心律失常(高度房室传导阻滞、病理性有症状的心律失常、室上性心动过速心室率未得到控制);④严重瓣膜病变。

(2)中危:①心绞痛不严重;②有心肌梗死病史;③曾有充血性心力衰竭史或目前存在代偿性心力衰竭。④糖尿病(需治疗)。

(3)低危:①老年;②心电图异常(左心室肥厚、束支传导阻滞、ST-T段异常);③非窦性节律(房颤);④有脑血管意外史;⑤高血压未得到控制。

2.体能状态

患者的体能状态也是很重要的指标,通过对患者日常活动能力的了解,从而估计患者的最大活动能力。现用代谢当量水平(metabolic equivalen tlevels,METS)表示。1 MET 是休息时的氧消耗,如 40 岁男性,体重 60 kg,1 分钟氧耗约相当于 3.5 mL/kg,依此为基础单位,对不同的体力活动就可计算出不同的 MET。良好的体能状态,体能活动一般可大于 7 METS;中等体能状态为 4~7 METS。若 METS 小于 4 则提示患者体能状态差。由于 METS 与患者体力活动时氧消耗密切相关,目前已有不同的体力活动测试出的 METS 值。(表 5-6)

表 5-6　不同体力活动时的能量需要(METs)

体力活动	METs
休息	1.00
户内行走	1.75
吃、穿、洗漱	2.75
平地行走 100~200 米	2.75
轻体力活动,如用吸尘器清洁房间等	3.50
整理园林,如拔草、锄草等	4.50
性生活	5.25
上楼或登山	5.50
参加娱乐活动,如高尔夫、保龄球、双打网球、投掷垒球、足球	6.0
参加剧烈体育活动,如游泳、单打网球、足球、篮球	7.5
重体力活动,如搬运重家具、擦洗地板	8.0
短跑	8.0

3.外科手术危险性

不同的外科手术类型会对患者产生不同的应激反应而产生不同的影响。如老年急诊患者行胸、腹腔内手术可能伴有大出血或体液丢失,因此属高危。而血管外科手术不仅对患者血流动力学影响大,且常伴有冠心病或术前存在心肌梗死。根据不同类型的非心脏外科手术操作与围术期发生心脏原因并发症或死亡的机会而分为高、中、低危。

(1)高危手术预计心脏意外危险,心源性死亡发生率大于 5%。如:①急诊大手术,特别是老年患者;②主动脉或其他大血管手术;③周围血管手术;④预计长时间的外科操作,伴大量体液和/或血液流失。

(2)中危手术心脏意外危险发生率小于 5%。如:①颈动脉内膜剥脱术;②头、颈部手术;③胸、腹腔内手术;④矫形外科手术;⑤前列腺手术。

(3)低危手术心脏意外危险发生率小于 1%。如:①内镜操作;②体表手术;③白内障手术;④乳房手术。

因此,根据患者的危险因素、体能状况和外科手术的危险性,1996 年美国心脏学会/美国心脏协会(American College of Cardiology/American Heart Association,ACC/AHA)对非心脏手术患者围术期心血管评价提出了指南(图 5-1),可作为判断和处理患者的流程。

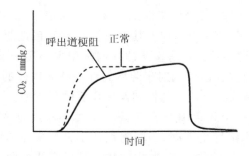

图 5-1　心脏病患者进行非心脏手术围术期心血管评估指南 ACC/AHA1996

二、麻醉前准备与用药

(一)调整心血管用药

心脏病患者一般需药物治疗,术前应对常用的药物品种进行调整。抗心律失常药、抗高血压药应继续用至手术日。突然停用 β 受体阻滞剂、中枢作用的抗高血压药(甲基多巴、可乐定)、硝酸甘油或钙通道阻滞剂会引起心肌缺血、高血压意外和心律失常。因此,原则上均不能随便停药。

1.洋地黄类药

洋地黄药用于充血性心力衰竭、心房颤动或心房扑动等,以改善心功能和控制心室率,目前多用地高辛。洋地黄类药由于治疗窗小,逾量会引起心律失常如室性期前收缩、不同程度的房室传导阻滞、房性心动过速甚至室颤(心室颤动)。术前可按需测定地高辛血药浓度以便结合临床实际情况调整药量。低钾会加重洋地黄引起心律失常作用,因此要注意血钾水平,尤其是急性低钾影响更大。目前一般主张在术前 1 天或手术当天停止服用地高辛,然后术中、术后按具体情况经静脉用药。

2.利尿药

常用吩噻嗪类药治疗心功能不全、充血性心力衰竭,纠正体液负荷过度。因为利尿药缓解心力衰竭症状最为迅速而确切,所有有症状的心力衰竭患者,均需应用。但较长时间应用会引起低钾。通常用药两周以上,即使血钾在正常范围,体内总钾量常会下降 30%～50%,应重视术前补钾并维持血钾在 3.5 mmol/L 以上。此外,血容量不足也不能忽视,过度利尿会使血容量减少,心排血量降低,组织灌注不足,造成麻醉期间低血压,因此应适当纠正血容量。目前,已有大量证据表明,神经内分泌的激活在慢性心力衰竭的发生发展中起关键作用。国际心力衰竭治疗指南的综合意见是:全部心力衰竭患者,均需应用血管紧张素转化酶抑制剂(ACE 抑制剂),并建议与利尿剂合用。ACE 抑制剂可抑制利尿剂引起的神经内分泌激活,而利尿剂可加强 ACE 抑制剂缓解心力衰竭症状的作用。轻度心力衰竭选择利尿剂吩噻嗪类,中度以上一般均需应用襻利尿剂,必要时可合用,二者有协同作用。此外,保钾利尿剂纠正低钾血症,优于补充钾盐。螺内酯是醛固酮受体拮抗剂,对抑制心肌间质纤维化可能有作用,因而,优于其他的保钾利尿剂。小剂量螺内酯(25 mg/d)与 ACE 抑制剂以及襻利尿剂合用,可作为严重充血性心力衰竭患者的术前准备。

3.β 受体阻滞剂和钙通道阻滞剂

β 受体包括主要分布于心肌的 $β_1$ 受体和分布于支气管及血管平滑肌的 $β_2$ 受体。心肌上的

β 受体中有 20%～25% 为 β_2 受体。β 受体阻滞剂具有抑制窦房结、房室结及心肌收缩力的功能，即所谓负性频率、负性传导和负性肌力作用。其中负性频率和负性肌力效应可明显地降低心肌耗氧量而与心绞痛的治疗作用相关。对房室结的抑制作用主要用于室上性心动过速的治疗，或在心房颤动时控制心室率。β 受体阻滞剂对于除变异性心绞痛以外的缺血性心脏病所有阶段都是一项有效的治疗方法，可降低心肌梗死急性期及梗死后的死亡率。

不同的 β 受体阻滞剂的一个显著差异在于药代动力学。药物的半衰期从 10 分钟左右到 30 小时以上不等，脂溶性或水溶性也不同，不同制剂的不良反应也有差异。应根据药物的特性和患者的具体情况选择合适的 β 受体阻滞剂，以求将不良反应减至最小。例如：对于有慢性阻塞性肺疾病的患者应使用具有心脏选择性的制剂；伴凌晨发作心绞痛的患者则需要超长效的 β 受体阻滞剂；而对于一个四肢发凉或休息时心动过缓的患者，具有扩血管特性的 β 受体阻滞剂可能更有益。

β 受体阻滞剂的不良反应有三种主要机制：①平滑肌痉挛（导致支气管痉挛和肢体发凉）；②过度的心脏抑制作用（导致心动过缓、心脏传导阻滞、过度负性肌力作用）；③穿过血-脑屏障（导致失眠、抑郁）。因此，β 受体阻滞剂的使用有其禁忌证。

其绝对禁忌证有：①严重心动过缓、高度心脏传导阻滞、明显左心衰竭。②严重哮喘或支气管痉挛。对于任何患者在给予 β 受体阻滞剂治疗前应询问过去或现在有无哮喘。若忽视这条规则，可能产生致命后果。③严重抑郁。④坏疽、皮肤坏死、严重或恶化的间歇跛行、休息痛等外周血管疾病、雷诺现象。

通常认为 β 受体阻滞剂对变异性心绞痛无效甚至有害。变异型心绞痛的性质与卧位型心绞痛相似，也常在夜间发作，但发作时心电图表现不同，显示有关导联的 ST 段抬高，而与之相对应的导联中则 ST 段压低（其他类型心绞痛则除 aVR 及 V_1 外各导联 ST 段普遍压低）。目前已有充分资料证明，变异型心绞痛是由于在冠状动脉狭窄的基础上，该支血管发生痉挛，引起一片心肌缺血所致。但冠状动脉造影正常的患者，也可由于该动脉痉挛而引起本型心绞痛。冠状动脉的痉挛可能与 α 肾上腺素能受体受到刺激有关，患者迟早会发生心肌梗死。β 受体阻断后，α 受体活性增强，可能导致冠脉痉挛。钙通道阻滞剂是变异性心绞痛的标准治疗药物，具有非常好的临床效果。

β 受体阻滞剂主要用于治疗缺血性心脏病、频发性心绞痛、室性和/或房性心律失常以及中、重度高血压。尤其适用于高血压并发心绞痛、心肌梗死后患者以及心率较快者。文献报道在心肌梗死后合并心力衰竭，同时有糖尿病患者最适合使用美托洛尔（倍他洛克），可使心脏猝死率下降 40%～50%。此外，使用 β 受体阻滞剂能改善患者心功能、运动能力和生活质量，降低患者住院率和各种病残发生率。目前对心脏病患者使用 β 受体阻滞剂已有了新的认识：①这类制剂可能是有效的抗室性心律失常药物；②低剂量的 β 受体阻滞剂可用于充血性心力衰竭，以对抗心力衰竭时增强的肾上腺素能活性及 β 受体下调。β 受体阻滞剂单独使用或与其他药物联合，对于 70%～80% 的典型心绞痛患者是非常有效的治疗方法。对于轻至中度的高血压患者治疗有效率为 50%～70%。在缺血性心脏病变患者，术中心肌缺血大多与心动过速有关，术前应用 β 受体阻滞剂有预防作用，对患者有益。

钙通道阻滞剂一般对围术期心肌缺血无保护作用，由于其对交感肾上腺素无抑制作用，因此对麻醉与外科引起的伤害性刺激无保护作用。遇有患者用 β 受体阻滞剂治疗效果欠佳，则联合应用钙通道阻滞剂，如硝苯地平、尼卡地平可有效地控制顽固性胸痛。由于硝苯地平对心脏传导、节律和心肌收缩的抑制作用不及维拉帕米显著,因此在心功能正常或左心室功能轻度抑制患者,硝苯地平与β受体阻滞剂联合应用仍属安全。但要注意硝苯地平的降压作用会被β受体阻滞剂加强而造成不良结果。在所有的钙通道阻滞剂中,维拉帕米一般不主张与β受体阻滞剂联合应用,尤其是存在传导异常或左心室功能受损者。

4.抗高血压药

高血压患者术前应该用抗高血压药,控制血压于适当水平,否则术中、术后心肌缺血的机会增多。目前对高血压患者术前血压应控制于何水平、控制多长时间才能手术,尚无定论,但理想的血压应控制在 18.7/12.0 kPa(140/90 mmHg)。Prys Roberts 发现若舒张压大于 14.7 kPa(110 mmHg),围术期心肌缺血、心肌梗死、心律失常、神经并发症和肾功能不全机会明显增加;而舒张压低于 14.7 kPa(110 mmHg),其结果与非高血压患者相似。抗高血压药物有中枢肾上腺素能神经阻滞剂、神经节阻滞剂、肾上腺素受体阻滞剂、扩血管药、ACE 抑制剂、钙通道阻滞剂和利尿药等,种类繁多。但目前仍以β受体阻滞剂和吩噻嗪类利尿药为一线药物,然后按需选用 ACE 抑制剂、钙通道阻滞剂和α受体阻滞剂等。若患者有心功能不全,使用 ACE 抑制剂显然优于β受体阻滞剂。高血压患者术前控制高血压的药物一般不必停用,而可用至术日晨。患者术前口服可乐定后,血压控制良好,则连续用药或暂时改为贴片。因骤停可乐定会引起急性高血压反跳,而改用可乐定贴片替代口服用药,高血压反跳就相对少见,且对术后暂时不能进食的患者有利。至于常用量的硝酸甘油类的扩血管药、钙通道阻滞剂硝苯地平、ACE 转化酶抑制剂如卡托普利、依那普利等原则上也不必提早停药。

(二)麻醉前用药

麻醉前用药的主要目的是解除患者对手术的焦虑、紧张情绪,做好术前对患者的解释工作。一般术前用药以略重为宜。由于苯二氮䓬类药对呼吸循环影响较小,可用咪达唑仑 7.5 mg 术前两小时口服或 0.05~0.075 mg/kg 术前 30 分钟肌内注射。阿托品可由常规改成选择性应用,冠心病、高血压以及存在房颤的患者原则上不使用。一般心功能良好、心率不快患者可用阿托品 0.3 mg 加苯巴比妥钠 0.1 g 肌内注射,心率大于 80 bpm 可用东莨菪碱 0.3 mg 替代阿托品;也可用哌替啶 1 mg/kg(50 mg 为限)加阿托品或东莨菪碱。高血压、冠心病患者应酌量增加手术前用药量,哌替啶 1 mg/kg(或吗啡 0.1 mg/kg)加氟哌利多 2.5~5 mg 肌内注射,并按需加用小剂量β受体阻滞剂,如普萘洛尔 10 mg 或美托洛尔 12.5~25 mg,术前 2 小时口服,以缓和气管插管时的应激反应。心动过缓患者若心率小于 55 bpm,阿托品用量可增至 0.5 mg。中枢作用的α_2肾上腺能受体激动剂,如可乐定具有抗焦虑、镇静、镇痛、止吐、减少唾液腺分泌和稳定血流动力学作用,常用 5 μg/kg 术前 1.5 小时口服。但心力衰竭、低血容量、房室传导阻滞或窦房结功能不全患者则不宜使用。

(三)术前准备和监测

心脏病患者进行非心脏手术,术中和术后监测应该依据患者心脏病变状况、手术类型、创伤大小及时间、急诊或择期手术、监测装备、技术水平、有否 SICU 供术后监测治疗以及价格和效果分析而采取不同的监测项目。一般心脏病患者心功能良好,进行中、低危择期手术,常规监测可采用非创伤性测血压、脉搏、血氧饱和度,听诊器听心音、呼吸音以及连续心电图监测心率、心律。较重患者或一般心脏病患者施行大手术,术中预计血流动力学波动较大时,除上述监测外应经皮作动脉和中心静脉置管直接连续监测动脉压和中心静脉压,并插入导尿管监测尿量和进行体温监测。严重心功能不全或心脏病变严重,特别是左、右侧心脏功能可能不一致时,除上述监测外,应作肺动脉压、肺毛细血管楔压和心排血量的监测,从而对血流动力学的评判提供较全面的依据,有利于调整麻醉和指导临床治疗用药。所有患者均应随时按需作血气、pH、血液生化和电解质测定。备好各种抢救药物及装备,建立良好的静脉通路。通过很好的训练,经食管超声心动图(TEE)监测是一个比较有用的监测技术,可监测心室大小改变、收缩效能、新旧心肌异常活动区和急性、慢性瓣膜病变。目前认为用 TEE 可较心电图和血压监测更早地发现心肌缺血。

三、麻醉原则与选择

无论先天性或后天性心脏病,麻醉时首先应该避免心肌缺氧,保持心肌氧供/需之间的平衡。影响心肌氧供需的主要因素见表 5-7。

表 5-7　影响心肌氧供需的因素

心肌氧供降低	心肌氧需增加
1.冠脉血流量降低	1.心动过速
心动过速	2.心肌壁张力增加
舒张压过低	前负荷增加
低碳酸血症	后负荷增加
冠状动脉痉挛	3.心肌收缩力增加
2.血液氧含量降低	
贫血	
低氧血症	
2,3-DPG 降低	

在明确上述关系的基础上,麻醉实施时应特别注意以下问题:①心动过速不仅增加心肌氧需要,且会使心肌氧供减少,对有病变心脏甚为不利,应力求预防和积极针对病因处理。②避免心律失常,心律失常可使心排血量降低,并使心肌氧需增加。③保持适当的前负荷是维持血流动力学和血压稳定的基础。血压显著的升高或下降均应避免。因此,升压药与降压药的应用要及时,并注意适应证和用法用量。④避免缺氧和二氧化碳蓄积,或 $PaCO_2$ 长时间低于 4.0 kPa(30 mmHg)。⑤及时纠正电解质和酸碱紊乱。⑥避免输血、输液过多引起心脏前负荷增加造成氧供/需失平衡和肺间质体液潴留过多影响气体交换,同时也要防止输血、输液不足造成低循环动力。⑦加强监测,及早处理循环功能不全的先兆和各种并发症。⑧尽可能缩短手术时间并减少手术创伤。

心脏病患者手术麻醉选择应依据手术部位、类型、手术大小以及对血流动力学影响等全面考虑。不论选用何种麻醉方式虽不会影响患者结局但均应达到:①止痛完善;②不明显影响心血管系统的代偿能力;③对心肌收缩力无明显的抑制;④保持循环稳定,各重要脏器如心、肺、脑、肝、肾的血流量不低于正常生理限度;⑤不促使心律失常和增加心肌氧耗量。

(一)局部麻醉

适合上述要求的局麻神经阻滞,仅能完成体表、肢体小手术。注意局麻药的用量和用法,局麻药中加入肾上腺素可使局麻药安全剂量增加,但应避免逾量而引起心动过速。为提高局麻效果,可于术前半小时肌内注射哌替啶 1 mg/kg 和氟哌利多 2.5~5 mg,并按需静脉注射芬太尼 0.05~0.1 mg 辅助局麻,应指出,心脏病患者手术,若不适当地选用局麻而导致完成手术有困难时,会陡增心脏负担和危险性。

（二）椎管内阻滞

心脏病患者进行非心脏外科手术，椎管内阻滞是否优于全麻一直有争论。有人认为椎管内阻滞患者麻醉过程中，可基本保持清醒，遇有胸、颈、腭等部位疼痛常是心绞痛开始，提示心肌缺血。但最近证明术中心肌缺血 70% 以上为无痛、静止型，因此认为心肌缺血指标可靠性很差。但有证明在曾发生过心肌梗死的患者，在蛛网膜下腔阻滞下手术，再次心肌梗死发生率小于 1%，而全麻下手术为 2%～8%，并在全髋置换患者得到同样证明。究其原因可能此项麻醉使术中出血减少，降低了血栓形成和栓塞机会，对肺功能影响较小以及术后良好镇痛。

骶麻对血流动力学无显著影响，阻滞完全可适应肛门、会阴区手术和膀胱镜检查等。蛛网膜下腔阻滞，若阻滞平面控制欠妥，对血流动力学影响大，会引起血压急剧下降，用于心脏病患者有一定危险，因此仅适用于会阴、肛门和下肢手术，且平面必须控制在 T_{10} 左右，但蛛网膜下腔阻滞用药量小，阻滞完全是其优点。连续硬膜外阻滞可分次小量经导管注入局麻药液，阻滞范围可以适当控制，对血压影响也较缓和，只要患者心功能良好，即使是上腹部手术也可选用。术中加强管理，适当补充液体，维持血流动力学相对稳定并不困难。术后可保留导管进行镇痛，效果确切，尤其对危重患者有利，对减少心、肺并发症有利。

（三）全身麻醉

心脏病患者进行非心脏手术，全麻是经常采用的麻醉方法。对病情严重、心功能储备差、手术复杂、术中会引起显著的血流动力学不稳定以及预计手术时间冗长的患者均主张采用气管内全麻，可维持呼吸道畅通，有效的给氧和通气，术中遇有意外事件发生，抢救复苏均较方便。全麻诱导应充分给氧，理想的全麻诱导应该是迅速、平稳而无兴奋，使患者从清醒状态进入适当的麻醉深度，对交感和副交感神经系统不发生过分的兴奋或抑制，尽量减小对血流动力学影响。因此，要注意由于气管插管所造成强烈应激反应的不良后果，常用的静脉诱导药如咪达唑仑、硫喷妥钠、依托咪酯、异丙酚和氯胺酮均各有利弊，优劣也是相对而言，重要在于麻醉者能根据患者不同情况灵活掌握达到扬长避短。为了缓和气管插管时的应激反应，应该加用适量的阿片类药如芬太尼 2～4 $\mu g/kg$ 并按需加小量 β 受体阻滞剂艾司洛尔 0.25～0.5 mg/kg 或拉贝洛尔 2.5～5 mg 以及利多卡因 1 mg/kg。肌松药可用琥珀胆碱或短效非去极化肌松药。麻醉维持用强效吸入全麻药如异氟烷、七氟烷和地氟烷等，通过调节吸入麻醉药浓度可迅速、方便地调整麻醉深浅。但所有强效吸入全麻药当吸入浓度超过 1.0 MAC 均会抑制心肌，扩张动静脉血管和抑制交感活动，使心肌氧耗减少，对患者有益。问题是这些药同样会抑制心血管功能，特别是心血管功能储备有限的患者，往往在未达到适当的麻醉深度之前就可引起心血管系统的抑制。目前已较少地单独应用强效吸入全麻药，而大多采用与静脉镇痛药复合应用的方式。大剂量镇痛药如芬太尼镇静镇痛作用强，对血流动力学影响小，无组胺释放，作用时效相对较短，易于掌握。芬太尼可使心率缓慢，减少心肌氧耗，与肌松药潘库溴铵合用既可调整心率同时避免胸壁僵直，一度曾被认为是心脏病患者手术麻醉较理想的麻醉方式与药物。但芬太尼用量即使达 40～50 $\mu g/kg$，术中遇有强烈刺激，血流动力学仍会引起波动，进一步追加用量也未必完全有效，少数患者麻醉期间意识并不能保证完全消失，且用量大，在心脏病患者进行非心脏手术，术后发生长时间呼吸抑制而需机械通气机会多，陡增术后呼吸管理的麻烦。为此可采用以芬太尼为基础，通常用量控制在 0.5～0.7 mg（8～12 $\mu g/kg$），术中可按麻醉深浅，血流动力学变化情况随时调整吸入全麻药，显然较单纯采用大剂量芬太尼全麻更为理想。近年有在心脏病患者进行非心脏手术采用阿芬太尼、舒芬太尼和瑞芬太尼替代芬太尼，临床实践提示只不过是时效和效能方面有所差别，本质上并无多大异同。以往曾对异氟烷会引起冠状动脉窃血问题的争论,但至今临床尚无可信赖的证据。事实上异氟烷用于血管外科或心脏外科患者麻醉,围术期心脏并发症或心肌缺血意外发生率并无增加。曾认为氧化亚氮用于心脏病患者特别在心力衰竭患者可增加肺血管阻力和局部心肌缺血,目前看来并不重要。

(四)联合麻醉

在硬膜外阻滞基础上加用全麻而形成的联合麻醉于 20 世纪 80 年代中期在复旦大学附属中山医院就已开展,近年来已广泛应用于临床。硬膜外阻滞加全麻,气管插管和机械通气用于上腹部手术、大血管手术和胸科手术在欧洲同样获得了普遍采用,而美国使用则比较少,最近有增加的趋势。由于此种联合麻醉技术会增加手术期间处理的复杂性,因此要求麻醉工作者有一定的技术与经验。心脏病患者进行胸腹部手术,包括胸腹主动脉瘤手术,采用联合麻醉只要配合恰当,用药合理,并注意容量调整,确有优点可取。对缓和术中应激反应,稳定心率和血流动力学有益,麻醉操作并不困难,且术后可保留硬膜外导管供术后镇痛,可降低危重患者术后呼吸和循环系统并发症。已知,支配心脏的交感神经激活引起冠状血管收缩是引起心肌缺血的主要因素。硬膜外阻滞,尤其是高位硬膜外阻滞不仅可消除外科手术带来的伤害性刺激引起的交感肾上腺系应激反应,且可不同程度的阻滞支配心脏的交感活动,消除冠状动脉反射性的血管收缩。在高血压和冠心病患者采用联合麻醉,虽然麻醉和手术期间低血压机会增多,但血压波动尤其是高血压机会少见,只要及时补充、调整容量,采用血管活性药预防和处理,麻醉管理一般并不困难。文献报道,在清醒有严重冠状动脉病变患者,行冠状动脉造影,硬膜外阻滞可增加狭窄段冠状动脉内径,而对非狭窄区冠状动脉则无影响,同时不改变冠状动脉灌注压,心肌血流,氧消耗和乳酸摄取。同样在血管外科手术患者,硬膜外阻滞联合全麻与单纯全麻(芬太尼/咪达唑仑/N_2O)相比,前者对心室收缩时壁活动异常并无增加。Yeager 等在高危患者术中、术后采用硬膜外阻滞比单纯全麻术后用阿片类药静脉镇痛围术期并发症显著降低。联合麻醉,术后采用硬膜外镇痛,患者苏醒质量好,可早期拔管,发生心肌缺血、心律失常和高血压机会也少。有学者在冠状动脉旁路手术患者进行了随机研究,胸部硬膜外阻滞用丁哌卡因(0.375% 8 mL)加舒芬太尼联合麻醉与舒芬太尼/咪达唑仑/N_2O 全麻比较,联合麻醉术中、术后血流动力学不稳定和心肌缺血机会明显减少。当然联合麻醉对患者结局并无多大影响,是否有广泛采用价值,仍需更多的临床实践验证。

四、麻醉和手术期间常见并发症处理

(一)低血压

麻醉与手术期间多见低血压,主要原因有:①失血,血容量绝对或相对不足;②全麻过深或麻醉药对心血管的抑制作用;③心律失常;④体位改变;⑤缺氧和/或二氧化碳蓄积;⑥椎管内麻醉阻滞平面过高;⑦心力衰竭或心肌梗死等。原则上应该预防为主,然后针对原因加以纠正。参照中心静脉压或 PCWP 补足血容量,调整麻醉深度和维持良好通气。至于由于外周血管阻力降低(全麻药的血管扩张作用、脊麻、硬膜外阻滞)所引起的低血压,可在积极扩容的基础上,应用 α 肾上腺素受体激动药如去氧肾上腺素 0.1~0.2 mg 或甲氧明 2~3 mg 静脉注射以维持血压于安全水平上,由于剂量小、作用时效短,可按需重复使用。若同时伴有心率减慢可加用阿托品 0.15~0.2 mg 或麻黄素 5~8 mg 静脉注射,疗效不够理想可改用多巴胺 1.0~1.5 mg 静脉注射。低血压因心功能不全引起时,常伴有血管阻力增加、心排血量低,除强心外,合理调整血容量后,应及早使用血管扩张药。

（二）高血压

引起高血压的原因：①患者精神紧张、术前用药量不足，入手术室时血压增高，尤其是高血压患者术前降压治疗不满意；②全身麻醉深度不够或部位麻醉止痛不全；③气管插管或外科操作引起强烈的交感应激反应；④早期缺氧、二氧化碳蓄积；⑤输血、输液过量等。

针对高血压的处理：①针对原因预防为主。②调整麻醉深度，保证完全止痛。全凭静脉麻醉时，常有麻醉深度不足，止痛不全，理应及时加用吸入全麻药。部位阻滞不完善时，应按需辅以镇痛药。③保持良好的通气，使动脉血气 pH 在正常范围。④经上述处理血压仍高且伴心率快速时可静脉注射普萘洛尔 0.25～0.5 mg，需要时可重复，总量一般不宜超过 2 mg；或静脉注射拉贝洛尔 5 mg，效果不明显时可追加 10 mg；亦可用短效 β 受体阻滞剂艾司洛尔 0.25～0.5 mg/kg 并可按需重复使用，尤适用于交感肾上腺能应激引起的血压增高。如果舒张压升高为主则可采用肼苯达嗪或双氢肼苯达嗪静脉注射，初量 5 mg，必要时可追加 10 mg，此药起效较缓，持续时间较长，由于具有直接血管扩张作用可降低外周血管阻力。乌拉地尔具有外周和中枢双重的作用机制，在外周阻断突触后 α 受体，扩张血管；同时作用于中枢 5-HT$_{1A}$ 受体，降低延髓心血管中枢的反馈调节而起降压作用。此药降压作用缓和，降低血压的同时对心率影响甚小，自限性降压，极少将血压降至较低水平，无血压反跳，使用相对比较安全，静脉注射初量 25 mg，需要时 5 分钟重复，或以 9～30 mg/h 静脉滴注维持。

（三）心功能不全

心功能不全主要指左心衰竭和心排血量减少伴急性肺水肿，常见于严重高血压、冠心病患者。至于右心衰竭相对少见，以中心静脉压升高为主要表现，但临床症状与体征常不够明确而容易忽略。心脏病患者进行非心脏手术，麻醉处理得当一般发生机会不多。治疗原则以改善心肌收缩力、降低心室射血阻力、减轻肺充血。改善氧合和预防严重的心律失常。一般采用强心、利尿和改善心脏负荷等措施。具体步骤：①建立良好的通气，充分供氧，使气道持续正压或呼气末正压，一般为 0.5～1.0 kPa（3.75～7.5 mmHg）。②静脉注射吗啡 10 mg（非全麻患者）。③心率快呈室上性心动过速或快速房颤等可应用洋地黄类药，如近期未服用过此类药时采用地高辛 0.5 mg 静脉注射，以后隔 2～4 小时追加 0.25 mg；或用去乙酰毛花苷 C 0.4～0.6 mg，以后隔 1～2 小时追加 0.2 mg。④肺水肿伴可疑容量过荷时静脉注射呋塞米（速尿）10～20 mg。⑤应用增强心肌收缩力的药物。异丙肾上腺素适用于心率过缓、心排血量低下的患者，每 100 mL 液体内加 0.1～0.2 mg，开始以 1～2.5 μg/min 滴注，依据效应及是否出现室性期前收缩而调节用量。肾上腺素同样可增加心肌收缩力和心率，小量时扩张外周血管（β 作用），较大量时收缩血管（α 作用），适用于心功能损害、动脉压降低和心排血量不足患者，常用 1～5 μg/min 试探，依据效应调节用量。多巴胺除增加心肌收缩力和心率外，小剂量 2～4 μg/（kg·min）使肾血管阻力降低，肾小球滤过率增加，外周血管阻力降低或不变；用量超过 10 μg/（kg·min）时外周 α 受体作用占优势，引起外周和肺血管阻力均增高。⑥应用血管扩张药减轻心脏前、后负荷和心肌耗氧量。硝普钠可使动静脉血管均扩张，作用迅速，效果确切，开始 20～50 μg/min，依据效应逐渐调节直至达到理想的血流动力学状态，逾量会发生血压显著下降，尤其血容量不足的患者。硝酸甘油扩张静脉、降低心脏前负荷为主，由于较少引起动脉舒张压下降，特别适用于冠心患者，可舌下含 0.3～0.6 mg，2～3 分钟显效，持续约 30 分钟；或每分钟 0.2～1.0 μg/kg 静脉滴注；硝酸甘油贴片则可起预防和维持治疗作用。酚妥拉明以扩张动脉为主，能兴奋心脏 β 受体，出现正性肌力作用和心率加速。常以每分钟 1.5～2.0 µg/kg 静脉滴注,超量会引起心动过速及低血压。临床上心功能不全常属多种因素的综合表现,应按具体情况选用或联合选用上述各种方法与药物。低血容量常常也是循环功能不全的重要原因,治疗时必须注意血管内容量是否足够,特别是外科手术患者,不得忽视。

(四)心律失常

心律失常是麻醉期间常见并发症。手术前有心律失常者,麻醉和手术期间常易再发。反之,经过适当的麻醉处理也常可使之消失。

1.窦性心动过速

心率达 120～160 bpm,主要不是心脏本身异常,常反映其他病因。首先应纠治病因如低血容量、发热、焦虑、低氧血症、充血性心力衰竭、全麻过浅、部位麻醉止痛不全或范围不够等。因此,药物治疗直接减慢心率常非恰当之举,应该纠正基本原因。当窦性心动过速发生心肌缺血,损害心脏功能时则在心电图和动脉压监测下缓慢静脉注射普萘洛尔 0.25～0.5 mg,可渐增至总量达 5 mg;或拉贝洛尔 5 mg;短效艾司洛尔 0.25～0.5 mg/kg 静脉注射,必要时行连续点滴,效果确切。

2.窦性心动过缓

首先解除原因,循环良好,心率在 50 bpm 以上可不必处理;若心率慢伴血压下降,可用阿托品 0.2～0.3 mg 静脉注射,并加用麻黄碱 5～6 mg 静脉注射;或用多巴胺 0.5～1.0 mg 静脉注射。窦房结功能低下伴有症状,术前应考虑装起搏器。

3.室上性心动过速

可使用各种方法刺激迷走神经,常可终止室上性心动过速,或用去氧肾上腺素 0.1～0.2 mg 静脉注射使血压升高,亦可酌用洋地黄类药,尤其是联合应用地高辛和 β 受体阻滞剂可显著降低术中和术后室上性心律失常。钙通道阻滞剂如维拉帕米、地尔硫草(硫氮草酮)亦有效,若同时用 β 受体阻滞剂会增加心肌抑制作用。若患者血压低、升压药作用不显著,上述药物作用效果不良时可采用电复律或超速心脏起搏。

4.室性期前收缩

偶然发生可不必治疗,若每分钟期前收缩超过 4～5 次/分、多源性、连续 3 次以上,或期前收缩发生在前一个 QRS 综合波接近 T 波峰值时则应处理,室性期前收缩由于洋地黄类药逾量引起,可用苯妥英钠 100 mg 静脉注射,必要时可每 5 分钟 1 次重复使用,直至期前收缩消失。通常室性期前收缩首选利多卡因 50～75 mg 静脉注射,隔 20 分钟可重复 1 次,维持用 1～4 mg/min。普鲁卡因胺作用类似于利多卡因,首次静脉注射 100 mg,每 4～5 分钟重复,直至控制室早或总量 15 mg/kg,维持 2～6 mg/min。β 受体阻滞剂艾司洛尔单独应用并不一定有效,但在围术期由于交感肾上腺素能活性增加而引起室性期前收缩则特别有效。溴苄胺静脉注射负荷量 5 mg/kg,然后用 1～10 mg/min 静脉滴注维持,特别当室早对利多卡因或普鲁卡因胺无效时可能有效,但伴低血压患者应慎用或禁用。室性期前收缩患者除注意血钾外,血镁也要注意,低镁使钠钾泵活动受限而增加钠钙交换,细胞内钙升高,降低细胞内钾。慢性缺镁常见于用利尿药、嗜酒、胃肠道吸收差等情况,此时血镁并不反映细胞内镁。因此,临床上对洋地黄中毒心律失常、顽固性室性心律失常,用利多卡因和普鲁卡因胺无效时,即使血镁正常,仍可试用镁治疗。可用硫酸镁每 2～3 分钟静脉注射 2 g,然后 10 g/10 h 静脉滴注;控制良好则再 10 g/5 h 维持,以恢复细胞内镁。常见不良反应为低血压,用小量钙即可逆转。

五、手术后处理

心脏病患者进行非心脏手术,虽手术完成但麻醉药的作用并未消失,机体的各项代偿功能并未恢复,因此麻醉工作者应对具体情况作全面评估。重点应注意以下情况。

(1)依据病情与手术情况,选择适当的拔管时间。若患者情况良好,手术创伤不大,术后可早期拔管,拮抗残余肌松药作用可用新斯的明 30 $\mu g/kg$,静脉注射后 15 秒再注阿托品 15 $\mu g/kg$ 以减少拮抗药对心率的影响。若病情较重,手术范围广,创伤大,术中血流动力学不稳定以及出血,体液丧失较多,患者则应带气管导管入 PACU 或 SICU 进行数小时机械通气,待患者完全清醒,血流动力学稳定,氧合良好才拔除气管导管。拔管前若需进行气道吸引,则应在血压、心率稳定的条件下进行,避免强烈的应激反应。

(2)对疑有术中阿片类药用量过多、术后通气功能恢复不全的患者,均不主张用纳洛酮拮抗阿片类药物的作用,以防引起患者剧痛、循环亢进、心率血压骤然上升甚至心力衰竭等不良后果。

(3)椎管内阻滞术后原则上应待阻滞平面开始消退,血流动力学稳定,才能搬动。否则,直立性低血压的危险依然存在,应注意预防。

(4)术后注意血容量及体液容量调整,保持血流动力学稳定,并按需及时应用血管活性药和正性肌力药,保持足够的尿量与电解质平衡。

(5)提供良好的镇痛,尤其是硬膜外阿片类药与低浓度的局部麻醉药联合镇痛对重症患者有帮助。

(6)维持体温于正常范围。手术后低体温常引起患者寒战,机体氧耗可增加 2~3 倍,造成氧供需失衡,尤其对冠心患者不利,常由此而引起心肌缺血。若体温<35 ℃,心电图显示心肌缺血的机会增加 3 倍。并有证明中度低温(34 ℃)会引起心脏收缩与舒张功能异常。

(7)加强监测及早发现病情变化,以便及时处理。连续监测心电图不仅可了解心率与节律的变化,对发现心肌缺血仍是目前临床上最方便且有用的手段。冠心患者术后心肌缺血常是心肌梗死的先兆,因此在术后 12 小时及 1~3 天每天做 12 导联心电图检查、记录,对及早预防心肌梗死有帮助。

(8)加强呼吸管理,注意肺水肿发生先兆。术后和拔除气管导管后 2~3 小时常是肺充血和肺水肿好发时期。可由于麻醉与手术期间输血、输液过量,尤其是伴有肾功能不全、患者气道不畅,术后镇痛不全,外周血管收缩,血压升高,心率增快,心肌缺血,引起左心房压、肺动脉压和肺血管滤过压增加,以及术中出血而过多地输注晶体液造成胶体渗透压下降。早期临床表现为呼吸频率增加,呼吸困难和肺底部啰音,并常伴有动脉低氧血症。处理原则首先应及时发现,解除病因。对症处理使患者镇静,并静脉注射呋塞米 10~20 mg,但必须注意血清钾浓度。按需应用血管扩张药如硝酸甘油、硝普钠、转换酶抑制剂和/或正性肌力药物如小剂量多巴胺、多巴酚丁胺,同时面罩吸氧、正压气道通气。经采用上述措施 1~2 小时后,病情未得到控制与改善,则应进一步作创伤性血流动力学监测,并考虑行正压机械通气。

(李寅龙)

第六节 胸、腹主动脉瘤手术麻醉

胸、腹主动脉瘤是指因胸、腹主动脉中层损伤,主动脉壁在管腔内高压血流冲击下形成局部或广泛性的永久扩张。主要于先天性主动脉发育异常(如 Marfan 综合征)、动脉粥样硬化、创伤和感染等。

一、病理分类及病理生理

(一)病理学分类

(1)夹层动脉瘤。

(2)真性动脉瘤。

(3)假性动脉瘤。

(二)病理生理

动脉瘤的病理生理变化取决于病变的部位、性质和程度,以及涉及的重要脏器及其并发疾病,其主要病理生理变化如下。

(1)动脉瘤增大和破裂:动脉瘤逐渐增大,随时可因血压的突然升高而破裂,导致死亡。

(2)主动脉瓣关闭不全、左心功能不全,根部动脉瘤累及冠状动脉时出现心肌缺血。

(3)周围脏器的局部压迫:压迫神经、支气管等。

(4)压迫近端血压增高:尤其是夹层动脉瘤,可以导致左、右或上、下肢体的血压差别很大。

(5)粘连、血栓形成和栓塞。

(6)重要脏器供血障碍:累及到主动脉弓及其分支引起大脑缺血,累及肾、肠系膜动脉造成肾功能障碍和肠坏死等。

二、手术方法及潜在问题

(一)升主动脉瘤

升主动脉瘤采用胸骨正中切口,根据主动脉瘤病变的不同、是否累及瓣膜或瓣环,行单纯升主动脉置换、升主动脉和主动脉瓣置换加冠状动脉移植、升主动脉置换加主动脉瓣成形等不同术式。升主动脉夹层的患者,切开主动脉根部,明确内膜撕裂的部位,切除包含内膜撕裂的主动脉,缝合真腔与假腔的边缘部分,用一段人工血管替代切除的主动脉。升主动脉或股动脉插管,右心房或股静脉插管建立体外循环。

(二)主动脉弓部

主动脉弓部采用胸骨正中切口,根据病变情况的不同,行全弓或半弓移植术,因手术方式的不同,术中供应脑部血管被部分或完全阻断,借以切除动脉瘤或主动脉弓夹层的节段。多数病例经股动脉插管行深低温停循环(DHCA),部分病例经右腋动脉插管行深低温停循环和选择性脑灌注。

(三)胸、降主动脉瘤

胸、降主动脉瘤采用左侧第 4、5 肋间胸部切口,阻断病变近端及远端,切开主动脉,用人工血管置换病变部分。部分病例需要在体外循环下进行,目的在于保证远端灌注及近端解压,通过股静脉插管入右心房或左心房直接插管引流,环路内应用氧合器与否决定于引流血是否为氧合血,血液引流到体外泵内,通过股动脉或其他插管部位灌注阻断已远的主动脉。

(四)腹主动脉瘤

腹主动脉瘤采用腹部正中切口,充分显露动脉瘤后,解剖近端瘤颈和双侧髂动脉并上带,分别阻断瘤体近端和双侧髂动脉,切开动脉瘤,选择适当的分叉血管植入。

(五)手术并发症

会出现出血、神经系统并发症(偏瘫、截瘫)、假性动脉瘤、肾功能不全、呼吸功能不全、乳糜胸等。

三、体外循环技术

(一)常温阻断技术

常温阻断技术用于非体外循环下全弓置换术和阻断部位在左锁骨下动脉开口以远,且心功能良好的胸主动脉或腹主动脉手术。

(二)常规体外循环(股动脉-右心房插管)

常规体外循环用于主动脉根部和升主动脉手术。

(三)部分体外循环(股-股转流)

部分体外循环用于弓降部以远的近端可阻断的胸、腹主动脉手术。

(四)深低温停循环(右腋动脉-右心房、股-股转流)

深低温停循环用于弓部手术和弓降部以远的近端不可阻断的胸、腹主动脉手术。

四、术前评估和术前用药

阅读病历,了解诊断及病变累及范围,前瞻性的预测术中可能出现的问题和患者预后,根据制订的手术计划,选择合理的麻醉方案。

(一)循环系统

约有一半的患者可合并冠状动脉疾病,是术后并发症和死亡的主要原因。心源性并发症增加的危险因素有充血性心力衰竭、心肌梗死病史、高龄、运动耐量高度受限、慢性肾功能不全和糖尿病等。

(二)呼吸系统

术前呼吸功能不全、慢性支气管炎和肺气肿、肺不张和感染是术后肺部并发症的主要危险因素。瘤体压迫气管或支气管者,可以引起呼吸困难、肺部感染和缺氧,导致气管插管困难。

(三)神经系统

高龄(大于 70 岁)、高血压、糖尿病、脑卒中和一过性脑缺血病史、动脉粥样硬化是导致术后中枢神经系统并发症的危险因素。累及主动脉弓及其分支的病变,注意脑部的并发症。

(四)重要器官

原有肾功能不全的患者术后发生肾衰竭、心脏并发症和死亡的危险性大大增加。术前肠麻痹和肝功能不全也将增加术后并发症的发生率和病死率。

(五)血液系统

夹层内的血栓形成可消耗大量的血小板、凝血因子,患者可出现出血倾向、贫血。术前应积极调整,给予红细胞和血小板保护药物,维护肝功能促进凝血因子的生成,如需急症手术应积极准备红细胞、血小板和新鲜血浆。

（六）术前用药

主动脉病变的患者多伴有其他心血管系统改变，术前紧张可能引起血压升高或心绞痛发作，甚至瘤体破裂，故应充分镇静、镇痛。

（1）用于治疗心脏疾病的特殊用药，持续至术晨。

（2）控制血压：控制收缩压在 13.3～16.0 kPa（100～120 mmHg）或更低的理想水平，常用硝普钠、尼卡地平等。

（3）镇静、镇痛：择期手术在术前晚司可巴比妥 0.1 g 口服，地西泮 10 mg 或咪哒唑仑 15 mg 术前 1 小时口服，吗啡 10 mg 和长托宁 1 mg 术前半小时肌内注射。

五、术中监测

（一）循环监测

（1）常规监测中心静脉压和有创动脉压，两侧上肢动脉压差别较大时选择压力高的一侧测压。胸、降主动脉瘤手术，有时需在左锁骨下动脉近端阻断，应选用右桡动脉监测上半身动脉压，但右腋动脉插管时例外。下半身动脉压测定应选择股动脉插管对侧的股动脉或足背动脉。有时术中需同时监测上、下肢的压力，以指导循环调控。对于左心功能不良（EF 小于 30%）、充血性心力衰竭病史、严重肾功能不全的病例可考虑 Swan-Ganz 导管。

（2）常规监测心电图和 SpO_2。

（3）选择性使用经食道超声心动图（TEE）监测，有助于实时监测左心功能和心肌缺血，指导扩容、评价瓣膜功能、瘤体大小和范围。

（二）脊髓监测

（1）用体感诱发电位（SSEP）和运动诱发电位（MEP）监测脊髓缺血，有助于术中确定对脊髓供血有重要作用的肋间动脉，将其吻合到人工血管。通过监测如发现有脊髓缺血，应移动阻断钳的位置或提高动脉压，增加脊髓血管的侧支循环血供。

（2）脑脊液压力和脊髓温度监测。

（三）脑监测

（1）脑电图：对于行 DHCA 手术的患者可监测脑电图，以脑电图等电位线为指标，指导停循环的时机和抑制脑代谢药物的应用，脑电图被认为是监测脑缺血的早期预警手段。

（2）脑氧饱和度：可实时监测脑的氧供/需平衡状态，但有其局限性，仅反映监测部位的局部代谢情况，且局部微循环状态影响其结果。

（3）连续颈静脉窦血氧饱和度和颈静脉窦血氧分压：应用逐渐增多，常温下颈静脉窦血氧饱和度低于 50%，则术后神经功能异常明显增加。颈静脉窦血氧分压不受温度影响，但受脑组织微循环的影响，间接反映脑细胞内氧分压，低温下其临床监测意义越来越受重视。

（4）体感诱发电位、经颅多普勒也常被用于术中脑功能的监测。

（四）温度监测

同时监测鼻咽和直肠或膀胱温度，指导降温和复温。

（五）肾功能监测

常规监测尿量。

六、麻醉处理原则

(1)充分准备和相互协调:麻醉医师要充分了解病理生理,熟悉整个手术的操作过程,准确判断和处理血流动力学的剧烈改变,与外科、灌注医师充分交流,始终贯穿于整个围术期。同时做好充分准备:大号外周静脉(14 G)和中心静脉(8.5 F 三腔)导管、血管活性药物(快速升高或降低血压)、血液制品(红细胞、血浆,必要时血小板)和自体血回收设备等。

(2)围术期加强监测,严格控制血压,防止瘤体破裂,同时要保证机体重要脏器(脑、脊髓、心脏和肾脏等)的灌注。

(3)控制和预防出血:外科出血、体外循环后凝血功能异常等在大血管手术中很常见,出血和渗血的治疗具有挑战性。在适当控制性降压的同时,采取多项综合措施(术前血液稀释、大剂量抑肽酶、保温等)进行血液保护。

(4)麻醉药物和方法的选择,根据术中实际病情确定,取决于病变部位、手术涉及的范围、体外循环方式等各不相同。对血流动力学不稳定者,选用对心肌、体循环抑制轻的麻醉药和肌松药,剂量为有效控制麻醉深度的最小剂量。但要保证充分镇痛和镇静,有助于控制术中、术后高血压,维持氧供/需平衡,对重要脏器(脑、肾)具有保护作用,大剂量芬太尼复合麻醉是较优选择。大血管外科急症患者很多,要考虑许多不可预知因素。

(5)不同主动脉部位的手术对麻醉的要求可能大不相同,如主动脉弓部手术的重点在于脑的保护,而降主动脉的手术更重要的是恰当处理血流动力学的剧烈变化。

七、不同部位手术的麻醉特点

(一)升主动脉瘤

(1)监测:病变和手术操作往往累及右锁骨下动脉,需行左桡动脉或股动脉部位监测血压。高龄或心功能不良、伴有严重系统性疾病者,可放置 Swan-Ganz 导管。在升主动脉瘤较大时放置 TEE 探头要格外慎重,以防不慎破裂。鼻咽温度探头要正确到位,以便对脑温有准确的评估。

(2)降温与复温:升主动脉瘤手术多采用低温体外循环,如果累及主动脉弓则需要深低温停循环。如采用股动脉插管,降温与复温会较慢。

(3)涉及冠状动脉的手术要特别注意有无心肌缺血,尤其在脱离体外循环困难时,严密观察心电图的变化。

(二)主动脉弓部手术

(1)监测:如果无名动脉或左锁骨下动脉未被累及,可选择左、右桡动脉穿刺置管;如果均已累及,须同时行股动脉置管监测血压;如果对动脉压力有任何怀疑,检查主动脉根部压力做对照。选择性采取必要的脑监测措施。

(2)多数病例需要采取深低温停循环和选择性局部脑灌注技术,需将鼻咽温度降至 15～22 ℃,取头低位和头部冰帽,使用必要的脑保护药物,避免使用含糖液体等。

(三)胸降主动脉瘤

1.监测

阻断近端主动脉时可能累及左锁骨下动脉,用右桡动脉或肱动脉置管监测阻断处以上的血压,同时监测阻断部位以下的血压(股动脉或足背动脉置管)。对心功能欠佳者,可放置 Swan-Ganz 导管。注意尿量,尤其对涉及肾动脉手术者。

2.单肺通气

为便于外科术野显露、肺保护、提高手术的安全性,通常采用双腔气管插管行单肺通气,尽管左侧双腔管容易操作、到位率高,但建议使用右侧双腔管,因为瘤体常常压迫左主支气管。手术结束时在充分吸痰后可将双腔管换成单腔气管导管,以利于术后呼吸管理。

3.主动脉阻断

主动脉阻断所引起的病理生理改变与许多因素有关,包括阻断水平、心功能状态、阻断近端和远端的侧支循环、血容量、交感神经系统活性及麻醉药物和技术等。

(1)血流动力学改变:阻断近端血压显著增高,远端明显低血压,阻断远端的平均动脉压仅为近端的 $10\%\sim20\%$。阻断的位置越高,血流动力学波动越大,对生理干扰也大。可导致急性左心衰竭、灾难性脑血管意外(脑动脉瘤破裂)、肾血流量和脊髓血流量下降及内脏器官缺血。高位阻断时由于动脉血管床的急剧减少,外周血管阻力急剧升高,同时肝、脾等内脏器官血供减少、体内儿茶酚胺升高,导致肝、脾等内脏储血池收缩,血容量重新分布,由阻断远端转移到阻断近端。

(2)代谢变化:全身氧摄取率和氧耗量下降、SvO_2 升高、血内儿茶酚胺升高、全身 CO_2 产量下降,容易引起呼吸性碱中毒合并代谢性酸中毒。

(3)处理措施:对于心功能受损、冠状动脉储备低下的患者,胸主动脉阻断是对循环系统维持稳定的最大挑战。

及时合理的处理:减轻后负荷、维持正常的前负荷、冠脉扩张药、正性肌力药等。硝普钠、异氟烷或米力农(有心功能不全时)均可用于降低后负荷。为保证阻断远端脏器的灌注,对心功能和冠脉储备良好的患者,应维持阻断近端平均动脉压在 $12.0\sim13.3$ kPa($90\sim100$ mmHg)。

阻断前适当控制血压,静脉输注硝普钠或硝酸甘油,必要时单次静脉注射扩血管药物(硝酸甘油、丙泊酚等),防止阻断后近端严重的高血压。

阻断主动脉后,常规检测血气、密切监测酸碱平衡,因低灌注引起的代谢性酸中毒很常见。单纯阻断主动脉,需要控制近端高血压,但必须意识到同时远端的血流量会减少。阻断主动脉的时间应尽可能短于 30 分钟,如果超过此时限,并发症尤其是截瘫的发生率会增加。对于采用部分体外循环的患者,可以通过调节泵流量控制近端高血压,同时保证远端足够的血供。

4.主动脉开放

(1)血流动力学改变:主动脉开放引起的血流动力学改变主要取决于阻断水平、阻断时间、血容量等。以低血压最常见,原因有阻断远端反应性充血、手术野血液的大量丢失导致相对或绝对低血容量、外周阻力的突然下降等;从缺血组织中冲洗出来的乳酸、氧自由基、前列腺素、中性粒细胞、激活的补体、细胞因子和心肌抑制因子的毒性等。

(2)代谢改变:全身氧耗量、血乳酸、前列腺素、补体激活、心肌抑制因子等增加,SvO_2 降低,机体表现为代谢性酸中毒。

(3)处理措施:补足血容量、纠正酸中毒,暂时停止麻醉和使用扩血管药物,必要时给予缩血管药物,使血压回升至一定水平,缓慢开放主动脉。如果出现严重低血压,可用手指夹闭主动脉、重新阻断,再补充更多血容量。

5.脊髓保护

远端主动脉血压尽量维持在 $5.3\sim8.0$ kPa($40\sim60$ mmHg),以增加脊髓中、下部的血供,保证脊髓血流,维持脊髓功能。

6.肾脏保护

保证足够灌注压力和血容量对于肾脏保护至关重要;同时建议应用甘露醇、呋塞米和小剂量多巴胺等维持尿量。

八、重要器官的保护措施

(一)脊髓保护措施

(1)控制阻断时间。

(2)低温。

(3)保持远端灌注。

(4)脑脊液引流。

(5)药物:巴比妥类药、糖皮质激素、钙通道阻断剂、氧自由基清除剂和镁离子等。

(6)加强脊髓缺血的监护。

(二)脑保护

(1)低温。

(2)控制深低温停循环时间:在 12~15 ℃时脑部停循环的安全时间仅 30~45 分钟。

(3)选择性脑逆行灌注。

(4)选择性脑正行灌注:通过右腋动脉或左颈总动脉插管,以 10~15 mL/(min·kg)的流量向脑部供血,维持灌注压在 5.3~8.0 kPa(40~60 mmHg)。

(5)药物:硫喷妥钠、丙泊酚、糖皮质激素、钙通道阻断剂、氧自由基清除剂、镁离子和利多卡因等。

(三)肾脏保护

(1)低温。

(2)选择性肾脏动脉灌注。

(3)药物:甘露醇、襻利尿药、多巴胺[3~5 μg/(kg·min)]等。

(四)凝血异常的处理

(1)补充红细胞悬液、新鲜冰冻血浆及浓缩血小板。

(2)体外循环时使用抑肽酶、抗纤溶药物等。

(3)保温。

(孙淑芳)

第七节 周围血管手术麻醉

一、周围血管病

周围血管病是指走行于躯干以外的动、静脉血管发生病变,使动脉血流降低或静脉回流受阻,导致脑或四肢供血不足的一系列疾病。主要累及血管包括颈动脉、股动脉及其远端动脉、股静脉及其远端静脉,病变可仅局限于外周血管,也可能是全身血管病变的局部表现。主要疾病如下。

（一）慢性阻塞性周围动脉疾病

慢性阻塞性周围动脉疾病亦称动脉粥样硬化症，包括：①腹主动脉或髂动脉远端动脉粥样硬化。②股动脉动脉粥样硬化。

（二）急性周围动脉阻塞疾病

栓塞症：血栓、瘤栓、脂肪栓子等。

（三）系统性动脉炎

1.大动脉炎综合征

大动脉炎综合征又称 Takayasu 动脉炎或无脉症：为主动脉及其分支的慢性、进行性闭塞性炎症，可造成躯体和肺动脉的狭窄、栓子和动脉瘤形成。此病的病因不明，可能与自身免疫异常有关。病变累及升主动脉及动脉弓时，脑、冠状动脉和上肢的血流供应会受到影响，可出现眩晕、视力减退、心肌缺血、上肢无脉等。病变累及腹主动脉及其分支时可出现肾性高血压、肾功能减退和间歇性跛行。有 50% 的患者出现肺动脉炎，表现为肺动脉高压。强直性脊柱炎和类风湿关节炎患者有可能伴发大动脉炎。

2.血栓闭塞性脉管炎

血栓闭塞性脉管炎又称 Buerger 病，是一种损害动、静脉的慢性闭塞性炎症性疾病，多见于青壮年男性，多在 45 岁前发病。发病原因尚不完全清楚，可能与免疫功能异常有关，主要侵犯下肢的中小动、静脉，呈发作性、节段性炎症和血栓形成的慢性疾病。本病伴有雷诺现象，寒冷可恶化病程。

3.颞动脉炎

颞动脉炎指颈部和头部的动脉形成的动脉炎，最常见的表现是头痛、头皮压痛和颞颌部间歇性运动障碍。眼部分支发生炎症时可导致眼部缺血性神经炎和突然失明。

4.结节性多动脉

结节性多动脉为好发于 20～60 岁女性的血管炎，通常与乙型肝炎抗原血症和药物过敏有关，出现炎症变化的血管多为小-中型血管，临床表现有肾小球肾炎、心肌缺血、周围神经病、肾性高血压和惊厥。获得性免疫缺陷综合征（AIDS）可伴发多动脉炎样血管炎。

5.韦格纳肉芽肿

韦格纳肉芽肿以炎症血管内新生肉芽形成为特征的周围血管病，可累及神经系统、气道和肺、心血管系统和肾脏内的血管。

（四）其他血管综合征

1.雷诺病

雷诺病是由肢端小动脉间歇性痉挛所引起的病变。女性较男性多。以受冷和复温后指端苍白-发绀-潮红为特征性表现。雷诺现象常逐渐进展，也可数年维持在稳定状态。肢端颜色改变常见于手指、足趾。

2.下肢大隐静脉曲张

下肢大隐静脉曲张指大隐静脉的异常扩张，早期往往没有明显的症状。曲张严重时可出现小腿皮肤痒、腿部肿胀、酸痛、疲劳、腿部沉重感。

3.烟雾病

烟雾病为罕见的进行性脑血管阻塞疾病，多发于颈内动脉和大脑前、中动脉。成人和儿童均可受累。在儿童哭闹或运动后引起过度通气，会发生短暂的脑缺血，出现轻度偏瘫和下肢无力。

成人更容易发展为脑室内或蛛网膜下腔出血。

4.肥大性毛细血管瘤综合征

肥大性毛细血管瘤综合征由于先天性脊髓动静脉畸形形成的颈、躯干和四肢周围血管病,主要表现有下肢浅静脉曲张;痣状毛细血管扩张畸形(又称葡萄酒色斑);软组织和/或骨骼过度增生肥大。

5.川崎病

川崎病是一种病因未明的幼儿高发的血管炎综合征,可累及动脉、静脉和毛细血管。临床特点为急性发热,皮肤黏膜病损和淋巴结肿大。

二、周围血管手术术式的种类和特点

(一)周围血管手术术式

1.经皮血管内手术

随着生物医学技术的发展,许多血管疾病手术可以通过血管内手术技术完成,手术创伤和应激反应相对小,出血不明显。有 3 种类型的动脉疾病可以进行血管内手术治疗。

(1)取栓术治疗动脉栓子或血栓形成。

(2)经皮血管扩张术或支架术治疗阻塞狭窄性血管疾病。

(3)支架置入扩张术治疗动脉瘤。

2.开放式血管切开手术

当血管内手术失败或难以解决问题时往往需要血管切开或进行旁路搭桥术,或植入人工血管,如颈动脉内膜剥脱术、腋-股动脉搭桥术、股-胭动脉搭桥术、颈内动脉搭桥术等。

3.其他

血管内技术与开放的外科手术技术相结合的手术方式。

(二)周围血管手术患者的特点

周围血管疾病患者病变血管可位于局部或全身。除因大隐静脉曲张、闭塞性脉管炎术和某些先天性血管畸形患者外,大多数患者年龄大,合并多种慢性疾病,如糖尿病、高血压、高胆固醇血症。动脉粥样硬化是外周动脉疾病的主要病因,可累及全身血管,导致功能性和器质性缺血。与其他类型的非心脏手术相比,周围血管手术围术期心脏事件的发生率和病死率较高,患者围术期心梗(PMI)的发生率可达 5%～15%,约 50% 的 PMI 患者的围术期死亡也归因于此。当合并有缺血性心脏病、充血性心力衰竭、颅内血管疾病(短暂性脑缺血发作或卒中)、胰岛素依赖型糖尿病、肌酐大于 2.0 mg/dL(166 μmol/L)时手术风险明显增加。

(三)周围血管疾病麻醉前准备

1.心脏手术后周围血管手术的时机

由于许多周围血管疾病患者合并有冠状动脉粥样硬化症,在行周围血管手术前实施了心脏搭桥手术或支架植入术,对于这些患者,周围血管手术的时机对预后有很大影响。在心脏术后的早期,心肺分流会致双肺萎陷/实变和终末器官缺血,此时不是进行进一步手术和麻醉的理想时机。经皮冠状动脉内成形术(PTCA)后 90 天进行非心脏手术的患者其围术期心脏功能没有改善。虽然相比健康患者 PTCA 患者仍有两倍的心脏病危险,但 90 天后其风险会降低一半。如果非心脏手术在冠脉支架术后 6 周内进行,则围术期心梗和死亡发生率会增加 2～3 倍。

2.术前准备

(1)术前检查。

血管造影是评估外周动脉疾病的金标准,通过造影结果可了解血管受损部位、严重程度、侧支循环情况,并有助于制定手术方案。

术前应重点评估受累重要器官,如心、脑、肾功能受累及代偿情况,当有多个器官受累或一个以上器官功能失代偿,麻醉风险将明显增加。

呼吸生理及功能检查:①动脉血气检查可了解患者术前血氧、二氧化碳和酸碱平衡情况。②肺功能检查中一秒钟用力呼气量(FEV$_1$)和用力肺活量(FVC),对于评估潜在的术后(特别是开腹手术后)呼吸困难很有价值。FVC<1.5 L,FEV$_1$/FVC<50%提示有效咳嗽的能力较差。③如果患者可以吹动距其面部50 cm远处的纸张并且持续移动纸张 5～10 秒,则提示咳嗽功能无大碍。

心血管功能检查。①心电图:除了可以了解心率和是否有心律失常外,心电图还可提供有关是否存在心肌缺血等信息。②(经胸或经食管)超声心动图:可提供有关心脏各腔室的解剖结构改变的信息,评估心脏收缩和舒张功能,如舒张末容积、射血分数(EF 值)。③24 小时动态心电图:通过不同时段心电图的变化,可了解心律失常和心肌缺血发生情况以及窦房结功能。

其他检查:包括血糖、凝血功能、肝肾功能等。

(2)术前用药。①镇静剂:术前适当给予镇静剂可减少患者的紧张焦虑程度,减少心肌氧耗。②镇痛药:下肢动脉栓塞或狭窄的患者多伴有较严重或剧烈的疼痛。可选用阿片类镇痛药,如吗啡。除了镇痛作用外,吗啡还可以扩张血管,降低外周血管阻力,消除焦虑。由于肌肉松弛作用,还可能降低心肌氧需。禁用吗啡者可改用哌替啶肌内注射。③正在服用的药物:降压药、抗心律失常药和类固醇皮质激素等应维持到术日早晨,因为术前突然停药,会造成药理作用的剧烈波动。糖尿病患者若行动脉内手术,应激较开放手术小,可能不需要增加胰岛素的用量。通常可以先给予早晨胰岛素用量的半量和 1 支葡萄糖液,而后根据血糖情况估算液体和胰岛素的维持量。术前应用降糖药血糖控制满意且手术较小时,术晨停用降糖药,术中根据血糖水平适当补充胰岛素。④β受体阻滞剂:β受体阻滞剂可以降低重症高血压和冠心病患者心血管事件的发病率和病死率,术前或术中可选用阿替洛尔。β受体阻滞剂为禁忌时给予 α$_2$ 受体激动剂(可乐定)。

(四)麻醉处理

1.麻醉方式的选择

周围血管手术选用何种麻醉方式对预后最好仍存在争议。在选择麻醉之前要在多个方面进行权衡,如将要采取的手术方式(血管内或切开手术)、可能对术后心血管并发症及病死率的影响、对血管移植物功能的影响、围术期抗凝治疗的时间和强度、患者的重要器官受损及代偿情况等。可选用局部浸润麻醉、椎管内麻醉和全身麻醉。

(1)椎管内麻醉:椎管内麻醉包括硬膜外和腰麻,可满足大部分下肢血管手术的麻醉。胸段硬膜外麻醉对窄缩的心外膜冠状动脉有扩张作用,并可改善心内膜到心外膜的血流比及缺血心肌的血流,但胸段硬膜外麻醉常不能满足外周血管手术(如下肢)麻醉镇痛的要求。腰段硬膜外麻醉不但不能扩张冠脉,在阻滞水平以上,常有代偿性交感活性增加,反而有可能导致冠脉收缩及心肌血流减少。区域阻滞引起的难以纠正的低血压可影响冠脉灌注,也会减少冠脉血流。在正常人,腰段硬膜外麻醉可降低后负荷,从而增强心肌收缩,但在合并冠心病的患者,可恶化心肌运动能力。但从另外一方面讲,虽然腰段硬膜外对冠脉灌注存在不利影响,但也有降低前、后负荷,降低心肌氧耗,减少应激等优点,因此应权衡其利弊。

(2)全身麻醉:全身麻醉的优点在于血流动力学较易控制在相对稳定的水平,能够保证气道的安全,特别是对于可能术中出现大出血,液体出入量较大的手术应用全身麻醉更显安全。全身麻醉无绝对禁忌证,可满足所有手术的要求。急诊手术和拔管时应同样小心,以避免不必要的心肌氧耗增加及氧供减少。

(3)局部浸润麻醉或区域阻滞:适用于经皮血管内手术,如局部浸润麻醉可用于下肢血栓取出;颈丛神经阻滞可用于颈动脉内膜剥脱术;腰丛神经阻滞可用于下肢血管手术等。

2.麻醉选择对预后的影响

(1)心血管事件:多数研究显示全麻和区域阻滞麻醉对心脏事件,包括心梗、不稳定型心绞痛、充血性心力衰竭(CHF)和心源性死亡等的影响没有显著差异。多项研究数据显示,无论患者接受全麻、腰麻、硬膜外麻醉,心血管事件发病率和病死率没有不同。

(2)伤口愈合:硬膜外麻醉和镇痛可减弱手术应激反应、降低交感神经活性、扩张局部血管、提供良好的术后硬膜外镇痛等,上述因素的联合作用可使伤口局部氧利用度增高,改善术后伤口愈合。

(3)血管移植物的功能:全麻会减少深静脉血流,有可能增加移植物栓塞的发生率。而用局麻药进行硬膜外麻醉可增加动脉血流和静脉排空,从而改善下肢血流。硬膜外麻醉可降低术后纤溶酶原活化物抑制剂的活性、迅速使抗凝血酶Ⅲ水平降至正常、抑制术后血小板聚集,增强纤溶活性。但必须指出的是,只有将硬膜外麻醉继续用于术后镇痛时,才可能显示其对移植物开通率的影响。

3.术中监护

(1)常规无创监测:包括心电图(Ⅱ、V_5、aVF 导联)、无创血压、体温、脉搏氧饱和度及尿量的持续监测。

(2)有创监测:对于心功能不良和血压控制不满意的患者、手术创伤较大、估计手术时间较长及出血多的手术,应进行直接动脉压和中心静脉压(CVP)测压,根据患者心功能情况酌情考虑是否进行肺动脉导管插管测压。

(3)其他:心脏功能受损的患者可以监测经食管超声心动,能更好地监测室壁运动异常。颈动脉手术可采用脑多普勒、脑氧饱和度等监测脑功能情况。

4.术中麻醉管理注意事项及相关问题

(1)麻醉处理重点:在于控制手术引起的循环应激,避免心血管并发症。全身麻醉和局部麻醉有共同的管理目标,即小心、平稳的麻醉诱导,麻醉管理期间合理应用麻醉药品、补液、血管活性药物等以维持血流动力学稳定。

(2)抗凝与麻醉:许多血管重建术的患者在围术期需要抗凝治疗。出血仍旧是抗凝和纤溶治疗的主要并发症,危险因素包括抗凝治疗的剂量和时程、老龄、女性、胃肠道出血和阿司匹林服药史。出血的发生率在凝血因子Ⅳ缺乏、应用肝素或低分子肝素时较低(<3%),而应用华法林(INR>4%)和溶栓治疗(6%~30%)则会增高。

局部麻醉和出血的危险性仍旧是制定麻醉计划时需考虑的重要因素之一。目前关于抗凝与外周阻滞并发症关系的数据资料甚少。

血栓和抗凝治疗:链激酶、尿激酶和重组组织型纤溶酶原激活剂可用于血栓栓塞性缺血患者的溶栓治疗。纤溶酶原激活剂能增加纤溶酶的生成,从而溶解血凝块。血凝块溶解后产生的纤维蛋白降解产物对全身凝血系统有广泛影响。另外,大多数接受溶栓治疗的患者同时也需接受抗血小板药或肝素等的抗凝治疗,以进一步确保正常的凝血功能。

目前尚无数据明确溶栓治疗后多久才适宜进行椎管内麻醉操作。因此,推荐如无特殊情况,溶栓治疗后应避免硬膜外麻醉或腰麻。

静脉应用肝素:血管科手术经常在术中使用静脉肝素,肝素化剂量为 5 000~10 000 U。目前推荐应用肝素的注意事项包括:①合并其他凝血性疾病患者禁用;②有创性穿刺操作后1小时再应用肝素;③最后一次应用肝素后 2~4 小时后再拔出硬膜外导管,并应监测患者的凝血功能;④术后监测患者有无血肿的症状或体征;⑤虽然硬膜外置管困难或出血会增加危险性,但目前尚无被迫取消手术的报道,但神经外科医师的会诊还是必要的。

低分子肝素 LMWH:硬膜外置管时应用 LMWH 的指南包括:①有创穿刺操作至少在最后一次给予溶栓剂量 LMWH 后 10~12 小时,最后一次治疗剂量 LMWH 后 24 小时后才能进行;②LMWH 用药后 2 小时抗凝活性达高峰,此时应避免椎管内麻醉操作,包括椎管内穿刺、置管和拔管。

华法林:华法林等口服抗凝药物阻断维生素 K 依赖性凝血因子 Ⅱ、Ⅶ、Ⅸ、Ⅹ。凝血素和 INR 对 Ⅹ 因子和 Ⅶ 因子的活性敏感,其中 Ⅶ 因子的半衰期最短。INR 增加至正常值的1.2 倍时大约相当于 Ⅶ、Ⅸ 因子的活性降低了 40%。当口服抗凝治疗时,维持 INR<1.5 则凝血功能正常。停用华法林后凝血功能的恢复,需待 INR 恢复至正常,因为 Ⅱ、Ⅹ 因子的活性恢复缓慢,在 INR≤1.4 时,其活性尚未恢复正常。对近期间断服用华法林治疗患者进行椎管内麻醉出血的危险性,目前尚无相关研究,但操作时应格外小心。在这种情况下,应停止华法林治疗(最好在椎管内麻醉前 4~5 天),并在操作前检查凝血素和 INR。切记:Ⅱ、Ⅹ 因子的活性恢复很缓慢。

抗血小板药物。①非甾体抗炎药和阿司匹林:阿司匹林的作用时效持续于整个血小板的寿命,而其他非甾体抗炎药(NSAIDS)作用时效相对较短,约 3 天血小板的功能即恢复正常。选择性 COX-2 抑制剂不抑制血小板的聚集。单独 NSAIDS 药物不会显著增加硬膜外血肿的发生率。目前的数据资料已证实仅应用 NSAIDS 类药物的患者接受椎管内麻醉不会增加出血的危险性。②噻氯吡啶衍生物:噻氯吡啶衍生物(噻氯匹定,氯吡格雷/波力维)通过抑制磷酸腺苷介导的原发及继发血小板聚集、阻断血小板-纤维蛋白原结合以及血小板聚集而达到抗凝作用。目前尚无发表的针对应用此类药物时进行椎管内麻醉的研究。但目前推荐在椎管内麻醉前 14 天停用噻氯匹定,前 7 天停用氯吡格雷。③血小板糖蛋白 Ⅱb/Ⅲa 抑制剂:血小板糖蛋白 Ⅱb/Ⅲa 抑制剂(阿昔单抗,依替巴肽)通过干扰血小板-纤维蛋白的相互作用而发挥抗凝作用。因其对血小板功能影响显著,因此在血小板功能恢复以前应避免椎管内麻醉。血小板功能恢复至正常时间不等,依替巴肽约需 8 小时,阿昔单抗需 24~48 小时。

三、颈动脉内膜剥脱术

颈动脉内膜剥脱术为预防性手术,可降低因颈动脉疾病引起血栓性脑血管意外发生率。主要病因有全身大动脉炎、动脉粥样硬化症等,大多数行颈动脉内膜剥脱术的患者为高龄,合并动脉粥样硬化性高血压和糖尿病。研究表明,年龄超过 75 岁、未控制的高血压、心绞痛、颈动脉血栓、颈动脉虹吸部梗阻患者手术风险增加。颈动脉内膜剥脱术围术期发病率为 4%~10%,术前合并神经功能障碍者发病率最高,因卒中和心梗引起的病死率可达 5%。

(一)术前准备

确定患者术前神经功能受损情况,治疗合并疾病,使其达到最佳的功能代偿状态,因为大多数的术后神经系统损害都与手术操作、未控制的高血压、高血糖有关。所有治疗药物需维持至术日(除降糖药和抗凝药外)。术前应给予适当的镇静药。

(二)麻醉方式的选择

无论是血管内手术还是开放式手术,麻醉处理是一样的。可选择全麻或区域阻滞麻醉(颈丛阻滞)。

(1)区域阻滞组的优点是血流动力学相对稳定,可显著减少局部出血和分流。由于患者清醒,利于对颈动脉阻断后脑灌注和神经功能进行评估。区域阻滞的局限性在于需要患者能够完全配合,另外气道不能确保安全,特别是手术开始后,一旦出现气道问题或患者变得不合作和不安时处理会很棘手。当应用局麻加强化麻醉时,麻醉师应该做好随时建立全麻的准备,在手术关键时刻能够满足手术操作的需要。研究显示在重症监护病房或住院期间肺部并发症的发生率全麻与区域阻滞无显著差异。

(2)全麻诱导药可选择硫喷妥钠、丙泊酚或依托咪酯,上述药物均可降低脑的代谢率。硫喷妥钠还对局灶性脑缺血有保护作用。小剂量β受体阻滞剂可有效抑制插管反应。阿片类药物选择芬太尼、瑞芬太尼等,可有降低应激反应的作用。麻醉维持可选用异氟烷或地氟烷吸入麻醉或静吸复合麻醉。

(三)麻醉管理要点

(1)监护应包括 V_5 导联的心电监护,直接动脉测压,视心功能情况决定是否应用其他有创血流动力学监测。

(2)术中术者有可能作颈动脉阻断试验,如果颈动脉阻断时患者出现神志或脑电图等异常,可实施分流或临时旁路术,即将带套囊的导管两端分别置入颈动脉狭窄的远、近端,形成临时旁路,可降低脑缺血的风险。但临时旁路有可能增加血管损伤和血栓形成的危险。

(3)血压应维持在基础水平或略高于基础水平以保证足够脑灌注,避免心动过速以减少心脏应激。

(4)警惕血压急剧升高会增加颈动脉血管成形部位出血的危险,特别是颈动脉阻断时血压会升高。对于术中轻到中度的高血压,可选用同时对冠脉灌注有利的硝酸甘油进行治疗,而血压显著增高时可选用更强效的尼卡地平和β受体阻滞剂。

(5)避免血压过低影响心、脑和肾脏的灌注。低血压时可适当补充液体,应用少量去氧肾上腺素,切忌使血压陡升。

(6)围术期应将血糖尽可能控制在正常范围,特别是合并糖尿病患者,因为脑缺血时,高血糖对脑功能有进一步损害作用。

(7)实施全麻时,应保持 $PetCO_2$ 不要过高或过低,因为高碳酸血症和低碳酸血症均会影响脑血流,从而影响脑灌注。

(8)术中分离颈动脉时,有可能牵拉颈动脉窦,刺激迷走神经引起血压和心率下降。应用局麻药实施局部阻滞可有效预防牵拉反应。必要时可暂停手术或应用抗胆碱药对症治疗。

(9)脑功能监测区域阻滞时可通过患者神智、说话、对侧手的握力等判断脑功能情况。

如果是全身麻醉,脑功能的监测可采用如下几种方法:①计算机脑电图(EEG)分析。②经颅中脑动脉多普勒超声(TCD)。通过 TCD 可以在明显临床症状出现前发现术后过度灌注综合征,因此可以进行预防性控制降压。TCD还可用于监测颈动脉支架植入术中栓子形成。③颈动脉内压力。④脑血氧饱和度,但其经验还十分有限。

(四)术后管理

颈动脉剥脱术患者术后应注意伤口出血情况,血肿可压迫气管引起急性上呼吸道梗阻。由于手术牵拉刺激喉返神经和舌下神经,术后患者可出现喘鸣和伸舌偏移。术后疼痛强度为轻到中度,通常口服镇痛药即可满足镇痛要求。

四、周围动脉血管重建术

(一)周围动脉疾病的特点

对周围动脉疾病自然病程的全面了解是正确评估、选择处理及干预手段的关键。行周围血管重建术的患者主要疾病有两类:外周动脉粥样硬化症和血栓闭塞性脉管炎。两种疾病症状体征很相似,主要临床症状为间歇性跛行和静息痛。狭窄的血管病变无法满足运动时骨骼肌群的血流增加和代谢的需求,从而导致间歇性跛行。但两种疾病的发病人群和病因有所不同。

到目前为止,动脉粥样硬化仍是周围动脉疾病的主要原因。四肢的外周动脉粥样硬化症多伴有主动脉、冠状动脉或颅外动脉等的硬化。外周动脉粥样硬化症的发病率随着年龄增长,在超过75岁的老年人可高达70%。外周动脉粥样硬化症状(跛行)的患者中,股腘动脉狭窄占80%,小腿动脉狭窄占40%,主动脉或髂动脉病变占30%。外周动脉粥样硬化症的患者远期生存率下降,多数患者死于心梗或卒中。尽管动脉粥样硬化的确切发病机制尚不清楚,但该过程与特定的危险因素有关,如糖尿病、高血压、高胆固醇血症、吸烟、高同型半胱氨酸血症、早发性动脉粥样硬化家族史。

外周动脉病变的最可信体征为动脉搏动减弱或缺如。腹部、盆腔、腹股沟区可闻及杂音,股动脉、腘动脉、胫后动脉、足背动脉的搏动减弱可提示动脉狭窄的解剖部位。慢性下肢缺血可导致皮下组织萎缩、毛发缺如、肢体冰凉、苍白、发绀。

吸烟者发生跛行的危险性加倍。另外,继续吸烟还会加快稳定性跛行到重度肢体缺血、截肢的进程。

(二)术前准备

(1)外周血管重建手术的危险性与动脉粥样硬化相关,尤其是缺血性心肌病。合并心绞痛和跛行的患者,在外周血管手术之前有可能需要先实施冠状动脉搭桥术。因为跛行患者常不能进行运动平板试验,铊灌注显像是检测缺血性心肌病的有效手段。动态心电图监测可发现心肌缺血的证据,糖尿病患者的心肌缺血常常为无症状的(静息性)。

(2)合并COPD并有吸烟史的患者应作肺功能和血气的检查。

(3)糖尿病患者术前进行胰岛素治疗,将血糖尽可能调整在正常或接近正常范围。

(三)麻醉方法的选择

1.椎管内麻醉

硬膜外麻醉可减轻此类手术后应激导致的高凝状态,并可能对行大的外周血管手术的高危患者有利。但必须提出的是血管重建手术在术中及术后阶段需要进行抗凝治疗,因此建议硬膜外穿刺置换和拔管的时机尽可能按照上述指南进行。

2.全身麻醉

尽管硬膜外或腰麻单独使用或与全麻复合时,有许多可能的优势,如增加移植物血流,降低全身血管阻力、减轻术后疼痛、抑制凝血系统活化等,但是对抗凝治疗后应用硬膜外麻醉所引起的神经系统并发症风险的担忧,使得临床上更多麻醉医师倾向使用全身麻醉。药物选择同颈动脉内膜剥脱术。

(四)术中麻醉管理要点

(1)血流动力学变化:阻断肾下主动脉时,血流动力学改变较肾上小,对重要脏器的影响不大,特别是存在侧支循环的外周血管栓塞性疾病患者。同样的,开放后的血流动力学变化也较小。由于动脉阻断期间的血流动力学变化较小,尤其在没有左心室功能障碍或缺血性心肌病的患者,可用中心静脉插管替代肺动脉导管。经食管超声心电图可有助于检测左心室功能和血管内容量。

(2)出血:在移植血管开放阶段由于血液抗凝和吻合口漏,有可能短时期内出血较多,应及时补充血容量和红细胞。术前若估计手术较复杂、出血多,术中可使用自体血液回收。

(3)动脉阻断前使用肝素能降低血栓性并发症。对于远端栓塞性疾病,注意操作和钳夹动脉时,减少血栓碎片播散比使用肝素重要。

(4)液体治疗:维持正常血容量以保证移植血管的血流。但应避免过度输液,特别是使用硬膜外麻醉时,当硬膜外交感神经阻滞作用消退后,可增加充血性心力衰竭的危险。

(5)避免低温手术肢体的保温可减少血管收缩反应。

(五)术后管理

术后疼痛强度一般为中度。如果术中采用的是硬膜外麻醉,则延续至术后镇痛最理想,硬膜外神经阻滞不但可提供良好的镇痛,同时交感神经的阻滞对改善和维持下肢血流和移植血管的通畅均有明显益处。由于术中及术前应用抗凝药物,如果是采用椎管内麻醉,术后应密切观察下肢神经功能变化,严格按照指南推荐的时间拔除硬膜外导管。随时观察移植血管通畅情况。

五、急性动脉栓塞

(一)疾病特点

急性动脉栓塞是由脱落的栓子堵塞动脉,造成血流受阻的一种急性疾病。由于急性重度缺血,患者可表现为栓塞远端肢体突发的重度疼痛、感觉麻痹、无力、脉搏无法触及、皮肤变凉、明显的皮肤颜色改变(如苍白或发绀)。大多数情况下需急诊手术治疗方能解决问题。心脏来源的栓子有:继发于陈旧或近期心梗或心室收缩功能低下(如特发性扩张型心肌病)后的左心室附壁血栓;瓣膜疾病(尤其是风湿性二尖瓣疾病)、修补的心脏瓣膜、感染性心内膜炎、左心房黏液瘤等原因形成的心室内栓子。心房颤动是与瓣膜性心脏病相关的全身血栓的又一重要来源,即使不合并瓣膜疾病,仍可增加栓塞的风险。急性动脉栓塞的非心源性因素包括动脉瘤样病变(腹主动脉、髂动脉或腘动脉)、动脉切开或创伤后影响了管腔的完整性,从而引起急性阻塞。大的血栓常位于动脉分叉处,如腹主动脉远端、股动脉分支处。

(二)诊断

无创的检查可作为外周动脉栓塞的辅助诊断依据,也可显示缺血的严重程度。血管造影可明确栓塞的部位和评估血管重建手术的可行性。

(三)手术指征及手术方式

发病后2小时内保守治疗失败,缺血部位血液循环无改善,应考虑手术取栓子。发病后12小时以内是手术最佳时期。如果肢体组织一直表现有活力,晚期取栓术仍可取得成功。急症患者多先采用取栓术,若血管内皮受损造成反复栓塞,下肢缺血改善不明显时,则有可能实施人工血管旁路手术。

(四)术前准备

由于急性起病,有些患者的合并疾病,如糖尿病、高血压、冠心病等控制不理想,因此加大了麻醉风险,有可能使围术期并发症的发生率增加。急救药品和器械应随时在侧。

(五)麻醉方法及管理

(1)依手术方式的不同及患者合并疾病的严重程度、对不同麻醉方法的耐受程度等可选择不同的麻醉方法,如单纯取栓术,可选用局部浸润麻醉或周围神经阻滞。若拟行血管重建手术,可选择椎管内麻醉或全身麻醉,术前若已采取了抗凝治疗,则禁用椎管内麻醉。

(2)术中保证充分的氧供,避免血压过低或过高。

(3)局麻药中不要加肾上腺素,以免引起血管进一步痉挛。

(4)注意肢体保温。

六、合并周围血管疾病行非血管手术的麻醉

某些择期手术、急症手术患者、行剖宫产的产妇术前可能合并有周围血管疾病,如大动脉炎综合征、血栓闭塞性脉管炎、肢端动脉痉挛症(又称雷诺病 Raynaud)、结节性多动脉炎、动脉粥样硬化、静脉血栓等。一方面,由于血管疾病引发的重要脏器的损伤有可能增加麻醉风险,另一方面麻醉、手术创伤引起的应激可能使原发血管疾病恶化。

(一)术前准备

(1)明确重要脏器受累情况及严重程度。如结节性多动脉炎患者约有 70% 以上合并有肾脏损害;动脉粥样硬化症患者多伴有高血压、冠心病和糖尿病。

(2)大动脉炎综合征、结节性多动脉炎患者若术前长期接受糖皮质激素治疗可导致肾上腺皮质功能受抑,围术期需要补充外源性糖皮质激素。

(二)麻醉方法的选择

(1)雷诺现象的患者在行外周手术时可实施区域阻滞。交感神经阻滞后不但可用于诊断,还对患者血供有帮助。

(2)术前应用抗凝治疗,且凝血功能未恢复正常者禁用椎管内麻醉。

(三)围术期麻醉管理要点

(1)合并有动脉炎的患者,特别是颈动脉受累患者,在直接喉镜暴露和气管插管时,应避免头部过伸,以减少对颈动脉血流的影响。

(2)应注意维持体温和室温,保证受累血管所支配肢体的血供。

(3)雷诺征患者术中尽可能采用无创测压,以避免动脉置管对血管的进一步刺激引起肢体缺血。如术中需要进行有创动脉测压时,可考虑行较大动脉置管(如股动脉)。

(4)动脉炎患者无创血压测压的数值有可能偏低,必要时应使用有创动脉监测。

(5)合并周围动脉炎患者使用区域阻滞时,麻醉药内应不含肾上腺素,因为儿茶酚胺可引起不必要的血管收缩。

(孙淑芳)

第六章

呼吸科麻醉

第一节 气管手术麻醉

气管、支气管与隆突部位的疾病经常需要手术治疗。这些部位手术的麻醉有一定特殊性,麻醉医师必须了解该部位疾病的病理生理与手术特点,以制定麻醉计划。本节不包括气管切开手术的麻醉。

气管手术麻醉中应用的通气方式可总结为以下 5 种。①经口气管插管至病变气管近端维持通气:该法适于短小气管手术。由于气管导管的存在,吻合气管时手术难度增加。插入气管导管时对病变的创伤可能导致呼吸道急性梗阻。②间断喷射通气:经口插入细气管导管或手术中放置通气导管至远端气管或支气管行喷射通气。该法利于手术操作,但远端通气导管易被肺内分泌物阻塞,喷射通气还可能造成气压伤。③高频正压通气:该法与间断喷射通气类似。④体外循环:由于需要全身抗凝,可能导致肺内出血,现基本不用。⑤手术中外科医师协作在远端气管或支气管插入带套囊的气管导管维持通气。该法目前应用最普遍。

一、气管疾病

先天性疾病、肿物、创伤与感染是气管疾病的常见病因。先天性疾病包括气管发育不全、狭窄、闭锁与软骨软化。肿物包括原发肿物与转移肿物。原发肿物以鳞状细胞癌、囊腺癌与腺癌多见。转移肿物多来自肺癌、食管癌、乳腺癌以及头颈部肿瘤。创伤包括意外创伤与医源性创伤。气管穿通伤与颈胸部顿挫伤可损伤气管,气管插管与气管切开也可造成气管损伤。气管手术中居首位的病因是气管插管后的气管狭窄,气管肿物次之。

二、近端气管手术的麻醉

近端气管切除重建手术一般采用颈部切口与胸部正中切口。由于手术操作使气管周围支持组织松弛,在气管插管未通过气管病变的情况下可能引起气道完全梗阻。麻醉诱导插管后静脉吸入复合维持麻醉。暴露病变气管后向下分离,切开气管前 10 分钟停用氧化亚氮。于气管前贯穿气管全层缝一支持线,缝支持线时气管导管套囊应放气以防损伤。在气管切口下 2 cm 处穿结扎线,切开气管后外科医师将手术台上准备好的钢丝强化气管导管插入远端气管。连接麻醉机维持麻醉与通气。病变气管切除后,以缝合线牵拉两气管断端,麻醉医师通过患者头颈部俯屈可帮助两气管断端接近。如果切除气管长,两气管断端不能接近,应行喉松解使气管断端接近。气管断端采用间断缝合,所有缝合线就位后彻底吸引气管内的血液与分泌物,快速拔出远端气管的气管导管,同时将原经口气管插管管口越过吻合口,麻醉与通气改此途径维持。缝合线打结后应检查是否漏气。气管导管交换中应防止气管导管进入一侧支气管。

手术结束待患者完全清醒后拔除气管导管。由于手术室条件好,气管导管最好在手术室拔除。吻合口水肿较常见,因而拔管前应准备纤维气管镜与其他再插管的物品。拔管后气道通畅,病情稳定后应送入 ICU 继续严密观察。ICU 应做好再插管的准备。为减轻吻合口张力,患者应保持头俯屈体位。

三、远端气管与隆突手术的麻醉

靠近隆突部位的气管切除与隆突成形术一般采用右侧开胸入路,必要时行左侧单肺通气。麻醉的一般原则与近端气管手术相同。手术中通气可以采用全程单肺通气与部分单肺通气。全程单肺通气采用单腔气管导管或双腔管行支气管插管。部分单肺通气则需要手术中交换气管导管,即开始行双肺通气,暴露病变气管后手术台上行支气管插管后单肺通气。病变切除吻合口缝合线就位后拔除支气管插管,同时将主气管内的气管导管向下送入支气管,吻合完毕再将气管导管退回主气管内。手术结束后拮抗肌肉松弛药,待自主呼吸良好,患者清醒后在手术室拔管。拔管时同样应准备纤维支气管镜等再插管的设备。

四、术后恢复

气管手术后患者应在 ICU 接受密切监护。进入 ICU 后最好行胸部 X 线检查以排除气胸。患者应保持头俯屈的体位减轻吻合口张力。面罩吸入湿化的高浓度氧气。隆突手术影响分泌物排出,必要时可使用纤维支气管镜辅助排痰。术后吻合口水肿可引起呼吸道梗阻,严重时需要再插管。由于体位的影响,ICU 插管最好使用纤维支气管镜。术后保留气管导管的患者应注意气管导管的套囊不应放置于吻合口水平。需要长时间呼吸支持的患者可考虑气管切开。

靠近喉部位的气管手术后易出现喉水肿,表现为呼吸困难、喘鸣与声嘶。治疗可采用改变体位(坐位)、限制液体、雾化吸入肾上腺素等措施,喉水肿严重时需要再插管。

术后疼痛治疗的方案应根据手术方式、患者痛阈与术前肺功能确定。近端气管手术的术后镇痛可采用镇痛药静脉注射、肌内注射以及患者自控给药的方式。远端气管与隆突手术的术后镇痛可选择硬膜外镇痛、胸膜内镇痛、肋间神经阻滞镇痛与患者自控镇痛等方式。

患者在 ICU 过夜,病情稳定后可返回病房。

(程　珺)

第二节 支气管镜手术与纵隔镜手术麻醉

一、支气管镜手术的麻醉

支气管镜在肺疾病的诊断治疗中有重要意义。从硬支气管镜到纤维支气管镜,支气管镜的应用范围不断扩大。支气管镜目前主要用于气管支气管异物取出、肺内引流、大咯血的治疗、气道与肺肿物的诊断与治疗。

(一)适应证

从适应证看,硬支气管镜与纤维支气管镜并无区别,但临床上支气管镜的选择受很多因素控制。如设备条件、医师的经验、使用安全性与患者舒适度等。纤维支气管镜具有检查范围广、创伤小等优点,但在一些治疗性操作中使用受限。因此,纤维支气管镜主要用于诊断性检查,而硬支气管镜主要用于治疗性操作。

(二)术前考虑

术前药的使用应考虑患者一般情况、手术类型、使用的支气管镜类型以及麻醉方式。使用术前药的主要目的在于缓解焦虑、提高痛阈、减少分泌与抑制反射。常用的术前药为阿片类药、镇静安定药与抗胆碱药。

(三)麻醉方式选择

麻醉方式的选择应根据选用的支气管镜类型、拟行手术、患者一般情况与患者要求综合考虑。可选择的麻醉方式包括局部麻醉与全身麻醉。

1.局部麻醉

局部麻醉主要用于一般情况较好可配合的患者,手术操作较简单,手术时间一般较短。通过局部麻醉药雾化吸入与喷雾,对整个呼吸道施行表面麻醉。环甲膜穿刺注射局部麻醉药是声门下呼吸道表面麻醉的有效方式。舌咽神经阻滞与喉上神经阻滞对缓解声门上刺激有效,是较好的辅助措施。辅助神经阻滞时应防止误吸。使用局部麻醉还应注意局部麻醉药过敏,防止局部麻醉药过量中毒。

2.全身麻醉

全身麻醉是支气管镜手术主要的麻醉方式。硬支气管镜手术对镇静、镇痛与肌松要求高,一般均选择全身麻醉。麻醉药的选择应考虑患者一般情况与手术类型。目前主张使用短效药物,保证术后迅速恢复。

3.麻醉诱导

麻醉诱导可采用吸入诱导,也可采用静脉诱导。麻醉维持的方式多根据支气管镜通气方式确定。硬支气管镜可使用的通气方式包括自主呼吸、正压通气与无呼吸氧合。自主呼吸主要用于异物取出。无呼吸氧合维持时间短,现很少使用。正压通气是硬支气管镜主要的通气方式,包括间断正压通气、喷射通气、高频喷射通气等形式。纤维支气管镜在无气管插管的情况下均采用自主呼吸。有气管插管的情况下可依靠一些辅助设备控制呼吸。在可以控制呼吸的情况下一般采用静脉吸入复合麻醉维持,静脉注射中短效肌肉松弛药创造安静的手术野。手术中保留自主呼吸时可采用静脉维持或静脉吸入复合维持。

(四)常见并发症

支气管镜手术的并发症涉及手术并发症与麻醉并发症。硬支气管镜可造成途径组织的创伤,包括牙齿、口咽黏膜、喉以及支气管。组织活检后可引起出血。麻醉相关的并发症包括通气不足与麻醉过浅带来的并发症。通气不足表现为低氧血症与高碳酸血症,可通过辅助呼吸纠正。麻醉过浅时手术刺激可诱发心律失常与血压波动,应加深麻醉消除。

二、纵隔镜手术的麻醉

纵隔镜最早用于肺癌分级中纵隔淋巴结活检,以确定手术切除的可能性。后来逐渐用于纵隔上部淋巴结活检、纵隔肿物活检与后纵隔肿瘤的手术。虽然计算机断层扫描(CT)与磁共振成像(MRI)能发现纵隔内异常的肿物与淋巴结,但诊断的敏感性与特异性均不及纵隔镜。纵隔镜常与支气管镜检查结合用于治疗方案的确定。气管明显移位、上腔静脉综合征、大血管动脉瘤、前纵隔肿物的患者不宜行纵隔镜手术。

(一)适应证

胸骨上切迹切口入路的纵隔镜手术又称颈部纵隔镜手术,主要用于上纵隔病变的诊断治疗。胸骨左缘第2肋间切口与胸骨旁纵切口入路的纵隔镜手术又称前纵隔镜手术,主要用于前纵隔、肺门、上腔静脉区域病变的诊断治疗。

(二)麻醉方式选择

纵隔镜手术可采用的麻醉方法包括局部麻醉与全身麻醉。麻醉方法的选择考虑手术医师的习惯、患者意愿以及患者病情。由于纵隔镜手术潜在大出血的可能,选用全身麻醉更可靠。

纵隔镜手术的麻醉并无特殊,但应强调纵隔肿物对动脉、静脉与气管可能造成的压迫。对气管的压迫可能造成气管移位,麻醉诱导前应充分估计控制气道与气管插管的难度,必要时可采用清醒插管。纵隔肿物对大血管的压迫可能导致麻醉诱导与正压通气时循环功能的恶化,可考虑采用自主呼吸或改变患者体位的方法防止低血压。

(三)注意事项

术前药并无特殊要求。入手术室后开放一条静脉通道(16～18 G),手术中遇有明显出血时可再开放一条静脉通道。常规监测血压、心电图与血氧饱和度。麻醉诱导与维持的方法很多,以静脉快速诱导、静脉吸入复合维持的麻醉方法较常用。由于手术操作接近大血管、气管等重要解剖部位,麻醉中应创造安静的手术野,使用肌肉松弛药是一种理想的选择。由于手术时间短,应选用中短效的肌肉松弛药如阿曲库铵与维库溴铵。手术可能带来上纵隔与气管等部位的刺激,因此要有足够的麻醉深度防止呛咳。

(四)常见并发症

纵隔镜手术的并发症并不多见,包括出血、气胸、神经损伤、食管损伤与气体栓塞。活检中对大血管的创伤可导致危及生命的严重出血。静脉出血可采用直接压迫与填塞压迫的方法止血。动脉出血则需紧急手术止血。胸膜创伤可导致气胸,出现气胸应行胸腔引流。操作中可能损伤喉返神经与膈神经,出现后应对症处理。

(孙淑芳)

第三节 肺切除手术麻醉

一、术前准备

肺切除术常用于肺部肿瘤的诊断和治疗,较少用于坏死性肺部感染和支气管扩张所引起的并发症。

(一)肿瘤

肺部肿瘤可以是良性、恶性,或者为交界性。一般情况下只有通过手术取得病理结果才能明确肿瘤性质。90％的肺部良性肿瘤为错构瘤,通常是外周性肺部病变,表现为正常肺组织结构紊乱。支气管腺瘤通常为中心型肺部病变,常为良性,但有时亦可局部侵袭甚至发生远处转移。这些肿瘤包括:类癌、腺样囊性癌及黏液表皮样癌。肿瘤可阻塞支气管管腔,并导致阻塞远端区域反复性肺炎。肺类癌起源于 APUD 细胞,并可分泌多种激素,包括促肾上腺皮质激素(ACTH)、精氨酸加压素(AVP)等。类癌综合征临床表现不典型,有时更类似于肝转移征象。

肺的恶性肿瘤可分为小(燕麦)细胞肺癌(占 20％,5 年生存率为 5％～10％)和非小细胞肺癌(占 80％,5 年生存率为 15％～20％)。后者包括鳞状细胞癌(表皮样瘤)、腺癌和大细胞(未分化)癌。上述肿瘤均最常见于吸烟者,但腺癌也可发生于非吸烟者。表皮样瘤和小细胞肺癌常表现为支气管病变的中央型肿瘤;腺癌和大细胞肺癌则更多表现为常侵犯胸膜的周围型肿瘤。

1.临床表现

肺部肿瘤的临床症状有:咳嗽、咯血、呼吸困难、喘鸣、体重减轻、发热及痰液增多。发热和痰液增多表明患者已出现阻塞性肺炎。胸膜炎性胸痛或胸腔渗出表明肿瘤已侵犯胸膜;肿瘤侵犯纵隔结构,压迫喉返神经可出现声音嘶哑;侵犯交感神经链可出现霍纳综合征;压迫膈神经可使膈肌上升;如压迫食管则出现吞咽困难,或出现上腔静脉综合征。心包积液或心脏增大应考虑肿瘤侵犯心脏。肺尖部(上沟)肿瘤体积增大后可因侵犯同侧臂丛的 $C_7 \sim T_2$ 神经根分支,而导致肩痛和/或臂痛。肺部肿瘤远处转移常侵及脑、骨骼、肝脏和肾上腺。

肺癌尤其是小细胞肺癌,可产生与肿瘤恶性扩散无关的罕见症状(癌旁综合征),其发生机制包括:异位激素释放及正常组织和肿瘤之间的交叉免疫反应。如果异位激素分泌促肾上腺皮质激素(ACTH)、精氨酸加压素(AVP)及甲状旁腺素,则分别会出现库欣综合征、低钠血症及低钙血症。Lambert-Eaton(肌无力)综合征的特征是近端性肌病,肌肉在反复收缩后肌力增强(不同于重症肌无力)。其他的癌旁综合征还有肥大性骨关节病、脑组织变性、周围性神经病变、移动性血栓性静脉炎及非细菌性心包炎。

2.治疗

手术是可治性肺部肿瘤的治疗选择之一。如果非小细胞肺癌未侵及淋巴结、纵隔或远处转移,则可选择手术切除;相反,小细胞肺癌很少选择手术治疗,因为确诊时几乎无可避免地出现转移,小细胞肺癌多选用化疗或化疗与放疗结合治疗。

3.肿瘤的可切除性或可手术性

肿瘤的可切除性取决于肿瘤的解剖学分期,而肿瘤的可手术性则取决于手术范围和患者的生理状况。确定肿瘤的解剖学分期有赖于胸片、CT、支气管镜和纵隔镜等检查结果。同侧支气管旁和肺门淋巴结转移的患者可接受切除手术治疗,但同侧纵隔内或者隆突下淋巴结转移者的切除手术则受到争议。对于斜角肌、锁骨上、对侧纵隔或对侧肺门淋巴结转移者,一般均不予手术切除。如无纵隔转移,则有些医疗中心亦对肿瘤采取包括胸壁在内的扩大性切除;同样,无纵隔转移的肺尖部(上沟)肿瘤经过放疗后亦可手术切除。手术范围的确定原则是既要达到最大程度地治疗肿瘤,亦要保证手术后足够的残肺功能。在第 5 或 6 肋间隙经后路开胸实施肺叶切除术是大多数肺部肿瘤选择的手术方式;对于小的周围型肺部病变或肺功能储备差的患者可选择肺段切除和肺楔形切除手术。如肿瘤侵犯左、右主气管或肺门则需实施患侧全肺切除术。对于近端型肺部病变及患者肺功能较差者可选择袖状肺切除术来取代全肺切除术,即切除受累的肺叶支气管及部分左或右主支气管,并在切除后将远端支气管与近端支气管进行吻合。肿瘤累及气管时可选考虑实施袖状肺切除术。肺叶切除术的死亡率为 2%～3%,而全肺切除术的死亡率为 5%～7%。右全肺切除术的死亡率较左全肺切除术高,可能是因为右侧手术切除了更多的肺组织。胸部手术后发生死亡大多数是心脏原因引起。

4.全肺切除术的手术原则

全肺切除手术可行性虽然是一个临床问题,但术前肺功能检查结果可为手术方式的选择提供初步的参考意义,根据术前患者肺功能受损程度可预测患者手术风险大小。表 6-1 列出了实施全肺切除术患者术前肺功能检查中各指标的意义。如果患者虽未达到上述标准但又需施行全肺切除术,则应进行分区肺功能检查。评价全肺切除术可行性的最常用指标是术后第 1 秒用力呼气量预计值(FEV_1),如果 FEV_1 预计值>800 mL 即可手术。在第 1 秒用力呼气量中各肺叶所占的比例与其血流量百分数有很好的相关性,而后者可用放射性核素(^{133}Xe、^{99}Tc)扫描技术进行测量。

一般来说,病肺(虽无通气但有血流灌注)切除后不仅不会影响患者的肺功能,反而还可改善血氧饱和度。如术后第 1 秒用力呼气量(FEV_1)预计值小于 800 mL 但还需行全肺切除术,术前应评价残肺的血管能否耐受相对增加的肺血流,但目前尚无此类评价。如果患者术前肺动脉压超过 5.3 kPa(40 mmHg)或氧分压低于 6.0 kPa(45 mmHg),则不易行全肺切除术;此类患者可行患侧肺动脉阻塞介入治疗。

表 6-1　全肺切除术患者术前肺功能检查中各指标的意义

检查	患者高危因素
动脉血气	PCO_2>6.0 kPa(45 mmHg)(呼吸空气);PO_2<6.7 kPa(50 mmHg)
FEV_1	<2 L
术后预计 FEV_1	<0.8 L 或<40%(预计值)
FEV_1/ FVC	<50%(预计值)
最大呼吸容量	<50%(预计值)
最大氧耗量	<10 mL/(kg·min)

注:FEV_1:第 1 秒内用力呼气量;FVC:用力呼吸容量。

全肺切除术后的并发症常涉及呼吸和循环系统,术前有必要对这两个系统的功能进行评价。如患者能登上 2～3 层楼而无明显气喘则提示其可耐受手术,不需其他进一步检查。患者活动时的氧耗量可作为预测术后患病率和死亡率的有用指标,如氧耗量大于 20 mL/kg 的患者术后发生并发症的可能性较小;如氧耗量低于 10 mL/kg 的患者手术后患病率和死亡率则极高。

(二)感染

肺部感染常表现为肺部单个结节或空洞样病变(坏死性肺炎)。为了排除恶性病变或明确感染类型,临床上常需实施开胸探查术。而对于抗生素治疗无效、反复性脓胸及大咯血等空洞性病变可行肺叶切除术。产生此类表现的肺部感染既可能是细菌(厌氧菌、支原体、分枝杆菌、结核),也可能是真菌(组织胞浆菌、球孢子菌、隐球菌、芽生菌、毛霉菌及曲霉菌)。

(三)支气管扩张

支气管扩张是一种支气管长期扩张状态,是支气管长期反复感染和阻塞后的终末表现。常见病因有:病毒、细菌和真菌等感染,误吸胃酸及黏膜纤毛清除功能受损(黏膜上皮纤维化及纤毛功能异常)。扩张后支气管的平滑肌和弹性组织被富含血管的纤维组织代替,故支气管扩张患者容易咯血。对于保守治疗无效的反复大量咯血且病变定位明确后可手术切除病变。如果患者的病变范围较大则可表现为明显的慢性阻塞性通气障碍特征。

二、麻醉管理

(一)术前评估

接受肺组织切除术的患者大部分均有肺部疾病。吸烟对慢性阻塞性通气障碍和冠心病患者均是重要的危险因素,接受开胸手术的许多患者常合并存在这两种疾病。术前实施心脏超声检查不仅可评估患者的心脏功能,同时可确定是否有肺心病的证据(右心扩大或肥厚);如果在心脏超声检查时应用多巴酚丁胺可有助于发现隐匿性冠心病。

对于肺部肿瘤患者应仔细评估肿瘤局部扩张引起的局部并发症和癌旁综合征。术前应仔细审阅胸片、CT 及磁共振等检查结果。气管或支气管的偏移会影响气管插管和支气管的位置。气道受挤压的患者麻醉诱导后可能会引起通气障碍。肺实变、肺不张及胸腔大量渗液均可导致低氧血症,同时应注意肺大泡和肺脓肿对麻醉的影响。

接受胸科手术治疗的患者术后肺部和心脏并发症发生率均增加。对于高危患者而言,如果术前准备充分在一定程度上可减少术后并发症。外科手术操作或肺血管床面积减少致右心房扩张均可导致围术期心律失常,尤其是室上性心动过速。这种心律失常的发生率随年龄和肺叶切除面积的增加而增加。

对于中、重度呼吸功能受损的患者术前应慎用或禁用镇静药。虽然抗胆碱类药物(阿托品 0.5 mg 或格隆溴铵 0.1～0.2 mg 肌内注射或静脉注射)可使分泌物浓缩及增加无效腔,但可有效地减少呼吸道分泌物,从而可提高喉镜和纤维支气管镜检查时的视野质量。

(二)术中管理

1.准备工作

对于心胸手术来说,术前的准备工作越充分,就越能避免发生严重的后果。其中最常见的包括肺功能储备差、解剖上的异常、气道问题和单肺通气时患者很容易出现低氧血症,事先通盘考虑必不可少。另外,对于基本呼吸通路的管理,还需要事先准备一些东西,比如说各种型号的单腔和双腔管、支气管镜、CPAP、大小型号的麻醉插管的转换接头、支气管扩开器等。

如果手术前准备从硬膜外给患者使用阿片类药物,那么应该在患者清醒时候进行硬膜外穿刺,这比将患者诱导之后再进行操作要安全。

2.静脉通路

对于胸科手术,至少需要一条畅通的静脉通路,最好是在手术侧的深静脉通路,包括血液加温器,如果大量失血还需要加压输液装置以保证快速补液。

3.监测

一侧全肺切除的患者、切除巨大肿瘤特别是肿瘤已经侵犯胸壁的患者和心肺功能不全的患者需要直接动脉测压,全肺切除或巨大肿瘤切除的患者可以从深静脉通路放置 CVP 监测,CVP可以反映血管容量、静脉充盈状态和右心功能,可以作为补液的一个指标。肺动脉高压或左心功能不全的患者可以放置肺动脉导管,可以通过影像学保证肺动脉导管没有放置到要切除的肺叶里面。要注意的是不要将 PAC 的导管放置到单肺通气时被隔离的肺叶里面,这样会导致显示出的心排血量和混合静脉血氧气张力不正确。在肺叶切除患者中要注意 PAC 的套囊会明显增加右心的后负荷,降低左心的前负荷。

4.麻醉诱导

对于大多数患者,面罩吸氧后使用快速静脉诱导,具体使用什么药物由患者术前的状态决定。在麻醉深度足够之后使用直视喉镜,避免支气管痉挛,缓和心血管系统的压力反射,这可以通过诱导药物、阿片类药物或两者同时使用来实现。有气道反应性的患者可以用挥发性吸入药物来加深麻醉。

气管内插管可以在肌松剂的帮助下进行,如果估计插管困难,可以准备支气管镜。尽管传统的单腔管能适用于大多数的胸科手术,单肺通气技术还是使得它们变得更容易。但如果外科医师的主要目的是活检而不是切除,采用单腔管更合理,可以在气管镜活检之后再放置双腔管代替单腔管。人工正压通气可以帮助防止肺膨胀不全,反常呼吸和纵隔摆动,同时还能帮助控制手术野以利于手术完成。

5.体位

在诱导、插管、确定气管导管的位置正确之后,摆位前还要保证静脉通路的通畅和监护仪的正常工作。大多数的肺部手术患者采用后外切口开胸,术中患者侧位,正确的体位很重要,它能避免不必要的损伤和利于手术暴露。患者下面的手臂弯曲,上面的手臂升到头上,将肩胛骨从手术范围拉开。在手臂和腿之间放置体位垫,在触床的腋窝下放置圆棍,保护臂丛,同时还要小心避免眼睛受压,避免损伤受压的耳朵。

6.麻醉维持

现在使用的所有麻醉方法都可以保证胸科手术的麻醉维持,但是大多数的麻醉医师还是使用一种吸入麻醉药(氟烷、七氟烷、异氟烷或地氟烷)和一种阿片类药物的复合麻醉。

吸入麻醉药的优点在于:①短期的剂量依赖式的支气管扩张作用;②抑制气道反应;③可以吸入高纯度的氧气;④能快速加深麻醉;⑤减轻肺血管收缩带来的低氧血症。吸入麻醉药在浓度变化小于1 MAC的范围对 HPV 影响很小。

阿片类药物的优点在于:①对血流动力学影响很小;②抑制气道反应;③持续的术后镇痛效应。如果术前已经使用了硬膜外的阿片类药物,那么静脉使用要注意用量以免引起术后呼吸抑制。一般不推荐使用氧化亚氮,因为这会使吸入氧气的浓度下降。

与吸入性麻醉药一样,氧化亚氮会减轻肺血管收缩带来的低氧血症,而在一些患者中还会加剧肺动脉高压。去极化肌松药的使用在麻醉维持过程中能保持神经肌接头的阻断作用,这有效地帮助外科医师将肋骨牵开。在牵开肋骨的时候要保持最深的麻醉深度。牵拉迷走神经引起的心动过缓可以通过静脉使用阿托品来解除。开胸时静脉回心血量会因为开胸侧的胸腔负压减少而下降,这可以通过静脉补液速度得到纠正。

对于一侧全肺切除的患者要严格控制输液量。输液的控制包括基本量的补充和失血的损耗两个方面,对于后者通常输注胶体液或是直接输血。侧位的时候输液有一个"低位肺"现象,就是指在侧位的时候液体更容易在重力的作用下向位于下面的肺集中。这个现象在手术中尤其是在单肺通气的时候会增加下位肺的液体流量并加重低氧血症。另外,不通气肺由于外科操作的影响再通气的时候容易发生水肿。

在肺叶切除中,支气管(或残存的肺组织)通常会被一个闭合器分离。残端通常要在 2.94 kPa(30 cmH$_2$O)的压力下检验是否漏气。在肋骨复位关胸的时候,如果使用的是单腔管,手动控制通气可以帮助避免使用肋骨闭合器的时候损伤肺边缘。在关胸前,要手动通气并直视观察确认所有的肺已经充分膨开。随后可以继续使用呼吸机通气直至手术结束。

(三)术后管理

1.一般管理

大多数患者术后都拔管以免肺部感染。有些患者自主呼吸未能恢复不能拔除气管导管,需要带管观察以待更佳的拔管时间。如果使用的是双腔管,术毕的时候可以换成单腔管进行观察。如果喉镜使用困难可用导丝。

患者术后一般在 PACU、ICU 观察病情。术后低氧血症和呼吸性酸中毒很常见。这通常是由外科手术对肺造成的压迫或由于疼痛不敢呼吸引起的。重力作用下的肺部灌注和封闭侧肺的再通气水肿也很多。

术后约有 3% 的患者出现出血,而死亡率占其中的 20%。出血的症状包括胸腔引流的增加(>200 mL/h)、低血压、心动过速和血小板容积下降。术后发生室上性心律失常很多,需要及时处理。急性右心衰可以通过降低的心排血量和升高的 CVP、血容量减少和肺动脉楔压的变化表现出来。

常规的术后管理包括右侧半坡位的体位、吸氧(40%~50%)、心电监护、血流动力学监测、术后的影像学检查和积极的疼痛治疗。

2.术后镇痛

肺部手术的患者术后使用阿片类药物镇痛和与之相关的呼吸抑制的平衡是一个矛盾。对于进行胸科手术的患者而言,阿片类药物比其他的方法具有更好的镇痛效果。注射用的阿片类药物静脉给药只需要较小的剂量,而肌内注射则剂量要大得多。另外,使用患者自控镇痛(PCA)也是个不错的办法。

长效的镇痛药,例如 0.5% 的罗哌卡因(4~5 mL),在手术切口的上下两个肋间进行封闭也能收到很好的镇痛效果。这可以在手术中直视下进行,也可以在术后操作。这个方法还能改善术后的血气结果和肺功能检查,缩短住院时间。如果略有变化,还可以在术中采用冰冻镇痛探头,在术中对肋间神经松解进行冰冻,达到长时间镇痛的效果。不足的是这种方法要在 24~48 小时之后才会起效。神经的再生在一个月左右。

硬膜外腔注射阿片类药物同时使用局麻药也有很好的镇痛效果。吗啡 5~7 mg 与 10~15 mL 盐水注射可以维持 6~24 小时的良好镇痛。腰段硬膜外阻滞的安全性更好,因为不容易损伤脊髓根,也不容易穿破蛛网膜,但这只是理论,只要小心操作,胸段硬膜外阻滞同样是安全的。当注射亲脂性的阿片类药物如芬太尼时,从胸段硬膜外腔注射比腰段具有更好的效果。有些临床医师提议多使用芬太尼,因为这种药物引起的迟发性呼吸抑制较少。但不管是从哪个部位注射药物进行镇痛,都要密切监测以防并发症。

有些学者提出了胸膜腔内镇痛的方法,但遗憾的是,临床看来这并不可行,可能是由于胸管的放置和胸腔内出血。

3.术后并发症

胸科手术的术后并发症相对多见,但大多数都是轻微的,并可以逆转。常见血块和黏稠的分泌物堵塞呼吸道,会引起肺膨胀不全,所以需要及时吸痰,动作轻柔。严重的肺膨胀不全表现为一侧肺或肺叶切除后的支气管移动和纵隔摆动,这时候需要治疗性的支气管镜,特别是如果肺膨胀不全合并大量的黏稠分泌物。一侧肺或肺叶切除之后还常常导致小的裂口存在,这多是由于关胸不密合引起的,多在几天内自动封闭。支气管胸膜瘘会导致气胸和部分肺塌陷,如果在术后24~72小时发生,通常是由于气管闭合器闭合不牢所致。迟发的则多是由于闭合线附近气管组织血运不良发生坏死或是感染所致。

有些并发症少见但需予以足够的重视,因为它们是致命的,术后出血是重中之重。肺叶扭转可以在患侧肺叶部分切除,余肺过度膨胀时自然发生,它导致肺静脉被扭转,血液无法回流,很快就会出现咯血和肺梗死。诊断方法是靠胸片发现均匀的密度增高以及支气管镜下发现两个肺叶的开口过于靠近。在手术侧的胸腔还可能发生急性的心脏嵌顿,这可能是由于手术后两侧胸腔的压力差造成的严重后果。心脏向右胸突出形成嵌顿会引起腔静脉的扭转从而导致严重的低血压和CVP的上升,心脏向左胸突出形成嵌顿则会在房室结的位置造成压迫,导致低血压、缺血和梗死。心脏X线片的表现是手术侧的心影上抬。

纵隔手术的切除范围大,会损伤膈神经、迷走神经和左侧喉返神经。术后膈神经损伤会表现为同侧的膈肌抬高影响通气,全胸壁切除同样会累及部分膈肌造成类似的结果并合并连枷胸。肺叶切除一般不会导致下身瘫痪。低位的肋间神经损伤会导致脊髓缺血。如果胸腔手术累及到硬膜外腔,还会产生硬膜外腔血肿。

(四)肺切除的特殊问题

1.肺大出血

大量咯血指的是24小时从支气管出500~600 mL的血量,所有咯血病例中只有1%~2%是大咯血。通常在结核、支气管扩张、肿瘤或是经气管活检之后发生。大咯血是手术急症,大多数病例属于半择期的手术而非完全的急诊手术,即便如此,死亡率还是高达20%(如果用内科药物治疗,死亡率高于50%)。必要时可对相关的支气管动脉进行栓塞。最常见的死亡原因是气道内的血块引起的窒息。如果纤维支气管镜不能准确定位,那么患者有必要进入手术室行刚性气管镜检查。可以人工堵塞支气管暂时减缓出血或使用激光对出血部位进行烧灼止血。

患者需要保持侧卧位,维持患侧肺处于独立的位置达到压迫止血的目的,要开放多条大容量静脉通路。麻醉术前药一般不需给予清醒患者,因为他们通常都处于缺氧状态,保持持续吸入纯氧。如果患者已经插管,可以给予镇静药帮助患者预防咳嗽。另外,套囊或其他的气管栓子要放置到肺被切除后。如果患者还没有实行气管插管,那就行清醒下气管插管。患者通常会吞咽大块的血块,所以要把他们当作饱胃的患者来处理,插管时要取半右上位并持续在环状软骨上加力。双腔管有助于分隔患侧肺和正常肺,还能帮助将两侧肺独立切除互不干扰。如果放置双腔管困难,也可以放置大管径的单腔管。Univent管是内带可伸缩的气管套囊的单腔管,也可应用。如果气管腔有大块的血栓,可以考虑使用链激酶将其溶解。如果有活动性的出血,可以使用冰盐水使其流速减慢。

2.肺大泡

肺大泡可以是先天的,也可以继发于肺气肿。大型的肺大泡可以因为压迫周围肺组织从而影响通气。最大的麻醉风险来源于这些肺大泡的破裂形成张力性气胸,这可以发生在任意一侧肺。诱导期间保持患者的自主通气直到双腔管套囊已将两侧肺隔离。许多患者无效腔增大,所以通气是要注意防止二氧化碳蓄积。氧化亚氮要避免使用,因为那会导致肺大泡破裂,表现为忽然出现的低血压、支气管痉挛和气道压峰值的升高,需要立即放置胸腔引流管。

3.肺脓肿

肺脓肿源于肺部感染、阻塞性的肺部肿瘤和全身性感染的散播。麻醉要点是尽快隔离两侧肺以免感染累及对侧。静脉快速诱导、插入双腔管保持患侧肺的独立,立即将两侧套囊充气,保证在翻身摆体位的时候脓肿不会播散。在术中对患侧肺多次吸引也可以尽量减少对侧肺的感染机会。

4.支气管胸膜瘘

支气管胸膜瘘继发于肺切除术、肺部气压伤、肺脓肿穿破和肺大泡破裂。绝大多数患者采用保守治疗,只有胸腔引流和全身的抗生素治疗失败的患者需要手术治疗。麻醉的重点是考虑患者的通气障碍、必要时使用正压通气、可能存在的张力性气胸和肺脓肿对对侧肺的污染。肺脓肿由于多在瘘口附近,所以术后很快就会被吸收。

有些临床学者建议如果存在大的瘘就在清醒时插入双腔管,或是经静脉快速诱导插管。双腔管可以隔离两肺、可以对健侧肺单肺通气,对于麻醉处理很有帮助。术后可以在条件允许时拔管。

(程　珺)

第四节　肺隔离技术与麻醉

肺隔离技术在胸外科麻醉中具有里程碑的意义,该技术的出现使胸外科手术取得长足进步。

一、肺隔离的指征

肺隔离技术的应用范围广泛,从为胸内手术操作创造理想的手术野到严重肺内出血的急症抢救,都需要应用肺隔离技术。通常把肺隔离的应用指征笼统地分为相对指征与绝对指征。肺隔离的相对指征指为方便手术操作而采用肺隔离的情况,包括全肺切除、肺叶切除、肺楔形切除、支气管手术、食管手术等。肺隔离的绝对指征系需要保证通气,防止健肺感染等情况,包括湿肺、大咯血、支气管胸膜瘘、单侧支气管肺灌洗等。但这种分法并不理想,实际应用中很多相对指征会演变为绝对指征。如手术中意外发生导致必须使用肺隔离技术时相对指征就成为绝对指征。

最初应用肺隔离技术的主要目的是保护健肺,但目前肺隔离技术应用的主要目的在于方便手术操作,因此,不仅肺手术需要肺隔离,胸内其他器官的手术也需要肺隔离。

二、肺隔离的禁忌证

肺隔离并无绝对禁忌，但临床实践中有些情况不宜使用肺隔离技术。如存在主动脉瘤时插入双腔管可造成动脉瘤的直接压迫，前纵隔肿物存在时插入双腔管可造成肺动脉的压迫。理论上，插入双腔管时误吸的可能增加，因此，饱胃患者应谨慎使用双腔插管。

三、肺隔离的方法

临床上使用的肺隔离方法很多，包括双腔管、Univent 管、支气管堵塞、单腔支气管插管等。各种技术有各自的优缺点，应根据患者病情与手术需要分别选用。

(一)双腔管

1949 年 Carlens 发明的双腔管使肺隔离技术获得飞跃。20 世纪 50 年代末，Robertshaw 对 Carlens 双腔管进行改进，发明了右侧支气管插管。20 世纪 80 年代，聚氯乙烯导管代替了橡胶导管。制造技术的改进逐渐扩大了双腔管的用途，但双腔管至今仍存在一些缺陷，如定位困难需支气管镜辅助定位，右侧支气管插管易移位。

由于双腔管横截面呈卵圆形，不宜以直径反映其规格。目前以双腔管周长与相同周长单腔管的尺寸表示双腔管的规格。临床上女性身高 160 cm 以下者选择 35 F 双腔管，身高 160 cm 以上者选择 37 F 双腔管。男性身高 170 cm 以下者选择 39 F 双腔管，身高 170 cm 以上者选择 41 F双腔管。除身高外，选择双腔管还应考虑患者体形。

1.插管方法

双腔管的插管方法与气管内插管方法基本相同。检查套囊后先将导管充分润滑，喉镜暴露声门后支气管斜口向上插入声门，支气管套囊经过声门后左侧双腔管逆时针旋转 90°，右侧双腔管顺时针旋转 90°，推进导管至预计深度插管即初步成功。一般身高 170 cm 的成人患者导管尖端距门齿 29 cm，身高每增减 10 cm 插管深度相应增减 1 cm。聚氯乙烯导管与橡胶导管的设计不同，推进导管时不宜以遇到阻力为插管初步成功，聚氯乙烯导管推进中遇到阻力时可能造成肺叶、肺段支气管插管或支气管损伤。插管初步成功后应明确导管位置。

2.位置确定

常用快速确定双腔管位置的方法包括听诊与支气管镜检查。听诊分三阶段进行。第一步确定气管导管的位置(图 6-1A)。即双肺通气时将主气管内套囊适当充气，听诊双肺均有呼吸音。若双肺呼吸音不一致，气道阻力大，表明双腔管插入过深，应后退 2～3 cm。第二步确定支气管导管的位置(图 6-1B)。夹闭气管腔接口并使气管腔通大气，将支气管套囊充气，听诊确认单肺通气。开放气管腔接口行双肺通气，听诊双肺呼吸音清晰。第三步确定隔离效果(图 6-1C)。分别钳夹气管腔与支气管腔接口，听诊单肺呼吸音确定隔离效果。听诊法可快速诊断双腔管位置不良，但不能发现肺叶支气管堵塞的情况。支气管镜是确定双腔管位置最可靠的方法。患者体位改变后应重复上述步骤重新核对双腔管位置。

右侧双腔管插管易成功，左侧双腔管插管中易出现进入右支气管的情况。遇到这种情况后先将套囊放气，导管后退至距门齿 20 cm 处，将患者头右转 90°同时将双腔管逆时针旋转 90°再向下推进导管，导管易进入左侧支气管。左侧双腔管进入右侧支气管后的另一种处理方法是夹闭主气管通气，控制呼吸并后退导管，见到双侧胸廓起伏后将患者头向右侧旋转，导管同时逆时针旋转推进易使左侧双腔管进入左支气管。在上述方法不能奏效的情况下应使用支气管镜引导插管。

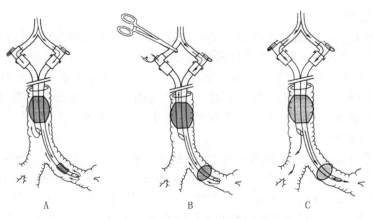

图 6-1 双腔管位置的确定

（1）左侧双腔管：左侧双腔管常见的有 Rusch、Mallinckrodt、Sheridan 三种，主要区别在套囊。Rusch 与 Mallinckrodt 管的套囊内压低于 Sheridan 管的套囊内压。这些导管行肺隔离时的套囊内压较低，在 $1.47\sim1.96$ kPa（$15\sim20$ cmH$_2$O）。套囊内容量 $2\sim3$ mL 即可完成隔离，套囊内容量超过 3 mL 才能完成隔离时应调整双腔管位置。左侧双腔管可能进入左肺上叶或下叶的叶支气管，通过支气管镜检查可排除这种可能。

（2）右侧双腔管：右侧双腔管常见的也有 Rusch、Mallinckrodt、Sheridan 三种，主要区别在于套囊设计。三种导管的共同特点是支气管套囊后导管侧壁有一侧孔，用于右上肺通气。右侧双腔管行肺隔离时套囊内压较高，$3.92\sim4.80$ kPa（$40\sim49$ cmH$_2$O），但低于 Univent 管的套囊内压。右侧双腔管插入过深易导致右上肺不张。

3.独特优势

与其他肺隔离技术相比，双腔管具有以下优点：①利于对双肺进行吸引、通气，易行支气管镜检查。②肺隔离有效。双腔管的缺陷在于解剖变异时固定的导管设计不能发挥良好的隔离作用。

（二）Univent 管

Univent 管出现于 1982 年，系一单腔导管，导管前开一侧孔，其间通过一直径 2 mm 的支气管堵塞器，支气管堵塞器可在导管腔内前后移动。Univent 管的插管方法与普通单腔气管导管相同，暴露声门后，导管送入声门，导管尖端过声门后再将支气管堵塞器继续送入支气管，左侧支气管堵塞时将导管逆时针旋转 90°，右侧支气管堵塞时将导管顺时针旋转 90°，导管插入深度与普通气管导管相同。确认双肺呼吸音后插入支气管镜，在支气管镜辅助下将支气管堵塞器送入相应的支气管内，套囊充气后听诊确定肺隔离效果。支气管堵塞器套囊不充气时即施行双肺通气。为防止堵塞器移位，在改变患者体位前可将堵塞器插入支气管较深的部位。支气管堵塞器导管较硬，有时送入支气管较困难，以进入左支气管时为甚，可将堵塞器退回气管导管腔内，在支气管镜帮助下将气管导管送入支气管，将堵塞器送入支气管后再将气管导管退回主气管即可。

Univent 管的优点在于术后保留导管方便，双肺单肺通气转换方便，能用于小儿。但该管的支气管堵塞器套囊属高容量高压套囊。堵塞器导管硬，因此有穿破支气管的可能。在不需要肺隔离的情况下意外对堵塞器套囊充气可造成急性气道梗阻。Univent 管的应用范围广泛，但与双腔管相比仍有隔离效果不稳定之嫌。

（三）支气管堵塞

支气管堵塞法系将支气管堵塞囊通过单腔气管导管送入支气管实现肺隔离的一种技术。由于手术操作的影响，尤其在右侧支气管堵塞时易发生堵塞囊移位。堵塞囊移位不仅造成隔离失败，严重时可堵塞主气管与通气肺支气管造成窒息。支气管堵塞时非通气肺的萎陷需要气体缓慢吸收或手术医师挤压完成。支气管堵塞适于手术方案改变需要紧急肺隔离而双腔管插入困难的情况。支气管堵塞法隔离肺的主要缺陷在于不能对非通气肺进行正压通气、吸引等操作。

（四）支气管内插管

支气管内插管是最早应用的肺隔离技术，该方法将单腔气管导管通过一定手法送入支气管达到肺隔离的目的。右侧支气管内插管较容易，左侧支气管插管在患者头右转 90°的情况下较易成功。支气管镜辅助下插管成功率高。右侧支气管插管易堵塞右上肺叶支气管。与支气管堵塞相似，这种肺隔离技术对非通气肺的控制有限。费用低是该技术的突出优点。

四、隔离通气（单肺通气）临床应用中的问题

单肺通气使手术肺萎陷，不仅利于明确病变范围，创造安静的手术野，还利于减轻非切除部分肺的创伤。但单肺通气易因氧合不良造成低氧血症。

（一）单肺通气时导致低氧血症的原因

单肺通气时氧合不良的主要原因包括隔离技术机械性因素、通气肺本身的病变以及双肺的通气血流比失调。

隔离技术机械性因素包括双腔管或支气管插管位置不良影响通气，通气道被血液、分泌物或组织碎屑堵塞影响通气，通过调整插管位置与清理通气道可很快纠正这种通气不良。慢性肺疾病在单肺通气时气道内气体分布不均衡增加，小气道过早闭合易导致通气不良。单肺通气引起低氧血症的最主要原因是双肺的通气血流比失衡。影响因素包括体位、全身麻醉、开胸以及低氧性肺血管收缩。

1.体位、全身麻醉与开胸的影响

清醒状态下侧卧位时，膈肌较低部位向胸腔弯曲明显，能更有效收缩。同时，胸膜腔压力梯度的改变也使下肺通气比上肺通气好。肺血受重力影响向下肺分布较多。由于上肺通气与血流均下降，下肺通气与血流均增加，因此，双肺的通气血流比变化不大。

麻醉后侧卧位时，肺血分布的模式依然是下肺占优势。但肺通气的模式与清醒时相反，上肺通气比下肺通气好。所以，麻醉后侧卧位时上肺通气好但血流不足，下肺通气不良但血流灌注良好，肺通气血流比的改变必然影响肺通气。

开胸后肺萎陷，肺泡通气明显减少，但开胸侧肺血流并未相应减少，造成开胸侧肺通气不足而血流灌注良好的情况，通气血流比的降低造成肺内分流。麻醉后非开胸侧肺受腹腔内容物、纵隔、重力的影响通气不良，而血流灌注相对较多，同样造成通气血流比的降低出现肺内分流。肺内分流使动脉血氧分压下降出现低氧血症。

2.缺氧性肺血管收缩

缺氧性肺血管收缩是肺泡氧分压下降后肺血管阻力增加的一种保护性反应。表现为缺氧区域血流减少与肺动脉阻力的升高，使血流向通气良好的区域分布。缺氧性肺血管收缩使通气血流比失调缓解，肺内分流减少，因而低氧血症得到改善。单肺通气时缺氧性肺血管收缩在减少萎陷肺血流中起重要作用。

缺氧性肺血管收缩受生理因素、疾病状态与药物的影响。影响肺血管的因素同样影响肺血管收缩。充血性心力衰竭、二尖瓣疾病、急慢性肺损伤等均可影响缺氧性肺血管收缩。钙离子通道阻断剂、硝酸盐类、硝普钠、β_2受体激动支气管扩张剂、一氧化氮与吸入麻醉药均可抑制缺氧性肺血管收缩。缺氧性肺血管收缩抑制后低氧血症表现明显。

(二)单肺通气的管理

针对单肺通气时发生低氧血症的原因,单肺通气时采用以下措施可减少低氧血症的发生。

(1)单肺通气应维持足够的潮气量和较快的呼吸频率。为保证通气肺的完全膨胀,减少通气血流比值失调,单肺通气时潮气量应接近双肺通气时的潮气量,呼吸频率与双肺通气时的频率相同。

(2)提高吸入气氧浓度,甚至吸入纯氧可提高通气侧肺动脉血氧分压使肺血管扩张,通气侧肺血流增加不仅降低通气血流比值失调,还有利于更多地接受非通气侧肺因缺氧性肺血管收缩而转移过来的血流。

(3)对萎陷肺采用间断膨胀、高频通气或低压 PEEP 的方法可增加功能残气量,增加动脉氧合。

(4)充分的肌松使下侧肺与胸壁顺应性增大,防止通气侧肺的肺内压、气道压过高而减少血流。

(5)保持通气侧肺导管管腔和气道通畅,有分泌物、血液与组织碎屑时应及时清除。

(6)避免使用影响缺氧性肺血管收缩的血管活性药物。

对上述方法不能奏效的低氧血症采用纯氧短暂双肺通气可迅速纠正低氧血症。

五、肺隔离的并发症

肺隔离的主要并发症是气道创伤。防止气道创伤的主要措施为插管前详细的气道评估、选择适宜规格的导管、减小肺隔离时套囊内注气容量、仅在需要隔离时才对套囊充气、避免使用氧化亚氮以及插管时轻柔操作。

(程　珺)

第五节　肺动脉内膜剥脱手术麻醉

肺动脉内膜剥脱术是治疗慢性栓塞性肺动脉高压的最有效手段。慢性栓塞性肺动脉高压是由于肺动脉内反复栓塞和血栓形成而造成的肺动脉高压[平均肺动脉压≥3.3 kPa(25 mmHg)]。可由急性肺动脉栓塞演变而成,也可因下肢静脉血栓等反复栓塞肺动脉所致。

一、病理生理

(1)慢性肺栓塞导致右心室压力负荷增加,右心室显著扩张、肥厚,右心室收缩功能减低。

(2)右心室扩大造成三尖瓣瓣环扩大,三尖瓣反流,有效右心排血量减少。

(3)扩张的右心室使室间隔左移,致使左心室舒张功能受损,左心排血量减低。

二、手术方法及潜在问题

（1）肺动脉血栓内膜剥脱术在深低温间断停循环下进行。在血栓起始部位的肺动脉内膜和中层之间剥离到亚肺段水平。

（2）手术可引起再灌注肺损伤、神经系统并发症和反应性肺动脉高压。

三、麻醉处理

麻醉处理的基本原则是维护右心功能、改善肺的气体交换和氧合功能、降低肺动脉压力及肺血管阻力、避免增加肺动脉压及损害右心功能的因素。同时注意脑及肺保护。

（1）麻醉诱导及维持：以依托咪酯、咪哒唑仑、芬太尼和哌库溴胺复合诱导，应特别注意药物对循环的影响。以大剂量芬太尼，辅以低浓度吸入麻醉药维持麻醉。

（2）监测：常规 ECG、桡动脉压及中心静脉压。大部分情况下需要放置 Swan-Ganz 导管，监测肺动脉压、连续心排血量（CCO）和混合静脉血氧饱和度（SvO_2）等，以便更全面地观察患者的血流动力学指标及氧代谢情况。TEE 在术中可用以评价右心功能。

（3）体外循环预充：以胶体液（血浆和血浆代用品）为主。手术需要在深低温停循环或深低温低流量下完成。

（4）由于患者术前就有右心功能不全，术中尤其是停体外循环后一般需使用正性肌力药。多巴酚丁胺在增加心排血量的同时能增加混合静脉血氧含量，降低肺血管阻力，改善酸中毒而不增加肺动脉压，故为首选。常用多巴酚丁胺 $3\sim10~\mu g/(kg \cdot min)$ 静脉输注。

（5）联合使用肺血管扩张药，降低肺动脉压，改善右心后负荷。PGE_1 $0.3\sim2~\mu g/(kg \cdot min)$ 或硝酸甘油 $0.5\sim2~\mu g/(kg \cdot min)$ 持续泵入，可较好降低肺动脉压而对血压影响较小。吸入一氧化氮 $20\sim40$ ppm 可有效降低肺动脉压，而不影响血压。

（6）积极纠正缺氧和酸中毒，术中适当过度通气，维持 $PaCO_2$ 小于 4.7 kPa（35 mmHg）。

（7）脑保护：肺动脉栓塞范围广泛者，需要在深低温低流量或深低温停循环下施行手术，易导致脑损伤。建议尽量缩短停循环或低流量时间，停循环的时间不宜过长，以 $20\sim25$ 分钟为宜。恢复流量灌注期间使静脉血氧饱和度达 75%。转流中给予甲泼尼龙、硫喷妥钠、利多卡因或丙泊酚等药物，可能有一定的脑保护作用。

（8）肺保护措施：①限制液体入量，体外循环预充液中增加胶体含量，复温时超滤和利尿，停机后输入血浆或人清蛋白。②机械呼吸时用 PEEP。严重肺出血的患者，有时机械呼吸难以适应机体气体交换和氧合的需要，须改用手控通气。手控通气时采取大潮气量，高气道压[3.92~4.90 kPa（40~50 cmH$_2$O）]，在吸气末停顿，以增加吸气时间使气体较好氧合和交换。术后机械呼吸应使 SaO$_2$＞95%，$PaCO_2$＜4.7 kPa（35 mmHg）。早期需吸入高浓度氧（80%~100%），同时给予 PEEP 0.49~0.98 kPa（5~10 cmH$_2$O）。③必要时纤维支气管镜吸引。

（程 珺）

第六节 先天性膈疝手术麻醉

一、病理及临床特点

（1）先天性膈疝的发病率约为 1/4 000。

（2）膈疝分型：①后外侧型膈疝约占 80%，经 Bochdalek 孔疝出，又称胸腹裂孔疝，多为左侧，疝入物多为胃、小肠、结肠、脾和肝左叶等腹腔脏器；②食管裂孔型占 15%～20%，一般较小，不损害肺功能；③Morgagni 裂孔型约占 2%。

（3）新生儿期膈疝临床表现为呼吸急促和发绀，哭吵或喂奶时加剧。哭吵时患侧胸腔的负压加大，使更多的腹腔脏器疝入胸腔，造成呼吸极度窘迫。

（4）消化系统症状比较少见，疝入胸腔内的肠管嵌闭或伴发肠旋转不良时出现呕吐。

（5）体格检查：患侧胸部呼吸运动明显减低，呼吸音消失，纵隔移位，心尖冲动移向对侧。当较多的腹腔内脏进入胸腔内，呈现典型的舟状腹。

（6）胸部 X 线摄片：需与先天性肺叶气肿相鉴别。

（7）伴随畸形：①肠旋转不良（40%）；②先天性心脏病（15%）；③泌尿系统异常；④神经发育异常；⑤Cantrell 五联症（包括脐膨出、前侧膈疝、胸骨裂、异位心、室间隔缺损等心内缺损）。

（8）手术治疗为经腹径路行内脏复位和修补膈缺损。

二、术前准备

（1）护理患儿时将其置于半卧位和半侧卧位。可以插入鼻胃管持续低压吸引，以防止胸腔内的内脏器官充气加重对肺的压迫。

（2）对呼吸困难的患儿应给予气管内插管及机械通气治疗。使用肌松药便于控制呼吸，减少挣扎，降低氧耗，同时使气道压力下降，减轻肺损伤。

（3）避免气道压力过高，防止发生张力性气胸。

（4）高频通气可能促进气体交换，减少气道压力的波动。

（5）通过过度通气、持续输注芬太尼、吸入一氧化氮，降低肺血管阻力。

（6）术前建立可靠的静脉通路，首选上肢外周静脉。

（7）注意保暖，密切监测患儿的中心体温变化。

三、麻醉管理

（1）采用静吸复合麻醉方法。麻醉诱导和维持可给予芬太尼。吸入低浓度的异氟烷或七氟烷。氧化亚氮使肠管扩张，损害肺功能，故不宜使用。

（2）采用氧气/空气混合通气，纯氧通气有引起早产儿晶状体后纤维增生的危险。

（3）术中监测气道压力，吸气峰压一般不超过 2.45～2.94 kPa（25～30 cmH_2O）。

（4）动脉穿刺置管连续监测血压并及时进行血气分析。颈内静脉置管监测中心静脉压并指导补液治疗。

（5）膈疝修补后不要即刻张肺，以免造成肺损伤。

（6）术后送 ICU 继续呼吸治疗，其中部分患儿可能需要较长期的呼吸机支持。

（孙淑芳）

第七节　纵隔肿瘤手术麻醉

上、前、中纵隔的汇合处正好位于上腔静脉中段、气管分叉、肺动脉主干、主动脉弓以及心脏的头侧面。对于成人，这个区域的大部分肿瘤是支气管肺癌和淋巴瘤的肺门淋巴结转移；而婴幼儿多为良性的支气管囊肿、食管重叠或者畸胎瘤。这个区域的肿瘤可以引起气管隆嵴处的气管支气管树、肺动脉主干及心房（和上腔静脉）的压迫和阻塞。胸部 CT 是最重要的诊断方法，因为它可以确定这些关键组织的压迫程度和大小。纵隔肿瘤麻醉中最常见的并发症为气道压迫，一篇综述中 22 例患者有 20 例出现气道梗阻。虽然气道梗阻是最主要的症状，但常常此时其他两到三个器官也有不同程度受压和存在并发症的潜在可能性，麻醉中如不特别注意，也没有丰富经验，每一个并发症都有可能危及生命，引起急性衰竭和死亡。总之，纵隔肿瘤麻醉的主要处理原则是：尽可能选择局部麻醉；全麻前尽可能进行化疗或放疗；如果必须全麻，应用纤维支气管镜检查气管支气管，并且清醒插管并保持自主呼吸。下面将分别讨论主要并发症及其麻醉管理。

一、气管支气管压迫

大部分引起气道梗阻的前纵隔肿瘤源自淋巴组织。但是，也有一部分源自囊液瘤、畸胎瘤、胸腺瘤和甲状腺瘤等良性病变。在进行化疗或放疗之前应做组织学诊断。大部分有气道梗阻的纵隔肿瘤患者，首先需要面临诊断手术的麻醉（如颈部或斜角肌的淋巴活检、霍奇金病的开腹活检）。重要的是，术中出现严重气道问题的患者不是术前均有呼吸道受压症状。

这些患者的麻醉管理有两点要优先考虑。

（1）第一，肿瘤压迫气道常常可危及生命，因为压迫阻塞通常发生在气管分叉处，位于气管导管的远端，打断自主呼吸可导致气道梗阻。对于有气管压迫和扭曲的患者，气管插管时，若导管口贴在气管壁上或者导管通过狭窄部分时，管腔被完全堵塞或形成一锐角，均可引起气道完全阻塞。考虑到全麻存在潜在的致死性气道阻塞可能，因此手术时尽量首选局部麻醉。

（2）第二，淋巴瘤对化疗或放疗的反应通常极佳，胸片显示治疗后肿瘤显著缩小，症状也有所好转。有些患者即使不活检，其细胞性质也有较大可能预知。因此，如有可能淋巴瘤患者应在全身麻醉前进行化疗或放疗。

如果肿瘤位于上、前和中纵隔，患者表现呼吸困难和/或不能平卧而需活检，则尽可能选择局麻。如细胞类型对化疗或放疗敏感，在进一步外科治疗前，应先行化疗或放疗。经过这些治疗后，应仔细复习肿瘤的放射学表现，并对肺功能做出动态评估。

如果患者没有呼吸困难且能平卧，应作 CT 扫描、流速-容量环以及超声心动图检查以评估肿瘤的解剖和功能位置。如果三种检查结果之一呈阳性，即使没有症状，活检时也应选择局麻。

如果使用全麻，那么诱导前应在局麻下以纤维支气管镜对气道进行评估。纤维支气管镜外套加强型气管导管，在纤维支气管镜检查完以后，插入气管导管。全麻诱导采用半斜坡卧位。整个手术保留自主呼吸,避免使用肌松剂,以防胸腔内压力波动过大,使已软化的气管支气管系统发生塌陷。在场人员应该具备快速改变患者为侧卧或俯卧位的能力。应随时准备好一硬质通气支气管镜,以通过远端气管和隆突部位的梗阻,同时应备好体外循环相关人员和设备。

术后前几个小时,必须严密观察患者,因器械操作后肿瘤水肿而体积增大,有可能发生气道阻塞而需再次插管和机械通气。

二、肺动脉和心脏压迫

纵隔肿瘤压迫肺动脉和心脏的情况非常罕见,因肺动脉干部分被主动脉弓和气管支气管所保护。

肺动脉压迫的处理原则与气管支气管压迫一样。因这类患者需诊断性操作(如组织活检),故大多数患者是第一次施行麻醉。这些患者的术前评估同支气管压迫患者。若知道细胞类型或高度怀疑,首先可考虑放疗;若可能,所有诊断性操作应在局麻下进行,若患者要求全麻或患者在仰卧位、坐位、前倾位甚至俯卧位时症状加重,期间可考虑给予全麻,并且整个过程中保留自主呼吸,维持良好的静脉回流、肺动脉压和心排血量。可考虑增加容量负荷和给予氯胺酮等来维持静脉回流、肺动脉压和心排血量。术前也需备好体外循环。

三、上腔静脉综合征

上腔静脉综合征是由上腔静脉的机械阻塞引起。上腔静脉综合征的发生原因按发病率多少包括:支气管肺癌(87%)、恶性淋巴瘤(10%)、良性病变(3%)如中心静脉高价营养管、起搏器导管产生的上腔静脉血栓、特发性纵隔纤维化、纵隔肉芽肿以及多结节性甲状腺肿。上腔静脉综合征的典型特征包括:由于外周静脉压增加[可高达 5.3 kPa(40 mmHg)]引起上半身表浅静脉怒张;面颈部、上肢水肿;胸壁有侧支循环静脉和发绀。静脉怒张在平卧时最明显,但大多数病例在直立时静脉也不会像正常人一样塌陷。颜面部水肿明显,眼眶周围组织肿胀以至于患者不能睁开双眼,严重的水肿掩盖了静脉扩张症状。大部分患者有呼吸道症状(呼吸急促、咳嗽、端坐呼吸),这是由于静脉淤血和黏膜水肿阻塞呼吸道引起,这些均是预后不良的征兆。同样地,患者精神行为改变也是脑静脉高压和水肿特别严重的征象。发展慢的上腔静脉阻塞,症状出现也较隐蔽;急性阻塞时,所有的症状进展极明显。上腔静脉综合征最典型的放射学特征为上纵隔增宽。静脉造影可以确诊(但不是病因学诊断),病因学诊断可通过开胸探查、胸骨切开、支气管镜、淋巴活检等方式来确诊。

大部分伴有上腔静脉综合征的恶性肿瘤患者可先行化疗和放疗(指未完全阻塞的患者)。但是,对于完全阻塞或几乎完全阻塞的患者[通常表现为脑静脉高压和/或呼吸道阻塞的症状]以及经放疗、化疗后无效的患者,应考虑行旁路术或采用正中胸骨切口手术切除病变。这种手术通常非常困难,因为组织分界不清,解剖变形,中心静脉压异常高以及出现不同程度纤维化。

拟行上腔静脉减压术的患者麻醉前评估应包括仔细的呼吸道检查。面颈部的水肿同样可以出现在口腔、口咽部和喉咽部。另外,呼吸道还可能存在外部的压迫和纤维化,正常运动受限,或存在喉返神经损害。如果疑有气道压迫,应行 CT 扫描。

为减轻气道水肿,患者以头高位护送到手术室。在麻醉诱导前,所有患者均行桡动脉穿刺置管。根据患者情况术前可从股静脉置入中心静脉导管或肺动脉导管,至少应在下肢建立一大口径静脉通道。术前用药仅限于减少分泌物。麻醉诱导方法取决于气道评估结果。如果诱导前患者必须保持坐位才能维持呼吸,那么应选择使用纤维支气管镜或喉镜清醒插管。

术中最主要的问题是出血。相当多的失血是由于中心静脉压太高。由于术野组织的解剖变形,手术相当困难,随时可能发生动脉出血。因此,当胸骨切开时手术室内应有备血。

术后,特别是纵隔镜、支气管镜检后上腔静脉的压迫并没解除,则可能发生急性呼吸衰竭而需气管插管和机械通气。这种急性呼吸衰竭的机制还不清楚,但最可能的原因是:上腔静脉综合征可引起急性喉痉挛和支气管痉挛;呼吸肌功能受损(恶性病变患者可能对肌松药有异常反应);肿瘤加重了气道的阻塞。因此,这些患者在术后几小时应密切监护。

(孙淑芳)

第七章

泌尿科麻醉

第一节　前列腺手术麻醉

前列腺由四个紧密相连的完整区域组成,即前区、外周区、中央区和前列腺前区。每个区又由腺体、平滑肌和纤维组成。所有区都被包在一个包膜里。前列腺血供丰富。动脉和静脉穿过前列腺包膜,在腺体内分支。静脉窦邻近包膜而且非常大。在 40 岁左右,前列腺区的前列腺组织即开始有结节增生,形成中叶、侧叶和后叶,中叶和后叶与尿道梗阻有密切关系。前列腺和前列腺段尿道接受交感和副交感神经的支配,这些神经来自于由副交感神经盆丛发出的前列腺丛,而副交感神经盆丛又有下腹丛神经加入,这些脊神经主要来源于腰骶段。

前列腺手术多见于 60 岁以上老年男性患者。近年来,随着前列腺增生(BPH)的发病率逐渐上升,各种治疗 BPH 的术式也在不断地发展和改良。常见的术式有经腹或会阴前列腺切除术(开放手术)、经尿道前列腺电切术(TURP)、经尿道前列腺汽化电切术(TVP)、经尿道前列腺等离子电切术(PKRP)等。目前最常用的是 TURP、TVP、TURP＋TVP 和 PKRP 等术式。但如果腺体过大就须做开腹切除。高龄前列腺增生患者身体的机能呈进行性退化,各器官存在不同程度的病理变化,重要器官的代偿功能下降,对手术、麻醉耐受力差,麻醉风险大。

一、经腹前列腺切除术的麻醉

经腹前列腺手术适用于前列腺巨大肿瘤的切除,可在区域阻滞或全身麻醉下进行。这类手术患者多为老年人,且常合并有心脑血管病、糖尿病或慢性肺功能不全等疾病。部分患者还伴有不同程度的尿路梗阻,肾功能不同程度的损害,给麻醉和手术带来一定的困难。

对于一般情况较好的患者,可以考虑在蛛网膜下腔阻滞、硬膜外阻滞或腰-硬联合阻滞麻醉下完成手术。椎管内阻滞的优点不仅在于术后并发症少,而且由于骶部副交感神经亦被阻滞,前列腺部血管收缩,失血得以减少。但对此类患者施行椎管内阻滞时,麻醉平面应严格控制在 $T_{8\sim10}$ 以下,否则血流动力学难以稳定。同时术中要保证静脉输液通路畅通,要密切观察失血量及内环境的变化,及时输血、输液补充血容量,以维持血流动力学的稳定。而对于全身情况较差尤其是合并心血管功能不全者,或者合并脊柱畸形以及椎管内麻醉失败者应采用气管内全身麻醉。

经腹前列腺切除手术对患者侵袭性大,手术部位较深,前列腺血运丰富并与周围粘连,术中出血较多。术中失血主要发生于前列腺剥出时,由于失血较为集中,因此可对病情有不同程度的影响。所采用手术方式的不同,失血量也可有明显的差别,例如采用缝合前列腺被膜的术式时,失血量常可较不缝合者显著减少。同时术中还常常挤压前列腺,能使腺体内含有的胞浆素原活化,大量进入血液循环,将血液内的胞浆素原转化为胞浆素,从而产生血纤维蛋白溶解现象,导致术中、术后渗血增多、血压下降。遇此情况时,除彻底电凝或压迫止血外,可输注新鲜血或纤维蛋白原,并给予肾上腺皮质激素处理。术后患者创面都有不同程度的渗血,创面血管即便已有血栓形成,但由于尿内激酶有使溶纤维蛋白系统激活的能力,从而使已形成的凝血块重新溶解,以致形成术后的大量渗血。6-氨基己酸具有抗纤溶作用,因此可以避免尿激酶的不利影响,减少失血量,但近年来由于有前列腺手术使用 6-氨基己酸后发生脑血管栓塞及心肌梗死的报道,已不再强调 6-氨基己酸的应用。实际上,防止术中、术后出血的关键仍在于术中彻底止血。药物止血的理论虽很有吸引力,但实际掌握起来有一定的困难。

二、经尿道前列腺电切术的麻醉

经尿道前列腺电切术(TURP)由于有不开刀、创伤小、恢复快、并发症少和安全性大的优点而容易被患者所接受,是治疗前列腺增生症(BPH)的有效方法。但由于此类手术多为高龄患者,机体各重要器官存在不同程度的病理变化,各器官的代偿和贮备功能降低,对手术和麻醉耐受力差,麻醉风险较大。大量临床观察认为,TURP 麻醉不同于一般日常麻醉。因此,术前应详细询问病史,完善各项检查,术前及时处理各种并发症,对于合并心律失常、心力衰竭、高血压、糖尿病及水、电解质、酸碱平衡紊乱的老年患者应先由内科会诊,进行有效的治疗,而后再行手术,可大大提高麻醉和手术的安全性。如对高血压患者行降压治疗,将血压最好控制于 18.7/10.7 kPa(140/80 mmHg)左右才行手术治疗;并发糖尿病患者术前应将血糖控制在 8.3 mmol 以下时再进行 TURP 手术;对有肾功能不全者给予护肾治疗,当血清肌酐水平降至 300 μmol/L 时,再行 TURP 手术治疗。

经尿道前列腺切除可根据病情选择蛛网膜下腔阻滞、硬膜外阻滞、腰-硬联合阻滞、骶管阻滞或全身麻醉下进行。椎管内阻滞可提供良好的肌肉松弛,给术者提供有利操作条件;全身麻醉可以消除患者紧张情绪,亦可提供肌肉松弛条件,利于膀胱适当充盈,便于观察视野。以前 TURP 的麻醉主要是选择硬膜外阻滞,而近年来腰-硬联合阻滞可以同时发挥两种麻醉方法的优点,减少或克服各自的缺点和不足,在临床得到广泛的应用。硬膜外阻滞穿刺点可选择在 $L_1 \sim L_4$ 椎间隙,腰-硬联合阻滞通常选择在 $L_2 \sim L_4$ 椎间隙。局麻药可选择利多卡因、丁哌卡因、罗哌卡因和左旋丁哌卡因等药物。麻醉平面控制在 T_{10} 以下,减少因麻醉平面过高所引起的并发症。椎管内阻滞可增加膀胱的容量,便于手术操作。但椎管内阻滞需要注意:老年患者脊柱僵硬,韧带钙化增加了操作难度;老年人硬膜外间隙的容积较小,椎间孔狭窄,因而麻醉平面易于扩散,要注意剂量的调整;另外,阻滞平面以下小血管张力下降,可能增加术中出血倾向和灌注液吸收倾向。而全麻易掩盖 TURP 综合征等手术并发症,术中、术后麻醉并发症也较多,通常只有在椎管内阻滞失败后才考虑应用。

前列腺切除手术患者的麻醉管理,需重视老年人病理生理特点及合理选择麻醉方法,要加强术中麻醉管理。老年前列腺切除患者麻醉管理有如下特点:手术的全程要加强呼吸、血压、心率、脉搏、血氧饱和度监测。保证整个手术全程吸氧,维持呼吸和循环功能的稳定。老年人由于全身脏器功能减退,术前合并症多,心肺功能储备差,动脉硬化是组织变化的必然趋势,临床表现血压升高,心排血量减少,麻醉危险性增高,尤其是高血压患者,要避免血压大幅度波动。前列腺切除术患者易于发生深静脉血栓,究其原因可能与高龄、合并恶性肿瘤、心脏疾病、静脉曲张和肥胖等因素有关。椎管内阻滞是比较适合老年前列腺切除患者的麻醉方法,椎管内阻滞后由于阻滞了交感神经,血管扩张作用使血流阻力下降,扩容作用能使血液稀释,血液黏滞度下降,使血流加速,有防止红细胞聚集,改善循环功能的作用。此外,椎管内麻醉期间患者可保持清醒合作,而且术中管理方便,有术后恢复快、并发症少的优点。

老年人对失血和失水的耐受性差,应根据术前、术中的病情选择液体种类。入室后尽早补液,可使有效循环血容量增加,并可纠正由于阻滞区域血管扩张引起的血压下降。要结合患者心肾功能状况补充液体,若有心肾功能损害补液切忌过快过量,以防心力衰竭、肺水肿的发生。术中要高度重视呼吸功能的监测。老年人功能残气量增加,肺组织弹性减少,肺顺应性下降,呼吸功能减弱,肺活量减少,对缺氧的耐受性较差。术中尽量少用镇痛、镇静类药物,因为此类药物对呼吸功能有明显影响。术中应保证氧供并重视心率、血氧饱和度监测,防止发生缺氧。维持血压平稳是麻醉处理的关键,血压波动剧烈如不及时处理可造成前列腺手术期间出血增多、心肌缺血,甚至心力衰竭。术中发现病情变化时,要及时果断地采取措施,合理使用血管活性药物,尽量保证手术期间的血压平稳。此外,TURP术后患者常由于伤口疼痛及膀胱痉挛性收缩,强烈的尿急可引起患者的疼痛和烦躁,可引起继发性出血和引流管阻塞,通过静脉或硬膜外镇痛处理,可有效地缓解术后疼痛,且对运动阻滞程度轻,便于术后早期活动,可减少术后压疮和下肢深静脉血栓形成的并发症。

三、前列腺癌根治手术的麻醉

前列腺癌在欧美是一常见恶性肿瘤,在我国较少见,但随着人口老龄化,前列腺癌的发病率有上升的趋势。前列腺癌的治疗有根治性手术切除及姑息性治疗(放射治疗、内分泌治疗、化疗及物理治疗)。前列腺癌根治手术的范围包括前列腺体和前列腺包膜,以达到消灭体内所有肿瘤组织的目的。以前常用经会阴前列腺切除术,近年普遍采用耻骨后前列腺癌根治术,前列腺、射精管、贮精囊和部分膀胱颈随同盆腔淋巴结一起切除。但近年来腹腔镜技术用于根治性前列腺癌手术有日渐增多的趋势。前列腺癌根治手术中最常见的问题是术中大量出血。术前自体血采集、使用重组红细胞生成素、术中急性等容性血液稀释都是减少患者对异体血需求的常用方法。早期术后并发症包括深静脉血栓形成、肺栓塞、血肿、浆液瘤和伤口感染,发生率为 $0.5\% \sim 2\%$。根治性前列腺手术时患者体位处于仰卧位、背部过伸和耻骨高于头部的特伦德伦伯格体位,此体位易发生空气栓塞。

硬膜外阻滞、蛛网膜下腔阻滞、腰-硬联合阻滞、全身麻醉都可用于这种手术。但目前国内外普遍采用硬膜外阻滞复合全身麻醉这种联合麻醉方式,主要是利用硬膜外阻滞的良好镇痛作用,再加上全麻的辅助或控制呼吸作用,使麻醉更加平稳与安全。既往的研究证实,实施硬膜外阻滞或硬膜外阻滞复合全身麻醉保留自主呼吸时,中心静脉压和外周静脉压低于间歇正压通气的患者,这就是间歇正压通气者的出血量多于自主通气者的原因。与全麻相比,椎管内阻滞或复合全身麻醉可降低患者术后血液的高凝状态,因此可降低术后血栓栓塞的风险。另外,硬膜外阻滞的超前镇痛可降低术后疼痛和对镇痛的要求,也能更好地维持神经内分泌反射的稳态,肠道功能也比全麻恢复快。随着腹腔镜用于根治性耻骨后前列腺切除术的增多,单独椎管内阻滞已无法满足手术和患者的要求,故以选用全麻为宜。术后镇痛对老年患者尤为重要,可使患者早期活动减少术后并发症,促进伤口愈合,缩短住院日和减少经济负担。

(董帅帅)

第二节 输尿管、膀胱、尿道创伤手术麻醉

大多数输尿管、膀胱、尿道创伤手术均可在硬膜外阻滞、蛛网膜下腔阻滞或腰-硬联合阻滞下完成。输尿管上段手术可选 $T_{8\sim9}$ 或 $T_{9\sim10}$ 间隙,向头侧置管,麻醉范围控制在 $T_6\sim L_2$。输尿管下段手术麻醉范围控制在 $T_{10}\sim S_4$,选择 $L_{1\sim2}$ 间隙穿刺,向头侧置管。膀胱手术可选 $L_{1\sim2}$ 间隙,结肠代膀胱手术,穿刺点可选 $T_{11\sim12}$ 间隙,麻醉范围控制在 $T_6\sim S_1$,前列腺手术常选用 $L_{2\sim3}$ 间隙或 $L_{3\sim4}$ 间隙穿刺置管。椎管内麻醉具有镇痛完善、肌肉松弛良好、呼吸循环功能较稳定、对体液超负荷具有良好耐受性、对肾血流影响小等优点。在具体实施中,应注意下列问题:肾功能不全患者局麻药液中不宜加用肾上腺素,否则将导致肾血流量降低;因局麻药主要在血液或肝脏代谢降解,如果并存低蛋白血症,血浆中局麻药与蛋白结合减少,游离成分增高,易出现局麻药毒性反应,因此,需控制局麻药用量。全身麻醉适用于手术范围广、创伤大、出血多的病例。采用气管内全麻应注意:①全麻药对肾功能可能有损害。②肾功能障碍可能影响药物的清除,使药物的时效延长。③要避免气管插管损伤,防止肺部感染等问题。

一、输尿管创伤手术的麻醉

输尿管创伤的原因可分为外源性创伤和医源性创伤两大类。单纯的外源性输尿管创伤比较少见,多见于枪弹伤、交通事故、刀刺伤等。常合并有腹腔脏器或全身脏器创伤,有时输尿管创伤易被掩盖。医源性输尿管创伤多见于盆腔及下腹部的开放性手术。特别是输尿管有移位、畸形、广泛粘连、显露不良、出血等情况时更易发生。有时虽未直接伤及输尿管,但破坏了输尿管的血液供应,也会导致输尿管部分缺血、坏死及穿孔。器械损伤多见于泌尿外科输尿管插管及输尿管镜检术。放射性创伤比较罕见,多见于盆腔肿瘤高强度放射性物质照射后。输尿管创伤后症状和体征常受多种因素影响,如创伤原因、性质、发现的时间、单侧或双侧创伤等,往往易误诊。在处理外伤或在手术中若能及时发现输尿管创伤并及时处理,则效果好,不会遗留后遗症。术后数天或数周发现尿少、血尿、漏尿、肾区胀痛并有叩痛、腰部肌肉紧张等,应考虑输尿管创伤的可能。

输尿管创伤手术治疗的目的为恢复正常的排尿通路和保护患侧肾脏功能。如患者全身情况好,此类手术多可在硬膜外阻滞或蛛网膜下腔阻滞下完成,近年来腰-硬联合阻滞麻醉已广泛应用于此类手术,该麻醉方法具有操作简单,效果确切,根据手术的需要容易调节阻滞平面,对输尿管创伤探查手术不失为一种较好的麻醉方法。硬膜外局麻药可选用2%利多卡因、0.75%罗哌卡因和丁哌卡因等药物,蛛网膜下腔用药可选用0.5%丁哌卡因或罗哌卡因,可采用重比重或等比重液。如患者伴有复合伤,全身情况差、病情危重或以探查性质为主的手术则可选用在气管插管全麻下完成。对于患者全身情况危重,休克、脱水、失血严重或合并有其他重要脏器创伤时,应先纠正全身情况及优先处理重要器官的创伤。在处理患者时需遵循"抢救生命第一,保护器官第二"的原则,首先处理威胁生命的创伤。输尿管创伤手术患者往往伴有肾功能损害,在麻醉期间

尽量避免应用影响肾功能的药物,以免加重对肾脏的损害。另外,硬膜外腔用药由于腰骶部神经根粗大,宜用较高浓度的局麻药来获得较为满意的效果。在追加硬膜外麻醉时应量足、浓度高,以保证阻滞完善,使麻醉效果满意。

二、膀胱创伤手术的麻醉

由于膀胱在骨盆的包围下,一般不易损伤,其大小、形状、位置及壁的厚度均随着储尿量而变化,当膀胱充盈达 300 mL 时,高出于耻骨联合上,如下腹部受到外力的作用时,有可能导致膀胱破裂;或当骨盆受到强大外力的作用,导致骨盆骨折时,骨折断端有可能刺破膀胱,使并发膀胱破裂的可能性大大增加。据统计:骨盆骨折与膀胱创伤关系密切,车祸等暴力损伤是膀胱破裂损伤的主要原因,并常伴有合并伤。枪弹伤是造成膀胱破裂损伤的另一原因,同时合并有其他脏器损伤。膀胱创伤根据损伤原因分为闭合性膀胱损伤、开放性膀胱损伤和医源性膀胱损伤。有下腹部外伤史、骨盆骨折史、难产、膀胱尿道器械操作后出现出血与休克、排尿困难和血尿、腹膜炎等症状者,应考虑膀胱创伤的可能。膀胱破裂的治疗原则应包括早期的防治休克、急诊手术及后期的膀胱修补等。膀胱破裂处理方式应根据受伤原因和膀胱破裂类型而定。膀胱挫伤仅需留置导尿管数天。

膀胱手术可选用对呼吸、循环影响较小的区域神经阻滞,一般情况下多可满足此类手术的要求。诊断性或手术治疗性膀胱镜检查等这类相对较小的手术,基本上都在门诊手术室实施,蛛网膜下腔阻滞、腰段硬膜外阻滞、骶管阻滞均可获得较理想的麻醉效果。尿道膀胱器械检查操作,尤其是女性患者,通常可在 2% 利多卡因凝胶表面麻醉下进行,而且操作中患者不会出现不适感。椎管内麻醉尤其是硬膜外阻滞或腰-硬联合阻滞,如果阻滞平面、局麻药剂量、注药速度控制适当,则对呼吸、循环功能影响较小,是较好的麻醉方法选择。因椎管内麻醉阻滞平面低,术后肺部并发症比全麻少,而且术中可保持患者清醒,有利于术后精神功能的恢复;此外,椎管内麻醉具有一定扩张肾血管的作用,可增加和改善肾血流,对伴有肾功能障碍或尿毒症者,采用此麻醉方法更为合适。但对于手术复杂涉及范围较大同时伴有全身复合伤以及心、肺功能不全者,选用气管内插管全麻较为安全,有利于术中对呼吸、循环功能的管理。

膀胱创伤手术多在截石位下完成,这种体位对患者心、肺功能皆有不利影响。截石位时横膈凭重力上移,肺脏受挤压,通气功能受到一定影响。心排血量因胸膜腔内压的增高及心脏位置的改变而减少。尤其是肥胖或腹水的患者,这种体位的不利影响更值得注意。患者情况较好者,可考虑采用单纯蛛网膜下腔阻滞、连续硬膜外阻滞或腰-硬联合阻滞。此外,截石位时双腿屈曲外展,时间长久以后静脉血流迟滞,易引起下肢深静脉血栓形成,构成术后肺栓塞的后患。因此,术中应补充适量的液体,使血液不致过于黏稠,避免栓塞的发生。手术结束时,应将下肢缓慢轻巧复位,以免引起血流动力学剧烈波动。对于血压明显下降者,应给予少量血管收缩剂及时处理。

三、尿道创伤手术的麻醉

尿道创伤是泌尿系统最常见的损伤,多发生于男性,青壮年居多。若处理不及时或处理不当,会产生严重的并发症或后遗症。女性尿道损伤发生率很低,只有严重的骨盆骨折移位导致膀胱颈或阴道损伤才可产生尿道损伤。尿道内暴力伤常见于医源性损伤,多因尿道器械操作不当造成;尿道外暴力开放损伤常见于火器或利刃伤,常发生在尿道阴茎部;尿道外暴力闭合性损伤主要由会阴部骑跨伤和骨盆骨折所致。骨盆骨折所致的尿道损伤最好发于交通事故,骨折端刺伤尿道或骨折导致骨盆变形、牵拉撕裂尿道。尿道损伤的临床表现取决于损伤的部位、程度和是否合并有骨盆骨折及其他脏器损伤。根据外伤史、受伤时的体位、暴力性质、临床表现、尿外渗的部位、直肠指检、X线检查及其他必要的全身检查可明确尿道损伤的部位、尿道损伤的程度及有无其他脏器损伤。

尿道创伤的全身治疗目的是防治休克、控制感染及并发症。对危及生命的合并伤应先处理,等病情稳定后再处理尿道损伤。尿道创伤局部治疗的主要目的是要恢复尿道的连续性、引流膀胱尿液及引流尿外渗。小儿尿道创伤手术常需要在基础麻醉加局麻、区域阻滞或全麻下完成,而成人则可在 2% 利多卡因凝胶表面麻醉或低位蛛网膜下腔阻滞下完成,尤其是年龄较大或对自主神经反射不敏感的截瘫患者。在良好的麻醉前用药和静脉镇静处理下,表面麻醉可广泛应用于身体状况极差的高龄患者。对于尿道远端的手术,阴茎神经阻滞亦能提供良好的镇痛效果,而且在门诊患者其操作非常简单。阴茎神经阻滞的并发症最少,而且可由各临床科室的手术医师实施。

外伤性后尿道断裂手术时间通常较长,患者要保持截石体位 4~5 小时之久,对呼吸、循环的影响较大。但需施行此类手术的病例多为年轻人,对体位的适应较老年人强。采用蛛网膜下腔阻滞时,应待阻滞平面固定后再改变体位,以免麻醉平面意外升高。轻比重局麻液的蛛网膜下腔阻滞更为适宜。采用硬膜外阻滞时,导管可于 $L_{3~4}$ 或 $L_{4~5}$ 向骶侧置入,采用最小剂量使阻滞范围局限于会阴部即可。尿道断裂而行经膀胱及会阴联合修补术时,阻滞平面需达 $T_{9~10}$ 并包括全部骶神经,故采用两点连续硬膜外阻滞,导管可由 $L_{1~2}$ 向头及 $L_{3~4}$ 或 $L_{4~5}$ 向骶侧分别置入。对部分病例也可考虑经 $L_{2~3}$ 或 $L_{3~4}$ 间隙穿刺采用腰-硬联合阻滞,蛛网膜下腔注入长效局麻药丁卡因或丁哌卡因,然后向骶侧置入硬膜外导管,根据麻醉平面和手术时间经导管注入局部麻醉药。对于有椎管内阻滞禁忌证者,应考虑在全麻下完成手术。

(董帅帅)

第三节　尿流改道和膀胱替代手术麻醉

临床上对膀胱癌、无法手术修复的膀胱外翻、晚期神经源膀胱、挛缩的膀胱等施行膀胱切除术,用乙状结肠或回肠重建成贮尿囊替代膀胱,与尿道吻合,使新膀胱贮尿、排空等均接近生理状态。膀胱全切术后尿液的贮存与排出一直是未能满意解决的问题。自从 1852 年 Simon 报道输尿管乙状结肠吻合以来,经过一个多世纪的不断改进与创新,特别是 1982 年 Kock 用去管重建法制作贮尿囊的可控性膀胱以来,尿流改道与膀胱重建有了跨时代的进步和发展,显著地提高了患者术后生活质量。因膀胱全切、回肠代膀胱术是泌尿外科手术时间较长、创伤大、出血多的手术,如管理不当,手术后期有可能发生创伤失血性休克,对此应做好充分的术前准备,术前要备好充足的血源。手术期间在大量输血、输液补充血容量的同时,纠正酸中毒,补充钙剂,以防治大量输血所致的并发症也至关重要。

一、经腹全膀胱切除尿流改道术的麻醉

膀胱癌在我国泌尿系统肿瘤中发病率最高,其预后与肿瘤分期分级密切相关。全膀胱切除

是治疗浸润性膀胱癌的金标准,对于广泛性、多发性浅表膀胱癌亦是膀胱切除的指征。尿流改道和全膀胱替代手术是泌尿外科手术较为复杂的手术,故对麻醉的要求亦有一定的特殊性。部分患者术前一般情况较差且多为高龄,对于不能耐受手术者可考虑分期手术(第一期做膀胱全切除及输尿管外置,第二期做膀胱成形),缩短手术时间以保证患者的安全,此类手术多可选择在椎管内阻滞下完成。一般可在 $T_{12} \sim L_1$ 穿刺头侧置管及 $L_{3 \sim 4}$ 或 $L_{4 \sim 5}$ 向骶侧置管。当手术限于盆腔时,主要经下管注药,当手术涉及腹腔时,经上管注药,如此使麻醉有效,对患者的影响亦可减少。如果膀胱全切除及尿流改道需要一次完成,则麻醉处理较为复杂。由于手术时间较长(可长达6～10 小时),麻醉时间必须满足手术要求。膀胱手术时要求盆腔内神经得到充分的阻滞,而回肠手术时内脏牵拉的刺激较大,要求有足够高的麻醉平面($T_{4 \sim 6}$),增加管理难度。对于此类患者现多采用全身麻醉,可使这类患者耐受长时间手术并可保证良好的肌肉松弛,但对部分患者的术后恢复存有顾虑。而采用椎管内阻滞联合全身麻醉的方法,近年来应用比较广泛,术中有良好镇痛和肌肉松弛,术后患者恢复也比较迅速。

由于全膀胱切除手术范围较广,术中出血较多,内脏暴露时间长,体液蒸发较多,如未及时补足容量极易发生休克。对此类患者手术时应保证两路以上的输液通道,最好行颈内静脉或锁骨下静脉穿刺置管,术中监测中心静脉压(CVP)以指导输血输液。术中应常规进行呼吸和循环功能、血气和体温的监测,对老年高危患者可考虑进行动脉穿刺置管动脉直接测压和进行动态血气监测。术中要根据出血和实验室检查情况,适时输血和输液,维持机体内环境和体液的平衡。

二、腔镜下全膀胱切除尿流改道术的麻醉

中晚期膀胱癌施行腹腔镜全膀胱切除盆腔淋巴结清扫加原位回肠代膀胱手术,是近年来泌尿外科开展的一种全新的手术方式,对麻醉要求较高。腹腔镜下手术并发症比开腹少,但也不可避免地对患者的呼吸和循环功能产生明显的影响。在手术中人工气腹使腹内压升高,膈肌上抬,引起肺泡无效腔量增大,功能残气量降低,肺顺应性下降和气道阻力的增大,易导致高碳酸血症的发生。另外头低脚高仰卧位,也导致通气血流比值失衡,加上超长时间的 CO_2 气腹,常引起 CO_2 吸收增加而出现高碳酸血症。此类患者麻醉应力求平稳,手术时垫高头部以利于脑部血液回流;开放与半开放通气模式可促使 CO_2 的排出,降低血内 CO_2 分压,减轻脑血管扩张。减少晶体液输入,提高胶体渗透压,激素的应用可预防面部和脑水肿,提高患者的耐受性。

老年患者由于对麻醉药排泄缓慢,往往使术后苏醒延迟,因而易出现呼吸抑制,舌后坠,上呼吸道梗阻,造成通气不足而缺氧,所以必须在患者完全清醒、呼吸恢复正常、气道分泌物吸净后才可拔除气管导管。另外,老年人心血管代偿能力较差,易引起直立性低血压,离室搬动时注意防止血压变化。老年人由于对缺氧耐受性差,术后应常规给予吸氧,维持血氧饱和度正常。老年人由于某种原因血管硬化、血流迟滞,血液呈高凝状态,术后应尽早让患者下床活动,避免下肢深静脉血栓形成,栓子脱落导致肺栓塞。

(董帅帅)

第四节　肾结石手术麻醉

一、肾结石的临床表现、诊断及治疗

（一）临床表现

肾结石和输尿管结石又称上尿路结石，主要的临床表现为血尿和疼痛，其程度与结石部位、结石大小，有无感染，尿路梗阻有关。肾结石可引起肾区疼痛和肾区叩击痛，活动后出现上腹部或腰部钝痛。输尿管结石可引起肾绞痛，发作时表现为剧烈疼痛，疼痛可在腹部、上腹部或中下腹部，也可以放射至同侧腹股沟，同时伴有恶心、呕吐。肾结石患者大多数有肉眼血尿。如果结石并发肾盂肾炎、肾积脓或肾周脓肿时，患者可有发热，寒战等症状。

（二）诊断

结合病史、疼痛部位、疼痛性质、有无血尿进行诊断，实验室检查血尿阳性。B超、泌尿系统X线、CT、放射性核素肾显像以及内镜检查有助明确诊断。发生肾绞痛时须与外科急腹症如异位妊娠、卵巢囊肿蒂扭转、急性胆囊炎鉴别诊断。

（三）治疗

1.药物治疗

药物治疗包括碱化尿液，口服别嘌呤醇、枸橼酸钾、碳酸氢钠以及改变饮食结构有治疗作用。在药物治疗中须大量饮水利尿并控制感染。中草药金钱草、车前子有助于排石。

2.手术治疗

传统的开放性尿路结石手术包括：肾实质切开取石，肾盂切开取石，肾部分切除，肾切除，输尿管切开取石。

二、术前准备和术前用药

（一）术前准备

术前常规检查心电图，血常规，尿常规，肝、肾功能，胸部X线，凝血功能，电解质及酸碱平衡变化，尿素氮及血肌酐等。全面了解病史，根据全身各器官功能状态评定ASA分级，重点了解肾功能及肾结石对泌尿系统及全身影响。对于合并有心脏病、高血压、糖尿病、甲状旁腺功能亢进、肾性贫血、低蛋白血症患者，应给以相关积极治疗以提高麻醉安全性。泌尿系统感染患者术前应用抗生素控制感染。由于肾结石手术多在硬膜外麻醉下完成，采用侧卧位手术，术前应注意患者有无呼吸道感染、肺部疾病，保持良好的呼吸功能。

（二）术前用药

术前酌情应用镇静、安定类药物使患者安静，消除对手术、麻醉的恐惧、焦虑和紧张心理，取得很好配合。麻醉性镇痛药可用于手术前有明显疼痛症状的患者，抗胆碱药以选择东莨菪碱为宜。

三、肾结石手术的麻醉与管理

(一)麻醉方法选择

传统的肾结石手术体位一般采用侧卧位,患侧在上,选择经腰切口。麻醉方法根据手术部位及方法,患者的全身状况,麻醉医师的经验或习惯及麻醉设备条件来选择。多数肾结石手术可在硬膜外麻醉下完成,且术后尚可进行患者自控硬膜外镇痛。硬膜外麻醉的效果确切不仅能满足手术的要求,而且交感神经阻滞后,肾血管扩张,血流增加,氧供增加,有利于保护肾功能。硬膜外麻醉可选择 $T_{10\sim11}$ 椎间隙穿刺,向头端置管注药。局麻药可选择 $1.5\%\sim2\%$ 利多卡因或 $0.75\%\sim1\%$ 罗哌卡因,使阻滞平面达 $T_6\sim L_2$,有较满意的麻醉效果。对于老年人、小儿,合并有严重心肺疾病的患者,手术难度较大的患者宜选择气管内插管全身麻醉,或全身麻醉联合硬膜外麻醉,全身麻醉用药参照肾肿瘤手术麻醉

(二)麻醉中监测

麻醉中应常规监测心电图、无创血压、心率、脉搏血氧饱和度、呼气末二氧化碳分压、中心静脉压和尿量。

(三)麻醉管理及注意事项

肾结石手术多采用侧卧位,侧卧位时腰部垫高,对呼吸有一定的影响,使下侧肺的肺功能残气量减少,由于重力的影响肺血流也较多的分布于下侧肺,可造成肺通气/血流比值失调。故硬膜外麻醉中必须仔细观察患者呼吸变化,并做好对呼吸急救准备,保证侧卧位时呼吸道通畅。为使椎管内麻醉满意,并减轻手术牵拉反应可使用镇痛、镇静药物,如芬太尼、丙泊酚、咪达唑仑等。实施全身麻醉时选用对肾功能、循环功能影响较小的药物。在麻醉前应建立通畅的静脉通路包括中心静脉导管置入,以保证术中输液和在术中发生大出血时快速补充血容量。围术期肾功能的保护,关键在于维持较好的肾灌注,避免发生低血压,在低血压时及时补充血容量,同时可用麻黄素、多巴胺等提升血压,保证肾脏的灌注。

(董帅帅)

第五节　肾创伤手术麻醉

一、肾创伤的临床分类、诊断及治疗

(一)肾创伤的分类

肾创伤目前多以 Sargent 分类与美国创伤外科协会分级为诊断标准。Sargent 将肾创伤分为四类。①Ⅰ类伤:肾挫伤。②Ⅱ类伤:不涉及集合系统的轻微裂伤。③Ⅲ类伤:伴有或不伴有尿外渗的深度裂伤及碎裂伤。④Ⅳ类伤:涉及肾蒂的损伤。美国创伤外科协会将肾创伤分为五度。①Ⅰ度:肾挫伤。②Ⅱ度:肾小裂伤。③Ⅲ度:肾大裂伤,累及肾髓质,但并未入集合系统。④Ⅳ度:肾全层裂伤伴肾盂、肾盏撕裂,肾碎裂、横断及贯通伤。⑤Ⅴ度:肾动脉和静脉主干破裂或肾碎裂及横断同时伴有肾门区肾段动静脉断裂、肾盂撕裂。另外还可以按受伤机制分为以下三种类型。①开放性创伤:多见于刀刺伤,子弹穿透伤,多合并有胸、腹及其他器官创伤。②闭合

性创伤：包括直接暴力，上腹部或肾区受到外力的撞击或挤压，如交通事故，打击伤，高空坠落后双足或臀部着地，爆炸冲击波。会伤及肾实质、肾盂以及肾血管破裂，出现肾包膜下、肾周围及肾旁出血。③医源性肾创伤：手术时意外撕裂或经皮肾镜术，体外冲击波碎石术有引起肾创伤的可能。

(二)肾创伤的诊断及检查

1.外伤史

详尽的外伤史对肾创伤的诊断很有价值，如受伤原因，事故性质，受伤着力部位，伤后排尿情况，有无血尿，昏迷，恶心及呕吐，呼吸困难，休克等。

2.临床表现

(1)血尿：为肾创伤最常见的症状，94.3%～98%的肾创伤患者有肉眼血尿或镜下血尿。

(2)疼痛及肿块：多数患者就诊时有肾区或上腹部疼痛，可放射到同侧背部或下腹部。肾区可触及肿块。

(3)休克：是肾严重创伤及合并有多脏器创伤并危及生命的临床表现。表现为低血容量休克。开放性肾创伤休克发生率高达85%。

(4)合并伤：无论是开放性还是闭合性肾创伤，还可能同时有肝、结肠、肺、胸膜、胃、小肠、脾及大血管损伤。临床表现更严重，病情危重，须及时手术、麻醉进行抢救。

3.实验室检查及影像学检查

(1)尿常规检查：可能表现镜下血尿、肉眼血尿。

(2)血常规检查：动态观察血红蛋白，如果血红蛋白及血细胞比容持续下降说明存在活动性出血，白细胞计数增高，提示合并感染或其他部位有感染灶存在。

(3)血清碱性磷酸酶：在肾创伤后8小时升高有助于诊断。

(4)超声作为闭合性肾创伤的检查方法有助于诊断。CT及MRI诊断肾创伤的敏感度高，可确定肾创伤的程度、范围及肾实质裂伤、肾周血肿的诊断。X线片可见肾轮廓增大或局部肿大，伤侧膈肌升高。

(三)肾创伤的治疗

1.非手术治疗

排除了肾蒂伤，肾粉碎伤需紧急手术处理外，轻度的肾挫伤、裂伤的患者，无其他脏器合并伤的可入院观察行保守治疗，卧床休息，观察血压、脉搏、呼吸、体温，动态观察血、尿常规。补充容量、保持足够尿量，应用抗生素预防感染等治疗。

2.手术治疗

对于开放性肾创伤，合并有其他脏器创伤，伴有休克的患者应急症手术进行抢救。闭合性肾创伤一旦确定较严重肾挫伤也须尽早手术探查。手术包括肾修补、肾动脉栓塞、肾部分切除或肾全切除，手术切口可以经腰切口或经腹切口。

二、肾创伤手术的麻醉处理

(一)术前评估及准备

手术前熟悉病史，对创伤患者行头部、胸部、腹部、脊柱及四肢检查，并对呼吸功能、循环功能、肝肾功能、神经系统功能等做相应评估。根据ASA评估分级及创伤严重程度分级评估对麻醉的耐受性。麻醉前观察患者的神智、精神状态、血压、心率、呼吸状态注意患者有无烦躁不安、疼痛、出汗、血尿、恶心呕吐等症状。常规行心电图、血常规、尿常规、凝血功能等检查,按急诊手术患者处理。肾创伤后腹膜后肾周血肿会突发破裂危及生命,如救治不当,死亡率很高,术前做好创伤急救准备工作。

(二)麻醉前用药

严重肾创伤患者,病情变化快,常伴有失血性休克,或合并其他脏器创伤。因此,术前慎用或禁用镇静,镇痛药物,以免造成呼吸抑制。

(三)麻醉中监测

麻醉中监测包括心电图、心率、无创血压、脉搏血氧饱和度、呼气末二氧化碳分压、尿量及体温。危重患者行中心静脉导管置入监测中心静脉压,有创动脉压监测。必要时置入肺动脉漂浮导管,监测心排血量(CO),每搏量(SV),心脏指数(CI),肺毛细血管楔压(CWCP),混合静脉血氧饱和度(SVO_2)指导目标治疗达到较好氧供(DO_2)。

(四)麻醉方法选择

对于病情较轻的行肾创伤探查术的患者可选择硬膜外麻醉。对于严重肾创伤,合并有其他脏器创伤,伴有失血性休克的患者或急诊探查性质手术患者应选择气管插管全身麻醉。硬膜外麻醉在创伤手术患者实施容易引起明显血流动力学改变,安全性明显低于全身麻醉。肾创伤伴有休克的患者对全身麻醉药耐药性差,因此合理的选择全身麻醉药及剂量非常重要。

(五)麻醉中药物选择

1.麻醉中常用的依赖肾脏清除的药物

见表 7-1。

表 7-1　麻醉中常用依赖肾脏清除的药物

依赖	部分依赖
地高辛,正性肌力药	静脉麻醉药——巴比妥类
氨基糖苷类,万古霉素	肌松药——泮库溴铵
头孢菌素,青霉素	抗胆碱类——阿托品,胃长宁
	胆碱酯酶抑制剂——新斯的明,依酚氯铵
	其他——米力农,肼苯哒嗪

2.静脉全麻药

依托咪酯对循环影响轻可作为循环不稳定时麻醉诱导及维持,但休克及低血压患者慎用。丙泊酚有较强的循环功能抑制作用,它通过直接抑制心肌收缩力和扩张外周血管双重作用引起血压下降,因此对有效循环血量不足的患者及老年人用量要减少。丙泊酚用于肾衰竭患者与正常人的总清除率相似,在肾切除的患者中,其清除率也不受明显影响,因此丙泊酚对肾功能影响不大。硫喷妥钠对循环影响较大,不主张用于休克患者,肾功能不全时应慎用。

3.麻醉性镇痛药

吗啡主要在肝脏代谢为无活性的葡萄糖苷酸经肾排泄,肾功能不全患者应用镇痛剂量吗啡时,时效不会延长。瑞芬太尼、舒芬太尼、阿芬太尼及芬太尼镇痛作用强,对血流动力学影响轻,是创伤休克患者首选的麻醉药,芬太尼也在肝脏代谢,仅仅 7% 以原形排泄。瑞芬太尼和舒芬太尼的药代动力学和药效动力学在肾功能不全患者与正常人之间无显著差异,瑞芬太尼长时间用于严重肾功能不全的患者也是安全的。

4.吸入麻醉

氧化亚氮、异氟烷、七氟烷和地氟烷无肝肾毒性可安全用于肾脏手术麻醉。Higuchi 报道七氟烷在＞5 MAC 的浓度下维持 1 小时也不增加血浆肌酐的含量。Morio 等研究低剂量七氟烷（0.4%～3.0%）和异氟烷（0.2%～1.5%）麻醉后测出的复合物 A 平均值 1(1.2±7.2)ppm，含量极微，即使用于术前有肾功能不全的患者也影响不大，尿素氮和肌酐值术前和术后无差异。地氟烷稳定性强，用于肾衰竭患者是安全的。

5.肌肉松弛药

箭毒类药物基本上从肾脏排泄，因此肾脏手术麻醉不宜选用。琥珀胆碱及阿曲库铵在体内削除不依赖肝脏和肾脏，可以安全用于肝、肾手术的患者，但在创伤患者使用琥珀胆碱可致一过性的血钾升高，诱发心律失常应慎用。大约 30% 的维库溴铵由肾排泄，研究发现肾功能不全患者使用该药后神经肌肉阻滞作用时间长于肾功能正常者。泮库溴铵和哌库溴铵也主要由肾脏排泄，因此用于肾功能不良患者时效会延长。胆碱酯酶拮抗剂新斯的明约 50%，溴吡斯的明和依酚氯胺约 70% 在肾脏排泄，致使肾功能不全患者用此药后排泄会延长。

（六）肾创伤手术的麻醉处理

创伤患者多为饱胃，如何防止呕吐误吸是麻醉诱导中必须重视的问题。疼痛、恐惧、休克均可使胃排空时间延长，麻醉前应行胃肠减压，准备吸引装置。全麻气管插管最好采用清醒状态下气管内表面麻醉下插管，如果做快速诱导插管，应采取措施预防反流误吸，如压迫环状软骨。

麻醉应维持在合适水平，以减轻应激反应，降低肾素-血管紧张素-醛固酮系统的反应，增加肾脏灌注，保护肾功能。注意术中电解质，酸碱平衡的调节，补充血容量，用血管活性药物稳定血流动力学，提高组织氧供，降低氧耗，长时间低血压和手术时间过长都可导致肾血流量减少而影响肾脏灌注，保持良好的循环功能是保护肾功能的先决条件。肾功能不仅受麻醉药物、手术创伤、低血压、低血容量等因素的影响，还受到合并症如高血压、糖尿病等影响，麻醉中应综合考虑给以相应治疗。

肾创伤伴有低容量性休克患者，应在有创血流动力学监测下指导治疗，如 CVP，有创动脉压，利用 Swan-Gan 导管监测肺毛细血管楔压、心排血量等，及时补充血容量，包括血液、胶体液、乳酸林格液体。琥珀明胶、羟乙基淀粉（6%130/0.4 或 200/0.5），都可安全用于扩容，而不影响肾脏功能。在扩容同时可使用血管活性药物，如多巴胺、多巴酚丁胺、肾上腺素、去甲肾上腺素、苯肾上腺素等维持较好灌注压。维持 CVP 在 0.78～1.18 kPa(8～12 cmH$_2$O)，平均动脉压在 8.0 kPa(60 mmHg)以上，混合静脉血氧饱和度大于 70%，心脏指数大于 4.5 L/(min·m^2)，组织氧供指数大于600 mL/(min·m^2)小剂量多巴胺 1.0～10 μg/(kg·min)可激动多巴胺受体产生作用，扩张肾血管、肠系膜血管、冠状动脉血管及脑血管，增加心肌收缩力，提高心排血量和肾脏血流，如果多巴胺对提高血压效果不佳时可用肾上腺素或去甲肾上腺素，呋塞米可增加肾血流量，增加肾脏氧供有利于保护缺血后肾功能损害。

肾创伤手术麻醉中应保持呼吸道畅通，保证足够的通气量，避免缺氧和二氧化碳蓄积，重视动脉血气监测。创伤休克患者术中防止体温过低，注意术中保温。严重创伤患者的呼吸循环功能障碍，肝肾功能继发受损，即使使用较少的麻醉药物，也会使术后苏醒明显延迟，因此应加强术后患者的监护治疗。

（董帅帅）

第六节 肾脏肿瘤手术麻醉

肾肿瘤是泌尿系统常见的肿瘤之一,肾肿瘤的发病率与死亡率在全身肿瘤中占 2% 左右,在我国泌尿外科恶性肿瘤中膀胱肿瘤最常见,肾癌占第二位,肾脏肿瘤多采取手术治疗。肾脏肿瘤可能会并有其他一些合并症,麻醉实施及管理上更有一些特点。

一、肾肿瘤的发病原因

肾肿瘤发病的原因与吸烟、肥胖、职业、高血压、输血史、糖尿病、放射、药物、饮酒、饮食、家族史等可能有关。吸烟使肾癌的危险增加 3%～2 倍,肥胖与肾癌发病也有相关性。焦炭工人,石油工人及印刷工人因接触有害化学物质有增加肾癌发病的危险性。

二、肾肿瘤的分类及治疗

(一)肾恶性肿瘤

1.肾癌

(1)临床表现及诊断:肾癌又称肾细胞癌,肾癌经血液和淋巴转移至肺、脑、骨、肝脏等,也可直接扩散到肾静脉、下腔静脉形成癌栓。临床表现有血尿、疼痛、肿块,以及发热,夜间盗汗,消瘦,红细胞沉降率增快,肾功能异常。肾肿瘤压迫肾血管,肾素分泌过多会引起高血压,肺转移引起咯血,骨转移可继发引起病理性骨折,脊椎转移引起神经病变等。诊断依靠上述临床表现,以及超声、泌尿系统 X 线平片、CT 及 MRI、选择性肾动脉数字减影进行诊断。

(2)治疗方式:根治性肾切除是肾癌的基本治疗方法。肾动脉造影常用于手术困难或较大的肾癌,在术前造影和进行肾动脉栓塞可以减少术中出血。肾癌有肾静脉和/或下腔静脉癌栓的,术前必须了解静脉内癌栓情况决定手术方式。手术切口采用经腰切口,或经腹腔手术,胸腹联合切口。近年来开展了经后腹膜腹腔镜下行肾癌根治的新方法,对患者创伤小,恢复快。

2.肾母细胞瘤

它是小儿泌尿系统中最常见的恶性肿瘤,临床症状有腹部肿块,腹痛,发热,高血压及红细胞增多症,晚期出现消瘦,恶心呕吐,贫血症状。早期可经腹行肾切除术。

(二)肾良性肿瘤

1.肾囊肿

肾囊肿内容物为清亮浆液性液体而不是尿液,肾囊肿一般肾功能正常。如果肾囊肿对肾组织压迫并破坏严重时可出现肾功能改变。肾囊肿压迫肾盏、肾盂、输尿管可引起尿路梗阻,如果肾囊肿增大对肾脏功能有影响可采用手术或经皮腔镜微创手术治疗。

2.肾血管平滑肌脂肪瘤

肾血管平滑肌脂肪瘤又称错构瘤,可通过超声,CT 鉴别诊断,较大的肾血管平滑肌脂肪瘤可突然破裂,出现急腹痛,腹腔内大出血,伴有休克症状,须急诊手术切除或介入性肾动脉栓塞。

3.其他肾良性肿瘤

其他肾良性肿瘤有肾皮质腺瘤、肾嗜酸细胞瘤、肾血管瘤等,应考虑保留肾组织手术,或部分肾切除等。

三、肾肿瘤手术的麻醉处理

(一)术前评估

术前常规对肾肿瘤患者进行评估,对患者呼吸功能,循环功能,肝功能,肾功能进行相应检查。注意肾肿瘤患者术前有无合并冠心病、高血压、糖尿病、贫血、低蛋白血症,有无咯血、血尿、呼吸系统疾病等情况。常规检查心电图,胸部 X 线片,尿常规,血常规,肝、肾功能,凝血功能等。

(二)麻醉前准备及用药

肾肿瘤手术多为择期手术或限期手术,术前有合并症的应做相应内科治疗,如纠正贫血,控制高血压,纠正低蛋白血症,控制血糖等,术前应用利尿剂,钾制剂的患者应注意纠正电解质紊乱,酸碱失衡。术前适当应用镇静,安定类药物,或麻醉性镇痛药可减轻患者的焦虑及紧张情绪。麻醉前酌情给予抗胆碱药以减少麻醉中腺体分泌。肾脏手术前应用抗胆碱药最好选用东莨菪碱,因为东莨菪碱在肾排泄之前几乎完全被代谢,而静脉注射阿托品大致 50% 是以原形从肾排泄。长期服用血管紧张素转换酶抑制剂(ACEI)的患者会增加术后肾功能不全的危险性。

(三)麻醉方法选择

肾脏肿瘤手术的麻醉根据手术切口可选用硬膜外麻醉,气管内插管全身麻醉或全麻联合硬膜外麻醉。硬膜外麻醉宜选择 $T_{10\sim11}$ 椎间隙穿刺,向头端置管注药,局部麻醉选择 1.5%~2% 利多卡因或 0.75%~1% 罗哌卡因,或以上两种药联合应用。使神经阻滞范围达到 $T_5\sim L_2$,会产生良好的麻醉效果。利多卡因与罗哌卡因都是酰胺类药物,主要在肝脏代谢,仅有少量以原形经肾排泄,有研究证实注射利多卡因或丁哌卡因后,经肾脏以原形排泄的比例分别是 10% 和 16%,因此可安全用于肾功能不全患者的麻醉;为提高椎管内麻醉的满意和减轻术中牵拉反应,术中辅助镇静,镇痛药物,如咪达唑仑 2 mg 静脉注射,咪达唑仑 5 mg/mL 肌内注射;芬太尼 0.05~0.1 mg 静脉注射,或辅助丙泊酚泵注。硬膜外麻醉不仅满足手术要求,而且交感神经阻滞后,肾血管扩张,肾血流增加,在维持较好的血压下有利于肾功能保护。术后还可采用留置硬膜外导管进行患者自控镇痛(PCEA)。非甾体抗炎镇痛药(NSAIDS)如双氯芬酸钠不减少肾血流量,不降低肾小球滤过率,可用于肾脏手术后疼痛治疗,但也有学者执不同观点。

肾癌合并有肾静脉癌栓或上腔静脉癌栓患者,肾上腺手术,老年患者,并存严重心肺疾病,糖尿病患者,凝血功能不良患者宜选择气管插管全身麻醉,或联合硬膜外麻醉。Brodner 推荐在大的泌尿外科手术中全麻并用硬膜外麻醉可降低应激反应,减少儿茶酚胺分泌,改善胃肠功能,促进患者恢复。全身麻醉药物选择可参考肾创伤手术患者麻醉用药。近年来腹腔镜肾上腺和肾肿瘤微创手术的开展,在腹腔镜下阻断肾蒂出血减少,效果好,但这种手术也须在全麻下完成。

(四)麻醉中监测

麻醉中常规监测心电图、心率、无创血压、脉搏血氧饱和度、呼气末二氧化碳分压、尿量。实施麻醉时应建立通畅的静脉通路,置入中心静脉导管,监测中心静脉压指导输液量和速度很有必要,有创动脉血压在肾肿瘤手术中应当建立,可及时观察术中血压的瞬时变化,有条件的可做动脉血气监测。

肾癌手术时可能会发生癌栓脱落造成肺动脉栓塞导致严重并发症,因此注意心电监测和呼吸功能监测,维持血流动力学稳定。

(五)麻醉中处理

肾肿瘤手术多采用特殊体位,如侧卧位、侧卧肾垫起位,患者在硬膜外麻醉下采取这种体位多感不舒适,且这种体位对呼吸,循环也有一定影响。因此,硬膜外麻醉时应用辅助药更要注意患者呼吸幅度、频率、血氧饱和度及血压变化。

全身麻醉选用对肾功能、循环功能影响较小的全麻药,术中避免低血压,低血容量。通过已建立的中心静脉导管监测中心静脉压来调整输液量和输液速度,调整好麻醉机呼吸参数维持较好的血氧饱和度和适宜的呼气末二氧化碳分压。

慢性肾功能不全的患者术后肾衰竭发生率高达 10%～15%,因此术中避免低血压和低血容量、保证肾脏血液灌注,术前尿素氮、血肌酐升高预示术后发生肾功能不全可能。肾肿瘤患者,在术中易发生大出血危险,因此,术前应准备好库血,当术中失血量大时注意补充容量和血压维持。

(六)肾癌并发静脉癌栓手术的麻醉

对于肾癌发生肾静脉和下腔静脉癌栓甚至累及右心房者,手术范围大,术中出血较多,手术和麻醉有较大难度和危险性。Novick 等提出在全身麻醉,体外循环转流下采用深低温停循环取出腔静脉和右心房癌栓。这种手术采取胸正中和腹部正中切口,全身麻醉后肝素化,当 ACT >450 秒,行主动脉插管,右心房插管,采用膜式氧合器,用平衡液或胶体预充,建立体外循环,动脉流量维持 50～80 mL/(kg·min),血液降温,阻断升主动脉后灌注冷停跳液使心脏停搏保护心肌。转流中行血液稀释,Hct 维持在 20%～25%,当肛温降到 18～20 ℃时,降低动脉灌注流量到 10～20 mL/(kg·min),直到停止转流。深低温下停循环时间可维持在 45～60 分钟,在此期间行肾及癌栓切除手术,肿瘤及癌栓切除后恢复体外循环转流并复温,心脏复跳后维持较好的动脉血压,血气,电解质及酸碱平衡的基础上停止体外循环转流,用鱼精蛋白中和肝素。这种方法对肾癌合并有腔静脉或右心房癌栓的患者会取得良好的手术效果。但由于手术时间长,肝素化后术野渗血多,术中输血较多,体外循环转流对机体的影响,以及深低温停循环对中枢神经系统的影响,仍存在不利因素。

(七)肾肿瘤手术麻醉中输血问题

肿瘤患者往往由于慢性消耗,失血性贫血,低蛋白血症,以及肾癌根治术术中失血较多,需要在手术中输入大量异体血,因此肿瘤手术患者术前备血很重要。但前瞻性研究表明输入同种异体血会抑制机体免疫功能,使肿瘤患者术后肿瘤复发率高,生存期缩短。因此,对肿瘤手术患者应提倡自身输血,自身输血就是将手术患者的自身血液预先采集,或术中失血回收后再回输,而减少异体血的输入,减少输血反应,病毒和感染性疾病的传播,减轻免疫功能抑制。常用的自身输血有:①术前三天或术日采集自身血液,在术中需要时再输入;②术前稀释性自身输血法,麻醉后采集患者自身血,同时补充晶体或胶体维持较好循环容量,术中或术后回输自身血;③术中用血液回收机回收术野自身血,这种回收系统可将血液中 55%～76% 的肿瘤细胞滤除,再回输患者,这种自身输血方法对良性肿瘤患者无疑是有利的。目前对于恶性肿瘤手术不主张术中自体血回输。

（董帅帅）

第七节　经皮肾镜取石及碎石术的麻醉

一、经皮肾镜取石及碎石术

经皮肾镜取石术（percutaneous nephrolithotripsy，PCNL）采用微创肾镜或输尿管镜先建立皮肤到肾集合管系统的手术通道，俯卧位下选择在第 12 肋上缘或下缘腋后线区域在 B 超引导下进行经皮肾穿刺，见尿液后置入导丝，用经皮肾扩张管通过导引钢丝，逐级扩张至 F16 留置扩张鞘，经鞘置入肾镜或输尿管镜来观察肾盂、肾盏、输尿管上段的结石。常规在经皮肾穿刺前应在膀胱镜下经输尿管内置入输尿管导管。在 B 超监视下采用超声碎石、弹道碎石或激光碎石设备进行碎石。

（一）超声碎石

超声碎石是指频率在 $10\sim20$ kHz 间的机械振动波，每次碎石间隔 $0\sim15$ 秒。原理为以电压效应制成换能器，将电能转换成机械能，通过一个金属管即超声电极传递至电极远端的振动探头上，振动探头使结石发生高频共振而碎石。超声碎石由超声发生器、换能装置、碎石探头和负压吸引泵组成，超声碎石效能较低。超声碎石是利用结石表面和激光头之间形成的气态等离子区膨胀产生的声学冲击波而碎石。目前用的钬激光是利用氙闪烁光源激活嵌在钇-铝-石榴石晶体上的稀有元素钬而产生的脉冲式激光，激光 2 140 nm，组织穿透度 <0.5 mm，脉冲发射时间 0.25 毫秒，钬激光功率为 $20\sim100$ W，能粉碎各种结石。由于钬激光可能会造成眼睛损伤，因此操作医师需戴防护眼罩。

（二）弹道碎石

弹道碎石是将压缩空气产生的能量驱动碎石机手柄内的弹丸，以 12 kHz 频率击打和手柄相连的金属杆的底部，通过金属杆的机械运动冲击结石，是较理想的腔内碎石方法。探头直径 $0.8\sim2.0$ mm，输出能量 $80\sim100$ mJ，是超声碎石能量的 50 倍。

二、经皮肾镜取石的体位

经皮肾镜取石术多采用俯卧位，这种体位可使术者有一个好的操作空间，易选择合适的穿刺部位，但俯卧位时由于身体重力压迫胸腔导致肺功能残气量及肺活量下降，同时因腹垫的影响，使下腔静脉及髂静脉受压，回心血量减少，前负荷降低，可引起循环功能的紊乱，尤其是对肥胖患者及肺功能障碍患者影响更大。

对于肥胖、心肺功能障碍，脊柱后凸患者可选择侧卧位，由于腰桥升起后使患者头侧和臀部向下降，腰部向上凸，导致肋骨和髂嵴间距改变，有利于手术操作，出现并发症时能及时行开放手术。

采取平卧位，体位舒适，对患者血流动力学及呼吸功能影响小，有利于高危手术患者在麻醉中观察和处理。但此体位在经皮肾穿刺时结肠损伤的概率增大。

三、麻醉前准备

麻醉前做好患者心理及体位指导工作,并了解患者心肺功能、凝血功能、肝肾功能,电解质平衡状况。对合并有糖尿病、高血压、心律失常、贫血者术前给予相应治疗。常规心电图、血常规、尿常规、凝血功能检查。

四、麻醉方法选择

经皮肾镜的取石术多采用二期手术。第一期的经皮肾造瘘术可在放射科或手术室进行,采用局部浸润麻醉或硬膜外麻醉;第二期的取石、碎石术在造瘘后几天进行,可采用硬膜外麻醉或气管插管全身麻醉。

(一)硬膜外麻醉

硬膜外麻醉选择 $T_{10\sim11}$ 椎间隙穿刺,向头置管注药,应用 1.5%～2% 的利多卡因或 0.5%～0.75% 的罗哌卡因,使脊神经阻滞范围在 $T_5\sim L_2$,术中常规吸氧,为使麻醉满意可辅助咪达唑仑或芬太尼等镇静、镇痛类药物。也可选择 $L_{2\sim3}$ 及 $T_{10\sim11}$ 椎间隙两点穿刺置管双管给药,先给 2% 的利多卡因 3～5 mL 试验量,出现阻滞平面后再给 0.5%～0.75% 的罗哌卡因,但要掌握局麻药剂量,防止麻醉平面过宽。也可选择 $T_{10\sim11}$ 硬膜外穿刺置管,然后选用针内针法行 $L_{3\sim4}$ 蛛网膜下腔阻滞,使麻醉平面上界达 $T_{7\sim8}$,下界达 S_5,如果手术时间长可从硬膜外导管给药,这种方法镇痛、肌松好。

(二)气管内插管全身麻醉

气管内插管全身麻醉适宜于老年人、小孩、合并心肺疾病、凝血功能异常的患者以及双侧行经皮肾镜取石或碎石的患者。

(三)经尿道黏膜浸润麻醉

经尿道黏膜浸润麻醉目前常用 1%～2% 丁卡因或 2%～4% 利多卡因。这种麻醉方法可以完成输尿管下段结石气压弹道碎石术。采用尿道黏膜浸润麻醉结合经皮肾穿刺点的局部麻醉也可以完成 B 超引导的微创经皮肾镜取石术。在行局麻时穿刺点的局部浸润麻醉要充分并达到肾包膜,但须掌握局麻药的浓度及剂量。在局部麻醉下患者会有不同程度的疼痛,感到不舒适,术中需用镇痛药。

五、麻醉中管理

麻醉中监测包括:心电图、无创血压、SpO_2、$PetCO_2$、心率等,并准备好麻醉机,气管插管用具,急救药品。

经皮肾镜取石或碎石术实施过程中患者应先于截石位经尿道行输尿管镜下置入输尿管导管,然后改为俯卧位或侧卧位进行手术。术中体位变化、俯卧位或侧卧位时垫物放置不合适,除了患者感到不舒适外,也会引起呼吸循环功能的变化。因此要仔细观察患者呼吸及血压变化,注意治疗中灌注液的用量,如果灌注液吸收过多,应给以呋塞米 5～20 mg。术中使用的灌注液应加温至 37 ℃,因为麻醉及低体温可能引起寒战导致氧耗增加,诱发心、肺并发症。寒战时可用地塞米松、曲马朵等药物治疗。在行蛛网膜下腔阻滞麻醉时控制麻醉平面不要过宽。

六、并发症及防治

(1)肾损伤、肋间血管损伤、肾门处血管损伤:可引起术中出血,应严密观察,及时补充容量。

（2）胸膜腔损伤：与经皮肾穿刺有关，可造成气胸、血胸，表现为呼吸困难，可放置胸腔闭式引流。

（3）稀释性低血钠血症：是由于治疗中灌注液大量吸收造成（血钠＜120 mmol/L），引起中枢神经系统症状，表现为头痛、头晕、意识障碍、恶心等，进一步发展为昏睡、昏迷。因此术中注意灌注液的入量和出量，限制液体入量，监测血电解质变化，并给以利尿剂等治疗。

（4）渡边道哉报道行肾镜取石的合并症除出血、气胸外还会出现发热、感染、败血症和心搏骤停，建议在俯卧位手术最好选择气管插管全身麻醉，有利于出现意外时能及时复苏治疗。

（5）结肠损伤：经皮肾镜通道建立过程中会损伤结肠，出现腹胀、腹膜感染等征象，需手术探查治疗。

（董帅帅）

第八章

内分泌科麻醉

第一节　嗜铬细胞瘤手术麻醉

一、病情特点和术前评估

嗜铬细胞瘤是一种产生于肾上腺髓质嗜铬细胞、交感神经节和其他部位嗜铬组织中的罕见肿瘤。嗜铬细胞瘤能持续或间歇地释放大量儿茶酚胺，从而引起患者机体一系列病理生理改变。多数患者以去甲肾上腺素分泌过多为主，表现为阵发性高血压、阵发性高血压加重或持续性高血压，多为中、重度血管收缩，外周阻力增加，发作时收缩压最高可达 40.0 kPa(300 mmHg)以上，伴剧烈头痛、心悸气促、恶心呕吐、大汗淋漓、严重者伴急性左心功能不全，脑血管意外；少数患者以肾上腺素及多巴胺分泌过多为主，高血压较轻而代谢改变明显，如血糖升高，BUN 增高，阵发性心动过速伴有心悸、震颤、出汗、面色苍白及恶心、呕吐等。

血或 24 小时尿儿茶酚胺(CA)或其代谢产物增高为常用且可靠的指标。嗜铬细胞瘤的定位诊断主要依靠 CT、MRI 检查及 ^{131}I 或 ^{125}IMIBG 同位素功能显像。

二、麻醉前准备

手术切除肿瘤是嗜铬细胞瘤的唯一根治手段。嗜铬细胞瘤患者围术期体内儿茶酚胺水平急剧波动，心血管系统难以承受，使麻醉处理的难度增大。虽然现在嗜铬细胞瘤手术患者的安全性有了明显提高，手术死亡率已降至 1%～5%。但未行术前准备者手术死亡率仍高达 50%。

术前准备满意的参考指标是：①血压接近正常。②心率<100 次/分。③外周血管扩张，表现为肢体温暖、皮肤湿润有弹性、鼻塞等；合并有儿茶酚胺心肌病及高血压危象致心力衰竭者，术前需较长时间(半年左右)的准备，除肾上腺素能受体阻滞药外，还需应用能量合剂等加强心肌保护和改善心功能。

(一)血管活性药物的应用

1.α 受体阻滞剂

术前应用 α 肾上腺素能受体阻滞药以控制高血压，这对防止麻醉与手术期间的高血压危象，维持循环功能是十分必要的。一般于术前 2～3 周先口服长效 α 受体阻滞剂酚苄明 10 mg，

2次/天,逐渐增加剂量至血压控制满意,大部分患者用至 80～200 mg/d。亦可于术前 2 周选用选择性 α_1 受体阻滞剂哌唑嗪口服,初始剂量为 1 mg,3 次/天,逐渐增加至 8～12 mg/d。

2.β 受体阻滞剂

术前应用 β 受体阻滞剂主要用来纠正肾上腺素分泌过多所致的心动过速和心律失常,常用普萘洛尔 10 mg,3 次/天,也可用美托洛尔 10～20 mg/d,阿替洛尔 100 mg/d。

有报道,小动脉未充分扩张时使用普萘洛尔可致急性肺水肿的发生。如果单纯使用 β 受体阻滞剂时,末梢血管因 α 受体兴奋可诱发高血压;但如单纯用 α 受体阻滞剂又易引起心动过速和心律失常,因此主张联合应用 α 与 β 受体阻滞剂。临床上常先用 α 受体阻滞剂降低外周血管阻力,患者出现心动过速时加用 β 受体阻滞剂。虽然拉贝洛尔既有 α 受体阻滞作用,又有 β 受体阻滞作用,但 α 受体阻滞作用较弱,只是酚妥拉明的 1/10,如果嗜铬细胞瘤以释放去甲肾上腺素为主时,单用拉贝洛尔则不能有效地控制高血压,需合用其他药物。

3.钙通道阻滞剂

钙通道阻滞剂不仅能有效地控制血压,而且还有利于控制心血管并发症,能减弱去甲肾上腺素的升压反应,可以预防儿茶酚胺诱导的冠脉痉挛和心肌炎。但术前仅用钙通道阻滞剂,不能控制儿茶酚胺释放引起的血压升高,应合并使用 α 受体阻滞剂,以减少术中血压波动。

4.其他

乌拉地尔也可作为嗜铬细胞瘤患者术前控制血压用药,乌拉地尔又名亚宁定,也是一种 α 受体阻滞剂,不仅阻滞突触后 α_1 受体,而且阻滞外周 α_2 受体。此外,它尚有激活中枢 5-羟色胺 1A 受体作用,降低延髓心血管调节中枢的交感反馈作用,对心率无明显影响。

(二)纠正血容量不足

由于大量去甲肾上腺素作用于外周血管并使其收缩,故嗜铬细胞瘤患者的血管容积变小。使用 α 受体阻滞剂会引起血管扩张,血管床容积扩大,导致血容量相对不足。因此术前在降压、扩血管同时应对嗜铬细胞瘤患者少量多次输血,以纠正血管扩张后的血容量的不足,对预防肿瘤切除后的低血压反应也具有积极意义,但要注意防止循环负荷过量而致充血性心力衰竭的发生。

三、麻醉前用药

术前一般不用阿托品,以免心动过速致高血压。选用有效的镇静药,如肌内注射咪达唑仑 0.05～0.1 mg/kg,以达到保持患者情绪稳定,避免交感神经过度活动,消除患者紧张和恐惧的目的。

四、麻醉方法

嗜铬细胞瘤手术麻醉方法及药物选择的原则为:①不增加交感-肾上腺系统的兴奋性及儿茶酚胺的释放。②对心肌抑制作用轻,不增加心肌对儿茶酚胺的敏感性。③对机体代谢干扰小;麻醉性能好,安全,易调节,肌松良好。

(一)硬膜外麻醉

硬膜外麻醉适用于肿瘤定位明确,麻醉前准备充分,一般情况好的患者。硬膜外阻滞较好时肌松效果良好,对代谢影响小,术后恢复较快。但肿瘤切除后低血压的发生率较高,其次清醒患者不易耐受手术体位,现今已不采用。

（二）全身麻醉

全身麻醉为首选的麻醉方法，适用于肿瘤定位不明确，术中需进行探查，全身状况差者，尤其是术前不合作的小儿和腹腔镜气腹条件下的手术。麻醉药物可选择硫喷妥钠、丙泊酚、咪达唑仑、芬太尼等；肌松药应选择对心血管功能影响小又无组胺释放的药物，维库溴铵或罗库溴铵较为理想。氟烷增加心肌敏感性，并增加心律失常的发生率，应避免使用。地氟烷可引起非神经源性儿茶酚胺的释放，也应避免使用。麻醉诱导应尽量平稳，降低气管插管时的应激反应。多采用静吸复合方式维持麻醉。肿瘤切除前行手术探查或挤压肿瘤时，原则上应加深麻醉，而肿瘤切除后应及时减浅麻醉。

五、麻醉管理

维持血流动力学的平稳是嗜铬细胞瘤术中管理的主要目标。在气管插管、手术切皮、肿瘤部位操作，以及结扎肿瘤静脉引流时，患者可能出现血压剧烈波动或发生高血压危象、心动过速、心律失常、心衰，预防及处理措施包括以下几个方面。

（1）建立多条良好的外周静脉通路，可在中心静脉置管，主要用以输液、输血。

（2）术前常规准备各种血管活性药物：①α受体激动剂，如去甲肾上腺素、去氧肾上腺素；②血管扩张药，如酚妥拉明、硝普钠、硝酸甘油、尼卡地平、乌拉地尔等；③β受体阻滞剂，如普萘洛尔、美托洛尔、艾司洛尔等；④其他药物，如多巴胺、利多卡因和毛花苷C等。

（3）术中动脉直接测压；行心电图、SpO_2、$PetCO_2$、尿量和CVP监测，并配备除颤器。

（4）注意呼吸管理，防止发生缺氧和二氧化碳蓄积。

六、并发症处理

（一）高血压及高血压危象的处理

当收缩压高于33.3 kPa（250 mmHg）并持续1分钟以上即为高血压危象，易发生于麻醉诱导及气管插管、手术探查、挤压分离肿瘤时，亦可发生于缺氧及二氧化碳潴留时。重者可因此而出现高血压脑病和/或脑血管病综合征，如脑出血、蛛网膜下腔出血等。紧急处理可用酚妥拉明1～5 mg静脉推注或配成0.01%浓度静脉滴注；亦可采用硝普钠（0.01%浓度）及硝酸甘油，根据血压情况来调节用量。

（二）心律失常处理

术中发生心律失常时，先纠正血流动力学紊乱及排除缺氧与二氧化碳潴留，再针对不同的心律失常，可考虑选用利多卡因、β受体阻滞剂等抗心律失常药物。嗜铬细胞瘤患者合并儿茶酚胺心肌病的发生率可高达50%，成为嗜铬细胞瘤患者死亡的原因之一。其发病机制与长期高浓度儿茶酚胺直接损害心肌有关。临床表现为急性左心衰竭、肺水肿、心律失常等。治疗原则是应用肾上腺素能受体阻滞药，并针对心力衰竭、肺水肿给予相应处理。

（三）低血压的处理

肿瘤切除后易发生低血压，主要原因是儿茶酚胺的分泌随肿瘤切除迅速降低，引起外周血管广泛扩张，加之血容量不足，导致低血压甚至休克。另外，麻醉药物及硬膜外阻滞的影响、心脏代偿功能不全、肾上腺素受体阻滞药的作用等均可诱发并加重低血压。通常在肿瘤血管被阻滞时即开始出现低血压，是肿瘤切除后的严重并发症。术前合理使用α、β受体阻滞剂和扩容治疗，术中有意识地预防性扩容，应用肾上腺皮质激素可明显降低肿瘤切除后低血压的发生率。肿瘤切除前,在估计失血量的基础上逾量扩容 400～800 mL,可依据血红蛋白测定值适量应用羟乙基淀粉和输血。完全阻滞肿瘤的回流静脉时应立即停止应用降压药,并备好升压药。一旦出现低血压,应在扩容的基础上及时适量应用小剂量去甲肾上腺素或多巴胺静脉滴注。

(四)低血糖的处理

嗜铬细胞瘤切除后还应注意有无低血糖发生的可能性。肿瘤一旦切除,血儿茶酚胺水平急剧降低,胰岛素分泌量很快增加,糖原及脂肪分解减少,可出现低血糖(多半在 3 小时后),甚至发生低血糖休克,导致全麻患者苏醒延迟,故肿瘤切除后注意补充糖液,术中、术后行血糖监测。

(五)其他病情变化的处理

麻醉后患者仍可能发生复杂的病情变化,如高血压、心律失常、心功能不全、代谢异常等。因此,在术后仍应密切观察血流动力学的变化,如血压、心律、心率、中心静脉压等。术毕将患者直接转运至 PACU 或 ICU 由专人监测、治疗,以便及时采取有效措施,维持血流动力学稳定,直至患者康复。

(王 鹏)

第二节 皮质醇增多症手术麻醉

一、病情特点

皮质醇增多症又称库欣综合征,是各种病因造成肾上腺皮质分泌糖皮质激素过多所致疾病的总称。

(一)病因

可分为 ACTH 依赖性和非 ACTH 依赖性两类。其中约 70% 的患者是由于腺垂体肿瘤或下丘脑-垂体功能紊乱所引起 ACTH 分泌过多,导致双侧肾上腺皮质增生;约 10% 患者是由于异位的 ACTH 肿瘤分泌过多的 ACTH 导致皮质醇增多。其次约 20% 的患者由肾上腺皮质肿瘤引起,即非 ACTH 依赖性。

(二)临床表现

典型表现为向心性肥胖、高血压、高血糖、低钾血症等综合征。多见于 20～40 岁的青壮年女性,女性较男性多 2～3 倍。皮质醇分泌过多会出现下列表现。①糖代谢紊乱:血糖上升,糖尿病和糖耐量曲线降低。②蛋白质代谢异常:皮肤变薄、萎缩、出现皮肤紫纹,肌肉萎缩,骨质疏松。③脂肪代谢异常:脂肪重新分布,造成向心性肥胖,呈满月脸及水牛背;水钠潴留。④低钾血症和高血压,严重者可并发左心室肥大、心力衰竭和脑血管意外。⑤性腺功能紊乱:患者因雄性激素分泌过多而出现痤疮,多毛。女性患者可表现为月经紊乱,闭经,个别出现明显男性化。男性患者可出现阳痿。⑥其他:还有精神异常及易于感染等。

二、麻醉前准备

皮质醇增多症患者由于代谢及电解质紊乱,对手术耐受性差,肾上腺切除后会使功能亢进骤然转为低下或不足,机体生理状况变化较大,给麻醉管理带来困难。麻醉前准备,主要从以下几个方面考虑。

1.纠正代谢和电解质紊乱

最常见的是低钾血症,会造成患者软瘫和心律失常。术前应适量补钾,给予低钠盐饮食,必要时考虑使用保钾利尿剂螺内酯(安体舒通)。给予高蛋白饮食或使用蛋白合成激素,纠正负氮平衡。

2.控制饮食

术前有血糖升高或合并糖尿病时,需控制饮食,一般不用胰岛素,除非为了控制感染,可给予胰岛素治疗。

3.评估心血管功能

对于中、重度高血压患者,术前应进行抗高血压治疗,使麻醉前患者血压不致过高。

4.补充皮质激素

此类患者体内皮质醇浓度在手术前后将从高至低有较大变化,如不及时补充,会发生皮质功能低下或危象,因此,在术前、术中、术后均应适当补充肾上腺皮质激素。术前一日可肌内注射或口服醋酸可的松类药,手术时常经静脉给予氢化可的松。术后可酌情继续补充。

5.麻醉前用药

本病患者可有神经精神症状,针对不同情况,选择用药。对术前精神抑郁,麻醉前用药剂量要小;对紧张恐惧者,术前应用足量镇静类药物使患者充分镇静,稳定情绪,以减少麻醉诱导期间的应激反应,减少术中心律失常或心力衰竭的发生。

三、麻醉选择

(一)硬膜外阻滞

基本可满足手术需要,适用于在术中能合作的青壮年,一般情况好及单侧肾上腺肿瘤切除患者。对于肥胖患者、骨质疏松及腹腔镜手术者,硬膜外穿刺及定位较困难的患者,应选择全身麻醉。

(二)全身麻醉

对儿童、肥胖、高血压、心肺代偿功能较差以及手术时间较长和腔镜下手术者应首选全身麻醉。此类患者气管插管有一定难度。对肥胖、颈短、水牛背、鱼样嘴、两颊与下颌部脂肪堆积的患者应准备好困难气管插管的工具,必要时采用清醒气管内插管。麻醉一般采用静吸复合方式,以静脉注射芬太尼、咪达唑仑、硫喷妥钠或丙泊酚联合诱导,琥珀胆碱可用于快速诱导插管,但因患者肌力弱,可无肌颤表现,以非去极化肌松药和吸入麻醉药如异氟烷等维持。诱导期可发生呕吐、误吸等严重呼吸系统并发症。麻醉恢复期拔管时因肥胖和肌力减弱,易出现呼吸道梗阻、缺氧发绀,即使按正常手法托起下颌,也很难维持呼吸道通畅,需准备并及时置入口咽或鼻咽通气道来维持正常通气。全麻后的皮质醇增多症患者应转运至 PACU 观察,待其生命体征完全平稳后方可返回病房。

四、麻醉管理

(一)体位

皮质醇增多症患者的皮肤菲薄,皮下毛细血管壁脆而薄,有出血倾向,需注意静脉穿刺的手法及置入针时的力度,以免损伤血管,一旦穿刺成功,应用柔软的敷料覆盖包扎。晚期患者骨质疏松,麻醉手术过程中应注意保护肢体,以免造成病理性骨折。

(二)抗感染

皮质醇增多症患者抗感染能力差,肾上腺皮质激素的应用,抑制了炎症反应,以致呼吸系统感染或手术部位感染的症状不明显,临床上易造成错觉,应合理使用抗生素及加强其他抗感染措施。

(三)呼吸管理

麻醉期间应注意加强呼吸管理。患者呼吸贮备及代偿功能较差,加之体位影响,手术损伤胸膜引起气胸,全麻过深或硬膜外阻滞平面过高等因素,均可进一步影响患者呼吸功能,应引起注意。

(四)循环管理

不论使用何种麻醉方法,此类患者对失血的耐受性均很差,即使出血量不多,也常见血压下降;加之患者长期高血压,伴有动脉硬化,心脏代偿及血管调节功能下降,因此麻醉的影响、体位的变动、术中出血都可致严重低血压,须加强血流动力学的监测并及时采取相应的治疗措施。

术中探查、挤压肾上腺时会使血压进一步升高,此时应维持一定的麻醉深度,适时采用降压药物。

(五)防止肾上腺皮质功能不全

当双侧肾上腺切除或一侧肾上腺切除而对侧肾上腺失代偿时,可因体内肾上腺皮质激素水平突然下降,引起急性肾上腺皮质功能不全危象,应予以重视。若术中出现原因不明的低血压、休克、心动过速、高热等表现时,用升压药物如去氧肾上腺素效果不佳时,应疑为急性肾上腺皮质功能不全危象。除采用抗休克治疗外,应及时补充激素如静脉滴注氢化可的松 $100 \sim 300$ mg。术后继续补充糖皮质激素。

(王　鹏)

第三节　原发性醛固酮增多症手术麻醉

一、病情特点

原发性醛固酮增多症(原醛)是由于肾上腺疾病所致醛固酮分泌增多,引起肾脏的保钠排钾反应。机体发生水钠潴留、血钠升高、血钾降低、低钾性碱中毒等病理生理改变。临床表现主要为高血压、肌无力和低钾血症,伴随症状有乏力、周期性瘫痪、头昏、头痛、多尿烦渴等。原醛的治疗应按病因不同而有所不同,对原发性肾上腺皮质增生,最好的治疗方法还是采用药物治疗,对腺瘤引起的原醛主要采取单侧肾上腺切除术。

二、麻醉前准备

麻醉前应积极治疗高血压,给予低钠饮食,治疗低钾血症,以降低围术期并发症。

(一)补钾

螺内酯为醛固酮的竞争性拮抗药,能起到排钠、保钾和利尿作用。除非无效或出现男性乳房发育和月经不规则等严重不良反应外,螺内酯为治疗原发性醛固酮增多症的首选药物,多主张在术前 4～6 周开始应用,每天 120～240 mg。如血钾仍过低时,可适当静脉补钾,每天 3～6 g,术前应连续应用 2 周左右,以增加钾在体内的贮存,待血钾恢复正常后施行手术。

（二）控制血压

采用低钠饮食,服用螺内酯后,如血压仍高,可辅以钙通道阻滞剂,或血管紧张素转换酶抑制剂等降压药,控制术前血压。

（三）激素

对施行双侧肾上腺切除者或一侧已切除的患者再手术时,麻醉前、术中、术后应给予激素治疗。

（四）镇静药

术前晚可给予苯二氮䓬类药物口服,以免次日因精神紧张而致围术期高血压。

三、麻醉选择

连续硬膜外麻醉适合于麻醉前血钾水平已经正常,血压已得到基本控制,循环代偿功能好以及无明显肝肾功能障碍的患者。对术前有低钾血症伴肌无力或肌肉麻痹,预测术中呼吸管理较困难或高血压合并动脉硬化,心血管代偿功能差及硬膜外穿刺困难的患者或在腔镜下手术者则以全身麻醉为佳。

四、麻醉管理

（一）药物选择

应选用对醛固酮分泌影响较小的麻醉药,如芬太尼、异氟烷等。氯胺酮可促进醛固酮的分泌,应禁用。低钾血症和肌无力等因素可延长非去极化肌松药的时效,剂量宜减小。

（二）术中监测

术中严密监测心电图、血压、SpO_2、$PetCO_2$,必要时监测电解质（K^+、Na^+、Cl^-）和行血气分析等。

（三）循环管理

为预防血压的急剧波动,应合理调整麻醉深度,不可盲目地使用降压药。在探查肾上腺,分离挤压肿瘤时血压波动上升,加深麻醉多能缓解。无效时酌情应用短效降压药如硝普钠、硝酸甘油、尼卡地平等。

当麻醉过深,硬膜外阻滞平面过广及失血过多将引起术中低血压;肿瘤切除后,由于醛固酮分泌急剧减少,也易致低血压。应针对不同情况采取相应措施,如减浅麻醉,给予升压药物及加快输血输液,必要时补充糖皮质激素。

（四）呼吸管理

因体位、肥胖、加上腔镜下二氧化碳气腹,术中呼吸管理格外重要,既要避免缺氧和二氧化碳蓄积,也要避免过度通气引发呼吸性碱中毒。

（王　鹏）

第四节　肾上腺皮质功能不全患者的麻醉

一、病情特点

肾上腺皮质功能不全是由许多先天或后天的原因引起的肾上腺皮质分泌皮质醇和/或醛固酮不足，产生一系列的临床表现。由于病因、病理的不同，临床的表现差异较大，起病的缓急及病情的轻重等均有明显的不同。

(一)急性肾上腺皮质功能不全

急性肾上腺皮质功能不全多见于婴儿时期发生肾上腺不发育、垂体或双侧肾上腺切除术后、重症感染、出血性疾病或抗凝治疗期间并发肾上腺出血、严重灼伤等。患者出现嗜睡、脱水、低体温、低血糖、循环衰竭等症状。急性肾上腺皮质功能不全病情危笃，一旦确诊，应及早积极抢救。及时纠正水及电解质紊乱，给予糖皮质激素治疗。

(二)慢性肾上腺皮质功能不全

慢性肾上腺皮质功能不全(艾迪生病)起病缓慢，早期症状为逐渐感觉疲乏无力、皮肤色素沉着、长期食欲缺乏、恶心、呕吐、腹泻、消瘦、低血压等。确诊后需终身用皮质激素替代治疗，以满足平时的生理需要，以氢化可的松(皮质醇)为首选药物。应激情况(如感染、手术、创伤)下，必须添加皮质醇的用量。如增加药量不及时，病情可突然恶化，发生肾上腺危象。应激状态一旦消除，立即减为维持量，以免氢化可的松(皮质醇)长期过量可引起生长障碍或出现皮质醇过多的症状。

二、麻醉前准备

肾上腺皮质功能不全患者行择期手术者，必须先行内科治疗，待病情稳定后安排。必须接受急诊手术者，也应抓紧时间合理纠正水电解质紊乱、低血压和低血糖等。术前应增加糖皮质激素以满足机体的需要。对原发性肾上腺素功能不全的患者，应同时补充糖皮质激素和盐皮质激素。正常成人分泌可的松(氢化可的松)20 mg/d，醛固酮0.1 mg/d。当轻度应激时，给予糖皮质激素剂量应高于基础分泌量的50%；应激增加时，糖皮质激素量可增高至基础分泌量的3～4倍，盐皮质激素可补充醋酸氟氢松0.05～0.1 mg/d。择期手术患者的用药方案为：术前静脉注射氢化可的松25 mg、术中100 mg，然后于术后第一个24小时每8小时静脉注射50 mg，第二个24小时每8小时静脉注射25 mg。

三、麻醉选择

肾上腺皮质功能不全患者虽对常用的麻醉方法和药物并无特别禁忌，但机体处于低代谢和应激反应能力低下状态，对镇静、镇痛和麻醉药物耐受力下降。为避免和减少循环、呼吸等的严重抑制，可采用神经阻滞；椎管内阻滞时的平面要局限，镇静、镇痛和麻醉药需减量使用，并需加强生命体征的监测，维持麻醉平稳。

四、麻醉管理

正常人皮质醇日需要量20～30 mg即能维持生理功能;但在应激状态下,皮质醇需要量为生理量的5～10倍,机体能分泌皮质醇100～300 mg。若机体原有腺垂体功能低下和/或肾上腺皮质功能不全,在感染、创伤、手术、分娩、腹泻、呕吐、失水、治疗中断等应激情况下,使肾上腺皮质激素储备进一步不足,从而诱发肾上腺危象的发生。肾上腺危象一经诊断即应采取果断措施抢救,否则患者常于数天内死亡。

(一)临床表现

1.肾上腺皮质激素缺乏综合征

大多数肾上腺危象患者均同时有糖皮质激素(皮质醇)和盐皮质激素(醛固酮)缺乏症状。包括以下几点。

(1)循环系统:血压降低,甚至休克。

(2)消化系统:厌食、恶心、呕吐、腹痛、腹泻。

(3)神经系统:乏力、烦躁、嗜睡,甚至昏迷。

(4)其他:脱水、少尿、高热或低体温。

(5)实验室检查:低钠、低血糖、尿素氮升高;血钾可升高、正常或降低;血或尿游离皮质醇降低。诊断与治疗肾上腺危象主要依据病史和前述临床表现,血皮质醇水平降低不作为诊断危象的必要指标,更不要等待化验结果才作诊断。

2.原发病因或促发因素的特征性表现

如肾上腺静脉血栓形成症状酷似外科急腹症;急性肾上腺出血,如抗凝治疗期,出血部位主要是髓质和皮质网状带,起病急剧,发展迅速,除原发病症状外,大多同时有糖皮质激素和盐皮质激素双重缺乏的综合征。

(二)治疗

1.补充足量皮质激素

迅速补充足量皮质激素是治疗危象的关键措施之一。对拟诊肾上腺危象的患者,立即静脉注射水溶性糖皮质激素,如磷酸可的松或琥珀酰氢化可的松100 mg,或磷酸地塞米松4 mg,使血皮质醇浓度升达常人处于应激状态时的水平。以后每6小时静脉滴注氢化可的松100 mg,第一个24小时总量不得少于300 mg。第2、3天分别减量至300 mg和200 mg。病情稳定后,第4天改口服氢化可的松20～40 mg,或泼尼松5～10 mg,每天3～4次。大多数外科手术应激为时短暂,可在数天内将激素减至维持量。在减量应用过程中,注意病情反弹。各种糖皮质激素的活性比较,参见表8-1。

表8-1 各种糖皮质激素活性和 HPA 轴抑制时间比较

糖皮质激素	糖皮质激素活性	盐皮质激素活性	HPA 轴抑制时间(天)
可的松	0.8	0.8	1.25～1.5
氢化可的松	1	1	1.25～1.5
泼尼松	4	0.8	1.25～1.5
泼尼松龙	4	0.8	1.25～1.5
甲泼尼松	5	0.5	1.25～1.5
地塞米松	20～30	0	3.25
倍他米松	25～30	0	2.75

2.对症处理

(1)纠正水、电解质紊乱:典型的肾上腺危象患者失水量约为细胞外液的 1/5,可用含盐液体(如复方乳酸钠)补充。一般最初 24 小时可补 2 000～4 000 mL,以后酌减;适当补糖,纠正低血糖。参照中心静脉压等指标恢复血容量。心肾功能欠佳者,或失水失钠不明显,而以糖皮质激素缺乏为主者,补入盐水量适当减少。肾上腺危象患者可有高钾血症,但体内总钾量常降低;经输液、应用激素和纠正休克后,尿量增加,容易发生低钾血症,应注意监测和补充。对治疗 2～3 天仍处于昏迷的患者,应采用鼻饲维持能量和水、电解质平衡。

(2)抗休克:针对病因和诱因,采取综合措施进行抗休克治疗。

(3)抗感染:在有感染的患者,需应用有效的抗生素控制感染。

(4)控制病因和去除诱因:对慢性肾上腺皮质功能低下者,症状控制或缓解后应对肾上腺和垂体功能作检测和评估。肾上腺皮质激素是生命激素和应激激素,应强调坚持生理剂量的终身替代和短期药理剂量的应激替代治疗。

(王　鹏)

第五节　垂体卒中患者的麻醉

一、病情特点

垂体腺瘤生长过程中突发瘤内出血或坏死致瘤体突然膨大引起的并发症,多急性起病。目前,垂体卒中已被视为一种独立的综合征,具有典型的临床表现,主要表现为突发性鞍旁压迫综合征和/或脑膜刺激征。轻者于数天后自行缓解,重者可迅速出现严重的神经系统症状,昏迷,甚至死亡。发作后常表现垂体功能低下。最常见的诱因为垂体放疗,占 20%～57%,多见于无功能腺瘤,其次为 GH 瘤、PRL 瘤。

临床表现:起病多呈急性,少数为亚急性及慢性。

(一)剧烈头痛

可能为蝶鞍壁扩张、硬脑膜牵拉刺激、出血刺激蛛网膜下腔所致。头痛多为持续性,部位在一侧额、颞、眶后或顶、枕部进而扩展至全颅。

(二)视交叉压迫

视力可在数小时内急剧减退,甚至黑、全盲。视野检查双颞侧偏盲。并可出现复视、眼外肌麻痹、瞳孔异常、眼睑下垂及面部感觉障碍。这些症状和体征为第Ⅲ、Ⅳ、Ⅴ、Ⅵ对脑神经受累的鞍旁压迫征,可为双侧或单侧。

(三)脑膜刺激征

瘤内出血如溢出至蛛网膜下腔致下丘脑功能障碍,颅内压增高,可出现头痛、恶心、呕吐、颈项强直、脑脊液呈血性,细胞数增多,约见于半数患者。

(四)意识障碍

瘤内出血坏死导致垂体功能急性衰竭以及下丘脑受压,均可引起意识障碍。约 1/3 的病例可出现嗜睡、神志模糊,直至昏迷等。

(五)其他

可有高热、休克、心律失常、消化道出血、低血压、电解质紊乱、暂时性尿崩症及内分泌、下丘脑功能障碍等一系列临床表现。颈内动脉海绵窦内段受压时可出现脑缺血征象,如偏瘫、不全偏瘫、四肢瘫、癫痫发作等。

根据垂体卒中后对周围结构的影响和病情缓急及严重程度,将垂体卒中分为暴发性、急性、亚急性和慢性垂体卒中(Ⅰ~Ⅳ型)四种类型。

仅有头痛而无其他神经系统症状及眼科表现者可只给予内科治疗,但应密切注意病情变化。如病情加重则应立即采取手术治疗以解除鞍周脑组织受压症状。一般采用经蝶手术,如肿瘤鞍上扩展明显而蝶鞍不大则应采取经颅手术。早期减压可使垂体功能完全或部分恢复,部分患者可免于长期激素替代治疗。手术治疗还可防止卒中的再次发作,且对肿瘤本身也有治疗作用。

二、麻醉前准备

一般而言,麻醉前需注意以下几个方面。

(1)垂体卒中一经诊断应立即给予糖皮质激素。由于患者多存在急性肾上腺皮质功能减退,且处于应激状态,故糖皮质激素的用量要大,一般每6小时静脉给予氢化可的松100 mg,直到病情稳定后才考虑减量。大剂量糖皮质激素还有助于改善视力。

(2)应用止血剂有助于防止继续出血。

(3)有颅内压增高者应给予甘露醇降颅内压。不少患者有水、电解质紊乱,应给予相应处理。

(4)重症患者可应用抗生素以预防感染。

三、麻醉选择

只要经过良好的术前准备,尤其是有效的激素替代治疗,麻醉处理并无多少特殊,目前临床常用的麻醉方法和药物均可选用。实施麻醉前,需根据临床症状、病情以及手术的创伤程度评估患者对麻醉和手术的耐受能力。总体而言,麻醉用药,尤其是镇静、镇痛和全身麻醉药,均应酌情减量使用,以免对循环和呼吸功能产生严重抑制。吸入麻醉是良好的选择,麻醉深浅易于调控;但对颅内手术,需注意颅内压升高的防治。

垂体腺瘤手术患者中,生长激素腺瘤(如肢端肥大症的患者)患者往往存在一定程度的气管插管困难,应于麻醉前评估气管插管的难易程度,若预计诱导时维持呼吸道有困难者,应慎重考虑在局麻下行清醒经口或经鼻气管内插管,准备好纤维光导喉镜和纤维光导支气管镜等专用工具。

经颅手术入路麻醉方法与其他颅脑手术无太大差别。经蝶窦入路需经口腔或鼻腔,为配合手术操作,结合显微外科的特点,应妥善固定好气管导管,同时让出患者口唇及其内上方的空间,为手术创造良好条件。为防止血性分泌物流入气管造成误吸,主张术毕待患者完全清醒,吞咽反射恢复后,再拔除气管导管。术毕可常规应用中枢性镇吐药以预防术后呕吐。

四、麻醉管理

(一)控制颅内压

与一般神经外科手术一样,颅内高压不仅影响手术,且可危及生命,必须及时预防和处理。

(二)防治垂体危象

垂体肿瘤患者原有不同程度的垂体-肾上腺皮质功能减退,切除垂体肿瘤后可加重功能不全或发生危象。垂体危象发作时可表现为高体温(>40 ℃)、低体温(<30 ℃)、昏迷、低血压、低血氧、低血糖、低血钠、高钾血症和血浆皮质醇水平下降。

病情危急时,应进行积极的抢救:①使用肾上腺皮质激素,如氢化可的松 $200\sim300$ mg/d 静脉滴注,或选用地塞米松静脉输注或肌内注射。以增强患者机体对手术麻醉的耐受能力。在肾上腺皮质激素应用同时或之后,给予甲状腺素片。②低血糖者立即静脉注射 50% 葡萄糖 60 mL,继以 10% 葡萄糖注射液静脉滴注。③低体温者可用物理方法升温并加强保暖,并辅以小剂量甲状腺制剂;高体温者可用物理、化学方法降温。低温昏迷者氢化可的松用量不宜过大。④对有水、电解质失衡者应注意纠正,并给予抗休克等全身综合治疗。⑤严禁使用吗啡、氯丙嗪、巴比妥类等中枢抑制药及麻醉药,应尽量限制胰岛素及其他降糖药的应用。

(三)纠正水平衡失常

垂体腺瘤切除术中若垂体柄在较高部位被切断,则发生尿崩症的机会较多。对有发生尿崩症风险的患者应密切观察,留置导尿管,定期测尿比重、血电解质、血尿素氮、渗透压等。治疗上应密切观察,量出为入,静脉内应用加压素和行输液治疗。

(四)垂体切除术后综合征

垂体切除术可致某些"促激素"的分泌减少,从而影响到相应的靶腺功能,应给予相应的激素替代疗法,用小剂量激素纠正靶腺功能紊乱,剂量以生理性分泌量为宜。

(王　鹏)

第九章

骨 科 麻 醉

第一节　骨科手术麻醉的特点

一、骨科手术体位影响

骨科手术常要求多种体位,常用的体位有仰卧位、侧卧位、俯卧位、侧俯卧位、沙滩椅体位等。若体位不合适、卧位垫放置不合理或术中管理不当,都有可能导致术后相关并发症发生。

(一)呼吸系统并发症

近年来骨科手术采用俯卧位的增加,给麻醉管理带来一定的困难,也增加了呼吸系统并发症的发生概率。俯卧位时患者的胸廓活动受到限制,潮气量、肺活量、功能残气量及胸廓-肺顺应性均显著降低,易造成肺通气不足。因此安置俯卧位时,应取锁骨和髂骨为支点,胸腹离开手术台,以减轻体位对呼吸功能的影响。麻醉选择气管内插管全身麻醉较为安全。麻醉期间适当增加通气量,同时监测呼气末二氧化碳以避免通气不足的发生。

全身麻醉气管内插管后由于体位的变化,比如当患者头转向一侧,或经后路颈椎手术安置头位时,均可能发生气管导管扭曲、梗阻、脱管等意外,因此,气管导管插入的深度应适当,固定要牢固可靠,导管选择有螺纹钢丝的加强气管导管,在翻身及手术体位固定后需立即检查导管的位置,以确保人工气道通畅。

(二)循环系统并发症

血压下降最为常见。麻醉患者术前禁食,麻醉后血管扩张等导致血容量相对不足。当体位突然变化时,可能引起血流动力学的改变,出现血压骤降,严重者可导致心搏骤停。因此,在改变体位前,尽可能补足患者的血容量,并密切观察血流动力学的变化,及时给予正确处理。此外,俯卧位手术时,因支垫物放置不当,压迫腔静脉、肝脏及心、肺,影响静脉回流及心排血量,引起血压下降或静脉回流不畅造成术野出血。截石位膝部约束过紧,支架长时间压迫动脉、静脉,可致血栓形成及肢体缺血性改变。

(三)神经及眼部损伤

上肢过度外展、外旋或托手臂支架较硬,长时间牵拉压迫神经均可造成颈丛、臂丛或尺、桡神经的损伤,这种损伤大多是暂时的,经休息可恢复。颈椎手术时,麻醉操作或安置体位不当,也可造成颈髓损伤。俯卧位手术因头部铺垫可能压迫眼球软组织造成眼部软组织损伤,压迫眼球可诱发眼心反射,使心率减慢,或发生急性青光眼、失明等。因此,安置骨科手术体位时,需考虑周全,既便于术野显露及操作,又要避免并发症的发生。

二、出血与止血带影响

(一)出血对患者的影响

骨组织的血运丰富,创面渗血较多,尤以骨断面和骨髓腔往往渗血难止。影响出血的其他因素,如手术部位、术中操作、手术时间长短、患者体质和术中血压调控等,术前需综合考虑。机体对失血有一定的代偿能力,失血量小于全身血容量的15%～20%时,可输电解质溶液及血浆代用品等,失血量超过血容量的30%时,应给予输血。如短时间内失血超过血容量的10%,即可出现微循环灌注不足,细胞代谢功能障碍,如不及时纠正,可能会发展为多器官的功能障碍或衰竭。因此,维持血流动力学稳定是手术麻醉的安全保障。输血虽是一种有效的治疗措施,但也会引起一定的并发症,如输血反应、感染、传染疾病、凝血障碍等,必须引起临床医师足够重视。

(二)止血带的应用

四肢手术应用气囊充气止血带可减少术中出血并为术者提供清晰的手术视野。止血带使用不当可产生严重的并发症,首先放置止血带的部位应正确,上肢患者应放置在上臂中上 1/3 处,下肢患者应放置在大腿根部近腹股沟处。使用前须对止血带仔细检查,观察气囊接触皮肤的面是否平整,否则充气后可引起皮肤水泡,其次检查充气囊是否漏气等,充气前应先抬高肢体,并用驱血带驱血,再充气到一个适合的压力,一般上肢需高于收缩压 4.0～6.7 kPa(30～50 mmHg),下肢须高于6.7～9.3 kPa(50～70 mmHg)。止血带充气时间上肢为 1 小时,下肢以 1.5 小时为限,若须继续使用,应先松气 5～10 分钟再充气,以免发生神经并发症或肌球蛋白血症。若止血带充气压力过大,时间过久,尤其在麻醉作用不够完善时,极易出现止血带反应,系肢体缺血引起,多数患者难以忍受,烦躁不安,即使使用全身麻醉药物也难以控制。另外松止血带时由于驱血肢体血管床突然扩大及无氧代谢产物经静脉回流循环,抑制心肌收缩,偶出现"止血带休克",临床表现出汗、恶心、血压降低、脉搏增快,周围血管阻力降低、血钾升高和代谢性酸中毒,此时除补充血容量外,必要时给予缩血管药物。

三、骨水泥影响

骨黏合剂(又称骨水泥)为高分子聚合物,由粉剂聚甲基丙烯酸甲酯与液状甲基丙烯酸甲酯单体构成,在人工关节置换术时为加强人工关节的稳定性,增加关节的负重力和促进患者术后早期活动,在人工假体置入前常先将骨黏合剂填入骨髓腔内。在使用时将粉剂与液状单体相混合成面团状,置入骨髓腔及髋臼内,10 分钟左右即能凝固而起固定作用。单体成分复杂,给动物静脉注射单体时,可出现周围血管扩张、低血压和心动过速,剂量较大时可引起肺水肿和出血,甚至死亡。在手术中截除的骨面使一些静脉窦开放,髓腔被骨水泥封闭,加之热效应,髓内压急剧上升,使得髓腔内脂肪,气体或髓颗粒被挤入静脉进入肺循环,引起肺栓塞。目前临床上用骨水泥枪高压冲洗以去除碎屑,骨水泥从底层开始分层填满髓腔,这样易使空气从髓内逸出以减少空气栓塞的发生率,也可以从下位的骨皮质钻孔,并插入吸引管,以解除髓内压的上升,以期降低并发症的发生。

临床上应用骨黏合剂时,有部分患者出现一过性低血压,但能很快恢复。对于血容量不足或心血管功能较差、高龄的患者,血压降低则更为显著,须提高警惕,采用预防措施,防止出现严重低血压甚至心搏骤停。在填塞骨黏合剂前应常规补充血容量,给予小剂量血管活性药物使血压调整到术前水平,在填塞骨黏合剂前尽量避免追加麻醉药以免引起血压下降与骨黏合剂的不良反应协同,采取以上措施多数患者能够安全度过骨水泥期。一旦发生明显的低血压状态,要及时使用缩血管药物纠正低血压,必要时联合用药,低血压状态持续较久将出现不可逆转的改变或意外发生。

四、脂肪栓塞综合征和深静脉血栓

(一)脂肪栓塞综合征

脂肪栓塞综合征是外伤、骨折等严重外伤的并发症。自 1882 年 Zenker 首次从严重外伤死亡病例肺血管床发现脂肪小滴和 1887 年 Bergmann 首次临床诊断脂肪栓塞以来,虽然已经一个世纪,并有不少人从不同角度进行过研究,但因其临床表现差异很大,有的病例来势凶猛,发病急骤,甚至在典型症状出现之前即很快死亡,有的可以没有明显的临床症状,只是在死后尸检发现。因此直至近年来对其病理生理才有进一步的认识。Bagg 等认为该综合征是骨折创伤后72 小时内发生的创伤后呼吸窘迫综合征。创伤早期如出现心动过速,体温升高超过 38 ℃,动脉氧分压下降以及肺部出现"暴风雪"阴影等特殊征象,可以确诊。

脂肪栓塞定义为在肺实质或周围循环中出现脂肪滴。主要病因是伤后骨髓暴露,骨折部位移动促使脂肪细胞释放出脂肪滴,进入血液循环,使脏器和组织发生脂肪栓塞。主要表现在肺或脑血管的栓塞,导致低氧血症,脑水肿,可出现中枢神经症状:意识不清,神志障碍甚至昏迷。

在髋和膝的人工关节置换术中,由于髓内压骤升,可使脂肪滴进入静脉,因此在手术期间也有发生脂肪栓塞的可能,必须予以高度重视。一旦患者出现原因不明的胸痛、胸闷、呼吸困难、气促及心动过速、血压下降、低氧血症或神志障碍、嗜睡及昏迷,并拍摄胸片,发现"云雾状"或"暴风雪状"典型肺部影像,就可以确诊脂肪栓塞,应尽早治疗。

脂肪栓塞的治疗主要是纠正低氧血症和维持血流动力学的稳定,抑肽酶或大剂量肾上腺皮质激素有一定疗效。

1.呼吸支持

可以经鼻管或面罩给氧,使氧分压维持在 9.0～10.7 kPa(70～80 mmHg)即可,创伤后 3～5 天内应定时血气分析和胸部 X 线检查。如有呼吸困难可先行气管内插管,病程长应气管切开。进行性呼吸困难,低氧血症患者应尽早行呼吸机机械辅助通气。

2.维持有效循环血容量

补充有效循环容量纠正休克,有条件应补充红细胞和清蛋白,保障血液携氧能力和维持血液胶体渗透压,减少肺间质水肿。如果血压正常,无休克状态,液体出入量应保持负平衡。

3.药物治疗

(1)激素:主要作用是保持活性膜的稳定性,减轻或消除游离脂肪酸对呼吸膜的毒性作用,从而降低毛细血管通透性,减轻肺间质水肿,稳定肺泡表面活性物质的作用。因此在有效的呼吸支持治疗下血氧分压仍不能维持在 8.0 kPa(60 mmHg)以上时,可使用激素。一般采用大剂量氢化可的松,每天 1.0～1.5 g;或每天地塞米松 10～20 mg,用 2～3 天后逐渐减量。

(2)抑肽酶:主要作用是降低骨折创伤后一过性高脂血症,防止脂栓对毛细血管的毒性作用,抑制骨折血肿内激肽释放和组织蛋白分解,减慢脂滴进入血流速度,治疗剂量,每天抑肽

酶 1.0×10^6 U。

（3）高渗葡萄糖：单纯高渗葡萄糖，葡萄糖加氨基酸，或葡萄糖加胰岛素，对降低儿茶酚胺的分泌，减少体内脂肪动员，缓解游离脂肪酸毒性均有一定效果。

（4）清蛋白：能与游离脂肪酸结合，使其毒性降低，有条件者可以应用。

（5）其他药物：如肝素、右旋糖酐、乙醇、去脂己酚等，但作用尚未肯定。

4.辅助治疗

（1）脑缺氧的预防：保护脑功能，减少脑组织和全身耗氧量，降低颅内压，防止高温反应等，给予头部降温或进行冬眠疗法。更重要的是纠正低氧血症。

（2）预防感染：可按常规用量，选用适当抗生素。

（3）骨折的治疗：需根据骨折的类型和患者的一般情况而定，对严重创伤患者可做临时外固定，对病情许可者可早期行内固定。

（二）肺血栓栓塞症（PTE）与深静脉血栓形成（DVT）

PTE 与 DVT 实际上是一个疾病的两个方面，因为肺血栓栓塞症的血栓主要来源于深静脉血栓，近来人们倾向将两者合称为静脉血栓栓塞症。肺血栓栓塞主要发生在关节置换术后，术后 7 天内是深静脉血栓形成的高危阶段，深静脉血栓形成主要发生在下肢，在髋部手术后深静脉血栓形成高达 45%～70%，其中 3.6%～12.9% 可引起致命的肺血栓栓塞症，但也偶有发生在麻醉期间。下肢骨折或手术后因活动受限，患者常须卧床休息，特别是老年及肥胖患者，其下肢血流缓慢而致静脉血淤滞，深静脉炎及创伤后的应激反应引起血液高凝状态，易使下肢深静脉血栓形成。

肺血栓栓塞所致病情的严重程度取决于以上机制的综合作用，栓子的大小和数量、多个栓子的递次栓塞间隔时间、是否同时存在其他心肺疾病、个体反应的差异及血栓溶解的快慢，对发病过程和预后有重要影响。

1.常见症状

呼吸困难、胸痛、晕厥、烦躁、咯血、咳嗽、心悸，临床上有时出现所谓的"三联征"，即同时出现呼吸困难、胸痛及咯血。

2.常见体征

（1）呼吸系统：呼吸频率快，发绀，双肺可闻哮鸣音、湿啰音，偶有胸膜摩擦音或胸腔积液的相应体征。

（2）心脏体征：心率快，P_2 亢进及收缩期杂音，三尖瓣反流性杂音，心包摩擦音或胸膜心包摩擦音，可有右心衰竭表现。

（3）下肢静脉炎或栓塞的体征：不对称性肢体肿胀，局部压痛及皮温升高。

3.辅助检查

（1）血气分析：常提示 D-二聚体强阳性（>500 mg/L），PaO_2 下降。

（2）胸片：典型的改变是呈叶段分布的三角形影，也可表现为斑片状影、盘状肺不张、阻塞远端局限性肺纹理减少等，小的梗死者 X 线片完全正常。可合并胸腔积液和肺动脉高压出现相应的影像学改变。

（3）心电图检查：急性肺栓塞的典型 ECG 改变是 QRS 电轴右偏，肺型 P 波，I 导联 S 波加深，Ⅲ 导联有小 q 波和 T 波倒置。但典型改变的阳性率低，仅见于大块或广泛的栓塞。多于发病后5～24 小时内出现，数天至 3 周后恢复，动态观察有助于对本病的诊断。

(4)超声心动图：可见心室增大，了解肺动脉主干及其左右分支有无阻塞。

(5)快速螺旋CT或超高速CT增强扫描：可显示段以上的大血管栓塞的情况。

(6)磁共振：可显示肺动脉或左右分支的血管栓塞。

(7)放射性核素肺通气/灌注(V/Q)扫描：是目前常用的无创性诊断PTE的首选方法。典型的改变是肺通气扫描正常，而灌注呈典型缺损(按叶段分布的 V/Q 不匹配)，对亚段以上的病变阳性率＞95％。

(8)肺动脉造影(CPA)：CPA是目前诊断PTE最可靠的方法，可以确定阻塞的部位及范围程度，有一定创伤性。适应临床症状高度可疑，肺通气灌注扫描不能确诊又不能排除，准备做肺栓子摘除或下腔静脉手术者。

(9)下肢深静脉检查：血管超声多普勒检查和放射性核素静脉造影可发现下肢血栓形成。

4.鉴别诊断

由于PTE的临床表现缺乏特异性，易与其他疾病相混淆，以至临床上漏诊与误诊率极高。做好PTE的鉴别诊断，对及时检出、诊断和治疗有重要意义。

(1)冠状动脉粥样硬化性心脏病：一部分PTE患者因血流动力学变化，可出现冠状动脉供血不足，心肌缺氧，表现为胸闷、心绞痛样胸痛，心电图有心肌缺血样改变，易误诊为冠心病所致心绞痛或心肌梗死。冠心病有其自身发病特点，冠脉造影可见冠状动脉粥样硬化、管腔阻塞证据，心肌梗死时心电图和心肌酶水平有相应的特征性动态变化，PTE与冠心病有时可合并存在。

(2)肺炎：当PTE有咳嗽、咯血、呼吸困难、胸膜炎样胸痛，出现肺不张、肺部阴影，尤其同时合并发热时，易被误诊为肺炎。肺炎有相应肺部和全身感染的表现，如咳脓性痰、寒战、高热、外周血白细胞数显著增高、中性粒细胞比例增加等，抗菌治疗可获疗效。

(3)特发性肺动脉高压等非血栓栓塞性肺动脉高压：特发性肺动脉高压则无肺动脉腔内占位征，放射性核素肺灌注扫描正常或呈普遍放射性稀疏。

(4)主动脉夹层：PTE可表现胸痛，部分患者可出现休克，需与主动脉夹层相鉴别，后者多有高血压，疼痛较剧烈，胸片常显示纵隔增宽，心血管超声和胸部CT造影检查可见主动脉夹层征象。

(5)其他原因所致的胸腔积液：PTE患者可出现胸膜炎样胸痛，合并胸腔积液，需与结核、肺炎、肿瘤、心力衰竭等其他原因所致的胸腔积液相鉴别。其他疾病有其各自临床特点，胸腔积液检查常有助于做出鉴别。

(6)其他原因所致的晕厥：PTE有晕厥时，需与迷走反射性、脑血管性晕厥及心律失常等其他原因所致的晕厥相鉴别。

(7)其他原因所致的休克：PTE所致的休克属心外梗阻性休克，表现为动脉血压低而静脉压升高，需与心源性、低血容量性、血容量重新分布性休克等相鉴别。

5.治疗措施

(1)急救措施：宜进行重症监护卧床1～2周，剧烈胸痛者给止痛剂、镇静剂。纠正急性右心衰竭，防治休克。改善氧合和通气功能，吸氧或无创面罩通气，必要时气管插管人工机械通气。

(2)溶栓治疗：大面积PTE在2周内可以行溶栓治疗。活动性内出血、近期自发性颅内出血禁忌行溶栓治疗，手术、分娩、妊娠、活检、出血疾病、细菌性心内膜炎、严重高血压、近期的神经外科或眼科手术、近期曾行心肺脑复苏、严重的肝肾功能不全等患者行溶栓治疗需慎重。

6.栓塞与麻醉

尽管麻醉期间肺栓塞颇为罕见，但在骨科手术麻醉期间仍有报道。施行椎管内麻醉时，可能由于椎管内麻醉神经根受阻滞,使下肢肌肉松弛、血管扩张,使存在于静脉内原先比较固定的栓子松动和脱落进入血液循环。另外,麻醉后因手术野消毒和手术操作等原因,增加肢体活动,有可能使血管内松动的栓子脱落。

临床表现为突然发作呼吸困难、气促、发绀,经吸氧后低氧血症无明显改善,大汗淋漓,四肢厥冷,烦躁不安,意识不清,血压下降,心率加快,甚至心搏骤停。尽管肺血栓栓塞的发生与麻醉无直接关系,一旦在术中发生,发病突然,病情极其凶险,大多数病例常因抢救无效可在数分钟或1~2小时内死亡。因此常常被误诊为麻醉意外,对麻醉医师来说,对术中可能发生肺血栓栓塞症应有足够的警惕,术前应告知患者及家属可能存在的风险。

也有学者认为硬膜外阻滞和蛛网膜下腔阻滞后的患者,其术后深静脉血栓形成的发生率显著低于全麻患者,其原因可能是椎管内麻醉使交感阻滞,血管扩张,不仅动脉血流增加,而且静脉排空率也增加,减少血液黏滞度,局麻药可抑制血小板吸附、聚集和释放,并可抑制白细胞的移动和聚集,可能有利于防止静脉血栓的形成。

(许　增)

第二节　手足手术麻醉

一、手外科手术麻醉

手外科常用的麻醉方法有许多种,总体上可以分为全身麻醉和局部麻醉两大类。

(一)局部麻醉

局部麻醉是手外科常用的麻醉方法,与全身麻醉相比,局部麻醉对机体的生理活动如新陈代谢、呼吸系统、循环系统以及主要器官如心、肝脏、肾脏的影响都比较小,这对于有严重心血管系统疾病、呼吸系统疾病和肾脏疾病的患者来说非常重要,这类患者对全麻耐受性比较差,属于全麻高危患者,但他们可以耐受局部麻醉,经受上肢的手术,只要审慎地处理,在大多数情况下不会出现严重的后果。

局部麻醉的方法有臂丛神经阻滞、周围神经阻滞和上肢静脉内麻醉等。

1.臂丛神经阻滞麻醉

(1)锁骨上入路:经锁骨上入路施行臂丛神经阻滞,方法是从锁骨上在第1肋骨附近臂丛神经周围注射麻醉药。为提高成功率并降低并发症的发生率,以后学者对这种方法进行了许多改良。最常用的经典锁骨上阻滞法由Bonica和Moore描述,该方法是从锁骨中点上0.5 cm处进针,找到第1肋骨,沿第1肋骨从前斜角肌外缘向中斜角肌前缘移动针头,当出现异感时,注入8~10 mL局部麻醉药。可以寻找不同神经的异感,以便获得满意的麻醉效果。

该方法的优点是麻醉效果好,起效快,不良反应小,并发症少,适用于大多数上肢手术。施行锁骨上阻滞麻醉,患侧手臂放置在身体侧方,不用移动,这对于上肢有伤痛的患者有好处。锁骨上阻滞麻醉辅以其他麻醉,适用于上臂上部和肩部的手术。缺点则是可能出现气胸、膈神经阻滞、霍纳综合征等并发症。

1)气胸:锁骨上阻滞麻醉进针不能超过第1肋骨。由于锁骨的中点经常不与第1肋骨对应,针尖刺破肺尖会造成气胸,发生率为 0.5%～6%。最初的症状是患者主诉胸部疼痛,尤其在深呼吸时加重。由于气胸通常需要 6～12 小时出现,所以一开始,物理检查和/或在 X 线平片上无异常表现。治疗气胸的方法是吸氧、镇痛。气胸小于 20%,不需要胸腔闭式引流,肺部能够重新膨胀;气胸大于 20%,需要胸腔闭式引流,从胸膜腔吸出空气,对患者进行监护,直到在 X 线平片证实肺部重新膨胀为止。

2)膈神经阻滞:由于药物弥散到前斜角肌的前面,造成膈神经麻醉,发生率为 40%～60%。患者主诉呼吸困难,但是仍然能够扩张胸廓,症状由来自横膈的神经传入冲动减少所致。可以通过拍 X 线平片证实,分别在深吸气和深呼气时拍片,观察膈肌的位置。一侧膈神经阻滞通常不需要特殊治疗,随着麻醉药物作用消退,症状会自然消失。

3)霍纳综合征:局麻药弥散,阻滞颈交感神经链,引起霍纳综合征,发生率为 70%～90%,表现为上睑下垂、瞳孔缩小、同侧面部无汗。麻药作用消退后,症状自然消失,不需要治疗。必要时可以用去氧肾上腺素治疗眼部的症状。

(2)血管周围臂丛神经阻滞麻醉:这种方法的解剖基础是从颈椎横突到腋窝以远数厘米存在一个筋膜鞘,其中包含臂丛神经根和上臂的主要神经分支。可以从不同的部位把局部麻醉药注入该筋膜鞘中,注入麻药的容量决定麻醉的范围。只需要注射 1 针。这种方法提高了臂丛神经阻滞的安全性,降低了并发症的风险。有三个注射部位可供选择:斜角肌间、锁骨下动脉周围和腋窝。

1)斜角肌间阻滞麻醉:斜角肌间隙位于肺尖和锁骨下动脉的上方,前、中斜角肌之间。施行斜角肌间阻滞,患者采用仰卧位,头稍微转向对侧。先让患者主动抬头,突显胸锁乳突肌。麻醉师把示指和中指放在胸锁乳突肌锁骨头后缘的后面,然后让患者放松头部。此时麻醉师的手指位于前斜角肌的上面。向后外方向轻轻移动示、中指,可找到斜角肌间沟。在环状软骨水平,即第 6 颈椎横突水平,从示、中指之间进针,进针方向与颈部侧面垂直,针尖稍微偏向下方。慢慢进入,直到出现异感就推药;或者先把针尖抵到颈椎横突,接着从前向后移动针头找异感,一出现异感就推药。注射 20 mL 麻醉药能够阻滞臂丛和颈丛下部。尺神经有可能麻醉不完全。注射 40 mL 能够完全阻滞臂丛和颈丛。施行肩部手术时,可采用这种麻醉方法。在施行麻醉时,如果能找到放射到肩部的异感,则麻醉效果会更满意。

斜角肌间阻滞麻醉的优点是操作简单,尤其适合肥胖的患者。用较少的麻醉药就能够获得较好的上臂和肩部的麻醉效果,适用于上臂和肩部的手术。由于进针点位置比较高,可以避免引起气胸。对上肢感染或恶性肿瘤患者,因为进针点高于颈部淋巴结的位置,可以避免感染和肿瘤的播散,所以适合采用这种麻醉方法。缺点是对尺神经阻滞不全,甚至完全没有效果。补救的办法是增加麻醉药物的容量,或者在肘部封闭尺神经。有报道把药物注射到蛛网膜下腔、硬脊膜外腔、椎动脉内等并发症。在麻醉时,进针方向稍微偏向下方,就能够避免这些并发症的发生。反射性交感神经萎缩非常少见。膈神经阻滞是由于把药物注射到前斜角肌前面或者药物向头侧弥散阻滞 C_3～C_5 而引起。单侧膈神经阻滞降低肺功能,因此,对侧膈肌麻痹的患者不能用这种麻醉方法。

2)锁骨下动脉周围间隙臂丛阻滞麻醉:锁骨下动脉周围间隙位于前、中斜角肌之间。斜角肌间沟的定位方法与上面介绍的相同,找到斜角肌间沟后,手指向下移动,触及锁骨下动脉搏动后,从锁骨下动脉后缘进针,针尖方向朝尾侧。如果没有触及锁骨下动脉搏动,就沿中斜角肌前面进针。臂丛神经位于中斜角肌的前面,针头碰到臂丛神经干诱发异感。在大多数情况下,首先会遇到臂丛中干。如果没有遇到臂丛神经,针头就抵到第 1 肋骨,接着沿第 1 肋骨找异感,一出现异感就注射 20～40 mL 麻药。

该方法的优点是操作简单,麻药用量少,起效快。不会出现把药物注射到蛛网膜下腔、硬脊膜外腔、椎动脉内等并发症。缺点是有以下并发症:①膈神经阻滞,非常罕见,发生率低于 2%,一般不需要特殊处理;②喉返神经阻滞引起声音嘶哑,发生率低于 1%,只发生在右侧,原因是右侧的喉返神经绕过锁骨下动脉,而左侧的喉返神经绕过主动脉弓;③发生气胸,非常罕见,是由于进针太靠内侧或者外侧,刺破肺尖所致,所以在进针的时候,要沿着中斜角肌向下。

3)腋部臂丛神经阻滞麻醉:由于腋动、静脉和臂丛神经的位置表浅,所以操作比较简单,该方法是手外科最常用的麻醉方法。在实施腋部臂丛神经阻滞麻醉时,患者上臂置于外展外旋位。下面介绍常用的几种方法。

腋动脉穿刺法:在腋部,上肢的多个主要神经位于腋动脉的周围,所以有些麻醉师有意用针头穿刺腋动脉,当有回血后,慢慢地边退注射器边回吸,直到没有血液被抽出,这时针尖已退到血管外面,但仍在筋膜鞘内。注入 40～50 mL 局麻药。另一种方法是先穿刺腋动脉,当有回血后,慢慢地边前进边回吸注射器,直到没有血液被抽出,这时表明针尖在血管外面,但仍在筋膜鞘内。稳住注射器,注入局麻药。注射完毕后拔出注射器,用手指压迫注射部位,防止出现血肿。若血液流出血管,不仅可稀释麻药,而且可水解麻药,从而影响麻醉效果。有的麻醉师喜欢先穿出腋动脉向深部注射一半麻药,然后向后退出腋动脉再注射另一半麻药,这样可以缩短起效时间。

腋动脉周围找异感法:针头沿腋动脉上缘切线方向进入腋鞘,针尖略微偏向头侧,有利于避开腋静脉。分别在腋动脉上面和下面找异感,异感一出现,就注射 10～20 mL 麻药,总共用 30～40 mL。尺神经和正中神经的异感容易找到,而桡神经由于位于腋动脉的后方,其异感不容易找到。找异感有可能损伤神经。注射完毕后,用手指压迫注射点远侧,有助于麻药在腋鞘内向近侧弥散。上臂内收能够减轻肱骨头对腋鞘的压迫,也有助于麻药在腋鞘内向近侧弥散。可以用神经异感、动脉穿刺、电刺激、突破感等方法判断针头是否在腋鞘内。

腋部臂丛神经阻滞麻醉的优点是既简单又安全,几乎不会造成气胸、膈神经麻痹、星状神经节阻滞、麻药误入蛛网膜下腔、硬脊膜外腔或脊椎动脉等并发症,适应证比较广泛,适用于双侧臂丛神经阻滞或有肺气肿的患者、儿童患者、不太合作的患者以及门诊患者等。缺点是如果患者肩部不能被动外展,就不能用这种方法。通常所用麻药剂量比肌间沟麻醉用量大。在麻药使用剂量较小的情况下,肌皮神经得不到阻滞,这时可以在位于腋动脉上方的喙肱肌腹内单独注射 5 mL 麻药以阻滞肌皮神经。有报道腋动脉或腋静脉由于受到穿刺,引起上肢的血供不全或者回流障碍,虽然这种情况非常罕见,但应该特别注意。

腋动脉周围广泛浸润法:这种方法不用刻意找腋鞘和神经,而是用麻药把皮肤与肱骨之间腋动脉周围的组织广泛浸润。在体表标志不明显,并且其他方法不适用的情况下,可用这种方法。Thompson 和 Rorie 认为腋鞘内有纤维隔,限制麻药的弥散,主张用广泛浸润法。用 1.5 cm 长的 25 号针头在腋动脉上、下分别注射 10 mL 麻药,每次改变针头的方向。如果出现异感,就注射 3 mL 麻药。初次注射后,如果麻醉效果不好,还可以在腋动脉上方或者下方重复注射 1 次。有学者不同意这种看法,认为没有纤维隔,或者即使有纤维隔,其阻隔作用也是有限的,否则,怎么解释 1 针注射法麻醉成功率这样高呢?该方法的优点是用少量的麻药就能够获得好的效果,降低麻药的毒性作用;缺点是对桡神经的阻滞效果比较差。

在进行各个部位的臂丛神经阻滞麻醉时,使用神经电刺激仪可以对各个神经进行准确定位。用神经电刺激仪时,根据哪个肌肉收缩,判断是相应的哪个神经受到刺激。这种方法的优点是不必穿刺腋动脉,以免形成局部血肿。在不同的部位,如斜方肌间沟、锁骨上、腋窝使用神经电刺激仪,效果都不错。在臂丛神经鞘内留置插管,可以连续或者多次给药,还可用于术后镇痛。插管时,感觉到突破感,寻找神经异感或者用电刺激仪定位,以确认导管放置在正确的位置。

2.周围神经阻滞麻醉

(1)肘部周围神经阻滞麻醉:在肘关节周围可以对尺神经、正中神经、桡神经、前臂内侧和外侧皮神经进行封闭。在临床上,单纯应用肘部周围神经阻滞并不多。原因是同时封闭多个神经,所用麻药的容量不比臂丛神经阻滞所用的少,且患者不能耐受上臂止血带痛,所以一般只在臂丛神经阻滞不全的情况下作为补充使用。比如用肌间沟阻滞麻醉不容易封闭尺神经,可以在肘部封闭尺神经。①尺神经阻滞:在肱骨内上髁后尺神经沟内触及尺神经,在局部注射 5 mL 麻药。注意针尖不要刺入尺神经,避免损伤神经。②正中神经阻滞:在肘关节稍上方正中神经位于肱动脉的后内侧。在肘横纹略上方从肱动脉的内侧进针,找到正中神经异感后,注入 5～10 mL 麻药。③桡神经阻滞:在肱骨外上髁上方 3～4 cm,桡神经紧靠肱骨下端。针头穿过外侧肌间隔,找到桡神经异感后,注入 5～10 mL 麻药。④前臂内侧和外侧皮神经阻滞:在肘部皮下环行注射麻药,可以封闭前臂内侧皮神经和外侧皮神经。

(2)腕部周围神经阻滞麻醉:腕部周围的神经阻滞在手外科很常用,操作简单,术中能够保留手指的主动活动。可以对正中神经、尺神经、桡神经进行封闭。

1)正中神经阻滞:正中神经在腕部位于掌长肌和桡侧腕屈肌肌腱之间。腕部正中神经的阻滞方法如下:在近侧腕掌侧横纹从掌长肌和桡侧腕屈肌肌腱之间入针。如果掌长肌缺如,就从桡侧腕屈肌肌腱尺侧进针。找到异感后,注入 5 mL 麻药。注意把麻药注射在神经周围而非神经内。另一种方法把麻药注入腕管,阻滞正中神经。操作方法如下:从掌长肌肌腱尺侧进针,腕关节轻微背伸,针头方向朝向腕管,稍微偏向桡侧,如果未引出异感,就稍微退回针头,改变方向后重新往腕管深处进针,注射 5～7 mL 麻药。如果针头在腕管内,注射时,操作者放在腕管远侧的另外一只手的示、中指可以觉察到膨胀感。

2)尺神经阻滞:尺神经的背侧皮支在腕部以近发出,在腕部尺神经邻近尺侧腕屈肌肌腱桡侧,尺动脉位于尺神经的桡侧。在腕部封闭尺神经,从尺侧屈腕肌肌腱桡侧进针,出现异感后,注射 5 mL 麻药,接着在进针点与腕背中点之间皮下注射 5 mL 麻药,可封闭尺神经背侧皮支。

3)桡神经浅支阻滞:桡神经浅支在桡骨茎突水平分成多个终末皮支。在桡动脉桡侧与腕背中点之间皮下注射 5～7 mL 局麻药可以封闭桡神经浅支。

(3)指神经阻滞麻醉:每个手指感觉由四个神经支支配:背侧两支、掌侧两支。

1)指根环行阻滞:顾名思义就是在指根的皮下环行注射局麻药,这种方法有可能造成手指的坏死,现在要避免使用。

2)掌侧入路:在远侧手横纹近侧屈指肌腱上方皮肤内注射一个皮丘,在肌腱两侧的神经血管束周围分别注射 2～3 mL 麻药。这种方法简单,效果良好,缺点是由于手掌皮肤痛觉神经纤维丰富,操作时患者感觉特别疼痛。

3)背侧入路:在手指蹼稍近侧伸指肌腱侧方注射一个皮丘,然后在伸指肌腱腱帽浅层注射 1 mL 麻药,以阻滞手指背侧神经,然后向掌侧慢慢进针,直到隔着掌侧皮肤能够摸到针尖为止,注射 1 mL 麻药,以阻滞掌侧指神经。退回针头,改变方向,从伸指肌腱上面横过,到达手指对侧,在皮内注射麻药形成一个皮丘,退出针头,从手指对侧的皮丘进针,一直到掌侧皮下,注射 1 mL 麻药,完成麻醉。相比之下,经背侧入路麻醉时,患者的疼痛较轻。

4）屈指肌腱鞘管内麻醉：在屈指肌腱鞘管内注射 2 mL 麻药，能够获得良好的效果。方法是在远侧手掌横纹或者掌指横纹处垂直皮肤进针，抵达指骨后，边退注射器边轻轻注射，当感觉注射的阻力明显减小，停止倒退，稳住注射器，这时针尖在肌腱与鞘管之间，注射 2 mL 麻药即可。这种麻醉方法简单，不会误伤指神经血管束，只需注射 1 针，麻药用量较少，起效快，尤其适合儿童。缺点是偶尔手指背侧的麻醉效果不完全，需要在手指背侧补加麻药。

5）手指掌侧皮下麻醉：在掌指纹中点稍远处进针，在手指掌侧皮下注射 2～3 mL 麻药，只需要注射 1 针，其效果与鞘管内麻醉相同。优点和缺点与鞘管内麻醉相似，但操作更简单。

神经损伤是各种局部神经阻滞麻醉的并发症之一。与神经损伤有关的严重的持续时间长的并发症非常罕见。偶尔术后出现疼痛性异感。这种症状有时自发出现，有的在神经受到压迫时或者当手臂外展时出现。在大多数情况下，疼痛性异感在数周或数月后消失。有个别报道症状持续 1 年以上。造成神经损伤的原因有很多。其中一个重要原因是注射针头直接损伤神经所致。选择短斜针尖的针头（45°），能够有效地降低这种并发症的发生。

（4）局部浸润麻醉：局部浸润麻醉适合小面积浅表麻醉，也可以在神经阻滞麻醉不完全的时候，作为一种补充方法应用。这种方法不宜大范围使用，否则麻药容量大，会使组织异常水肿。

3.上肢静脉内麻醉

（1）方法：在术侧上臂安放两个止血带，用 20～22 号套管针头做静脉插管，固定好套管针。抬高术侧上肢，用驱血带从手指尖到止血带驱血。然后给近侧止血带充气，拆除驱血带。慢慢注射局部麻醉药利多卡因 3 mg/kg，浓度 0.5%，4～6 分钟起效。麻醉持续时间由止血带控制，只要不松止血带，就一直有效果。近侧止血带保持充气状态 20 分钟，或者当患者感觉止血带不适时，给远侧止血带充气，充气完成后，松开近侧的止血带。因远侧的止血带位于麻醉区域，一般能够持续大约 40 分钟，患者可没有不适感。等手术完成以后，如果手术时间短于 20 分钟，松止血带，过 15 秒重新打气，保持 30 秒再松开止血带，以防麻醉药一次回流到全身过多；如果手术时间长于 40 分钟，可以直接松开止血带，不必再给止血带充气。松止血带后大约有 50% 的麻药继续与局部组织结合持续 30 分钟。如果需要在止血带放松后 30 分钟以内重新麻醉，这时麻药用量是初始剂量的一半。如果术前估计手部手术的时间很长，就在肘静脉留置插管，可以反复驱血，重复给药，以延长麻醉的时间。

该方法操作简单，适用于门诊患者。双侧上肢使用也很安全。在这种麻醉过程中，患肢的运动功能能够很快恢复，因此适用于肌腱松解术，便于判断肌腱松解是否彻底。

（二）全身麻醉

1.全麻的适应证

全身麻醉适用于儿童患者、涉及多个部位的手术、持续时间很长的手术、不合作的患者、拒绝局部阻滞麻醉的患者。对于成年患者和部分儿童患者，如果手术时间短，可以用面罩吸入麻醉，不用做气管插管。如果手术时间长、伴有气道问题以及术中需要仰卧位之外的体位时，则需要进行气管插管。全身麻醉根据用药途径不同分为吸入麻醉和静脉麻醉两种。

2.吸入麻醉药

目前使用的吸入麻醉药有氟烷、恩氟烷、异氟烷、地氟烷和七氟烷等。吸入麻醉药可以与氧化亚氮一起使用，也可以单独使用。其优点是非易爆性气体，用于麻醉诱导十分平稳，起效迅速。麻醉深度容易控制。缺点是反复使用氟烷会导致药物性肝炎。用氟烷或恩氟烷全麻，术中用肾上腺素，有引起室性心律不齐的风险。氧化亚氮本身不能产生充分的镇痛作用，常与吸入麻醉药和静脉麻醉药合用。

3.静脉麻醉药

超短效静脉麻药有硫喷妥钠、甲己炔巴比妥和丙泊酚,常用于全身麻醉的诱导。常用芬太尼 0.05 mg/mL,辅以氟哌利多 2.5 mg/mL、氧化亚氮和肌松剂。血压下降(由于扩张血管)、呼吸抑制、胸壁强直是静脉麻醉药的缺点。

氯胺酮能够起到镇痛作用,同时保留患者的通气功能和保护性反射功能。优点是用于儿童患者比较安全。对儿童患者,可以在麻醉一开始就使用氯胺酮,肌内注射 4~5 mg/kg。肌内注射 1 针氯胺酮 3~4 分钟后,就可以开始静脉全麻。氯胺酮的缺点是成年患者麻醉后常常会有多梦、幻觉等症状。血压降低和心率加快对有心血管系统疾病的患者有严重的影响。当患者有呼吸道分泌物过多、气道激惹、痉挛性咳嗽、气道阻塞等情况时,静脉全麻的难度增加。

(三)麻醉方法的选择和术后镇痛

1.麻醉方法的选择

双侧臂丛阻滞麻醉时,需要适当减少药物用量,两侧阻滞之间必须间隔 30 分钟以上,至少有一侧经腋窝入路阻滞麻醉,以免出现双侧气胸和膈神经麻痹,在一侧大腿或在头部(颞浅动脉)监测血压。一侧上肢手术,同时需要做腹部皮瓣、足趾移植、取皮肤或取肌腱等,可以选择臂丛阻滞和连续硬膜外阻滞并用。手术涉及多个部位,如双侧上肢和胸、腹部的手术,应该采用全麻。对门诊、急诊(不住院的)患者以及儿童患者,选择腋窝臂丛阻滞麻醉,以防发生气胸或膈肌麻痹。对儿童患者用全麻,或在基础麻醉下做臂丛麻醉。神经刺激仪对于麻醉的实施很有帮助,能确保把药物准确地注射在神经周围。儿童臂丛麻醉多用利多卡因 8~10 mg/kg,10 岁以下用0.5%~0.8%,10 岁以上用 0.8%~1%,断指、断掌再植用长效臂丛麻醉。布比卡因、罗哌卡因、依替卡因的镇痛效果可以持续 8~10 小时,待麻醉作用消退到一定程度,用斜角肌间沟阻滞麻醉追加麻醉。对手术时间特别长的患者,可以在臂丛神经鞘管插管,连续用药,手术完成后保留插管,用于术后镇痛。断臂(准备再植)合并其他部位损伤适宜用全麻。对怀孕的患者要尽量避免择期手外科手术。对怀孕的患者施行急诊手术,用麻醉有两点问题:由于应激反应可能导致流产;可能出现药物导致的胎儿发育缺陷,尤其在妊娠前 3 个月这种危险更大。尽量选用周围神经阻滞或者局部浸润麻醉,一般用普鲁卡因或布比卡因,剂量越小越好,以减小对胎儿的影响。普鲁卡因在体内快速水解,血药浓度很低,不会经过胎盘影响胎儿,大部分布比卡因在体内与血浆蛋白结合,只有极少一部分在血液中以游离方式存在,可以经过胎盘。必要时用吗啡 1~2 mg 或芬太尼 0.025 mg或 0.05 mg 静脉注射。地西泮对胎儿的影响不清楚,尽量避免使用。

2.术后镇痛

无论使用局部或全身麻醉,术中在闭合伤口之前,在伤口内留置一个细导管,在体外一端连接一个 10~20 mL 注射器,配制 0.25%~0.5%布比卡因或罗哌卡因 10 mL 备用。手术后每 8 小时注射 2~10 mL,注射量视伤口部位和切口大小而定。这是一种既简单易行又安全可靠的镇痛方法。

二、足外科手术麻醉

(一)麻醉前用药

1.麻醉前用药及用药目的

麻醉前为减轻患者精神负担和完善麻醉效果,在病室内预先给患者使用某些药物的方法、称麻醉前用药。其用药量一般以不使患者神志消失为原则。

麻醉前用药的主要目的如下：①促使皮质和皮质下抑制或大脑边缘系统抑制，产生意识松懈，情绪稳定，提高皮质对局麻药的耐受阈。②提高皮质痛阈，阻断痛刺激向中枢传导，产生痛反应减弱和镇痛。③降低基础代谢、减少氧需要量、使麻醉药的需要量减少，麻醉药毒副反应减轻。④抑制自主神经系统应激性，反射兴奋减弱，儿茶酚胺释放减少，组织胺被拮抗，腺体分泌活动停止以及呼吸、循环稳定。

2.麻醉前用药种类

临床常用麻醉前用药种类主要有以下几种：①镇静药和催眠药，以巴比妥类药中的司可巴妥、异戊巴比妥，苯巴比妥钠较常用；②麻醉性镇痛药，有吗啡、哌替啶、芬太尼；③神经安定药，有氯丙嗪、异丙嗪、地西泮等；④抗胆碱药，有阿托品、山莨菪碱等；⑤抗组织胺药主要有异丙嗪和阿利马嗪。

3.麻醉前用药方法

麻醉前用药应采取选择性用药原则。首先根据患者具体情况，如性别、年龄精神状态、体型、体质、全身状况和所采用的麻醉方法、拟订要求的中枢抑制效果，然后有目的地选择药物的种类、剂量，用药时间和途径。总的要求是希望药效发挥最高峰的时间、恰好是患者被送进手术室的时间。

（二）麻醉种类

1.局部浸润麻醉

局部浸润麻醉简称局麻，是比较安全的麻醉方法。沿手术切口线分层注射局麻药，阻滞组织中的神经末梢，一般用于鸡眼切除等较小的手术。

2.区域性麻醉

围绕手术区，在其四周和底部注射局麻药，以阻滞进入手术区的神经干和神经末梢，多用于胼胝的切除术。

3.趾根阻滞麻醉

在趾根部的两侧注射局麻药，以阻滞趾神经，常用于嵌甲部分切除、拔甲、脓性趾头炎切开引流等（图 9-1）。

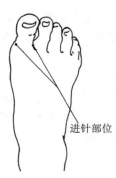

进针部位

图 9-1　趾根部阻滞麻醉示意图

4.踝关节处阻滞麻醉

（1）先在内踝后一横指处进针，做扇形封闭，以阻滞胫后神经。（图 9-2A）

（2）在胫距关节平面附近的伸母肌内侧缘进针，注射局麻药，以阻断腓浅神经。（图 9-2B）

（3）在外踝下方处进针，注射局麻药，便能阻滞腓肠神经（图9-2C）。然后在内外踝之间的皮下注射局麻药，并扇形浸润至骨膜，以阻滞许多细小的感觉神经。

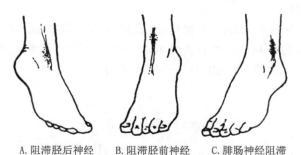

A.阻滞胫后神经　　　B.阻滞胫前神经　　　C.腓肠神经阻滞

图 9-2　踝部阻滞麻醉示意图

单纯足部手术采用此方法麻醉安全、有效，并发症较少，术者可自行掌握麻醉方法，患者易接受治疗。

5.蛛网膜下腔阻滞麻醉

蛛网膜下腔阻滞麻醉简称腰麻，将麻醉药直接注入蛛网膜下腔，作用于脊神经根及脊髓，产生神经阻滞作用。此法因并发症多，不良反应大，目前已较少应用。

6.硬膜外阻滞麻醉

将药物注入硬脊膜外间隙，阻滞脊神经根，使其支配的区域产生暂时的麻痹。该麻醉的优点：①能产生任何脊神经的阻滞作用，可控性强，并可利用不同药物浓度，达到分别阻滞感觉神经和运动神经的目的；②对循环扰乱的程度比腰麻轻，发生过程也比较缓慢；③可获得较好的肌肉松弛；④可根据手术需要，任意延长手术麻醉时间；⑤患者术中清醒，对代谢及肝肾功能影响小，术后并发症少，护理较方便。足踝部手术常选择此麻醉。

硬膜外间隙阻滞麻醉分单次法和连续法2种。单次法系穿刺后将预定的局麻药全部陆续注入硬膜外间隙以产生麻醉作用。此法缺乏可控性，易发生严重并发症和麻醉意外，故已少用。连续法是通过穿刺针，在硬膜外间隙置入塑料导管。根据病情和手术需要分次给药。使麻醉时间任意延长，并发症少，是目前常用的方法。

除上述常用的麻醉方法外，还有基础麻醉加强化麻醉、静脉全身麻醉，包括静脉普鲁卡因复合麻醉、静脉氯胺酮复合麻醉、神经安定镇痛麻醉、静脉吗啡或芬太尼复合麻醉、吸入性全身麻醉等方法。

（三）麻醉选择

麻醉的选择取决于病情特点、手术性质和要求、麻醉方法本身的优缺点、麻醉者的理论水平和技术经验、设备条件等因素，还要尽可能考虑手术者对麻醉选择的意见和患者自己的意见。

1.病情与麻醉选择

（1）手术患者凡体格健康、重要器官无明显疾病、几乎所有麻醉方法都能适应，可选择既能符合手术要求，又能照顾患者意愿的麻醉方法。凡合并较重的全身性或器官病变的手术患者，麻醉选择首先强调安全、对全身影响最轻的方法。对病情危重，但又必须手术治疗时，除尽可能改善全身情况外，选择对全身影响最小的方法，如局麻神经阻滞或浅全麻。

（2）儿童合作差，麻醉选择有其特殊性，可选择基础加局麻或基础加阻滞麻醉、基础配合全麻。

（3）对老年人的麻醉选择主要取决于全身状况，但老年人的麻醉药用量都应有所减少，只能用最小有效剂量。

2.手术要求与麻醉选择

对足踝部手术，在麻醉选择问题上应根据病情、患者要求和手术部位不同选择不同麻醉方法。有相当一部分患者都可在局麻或神经阻滞麻醉下完成手术。除此之外，选择硬膜外阻滞麻醉则可完全满足足踝部手术要求，其他麻醉方法较少应用。

（韩逢吉）

第三节　肩关节手术麻醉

一、麻醉前评估和准备

随着矫形外科的发展，肩部手术的开展越来越多，现在大致包括：肩袖、肩关节不稳的修复，重建及该区域的创伤、臂丛神经的损伤及一些关节镜的检查和治疗。术前对患者疾病及全身状况的评估和准备，有利于麻醉方式的选择和围术期的麻醉管理。尤其是要注重对老年患者和某些特殊人群的麻醉前评估和准备工作。

（一）老年患者

矫形外科的手术患者中老年人占很大比例，他们常常合并心血管系统、呼吸系统疾病及重要脏器功能的减退，所以术前正确的评估及认真准备是非常必要的。

老年人易并发慢性肺疾病，尤以阻塞性肺疾病和肺实质性疾病多见，术后易发生肺部感染、脱机困难。神经阻滞也可能带来轻度的呼吸抑制，术前了解肺功能情况很必要。火柴试验：患者平静后，深吸气，然后快速呼气。若能将置于 15.0 cm 处的火柴吹灭，表示测试者肺储备能力好，否则储备低下。

（二）特殊患者

类风湿性关节炎，骨性关节炎等患者多半病程长，侵犯多器官，多关节，他们进行肩关节骨膜切除、关节置换术时，我们要考虑到这点，探访患者应了解其他关节及器官的功能状况。

1.气道评估和颈项活动度

当病变累及颞颌关节，可影响张口度，达Ⅱ度以上张口困难（＜1 指宽），无法置入喉镜明视插管，可经鼻盲探插管。正常人颈部可随意前屈后仰、左右旋转/侧弯。当病变累及颈椎，后仰不足 80°表示颈椎活动受限。术前应做好困难气道程度评估，为气管内插管做好准备。

2.神经功能的评估

当颈椎病变压迫神经时，可表现为双手感觉的异常和力量的减退，故术前要明确有无神经性功能异常避免纠纷。

3.心脏瓣膜的病变

此类患者长期疾病可累及心脏瓣膜，麻醉风险主要取决于病变的性质及其对心功能损害的程度，如：①以狭窄为主的病情发展较关闭不全者迅速，重症主动脉瓣狭窄极易并发严重心肌缺血，心律失常和左心衰竭。麻醉的风险性相当高，择期手术禁止。②关闭不全患者对麻醉、手术的耐受力一般属尚可。

因此,对各类瓣膜性心脏病患者术前应常规给予抗生素,预防细菌性内膜炎。此外,此类患者易并发心、脑血管血栓形成和/或栓子脱落,积极的预防措施之一是长期予以抗凝治疗,但术前须短期停服抗凝剂,待出凝血功能接近正常范围时,抓紧时间手术。

4.其他脏器损害

最常合并肺间质病变,一般临床无表现,但有肺功能减退。部分患者还合并心包炎、胸膜炎等,多无临床表现。所以术前应考虑到这些器官的功能减退,正确地评估患者对麻醉,手术的耐受力。

5.肾上腺皮质功能

长期服用糖皮质激素的患者,突然停药可由于皮质激素的反馈性抑制脑腺垂体对促肾上腺皮质激素的分泌,引起肾上腺皮质萎缩和功能不全。此时若机体遇到严重应激如创伤、手术,可诱发肾上腺危象。对此类患者围术期注意激素的合理使用。可术前及手术当天给予大剂量激素如氢化可的松 300~600 mg/d 输注或术中应用,以提高患者对麻醉及手术的耐受。应当注意的是,糖皮质激素:①与噻嗪类利尿药配伍可加剧机体钠的丢失,增强肌肉松弛药作用;②可降低机体的癫痫阈值,麻醉期间中不得与恩氟烷、氯胺酮配伍。

(三)术中血液保护

肩关节手术因其手术部位特殊,无法使用止血带,而该区域大多数手术时间长,损伤大出、出血多。对于择期手术,术前血红蛋白最好大于 100 g/L。术前备血也是必不可少的。随着血液保护观念的提出,自体输血、血液稀释、术中自体血液回输等血液保护措施的临床应用越来越多。

1.自体输血

指术前采集患者自身血液保存,以供术中应用。一般术前每隔 5~7 天采血一次(300~500 mL),共 3 次。其要求患者一般情况良好(血红蛋白>110 g/L),且住院时间长。由于此项技术在实际操作过程中程序复杂,目前临床实际应用尚不普遍。

2.血液稀释

指术前或手术主要出血步骤前,抽取手术患者一定量自身血液保存,同时以胶、晶体液补充血容量。以此使血液稀释,且术中出血时减少血液有形成分的丢失。待手术出血主要步骤完成后或术后,再将提前抽取的血液全部回输患者体内。此项技术简便易行,实用性强。

3.术中自体血液回收

是通过血液回收机将手术野出血收集,经洗涤处理后回输给患者。早期矫形外科手术对使用血液回收颇有争议,因为手术医师担心所收集的血液中含有大量骨碎粒、脂肪颗粒,及骨水泥,回输存在风险。而目前随着设备条件的改善,实际上回收的血液经血液回收机洗涤处理后,能去除所有杂质,输血的安全性是有保证的。无论采取哪种方法,术前都必须做好充分准备。

(四)麻醉前用药

常规给予镇静、抗胆碱能药物,有剧烈疼痛可给予镇痛药物。对于准备行颈、臂神经丛阻滞的患者,术前药应少用或不用阿托品,避免心动过速。

二、麻醉方法的选择

肩部手术的麻醉方式多样化,主要包括神经阻滞,全身麻醉或两者联合。在实际工作中,麻醉方式及麻醉药物的合理选用至关重要。其原则一般如下:①确保患者安全舒适;②麻醉效果能满足手术需要,且便于操作;③选择麻醉者熟练掌握及当地条件能达到的麻醉方式;④在其他原则都能满足的情况下,选择医疗费用低的麻醉。具体的选择主要取决于手术方式,时间长短,患者的一般情况,手术者的要求及麻醉者自身条件。

(一)神经阻滞

神经(丛)阻滞一般能完成肩区、锁骨脱位骨折内固定等简单的短小手术。

1.解剖

(1)颈神经丛(简称颈丛):由 C_1～C_4脊神经前支组成,其中 C_1(又名枕下神经)主要是运动神经。C_2～C_4均为感觉神经,它们在横突尖端分为升、降二支。这些分支与上下相邻的颈神经分支在胸锁乳突肌后穿出形成颈神经丛。颈丛分深、浅丛,前者支配颈深部的肌肉及部分膈肌,主要分布于颈前、侧面的深层组织;后者主要支配头颈部及胸肩后部的皮肤感觉,其分布区呈披肩状。

(2)臂神经丛(简称臂丛):是由 C_5～C_8 和 T_1脊神经的前支组成,也有少数臂丛含有来自 C_4 或 T_2脊神经前支的小分支。其走行于颈外侧及腋窝内,然后下行,分布于整个上肢,支配上肢的运动和感觉。臂丛以锁骨为界,分为锁骨上部及锁骨下部。

2.肩区常见神经阻滞操作

(1)肌间沟法:又称颈部接近法或斜角肌肌间沟接近法。

1)操作:①患者平卧去枕,头转向对侧约 45°,操作者站在患者头端操作。②从第一环状软骨下缘作一水平线,向后外延伸,与中斜角肌前缘或肌间沟的交点,相当于 C_6横突为穿刺点。③常规消毒铺巾,先在穿刺点上作一皮丘,再以 22 G 3.0～4.0 cm 长针穿刺,由皮肤垂直刺入。针头沿肌间沟,向内、后及下方(尾骨方向)缓缓推进,切忌针向头侧。④进针约 2.0 cm 深,常可出现减压感及异感或触到横突。有异感通常为扩散至肩和上肢的放射痛,更说明穿刺位置正确,触及到了臂丛神经纤维。⑤固定针头,回抽确证无血液、空气或脑脊液,患者也无异常表现后,注药 5.0～10.0 mL,观察 5 分钟,如果无不良反应,可将余量注射完。局部麻醉药总量可达 25.0～30.0 mL。⑥注药时如压迫肌间沟上部可使药液向下扩散,增强对尺神经的浸润。⑦如果进针点偏离,位于肌间沟上缘,则前臂的尺神经支配区域往往阻滞不全;而肩及锁骨远端、颈部和桡侧满意;穿刺位置太低或药量太小时,则肩锁部位阻滞不佳。

2)肌间沟法的优缺点:优点为易于掌握;发生气胸机会极少;对肥胖或不合作的小儿较为适宜。缺点为尺神经阻滞起效迟,有时不完善;有伤及椎动脉或误入蛛网膜下腔和硬膜外腔的危险;不宜双侧同时阻滞;过度肥胖者体表标志不清;可发生星状神经节、喉返神经、膈神经麻痹或阻滞。

(2)锁骨上阻滞法:此法又称锁骨上接近法,是将药液注入锁骨血管旁间隙内的臂丛鞘中,达到阻滞肩及上肢的目的。

1)操作:①患者仰卧,患侧肩下垫一薄枕,头偏向对侧,手下垂摸膝,使锁骨和肩部压低,以此使臂丛拉紧更近于皮肤表面。②穿刺点仍在肌间沟内,以左手示指触压锁骨下动脉,右手持注射器在紧靠锁骨下动脉明显搏动点的外侧(锁骨中点上方 1.0～1.5 cm 处)作一皮丘。③将 22 G 长 3.0～4.0 cm 针沿皮丘垂直刺入皮肤,不向内或外侧移动,一直沿中斜角肌内缘缓慢推进。刺破臂丛鞘,有异感或针尾有搏动即表明位置正确,针头已接近锁骨下动脉的后(外)侧面。④穿刺针深达 2.0～3.0 cm 碰到骨质即为第 1 肋骨,此时不应再深刺,以防刺破胸膜及肺尖。若患者无异感,针尖可沿第 1 肋骨方向略向对侧足跟移动,寻找臂丛。⑤穿刺正确时异感应放射至整个手的手指。若异感仅及拇指和示指,提示尺侧阻滞不全,针尖还得改向内侧下方寻找异感。⑥采用此方法一般都主张寻找异感,且异感部位在肘关节以下者阻滞效果更为满意。对难以寻找异感者,可采用扇形阻滞法将局部麻醉药注在第 1 肋骨上,也能获得较好的阻滞效果。⑦可注入局部麻醉药 20.0~30.0 mL,注完后患者往往有种"压力异感",说明针尖在神经附近,药液已充填臂丛鞘内,阻滞作用必然较迅速且完善。

2)锁骨上阻滞法优缺点:优点为用较小药量即可得到较高平面的臂丛阻滞;可同时阻滞上肢及肩部;穿刺时不必移动上肢;局部麻醉药误入静脉的可能性很小;不至于发生刺入硬膜外腔或蛛网膜下腔意外。缺点为操作不当可能会造成气胸;②不能同时进行双侧阻滞;若需双侧阻滞,有一侧要采用腋路阻滞;③穿刺时若无异感,失败率达 15%。

(3)锁骨下阻滞法。

1)操作:①患者仰卧,患肢外展 90°,头转向对侧。②皮肤常规消毒,以 22 G 5.0~8.0 cm 长针在锁骨中点下 2.0~3.0 cm 处进针,与皮肤成 45°角,向外侧沿腋动脉方向穿刺。③针穿过胸部肌肉后进入臂丛鞘时,有一明显落空感,同时患肢出现异感,证明针已进入鞘内,凡异感达肘部以下者阻滞效果较好。④固定针头位置,回抽无血后即可注入局部麻醉药混合液 20.0~30.0 mL。

2)锁骨下阻滞法优缺点:优点为臂丛在锁骨下鞘内比较集中,此部位阻滞可使上肢阻滞完全;气胸及肺损伤发生率较锁骨上法低;可同时阻滞内侧皮神经和肋间臂神经,故对需用止血带者更为有利。缺点为此处臂丛位置较深,故定位不如其他方法简便、准确;仍有损伤血管和发生气胸之可能;主要并发症为局部血肿和局部麻醉药血管内注射引起全身毒性反应。

(4)颈神经浅丛阻滞:颈神经浅丛由胸锁乳突肌后缘中点发出,故穿刺点即为颈椎横突体表标志处(通常在胸锁乳突肌后缘与颈外静脉的交接点)。针进入胸锁乳突肌后缘深层,即可注射局部麻醉药 5.0~8.0 mL,无需寻找异感。操作者也可于针进入皮下后成扇形将药液注入皮下和肌膜下(穿刺针越过肌膜时有落空感),即可阻滞颈浅丛。通常进针 0.5~1.0 cm 深度,肥胖者深度增加。

在临床实际工作中,单纯颈丛神经阻滞或单纯臂丛阻滞对锁骨和肩部手术阻滞不完的发生率很高。因为肩部手术有时泛及肩部深区,麻醉时往往需要阻滞 $C_3 \sim C_6$ 及 $T_1 \sim T_2$ 神经才能满足手术要求。所以单独采用颈或臂神经丛阻滞很难达到彻底的手术区域神经阻滞效果。临床上可采取颈、臂神经丛联合阻滞,或高位臂丛加锁骨下联合阻滞等方法,求得完善的神经阻滞效果。

3.常用药物

一般颈、臂神经丛的神经阻滞选用利多卡因(1.0%~1.5%)复合其他中、长效局部麻醉药。以往使用丁卡因(0.2%~0.5%)、布比卡因(0.25%~0.75%),由于其毒性大,且布比卡因的心脏毒性不可逆,现在很少用。而左旋布比卡因、罗哌卡因的临床应用越来越普遍。

左旋布比卡因是布比卡因的左旋体 S(一),而布比卡因的中枢神经及心脏毒性来源于 R(十)型镜像体,故前者心脏毒性作用低于后者,而二者神经阻滞作用效能相仿。罗哌卡因的化学结构与布比卡因相似,但机体毒性尤其是心脏毒性,明显低于布比卡因。罗哌卡因低浓度用于神经阻滞时,有明显的感觉运动分离现象。

局部麻醉药中加入适量肾上腺素(1:20 万 U),可在延长阻滞时程的同时,因局部血管收缩,局部麻醉药的吸收速率减慢和/或吸收量减少,药物毒性作用降低。

4.注意事项

(1)避免血管损伤:任何途径穿刺,如果不熟悉局部解剖关系,都有可能导致药物误入血管,引起全身中毒症状,严重时可导致患者死亡。如果穿刺时抽吸有血液回流,应立即将针后退出血管,暂停穿刺或改变进针方向,局部压迫,避免继续出血及形成血肿。尤其是肌间沟及锁骨旁径路穿刺时,若引起血肿还可产生颈部压迫症状。

(2)穿刺技术要求:肌间沟法穿刺针方向应向下、内,略朝尾侧,切勿水平方向进针。深度不能超过横突深度,过深可损伤椎动脉、蛛网膜下腔和硬膜外腔,引起血肿、出血或脊椎麻醉休克。

(3)防止气胸、血气胸:锁骨旁穿刺激性有发生气胸或血气胸可能。寻找第1肋骨时,不应刺入过深,针尖应贴着骨面反复寻找异感较为安全。穿刺中让患者保持安静,忌突然咳嗽或做深呼吸动作。一般此类气胸发展缓慢,如果不细心观察往往可被忽略,以致术后数小时患者才出现较明显的症状。疑有气胸时要听诊双肺呼吸音有无变化,胸部透视 X 线或摄片可确诊,重者除呼吸困难外,气管向健侧移位。因此,凡行锁骨旁臂丛阻滞的患者,操作后应严密观察 6～24 小时。

(4)正确选择神经阻滞途径:尽管臂神经丛阻滞尚有多种途径和方法,但肌间沟、锁骨上和腋路阻滞法是 3 种最常用方法。肌间沟入路的成功关键是找定位,出现异感很重要。根据统计,穿刺中若患者未出现异感,神经阻滞的失败率高达 15％。随着神经刺激器在临床广泛使用,相信能大幅度提高臂神经丛阻滞成功率。

(5)防止局部麻醉药逾量:由于臂神经丛阻滞时单次用药量较大,故当首次注药已用完全量时,追加剂量须慎重,勿超过极量,以防药物中毒。由于神经鞘容积较大,往往只有当鞘内腔隙被药液完全充盈时(如成人肌间沟臂神经丛阻滞需 25～35 mL 局部麻醉药),才能显现满意的神经阻滞效果。因此,临床上在使用局部麻醉药时,要统筹考虑剂量、浓度、容积等诸多因素,在力求满意神经阻滞效果的同时,严防局部麻醉药逾量或中毒。

5.神经阻滞的选择

虽然神经阻滞与全身麻醉相比,具有以下特点:①术后镇痛较好;②术后恶心、呕吐的发生率低;③对循环、呼吸系统抑制小;④对交感神经有阻滞作用,降低血管张力的同时能改善区域组织灌注,减少出血及血栓栓塞;⑤费用低等多方面优点。但有下列情况时仍应当慎用神经阻滞:①术前已有外周神经缺陷的矫形手术,如尺神经移位术、腕管松解术或手术部位接近神经结构的手术,如全肩成形术或肱骨近端骨折固定术。总之围术期已有神经损伤或神经损伤风险大,由于术后若神经功能异常,不易区分,可能造成纠纷,一般不提倡神经阻滞。②急诊创伤患者全身情况差或复合多发性外伤,或其他脏器的损伤,我们一般选择气管内全身麻醉较为安全。③关节镜手术,常需要控制性降压,或关节置换放骨水泥等特殊处理或特殊体位的患者,为便于术中管理,提高麻醉安全性,尽量选用气管内全身麻醉。④有凝血异常,穿刺点感染,或精神异常及不能配合操作者的患者,一般不选用神经阻滞。

三、麻醉管理

(一)神经阻滞麻醉的管理

1.神经阻滞入路选择恰当

选择适当的神经阻滞入路是阻滞完全的保证。根据手术部位,准确选取神经入路,避免阻滞不全。阻滞不全不仅给患者带来巨大的疼痛,给其心灵蒙上阴影,带来不良回忆,同时影响手术者的操作。疼痛刺激引起机体强烈的应激反应,血流动力学的波动,应激激素的升高,也引起异常神经反射(如骨膜反射等)。这些对术中的麻醉管理极为不利,安全风险大。所以手术开始要认真地测试麻醉平面,发现阻滞不全要及时更换麻醉方式。短小表浅的手术可以局部浸润麻醉,也可辅助静脉药物来完善麻醉。

2.避免局部麻醉药中毒反应

臂神经丛阻滞为了达到良好的阻滞效果,所需要的局部麻醉药剂量和一定浓度下的容积较大,容易局部麻醉药逾量,由此发生局部麻醉药中毒反应的概率也较高。为避免局部麻醉药中毒反应,神经阻滞操作过程中应当注意以下几点。

(1)控制最大剂量(极量):单次给药时,局部麻醉药不得超过最大剂量(或极量),缓慢推注。局部麻醉药浓度不宜过高,平衡浓度、剂量、容积三者间关系。适量加入肾上腺素(1∶20万U),能在一定程度上延缓局部麻醉药吸收速率和减少局部麻醉药吸收量。

(2)防止局部麻醉药误入血管:给药前需反复确定回抽无回血、脑脊液、气体时才能给药,注药过程中也要多次反复回抽(每注射3.0～4.0 mL回抽一次),以确保针头没有移位。此外,有部分患者由于穿刺针针尖斜面贴近血管壁,回抽时由于负压,血管壁与针尖紧贴无回血,给药时进入血管,发生中毒反应。所以即便回抽无异常,给药也必须小剂量开始,同时紧密观察患者生命体征,警惕毒性反应的先驱症状(如惊恐、多话、抽动或突然安静等)。

(3)药物中毒救治:一旦怀疑发生局部麻醉药中毒反应,应立刻停止推药,拔除针头,同时面罩给氧,确保供氧充分。静脉滴注咪达唑仑2.5～5.0 mg,必要时静脉注射短效肌肉松弛药,如琥珀胆碱1.0 mg/kg气管内插管控制呼吸。一般只要药物中毒症状发现及时,给予相应处理后,等血浆药物峰浓度下来后,即可逐渐恢复。

(4)监测和应急措施完善:必须提醒的是,无论采用何种麻醉方式,都应于麻醉前开放患者静脉通道,监测心率、血压、SpO_2等基本生命体征,备有完善的急救设备与器具,防患于未然。

3.减轻心血管反应

由于颈部神经、血管分布丰富,颈神经丛阻滞后患者常会出现一过性的血压升高、心率增快。究其原因,多半与局部麻醉药中肾上腺素的吸收和/或迷走神经的阻滞有关。一般无需特殊处理,等药物影响消失后,即可正常。若血流动力学波动过大(如血压升高超过基础值20%),尤其对于术前合并心血管系统疾病的患者和老年患者,可适量应用血管活性药物(如β受体阻滞剂、钙通道阻滞剂等)调控血压。

4.其他

(1)呼吸道管理:由于肩部手术铺巾掩盖头面部,不便于直接观察患者,应注意呼吸道管理,尤其是神经阻滞辅助静脉麻醉的患者要特别当心。

(2)Horner综合征:发生颈交感神经阻滞时,患者可出现(Horner综合征),表现为眼睑下垂、瞳孔缩小、眼球凹陷、眼结膜充血、鼻塞、面微红和不出汗等体征,注意呼吸、循环功能监测。一般无需特殊处理。

(3)膈神经、喉返神麻痹:高位臂神经丛(C_3～C_5)阻滞,易造成邻近的膈神经、喉返神经麻痹。麻醉中要观察呼吸方式、频率及胸廓抬起的幅度,避免膈神经麻痹对呼吸的影响。喉返神经麻痹最常见的临床表现为声嘶、失音,严重时可有呼吸困难。通常在实施颈臂神经丛阻滞时要有意识地跟患者交谈,以便及时发现异常情况。同时切记:双侧颈神经丛阻滞肯定会累及膈神经,不行双侧深丛的阻滞。

(4)气胸、血肿:尤其在经锁骨上路或肌间沟入路行臂神经丛阻滞时,由于其针尖偏近正中,第一肋骨正中有肺尖,进针过深易刺破肺尖造成气胸或血气胸。普通成年患者一般进针深度不超过4.0 cm。颈部臂神经丛周围血管丰富,阻滞过程中若穿刺针损伤血管尤其是动脉,可导致局部血肿。

(5)高位硬膜外阻滞或全脊椎麻醉:颈神经丛阻滞时,穿刺针进入过深或进针角度偏内,可导致针尖进入硬膜外腔,甚至蛛网膜下腔。若未及时发现,一旦注入局部麻醉药可即刻导致高位硬膜外阻滞或全脊椎麻醉。神经阻滞前要预计进针深度,采用短针穿刺。推药前一定要回抽,先少量注药(2.0~3.0 mL)后,观察无不良反应再注余液。若发生全脊椎麻醉,患者无意识、呼吸,必须紧急实施气管插管控制呼吸,加速输液及应用心血管活性药,维持循环、呼吸功能稳定。一般情况下,若及时发现及时处理,随着椎管内局部麻醉药逐渐吸收,局部浓度逐渐降低,患者各方面情况将逐步好转。只要抢救及时,处理措施得当,患者一般均能恢复正常。

(许　增)

第四节　股骨颈骨折手术麻醉

股骨颈骨折的意外,多见于 60 岁以上的老人。开放性骨折较为少见,骨折部位包括粗隆间、粗隆下和囊内骨折等。采用保守的外牵引固定方法,虽然避免了手术,但复位不良和长期卧床,使肺部感染、褥疮等发生率和死亡率大为增加。故近年来,即使是老年人也多采取积极的手术复位。采用闭合整复三刃钉固定,则创伤小,手术时间短,出血少,采用局麻或椎管内麻醉当能满足手术的要求。若采用切开内固定或人工股骨头置换,则手术时间长、出血多;尤其年老体衰患者,对术中大量渗出血没有及时充分的复苏,可导致严重的后果。

对股骨颈骨折老年患者术前的重点考虑:①患者年高,又经历创伤的打击、疼痛、胃纳差等,使一般情况更趋于衰弱;②心血管储备和代偿能力的削弱,尤其 70 岁以上伴有慢性心力衰竭者 10% 左右,有高血压、冠心病、脑动脉硬化病史的,也非少数;③呼吸功能低下,尤其有过长期的卧床病史,患者的潮气量、最大通气量、肺泡弥散功能都有显著降低,肺通气/灌流的失衡和肺内分流增加都会加重低氧血症。气道分泌物排除不畅,或感染的存在,使患者的呼吸功能障碍更趋严重;④低血红蛋白或低蛋白血症;⑤可伴有泌尿系统的感染。

一、术前准备

除了常规的心血管功能和肺功能、动脉血气分析、胸部 X 线检查外,注意控制可能存在的感染,纠正低血红蛋白或低蛋白血症。

二、麻醉的选择与监测

可能由于疼痛或脊柱前屈困难,老年患者很难处于良好的侧卧位进行脊椎麻醉或连续硬膜外穿刺。对训练有素的麻醉者来说,它不应成为技术上不可逾越的障碍。因为大多数患者进行内固定式股骨头置换术,仍以选用脊椎麻醉或连续硬膜外阻滞为适宜。其阻滞平面应控制在胸 10 以下,以免出现血压大幅度的波动。若采用重比重药液进行单侧肢体的脊椎麻醉,则会对血压的影响更小一些。连续硬膜外阻滞的另一优点,是维持时间可随着手术的要求而调节和行术后镇痛。这两种阻滞方法对减少麻醉后并发症如肺炎、血管血栓形成等,可能是有益的。由于全身情况或存在施行椎管内阻滞的禁忌证时,则选用全身浅麻醉为宜。无论吸入麻醉或静脉麻醉均要求在术毕迅速清醒。有的认为采用肌肉松弛药和机械通气将增加静脉栓塞发生和术后死亡率。所以,对此手术的全身麻醉可以保持自主呼吸,或给予辅助呼吸。

术中、术后心电图和、SpO_2的监测是必要的。因术中出血较多,补液、输血是必要的。

(许　增)

第五节　骨盆、骶髂关节手术麻醉

一、骨盆、骶髂关节手术的术前评估和准备

骨盆、骶髂关节手术在整个骨科手术中占有重要比例,骨盆及骶髂关节结构复杂,患者年龄跨度较大,可从 20 岁到 70 岁,术前一般状况存在较大差别,以手术方式多样、损伤大、术中出血多、手术时间长,术后恢复慢,并发症多为特点。因此,骨盆、骶髂骨节手术的麻醉术前评估、麻醉方式选择及处理非常重要。

骨盆对人体骨架主要起支撑稳定作用,并且对骨盆腔中器官起保护作用。骨盆由左右髂骨及后方的骶骨、尾骨借助韧带连接所构成,在前方有耻骨联合和后方的左右骶髂关节,其中容纳小肠、结肠、直肠、输尿管、膀胱、子宫及动静脉大血管、支配下肢的神经等重要器官。骨盆外下侧由髂骨、耻骨和坐骨形成髋臼,是股骨与骨盆的附着点,对下肢的行走平衡起关键作用。构成骨盆的骨骼较粗,骨质密度大,韧带连接力量强劲,一般外力作用不易出现骨折,但在较强冲击力特别是挤压力作用下,可以出现骨折、移位,使正常骨盆结构发生改变,内脏器官及大血管受到损伤,如直肠、尿道断裂等;骨盆血供丰富,受伤后极易出现血肿,创伤早期即可出现休克症状。除外伤性骨折外,骨盆的各组成部分可出现肿瘤、结核、先天畸形等病症,患者可以出现行走困难、疼痛等症状,术前多用过多种药物治疗,全身可存在其他并发疾病,给手术及麻醉带来很大挑战。

术前正确估计患者对于手术及麻醉的耐受能力,适宜的麻醉选择及术中麻醉管理,在保证患者平稳渡过围术期方面起至关重要作用。

骨盆骨折患者以青壮年多见,受伤前体质一般较好,但受伤后可有很大差别,主要与受伤程度及并发症有关;出血甚至失血性休克比较常见,但因存在较强的机体代偿能力及伤后的及时输液输血治疗,加之多在病房稳定一周后再实施手术,所以患者术前血压、心率、呼吸多平稳;骨盆骨折所致尿道及直肠损伤并非少见,一般在骨盆手术前已经泌尿及普外科处理,但严重的骨盆骨折移位对盆腔脏器影响较大,可合并较严重的感染,患者术前往往有中等发热,白细胞及中性粒细胞增高;如果并发其他脏器的损伤如多发肋骨骨折、颅脑外伤、下肢多发骨折等情况患者可出现呼吸困难,昏迷等症状;脂肪栓塞为骨盆骨折严重的并发症之一。主要表现为呼吸窘迫,心率增快,动脉氧分压下降,患者胸颈部、眼结膜可出现出血性斑疹,胸部 X 线片可见两肺内均匀分布的斑点样改变,并伴肺纹理增粗。

临床上骨盆肿瘤以骶骨瘤、髂骨和耻骨肿瘤多见,患者年龄以 30～50 岁居多,由于起病缓慢,患者术前就诊时间较长,随着肿瘤增大,骨质破坏也逐渐严重,碱性磷酸酶活性增高,红细胞及血红蛋白下降,并可出现低蛋白血症;瘤体增大可以引起疼痛,术前常服用镇痛剂,骨肿瘤手术一般为限期手术。

股骨头坏死的患者多需全髋关节置换,可以合并长期高脂血症或有长期饮酒史,年龄以50~70岁多见,术前一般状况较差,可伴有高血压、糖尿病,冠心病等,此类患者一般对手术及麻醉耐受能力差;少数是因髋臼骨折术后功能障碍所致,需行全髋关节置换术,患者年龄多为青壮年,术前一般情况尚可,但长期卧床的患者术前体质稍差。强直性脊柱炎伴髋关节强直患者往往需要进行全髋关节置换手术,此类患者年龄较轻,病史较长,术前常已经发展为脊柱强直后凸畸形,头颈部不能活动,颞下颌关节受累至张口度减小,全身麻醉插管存在一定困难。

骨盆骨折患者术前访视时应注意询问患者受伤当时的情况,治疗经过及既往有无其他内科疾病,实验室检查项目中重点注意术前是否存在贫血,尿常规是否有红细胞和白细胞,凝血系统检查是否存在凝血功能异常,心电图及超声心动检查有助于了解心血管的系统一般状况,胸部X线片、肺通气功能检查、血气分析等结果则有助于判断患者的呼吸功能。骨盆骨折患者一般均较长期卧床并行下肢持续骨牵引制动,所以术前访视时应注意了解有无肺部感染的发生。

髋关节置换术患者因年龄偏大,术前多伴有高血压、冠心病、糖尿病、慢性肺疾病等,术前访视时应重点了解患者的心血管及呼吸系统状况。此类患者术前应常规做24小时动态血压及心电图检查,对高血压患者应仔细询问降压药的使用情况及效果,动态心电图检查主要了解患者是否存在较严重的心律失常及心律变异性情况,超声心动图检查则着重了解左右心室功能及心室射血分数,以判断患者的心脏功能、肺通气功能,有助于了解目前患者的肺储备功能,血气分析有助于了解患者的肺交换功能,术前是否存在低氧血症,有无酸碱电解质失衡等内环境状况。术前应评估术中失血量并适量备血。对于强直性脊柱炎患者,术前着重了解患者头部活动及张口度情况,以制定相应的麻醉诱导及气管插管方案,患者胸廓活动多受到限制,所以术前肺功能检查十分必要;该类患者一般为双侧髋关节同时受累,常同时行双侧髋关节置换术中失血量大,术前应备足够的血液制品。

骨盆肿瘤患者术前大多先行化疗,以缩小瘤体便于手术切除,患者术前多有贫血、白细胞和血小板减少、肝功能异常等情况,血红蛋白<80 g/L时术前应少量多次输血,术前血红蛋白应提高到100 g/L以上。骨肿瘤患者病情为渐进式发展,手术多为限期手术,术前全身状况不易很快恢复,手术宜早不宜迟。骨盆肿瘤手术一般为瘤体局部切除或一侧骨盆离断术,手术难易程度及时间难以预料,术中出血可能很多,应备充足的血液以防术中大失血。

二、骨盆、骶髂关节手术麻醉的选择

骨盆、骶髂关节手术的麻醉选择主要根据手术方式及患者的一般情况而定。简单的骨盆骨折且骨折端位移不大时手术一般选择切开内固定方式,由于操作简单,组织损伤较小,出血较少,且手术时间较短,可选择连续硬膜外麻醉,但术中需要牵拉骨盆时则腰骶神经丛应完全受到阻滞,患者才不会有牵拉反应。蛛网膜下腔阻滞可有效保证麻醉效果,消除牵拉不适感,但单次蛛网膜下腔阻滞维持时间不能满足长时间手术的需要,因此近年来骶髂关节的手术多选择腰-硬联合阻滞,蛛网膜下腔阻滞平面较广时多有不同程度的血压下降,术前存在血容量不足的患者应在麻醉前补充血容量,扩容同时应密切观察血压的变化,有条件时可行有创动脉血压连续监测。对于手术难度大及创伤大、术中出血多的严重骨盆骨折患者,特别是伴有多发骨折或其他器官损伤的患者,多选择全身麻醉方法。值得一提的是手术体位对患者的影响,骨盆手术大体分前入路和后入路两种,后入路手术要求采用俯卧位,有些严重骨盆骨折伴移位的手术术中可能要不断变换体位即采用所谓的"飘浮体位",应在全身麻醉下完成手术。骨盆手术一般均要求骨折端对位要完整,所以术中要求肌肉松弛充分,外周神经阻滞完善时虽可以达到一定程度的肌肉松弛,但往往不及全身麻醉中应用肌肉松弛药后的肌松效果。因此,对骨盆骨折伴移位的手术而言全身麻醉不失为适宜选择。

对于年龄不大、一般状况较好、术前无严重并发症的全髋关节置换手术患者可选择连续硬膜外阻滞,术中同样可能因牵拉引起腰骶神经丛反应,近年来多选择用腰-硬联合阻滞。考虑到患者术中侧卧位体位不适、长时间手术、术中患者清醒时的紧张心理等因素,椎管内麻醉时应给患者充分镇静。对于大多数年龄较大、一般状况差、术前伴有高血压、冠心病等并发疾病的患者应选择全身麻醉,也可选择硬膜外阻滞或腰丛神经阻滞辅以浅全身麻醉的方法。对强直性脊柱炎伴张口困难者应采用慢诱导全身麻醉气管插管,在充分镇静及表面麻醉的基础上经口腔或经鼻腔盲探或半盲探气管插管。

骨盆肿瘤患者行瘤体切除或骶髂关节离断术时由于手术范围较大、手术创面较广、出血多,以选择全身麻醉为宜,对于术前估计瘤体较小或出血不多的手术也可以选择连续硬膜外阻滞。

三、骨盆、骶髂关节手术麻醉的管理

(一)循环管理

骨盆、骶髂关节手术具有手术复杂、手术时间冗长、出血较多的特点,因此麻醉期间维持循环稳定至关重要。

骨盆手术术中出血多,常需大量输血输液,麻醉前应建立一系列的循环监测系统,除一般的心电图、无创血压、脉搏血氧饱和度监测外,尚应行有创动脉血压监测,对于手术前血容量相对不足、出血多的患者还应行中心静脉压监测,以便能连续观察患者术中血容量的变化,有效地进行容量管理。麻醉前也应准备好血管活性药物如多巴胺、麻黄碱等,以备术中应用。术中应常规留置导尿管,通过尿量、失血量、中心静脉压等指标判断血容量的改变,进而保证液体出入量的平衡。

椎管内麻醉前应输液以补充术前存在的相对血容量不足。在血压稳定的条件下进行麻醉。应避免局部麻醉药的剂量过大所致的血压下降,注药后 10～20 分钟应密切观察血压变化,并调整输液速度维持血压基本稳定。应在循环稳定的条件下摆放手术体位,剧烈变动患者体位易引起血压下降等循环动力学改变。如选择全身麻醉,全身麻醉诱导前也应充分输液,诱导药物宜缓慢分次注入,同时密切观察血压、心率的变化。对于术前存在高血压、冠心病、糖尿病等老年患者更应选择对于循环系统影响相对较小的全身麻醉诱导药物,比如依托咪酯等。

对于手术出血量不多者,应以输液为主,可不输血;如出血量较多者,应尽早输血,而不应待血压下降后才输血。骨盆由于自身血管纵横、血供丰富,手术创面大,所以术中止血往往困难,近年来有的医院已经采用术前髂内动脉栓塞技术来减少术中出血量,临床效果肯定。手术疼痛刺激对循环稳定性也会产生较大影响,所以椎管内麻醉应力求神经阻滞完善,术中应适时追加局部麻醉药物,且最好应用镇静药物减少患者因紧张情绪等应激反应对循环系统的影响。术中血压偏高可使出血增加,全身麻醉维持中应该适当追加镇痛药物,维持适宜的麻醉深度,以减少患者对疼痛刺激的反应。因此,维持循环稳定特别是避免术中血压过高可在一定程度上可减少术中出血。术中血压下降时应该首先查找分析原因是血容量不足还是麻醉深度的影响所致,针对不同的原因作出相应的处理,麻醉过深导致的血压下降时不应一味追求大量输液。对于血容量不足导致的血压下降情况,应快速补液,同时应用血管活性药物,一般选择多巴胺间断小剂量静脉注射或稀释后持续微量泵静脉注射。患者可能因年龄不同、手术方式不同,对于麻醉药物有不同的反应,一般年轻患者应该给予相对较大剂量的麻醉药物,而对于年老体弱者应该适当减少麻醉药物的用量,以维持循环稳定。

全髋关节置换手术中应用骨水泥也会对患者循环系统产生影响,应当特别注意。骨水泥是一种高分子聚合物,应用时是以粉剂和液体单体相互混合而成,在置入骨髓腔后,单体可以被吸收进入血液循环,对循环造成不同程度的影响,轻者血压轻度下降,时间一般为 5 分钟左右可以自行恢复;重者血压下降剧烈并可出现轻度肺栓塞症状(心率增快、血氧饱和度下降、非全身麻醉患者剧烈咳嗽等),需及时处理。主要预防措施为在应用骨水泥前应适当减浅麻醉深度以提升血压,或直接提前应用小剂量多巴胺或麻黄碱升高血压,静脉滴注地塞米松 10 mg 也可减轻骨水泥不良反应。

(二)呼吸管理

麻醉与手术中呼吸的管理与循环的管理同样重要,循环受到抑制时,往往也存在呼吸抑制,因此麻醉中在重视对循环的管理同时也应重视对呼吸的管理。

麻醉前访视患者时对呼吸系统的评估非常重要,往往以此来决定麻醉方式。年轻的骨盆骨折患者,术前肺功能检查大多良好,访视时主要了解有无吸烟史、过敏哮喘史等,如既往体健、肺功能良好则麻醉中呼吸系统管理较为容易。但由于骨折患者多一直卧床,特别对于合并肋骨骨折者,术前访视时应听诊双肺呼吸音,结合术前胸片、体温变化及血常规检查结果,以确定有无肺部感染的发生。老年患者随年龄的增长肺功能存在着生理性的退化,如发生骨折或因为髋关节疼痛而长期卧床者,肺功能往往较差,术前一定要进行肺通气功能测定,如已经并发坠积性肺炎,则应暂停手术,应用抗生素治疗。其次,对于术前有长期大量吸烟病史的患者,呼吸道分泌物往往较多,而且黏稠不易咳出,应于术前进行雾化吸入,雾化液中加入沐舒坦等药物,以利于痰的咳出,减少呼吸道并发症的发生。术前应适当补液,防止呼吸道及口腔黏膜干燥,对于呼吸功能也可以起到一定保护作用。

麻醉方式的选择必须考虑到患者的肺功能情况。对于术前患者肺功能良好,手术创伤不大者,可选择椎管内麻醉,术中可用镇静类药物,以使患者入睡配合手术的进行,但要注意镇静药物剂量不宜过大,以免抑制呼吸。应用镇静药物的同时应常规面罩给氧并监测血氧饱和度。另外,患者对于相同剂量的镇静类药物反应程度可能存在较大差异,老年体弱者即使用小剂量镇静药物也有可能造成呼吸抑制,此类患者术中不提倡用镇静类药物。手术创伤大,出血多,年龄偏大者一般选择全身麻醉,特别对于侧卧位与俯卧位,椎管内麻醉患者往往耐受时间有限,呼吸道管理也存在困难,所以一般选择全身麻醉。侧卧及俯卧位手术时最好选择加钢丝气管导管,这样可防止因特殊体位所致的气管导管扭曲变形等所致的呼吸道不顺畅或阻塞,便于术中呼吸管理。术中体位变化后应及时听诊双肺呼吸音,以防体位变动对于气管导管位置的影响。手术过程中除进行一般血压、心率、脉搏血氧饱和度监测外,有条件的医院还应进行肺顺应性呼吸流量环的监测,对于及时发现是否因体位所导致的呼吸道阻力变化、是否存在肺水肿等情况均具有重要的参考价值。

少数骨盆骨折术患者术前可能发生脂肪栓塞,表现为呼吸急促、低氧血症、胸片示肺有弥漫性浸润,轻者经吸氧等对症治疗一般数天后好转,症状较重者则需用呼吸机辅助治疗。此类患者一般选择全身麻醉,以利于对呼吸道的控制与管理。术中因手术操作同样可能造成肺脂肪栓塞,如术中观察到脉搏血氧饱和度(SpO_2)和呼气末二氧化碳分压($PetCO_2$)突然下降,心率增快等情况,应意识到发生肺栓塞的可能,经适当正压通气、利尿、激素的应用等相应治疗往往可缓解症状。全髋关节置换术中骨水泥引起的肺水肿虽然较为罕见,但应引起注意,用骨水泥前给予地塞米松 10 mg 有助于防治此种严重并发症的发生。

强直性脊柱炎患者行全髋关节置换手术时往往患者脊柱病变已很严重,一般选择全身麻醉,但由于患者颈部活动度差及张口困难,可能存在困难气管插管,应准备纤维支气管镜、视可尼喉镜等辅助气管插管器械。强直性脊柱炎患者胸廓活动度较正常患者差,术前胸式呼吸受限,以腹式呼吸为主,术中应避免因腹部受压而影响呼吸。

(三)围术期体液管理

在正常生理条件下,人体可以通过体内各种自身调节机制使体液保持平衡,即容量、电解质浓度、渗透压、酸碱度平衡,但在手术创伤麻醉等因素影响下,失血、失液等会造成体液平衡紊乱,给患者的围术期的治疗和康复带来不利的影响,所以围术期体液管理至关重要。

骨盆及骶髂关节手术中骨盆骨折所占的比例较大,而骨盆骨折后一般都有大量的失血情况,据估计一般可有 500~1 000 mL 的失血量,在皮肤完整无损的情况下,血液往往淤积在骨盆骨折端附近,在骨盆周围皮肤可见大片状瘀斑,所以术前患者可以出现心率增快、血压不稳定、尿少、皮肤黏膜干燥等失血性休克早期临床表现。术前应明确患者是否存在贫血,如血红蛋白>100 g/L,可不必输血,一般每天输注大于生理需要量液体治疗,数天后血红蛋白可以有所提高;血红蛋白在 70~100 g/L 之间时,应根据患者的一般情况和其他器官的功能状况决定是否输血治疗,在患者一般状况稳定,重要脏器功能正常并且能正常饮食者,可以先不输血,血红蛋白<70 g/L 时,应输注浓缩红细胞。骨盆肿瘤患者术前一般先行化疗,待瘤体缩小后手术切除,所以一般血常规检查会出现红细胞、血红蛋白、白细胞降低,术前多次输血以增强机体对手术与麻醉的耐受性。需要注意的是,此类患者术前还可能因化疗所致肝功能损害、恶心、呕吐等反应,至食欲减退,体液量相对不足,因此术前应适当增加补液量。术前发热患者更应注意适当增加补液量。但老年患者存在高血压、冠心病及心功能不全时,术前补液应该慎重,过多补液可能会增加心脏负担,影响心肺功能。另外,长期服用排钾利尿剂的高血压患者,术前应注意检查是否存在低钾血症并予以纠正。

术前患者一般均禁食水 8~12 小时,麻醉前患者往往有血容量不足,应充分估计患者术前的体液状况,成年人禁食水 8 小时后,体液丢失达 8~12 mL/kg,因此麻醉前应先输液 500~1 000 mL,一般选如乳酸钠林格液等平衡盐溶液。乳酸钠林格液的电解质浓度与细胞外渗透压(ECF)相似,溶液中含有的乳酸钠经肝脏代谢后变为 HCO_3^-,可以缓冲酸性代谢产物,麻醉前使用乳酸林格液有血液稀释、降低血液黏滞度、扩充血容量、纠正酸中毒、增加肾灌注等作用。麻醉前生命体征平稳时可先不用胶体溶液,待术中根据患者情况再用。一般不主张用葡萄糖溶液,因为手术创伤会引起血中儿茶酚胺、皮质醇等激素的释放增加,导致胰岛素分泌相对不足,葡萄糖利用率下降,结果导致高血糖症。

手术中体液管理主要来自于对于失血量、第三间隙液体丢失、尿量与输液(血)量之间平衡的估计,骨盆与骶髂关节手术受手术创面大和无法应用止血带等因素的影响,一般失血量比其他手术多,经手术创面渗出蒸发的体液量随手术时间的延长而增加,但精确计算存在一定的困难,应采取多种措施维持体液的平衡。麻醉前要建立多条静脉输液通路,一般可以选择双上肢分别建立两条静脉通路,以 14 G 或 16 G 套管针输液并牢靠固定,以防体位变动时脱出,也可以选择血管较为粗大的颈外静脉或颈内静脉输液。考虑到术中可能要大量快速输血输液时有必要行连续动脉压和中心静脉压监测,且留置导尿以便于输血输液和容量管理。为减少过多异体输血所造成的血源紧张及相关并发症的发生,越来越多的医院已经应用了自体血液回吸收装置,主要用于非肿瘤及非感染手术。手术开始后,应密切观察手术野的出血情况,麻醉医师应对常见术式的手术操作步骤所有了解,这样可及时观察并估计出血量的多少。手术中出血后的相应输血输液可以按以下方案实施:估计失血量/所需晶体溶液量=1∶3,估计失血量/所需胶体溶液量=1∶1,即以晶体溶液补充失血量时则为胶体溶液的3倍,现主张术中补液时最好应用胶体溶液,这样可快速且较持久的维持循环血量稳定,目前临床应用较多的是羟乙基淀粉和血定安。但胶体溶液能维持容量的稳定,却不能代替血液制品作用,特别是大量失血时,红细胞急剧减少,血红蛋白含量下降,血液运送氧的能力就会受到影响,组织在相对血压稳定灌注良好时也会出现组织缺氧情况,所以大量失血时要及时输血,一般使用浓缩红细胞与血浆联合输注,可以改善组织氧供。术中较难判断的是第三间隙液体丧失,因为骨盆周围有较多的皮下组织及肌肉成分,手术中的牵拉、压迫都会引起组织水肿,第三间隙液体丧失增加,但却难以估计液体总量。应该从总体上把握出入量,维持患者的体液平衡,输液(输血)的同时密切观察心率、血压、中心静脉压、尿量的变化,以确定输液量及速度。全身麻醉期间患者的交感神经活动可能受到不同程度的抑制,此时在大量补液的同时应用血管活性药物(如多巴胺、麻黄碱、间羟胺等)。

术后的体液管理也很重要,术后24小时内由于可能输液过多过快、手术部位引流、患者疼痛血压增高尿量增加等因素的影响,体液量往往随之波动,所以术后应常规行心率、血压、尿量、CVP等反映血容量变化的监测。

(许　增)

第六节　椎管狭窄及椎间盘突出手术麻醉

任何原发或继发原因引起的椎管、神经根管或椎间孔任何形式的狭窄并导致脊髓、神经根或马尾受压迫或供血不足而出现的一系列临床征候群,统称为椎管狭窄症。椎管狭窄多发生于颈椎和腰椎,胸椎较少发生。

一、椎管狭窄的解剖基础

(一)颈椎管狭窄症

在正常状态下,颈椎椎管内径(前后矢状径及左右横径)均有一定大小,以容纳椎管内的脊髓神经等组织。如其内径小于正常,尤其是矢状径绝对值小于12 mm时,即构成椎管相对狭窄,而小于10 mm时则属于绝对狭窄。如以椎体与椎管两者矢状径比值来计算,大于1∶0.75属正常椎管,小于1∶0.75时则为椎管狭窄,并可由此引起一系列症状。

颈椎管狭窄症可分为发育性和继发性两种,先天发育性颈椎管狭窄是指颈椎在胚胎发生和发育过程中,由于某种因素造成椎弓发育迟缓,导致椎管矢状径小于正常值,在幼年时无症状,但随着发育和其内容物逐渐不相适应,则出现狭窄症状。继发性颈椎管狭窄症最为常见,中年以后,脊柱逐渐发生退变,主要是颈椎间盘退变、椎体后缘骨质增生、黄韧带肥厚、椎板增厚、小关节肥大等。这些因素引起椎管管腔变小,导致脊髓和神经根受压,此时,如果遭受外伤,即使轻微外伤即可引起椎管某个节段骨或纤维结构破坏,或位置的微小移位,使椎管内间隙减少,从而引起相应的压迫症状。临床表现早期以感觉障碍为主,中期以后则出现运动障碍症状,并随着病情的进展而逐渐占主导地位。

(二)胸椎管狭窄症

胸椎管狭窄远较腰椎和颈椎少见,但近年来随着诊断技术的发展、认识水平的提高和人口老龄化,因此,被确诊的患者逐渐增多。

本病多见于中年男性,病因主要来自发育性椎管狭窄和后天退行性变所致的综合性因素。这些综合性因素包括椎板增厚、黄韧带肥厚、关节突增生肥大内聚、椎板夹角变小、椎管内静脉丛淤血及后纵韧带钙化等,从而引起脊髓或神经根的压迫症状。胸椎管狭窄症好发于下胸椎,多见于胸7～11节段。

(三)腰椎管狭窄症

腰椎管狭窄症的病理解剖特点如下。

(1)椎体后缘骨质增生,后纵韧带肥厚、骨化,椎间盘后突。这些因素位于中央时可造成中央椎管前后径变短而引起狭窄,位于一侧或双侧时可从前方造成侧隐窝狭窄。

(2)关节突肥大增生,可从后方造成侧隐窝狭窄,压迫神经根。

(3)椎弓根短缩或内聚,造成椎管的矢状径和横径狭窄。

(4)黄韧带增厚,椎板间、椎板前方和椎管侧方均有黄韧带,黄韧带增生肥厚时,可以从侧方、侧后方和后方造成椎管狭窄。

(5)椎板增厚,从后方和侧后方压迫硬膜和马尾神经。

(6)椎间隙变窄,常由椎间盘退变所致,上椎体因椎间隙狭窄而下降时,可使神经根扭曲,被挤于膨出的椎间盘或增生的椎体后缘与其上的椎弓之间的沟道内。

(7)椎体滑移,无论是真性或退变性椎体滑移,均可由上、下椎的相对前后移位而造成椎管狭窄。

(8)硬膜外病变,如硬膜外脂肪增生及纤维化,硬膜外血管增生曲张,硬膜外束带粘连,硬膜囊缩窄、压迹等,均可形成椎管狭窄。

多见于40岁以上的中老年患者,起病缓慢,常先有腰痛史,有的可长达十余年以上。中央型椎管狭窄与侧隐窝及神经根管狭窄的临床表现不尽相同。中央型狭窄表现为典型的间歇性跛行。侧隐窝狭窄所压的是以从硬膜囊穿出的神经根,故其根性症状十分典型,而间歇性跛行并不明显。神经根管狭窄的症状与侧隐窝狭窄大体相同。

二、椎管狭窄的术前评估及准备

(一)关于老年问题

椎管狭窄多见于中老年人,由于老年人机体细胞逐渐退化,器官功能减退,尤其是呼吸循环功能更为明显,加上营养不良,血容量不足及疾病的影响,对麻醉和手术耐受力小,对药物敏感性高,代偿能力差,危险性大。老年患者麻醉和手术过程中及术后并发症的发生率高,故术前应充分重视,积极准备。

1.老年生理功能评估

(1)随着年龄的增长,老年人中枢神经、周围神经及自主神经发生退变与功能下降,脑组织减少,在60岁以后明显加快,手术后易发生认知障碍。

（2）老年人的心血管系统疾病比较普遍，在评估老年人的心血管功能时，最重要的是要了解心脏的储备功能，以便在手术麻醉中出现心功能不全时及时采取相应的对策。

（3）老年人呼吸系统的改变主要表现为解剖结构、生理功能和代偿能力三个方面的改变。老年人胸腔容量和肺总容量的降低，气道阻力增加，呼气时间延长，由于生理上的退行性变，解剖无效腔量增大引起通气/血流比例失调，最终导致 PaO_2 降低，动脉血氧含量降低，老年人肺储备功能明显降低。麻醉期间应特别注意肺功能的维护，并要注重老年人因咳嗽无力不能有效排痰的问题。

（4）老年人肾脏滤过率降低，重吸收、浓缩、稀释功能及维持细胞外液容量和对电解质与酸碱平衡能力均明显降低。当血流动力学发生改变、水电解质紊乱、手术、感染和肾脏毒性药物都可以使肾功能急剧减退，肾衰竭是导致围术期老年患者死亡的重要原因。

2.麻醉药物对老年人的影响

首先，认识药代动力学特点。老年人体内总水量及肌肉含量减少，脂肪含量增加，明显影响药物的分布和消除半衰期，老年人体内血浆结合型药物减少，游离型药物增加，老年人肾功能减退及肝血流减少，酶活性降低导致药物清除率减慢。老年人药代动力学明显不同于普通成人，如无充分认识，势必增加药物使用的盲目性，导致意外事件发生。其次，术前做好肾功能评估。大多数麻醉药物都是经肝脏代谢后，经肾脏排出。老年人手术必须做好充分的肾功能评估。目前所做的术前肾功能检查，已沿用多年，其方法虽简便但受其他因素（如血容量、饮食等）干扰较多，应多予注意。血尿素氮、血肌酐和血尿酸的测定仍为临床常用的反映肾小球功能的标志，肾脏疾病早期血清肌酐通常是不高的，肾脏发生实质损伤时，血清肌酐值才增高，所以血清肌酐测定对晚期肾脏疾病临床意义较大，同时测定尿素氮和肌酐对临床诊断有帮助。

（二）困难气道的术前评估

对术前判断可能存在气管内插管困难的患者，应充分做好气管插管器材和麻醉诱导药物准备，诱导时避免使用中长效的肌肉松弛药，以免插管不能成功而患者呼吸又未恢复时，对患者带来危险。若患者伴有颈椎不稳，则在插管时应避免颈椎过伸而加重神经损伤，故头部不能过分后仰，更不能用手使劲推头，动作应轻柔，如插管非常困难，可采用表面麻醉下清醒插管，或借助纤维支气管镜插管。困难气道的常用评估方法有以下几种。

1.一般情况

患者有无颈粗短，下颌短小，牙齿松动和突出，颞下颌关节强直及颈部病变，如颈部肿物、瘢痕或气管移位等。若有上述情况，可使气管内插管难度增加。

2.张口度

张口度是指最大张口时上下门牙间的距离，参考值为 3.5～5.6 cm，小于 3.0 cm 时气管插管有困难，小于 1.5 cm 时无法用常规喉镜进行插管。也可用患者的手指来判断，正常应大于等于3 指（患者的示指、中指和环指并拢）；2～3 指，有插管困难的可能；小于 2 指，插管困难。不能张口或张口受限的患者，置入喉镜困难，即使能够置入喉镜，也不能暴露声门，插管有困难。

3.甲颏间距

甲颏间距是指患者颈部完全伸展时，下颏至甲状软骨切迹间的距离，以此间距来预测插管的难度。甲颏间距大于等于 6.5 cm，插管无困难；6.0～6.5 cm 插管可能有困难；小于 6.0 cm，插管常困难。

4.颈部活动度

颈部活动度是指仰卧位下做最大限度仰颈,上门牙前端至枕骨粗隆的连线与身体纵轴相交的角度,参考值大于90°,小于80°为颈部活动受限,直接喉镜下插管可能遇到困难。

5.环枕关节伸展度

当颈部向前中度屈曲(25°～35°),而头部后仰,环枕关节伸展最佳。口、咽和喉三条轴线最接近为一直线(也称"嗅花位"),在此位置,舌遮住咽部较少,喉镜上提舌所需用力也较小。环枕关节正常时,可以伸展35°。环枕关节伸展度检查方法:患者端坐,两眼向前平视,上牙的咬颌面与地面平行,然后让患者尽力后仰头部,伸展环枕关节,测量上牙咬颌面旋转的角度。上牙旋转角度可用量角器准确地测量,也可用目测法进行估计分级:①Ⅰ级为环枕关节伸展度无降低;②Ⅱ级为降低1/3;③Ⅲ级为降低2/3;④Ⅳ级为完全降低。

没有一种方法能完全准确地预测困难气管插管,单独用上述某一指标预测困难插管的准确性较低,术前多因素综合评估可提高预测的准确性。

三、椎管狭窄的麻醉选择

(一)局部麻醉

局麻对生理功能干扰小,相对安全,费用低廉,适用于手术时间不长、操作简单的手术。前路颈椎管减压术,局麻加神经安定麻醉可满足手术要求。短小的单纯腰椎后路减压术也可采用局部麻醉。局部麻醉尽量选用较淡浓度的麻药,控制麻药总量,注药前应反复回抽,以防局部麻醉药中毒。

(二)颈丛阻滞

适用于颈椎管狭窄的前入路单纯减压手术,该手术一般选择右侧切口,故颈丛阻滞可行右侧深、浅丛,而左侧只行浅丛即可。由于颈部血管丰富,应注意预防局部麻醉药中毒。对于严重的颈椎管狭窄已影响呼吸功能者,应禁用颈丛阻滞,以防阻滞膈神经,造成严重的呼吸抑制。

(三)蛛网膜下隙阻滞麻醉

腰椎管狭窄行椎板切除或椎管减压术可以选用。腰麻效果满意,但可能对呼吸和循环功能影响大,只要控制阻滞平面在T_6以下,影响不大。由于手术采用俯卧位,故应当等待麻醉平面固定后再变换体位。

(四)硬膜外麻醉

硬膜外麻醉是脊柱外科常用的麻醉方法。它既能连续有效止痛,又能保持患者清醒,有助于判断是否损伤脊神经,可以使血压轻度降低,减少术野渗血,有利于手术操作。麻醉恢复期短,术后护理方便,花费少,便于术后镇痛。硬膜外麻醉使交感神经麻痹,动静脉扩张,增加血流灌注和流速,减少老年人术后并发深静脉血栓的机会。手术时间不是太长、操作不太复杂的腰椎手术,均可采用硬膜外麻醉。

由于椎管狭窄症患者硬膜外腔容积小,加之老年人生理性椎间孔闭锁,易造成广泛阻滞,故应减少局部麻醉药的用量,严密观察麻醉平面和患者生命体征。为了不妨碍手术操作,一般穿刺点位于切口上2～3个椎间隙,且向上置管。

(五)硬膜外麻醉复合蛛网膜下隙阻滞

该方法适用于下腰椎狭窄手术,具有两种麻醉方法的优点,但要注意控制麻醉平面。

(六)全身麻醉

对于手术时间长、操作较复杂的手术,以及全身情况较差者,多采用气管内插管全身麻醉,由于俯卧位下患者气道难以控制,故气管内插管全身麻醉用于俯卧位手术更为安全。颈椎后路手术选用气管内插管全身麻醉,便于控制气道。

四、椎管狭窄的麻醉管理

颈椎管狭窄手术选择全身麻醉时,气管内插管应十分小心。当颈部的过伸或过曲运动都会加重脊髓的受压程度而导致脊髓损伤。由于颈椎的活动受限,颌胸距离缩短,头不能后仰导致喉镜置入困难和气管内插管困难。安置体位时应特别注意保护好头部,麻醉以后肌肉松弛,头的重力失去颈部肌肉的支撑,搬动体位时可使颈椎扭曲造成脊髓损伤。注意保护好气管导管,避免气管导管扭曲、打折和呼吸道梗阻。行颈前路手术时,术中因暴露椎体需牵拉血管鞘或压迫气管,可能刺激气管造成气管黏膜、声门水肿,甚至引起气管移位。

已有脊髓压迫造成运动神经功能障碍者,全身麻醉诱导禁用琥珀胆碱,避免因血钾突然升高而发生心律失常、心搏骤停等并发症。严重脊髓型颈椎病患者,容易发生低血压,应适当减少丙泊酚用量,减慢注入速度,密切注意血压变化。

俯卧位可能带来一系列不良后果,俯卧位下胸廓受压,胸腹活动受限,引起限制性通气障碍,使潮气量减少,还可造成气管导管扭曲或移位,长时间俯卧位导致上呼吸道水肿可造成术后气道梗阻。眼部受压引起视力障碍、角膜受损,头托可能压迫眶上神经造成损伤。由于颈部过度旋转,可能造成臂丛神经损伤及椎动脉扭曲导致供血障碍。由于髂股静脉受压,加上腹压增高,致股静脉回流障碍易产生术后深静脉血栓形成。腹压及硬膜外静脉压增高致术中出血增加。故俯卧位应在患者体下放置软垫,体位尽量舒适,注意保护容易受压部位。

椎管狭窄手术麻醉中,监测尤为重要,即使局麻下颈椎管狭窄减压术也应作好麻醉监测,并预见可能出现的意外,警惕早期低氧血症的发生。椎管手术暴露范围小,可能出现手术时间冗长或椎管内难以制止的出血情况,应加强监测,及时补液输血。俯卧位,不利于观察和抢救插管,给麻醉管理带来很大困难。

术毕应掌握好拔管时机,待患者完全清醒、通气功能及各种反射恢复方能拔管。尽可能不用拮抗剂,以免引起患者躁动。对插管困难、术中出血多、手术时间长和高位截瘫患者最好延迟拔管。为防止有些患者拔管后有再次插管的可能,拔管前应准备好各种插管用具,一旦拔管后患者呼吸不能支持可快速插管或用喉罩通气。拔管前 5 分钟静脉滴注利多卡因 1 mg/kg 可预防患者拔管时躁动。

五、腰椎间盘突出手术麻醉的处理

腰椎间盘突出症是因椎间盘变性,纤维环破裂,髓核突出刺激或压迫神经根、马尾神经所表现的一种综合征,是骨科常见病和多发病,是腰腿痛常见的原因之一。本病多发生于青壮年,表现为腰腿痛和运动功能障碍,有马尾神经损害者,可有大小便功能障碍,严重者可致截瘫,对患者的生活、工作和劳动均可造成很大影响。严格来说,腰椎间盘突出症就是腰椎管狭窄症的一种特殊情况,由于在发病机制和临床表现有其特殊性,且为常见病和多发病,故单独予以阐述。

（一）腰椎间盘突出的解剖基础

1.椎间盘的解剖

椎间盘由髓核、纤维环和软骨板三部分组成。软骨板上下各一，位于椎体骺环内，紧贴于椎体上下面。纤维环为围绕于髓核周围的纤维软骨，分内、中、外三层，其前份较厚，后外侧份较薄，是纤维环破裂的解剖学基础。外层纤维环内有游离的窦椎神经末梢，因此，纤维环破裂是引起腰痛的原因之一。髓核呈半透明胶冻状，位于纤维环的中央偏后。椎间盘富于弹性，可缓冲外力对脊柱和颅的震动。还可增加脊柱的运动幅度。

2.椎间盘突出的病因

（1）椎间盘退变：一般认为，腰椎间盘突出症是在椎间盘退变的基础上发生的。在20岁以后，椎间盘开始退变，髓核含水量逐渐减少，椎间盘的弹性和抗负荷能力也随之减退。日常生活中腰椎间盘反复承受挤压、屈曲和扭转等负荷，很容易在腰椎间盘受应力作用最大处，即纤维环的后部由里向外产生裂隙，这种变化不断积累而逐步加重，裂隙不断加大，使此处的纤维环逐渐变得薄弱。在此基础上，由于一次较重的外伤，或反复多次轻度外伤，甚至一些日常活动使椎间盘压力增加时，均可促使退变和积累性损伤的纤维环进一步破裂，已变形的髓核组织由纤维环薄弱处或破裂处突出，纤维环本身损伤可引起腰痛，若髓核从后外侧突出压迫神经根，则有腰痛和放射性下肢痛的症状和相应的体征；若髓核从后侧中央突出，即中央型突出，则可引起马尾神经相应的症状和体征。由于椎间盘前方有前纵韧带，后方有后纵韧带加强，后外侧相对薄弱，髓核向后外侧突出较为多见（约占87%），腰椎间盘突出症以腰4～5、腰5～骶1间隙发病率最高，占90%～96%。

（2）外伤和劳损：外伤常为腰椎间盘突出的重要原因。腰椎间盘是身体负荷最重的部位，一般成人平卧时腰3椎间盘压力为20 kg，坐起时达270 kg。正常椎间盘富有弹性和韧性，具有强大的抗压能力，可承受450 kg的压力而无损伤。在弯腰状态和受压力时，腰椎间盘变形，纤维环后方张力加大易发生破裂，致髓核突出而引起压迫症状。

（二）腰椎间盘突出患者的术前评估及准备

全面了解患者的情况，重点了解与麻醉有关的因素。日常能否胜任体力劳动，是否长期卧床，有无心肺肝肾等重要脏器疾病史，心肺功能如何，既往手术与麻醉史，有无并发症。椎间盘突出症常常伴有脊柱侧弯，因此要评估脊柱侧弯对椎管内麻醉操作带来的困难。如患者术前已有下肢运动功能及大小便障碍，术前应向患者解释，以区分椎管内麻醉带来的并发症。如果采用全身麻醉，检查有无气管内插管困难指征，以便做好应对困难气管插管的准备。

（三）腰椎间盘突出患者的麻醉选择

应根据不同的手术方式和患者的全身情况来选择不同的麻醉方法。

1.局部麻醉

对全身生理状况影响轻微，适用于后路单纯髓核摘除术，谵妄及不合作的患者不宜使用。

2.蛛网膜下隙阻滞麻醉

操作简单，麻醉效果确切，但作用时间受限，易致低血压，故仅适用于单纯髓核摘除术。

3.硬膜外阻滞麻醉

具有操作简便，不影响手术，术中容易定位，又可不抑制运动神经功能，术中一旦出现触及神经根，立即出现下肢的躲避反应。患者意识存在，术中可按指令活动患侧足趾，预防误伤神经根。连续硬膜外阻滞具有可以随时追加麻醉药，药量容易掌握，麻醉时间没有限制等优点，因而适用于手术时间不是太长,操作不是太复杂的椎间盘手术。

4.全身麻醉

适用于时间较长较复杂的椎间盘手术、心肺有严重并发症者、过度紧张及不宜采用椎管内麻醉者。由于全身麻醉者意识消失,躲避反应也消失,有误伤神经根的可能。

(四)腰椎间盘突出患者的麻醉管理

蛛网膜下隙阻滞麻醉:穿刺间隙可选择 $L_{2,3}$、$L_{3,4}$ 或 $L_{4,5}$。常用药物为 $0.5\%\sim0.75\%$ 布比卡因和 0.33% 丁卡因。由于椎间盘突出症常需采用俯卧位,故须等麻醉平面固定后方可摆放体位,否则易致平面过广,引起呼吸和循环抑制,或者出现平面不够,导致阻滞不全或麻醉失败。由于蛛网膜下隙阻滞作用时间有限,故应严格掌握适应证。

硬膜外阻滞麻醉:穿刺点应选择在距病变部位 $2\sim3$ 个椎间隙,不能太远,否则会影响麻醉效果,硬膜外导管应向头端放置,否则有可能会被手术切断。为了不抑制运动神经功能,麻醉药浓度不宜过高,一般选用 1% 利多卡因与 0.15% 的丁卡因混合液或 1% 利多卡因与 0.25% 布比卡因混合液即可。术中患者是否出现镇痛不全与下界感觉神经阻滞有关,当下界感觉阻滞平面在 L_5 以上,切除椎板时就有下肢放射痛,在分离牵开神经根时出现严重的下肢酸痛。如下界感觉神经阻滞平面在 $S_1\sim S_3$,分离牵开神经根时,患者有程度不同的下肢放射性酸痛,并且下界感觉神经阻滞平面越高产生的痛感也越严重,只有下界感觉神经阻滞平面在 S_3 以下时,患者在整个手术过程中无痛。其原因可能是:坐骨神经由 $L_4\sim S_3$ 的前支组成,若麻醉达不到 S_3 时,坐骨神经阻滞不全,在牵拉、机械刺激时,有下肢的酸胀痛。由于手术体位取俯卧位,膈肌活动受限,呼吸变浅,潮气量减少,呼吸交换量减少,肺的换气功能有轻度受限,因此术中要常规给氧,提高氧气浓度,使 SaO_2 在正常范围内。麻醉后改变体位可引起重力对血液和脏器的影响,由此可导致循环的生理功能发生相应改变,对正常人这些变化程度轻微,通过机体自身的调节,均能自动纠正或适应,但对于麻醉的患者,由于保护性反射作用已大部分消失或减弱,自身调节能力显著下降,因此改变体位所产生的各种生理功能变化较明显,可使体内静脉血液出现重新分布。再者俯卧体位对下腔静脉的压迫,减少了回心血量,使血压下降。所以术中要及时补充血容量,胸部和骶部要垫枕使腹部悬空以减少对腔静脉的压迫,增加回心血量。

全身麻醉:椎间盘突出常伴有椎管狭窄,故在髓核摘除的同时常须行椎弓根内固定,由于手术时间较长,清醒患者长时间俯卧位常常难以忍受,最好选择全身麻醉。由于此类手术出血可能较多,故宜先行深静脉穿刺。俯卧位手术宜选用带钢丝的气管导管,以防导管打折。术中应防止气管导管脱出气管。尽量选择对心血管影响轻、苏醒快的全身麻醉药,减少静脉麻醉药的使用,以吸入麻醉为主。

(许　增)

第七节　骨与关节结核手术麻醉

据世界卫生组织报道,全球有近 $1/3$ 的人口已经感染了结核菌,每年新发生结核患者 870 万例,每年死于结核病达 200 万例。全球目前有结核病患者 2 000 万例。引起结核病疫情回升的主要原因有:①政府的忽视;②移民和难民增加;③人类免疫缺陷病毒(HIV)感染和艾滋病

（AIDS）的流行；④多药耐药患者增加。结核菌可能侵入人体全身各个器官，但主要侵犯肺脏，称为肺结核病。骨与关节结核则是一种继发性结核病，在我国，原发病灶多为肺结核。由于骨与关节结核好发于儿童与青壮年，其发病率近年来又逐渐增高，因此有很强的社会危害性，需引起社会及医疗界的广泛重视。

外科手术是骨与关节结核治疗的一种重要手段，而麻醉又是行手术治疗的重要前提。此处将就骨与关节结核手术麻醉的特点作以论述。

一、骨与关节结核手术的术前评估和准备

（一）骨与关节结核的病理生理特点

骨与关节结核多为血源性的，约95%继发于肺结核。而在肺结核患者中约有3%患骨关节结核。结核分枝杆菌通常经淋巴、血行播散到骨与关节。在播散灶中多数结核菌被吞噬细胞所消灭，有的则潜伏若干年月，当人体免疫力下降，如外伤、营养不良，患有糖尿病、硅肺、慢性肾衰竭、妇女产后或应用免疫抑制剂等情况下，潜伏的结核分枝杆菌繁殖活跃，出现相应的临床症状。

骨与关节结核的好发部位是脊柱，占到50%以上，其次为髋关节和膝关节。好发部位都是一些负重大、活动多和易于创伤的部位。有关脊柱结核的麻醉有专章论述，本章主要讨论骨与关节结核。

骨与关节结核按初始病变所在骨骼部位的不同，分为三型：骨结核，滑膜结核，关节结核。其起病多较缓慢，无明确的发病日期，有患处疼痛，患者可有倦怠、食欲减退、午后低热、盗汗和体重减轻等。也有起病急骤，有高热和毒血症状，一般多见于儿童患者。当寒性脓肿增大扩展至新的肌肉间隙，或骨骼和滑膜结核累及关节腔、椎旁脓肿溃入胸腔等病情恶化时，可突然发热至38.5～40.0 ℃。局部症状主要是功能障碍；肿胀，疼痛，畸形等。实验室检查多可有轻度贫血，合并继发感染时，贫血加重，白细胞计数增高。血沉在活动期明显增快，病变趋向静止或治愈，则血沉逐渐下降至正常。血沉是检测病变是否静止和有无复发的重要指标。影像学检查对诊断非常重要，X线诊断是重要的检查方法，但早期诊断困难。CT检查有一定的优势，B超检查则有助于探查深部脓肿的位置和大小。

骨与关节的诊断主要根据病史、临床表现、影像学检查，结核菌培养和病理组织学检查等资料来确诊。

骨与关节结核的治疗，强调系统与局部治疗兼顾，因为本病仅是结核菌全身感染的局部表现。全身治疗包括休息、营养、一般支持疗法和抗结核药物的合理应用。我国化疗用药的原则是：早期、规律、全程、适量和联用。目前以异烟肼、利福平和乙胺丁醇为第一线药物，前两种为首选。异烟肼、利福平和乙胺丁醇均有潜在的肝毒性作用，严重的肝损害率为1.0%。应定期检查肝功能。乙胺丁醇偶有视神经损害。局部治疗主要是局部制动，局部用药和外科手术。手术治疗包括切开排脓、病灶清除、关节融合、关节成形和截骨术。

（二）骨与关节结核手术的术前评估和准备

前面讲到，骨与关节结核是继发性的，而且多在人体抵抗力下降或在患有基础疾病的情况下发病。因此在术前访视时，需要关注的是原发部位的情况，要判断有无合并的基础疾病。

1.手术时机评估

术前骨病灶急性期局部疼痛、消瘦、疲乏、盗汗等全身中毒症状明显，寒性脓肿迅速增大、体温＞38.5 ℃、血红蛋白＜100 g/L、血沉＞50 mm/h，表现为结核活动期者，应先予内科支持治

疗,一般情况改善后择期行手术治疗。否则,术后 2 个月内有发生结核性脑膜炎的可能。

2.心功能评估

不少患者罹患有基础疾病,如糖尿病、慢性肾衰竭等,这类疾病对心血管系统都有不同程度的影响。在访视患者时需注意仔细询问相关病史,评估临床心功能情况。心功能Ⅲ级以上者必须做心脏超声检查。术前常规作 12 导联心电图,对于有心律失常病史及心电图发现明显异常的患者还需作动态心电图。对于有冠心病病史、近期有心绞痛发作者,还需作相关检查,如冠脉CT、心肌核素扫描,甚至心导管检查等。

3.呼吸功能评估

要关注肺部结核病灶的情况,判断是否有活动性的肺结核。肺结核的呼吸系统症状主要表现为:咳嗽咳痰,咯血,胸痛,呼吸困难。对于有大量咳痰和大量咯血者,应警惕发生突然的窒息和结核菌的全肺播散。必要时需要插双腔气管导管,避免大量的血液、脓液污染健侧肺,双腔管尤其适用于发生支气管胸膜漏的患者。结核累及胸膜时表现为胸痛,随呼吸运动与咳嗽加重,因此可能存在限制性的通气功能障碍,表现为肺活量、用力肺活量的下降。对于一些严重的肺结核患者,常同时可能存在着肺的通气和换气功能障碍,如结核性的毁损肺、干酪样肺炎、结核性的支气管狭窄或扩张,肺巨大空洞等。所以要仔细询问病史、临床表现,作好影像学检查,和外科乃至呼吸科医师作好沟通,必要时行肺功能检查。对＞60 岁的拟行全身麻醉的患者常规作术前肺功能检查。

4.其他情况的评估

了解患者的基础疾病。糖尿病合并结核的患者有逐年增高的趋势,两病相互影响。对于有糖尿病的患者要评估血糖控制情况,有无相关的并发症。对于慢性肾功能不全患者,要评估的肾功能情况,在麻醉用药上要特别当心。硅肺患者常有限制性的通气障碍。HIV 感染也是结核发病的重要因素,需要术前检验 HIV,作好个人防护并防止传播。由于抗结核药物有肝毒性作用,所以要注意检查肝肾功能,术前常规化验血常规、电解质、出凝血功能、血糖。

二、骨与关节结核手术麻醉的选择

(一)局部麻醉及神经阻滞

1.局部麻醉

冷脓肿有混合感染,体温高,中毒症状明显者,因全身状况不好,不能耐受病灶清除术,可以做冷脓肿切开排脓。在局部的切开排脓中常需要局部麻醉,可以用 0.5%～1.0% 的普鲁卡因或1.0% 的利多卡因作局部浸润麻醉。

2.神经阻滞

在上肢三大关节中,结核的发病率依次为肘关节、腕关节和肩关节。其中肘关节、腕关节结核的手术基本上都可以在臂丛神经阻滞下完成。神经阻滞能够降低 PACU 的进入率,术后恢复较快,费用低。

臂丛神经阻滞主要有 3 种入路,肌间沟法、锁骨上法和腋路,各有优缺点,可以根据手术部位和类型作出选择。

(二)椎管内麻醉

髋关节和膝关节结核的发病率仅次于脊椎结核。不少手术均可以在椎管内麻醉下完成。椎管内麻醉包括蛛网膜下腔阻滞和持续硬膜外阻滞。

蛛网膜下腔阻滞的效果比较完善,但是作用时间有限,不适合手术复杂、时间长的手术。持续硬膜外阻滞有相应的优势,可以提供长时间的麻醉时间,术后能够保留硬膜外导管镇痛,但有时有阻滞不全之虞。蛛网膜下腔和硬膜外联合麻醉(CSEA)可以弥补这一缺憾。需警惕的是,不少骨关节结核合并有脊椎结核,对于穿刺部位可能有椎旁脓肿者应禁忌施行椎管内麻醉,避免穿刺针刺破脓肿,造成结核菌播散,形成窦道,甚至进入脑脊液。对于脊椎结核导致椎体毁损、椎管破坏乃至截瘫的患者,由于解剖关系的变异,不仅增加了穿刺的困难,而且药液的扩散范围难以掌握,更可能产生一些医疗上的纠纷,索性就以全身麻醉代替为好。有杂志曾报道了一例术前未诊断的椎体结核患者在行蛛网膜下腔阻滞后出现了截瘫。所以对于有骨结核的患者行椎管内麻醉尤其要提高警惕。

另外,对于一般情况差、低血容量的患者,也不宜应用椎管内麻醉。

(三)全身麻醉

对于手术创伤大,涉及范围广、出血较多、患者一般情况差者,还是主张用全身麻醉。

1.麻醉监护

无特殊。

2.避免交叉感染

不是所有类型的结核病都具有传染性。也不是任何一个结核患者在其患病期间都具有传染性。一般来说,肺结核病中的一些类型常常具有传染性,而肺外结核病(如骨结核病、脑膜结核等)则不具备传染性。由于肺脏与外界相通,在肺结核病发展、恶化或形成空洞时,病变中的结核菌大量繁殖,通过支气管排出体外,结核分枝杆菌主要通过空气传播,飞沫是最主要的传染途径,所以对于有肺结核的患者,全身麻醉后吸痰时要特别警惕,避免痰液四处飞溅,造成结核杆菌的传播。

麻醉过程中可能传播结核的环节包括纤支镜、喉镜、气管插管、气道吸引和机械通气。暴露后感染结核与否取决于感染微小液滴的带菌滴度和暴露时间。预防措施如下:麻醉医师应提高保护意识、使用适当的防护衣和口罩、降低与感染者接触的人数和尽可能将手术推迟至患者没有传染性时进行。高危暴露的麻醉医师应该进行结核菌素试验,一旦确诊为阳性,应该进行 6～12 个月的化学预防治疗。

麻醉机的呼吸系统也可能是潜在的传播途径。所以对于有活动性肺结核的患者,术后要做好麻醉器械的消毒工作,螺纹管尽量使用一次性的,推荐在气管导管外使用细菌过滤器。

(四)抗结核药物与麻醉药的相互作用

许多麻醉药物都是在肝细胞微粒体的细胞色素同工酶 P_{450} 的作用下进行氧化作用的。P_{450} 对底物的特异性不强,许多不同结构的药物,如挥发性麻醉剂、哌替啶、苯二氮䓬类药,都可以被这样一组酶进行生物转化。因此该类酶的诱导和抑制剂就会影响很多药物的消除。利福平是强的肝药酶的诱导剂,应用后 P_{450} 增多,促进麻醉药物的代谢,减弱其作用。

链霉素有很强的抑制神经肌肉功能的作用,对去极化和非去极化阻滞都有增强作用,所以对于术前应用链霉素的患者,术中最好有肌松监测。

三、骨与关节结核手术麻醉的管理

(一)循环管理

循环管理是麻醉管理中的重要组成部分。因此在术前需要了解患者情况,如年龄大小,有无心律失常、高血压、冠心病的病史；其次要了解手术方式，如是单纯的滑膜切除，还是关节成形、关节置换等。做到心中有数，才能管理有序。对于手术较大、出血较多、患者有心血管系统疾病的，术前要做好相关检查，备好充足的血液制品。入手术室后，需要开放静脉，适当预扩容。行动脉穿刺置管，监测直接动脉压，在完善的监测下，开始诱导。诱导后完成深静脉置管，监测中心静脉压。

不论是椎管内麻醉还是全身麻醉，都要注意维持血流动力学的稳定。结核本身是一种消耗性的疾病，不少患者体质虚弱，难以耐受循环的剧烈波动。所以全身麻醉要选用对循环抑制轻微的药物，按照手术刺激大小的不同阶段适量加用镇痛药物。目前全身麻醉维持的方式有多种，如吸入维持、静脉维持、静吸复合维持等。吸入麻醉的可控性较好，还可以辅助进行控制性降压。而单纯静脉麻醉在维持过程中不易加深麻醉，常有血压偏高、心率偏快等。循环出现波动时不宜完全靠加深或减浅麻醉来调节，很多时候需要适当合用血管活性药物。

一般来说，骨与关节结核的手术创伤没有骨肿瘤大，出血相对较少，但是有时病变范围大，需要作广泛的病灶清除时，也可能有大量的失血，应引起重视。为减少出血，麻醉当中可以采用控制性降压技术。

在作关节置换时也要用到骨水泥。

(二)呼吸管理

一般患者都可以行快诱导气管插管，但对于颈椎活动障碍和上气道有畸形者需行清醒插管，必要时利用纤维支气管镜帮助插管。对于合并颈椎结核者要特别当心，有的颈椎椎体受到破坏，可能伴有椎体不稳或脱位，插管时极易损伤颈椎或颈髓。有咽后壁脓肿的患者，气管内插管或喉镜挑起时用力过猛，可致咽后壁脓肿溃破窒息死亡。

对于有大量咳痰和大量咯血的肺结核患者，诱导时要避免发生突然的窒息。根据影像学情况，必要时需要插双腔气管导管行肺隔离，避免大量的血液、脓液污染健侧肺。

胸椎结核的手术需经胸手术，一般采用单肺通气，为手术提供便利。其麻醉和通气管理同一般的胸科手术管理。

术中根据血气调整好呼吸参数。维持良好的通气。

在置入骨水泥时要注意防治肺栓塞的发生。

(三)围术期液体管理

对于预计出血量大的患者，麻醉后应常规开放两路深静脉，一般是一路上肢浅静脉，一路颈内静脉。作好有创监测。术前需备好充足的血液，一般以输注红细胞悬液搭配新鲜冷冻血浆(FFP)为主，尽量使血红蛋白不低于 $9.0\ g/dL$，血细胞比容不低于 30%。同时要在术中间断监测血气和电解质、血常规的变化，及时作出相应的调整。

术中补液仍应该遵循补液的一般原则：输入液体的总量＝补偿性扩容(CVE)＋生理需要量＋累及缺失量＋继续损失量＋第三间隙缺失量。围术期生理需要可按照麻醉手术期间的液体变化结果调整。围术期生理需要量包括：①每天正常基础生理需要量；围术期生理需要量应从禁食时间开始计算，直至手术结束时间；②麻醉术前禁食后液体缺少量；③麻醉手术前患者存在非正常的体液丢失；④麻醉手术期间体液在体内再分布。额外体液再分别需要量应视手术创伤大小。

麻醉手术期间失血和血管扩张补充量。手术失血主要包括 3 个方面的丢失或需要对症处理要求：①红细胞丢失及对症处理；②凝血因子丢失及对症处理；③血容量减少及对症处理。

麻醉手术期间除失血导致血容量减少外，麻醉处理（如降压处理）、麻醉药物、麻醉方法（连续性硬脊膜外阻滞麻醉、腰麻、硬膜外联合麻醉和全身麻醉等）也明显产生血管扩张，导致有效血容量减少。身体血容量需要维持在原有正常范围，这部分血容量的补充主要依靠胶体，如羟乙基淀粉等。因为血容量补充部分若采用晶体溶液补充需要量很大，会导致补液引起的其他不良反应，如肠道、脑、肺、肌肉等组织明显水肿。

人体对失血有一定代偿能力，当红细胞下降到一定程度则需要给予补充。大多数患者要维持血红蛋白 70~80 g/L（或血细胞比容为 21%~24%）。国家卫生部 2000 年颁布的《临床输血规范》是我国关于输血指征的第一部法规，其输血的指征是：血红蛋白＞100 g/L，不必输血；血红蛋白＜70 g/L，应输血；血红蛋白在 70~100 g/L 之间时，根据具体情况决定是否输血。对于存在心肌缺血、冠状血管疾病等患者，血红蛋白宜在 100 g/L 以上，血细胞比容＞30%。若需要输血，首先考虑输入成分血，如浓缩红细胞等。凝血因子的补充，目前主要临床处理是补充输注新鲜冷冻血浆（FFP），浓缩血小板（PLT）和冷沉淀等。

2006 年美国麻醉医师协会（ASA）公布了"围术期输血和辅助治疗指南"。该指南是 ASA 以 1995 年《成分输血指南》为基础，分析近期的大量相关文献制订的。旨在帮助临床医师科学合理用血、保证临床用血的质量和安全。对于输血的指征，有更为明确的规定：血红蛋白＜60 g/L，特别是急性贫血须输入红细胞。血红蛋白＞100 g/L 通常无需输入红细胞。血红蛋白 60~100 g/L 是否须输血应根据是否存在进行性器官缺血、进行性出血、血管内容量不足和氧合不佳等危险因素决定。血小板功能正常，血小板计数＞100×10^9/L，无需输血小板。大量出血患者血小板计数＜50×10^9/L 是输血小板的绝对指征。输新鲜冷冻血浆的指征包括：①PT 超过正常值 1.5 倍，或 INR＞2.0，或 APTT 超过正常值 2 倍，输新鲜冷冻血浆以纠正凝血功能障碍；②患者输血量超过自身血容量（大约 70 mL/kg），继发凝血因子缺乏，而又不能及时监测 PT、INR 和 APTT，输新鲜冷冻血浆以纠正凝血功能障碍；③紧急逆转华法林作用；④已知凝血因子缺乏而又不能获得特异的凝血因子；⑤肝素抵抗（抗凝血酶Ⅲ缺乏）。

（四）出凝血机制管理

骨与关节结核患者出凝血功能紊乱的机制不同于骨肿瘤，其大多是继发于术中大量失血、大量补液输血等。该类问题并非骨与关节结核手术所特有，故不在本章关注的范围，不再赘述。

（许　增）

第八节　显微外科手术麻醉

目前开展显微外科手术已十分广泛。本节所讨论的只局限于四肢显微手术的麻醉。这些手术如游离皮瓣移植、游离指（趾）移植、游离肌皮瓣移植，以及神经、肌腱修复等，其中对微血管的吻合和再通，是显微手术成败的关键。受此创伤的患者，可存在以下几种情况：①精神紧张、恐惧，或烦躁不安；②疼痛明显；③失血；④饮酒或饱腹；⑤或伴有其他骨骼或脏器损伤。

麻醉手术前，对患者就应给以药物，达到镇静、镇痛，同时也能为实施神经阻滞或全身麻醉提供合作和平稳的条件。

显微外科手术麻醉的特殊性：①要有完善的镇静、镇痛的效果；②手术时间比较长，可达十余小时之久,故麻醉的维持要符合如此的要求。同时对全身的生理干扰要轻;③能为手术区域的血管提供良好的血供,保持血管适当的舒张,以利血管吻合的血流通畅;④补充血容量,纠正水和电解质的平衡失调。同时适当的血液稀释,有助于微血管血流的通畅,以减少发生血管血栓栓塞;⑤注意全身和区域的保温,避免因寒冷引起血管收缩;⑥避免应用血管收缩药,尤其是选择性α受体激动剂;⑦预置导尿管,以适合于长时间麻醉手术的要求。

麻醉的选择:①上肢手术可选用臂丛神经阻滞,应用长效的局部麻醉药如 0.25% 布比卡因溶液＋1：200 000 肾上腺素 30～40 mL,或 0.5% 罗吡卡因溶液＋1：200 000 肾上腺素 30 mL,可以维持阻滞 5～7 小时。应用 0.5% 布比卡因溶液,虽然可延长阻滞时间,但需预防发生毒性反应的可能。两上肢手术则首选连续硬膜外阻滞;②下肢的手术则直接选用连续硬膜外阻滞;上、下肢同时手术,若采用臂丛神经联合连续硬膜外阻滞,或胸、腰椎间隙分别进行硬膜外间隙穿刺阻滞时,可采用两处不同时间给药,以免药量过大。缺乏经验的麻醉科医师宜予慎用。③对一般情况差,或涉及其他部位手术患者,采用全凭静脉或吸入麻醉是适宜的。

手术后留置连续硬膜外导管,可为镇痛提供方便。但是,在留置导管期间需注意抗凝药的应用,可能引起凝血障碍的并发症。为安全起见,若需全身性给抗凝药物时,宁可改用肌内注射,或静脉途径给以镇痛药。

(许　增)

第九节　关节置换术的麻醉

人工关节的材料和工艺越来越先进,接受人工关节置换的患者也越来越多。此类手术确实使患者解除了疼痛,改善了关节活动功能,提高了生活质量。人工关节置换术的不断发展给麻醉带来了新的课题,提出了更高的要求,因为该类患者往往有许多特殊的方面,对此麻醉医师需要有较深的认识,做好充分的术前准备,严密的术中监测和良好管理以及术后并发症的防治工作。

一、关节置换术麻醉的特殊问题

(一)气管插管困难和气道管理困难

类风湿性关节炎和强直性脊柱炎的患者常有全身多个关节受累,前者可累及寰枢关节、环杓关节及颞下颌关节等,可使寰枢关节脱位、声带活动受限、声门狭窄、呼吸困难及张口困难等;后者主要累及脊柱周围的结缔组织,使其发生骨化,脊柱强直呈板块状,颈屈曲前倾不能后仰,颞下颌关节强直不能张口。患者平卧时常呈"元宝状",去枕头仍保持前屈,如果头部着床,下身会翘起。这两种患者行气管插管非常困难,因为声门完全不能暴露,且患者骨质疏松,有的患者还有寰枢关节半脱位,如果插管用力不当可造成颈椎骨折,反复插管会造成喉头水肿和咽喉部黏膜损伤、出血,气道管理更加困难。一些患者合并有肺纤维化病变,胸壁僵硬,致肺顺应性下降,通气和弥散能力均降低,可致 SpO_2 下降。对此类患者,麻醉医师在术前访视时,如估计气管插管会有困难者,应事先准备好纤维支气管镜以便帮助插管。合并肺部感染致呼吸道分泌物增多,且易发生支气管痉挛,给呼吸道的管理更增加了难度。

（二）骨黏合剂

为了提高人工关节的稳定性，避免松动和松动引起的疼痛，利于患者早期活动和功能恢复，在人工关节置换术中常需应用骨黏合剂（骨水泥），通常是在骨髓腔内填入骨水泥，再将人工假体插入。骨黏合剂为一高分子聚合物，又称丙烯酸类黏合剂，包括聚甲基丙烯酸甲酯粉剂和甲基丙烯酸甲酯液态单体两种成分，使用时将粉剂和液态单体混合成面团状，然后置入髓腔，自凝成固体而起作用。在聚合过程中可引起产热反应，温度可高达 80～90 ℃，这一产热反应使骨水泥更牢固。单体具有挥发性，易燃，有刺激性气味和毒性，因此，房间内空气流通要好。未被聚合的单体对皮肤有刺激和毒性，可被局部组织吸收引起"骨水泥综合征"。单体被吸收后大约 3 分钟达峰值血液浓度，在血中达到一定浓度后可致血管扩张并对心脏有直接毒性，体循环阻力下降，组织释放血栓素致血小板聚集，肺微血栓形成，因而患者可感胸闷、心悸，心电图可显示有心肌损害和心律失常（包括传导阻滞和窦性停搏），还可有肺分流增加而致低氧血症、肺动脉高压、低血压及心排血量减少等。单体进入血液后可以从患者的呼气中闻到刺激性气味。肺脏是单体的清除器官，清除速度很快，故一般不会受到损害，只有当单体的量达到全髋关节置换时所释放的单体量的 35 倍以上时，肺功能才会受到损害。因此，对肺功能而言，骨水泥的使用一般是安全的。为减少单体的吸收量，混合物必须做充分搅拌。

除单体吸收引起的对心脏、血管和肺脏的毒性反应外，当骨黏合剂填入骨髓腔后，髓腔内压急剧上升，使得髓腔内容物包括脂肪、空气微栓子及骨髓颗粒进入肺循环，引起肺栓塞，致肺血管收缩，肺循环阻力增加和通气灌流比例失调，导致肺分流增加、心排血量减少和低氧血症。为了减少髓腔内压上升所致的并发症，用骨水泥枪高压冲洗以去除碎屑，从底层开始分层填满髓腔，这可使空气从髓腔内逸出以减少空气栓塞的发病率，也可从下位的骨皮质钻孔，并插入塑料管以解除髓内压的上升。

对骨黏合剂使用时对心肺可能造成的影响，必须高度重视，采取预防措施。应当在用骨水泥时严密监测 PaO_2、$PaCO_2$、$PetCO_2$、SpO_2、血压、心律及心电图等。补足血容量，必要时给予升压药，保证气道通畅，并予充分吸氧。下肢关节置换的手术，在松止血带时，要注意松止血带后所致的局部单体吸收，骨髓、空气微栓子或脂肪栓等进入肺循环而引起的心血管反应，甚至有可能出现心搏骤停的意外。

（三）止血带

四肢手术一般都需在止血带下进行，以达到术野无血的目的。但是止血带使用不当时也会出现一些并发症。

（四）激素的应用

1.概述

行人工关节置换的患者常因其原发病而长期服用激素，因此，可有肾上腺皮质萎缩和功能减退，在围术期如不及时补充皮质激素，会造成急性肾上腺皮质功能不全（危象）。对此类患者应详细询问服用激素的时间、剂量和停用时间，必要时做 ACTH 试验检查肾上腺皮质功能。对考虑可能发生肾上腺皮质功能不全的患者，可在术前补充激素，可提前 3 天起口服泼尼松，5 mg，每天 3 次，或于术前一天上午和下午各肌内注射醋酸可的松 100 mg，在诱导之前及术后给予氢化可的松 100 mg 静脉滴注。

2.急性肾上腺皮质功能不全的判定

如果麻醉和手术中出现下列情况，则应考虑发生了急性肾上腺皮质功能不全。

（1）原因不明的低血压休克，脉搏增快，指趾、颜面苍白。

（2）在补充血容量后仍持续低血压，甚至对升压药物也不敏感。

（3）不明原因的高热或低体温。

（4）全麻患者苏醒异常。

（5）异常出汗、口渴。

（6）血清钾升高或钠、氯降低。

（7）肾区痛（腰疼）和胀感、蛋白尿。

（8）在上述症状的同时，可出现精神不安或神志淡漠，继而昏迷。

3.处理

如果考虑为肾上腺皮质功能不全，立即给予氢化可的松 100 mg 静脉推注，然后用氢化可的松 200 mg 静脉滴注。

（五）深静脉血栓和肺栓塞

骨关节手术有许多患者为长期卧床或老年人，静脉血流淤滞，而手术创伤或肿瘤又使凝血功能改变，皆为静脉血栓的高危因素，在手术操作时有可能致深静脉血栓进入循环。长骨干骨折患者有发生脂肪栓塞的危险性，使用骨水泥时有可能发生空气栓塞。对麻醉医师来说，对术中发生的肺栓塞有足够的警惕非常重要，因为术中肺栓塞发病极其凶险，患者死亡率高，而且容易与其他原因引起的心搏骤停相混淆。因此，术中应密切观察手术操作步骤及患者的反应，严密监测心率、血压、SpO_2、$PetCO_2$ 等。心前区或经食管超声心动对肺栓塞诊断有一定帮助。如果患者术中突然出现不明原因的气促、胸骨后疼痛、$PetCO_2$ 下降、PaO_2 下降、肺动脉高压、血压下降而用缩血管药纠正效果不好等表现时，应考虑有肺栓塞的可能。

为了预防和及时发现因静脉血栓脱落而致肺栓塞，术中须维持血流动力学稳定，补充适当的血容量，并在放骨水泥和松止血带时需严密监测生命体征的变化。

对严重肺栓塞的治疗是进行有效的呼吸支持及循环衰竭的纠正与维持。主要方法包括吸氧、镇痛、纠正心力衰竭和心律失常及抗休克。空气栓塞时，应立即置患者于左侧卧头低位，使空气滞留于右心房内，防止气栓阻塞肺动脉及肺毛细血管，也可通过经上肢或颈内静脉插入右心导管来抽吸右心内空气。对血栓性肺栓塞，如无应用抗凝药的禁忌，可用肝素抗凝治疗，或给予链激酶、尿激酶进行溶栓治疗。高压氧舱可促进气体尽快吸收并改善症状。

二、术前准备及麻醉选择与管理

虽然有许多青壮年患者需行关节置换术，但以老年人多见。老年人常伴有各系统器官的功能减退和许多并存疾病，致围术期和麻醉中并发症增多，其死亡率也比年轻人为高。术前需对高龄患者并存的疾病及麻醉的危险因素进行正确评估，对并存疾病应给予积极的治疗。如对于高血压和冠心病患者，术前应给予有效的控制血压及改善心肌缺血，维持心肌氧供需平衡，以减少围术期心脑血管的并发症；慢性气管炎患者应积极治疗，训练深呼吸及咳嗽，以减少术后肺部感染。老年人心肺肝肾功能减退，药物代谢慢，诱导和术中用药应尽量选用短效、代谢快及对循环影响小的药物，如用依托咪酯诱导，以异氟醚、七氟醚、地氟醚等吸入麻醉药为主维持麻醉，尽量减少静脉用药。

（一）术前准备

1.麻醉前访视与病情估计

关节置换的患者,老年人较多,他们常合并有心血管疾病、肺部疾病、高血压及糖尿病等。类风湿性关节炎和强直性脊柱炎患者累及心脏瓣膜、心包及心脏传导系统者,须详细检查及对症处理。术前一定要了解高血压的程度,是否规律用药(抗高血压药可用至手术日早晨),是否累及其他器官,有无合并心功能不全。对合并房室传导阻滞和病态窦房结综合征的患者应详细询问病史,必要时安置临时起搏器。慢性肺疾病患者,要注意有无合并肺部感染,术前需做肺功能和血气检查。类风湿性关节炎和强直性脊柱炎要检查脊柱活动受限程度,判断气管插管是否困难,胸廓活动受限的程度如何。合并糖尿病的患者,要详细询问病史,服药的类型,检测术前血糖和尿糖值,必要时给予短效胰岛素控制血糖。有服用激素史的患者,应根据服药史及术前的临床表现、化验结果决定围术期是否需要补充激素。

2.麻醉前用药

一般患者术前常规用药,有严重的循环和呼吸功能障碍的患者,镇静药或镇痛药慎用或不用。有肾上腺皮质功能不全倾向的患者,诱导前给予氢化可的松 100 mg,加入 100 mL 液体中滴注。

3.术前备血

估计术中出血较多的患者,术前要准备好充分的血源。为了节约血源和防止血源性疾病传播和输血并发症,可采用术中血液回收技术或术前备自体血在术中使用。血红蛋白在 10 g 或血细胞比容在 30% 以下,不宜采集自体血。最后一次采血至少在术前 72 小时前,以允许血容量的恢复。拟做纤维支气管镜引导气管插管时,要准备好必备用品,如喷雾器、支气管镜等。

4.维持气道困难的预测与气管插管困难的评估

对类风湿性关节炎和强直性脊柱炎影响到颈椎寰枢关节、颞下颌关节致头不能后仰和/或张口困难的患者,应当仔细检查,估计气管插管的难易程度,以决定麻醉诱导和插管方式。目前,预测气道困难的方法很多,现介绍几种方法。

（1）张口度:是指最大张口时上下门牙间的距离,正常应≥3 指(患者的示指、中指和无名指并拢),2～3 指,有插管困难的可能,<2 指,插管困难。不能张口或张口受限的患者,多置入喉镜困难,即使能够置入喉镜,声门暴露也不佳,因此可造成插管困难。

（2）甲颏间距:是指患者颈部后仰至最大限度时,甲状软骨切迹至下颏间的距离,以此间距来预测插管的难度。甲颏间距≥3 指(患者的示、中及无名指),插管无困难,在 2～3 指间,插管可能有困难,但可在喉镜暴露下插管;<2 指,则无法用喉镜暴露下插管。

（3）颈部活动度:是指仰卧位下做最大限度仰颈,上门牙前端至枕骨粗隆的连线与身体纵轴相交的角度,正常值>90°;<80° 为颈部活动受限,直接喉镜下插管可能遇到困难。

（4）寰枕关节伸展度:当颈部向前中度屈曲(25°～35°),而头部后仰,寰枕关节伸展最佳。口、咽和喉三条轴线最接近为一直线(亦称"嗅花位"或称 Magill 位),在此位置,舌遮住咽部较少,喉镜上提舌根所需用力也较小。寰枕关节正常时,可以伸展 35°。寰枕关节伸展度检查方法:患者端坐,两眼向前平视,上牙的咬颌面与地面平行,然后患者尽力头后仰,伸展寰枕关节,测量上牙咬颌面旋转的角度。上牙旋转角度可用量角器准确地测量,也可用目测法进行估计分级:1 级为寰枕关节伸展度无降低;2 级为降低 1/3;3 级为降低 2/3;4 级为完全降低。

(二)麻醉方法的选择

1.腰麻和硬膜外麻醉

只要患者无明显的腰麻或硬膜外麻醉禁忌证及强直性脊柱炎导致椎间隙骨化而使穿刺困难,都可选用腰麻或硬膜外麻醉,我院近年来在腰麻或硬膜外麻醉下进行了大量的髋、膝关节置换术,包括≥80岁的高龄患者,均取得了良好效果。而且有研究表明选用腰麻和硬膜外麻醉对下肢关节置换术有如下优点。

(1)深静脉血栓率发生率降低,因硬膜外麻醉引起的交感神经阻滞导致下肢动静脉扩张,血流灌注增加。

(2)血压和CVP轻度降低,可减少手术野出血。

(3)可减轻机体应激反应,从而减轻患者因应激反应所引起的心肺负荷增加和血小板激活导致的高凝状态等。

(4)局麻药可降低血小板在微血管伤后的聚集和黏附能力,对血栓形成不利。

(5)可通过硬膜外导管行术后椎管内镇痛。

2.全身麻醉

对有严重心肺并发症的患者、硬膜外或腰麻穿刺困难者以及其他禁忌证的患者,宜采用气管插管全身麻醉。

(1)注意要点:①选用对心血管功能影响小的诱导和维持药物。②尽量选用中短效肌松药,术中严密监测生命体征,术后严格掌握拔管指征。③强直性脊柱炎等气管插管困难者,应在纤维支气管镜帮助下插管,以免造成不必要的插管损伤;必要时可行控制性降压,以减少出血。

总之,在满足手术要求和保证患者安全的前提条件下,根据患者的病情,手术的范围,设备条件和麻醉医师自身的经验与技术条件来决定麻醉方法。

(2)全麻诱导。对年老体弱者,全麻诱导时给药速度要慢,并密切观察患者的反应,如心血管反应,药物变态反应等。常用静脉药物及其诱导剂量如下。①异丙酚:成人2～2.5 mg/kg,在30秒内给完,年老体弱者宜减量和减慢给药速度。②咪达唑仑:未用术前药的患者,<55岁,0.3～0.35 mg/kg;>55岁,0.30 mg/kg,ASA Ⅲ～Ⅳ级,0.2～0.25 mg/kg。已用术前药的患者,适当减量。③依托咪酯:0.2～0.6 mg/kg,常用量0.3 mg/kg,小儿、老弱、重危患者应减量,注药时间在30秒以上。④硫喷妥钠:4～8 mg/kg,常用量6 mg/kg。⑤常用肌松药及插管剂量:琥珀胆碱1～2 mg/kg;泮库溴铵0.10～0.15 mg/kg;维库溴铵0.08～0.10 mg/kg,哌库溴铵0.1 mg/kg。

(3)麻醉维持。一般用静吸复合全麻,特别是以异氟醚、七氟醚为主的静吸复合全麻,对患者心血管功能抑制小,苏醒快,是理想的麻醉维持方法,因此,尽量减少静脉用药,而以吸入麻醉为主。

(4)预知气道困难患者的插管处理。预知气道困难的患者,应根据患者情况选择插管方式,切忌粗暴强行插管,特别是有颈椎半脱位,骨质疏松,全身脱钙的患者。气管插管技术的选择如下:①直接喉镜,一般插管无困难的患者,可快速诱导、直接喉镜下气管插管。估计可能有困难,不宜快速诱导,而应咽喉表面麻醉和环甲膜穿刺气管内表面麻醉或强化麻醉下行清醒气管插管。②盲探经鼻插管,用于插管困难的患者。患者清醒,多采用头部后仰、肩部垫高的体位,并可根据管口外气流的强弱进行适当的头位调整,气流最大时,表明导管正对声门,待患者吸气时将导管送入气管内。③纤维光导喉镜引导气管插管患者有明显困难插管指征时,应直接选择在纤维支气管镜帮助下插管;有条件者可选用喉罩处理气道困难和插管困难。

(三)术中麻醉管理

(1)术中严密监测患者的生命体征,维持循环功能的稳定和充分供氧。监测包括血压、心率、ECG、SpO_2、$PetCO_2$ 等项目。

(2)对术前有冠心病或可疑冠心病的患者,应予充分给氧,以保证心肌的氧供需平衡。

(3)硬膜外麻醉要注意掌握好阻滞平面,特别是用止血带的患者,如果阻滞范围不够,时间长则会使患者不易耐受。

(4)对老年或高血压患者,局麻药用量要酌减,掌握少量分次注药原则,防止阻滞平面过广导致血压过低,要及时补充血容量。

(5)注意体位摆放,避免皮肤压伤,搬动体位要轻柔,要注意保持患者的体温。

(6)在一些重要步骤如体位变动、放骨水泥、松止血带前要补足血容量,密切观察这些步骤对机体的影响并做好记录。

(7)体液平衡很重要,既要补足禁食禁水及手术中的丢失,满足生理需要量,又要注意不可过多过快而造成肺水肿。

(8)心血功能代偿差的患者,在总量控制的前提下,胶体液比例可适当加大,可用血定安、海脉素、中分子羟乙基淀粉及血浆等。

术中失血量要精确计算,给予适量补充,备有自体血的患者需要输血时,先输自体血,有条件者可采用自体血回收技术回收术中失血。

(四)特殊手术的麻醉

1.强直性脊柱炎和类风湿关节炎患者的麻醉

(1)病情估计。术前患者访视应注意如下事项:①了解病情进展情况,是否合并心脏瓣膜、传导系统、心包等病变,应做心电图检查及判断心功能分级。②判断胸廓活动受限情况,决定是否做肺功能和血气检查。③了解颈、腰椎有无强直,颈活动度及张口度,依此考虑诱导和气管插管以何种方式进行。④水电解质平衡情况,是否有脱钙。⑤是否有激素服用史,服用时间长短,剂量,何时停用,考虑是否用激素准备。⑥术前用药剂量宜小,呼吸受限者术前可免用镇静镇痛药,入室后再酌情给予。

(2)麻醉方式和术中管理。此类患者的腰麻和硬膜外麻醉穿刺常有困难,而且硬脊膜与蛛网膜常有粘连,易误入蛛网膜下腔,且椎管硬化,容积变小,硬膜外隙很窄,剂量不易掌握,过大致平面意外升高,有时又因硬膜外腔有粘连致局麻药扩散差,麻醉效果不好,追加镇静药又顾虑呼吸和循环抑制,颇为棘手。因此,从患者安全出发,一般采用全麻更为合适。全麻可根据患者颈部活动度和张口程度决定诱导和插管方式。估计有困难者,行清醒经鼻盲探气管插管。对脊柱前屈>60°、颈屈曲>20°患者,行快速诱导全麻是危险的。此外,反复不成功的插管可发生咽喉软组织损伤、出血、水肿,以致气道难以保持通畅,而出现缺氧、CO_2 蓄积,甚至心搏骤停等严重后果。因此,行纤维支气管镜引导下气管插管是安全可靠的方式。如果条件不具备,可考虑逆行插管术,也可考虑使用喉罩。

有近期或长期服用激素病史者,诱导前给予 100 mg 氢化可的松溶于 100 mL 液体中,输入后开始诱导。全麻忌过深,因此类患者对麻醉药耐量低,用药量应减少,尤其是静脉麻醉药。术中充分供氧,避免低氧血症,并注意液体量和失血量的补充。颈椎强直者,术后需完全清醒后再拔管。

2.髋关节置换术的麻醉

人工髋关节置换术的主要问题是患者多为老年人,长期卧床的强直性脊柱炎、类风湿性关节炎及创伤骨折患者,手术创伤大,失血多,易发生骨黏合剂综合征及肺栓塞。

术前访视患者时,要注意其全身并发症及重要脏器功能情况,如高血压、心脏病、慢性阻塞性肺疾病、糖尿病等,术前应控制血压,改善心肺功能,控制血糖。术前应检查心肺功能。要询问过敏史,服药史,服用激素史等。长期卧床患者要注意心血管代偿功能和警惕深静脉血栓和肺栓塞的危险。术前需准备充分的血源,如备自体血。术前用药需选用对呼吸和循环无抑制的药物。

麻醉方式可根据患者情况和麻醉条件及麻醉医师自身经验来决定。有的医院多采用腰麻或硬膜外麻醉。

当手术截除股骨头颈部,扩大股骨髓腔和修整髋臼时,出血较多。为减少大量输血的并发症,减少输血性疾病的危险可采用一些措施:①术前备自体血;②术中失血回收;③术前进行血液稀释;④术中控制性降压;⑤注意体位摆放,避免静脉回流不畅而增加出血;⑥术前、术中用抑肽酶可减少出血。

在用骨黏合剂时应警惕骨水泥综合征的发生,充分供氧,保持血容量正常,减浅麻醉,必要时给予升压药。同时要警惕脂肪栓塞综合征,以防意外发生。

3.膝关节置换术的麻醉

膝关节置换术主要注意松止血带后呼吸血压的变化、骨水泥问题及术后镇痛。膝关节手术一般用止血带减少出血,但要注意由此带来的并发症。少数高血压、心脏病患者在驱血充气后可产生高血压,甚至心力衰竭。在松止血带时可产生"止血带休克"及肺栓塞综合征。在双膝关节同时置换时,要先放松一侧后,观察生命体征的变化,使循环对血液重新分布有一个代偿的时间,再放另一侧止血带。

膝关节置换术后疼痛可能比髋关节置换术后更明显,可行各种方法的术后镇痛,有利于早期活动和功能锻炼。

（许　增）

第十章

妇 科 麻 醉

第一节　妇科腹腔镜手术麻醉

　　自从 20 世纪开始,妇科医师们就开始运用腹腔镜技术进行诊断盆腔疾病,腹腔镜技术便广泛应用于临床诊疗过程中。近年来随着器械和技术的发展,先进的腹腔镜技术已经将目标转向了老年、小儿患者和病情更复杂的患者,相应地也使麻醉技术的复杂程度增加了。一方面,腹腔镜手术操作过程影响心肺功能,另一方面,介绍给患者的信息是腹腔镜安全、简单、损伤小和疼痛轻等优点,而实际上此类手术的麻醉风险并不比其他手术的风险低,相应地增加了一些与腹腔镜相关的特殊问题,这就给临床麻醉提出了更高的要求。本章主要介绍妇科腹腔镜手术技术的发展,人工气腹对机体的生理影响,妇科腹腔镜手术的麻醉及其主要并发症。

一、妇科腹腔镜手术技术的发展

　　早在 1901 年俄罗斯的 Dimitri 就使用内镜技术通过阴道后切口检查了盆腔和腹腔内脏器情况并命名其为腹腔镜,同年,德国的 Kelling 实施了腹腔镜检查的动物实验。1910 年瑞典的 Jacobeus 首次报道临床真正意义上的腹腔镜检查,此后很多妇科医师和内科医师接受这一技术并在临床广泛开展起来。然而由于其治疗价值受限,很快大家都对此技术失去了兴趣。直到 1933 年妇科学家 Fervers 首次成功使用腹腔镜检查实施盆腔粘连电凝松解术,这才使腹腔镜检查的目的开始从单纯的辅助检查转向了实施手术治疗。20 世纪 50 年代后,纤维冷光源技术引入腹腔镜设备使该医疗手段的并发症大幅度降低,在很大程度上促进了腹腔镜技术的发展。1987 年,电视辅助技术首次与腹腔镜相结合令法国医师 Mouret 首次完成了腹腔镜胆囊切除术,并在全球范围得到迅速发展。临床实践证明,腹腔镜技术具有如下优点:降低术后疼痛程度,更好的术后形象效果,更快地恢复到正常状态。由于降低了肺部并发症,更低的术后感染率,对机体干扰小和术后更好的呼吸功能,故缩短了术后留院观察时间。此后,临床上应用腹腔镜技术开展了食管部分切除,迷走神经干切除,圆韧带贲门固定术,先天性肝囊肿开窗引流术,肝脓肿引流术,胃肠吻合术,脾切除术,肾上腺切除术,胆总管探查术,胆总管 T 管引流术,原发性肝癌和肝转移癌切除术,胰十二指肠切除术,结肠切除术,襻状肠造瘘术,疝修补术等各种手术。

　　虽然 Dimitri 首次实施腹腔镜检查时没有应用人工气腹技术,但是真正意义上的腹腔镜检查却应用了人工气腹技术以便形成手术空间来显露手术野。通常人工气腹使用的气体要求符合如下条件：①不影响术者视野，要求使用无色气体。②不能使用助燃气体以防使用电凝引起组织烧伤。③必须使用非可燃可爆气体。④不易吸收或者吸收后可以迅速排泄。⑤血液中溶解度高。因此，临床上适用于人工气腹的气体是 CO_2。目前，临床上也多数应用 CO_2 人工气腹技术实施腹腔镜手术。20 世纪 80 年代德国的妇产科学家 Semm 首先发明了自动充气测压气腹机、吸引-冲洗系统以及模拟训练系统等一系列设备，为腹腔镜技术的推广做出巨大贡献，促进了腹腔镜技术的发展与应用。随着临床上的广泛应用，人们逐渐发现了一些腹腔镜手术时与 CO_2 人工气腹相关的并发症，例如腹腔内充入 CO_2 气体可以造成持久的高碳酸血症和酸血症、膈肌抬高、皮下气肿、肩部酸痛、心律失常、下肢深静脉瘀血和血栓形成、腹腔内脏缺血、空气栓塞等。

为了避免以上 CO_2 人工气腹相关的并发症，20 世纪 90 年代初人们开始研制和开发了免气腹手术器械，以克服气腹的缺陷，使腹腔镜手术的适应证得到进一步扩展。免气腹技术是利用钢条穿过腹壁皮下然后连接机械连动装置提拉起前腹壁，或者是通过电动液压传动装置连接一腹壁提拉器，将全腹壁吊起以形成手术空间。其特点是：手术切口长度以完整取出手术标本为原则，切口与普通腹腔镜手术相同，仅需另作一穿刺孔，甚至可不作穿刺孔，创伤更小，符合微创手术原则；不需要气腹，利用拉钩于腹膜后形成较大的手术空间，避免了气腹并发症以及气腹对下腔静脉和心肺的压迫，对血流动力学影响小；在直视和监视器下手术操作，减少了初学者造成损伤的概率，缩短了学习曲线；能利用手指进行触摸、分离和牵拉组织结构、缝合和止血，初学者易掌握；手术时间明显短于普通腹腔镜手术，手术器械则与开放手术基本相同，减少了普通腹腔镜手术必需的一次性手术材料、器械费用；免气腹腹腔镜手术因其无须腹腔充气而避免了一切气体对人体可能造成的危害，因严重心肺疾病而不能耐受气腹腹腔镜手术的患者可以进行免气腹腹腔镜手术，扩大了腹腔镜手术的适应证。但应认识到免气腹腹腔镜技术上的不足和缺憾，主要表现在手术野的暴露受限，肥胖患者相对禁忌，随着人们对现有的免气腹装置的不断改进，可能研制出更新型方便实用的免气腹装置。

一项对比 CO_2 人工气腹腹腔镜与免气腹腹腔镜手术的临床研究发现，两种方法并发症的发病率分别是 0.07% 和 0.17%，认为虽然免气腹腹腔镜技术可以避免与 CO_2 人工气腹相关的并发症，但是却相应地增加了内脏、血管损伤的发生率。因此 Hasson 认为，免气腹腹腔镜技术尚不能替代人工气腹腹腔镜技术，但是却为符合非人工气腹腹腔镜手术适应证的患者提供了一种微创手术的方法。

妇科腹腔镜检查手术适应证：①异位妊娠、附件扭转等急性腹痛诊断和治疗。应用腹腔镜可以准确定位异位妊娠病灶、是否破裂出血、腹腔积血量等情况，同时可以实施电凝止血、切除病灶，也可以明确附件扭转的原因（多为附件囊肿或良性肿瘤）并进行治疗。②慢性盆腔疼痛的诊断和治疗。可以应用腹腔镜明确盆腔的粘连并进行电凝松解术。③不孕症的诊断和治疗。腹腔镜检查可以明确不孕症的原因是否盆腔粘连、子宫内膜异位症、输卵管闭锁等，实施盆腔粘连松解、输卵管闭锁伞端造口或成形术。④子宫内膜异位症的诊断和治疗。⑤子宫肌瘤的诊断和治疗。可以在腹腔镜下确定子宫肌瘤的大小数目，实施子宫肌瘤切除术或者子宫切除术等。⑥盆腔包块的诊断和治疗。腹腔镜下可以明确盆腔包块的大小、部位，实施卵巢囊肿剥除术、畸胎瘤切除术等。⑦妇科恶性肿瘤的治疗。腹腔镜下可以实施早期宫颈癌、子宫内膜癌、早期卵巢癌手术。⑧盆底疾病和生殖器畸形的诊断和治疗。腹腔镜下可以实施盆底韧带重建术治疗盆腔器官脱垂，实施生殖器畸形矫治手术。

当前腹腔镜手术技术尚存在视野非立体空间图像等一些无法解决的问题,未来腹腔镜技术可能由于三维成像技术和图像导航手术技术的发展得到进一步的发展。

二、人工气腹和手术体位对人体生理的影响

如前所述,目前主要使用 CO_2 人工气腹实施腹腔镜手术,在 CO_2 人工气腹期间腹内压力升高、CO_2 吸收、麻醉、体位改变、神经内分泌反应以及患者基本状态之间相互作用,可以导致呼吸、循环系统一系列变化,引起其他系统的常见并发症及不良生理学反应如皮下气肿、影响肝脏代谢和肾脏功能等。

(一) CO_2 人工气腹和手术体位对心血管系统的影响

CO_2 气腹对循环系统功能的影响主要与腹腔内压力(IAP)升高影响静脉回流从而影响回心血流(前负荷)以及高碳酸血症引起交感兴奋儿茶酚胺释放、肾素-血管紧张素系统激活、血管升压素释放导致血管张力(后负荷)增加有关。气腹期间 IAP 一般控制在 $1.6\sim2.0$ kPa($12\sim15$ mmHg),由于机械和神经内分泌共同介导,动脉血压升高,体循环阻力增加,心脏后负荷加重,气腹可使心排出血量降低 $10\%\sim30\%$,心脏疾病患者心排出血量可进一步下降;另一方面,增加的腹内压压迫腹腔内脏器,使其内部血液流出,静脉回流增加,CVP 升高,心脏前负荷增加,心排血量增加,血压上升。而当 IAP 超过 2.0 kPa(15 mmHg)时,由于下腔静脉受压,静脉回流减少,CVP 降低,心脏前负荷降低,心排血量降低,血压下降。由于 CO_2 易溶于血液,人工气腹过程中不断吸收 CO_2,当 $PaCO_2$ 逐渐升高至 6.7 kPa(50 mmHg)时,高碳酸血症刺激中枢神经系统,交感神经张力增加,引起心肌收缩力和血管张力增加,CO_2 的直接心血管效应使外周血管扩张,周围血管阻力下降,引起反射性儿茶酚胺类递质分泌增加,增强心肌兴奋性,可能诱发室上性心动过速、室性早搏等心律失常。在置入腹腔穿刺针或者 Trocar 过程中、人工气腹引起腹膜受牵拉、电凝输卵管刺激、二氧化碳气栓等情况均可引起迷走神经反射,导致心动过缓;而 CO_2 人工气腹引起的高碳酸血症引起交感兴奋儿茶酚胺释放、肾素-血管紧张素系统激活可以导致患者心动过速。CO_2 人工气腹对患者术中循环系统的影响并非表现为前述某一个方面的情况,而是上述各方面因素综合作用的结果。心血管功能正常的患者通常可以耐受人工气腹导致的心脏前后负荷的改变。患有心血管疾病、贫血或低血容量患者可能无法代偿人工气腹 IAP 改变引起的心脏前后负荷改变,人工气腹充气、补充容量和变换体位时需要特别谨慎。IAP 对心脏前负荷的影响还与机体自身血容量状态有关,在手术中由于患者迷走神经过度兴奋,人工气腹 IAP 过高,腹膜牵拉,CO_2 刺激反射性引起迷走神经兴奋,过度的迷走神经兴奋可抑制窦房结,导致脉率及血压下降,高碳酸血症时心肌对迷走神经的反应性增强,如果同时存在低血容量状态,易引起心搏骤停。

腹腔镜手术人工气腹期间患者体位对循环系统的影响比较复杂,头高位时回心血量减少,心排血量下降,血压下降,心指数降低,外周血管阻力和肺动脉阻力升高,这种情况让人容易与麻醉过深引起的指征相混淆,临床麻醉过程中应注意区分。相反,当头低位时回心血量增加,心排血量增大,血压升高,肺动脉压力、中心静脉压及肺毛细血管楔压增高。

(二) CO_2 人工气腹和手术体位对呼吸系统的影响

由于腹腔内充入一定压力的 CO_2 可使膈肌上升,肺底部肺段受压,胸肺顺应性降低,通气-血流比失调,气道压力上升,功能残气量(FRC)下降,潮气量及肺泡通气量减少,从而影响通气功能。气腹 IAP 在 $1.6\sim2.0$ kPa($12\sim15$ mmHg)范围内可以使肺顺应性降低 $30\%\sim50\%$、使气道

峰压和平台压分别提高 50% 和 81%。IAP 达 3.3 kPa(25 mmHg)时,对膈肌产生 30 g/cm² 的推力,膈肌每上抬 1 cm,肺的通气量就减少 300 mL。尤其是肥胖患者术前胸廓运动受阻,横膈提升,双肺顺应性下降,呼吸做功增加,耗氧量增多等,加上术中建立气腹,进一步增加腹内压,膈肌上抬明显,使功能残气量明显下降,导致患者出现通气-血流比例失衡,甚至带来严重的不良后果。呼吸功能不全的患者则应慎行腹腔镜手术,因呼吸功能不全的患者腹腔镜手术中建立 CO_2 气腹后,肺顺应性降低,潮气量减少,同时易产生高碳酸血症和 CO_2 潴留。人工气腹后,CO_2 的高溶解度特性,使之容易被吸收入血,加上 IAP 升高导致的胸肺顺应性下降、心排血量减少致通气-血流比失调,容易形成高碳酸血症。随着气腹时间延长,人体排出 CO_2 的能力减弱,高碳酸血症进一步加剧。此时,呼气末 CO_2 浓度已经不能反映血液的 CO_2 浓度的真实情况。临床上,长时间 CO_2 人工气腹时应当进行动脉血气分析监测。

　　妇科腔镜手术采用头低脚高位时,可使功能残气量进一步减少,肺总量下降,肺顺应性降低 10%～30%,对呼吸系统影响加重。头低位时,腹腔内容物因重力和气腹压的双重作用,可使膈肌上抬,胸腔纵轴缩短,肺活量及功能残气量降低,呼吸系统顺应性下降,气道阻力增大,从而影响患者的通气功能,且随着气腹时间延长,变化越来越明显。

(三)CO_2 气腹对肝脏代谢的影响

　　CO_2 人工气腹时 IAP 急剧升高压迫腹内脏器和血管,使血液回流受阻,体内儿茶酚胺递质释放增加,同时 CO_2 气腹引起的高碳酸血症,引起肠系膜血管收缩,使肝血流量减少,肝血流灌注不足是影响肝功能的直接原因。由于肝脏缺血缺氧,使肝细胞内 ATP 合成下降,引起各种离子出入细胞内外,导致细胞生物膜、细胞骨架及线粒体功能障碍,造成肝细胞损害。另外,手术结束时突然解除气腹,血流再通,内脏血流再灌注,出现一过性充血,在纠正缺血缺氧的同时,亦会产生缺氧-再灌注损伤,不可避免地引起活性氧自由基增多,使磷脂、蛋白质、核酸等过度氧化损伤,进一步造成肝细胞损伤,甚至坏死。

(四)CO_2 气腹对肾脏功能的影响

　　CO_2 气腹条件下对肾脏功能的影响主要表现在对尿量、肌酐清除率、肾小球滤过率、血肌酐及 BUN 的影响。CO_2 人工气腹引起 IAP 升高,直接压迫肾脏,使肾皮质灌注血流下降,可导致肾脏尿排出量减少。这已在动物实验和临床中得以证实,而且气腹压越高,尿量减少就越明显。CO_2 气腹还影响肾脏中的激素水平,人工气腹机械刺激导致血浆肾素-血管紧张素系统被激活,引起肾血管收缩,降低肾血流量,影响肾功能。

(五)CO_2 人工气腹对颅内压的影响

　　由于妇科腹腔镜手术 CO_2 人工气腹期间发生的高碳酸血症、IAP 升高、外周血管阻力升高以及头低位等因素的影响,引起脑血流量(CBF)增加,颅内压升高。人工气腹期间 CO_2 弥散力强,腹膜面积大,CO_2 经腹膜和内脏吸收,致血 CO_2 分压及呼气末 CO_2 分压($PetCO_2$)上升,很容易形成碳酸血症,可使 CBF 明显增加,且随气腹时间延长,CBF 增加更加明显,一方面由于 CO_2 吸收引起高碳酸血症,而 CBF 对 CO_2 存在正常的生理反应性,当 $PaCO_2$ 在 2.7～8.0 kPa 范围内与 CBF 呈直线相关,$PaCO_2$ 每升高 0.13 kPa(1 mmHg),CBF 增加 1～2 mL/(100 g·min)。另一方面是腹内压增高刺激交感神经,导致平均动脉压增高,同时伴有微血管痉挛而致血流减少,CBF 增加主要体现在局部大血管,形成脑充血,从而使脑组织氧摄取和利用减少。

(六)CO_2 气腹对神经内分泌和免疫系统的影响

　　腹腔镜手术对神经内分泌的影响明显轻于同类开腹手术。CO_2 气腹可引起血浆肾素、血管升压素及醛固酮明显升高。结合时间-效应曲线分析,可发现上述三者与外周血管阻力(SVR)及MAP变化密切相关;促肾上腺皮质激素、肾上腺素、去甲肾上腺素、皮质醇和生长激素虽有增加,但变化不显著,而且在时间上也晚于血管升压素等;催乳素则依据气腹中是否使用过阿片类镇痛药而有不同改变。腹腔镜手术与开腹手术后白细胞介素均有升高,但开腹手术患者的升高水平比腹腔镜手术患者明显,因此腹腔镜手术免疫抑制程度小。研究表明,CO_2具有免疫下调作用。

此外,CO_2人工气腹期间易发生皮下气肿,可能因为腹腔镜手术早期,Trocar多次退出腹腔,Trocar偏离首次穿刺通道致腹腔处有侧孔,腹腔内气体移入皮下所致。

三、妇科腹腔镜手术的麻醉

(一)麻醉前准备

1.麻醉前访视

麻醉医师应该在麻醉前1~2天访视患者,全面了解患者一般状态、既往史、现病史及疾病治疗过程,与妇科医师充分沟通,了解手术具体方案,评估麻醉中可能出现的问题,制订合适的麻醉方案。

(1)详细了解病史、认真实施体格检查:询问患者既往是否有心脏病史、高血压病史、血液系统病史、呼吸系统病史、外伤史、手术史、长期用药史以及药物过敏史等;进行全面的体格检查,重点检查与麻醉相关的事项,如心肺功能、气道解剖和生理状况等。

(2)查阅实验室检查及辅助检查结果:血、尿、便常规,胸透或胸片、心电图;血清生化、肝功能检查;年龄大于60岁者或有慢性心肺疾病者应常规作动脉血气分析、肺功能检查、屏气时间等。查阅相关专科检查结果,了解患者病情。

(3)与患者和术者充分沟通:使患者了解手术目的、手术操作基本过程、手术难度及手术所需要的时间等情况,根据患者病情向术者提出术前准备的建议,例如是否需要进一步实施特殊检查,是否需要采取措施对患者血压、血糖及电解质等基础状态进行调整等。

(4)对患者做出评价:在全面了解患者病情的基础上评价患者ASA分级、评估心功能分级和气道Mallampati分级,制订合适的麻醉方案,向患者交待麻醉相关事项,让患者签署麻醉知情同意书。

2.患者准备

(1)患者心理准备:通过向患者介绍麻醉方法、效果和术后镇痛等情况,尽量消除患者对手术造成痛苦的恐惧、焦虑心理,充分了解患者的要求与意见,取得患者的充分信任,使患者得到充分的放松和休息,减少紧张导致的应激反应。

(2)胃肠道准备:术前访视患者应告知患者术前禁食水时间,以防患者因不知情而影响麻醉。一般情况下,妇科医师会给患者使用缓泻剂以清理胃肠道、防止手术中胀大的肠管影响术野清晰,妨碍手术操作。

3.麻醉器械、物品准备

(1)麻醉机:麻醉前常规检测麻醉机是否可以正常工作,包括检查呼吸环路是否漏气,气源是否接装正确,气体流量表是否灵活准确,是否需要更换CO_2吸收剂等。

(2)监护仪:检查监护仪是否可以正常工作,通常要监测血压、心电图、脉搏氧饱和度、呼气末CO_2浓度、体温等。

(3)麻醉器具:检查负压吸引设备是否工作正常,检查急救器械和药品是否齐备。在麻醉诱导前准备好麻醉喉镜、气管导管、气管导管衔接管、牙垫、导管管芯、吸痰管、注射器、口咽通气道、吸引器、喉罩等器械物品,并检查所有器械物品工作正常。

(二)妇科腹腔镜手术麻醉选择

麻醉医师应当在选择麻醉方式的一般原则的基础上,根据腹腔镜手术的特点、患者体质的基本状态、麻醉设备情况、麻醉医师的技术和临床经验来决定实施麻醉的方案。

1.人工气腹腹腔镜手术麻醉方法选择

(1)全身麻醉:虽然腹腔镜手术对局部的损伤小,但是如前所述人工气腹腹腔镜手术过程中对患者的呼吸循环功能影响较大,因此应该选择全身麻醉实施手术。这样就利于术中患者气道管理,调节合适的麻醉深度,控制不良刺激引起的有害反射,有利于保证适当的麻醉深度和维持有效的通气,又可避免膈肌运动,利于手术操作,在监测 $PetCO_2$ 下可随时保持通气量在正常范围。全身麻醉期间宜应用喉罩或者气管插管进行气道管理,时间短小、术中体位变化不大、采用低压人工气腹技术时,可以在应用喉罩通气道的情况下安全实施手术;而由于气管插管全身麻醉是最确切、安全的气道管理技术,因此目前临床上大多数人工气腹腹腔镜手术都是采用这种气道管理方式,尤其是手术时间长,术中体位变动大的情况更是应该实施气管插管。

(2)椎管内麻醉:椎管内麻醉镇痛确切、肌松效果良好,可以基本满足腹腔镜手术的麻醉镇痛需要,但是 CO_2 人工气腹升高的 IAP、手术操作牵拉腹膜、CO_2 刺激等均可导致迷走神经反射性增强;CO_2 人工气腹期间导致的高碳酸血症也使心肌迷走神经反射增强;椎管内麻醉阻滞部分交感神经,导致副交感神经相对亢进;椎管内麻醉不能满足手术过程中所有的需要,患者舒适度差,可以辅助静脉镇静-镇痛剂,使用不当则会影响到呼吸、循环系统的稳定;上述这些因素都是导致患者术中出现腰背、肩部不适,甚至虚脱、恶心呕吐等症状,使手术无法继续进行,而且这些因素也是麻醉过程中发生不良事件的潜在风险,麻醉管理起来相当困难,因此目前已基本不选择椎管内麻醉实施人工气腹腹腔镜手术。诊断性检查,或短小手术,可考虑选择椎管内麻醉。

2.免气腹腹腔镜手术麻醉方法选择

(1)局麻:如前所述,时间短小的免气腹腹腔镜检查术是采用局麻的适应证。

(2)椎管内麻醉:由于免气腹腹腔镜手术没有人工气腹操作导致一系列的生理学改变,但是要求腹肌松弛度良好,以便腹壁得到充分悬吊,为手术创造良好视野;椎管内麻醉镇痛确切、肌松效果好,术后恢复快,术后恶心呕吐发生率低,因此椎管内麻醉尤其是腰硬联合麻醉是妇科免气腹腹腔镜手术的理想麻醉选择。

(3)全身麻醉:虽然椎管内麻醉可以满足妇科免气腹腹腔镜手术的麻醉要求且有前述的很多优点,但是由于妇科患者大多数存在恐惧、焦虑等情况,很多患者自己选择全身麻醉实施手术,这些患者就是实施全身麻醉的适应证。

(三)妇科腹腔镜手术麻醉实施

虽然妇科腹腔镜手术以手术创伤小、对患者生理功能影响小为特点,但我们不可否认的是妇科腹腔镜手术的麻醉并不简单。虽然妇科腹腔镜手术的器械日新月异,随着科技的发展不断地为妇科医师实施手术创造条件,但是我们的麻醉设备和技术却仍然保持其基本面貌没有太大的改变。这就要求麻醉医师认真准备,努力以既往娴熟的技术来满足现代手术的需要。

（四）妇科腹腔镜手术麻醉监测与管理

1.妇科腹腔镜手术麻醉监测

妇科腹腔镜手术麻醉过程中在选择了合适麻醉方法的基础上必须进行合理的监测来及时发现异常情况和减少麻醉并发症。妇科腹腔镜手术麻醉时通常需要常规监测心电图、无创动脉血压、脉搏血氧饱和度、体温、气道压、$PetCO_2$、肌松监测、尿量等项目。对于肥胖患者、血流动力学不稳定患者以及心肺功能较差患者，术中需要实施动脉穿刺置管严密监测血压变化、定时监测血气分析。

（1）$PetCO_2$ 监测是妇科腹腔镜手术麻醉期间最常用的无创监测项目，用以代替 $PaCO_2$ 来评价人工气腹期间肺通气状况。然而应该特别注意的是人工气腹时由于通气/血流不相匹配致使 $PetCO_2$ 与 $PaCO_2$ 之间浓度梯度差异可能增加，此时两者的浓度梯度差已不是普通手术全身麻醉时的两者之间相差 $0.4\sim0.7$ kPa（$3\sim5$ mmHg），而是因患者心肺功能状态、人工气腹 IAP 大小等因素而异。因此，我们无法通过 $PetCO_2$ 来预测心肺功能不全患者的 $PaCO_2$，故在这种情况下就需要进行动脉血气分析来评价 $PaCO_2$ 以及时发现高碳酸血症。对于肥胖患者、术中高气道压、低氧血症或 $PetCO_2$ 不明原因增高患者，也需要监测动脉血气分析。

（2）妇科腹腔镜手术机械通气时术中监测气道压的变化有利于及时发现 IAP 过高。当 IAP 升高时，由于膈肌抬高，胸肺顺应性降低，导致气道压升高，故当术中发现气道压较高时，排除气道梗阻、支气管痉挛等情况后，应当提醒术者注意 IAP 是否太高。

（3）妇科腹腔镜手术期间应当监测患者肌松状态，术中肌肉松弛，以使腹壁可以有足够的伸展度，令腹腔镜有足够的操作空间，且有清楚的视野，同时可以降低 IAP；另一方面，足够的肌松状态也可以确保患者术中不会突然运动，导致意外损伤腹腔内组织器官。

2.妇科腹腔镜手术麻醉管理要点

妇科腹腔镜手术的特点决定了麻醉的特点，除遵循常规的麻醉原则外，尚需针对妇科腹腔镜手术的特点注意相应的特殊问题。一般地，腹腔镜手术麻醉过程中首先要维持手术时适宜的麻醉深度，合适的肌肉松弛状态，以防术中患者突然运动造成腹腔内组织器官损伤。其次，CO_2 人工气腹腹腔镜手术时，要适当过度通气，以维持体内酸碱平衡状态。第三，妇科腹腔镜手术时体位改变也可能对患者造成一定的影响，应当注意防止体位改变引起的损伤。这里主要叙述 CO_2 人工气腹腹腔镜手术时全身麻醉的管理要点。

（1）麻醉维持：提供适当的麻醉深度，保障循环和呼吸平稳，适当的肌松状态并控制膈肌抽动，慎重选择麻醉前用药和辅助药，保证术后尽快苏醒，早期活动和早期出院。妇科腹腔镜手术时间一般较短，因此要求麻醉诱导快、苏醒快、并发症少。适合于此类手术麻醉维持的药物及方式有：①丙泊酚、芬太尼、罗库溴铵静脉诱导，吸入异氟烷、七氟烷维持麻醉，术中适量追加肌松剂；②丙泊酚、芬太尼、罗库溴铵静脉诱导，静脉靶控输注丙泊酚、瑞芬太尼或者可调恒速输注丙泊酚、瑞芬太尼维持麻醉，术中适量追加肌松剂；③吸入七氟烷麻醉诱导，吸入或者静脉麻醉维持。

（2）妇科腹腔镜手术麻醉循环管理：腹腔镜手术人工气腹 IAP 在 1.96 kPa（20 cmH_2O）以下时，中心性血容量再分布引起 CVP 升高，心排血量增加。当 IAP 超过 1.96 kPa（20 cmH_2O）时，则压力压迫腹腔内血管影响右心充盈而使 CVP 及心排血量降低，麻醉过程中应当考虑这些因素对循环的影响，采取相应的措施。当人工气腹头低位时，要注意由于头低位可能引起回心血量增加，前负荷增加，引起血压升高，并非是麻醉深度不足的表现，不要一味加深麻醉而致麻醉药过量。腹腔镜手术过程中可能由于人工气腹压力升高、手术操作牵拉腹膜等因素，引起迷走神经反射，导致心动过缓，应当及时发现，对症处理。术中根据手术出血量情况适当输血补液，维持患者血容量正常。

（3）妇科腹腔镜手术麻醉呼吸管理：目前，腹腔镜手术多数是在 CO_2 人工气腹下实施的，腹内压升高可致膈肌上抬而引起胸肺顺应性下降，潮气量下降，呼吸无效腔量增大，FRC 减少，$PetCO_2$ 或 $PaCO_2$ 明显升高，BE 及 pH 降低，$P_{A-a}CO_2$ 增加，加之气腹时腹腔内 CO_2 的吸收，造成高碳酸血症，上述变化在头低位时可更显著。人工气腹后，腹式呼吸潮气量降低，胸式呼吸潮气量与总潮气量比值增加，均说明腹部呼吸运动受限，因此要求人工机械通气实施过度通气。常规实施 $PetCO_2$ 监测，及时调节呼吸参数，使 $PetCO_2$ 维持在 $4.7\sim6.0$ kPa($35\sim45$ mmHg)。

（4）苏醒期管理：妇科腹腔镜手术结束后早期，即使是已经停止了 CO_2 人工气腹，由于手术过程中人工气腹的作用，患者仍然有可能存在高碳酸血症，这种状态一方面可以刺激患者呼吸中枢，使患者呼吸频率增快，通气量增加，另一方面也导致患者 $PetCO_2$ 升高。如果在此期间由于麻醉药物残留患者呼吸功能尚未完全恢复，通气量不足，更加容易加重高碳酸血症状态，导致严重后果，此时就需要延长机械通气时间，等待患者通气功能完全恢复后方可停止机械通气。术前患有呼吸系统疾病的患者可能无法排出多余的 CO_2 导致高碳酸血症甚至呼吸衰竭。患有心脏疾病的人可能由于腹腔镜人工气腹导致的高碳酸血症而引起血流动力学状态不稳定。麻醉医师必须关注这些腹腔镜手术结束时特有的情况，并且予以及时处理。

（5）术后镇痛：虽然与开腹手术相比，腹腔镜手术后患者的疼痛程度相对轻，持续时间也没有开腹手术疼痛时间长，但是腹腔镜手术后也是相当痛的，因此也需要预防和处理。通常可以使用局麻药、非甾抗炎药和阿片类镇痛剂来进行处理，可以手术开始前非类固醇抗炎药等实施超前镇痛，使用也可以这几种药物联合应用。

3.妇科腹腔镜手术麻醉常见问题及处理

（1）妇科腹腔镜手术过程中可能会出现低血压、心动过缓、心动过速等心律失常、CO_2 蓄积综合征和 CO_2 排出综合征等并发症。气腹后 CVP 升高，肺内分流量增大，下腔静脉受压回流减少，心排血量下降，可致血压下降，CO_2 吸收入血可致总外周阻力增加，通气/血流比例失调，因而可增加心肺负荷。人工气腹吹胀膈肌、手术操作牵拉腹膜，都可能引起迷走神经反射，高碳酸血症心肌对迷走神经的反应性增强，引起心动过缓。气腹压和术中头低位所致的血流动力影响，对心功能正常者尚能代偿，但心血管系统已有损害者将难以耐受。患者存在高碳酸血症可能引起 CO_2 蓄积综合征，使患者颜面潮红、血压升高、心率增快。在 CO_2 快速排出后容易导致 CO_2 排出综合征，使患者血压急剧下降，甚至可能导致心搏骤停。另外，手术期间由于呼吸性酸中毒、缺氧、反应性交感神经刺激都可能导致心律失常。如果术中发生低血压，首先要分辨低血压原因，如果是由于 IAP 过高导致静脉回流减少所致，应提醒妇科医师调整 IAP，如果是由于麻醉深度过深导致低血压则需降低麻醉药用量，在没有查清原因前，可以对症处理。对于心动过缓者，给予阿托品静脉注射对症处理。术中监测 $PetCO_2$，调整呼吸参数，防止 CO_2 蓄积，一旦出现 CO_2 蓄积，在处理时要逐步降低 $PetCO_2$，以防出现 CO_2 排出综合征。

（2）气管导管移位进入支气管：由于人工气腹期间腹腔内压力增加，膈肌上升，肺底部肺段受压，头低位时引起腹腔内脏器因重力而向头端移位，使胸腔长径缩短，气管也被迫向头端移位，从而使绝对位置固定的气管导管与气管的相对位置发生改变，原本位于气管内的导管滑入了支气管内，导致单肺通气，患者表现为低氧血症、高碳酸血症、气道压上升，故当人工气腹建立后、体位改变后都要重新确认气管导管位置,以及时发现气管导管进入支气管。相反地,当头低位时,也可能由于重力的原因导致气管导管滑脱,这种情况相对少见。

(3)胃液反流:人工气腹后,因胃内压升高可能致胃液反流,清醒患者常有胃肠不适的感觉,全麻患者则有吸入性肺炎之虑。因此,要求术前常规禁食至少 6 小时,禁水 4 小时,术中经胃管持续胃肠减压。术前应用抗酸药和 H_2 受体拮抗剂可提高胃液 pH,以减轻误吸的严重后果。气管插管选用带气囊导管、气腹过程中常规将气囊充足。

(4)术后恶心呕吐:由于女性患者容易发生恶心呕吐、腹腔镜手术人工气腹牵拉膈肌、术中以及术后使用阿片类药物等因素,所以妇科腹腔镜手术后恶心呕吐发生率较高。所以妇科腹腔镜手术以后可以预防性使用止吐药,尤其是术后使用阿片类药物镇痛者更应该使用。甲氧氯普安、氟哌利多以及 5-HT 受体阻滞剂昂丹司琼、阿扎司琼、托烷司琼等均可以降低术后恶心呕吐的发生率。

四、妇科腹腔镜手术并发症

与妇科腹腔镜手术有关的并发症因手术的不同和术者的经验而异,麻醉医师必须清楚可能出现的潜在风险,及时发现并处理这些问题,以避免不良后果出现。因此这里有必要叙述妇科腹腔镜手术相关的并发症。

(一)周围神经损伤

周围神经损伤主要是由于患者长时间被动体位,而患者处于麻醉状态下无法感觉到损伤刺激导致。妇科腹腔镜手术常见神经损伤有臂丛神经、桡神经、坐骨神经、闭孔神经和腓总神经等。臂丛神经损伤多由上臂过度外展所致,桡神经损伤主要是手臂受压所致,预防主要注意手臂外展要适度,使用软垫保护患者肢体,术者操作时身体不能倚靠在外展的手臂上。坐骨神经损伤多数是由于截石位时患者神经受到牵拉引起,腓总神经损伤是由于截石位支架压迫下肢引起,因此手术摆截石位时要使用保护垫,先使膝关节弯曲后再弯曲髋关节,防止髋关节过度外展外旋,避免牵拉神经。

(二)皮下气肿

皮下气肿是腹腔镜手术最常见并发症之一,多见于年龄大、手术时间长、气腹压力高的患者。主要原因是充气针或穿刺套管于经过皮下组织过程中,有大量 CO_2 弥散入皮下组织所致或气腹针没有穿透腹壁而进行充气所致;另外,腹内压过高、皮肤切口小而腹膜的戳孔较松弛致气体漏进皮下也是其另一诱因;在建立人工气腹时操作不当在气腹针尚未进入腹腔就开始充气,也可能导致气体注入腹膜外间隙,形成气肿。因此,腹内正压应保持适度,以维持在 $1.3 \sim 2.0$ kPa($8 \sim 15$ mmHg)为佳(因为腹内压保持在 1.8 kPa 时,正好与毛细血管压力相等,而且可以防止空气进入血管形成致命的空气栓塞,同时也可减少出血)。麻醉中一旦发现皮下气肿,应立即观察呼吸情况,首先应排除气胸。如已出现气胸,请术者立即解除气腹,施行胸腔穿刺和胸腔闭式引流术,并通过腹腔镜迅速查看膈肌是否有缺损。发生皮下气肿后体格检查可以发现捻发音,主要最常见于皮肤松弛处,一般不用特殊处理,但应该注意严重的皮下气肿可致高碳酸血症、纵隔气肿、喉头气肿,最严重者可导致心力衰竭。

(三)气胸、纵隔积气和心包积气

在腹腔镜手术中较易出现气胸,气胸多与手术操作损伤膈肌或先天性膈肌缺损有关,但也有并不存在上述问题而仍然发生气胸的实例,气体通过完好的膈肌进入胸腔的机制目前尚不清楚。

也可能人工气腹过程中患者原来患有肺气肿肺大疱破裂导致气胸;头颈部皮下气肿也可能弥散入胸膜腔、纵隔内或者心包形成气胸、纵隔积气或者心包积气。人工气腹过程中,气体也可能经胸主动脉、食管裂孔通过膈脚进入纵隔导致纵隔积气。

气胸表现:气道压升高,不明原因的低氧血症,无法解释的低血压、CVP 上升,听诊患侧呼吸音减弱或者无法听到,X 线辅助检查可以看到患侧肺压缩。一旦术中发现气胸形成,应当立即停止气腹,行患侧胸腔穿刺抽气或者胸腔闭式引流,如果患者生命体征平稳,可以继续实施手术。如果手术结束发现气胸,解除气腹后胸腔内 CO_2 会很快被吸收,如果气体不多,可以严密观察下保守治疗。

纵隔或心包积气表现:清醒患者常感胸闷不适,憋气,胸骨压痛,甚至呼吸困难或发绀,血压下降,颈静脉怒张,心浊音界缩小或消失,X 线胸片可以发现纵隔两旁有透明带。单纯的纵隔、心包积气如果对循环系统影响不大,则不需特殊治疗,可使之自行吸收。如果症状较严重,则需要穿刺抽气或切开减压。

(四)血管损伤、胃肠损伤、泌尿系统损伤

妇科腹腔镜手术过程中由于各种原因导致腹腔镜器械意外接触、牵拉腹腔内脏器,导致腹腔内血管、组织器官的损伤。此类损失多由于术者在手术开始置入 Trocar 或人工气腹针时不慎引起,也可能是由于术者使用器械方法不当或对组织分辨不清便贸然操作导致的。伤及大血管后可发生危及生命的大出血,伤及内脏器官可引起一系列严重后果,应当予以重视。

(五)气体栓塞

气体栓塞是人工气腹腹腔镜手术时最严重的并发症之一,妇科宫腔镜手术时的发病率也较高。气体栓塞的主要原因是高压 CO_2 气体经破损静脉血管进入循环系统所致,此时往往伴有穿刺部位出血或手术操作部位出血。出现气栓必须具备三大条件:①有较大的破裂静脉血管裂口暴露在气体中;②静脉破裂口周围有气体存在且气体压力较高;③大量气体主动或者被动地快速进入血管内。

1.形成气体栓塞的途径可能

(1)开始手术建立人工气腹时气腹针不慎置入患者静脉内导致大量气体直接进入血管内。

(2)手术过程中在分离器官周围组织时撕裂了静脉。

(3)手术操作导致腹腔内脏器损伤,气体进入腹腔内脏器血管。

(4)既往有腹腔内手术史患者,手术过程中实施腹腔内粘连松解时撕裂粘连带内血管,气体进入血管内。

2.临床症状与体征

由于气体栓塞的气体量、栓塞部位以及栓塞后时间不同,临床表现也各异,主要症状表现在心血管系统、呼吸系统和中枢神经系统。

(1)静脉气体栓塞的症状:主要表现为头晕、心慌气短、胸痛、急性呼吸困难、持续咳嗽、发绀、血压下降等;常见体征有气促、发绀、肺部湿啰音或哮鸣音、心动过速、心前区听到"磨轮音(mill-wheel)"是典型的临床特征,但一般属于晚期征象,持续时间也很短,多数不到 5 分钟,只有不到半数的患者才有该项体征;常规监测可能发现的特点:$PetCO_2$ 可能会出现一过性急剧升高,随后急剧下降;心电图出现非特异性的 ST 段和 T 波改变及右心室劳损的特点,患者可以出现心律失常,甚至是心搏骤停。临床上气体栓塞患者的症状体征多数是不典型的,并非都能表现出来。

(2)反常气体栓塞:临床上发现气体栓塞时气体可以进入左心房和左心室进而出现在体循环

动脉系统内,引起动脉气体栓塞,称反常气体栓塞。其原因可能有:①右心内气体由于压力过高可能导致卵圆孔开放而使气体进入左心。②急性大量气体进入静脉后,大量气体跨过毛细血管网进入肺静脉而到达左心。③气体通过肺内动静脉分流通路直接进入左心。进入体循环动脉的气体可能会导致全身各处器官气体栓塞,引起器官缺血梗死,最容易受累的器官是心脏和脑,因为只有脑和心脏对缺氧最为敏感。

3.气体栓塞的诊断

气体栓塞的诊断极其困难,临床上发现时多数已经处于晚期,需要立即抢救。临床上根据术中是否存在静脉气体栓子来源的高危因素、肺栓塞的临床表现、相关的监测手段等综合判断,可得出气体栓塞的诊断。术中突发呼吸困难、心律失常、意识丧失、不明原因的低血压、肺水肿和动脉氧饱和度下降,特别是 $PetCO_2$ 迅速下降时,应充分考虑气体栓塞的可能。经食管超声心动图(TEE)能直接监测发现心房、心室存在的气体,而从中心静脉导管中抽出泡沫性血液则是栓塞的明确证据。TEE 被认为是诊断术中气体栓塞的金标准,证实了许多疑为气栓的病例。但TEE 设备昂贵、操作复杂,不便于在临床普及。而 $PetCO_2$ 则可在日常麻醉中常规使用,对提示或证实肺栓塞的存在具有高度的可靠性和实用性。获得静脉内存在气体的确切证据是确诊气体栓塞的必要条件,但是未发现静脉内存在气体也不能排除发生过气体栓塞,因为气体尤其是溶解度较高的 CO_2 在体内分布后很快被组织吸收,但是气体栓塞后的一系列病理改变却仍然存在。临床上诊断气体栓塞不能迟疑,一旦怀疑某些表现有可能是气体栓塞引起的,就要及早诊断并做出处理决定,以便提高抢救成功率。

临床上各种监测气体栓塞的手段敏感性不同,①高敏感的监测方法:TEE、心前多普勒超声和经颅多普勒超声可以检测到静脉内尚未引起临床症状的少量气体,肺动脉压监测也是比较敏感的指标,肺动脉压升高可能是静脉气体栓塞首先引起的病理改变;② $PetCO_2$ 是中等敏感的指标,气体栓塞使患者肺循环血量急剧下降, $PetCO_2$ 也急剧下降,这在尚未出现心搏骤停前就会表现出来,但是 $PetCO_2$ 监测并没有特异性,因为休克患者、肺部疾病、术中突然大量失血致低血压都可能引起 $PetCO_2$ 下降,这种情况使麻醉医师难以确定诊断;③心电图、血压、SpO_2、心前区听诊以及主观观察患者变化等监测手段发现气体栓塞的敏感性和特异性都很低,依靠这些手段发现患者异常时,气体栓塞已经极其严重,需要立即实施抢救措施。

4.气体栓塞的预防与处理

预防措施包括:①加强责任心,避免腔镜设备装配错误或排气不彻底;手术操作时谨慎小心,避免粗心操作导致器械损伤腹腔内组织、血管;严格控制 IAP,防止高压气体通过受损血管大量进入静脉;手术操作时按常规操作,避免损伤腹腔内血管。②术中维持麻醉平稳,要做到患者术中不能突然运动,以防引起意外损伤腹腔内脏器、血管,加强术中监测,警惕可能引起气栓的高危手术、麻醉或穿刺操作的影响,并做好处理预案。③一旦发现气体栓塞的症状时,如 $PetCO_2$ 降低、不明原因低血压、呼吸困难等,应及时排查并积极妥善处理。

及时处理对气栓的预后有明显影响。小范围、病情轻的栓塞经积极处理后可自行好转,反之则会遗留神经系统后遗症,甚至导致死亡。由于没有特效的抢救方法,故应采取综合的治疗措施,包括以下几方面。

(1)找出栓塞的原因,立即采取措施阻止气体栓子继续进入体内。停止手术、排尽腹腔内 CO_2 气体,患者左侧卧位或头低位,将栓子局限在右心房或心房与腔静脉的接合处,减少气栓进入肺循环的机会,若有中心静脉导管可经此将气体抽出,但是能够从中心静脉导管抽出气体的成功率是很低的。

（2）对症治疗：吸氧、镇静、控制呼吸，解痉平喘，抗休克、抗心律失常，心力衰竭时给予快速的洋地黄制剂，心律失常给予抗心律失常药物，积极补液，避免血压降低，但需注意不应输液过度，以免导致或加重肺水肿。应用正性肌力药物、强心药物和血管活性药物，如多巴胺、肾上腺素等。使用呼吸末正压通气，以改善氧合状况，纠正缺氧。

（3）抗凝及溶栓治疗。抗凝：肝素 5 000 U 加入 5％葡萄糖注射液 100 mL 中静脉滴注，每 4 小时 1 次。亦可选用东菱克栓酸或速避凝等。口服药有噻氯匹定、华法林等。溶栓治疗：链激酶 50 万 U 加入 5％葡萄糖注射液 100 mL 中，30 分钟内静脉滴毕，此后每小时 10 万单位持续滴注 24 小时；或尿激酶 4 万 U 24 小时内滴毕或每日 2 万单位，连用 10～20 天。

（4）及时采取高压氧治疗：可以减少气体栓子的体积，从而缓解病情，减轻栓塞后并发症，即便对病情较差，甚至气体栓塞较久的病例也应考虑高压氧治疗的可能性。

（5）手术治疗：适用于溶栓或血管升压素治疗仍持续休克者。

（王学亮）

第二节　妇科宫腔镜手术麻醉

一、宫腔镜手术的特点

宫腔镜检查是采用膨宫介质扩张宫腔，通过纤维导光束和透镜将冷光源经宫腔镜导入宫腔内，直视下观察宫颈管、宫颈内口、宫内膜及输卵管开口，以便针对病变组织直观准确取材并送病理检查，同时也可在直视下行宫腔内的手术治疗。目前比较广泛应用的宫腔镜为电视宫腔镜，经摄像装置把宫腔内图像直接显示在电视屏幕上观看，使宫腔镜检查更方便。

检查适应证：①异常子宫出血的诊断，②宫腔粘连的诊断，③节育环的定位及取出，④评估超声检查的异常宫腔回声及占位性病变，⑤评估异常的子宫输卵管造影（HSG）宫腔内病变，⑥检查原因不明不孕的宫内因素。

治疗适应证：①子宫内膜息肉；②子宫黏膜下肌瘤；③宫腔粘连分离；④子宫纵隔切除；⑤子宫内异物的取出。

宫腔镜有两种基本操作技术接触镜和广角镜，分别取决于镜头的焦距。接触镜通常不需扩张宫颈和宫腔，供诊断用，检查简便但视野有限，亦不需麻醉和监测，可在门诊实施。广角宫腔镜应用复杂精细的设备，通过被扩张的宫颈并需使用膨胀宫腔的膨宫介质，视野满意，便于镜检诊断及手术治疗，因扩张宫颈及宫腔以及手术治疗，都需麻醉和监测。

宫腔镜有直的硬镜和纤维光学可弯软镜，前者有镜鞘带有小孔供膨胀宫腔的膨宫介质或灌流液流通，硬镜主要管道可容手术器械通过，如剪刀、活检钳、手术镜以及滚动式电切刀等。纤维光镜外径细，适用于诊断及活组织检查，尤适用于非住院患者的诊断应用。

二、宫腔镜麻醉处理

宫腔镜手术刺激仅限于宫颈扩张及宫内操作。感觉神经支配前者属 $S_2 \sim S_4$，后者属 $T_{10} \sim L_2$。

麻醉选择取决于：①诊断镜或手术治疗镜用光学纤维镜或是硬镜；②是否为住院患者；③患者的精神心理状态能否合作，患者的麻醉要求；④手术医师的要求和熟练程度。

麻醉可分别选择全身麻醉、区域麻醉（脊髓麻醉、硬膜外麻醉或由手术医师行宫颈旁阻滞）。区域麻醉最大的优点是一旦发生 TURP 综合征和穿孔时便于患者提供主述症状并监测其特有的体征，尤其是稀释性低钠血症时可能发生的意识改变，硬膜外麻醉和宫颈旁阻滞适用于非住院患者，对中老年患者可选择脊髓麻醉，脊髓麻醉后头痛发生率低于青年女性，脊髓麻醉阻滞效果完善，阻滞速度优于硬膜外麻醉。

宫腔镜麻醉和监测一如常规，但更重要的是基于麻醉医师应知晓宫腔镜手术可能发生的不良反应（如 TURP 综合征）和手术操作的并发症，通过分析监测生理参数及其变化，为尽早诊治提供依据，并为手术医师对并发症的进一步手术处理（如腹腔镜手术诊治内出血，必要的剖腹探查等）提供更好的麻醉支持和生理保障。

术中应监测与评估体液平衡情况，有主张在膨宫液中加入乙醇，监测呼出气中乙醇浓度可提示膨宫液吸收程度。对泌尿科应用 5% 葡萄糖为冲洗液或进行妇科宫腔镜检查时用膨宫液的患者，术中输液仅用平衡液，定时快速测定血糖浓度（one touch 血糖测定仪），遇血糖升高提示冲洗液或膨宫液吸收，继而测定床边快速生化（I-stat 生化测定仪），测定血液电解质，可早期检出稀释性低钠血症，为防治急性水中毒提供可靠诊断依据。

宫腔镜手术一般耗时不长，被认为是普通手术，而忽视正确安放手术体位——截石位。长时间截石位时膝关节小腿固定不妥可致腓骨小头受压使腓总神经麻痹，术后并发足下垂，妥善的体位安置避免组织受压亦应作为麻醉全面监测项目之一。

新型的宫腔镜已采用高亮度纤维冷光源，通过微型摄像头将宫腔图像借助电视屏幕显示。手术关键是为了宫腔镜能窥视宫腔，常需扩张宫颈，同时应用气体（CO_2）或液体作膨宫介质扩张宫腔。随之在术中可能引发有关不良反应和严重并发症。麻醉人员对此应有所认识，除麻醉处理外应进行相应的监测，以行应急治疗。

三、宫腔镜的并发症

（一）损伤

（1）过度牵拉和扩张宫颈可致宫颈损伤或出血。

（2）子宫穿孔：诊断性宫腔镜手术子宫穿孔率为 4%，美国妇科腹腔镜医师协会近期报道，宫腔镜手术子宫穿孔率为 13%。严重的子宫粘连、瘢痕子宫、子宫过度前倾或后屈、宫颈手术后、萎缩子宫、哺乳期子宫均易发生子宫穿孔。有时子宫穿孔未能察觉，继续手术操作，可能导致严重的肠管损伤。穿孔都发生在子宫底部，同时应用腹腔镜监测可减少穿孔的发生。一旦发生穿孔，应停止操作，退出器械，估计穿孔的情况，仔细观察腹痛及阴道出血。5 mm 的检查镜穿孔无明显的后遗症，而宫腔镜手术时穿孔，则需考虑开腹或腹腔镜检查。近年来使用的电凝器或激光器所致的穿孔，更应特别小心。宫腔电切手术时，通过热能传导可能损伤附着于子宫表面的肠管，或者电凝器穿孔进入腹腔，灼伤肠管、输尿管和膀胱。宫腔镜电切手术时，同时用腹腔镜监测，可协助排开肠管，确认膀胱空虚，减少并发症的发生。宫腔镜下输卵管插管可能损伤子宫角部，CO_2 气体膨宫可致输卵管积水破裂，气体进入阔韧带形成气肿。

（二）出血

宫腔镜检术后一般有少量阴道出血，多在 1 周内消失。宫腔镜手术可因切割过深、宫缩不良或术中止血不彻底导致出血多，可用电凝器止血，也可用 Foly 导管压迫 6～8 小时止血。

(三)感染

感染发生率低。掌握好适应证和禁忌证，术前和术后适当应用抗生素，严格消毒器械，可以避免感染的发生。

1.膨宫引起的并发症

膨宫液过度吸收是膨宫常见的并发症，多发生于宫腔镜手术，与膨宫压力过高、子宫内膜损伤面积较大有关。膨宫时的压力维持在 13.3 kPa(100 mmHg) 即可，过高的压力无益于视野清晰，反而促使液体经静脉或经输卵管流入腹腔被大量吸收。手术时间长，也容易导致过度吸收，导致血容量过多及低钠血症，引起全身一系列症状，严重者可致死亡。用 CO_2 做膨宫介质，若充气速度过快，可引起静脉气体栓塞，可能导致严重的并发症甚至死亡。目前采用专用的充气装置，充气速度控制在 100 mL/min，避免了并发症的发生。CO_2 膨宫引起术后肩痛，系 CO_2 刺激膈肌所致。

2.变态反应

个别患者对右旋糖酐过敏，引起哮喘、皮疹等症状。

（王学亮）

第三节　妇科肿瘤手术麻醉

妇科肿瘤根据病理性质分为良性肿瘤和恶性肿瘤，根据肿瘤的发生部位又可分为外阴肿瘤、阴道肿瘤、子宫肿瘤、卵巢肿瘤、输卵管肿瘤、滋养细胞肿瘤等。子宫肌瘤是最常见的妇科良性肿瘤，宫颈癌、子宫内膜癌和卵巢癌则是常见的妇科恶性肿瘤。一般良性肿瘤如外阴乳头状瘤、卵巢囊肿、子宫肌瘤等，手术涉及范围较小，但恶性肿瘤如宫颈癌等根治性手术，手术范围除切除子宫及附件外，还可涉及盆腹腔的其他器官，如直肠、膀胱、输尿管、尿道、大网膜、淋巴结等盆腹腔内的器官组织，这类手术时间长、范围广、创伤大、出血多，对机体内环境干扰大，加之恶性肿瘤患者术前存在严重贫血、营养不良，晚期出现恶病质，某些恶性肿瘤患者术前还可能进行化疗、放疗，患者全身状况差，因此，增加了麻醉的难度和风险。本节主要介绍几种常见妇科肿瘤的病理解剖学特点、手术主要步骤及麻醉特点。

一、子宫肌瘤

子宫肌瘤是女性生殖器中最常见的良性肿瘤，也是人体最常见的良性肿瘤之一。多见于 30～50 岁妇女，以 40 岁～50 岁女性发病率最高。子宫肌瘤主要由子宫平滑肌组织增生而成，其间有少量纤维结缔组织，故又称为"子宫纤维肌瘤""子宫纤维瘤"或"平滑肌瘤"。

(一)子宫肌瘤的分类及其病理解剖学特点

子宫肌瘤按其生长位置与子宫壁各层的关系可分为壁间肌瘤、浆膜下肌瘤、黏膜下肌瘤 3 种类型。

1.子宫肌壁间肌瘤

子宫肌壁间肌瘤最为常见，占总数的 60%～70%，肌瘤位于子宫肌层内，周围被肌层所包围。壁间肌瘤常使子宫增大,宫腔弯曲变形,子宫内膜面积增加。

2.浆膜下肌瘤

浆膜下肌瘤占总数的20%,肌瘤向子宫体浆膜面生长,突起于子宫表面。瘤体继续向浆膜面生长时,可仅有一蒂与子宫肌壁相连,成为"有蒂肌瘤",营养由蒂部血管供应。当血供不足时可变性、坏死。或蒂部扭转、断裂,肌瘤脱落至腹腔或盆腔,可两次获得血液供应而形成游离性或寄生性肌瘤。肌瘤还可贴靠邻近的组织器官如大网膜、肠系膜等。有时,可使在大网膜随行部分扭转或阻塞而发生组织液漏出,形成腹水,子宫肌瘤的症状因肌瘤生长的部位、大小、生长速度、有无继发变性及合并症等而异,浆膜下子宫肌瘤多以腹部包块为主要症状,极少出现子宫出血、不孕症等。当肌瘤发展增大到一定程度时,可产生邻近脏器压迫症状。

3.黏膜下肌瘤

黏膜下肌瘤占总数的10%~15%,肌瘤向子宫黏膜方向生长、突出于宫腔。常为单个,易使宫腔变形增大,多不影响子宫外形。极易形成蒂,在宫腔内犹如异物,可以刺激子宫收缩,将肌瘤推出子宫口或阴道口。

子宫肌瘤常为多发性,并且以上不同类型肌瘤可同时发生在同一子宫上,称为多发性子宫肌瘤。

(二)子宫肌瘤的手术方式及其特点

手术治疗是有症状的子宫肌瘤患者的最佳治疗方法。经腹全子宫切除术、次全子宫切除术及子宫肌瘤剔除术是传统的子宫肌瘤手术方式。随着微创外科的发展,近几年国内腔镜手术治疗子宫肌瘤也得到迅速发展,成为治疗子宫肌瘤的手术方式之一。可根据肿瘤的大小、数目、生长部位及对生育的要求,采取相应的手术方式。

1.全子宫切除术适应证

(1)子宫出血较多,经药物治疗无效且造成贫血。

(2)子宫达妊娠3个月大小,或有明显的压迫症状,如大小便困难、尿频尿急、下肢水肿、腰腿酸痛等症状日趋严重。

(3)子宫肌瘤可疑肉瘤变性。

(4)附件触诊不满意。

2.子宫切除的方式

(1)经腹全子宫切除术:经腹全子宫切除术(total abdominal hysterectomy,TAH)是传统的手术方式,适用于肌瘤较大数目较多的患者,可选用下腹部横切口或纵切口。

TAH操作简单直接,容易掌握,技术及理论成熟且肉眼判断肌瘤恶变可立即扩大手术,减少转移,但TAH容易出现一些术后并发症,在处理子宫血管、主韧带、骶骨韧带时,有可能直接损伤膀胱、输尿管、直肠等盆腔脏器。此外,交感和副交感神经经骨盆神经丛到达膀胱,穿过主韧带到Fran Kenhauser神经丛,子宫全切术在宫颈旁分离时易损伤这些神经,术后膀胱和肠发生感觉神经整合性改变。

(2)经腹次全子宫切除术:次全子宫切除术又称宫颈上子宫切除术,是将子宫体部切除保留子宫颈的手术,手术适应证大体上同全子宫切除术。做全切或次全切除有时要在开腹探查或手术进行中才能做最后决定,如探查发现子宫颈周围组织有严重粘连,向下剥离时可能损伤直肠、膀胱及输尿管,或引起出血者可行次全子宫切除术。根据病情需要,在不影响切除子宫病灶的情况下,对年轻妇女也可做高位子宫部分切除,能保留部分子宫的生理功能。次全子宫切除术易于操作,出血较少,能保持阴道的解剖学关系,对术后性生活影响较少。

(3)经腹筋膜内全子宫切除术:筋膜内全子宫切除术与全子宫切除术的主要差别在于前者保留包绕和固定子宫颈的韧带、血管、筋膜组织。该术式的优点如下。①不需要充分分离膀胱,避免了膀胱损伤;②不切断子宫骶、主韧带及宫旁和阴道组织,维护了盆底支持结构,缩短了手术时间;③保持了阴道完整供血系统,对性功能影响小。手术成败的关键是正确分离宫颈筋膜。

(4)经阴道子宫切除术:经阴道子宫切除术(trans-vaginal hysterectomy,TVH)即从阴道切除子宫,关闭阴道断端。经阴道子宫切除术的优点:①TVH 使用特制的专用器械,对手术步骤进行如下简化及改进:一是在分离子宫间隙时采用组织剪尖端紧贴宫颈筋膜向上推进、撑开;二是处理子宫骶主韧带及子宫血管时采用一次钳夹处理;三是处理圆韧带和输卵管、卵巢固有韧带时将过去的分次钳夹改为用固有韧带钩形钳一并钩出,在直视下一次钳夹处理,加上阴式手术无须开、关腹,明显缩短手术时间。②经阴道子宫切除术具有创伤小、手术时间快、术后疼痛轻、肠功能恢复早、术后并发症发生率低、住院时间短及腹壁无切口瘢痕等优点。

(5)子宫肌瘤的内镜手术:近十年来,妇科手术已从经典的剖腹术转向最小损伤的内镜手术。包括宫腔镜黏膜下肌瘤切除、子宫内膜切除和腹腔镜子宫切除等。

宫腔镜下黏膜下肌瘤切除术:宫腔镜下子宫肌瘤挖除术适用于有症状的黏膜下肌瘤、内突壁间肌瘤和宫颈肌瘤。肌瘤的大小、瘤蒂的有无、肌瘤的位置、宫腔的深度都会影响镜下手术的时间,在临床上综合以上因素恰当选择病例和手术方式。宫腔镜手术的优点是:①不开腹,缩短了术后恢复时间;②子宫无切口对未生育者,大大减少了以后剖宫产率;③对出血严重又不要求再生育的妇女,可同时行子宫内膜切除术。

缺点是:①手术技术要求高,目前尚不能在基层普及。②对于无蒂肌瘤,手术需分期进行,一次难以切除干净。对于壁间肌瘤、浆膜下肌瘤不适用。③手术有一定的并发症,可导致子宫穿孔及引起肠管、膀胱的损伤。④术中应用膨宫液,液体吸收导致体液超负荷,可能引起肺水肿和电解质紊乱等并发症。

腹腔镜下子宫切除术:随着腹腔镜器械的更新及手术操作技巧的提高,应用腹腔镜行子宫切除有普及的趋势,一些适于阴式子宫切除的病例可借助腹腔镜完成手术。手术类型包括腹腔镜全子宫切除术、腹腔镜阴道上子宫切除术及腹腔镜筋膜内子宫切除术。腹腔镜手术的优点是:避免了腹部大切口,并发症少,住院时间短,恢复快。缺点是:对手术者技术要求高,手术时间长、费用高;如在术中发现严重盆腔粘连、出血、视野显露困难、恶性病变、膀胱损伤等则需中转开腹,以及术后出现气腹、感染等不良反应。

(6)子宫肌瘤剔除术。子宫肌瘤剔除术的适应证为:①单个或多个子宫肌瘤,影响生育;②子宫肌瘤引起月经失调、痛经;③宫颈肌瘤需保留生育功能。此术式的优点:①保留生育功能;②黏膜下肌瘤或突向阴道的宫颈肌瘤可经宫腔镜或经阴道摘除;③对生理影响小。

此术式缺点:①术后复发率高;②子宫肌瘤剔除术后妊娠,发生子宫破裂的风险增加。

(三)子宫肌瘤手术的麻醉

1.术前评估与准备

子宫肌瘤是最常见的妇科疾病,子宫切除术也是妇科最常采用的手术方式。麻醉医师麻醉前访视应重点了解患者有无贫血及其程度,是否合并内科疾病,如瓣膜性心脏病、高血压、冠心病、糖尿病。对于重度贫血的患者,术前应将血红蛋白升至 70 g/L 以上。对伴有风湿性瓣膜疾病、冠心病、高血压等患者,应详细了解心血管系统情况,必要时请专科医师会诊,指导术前治疗,改善心脏功能。对糖尿病患者,应详细了解血糖水平、有无酮症酸中毒、水电解质失衡以及有无心、肾功能受损,还应了解采用的治疗方案,尤其要了解胰岛素的使用情况。肥胖患者应充分评估气道和呼吸功能,对于评估为困难气道者,无论是采用全身麻醉或椎管内麻醉,均应按困难气道患者处理,做好困难气管插管的各种准备。

2.常用的麻醉方法及管理要点

(1)局部麻醉和区域阻滞麻醉:可用于浆膜下小型肌瘤的切除术。经腹或腹腔镜子宫肌瘤手术宜选用椎管内麻醉或全身麻醉。

(2)蛛网膜下腔阻滞(腰麻):单次腰麻(0.5%～0.75%丁哌卡因)持续时间为2～3小时,可用于子宫肌瘤剔除术、估计手术难度不大、手术时间2小时内可完成的子宫全切除术,但为了保证足够的麻醉时间及术后镇痛之需要,目前大多数以腰麻联合硬膜外麻醉取代单次腰麻。伴有高血压、冠心病及心功能差的患者慎用腰麻。

(3)硬膜外阻滞:硬膜外阻滞是子宫切除术传统的麻醉方法,一点法(L_2～L_3向头端置管)或两点法(T_{12}～L_1向头端置管加L_2～L_3或L_3～L_4向尾端置管)连续硬膜外阻滞均可满足手术要求,但麻醉阻滞不全发生率较高,可达10%,需辅助应用镇静镇痛药。两点法硬膜外阻滞要注意避免局麻药过量所引起的局麻药中毒。

(4)腰麻联合硬膜外阻滞:腰麻联合硬膜外阻滞(CSEA)作为一点穿刺达到两种麻醉效果的技术,操作简便、对患者损伤小、起效迅速、麻醉确切且可行术后镇痛等优点,尤其术中仅需给予少量镇静药,易于保持呼吸通畅。但CSEA的应用应注意以下两点:①当硬膜外腔常规注入试验量时,因患者已出现腰麻平面,给硬膜外导管是否误入蛛网膜下腔的判断带来一定的障碍,故置入硬膜外导管后必须回抽有无脑脊液,同时仔细观察麻醉平面的扩散及患者的生命体征。CSEA针内针技术一个潜在不利因素是硬膜外导管可能通过腰穿针孔进入蛛网膜下腔;②采用CSEA时腰麻宜选择低浓度小剂量的局麻药,选择0.375%～0.5%丁哌卡因7～10 mg,既保留了腰麻起效快、麻醉效果确切、骶神经阻滞完善的优点,又尽量避免了腰麻的各种不良反应如低血压、恶心、呕吐及术后头痛等。随后辅以亚剂量的硬膜外腔局麻药,加强延续了麻醉效果,并可通过硬膜外进行术后镇痛。

(5)全身麻醉:适用于严重高血压、心肺功能较差、凝血功能障碍或椎管有病变的患者。腹腔镜下子宫切除术应首选全身麻醉,以确保麻醉效果和安全。但对患有糖尿病的患者尽可能不采用全麻,因为与椎管内麻醉相比,全麻对患者的血糖及术后恢复的不利影响较大。全麻可采用静吸复合麻醉或者全凭静脉麻醉。对伴有高血压、冠心病等心脏病的患者,尽量避免应用对心肌抑制明显的药物,力求麻醉诱导平稳,避免血流动力学剧烈波动。肥胖患者或其他原因而存在困难气道的患者,无论采用何种麻醉方式,均必须严格按照困难气道的处理原则实施麻醉。

二、宫颈癌

宫颈癌是全球妇女中仅次于乳腺癌的第2个最常见的恶性肿瘤,在发展中国家的妇女中尤为常见。在1990－1992年我国部分地区女性常见肿瘤死因构成中占4.6%,发病率为3.25/10万,仍居女性生殖系统恶性肿瘤第1位。

(一)宫颈癌的病理分类及临床分期

宫颈癌的组织类型主要有鳞状细胞癌及腺癌两种。

宫颈癌随着浸润的出现,可表现为四种类型。

1.糜烂型

环绕宫颈外口有较粗糙的颗粒状糜烂区,或有不规则的溃破面,触之易出血。

2.外生型

癌一般来自宫颈外口,向外生长成息肉、乳头或菜花状肿物。肿瘤体积大,但浸润宫颈组织表浅。可侵犯阴道,较少侵犯宫颈旁组织,预后相对较好。

3.内生型

内生型多来自颈管或从外口长出后向颈管内生长。浸润宫颈深部组织,使宫颈增大成桶状或浸透宫颈达宫颈旁组织,预后较差。

4.溃疡型

内生或外生型进一步发展,合并感染坏死后可形成溃疡。尤其是内生型,溃疡可很深,有时整个宫颈及阴道穹隆部组织可溃烂、完全消失。

(二)宫颈癌的治疗

1.微小浸润癌

只有在宫颈锥切活检边缘阴性,或子宫颈切除或全宫切除后才能做出宫颈癌 I_{a1} 或 I_{a2} 期的诊断。如果是宫颈上皮瘤样病变(CIN)Ⅲ级宫颈锥切边缘阳性或浸润癌,需要再做一次宫颈锥切或者按 I_{b1} 期处理。

在确定治疗前应该做阴道镜检查排除相关的阴道上皮内瘤变(VAIN)。

I_{a1} 期:推荐经腹或经阴道全子宫切除术。如果同时存在阴道上皮内瘤变,应该切除相应的阴道段。如患者有生育要求,可行宫颈锥切,术后 4 个月、10 个月随访追踪宫颈细胞学抹片。如两次宫颈细胞学抹片均阴性,以后每年进行一次宫颈抹片检查。

I_{a2} 期:I_{a2} 期宫颈癌明确有淋巴结转移可能,治疗方案应该包括盆腔淋巴结切除术。

推荐的治疗是改良广泛子宫切除术(Ⅱ型子宫切除术)加盆腔淋巴结切除术。如果没有淋巴血管区域浸润,可以考虑行筋膜外子宫切除术和盆腔淋巴结切除术。

要求保留生育功能者,可选择:①大范围的宫颈锥切活检,加腹膜外或腹腔镜下淋巴结切除术。②广泛宫颈切除术,加腹膜外或腹腔镜下淋巴结切除术。

2.浸润癌

I_{b1} 和 Ⅱ$_a$ 期(肿瘤直径<4 cm)。①早期宫颈癌(I_{b1}、Ⅱ$_a$<4 cm)采用手术或放疗的预后均良好。②手术和放疗联合应用并发症将增加。为了减少并发症的发生,初始治疗方案时应该避免联合应用广泛手术和放射治疗。③手术治疗:I_{b1} 和 Ⅱ$_a$ 期(肿瘤直径<4 cm)宫颈癌的标准手术治疗方法是改良广泛子宫切除术或广泛子宫切除术和盆腔淋巴结切除术。年轻患者可以保留卵巢,如果术后需要放疗,应将卵巢悬吊于盆腔之外。对于特殊病例,可以行经阴道广泛子宫切除术和腹腔镜下盆腔淋巴结切除术,加放射治疗或术后辅助治疗。

I_{b2} 和 Ⅱ$_a$ 期(肿瘤直径>4 cm),初始治疗措施包括:①放化疗;②广泛子宫切除术和双侧盆腔淋巴结切除术,术后通常需要加辅助放疗;③新辅助化疗(以铂类为基础的快速输注的三疗程化疗),随后进行广泛子宫切除术和盆腔淋巴结切除术加或不加术后辅助放疗或放化疗,手术加辅助放疗。新辅助化疗后广泛子宫切除术加盆腔淋巴结切除术。

3.晚期宫颈癌(包括Ⅱ$_b$、Ⅲ、Ⅳ$_a$ 期)

标准的初始治疗是放疗,包括盆腔外照射和腔内近距离放疗联合同期化疗。

（三）宫颈癌各种手术及麻醉特点

1.宫颈锥形切除术

宫颈锥形切除术是由外向内呈圆锥形的形状切下一部分宫颈组织。此手术适用于：①原位癌排除浸润；②宫颈重度非典型增生，进一步明确有无原位癌或浸润癌同时存在；③宫颈刮片持续阳性，多次活检未能确定诊断者。此手术尤其适用于要求保留生育能力的年轻患者。全身情况差、不能耐受大手术、病变局限者，也可采用宫颈锥形切除术。

宫颈锥形切除术可选用腰麻、硬膜外麻醉。理论上，完全阻滞骶神经丛即可满足手术要求，但如果为了减轻或消除手术牵拉子宫引起的牵拉反射，阻滞平面应达到 T_6 或适当使麻醉性镇痛药以消除牵拉痛。

2.次广泛性全子宫切除术和广泛性全子宫切除术加盆腔淋巴结清除术

次广泛性全子宫切除术适用于宫颈癌 I_a 期，子宫内膜癌 I 期以及恶性滋养细胞肿瘤，经保守治疗无效者。有严重心、肝、肾等重要器官疾病不能耐受手术者禁施行此手术。

手术范围：切缘距病灶大于 2 cm，必须游离输尿管、打开输尿管隧道，向侧方分离，切除宫旁组织、韧带及阴道壁 2～3 cm。

广泛性全子宫切除术主要适用于宫颈癌 I_b～II_a 期，I_a 期中有脉管浸润及融合性浸润者，子宫内膜癌 II 期。此手术禁忌证有：①年龄 65 岁以上，又有其他伴发不良因素；②体质虚弱或伴有心、肝、肾等脏器疾病不能耐受者；③盆腔有炎症或伴有子宫内膜异位症，且有广泛粘连者；④宫颈旁有明显浸润，或膀胱、直肠已有转移的 II_a 期以上患者；⑤过分肥胖者。

3.子宫颈癌次广泛性全子宫切除和广泛性子宫切除术加盆腔淋巴结清除术的麻醉

手术切口在脐上 3～5 cm 到耻骨联合，腹腔探查范围广及全腹、盆腔，涉及中胸、腰、骶段脊神经支配区，因此，根据患者情况、手术要求、患者的意愿、麻醉条件及麻醉者的技术水平，可选用全身麻醉、硬膜外阻滞或腰硬联合麻醉。腹腔镜下施行的广泛性全子宫切除术、高龄患者或合并严重心血管疾病的患者，采用全身麻醉较椎管内麻醉更易于维持血流动力学的稳定及充分的氧供。目前尚无足够的临床证据说明全身麻醉与椎管内麻醉对术后患者康复的影响存在差异。椎管内麻醉完全无痛平面要求上至 T_5～T_6，下达 S_3～S_4。硬膜外阻滞采用两点法（T_{12}～L_1 向头端置管加 L_2～L_3 或 L_3～L_4 向尾端置管）更能确保麻醉平面满足手术要求。麻醉平面小于此范围切皮可以完全无痛，然而腹腔内脏牵拉反应往往较严重，除恶心、呕吐、低血压及心动过缓外，甚至腹肌紧张、鼓肠、牵拉痛，影响术野暴露。遇腹壁厚、骨盆深患者更增加手术困难。测试麻醉平面时如果耻骨联合区皮肤有痛感，常提示骶神经阻滞不完善，牵拉子宫尤其涉及宫颈旁组织时有大、小便感及酸胀不适，致使患者不能安静。盆腔淋巴结清除术野达闭孔，此处神经支配来自 L_1～L_2 脊神经，因此，只要子宫提拉时无反应，手术解剖此区时麻醉效果也应满意。

盆腔血管由盆侧壁向正中集中，除子宫动脉外在腹膜外与盆腔之间有丰富的静脉丛，其特点是管腔大、壁薄，因此易发生渗血。麻醉者应注意吸引血量及血染纱布数，粗略估计出血量，及时输血输液，维持有效循环血量。对于高龄、全身情况差的患者，既要维持足够的血容量，但又要避免容量过多而损害心肺功能，此类患者应行中心静脉压监测，以指导液体治疗。

三、子宫内膜癌

子宫内膜癌又称子宫体癌，是指发生于子宫内膜腺上皮的癌，包括腺癌、棘腺癌、腺鳞癌及透明细胞癌等类型，是女性生殖道常见的恶性肿瘤之一。约占女性总癌症的 7%，占女性生殖道恶性肿瘤的 20％～30％,近年发病率有上升趋势,多见于老年妇女。

(一)子宫内膜癌的大体病理解剖与病理分级

1.子宫内膜癌的大体病理解剖

按腺癌的生长方式,病变主要表现局限型和弥漫型。局限型病变局限于一个区域,多位于宫底或宫角处,后壁比前壁多见。肿瘤形成局部的斑块、息肉或结节、菜花,向肌层侵犯较深,有时病灶较小而浅,可于刮宫时被刮去,手术切除子宫标本检查,注意多在宫角处取材。弥漫型肿瘤累及宫腔内膜大部或全部,病灶呈息肉状、乳头状瘤组织,脆灰白,表面可有溃疡坏死,肿瘤可侵及肌层或向下蔓延累及宫颈甚至突出于宫颈外口处。

2.病理分级

根据细胞分化程度,子宫内膜癌又可分为 G_1、G_2、G_3 三级。①I 级(G_1):高分化腺癌②H 级(G_2):中等分化腺癌③M 级(G_3):低分化腺癌

子宫内膜癌发展缓慢,局限在子宫内膜的时间较长,可通过直接蔓延、淋巴道或血行侵犯邻近器官或转移远处器官。

(二)子宫内膜癌的治疗及手术的麻醉特点

1.治疗原则

子宫内膜以手术治疗为主,以放射治疗、孕激素治疗及化疗为辅。手术是 Ⅰ、Ⅱ 期子宫内膜癌的主要治疗手段,选择性地辅加放疗。对晚期患者,多数学者倾向于尽量切除病灶,缩小瘤体,再辅加放疗或孕激素治疗。复发性癌可行综合治疗。

2.子宫内膜癌的手术治疗

手术方式:有常规的全子宫切除术常规切除双附件、次广泛性全子宫切除术、广泛性全子宫切除术及盆腔淋巴结清扫术 3 种。目前,人们对子宫内膜癌术式的选择有不同意见。应用最广的是次广泛性全子宫切除术,切除子宫同时,切除一部分宫旁组织和约 2 cm 长阴道穹隆部分。如病变很早,且年龄较大,或合并其他脏器病变,手术耐受性差,可以选择子宫全切加双附件切除术,缩短手术时间。对早期年轻患者,可保留一侧卵巢,但须作楔形切除活检,以排除癌瘤侵犯的可能性。第 3 种手术方式一般用于细胞分化不好,肌层浸润较深或癌瘤已侵及子宫外的病例,因这些情况下,淋巴转移率较高。病变属于临床早期,且仅有浅肌层浸润者,一般不考虑第三种手术,但手术中须探查淋巴结。

3.子宫内膜癌手术的麻醉特点

子宫内膜癌多见老年妇女,因此,对于子宫内膜癌的老年患者,麻醉医师应在麻醉前了解患者的全身情况,尤其要注意患者有无合并重要的心、肺、肝、肾等重要系统疾病。此类患者可能因全身情况差,对手术和麻醉耐受的能力差,因此,选择麻醉时应做出全面的评估。对于情况良好的患者可选用椎管内麻醉,情况差或合并有严重系统疾病患者,采用全身麻醉则更容易维持稳定的血流动力学和充分的氧供。

四、卵巢良性肿瘤

卵巢肿瘤是妇科常见病。占女性生殖道肿瘤的 32％,可以发生于任何年龄,但多见于生育期妇女。实性肿瘤较少见,囊性肿瘤多为良性。目前无法预防卵巢肿瘤的发生,但早期发现及时处理,对防止其增长、恶变、发生并发症及保留卵巢功能有重要意义。

(一)卵巢良性肿瘤常见类型

良性卵巢肿瘤占卵巢肿瘤的75%,多数呈囊性,表面光滑,境界清楚,可活动。常见类型有以下几种。

1.浆液性囊腺瘤

浆液性囊腺瘤约占卵巢良性肿瘤的25%,常见于30~40岁患者,以单侧为多。外观呈灰白色,表面光滑,多为单房性,囊壁较薄,囊内含淡黄色清亮透明的液体,有部分病例可见内壁有乳头状突起,群簇成团或弥漫散在,称乳头状浆液性囊腺瘤。乳头可突出囊壁,在囊肿表面蔓延生长,甚至侵及邻近器官,如伴有腹水者,则多已发生恶变。

2.黏液性囊腺瘤

黏液性囊腺瘤占卵巢肿瘤的15%~25%,最常见于30~50岁。多为单侧。肿瘤表面光滑,为蓝白色,呈多房性,囊内含藕粉样黏液,偶见囊壁内有乳头状突起,称乳头状黏液性囊腺瘤,若囊壁破裂,瘤细胞可种植于腹膜及内脏表面,产生大量黏液,称腹膜黏液瘤。

3.成熟畸胎瘤

成熟畸胎瘤又称囊性畸胎瘤或皮样囊肿。占卵巢肿瘤10%~20%,占畸胎瘤的97%,大多发生在生育年龄。肿瘤多为成人拳头大小,直径多小于10 cm,单侧居多,约25%为双侧,外观为圆形或椭圆形,呈黄白色,表面光滑,囊壁较厚,切面多为单房,囊内常含皮脂及毛发,亦可见牙齿、骨、软骨及神经组织,偶见甲状腺组织。

(二)卵巢良性肿瘤的手术治疗

卵巢肿瘤不论大小,一经确诊,原则上一律行手术治疗。年轻或要求保留生育功能且肿瘤不大者,可行肿瘤剔除(剥出)术,较大肿瘤行患侧附件切除术,术前须排除卵泡囊肿、黄体囊肿、黄素囊肿、巧克力囊肿(即卵巢的子宫内膜异位囊肿)、输卵管伞端积液及输卵管卵巢囊肿(炎症性)等卵巢的瘤样病变。

卵巢良性肿瘤合并蒂扭转、囊内出血、感染、盆腔嵌顿或囊壁破裂者,一经确诊,应立即手术。

大型卵巢囊肿手术时,应尽可能将囊肿完整取出。如有粘连,应仔细分离,避免撕破囊壁。如延长切口仍不能取出时,可穿刺放出部分液体,但必须注意保护,勿使囊液流入腹腔,以防瘤细胞在其他组织上种植或引起化学性腹膜炎。

卵巢良性肿瘤常用术式有以下几种。

1.卵巢良性肿瘤剔除术

卵巢良性肿瘤剔除术是指将肿瘤从卵巢中剔除,保留正常卵巢组织,保留其功能的手术。缝合卵巢包膜重建卵巢组织,剔除肿瘤时切忌挤压,以防肿瘤破裂引起瘤细胞种植。

2.患侧附件切除术

患侧附件切除术适用于单侧卵巢良性肿瘤,对侧卵巢经查正常,或患者年龄较大(45岁以上),如浆液性乳头状囊腺瘤可行患侧附件切除术。

3.全子宫及附件切除术

发生于围绝经期或绝经期妇女患一侧或双侧卵巢肿瘤,则行全子宫及附件切除术。

4.双侧附件切除术

绝经期前后的妇女患一侧或双侧卵巢肿瘤而患者全身情况不能耐受手术或子宫周围严重炎症患者,可行此手术。

(三)卵巢囊肿蒂扭转

卵巢囊肿蒂扭转是卵巢囊肿的一种常见并发症。多数患者过去在下腹部有中等大小、能活动的肿块,扭转后,突然下腹一侧剧烈疼痛(多为持续性或发作性绞痛),或恶心、呕吐,疼痛有时可恢复。不能恢复的瘤蒂扭转,时间过长,瘤蒂内静脉闭塞,肿瘤充血,继而发生间质出血,且流入囊肿腔内,使囊肿呈紫茄色,还可继发感染或破裂,故一经确诊,应立即手术。

手术特点:主要是蒂的处理与卵巢囊肿有区别。在切除前,应先用弯止血钳夹住扭转蒂的根部正常组织,再行转回扭转的瘤蒂。因为卵巢囊肿扭转后、蒂内静脉淤血,可形成血栓,如不先夹住就复位,有可能造成血栓脱落,引起栓塞危及生命。也可先钳夹根部,不用复位,直接切除。手术步骤按输卵管卵巢切除处理。

(四)巨大卵巢囊肿手术

卵巢囊肿过大(如近足月妊娠大小)者,完整切除肿瘤要做很大的切口,从大切口突然托出巨大肿物,可因腹内压骤减而使血压下降,甚至休克。经探查无恶性征象时,可先做穿刺放液,然后再手术。用盐水棉垫隔开肠管,在囊壁较厚处先作一个荷包缝合,勿穿透囊壁,在其中心用刀或穿刺器刺入囊腔,连接吸管,吸出囊内液。待瘤体缩小后,将荷包缝合线抽紧结扎,防止液体继续外溢。如无吸引设备,也可用100 mL空针连续抽取囊内液,以缩小囊肿体积。抽液后以中弯止血钳夹住穿刺部位的囊壁,将囊肿托出切口外,进行切除。这样可避免延长腹壁切口,防止腹压骤降所引起的休克。巨大卵巢囊肿可能会压迫腹腔血管,引起仰卧位低血压综合征,这为实施麻醉增加了一系列需要处理的问题。在麻醉手术过程中,应当保证上肢静脉通路通畅。囊肿切除步骤同输卵管、卵巢切除术。

(五)卵巢良性肿瘤手术的麻醉特点

1.术前评估与准备

卵巢囊肿可发生于任何年龄,其囊肿的大小亦相去甚远,巨大的卵巢囊肿由于腹内压升高而出现相应的脏器受压症状,对心肺功能均构成一定威胁,术前访视应加以重视。卵巢囊肿发生蒂扭转,起病急骤需施行紧急手术,此时患者全身情况及术前准备难以达到通常的要求,所以麻醉医师术前访视应根据患者的特点,给予适当的调整,做好麻醉前的准备。

(1)一般卵巢囊肿的手术:对比较小的囊肿,患者往往因其他疾病就诊时被发现,或在妇科普查时才被发现,此类患者以年轻人居多,无明显的症状。中等大小的囊肿,患者因腰围增粗而被发现,患者多无压迫症状,全身情况较好。此类患者的手术,按麻醉常规准备即可。

(2)巨大卵巢囊肿的手术:巨大卵巢囊肿病程较长,全身状况较差,心肺功能受累较严重,巨大的囊肿充盈整个腹腔内,压力增高致膈肌上升胸腔内容积缩小,潮气量减少,故术前应进行肺功能检查和血气分析。下腔静脉受压,回心血容量减少,下腔静脉回流受阻,导致腹水和下肢水肿。术前应了解心脏功能,常规检查心电图,超声心动图。全身情况较差的如贫血、低蛋白血症,术前应积极纠正。

(3)卵巢囊肿蒂扭转:发生蒂扭转的囊肿一般为中等大小,可以是急性扭转,也可以是慢性扭转。发生急性扭转的患者,起病急骤,腹痛的同时伴恶心呕吐。卵巢囊肿在妊娠及产褥期由于子宫位置的改变也易发生蒂扭转。此类患者饱胃的比例较大,麻醉医师对此类患者应及时进行访视,重点了解患者循环、呼吸、神志及肝肾功能,是否进食,进食时间,做好饱胃患者麻醉的防治措施。

2.麻醉前用药与麻醉选择

麻醉前用药:对于巨大卵巢囊肿患者,术前避免使用阿片类镇痛药,以免加重呼吸抑制。对蒂扭转的急症患者,镇痛、镇静药要避免药量过大,以保持患者的意识和反射,对呕吐严重的给予抗吐药。

麻醉方式应根据患者的情况及手术要求进行选择。

(1)局部麻醉:适用于腹腔镜的检查,或在腹腔镜的检查中进行治疗,如腹腔镜下卵巢囊肿的穿刺,或剔除术。

(2)腰麻:适用于囊肿比较小而又年轻的患者,其手术范围不大,手术需时较短如卵巢囊肿除术,或一侧的输卵管、卵巢切除术。

(3)硬膜外阻滞或腰硬联合麻醉:对切口在脐以下的中等大小囊肿,可采用连续硬膜外麻醉或腰硬联合麻醉。对囊肿较大的患者,因囊肿长期压迫腔静脉,可使硬膜外腔血管扩张,在硬膜外穿刺及置管时易损伤血管,应予以注意,同时硬膜外的局麻药用量应减少。

(4)全身麻醉:对巨大卵巢囊肿,麻醉处理比较困难,采用全身麻醉比较稳妥。全麻药物的选择可根据患者心肺情况来决定。

3.术中管理

对于非巨大卵巢肿瘤情况良好的患者,麻醉则按常规管理即可。对蒂扭转的饱胃患者,术中慎用辅助用药,积极防止呕吐误吸。较大的囊肿,麻醉管理的难易与囊肿的大小直接相关。要注意患者平卧时可出现仰卧位低血压综合征,一旦发生立即手术床向左侧倾斜15°~30°角,必要时静脉注射适量麻黄碱。巨大卵巢囊肿,由于腹压升高,胃受压,麻醉诱导易导致反流误吸。麻醉前应置入胃管进行胃肠减压。全身麻醉诱导宜采用表面麻醉下清醒插管或慢诱导气管插管,如采用快速麻醉诱导插管,麻醉前应高流量8 L/min,吸氧3~5分钟,然后采用快速序贯法进行麻醉诱导插管,避免大潮气量辅助呼吸,以防气体进入胃内,增加反流误吸的风险。

术中探查及吸除囊内液时,要注意心率、血压、中心静脉压的变化。防止由于减压过快致腹压骤减,回心血量突然增加而发生肺水肿,故吸放囊液要分次,缓慢减压。当囊肿搬出腹腔时要立即给予腹部加压,可以将囊肿暂放在腹腔或用沙袋给腹部加压,患者采取头低位,以防腹内压骤然消失,腹主动脉的压迫突然解除造成血压骤降。注意术中输液的调整,囊肿减压前后应适当加快输液速度,补充血容量,同时根据中心静脉压随时调整输液速度,适当增加胶体的输入。

因巨大囊肿难以平卧的患者,如诊断明确,可以考虑术前B超引导下行囊肿穿刺,缓慢放液减压后再施行麻醉。

五、卵巢恶性肿瘤

恶性卵巢肿瘤是妇科多见的肿瘤之一,其发病率占女性全身恶性肿瘤的5%(仅次于乳腺癌、皮肤癌、胃肠癌、宫颈癌和肺癌),居第6位。在妇科恶性肿瘤中,发病率仅次于宫颈癌和恶性滋养细胞肿瘤,占第三位。由于卵巢位于盆腔深处,故对恶性卵巢肿瘤缺乏早期特异性诊断方法,又无特殊症状,所以当出现症状就诊时多数已达晚期,故其病死率超过宫颈癌和子宫内膜癌病死率的总和,居妇科恶性肿瘤病死率之首。

恶性卵巢肿瘤常见转移部位主要在盆腔器官,其次是腹膜、大网膜及肠壁,远处转移的器官有肝、胆囊、胰、胃肠道、肺、膈肌等。淋巴转移主要在腹主动脉旁及盆腔淋巴结等处。

(一)卵巢肿瘤的临床分期

在妇科癌瘤中,宫颈癌及宫体癌首先是局部浸润,继而远处扩散,而卵巢癌的转移,很早就出现盆腔或腹腔内扩散种植,或淋巴结转移。这些部位的转移,在早期无症状和体征,单凭临床检查不易发现。其转移部位及累及的范围也不易确定。因而卵巢癌的准确全面分期需要依靠手术所见和手术时详细探查的结果,而且还要配合病理组织学及细胞学的检查。国际妇产科联盟(FIGO)为取得一个卵巢癌完善的分期标准,曾对不同分期的定义多次反复修改。

(二)卵巢恶性肿瘤的手术治疗

目前对恶性卵巢肿瘤多数仍处于确诊晚、治疗效果差的状况,手术治疗仍是恶性卵巢肿瘤首选的方法,无论肿瘤属于早期或晚期都应行手术探查。原则上应尽量将癌瘤切除,强调首次手术的彻底性,但不宜进行不必要的扩大手术范围,术后辅以化疗或放疗。太晚期的患者以姑息性手术为妥。

1.手术适应证

几乎不受限制,初次接受治疗者,都应给予1次手术切除的机会。但对有大量胸腔积液或腹水、不能耐受1次手术者,应于胸腔积液、腹水基本控制后再手术;经探查,腹腔广泛种植,原发灶很小或大部分肠管包裹在肿瘤之中、肠系膜缩成一团已分不清,则不宜立即行手术切除。

2.各期卵巢恶性肿瘤的手术范围

一般根据手术分期、患者全身情况、年龄等来决定手术范围。

(1)对Ⅰ、Ⅱ_a期癌原则上行全子宫、双侧附件、阑尾、大网膜切除。

(2)对Ⅱ期以上的中晚期患者,初治病例应行肿瘤缩减术或细胞灭减术。

肿瘤细胞灭减术是将肉眼所见的肿瘤,包括全子宫和双侧附件、大网膜、阑尾、肠段、腹膜等转移病灶全部切除,还包括腹膜后淋巴结切除。

(三)卵巢恶性肿瘤手术的麻醉特点

卵巢恶性肿瘤患者年龄及全身情况个体差异悬殊。30%患者腹部肿块巨大或有大量腹水,近半数患者有化疗、激素或手术治疗史。近半数患者可出现心电图异常,其中心律不齐最为常见。一般病例全身情况尚好,肿瘤亦不太大,手术单纯行全子宫及附件切除或包括部分大网膜切除者,硬膜外麻醉或腰硬联合麻醉基本满足手术的要求。对于需清除腹主动脉旁淋巴结者,如果清除范围只达髂总动脉分叉处,椎管内麻醉平面亦无特殊。但如果若清除范围达肾门区,麻醉平面需相应提高达 $T_4 \sim T_5$ 水平,此时可考虑采用两点穿置管($T_{10} \sim T_{11}$,$L_1 \sim L_2$),推荐采用全身麻醉。

晚期患者全身情况很差,常出现营养不良、贫血、低蛋白血症、腹部膨隆,腹腔内脏受压,肠曲被推向横膈,膈面抬高,膈肌活动受限,肺下叶受压发生盘状肺不张,肺容量减少,顺应性降低。呼吸浅速甚至呼吸困难,不能平卧。心脏被推移,活动受限,可能影响每搏量和心排血量。下腔静脉受压迫致腹壁静脉怒张,甚至波及胸壁静脉,回心血量减少,脉搏细速。反复放腹水可加重低蛋白血症和水电解质的紊乱。有的患者可伴有发热、低血容量。这些状态都给实施麻醉提出了挑战,麻醉前必须充分了解患者病情、准确评估麻醉风险,麻醉过程中必须处理好这些变化与麻醉的关系,尽可能保障麻醉安全。

对于腹腔肿块巨大,伴有大量腹水或呼吸困难不能平卧的患者,麻醉方式宜选用全身麻醉,以确保血流动力学的稳定和充分的氧供,防止低氧血症和高碳酸血症的发生。对曾用化疗药者,要了解用药及剂量,注意化疗药物对心肺等脏器功能的影响以及麻醉药与化疗药的协同作用。术前曾用皮质激素治疗者,麻醉前及术中、术后均需补充用药,以免引起肾上腺皮质功能低下,导致严重低血压。肿块巨大或伴有大量腹水的患者,在手术吸除腹水或搬出瘤体时,注意维持循环稳定,避免输液过多或过少。输入液体过多过快或麻黄碱多次反复使用,可导致心脏前负荷增加而诱发肺水肿。

六、外阴癌

外阴癌是最常见的外阴恶性肿瘤,占外阴恶性肿瘤的95%,平均发病年龄60岁,但40岁以前也可发病。

(一)外阴癌的病理解剖

外阴是特殊的皮肤区域,可发生性质不同的肿瘤,最常见的是鳞状细胞癌,其次是恶性黑色素瘤、基底细胞癌及腺癌。发生部位以皮肤较黏膜多见,外阴前部较后半部多见。外阴受侵部位以大阴唇最常见,其次是小阴唇及阴蒂。癌瘤可多灶性或在两侧大阴唇对称性生长,称"对称癌",这不是直接接种,而是属于多灶癌或经淋巴转移。根据镜下结构分类如下。

1.外阴原位癌

有时与宫颈原位癌同时存在,属多灶癌。基底完整,无间质浸润。镜下表皮增厚过度角化,棘细胞层排列紊乱,失去极性。外阴原位癌包括3类特殊原位癌:外阴鲍文病、外阴帕哲特(Paget)病及增生性红斑。

2.外阴镜下浸润癌

上皮内少数细胞侵入间质,侵入深度不超过5 mm,局部基底膜断裂或消失,周围有淋巴细胞浸润。容易继发感染,流脓发臭,触及出血。镜下绝大多数为分化好的棘细胞癌,可见癌巢向间质浸润。分化差的鳞癌生长快,转移早且远。分化良好者生长慢易治愈。

3.外阴浸润癌

外阴浸润癌可继发于白斑、外阴原位癌或没有先驱病变。肉眼见溃疡、结节或菜花型。早期外阴鳞癌小结节状,表面有光滑的皮肤或黏膜。以后皮肤水肿与癌块粘连,继续发展表面破溃坏死脱落形成溃疡,表现为外凸或内陷。

4.基底细胞癌

早期为表面光滑圆形斑块,表皮菲薄,也可有边缘隆起的侵蚀性溃疡。除个别病例外,一般不发生转移。镜下特征性改变为细胞核大而呈卵圆形或长形,胞浆较少,各细胞质界线清,胞核无细胞间桥,无间变,大小不一,无异常核分裂象。

5.外阴腺癌

一般起源于前庭大腺。

(二)转移方式

局部蔓延与淋巴转移为主,极少血行转移。

1.局部蔓延

外阴部逐渐增大,可沿黏膜向内侵及阴道和尿道,并可累及肛提肌、直肠与膀胱。

2.淋巴转移

外阴有丰富的、密集的毛细淋巴网,错综复杂、互相吻合。大阴唇的淋巴管均沿大阴唇本身向前经阴阜外下转向腹股沟淋巴结。会阴部的淋巴管沿大阴唇外侧斜横向流经大腿部到达腹股沟淋巴结,且一侧癌肿可经双侧淋巴管转移。经腹股沟浅淋巴结转向腹股沟下方的股管淋巴结(Cloquet淋巴结),并经此进入盆腔淋巴结。阴蒂部癌可直接至Cloquet淋巴结,而外阴后部及阴道下段癌可绕开直接转移到盆腔淋巴结,所以该处癌应清扫盆腔淋巴结。淋巴系统的转移主要是癌栓的转移,而不是渗透作用。外阴癌即使到晚期也很少血行远处转移,少数病例可以转移到远处器官脏器。

(三)外阴癌的手术治疗

1.癌前病变——白斑

外阴白斑剧烈瘙痒,经常搔破,治疗效果不佳者,应预防性切除。

2.原位癌

由于原位癌多灶性或隐性浸润,应行外阴广泛切除术,术后若浸润,应加双腹股沟淋巴结清扫。

3.镜下浸润癌的治疗

当肿块小于 2 cm,间质浸润<5 mm,无脉管浸润者,可以行外阴广泛切除术。否则应行外阴广泛切除加双腹股沟淋巴结清扫。

4.浸润癌

应行外阴广泛切除加双腹股沟淋巴结清扫术。当腹股沟管淋巴结(cloquet 淋巴结)转移时,应加盆腔淋巴结清扫术。对侵犯尿道直肠患者,可行部分尿道、直肠切除术。

(四)外阴癌手术的麻醉特点

根据患者情况及手术要求,外阴手术的麻醉方式可选用椎管内麻醉或全身麻醉。椎管内麻醉应根据手术范围选择相应的穿刺点。如作外阴广泛切除术加双腹股沟淋巴结清扫术,硬膜阻滞平面上达 T_{10},下达 S_5 即可。若需行腹膜外盆腔淋巴结清扫术则阻滞平面需达 $T_8 \sim T_9$,方可阻滞腹膜刺激反应。全膀胱切除回肠代膀胱、直肠切除、人工肛门等需同时开腹者,麻醉平面要求与子宫内膜癌相同。如手术广泛、时间冗长,患者难以配合者,可考虑采用全身麻醉,且必须加强呼吸循环的管理。

(徐学森)

第四节　辅助生殖手术麻醉

辅助生殖手术主要有输卵管造口术、输卵管粘连松解术、输卵管吻合术、输卵管宫腔移植术和体外受精胚胎移植术,现将五种手术分述如下。

一、输卵管造口术

输卵管造口术适合于输卵管伞端梗阻(亦称输卵管积水)的患者。

(一)经腹输卵管造口术的操作要点

于耻骨联合上正中切口,长 8 cm 左右,逐层切开腹壁。开腹后先仔细探查了解盆腔脏器情况,如子宫大小、有无畸形、有无肌瘤、与周围有无粘连等。了解双侧输卵管伞端是否可见,或已形成盲端,或有积水,周围有无粘连,输卵管粗细是否正常,弹性如何,有无局部增生、屈曲或结节等。了解卵巢的大小、硬度、与输卵管有无粘连等。如输卵管周围有粘连,先分离粘连,使输卵管和卵巢恢复正常位置。分离粘连时以锐性分离较好,可减少损伤。在输卵管伞闭锁端的扩大部最菲薄处用纤维细电刀或显微解剖刀作"十"字形或"米"字形切开。然后用 6 号平头针或细硅胶管自切口处插入,缓缓注入生理盐水,再进一步检查明确输卵管全段通畅情况,注入方法同输卵管吻合术。将切开之黏膜瓣外翻,用 7-0 尼龙线将外翻之伞端缝呈"花瓣状"。由于管腔较大,一般不需保留支架,术后宜早期通液。对粘连较重者,使用支架可预防新的粘连形成。

输卵管壶腹部造口术,由于伞端破坏严重或伞端被完全切除,近端输卵管正常,不能做伞部造口时,可切除病变部分,在壶腹部造口,但成功率很低。根据壶腹部病损的程度采取不同的手术方法,壶腹部长度超过 3 cm 者,于盲端处将输卵管的浆膜层做一环形切开,用小剪刀将远端做环形或斜至露出正常黏膜为止,插入导管通液检查,近侧段输卵管将膜作间断缝合,形成新口。如伞部及壶腹部外侧段全部闭锁,则切除瘢痕,在壶腹部接近卵巢侧作一斜切口,黏膜外翻缝合,将开口固定于卵巢上。造口完毕再作一次输卵管通液同时注入预防粘连的药物,生理盐水冲洗腹腔,腹腔内放置液体同输卵管吻合术,缝合腹壁各层,手术结束。

(二)腹腔镜下输卵管造口术的操作要点

(1)切口:脐皱褶下缘,腹壁最薄,容易穿刺,术后不留瘢痕,一般在脐缘下 1 cm 处做一小切口;病情复杂或需要运用腹腔镜附件协助操作手术时,可于耻骨联合上 3～5 cm 避开膀胱,或于左下腹部或右下腹部切第二、第三个小口,达筋膜。

(2)人工气腹。

(3)进入腹腔后的操作:如有粘连,应首先分离之。经宫颈加压注入亚甲蓝液,使输卵管远端膨胀。分离出盲端,仔细辨认伞端的细小开口痕迹,有时可见少许亚甲蓝液流出,有时伞端消失仅见膨胀的壶腹部积水。用尖头电凝器在伞端开口痕迹处作 1～2 cm 长的凝固区带。然后用钩形剪或微形剪顺输卵管纵轴方向,剪开输卵管壁,可见亚甲蓝流出。以无损伤抓钳插入壶腹部,反复开张闭合,使输卵管壁在切口处向外翻卷。用内缝针将向外翻卷的输卵管黏膜近 1/3 处间断缝合在浆膜层上。最后将透明质酸钠于缝针及开口处涂抹一薄层,以防粘连,手术结束。

二、输卵管粘连松解术

(一)经腹输卵管粘连松解术的操作要点

手术切口同输卵管造口术。手术时将输卵管周围特别是伞端的粘连分离,使输卵管保持伸直游离的状态,以免过分弯曲形成输卵管妊娠或不孕。手术时可用剪刀或手术刀行锐性分离,分离后创面必须用浆膜层包好,操作须细致,以免再次形成粘连。

(二)腹腔镜下输卵管粘连松解术的操作要点

切口同腹腔镜下输卵管造口术。先将粘连两端的器官分开或用分离棒将粘连带挑起选择无血管区用电凝剪剪断或用单极电凝器分离。如粘连带较厚或内有小血管时,可用鳄鱼嘴钳夹持,施行内凝后剪断,也可用鳄鱼嘴钳行双极电凝后剪断之。仔细检查断端无出血即可结束手术。

三、输卵管吻合术

(一)经腹输卵管吻合术手术的操作要点

切口同输卵管造口术。进入腹腔后进行下列操作。

(1)检查其周围有无粘连,影响范围,伞端外观是否正常。如有粘连应用剪刀实行锐性分离。

(2)检查闭锁近端、远端情况,切除闭锁处,用两手指夹着子宫下部宫颈处,经宫底刺入 7 号针头,注入稀释亚甲蓝液,可清楚见到输卵管近侧阻塞部位,在其近侧 2～3 cm 处垂直切断管腔;在瘢痕远端稍外处垂直切断,将两者之间瘢痕组织充分切除。向远端口注入生理盐水,证实输卵管远端通畅。并在镜下检查新切口创面有无瘢痕或纤维组织;肌层、黏膜是否正常、止血。这种经宫底注射亚甲蓝液法较经宫颈插造影器方便且可保持无菌。

（3）吻合输卵管。

（4）亚甲蓝通液检查输卵管通畅程度。

（二）腹腔镜下输卵管吻合术的操作要点

（1）患者取膀胱截石位，下腹壁行四点穿刺：第1穿刺点在脐部置入腹腔镜，在直视下于耻骨上部置入3个5 mm腹腔镜穿刺套管，其一位于正中线，分别在其两侧5 cm处各置一腹腔镜穿刺套管。经宫颈置入能进行亚甲蓝通液的举宫器。

（2）检查输卵管走向，辨认绝育处输卵管断端，分离粘连。

（3）在原结扎部位下方输卵管系膜处注射血管收缩剂以减少术中出血。可用1 U垂体加压素加入10 mL生理盐水或乳酸林格液中，分别浸润输卵管近侧或远端附着的输卵管系膜。

（4）切除阻塞的输卵管。

（5）检查输卵管是否通畅。

（6）吻合输卵管。

（7）亚甲蓝通液检查输卵管通畅程度。通过子宫腔注入亚甲蓝液，如吻合成功，可见亚甲蓝液自输卵管伞端流出。

四、输卵管宫腔移植术

输卵管宫腔移植术适用于输卵管腐蚀粘堵术需复通者。输卵管宫腔移植术的操作步骤如下。

（1）切除输卵管峡部阻塞部分。

（2）试通剩余输卵管检查是否通畅。在近端管口两侧边（3点、9点处）剪开约5 mm长度，将前、后壁各缝肠线，用17 mm圆孔铰刀在近子宫角子宫后壁上钻通肌壁，然后将已缝好的肠线4个线头自孔的上、下壁穿出，穿出部位距孔缘3~5 mm各自打结，移植的输卵管引入并固定在子宫腔顶部两侧。用肠线将输卵管浆膜层固定于子宫浆膜层。子宫上部两侧后壁打洞的优点是使输卵管伞部与卵巢间距接近。

（3）不论哪种部位吻合，完成吻合术后，应再次向宫腔内注入亚甲蓝液，注液时手指捏紧子宫颈上部，检查吻合口有无渗漏，亚甲蓝液有无经伞端流出。如一切正常，注入32%低分子右旋糖酐（70）20 mL及异丙嗪25 mg，以防粘连和过敏。

五、体外受精-胚胎移植术

体外受精-胚胎移植术（IVF-ET）是指从女性体内吸取卵子，于体外培养后，加入经处理过的精子，待卵子受精后，发育成2~8细胞周期，再植入子宫内，发育成胎儿，分娩。因为这项技术的最早阶段是在培养皿中进行，故俗称试管婴儿。宫腔内人工授精（IUI）是最简单的人工助孕技术，是指在女性排卵期，将处理过的精子直接注入女性子宫腔内，达到受孕目的。体外受精胚胎移植术主要步骤为取卵、体外授精和胚胎移植，其中部分患者在取卵或胚胎移植时，由于不能忍受操作疼痛，需要在麻醉下进行。现就取卵及胚胎移植两大步骤简述如下。

（一）取卵

在注射HCG后34~36小时进行取卵，若继续推迟有可能在取卵时已自然排卵或者在手术操作过程中容易造成一些卵泡自行破裂。

（二）取卵方式

（1）超声引导下经阴道取卵在阴道超声探头引导下，经阴道穿刺抽吸卵泡取卵。目前阴道超声取卵已取代腹腔镜成为最常用的取卵方式。取卵时患者采取截石体位，用生理盐水冲洗阴道或先用含碘液冲洗，然后用生理盐水冲洗。阴道超声探头外套无菌无毒乳胶套，配穿刺架与专用穿刺针，在超声穿刺线引导下从穹隆部进针，尽量不经宫颈、膀胱与子宫，依次穿刺抽吸两侧卵巢的卵泡，抽吸负压为 15.0 kPa，待一个卵泡抽吸干净后再进入第 2 个卵泡，每次进针可穿刺多个卵泡，但要注意不要伤及周围脏器与血管。

（2）在阴道超声取卵术出现之前，腹腔镜下卵泡穿刺抽吸术曾经是最主要的取卵手段，腹腔镜取卵术成功与否与盆腔状态有关，至少 50％的卵巢表面可以由腹腔镜暴露直视才能保证顺利抽吸卵泡。因此，对于那些可疑盆腔粘连的患者，体外受精及胚胎移植之前要先进行一次腹腔镜检查，明确盆腔情况和估计腹腔镜取卵的可行性。目前，腹腔镜取卵主要用在输卵管内配子移植术和受精卵输卵管内转移等助孕治疗中，另外，当卵巢被粘连固定在较高位置经阴道穿刺无法达到时仍可借助腹腔镜取卵。

（3）开腹取卵目前很少使用，仅在有其他指征需要开腹时可同时取卵。

（三）胚胎移植的方法

胚胎宫腔内移植：指将受精卵或胚胎转移至于宫腔内，经子宫颈宫腔内移植是最常用的胚胎移植方法。

移植前嘱患者排空大小便，移植时一般采取膀胱截石位，前位子宫患者采用膝胸卧位移植，暴露宫颈后用蘸有培养液的棉球清洁宫颈，并用长棉签拭去宫颈管内的黏液，必要时先用一根试验移植管探清宫腔方向。目前多选用带外套管的有弹性的无创伤软移植管，确保抽吸胚胎后顺利移入宫腔。

六、辅助生殖手术的麻醉特点

妇女不育手术均为育龄妇女，全身状况一般良好，术前按常规做好麻醉前准备即可。麻醉方式可选择连续硬膜外阻滞或腰硬联合麻醉，对精神过于紧张的患者或腹腔镜下手术的患者可选用全身麻醉。施行椎管内麻醉的患者，如手术时间过长，患者无法耐受手术体位时，可考虑适当镇静，以确保患者的安静，以免影响手术操作。

体外受精胚胎移植术最关键的步骤之一是取卵。超声引导下经阴道取卵虽然部分患者可在局麻下完成，但局麻有时难以保证患者完全无痛，所以目前已有不少生殖中心为了完全消除患者取卵时的疼痛，采用全身麻醉或硬膜外阻滞下取卵。其中以丙泊酚复合芬太尼最为简便有效，上述两种麻醉方法均不影响总取卵数、受精、卵裂、移植胚胎分级、种植率、流产率等，但与硬膜外阻滞相比，丙泊酚复合芬太尼麻醉具有操作简单和耗时短的优点，可作为取卵的常规麻醉方法。哌替啶和氧化亚氮也可用于减轻患者取卵时的痛苦。胚胎移植一般不需全身麻醉。

（徐学森）

第十一章

产 科 麻 醉

第一节　正常分娩的麻醉

分娩疼痛是人类最常见的疼痛,亦是大部分妇女一生中所遭遇的最剧烈的疼痛。有统计资料表明约 80% 的初产妇认为分娩时宫缩痛难以忍受,同时因疼痛而烦躁、大声喊叫、影响休息可增加体力消耗,并影响子宫收缩,易造成产妇衰竭、难产,此外部分产妇因担心剧烈疼痛而选择剖宫产,从而使剖宫产率增加。从 1847 年英国医师 John Snow 用氯仿为 Victoria 女王实施第 1 例分娩镇痛以来,临床上进行了各种方法和药物的研究,如全身给予镇静或镇痛药物、全身麻醉法、局部神经阻滞法和椎管内间断推注镇痛法等。但由于镇痛效果不确定、方法较繁琐,易产生产妇低血压和对胎儿呼吸抑制等不良反应,因此未能在临床推广应用。随着患者自控镇痛和新药罗哌卡因的临床应用,大大减少了分娩镇痛对产妇、胎儿及分娩过程的不良影响,提高了分娩镇痛的有效性和安全性,使分娩疼痛治疗进入了一个新时代。分娩镇痛越来越受到产科医师、麻醉医师及患者的高度重视,成为临床重要的疼痛治疗手段。

选择分娩的镇痛方式应以患者状态、产程以及设备条件为依据,椎管内麻醉是较为理想的一种方法,其目的是在分娩时提供充分的镇痛,而尽可能减少运动阻滞。使用低浓度局麻药物可达到这一目的,复合阿片类药物时局麻药物浓度可进一步降低而仍能提供完善镇痛。

一、相关问题

(一)分娩生理

1.分娩动因的内在机制

分娩的发生、发展及完成由胎盘-胎儿分泌的一系列激素和细胞因子所决定,如前列腺素(特别是 PGE_2)、皮质醇、雌/孕激素、缩宫素以及细胞因子等,各种激素和细胞因子的分泌在妊娠末期即明显增加,分娩临产后迅速达到高峰,使子宫产生强烈的有规律的收缩,导致了分娩的发生。

2.分娩动因的外在表现

从分娩动因的外在表现看,分娩的发生是由于子宫强烈的有规律收缩,在各种辅助肌肉的配合下,使胎儿排出体外。

3.分娩的分期

分娩全过程是从有规律宫缩开始至胎儿胎盘娩出时为止,共分为3个产程。第一产程:从间歇5～6分钟的规律宫缩开始,到子宫颈口开全。初产妇需11～12小时,经产妇需6～8小时;第二产程:从子宫颈口开全到胎儿娩出,初产妇需1～2小时;第三产程:从胎儿娩出至胎盘娩出,需5～15分钟,不超过30分钟。

(二)分娩的疼痛路径

在决定采用哪种镇痛方法之前,了解分娩的疼痛路径很重要。国际疼痛研究协会将疼痛定义为"一种与确切或潜在组织损伤有关的不愉快的感觉和情感体验"。产妇对疼痛的理解是一个包括了外周和中枢机制的动态过程。有许多因素影响妇女在分娩过程中所体验的疼痛程度,包括心理准备,分娩过程中的情感支持,过去的经验,患者对生产过程的期望、缩宫素、胎位异常(例如枕后位)可能也会促使早期的分娩痛更剧烈。然而,毫无疑问的是对于大多数妇女,分娩和剧烈的疼痛是相伴的,并且往往超出预料。

第一产程痛主要由于子宫收缩,子宫下段和宫颈进行性扩张引起,信号经内脏神经的c和A_δ纤维传至T_{10}～L_1脊神经,形成典型的"内脏痛",同时邻近盆腔脏器,神经受牵拉和压迫产生牵扯痛。因此,第一产程痛特点为疼痛范围弥散不定,产妇对疼痛部位和性质诉说不清。

第二产程自宫口开全至胎儿娩出,其痛源于先露部对盆腔组织的压迫及对骨盆出口及下产道(包括会阴部)的扩张、牵扯、撕裂等,疼痛冲动经阴部神经传入$S_{2\sim4}$脊髓节段构成典型的"躯体痛",第二产程特点为刀割样剧烈疼痛、疼痛部位明确集中在阴道、直肠和会阴部。

第三产程自胎儿娩出到胎盘娩出,一般痛觉已显著减轻。

因此,要消除子宫收缩引起的疼痛需阻滞T_{10}～L_1;而要消除宫颈和盆底组织的疼痛则需阻滞S_2～S_4节段。分娩疼痛的强度通常与产妇的痛阈和分娩次数等因素有关。

(三)分娩镇痛的目的及必要性

(1)可显著减轻或消除孕妇的分娩痛,最大程度地减少孕妇的痛苦。

(2)给孕妇提供人性化的医疗服务,这是社会生活发展的必然要求。

(3)帮助孕妇树立自然分娩的信心,提高自然分娩率。

(4)阻滞交感神经,理论上还可扩张胎盘血管,增加胎儿血供;减轻或消除疼痛所导致的过度通气及其带来的对母婴各方面的不良影响,消除疼痛给孕妇带来的不适,孕妇可适当进食、休息,为分娩作好充分的准备。

(四)分娩镇痛对母婴安全性的影响

分娩镇痛在近十几年来经过不断改进和更新,很多国家已在临床上大规模推广应用。实践证明,只要规范操作,严格管理,对孕妇是一种安全可靠的镇痛方法。

大量研究证明,分娩镇痛对胎儿或新生儿是比较安全的,对胎儿没有明显的不利影响。常用的监测及评价胎儿或新生儿的方法有胎心、脐动静脉血气分析、子宫胎盘血流速率检测、Apgar评分、NACS评分等指标,还没有发现分娩镇痛对上述指标造成严重影响。局麻药(罗哌卡因、丁哌卡因)都有微量通过胎盘进入胎儿体内,但对胎儿没有明显不利影响;而阿片类药一般都可迅速通过胎盘,大剂量反复应用时对胎儿有一定的抑制作用。从目前来看,芬太尼等是目前最为安全的阿片类药,分娩镇痛常用的芬太尼浓度一般仅为1～2 $\mu g/mL$,对胎儿没有明显的不利影响。

(五)分娩镇痛对分娩的影响

分娩镇痛对分娩过程和母婴后果的影响是麻醉科和产科医护人员所共同关注的问题。硬膜外镇痛广泛用于分娩镇痛是在20世纪,目前在英国大约20%、在美国58%的产妇采用硬膜外分娩镇痛。很多学者对分娩镇痛模式(主要是椎管内麻醉)对母婴的影响,尤其是分娩过程,进行了评价。

1.对分娩内在机制的影响

分娩的发生、发展及完成由胎盘-胎儿分泌的一系列激素和细胞因子所决定,如前列腺素(特别是PGE_2)、皮质醇(Cortisol)、雌/孕激素、缩宫素以及细胞因子等,各种激素和细胞因子的分泌在妊娠末期即明显增加,使子宫产生强烈的有规律的收缩,导致了分娩的发生。"胎盘-胎儿"是一个相对独立的系统,决定着分娩的发生、发展及完成。有研究证明,分娩镇痛没有影响"胎盘-胎儿"这一相对独立的系统中各种激素的分泌,因此,对分娩的内在机制无不良影响。

2.对产程以及分娩方式的影响

准确地评价椎管内麻醉分娩镇痛对产程和剖宫产率的影响非常困难,因为要求分娩镇痛的产妇可能存在一些增加分娩不良后果的特征,如入院时属于分娩早期或胎头高浮、骨盆出口偏小、胎儿较大、初产妇等,这些特征因素可能会增加产程延长、器械助产、剖宫产以及其他不良后果(背痛、发热、会阴损伤、胎儿窘迫等)。一些回顾性研究结果认为,椎管内阻滞分娩镇痛与剖宫产率增高有关。但近期的前瞻性研究结果及循证医学的系统评价认为采用椎管内麻醉进行分娩镇痛可能增加了阴道助产率、延长产程、增加产妇发热和新生儿感染的发生率,但不增加剖宫产率。

分娩镇痛(主要以硬膜外镇痛为例)可能从以下几个方面对产程和分娩方式造成影响:①影响子宫收缩。分娩时子宫的收缩主要由胎盘各种组织分泌的各种子宫收缩激素决定,另外,交感神经也参与调节子宫的收缩。有学者的研究证明,硬膜外镇痛没有影响子宫收缩激素的分泌,但由于阻滞交感神经而造成子宫收缩一过性减弱。②腹肌和隔肌等辅助肌肉收缩力减弱及减弱程度与局麻药浓度及麻醉阻滞平面相关。③使肛提肌和盆底肌肉的收缩减弱,使胎头俯屈和内旋转受到妨碍。④分娩时产妇主动用力的愿望减弱。

3.其他

有研究发现,椎管内阻滞分娩镇痛可能增加产妇发热与新生儿感染的发生率。一些临床观察发现椎管内阻滞镇痛的产妇体温升高达38℃。椎管内阻滞镇痛是否增加产妇和新生儿感染尚有待研究。接受镇痛者产程可能更长,导致感染的可能性增加,也可能存在体温调节功能的改变以及产程中高代谢以及热量再分布等原因。

二、孕妇准备

(一)镇痛前评估及检查

1.产妇的病史和体检

重点应放在详细了解和麻醉有关的产科病史和仔细检查气道。如果选择区域性麻醉镇痛,应进行必要的背部和脊柱检查。为保障产妇和新生儿的安全以及产妇生产的顺利,麻醉医师应与产科和儿科医师,针对每个患者的具体情况进行讨论。此外,注意了解有无高血压、糖尿病等妊娠合并症。

2.禁食情况

在待产期间,适当饮用液体饮料可使患者减少口渴、提神、补充能量以及增加舒适感,但不是所有的饮料都可以饮用,这里指的是无渣的液体饮料,也就是国内所说的清流食,譬如:清水、无渣的水果汁、汽水、清茶和不加牛奶的咖啡等。产妇饮用的液体种类比饮用的液体容量更有临床意义。饮用液体应因人而异,如产妇有下列情况应适当限制液体的饮用:胃肠动力失调(如肥胖症、糖尿病、胃食管反流等情况)、困难气道、有需手术分娩的可能性(如胎儿健康情况不明、产程进展缓慢等情况)。

3.增加凝血功能检查

是否应对每个产妇做血小板检查,曾经有过争议。现认为对健康的产妇不需要常规做血小板的检查,但对患有能改变血小板浓度疾病(譬如妊娠高血压)的患者应做血小板检查。因此,临床决策应根据每个患者的具体情况而定。

(二)术前用药

(1)不建议常规术前用药(如阿托品,心率的增加可增加产妇的耗氧)。

(2)妊高症患者降压药持续至术前。

(三)术前准备

麻醉机和复苏用品,包括新生儿复苏用品及抢救药品。胎儿娩出时应有新生儿医师协助治疗。监测方面,除了常规监测以外,关于胎儿心率的监测,在美国,对妊娠超过 20 周的产妇实施区域阻滞麻醉前后,都应由专业人员监测胎儿的心率。

三、常用方法及优缺点

许多局部麻醉技术用于分娩时既提供理想的镇痛效果,同时对母亲和胎儿的不良影响又很小。与静脉和吸入麻醉技术相比,局部麻醉可控性更强,更有效,抑制效应更少。最常用的局部麻醉技术是椎管内麻醉镇痛,尤其是硬膜外镇痛。较少用的有腰交感神经阻滞。有时产科医师也使用宫颈旁麻醉、阴部麻醉、局部会阴浸润麻醉技术。每一种技术都有其优点和缺点,须根据设备条件、患者情况及麻醉医师的经验等选择采用。

(一)椎管内麻醉

1.蛛网膜下腔阻滞

穿刺点以 $L_{3\sim4}$ 为宜,可以采用坐位或侧卧位下实施。对于肥胖的产妇,坐位是蛛网膜下腔穿刺的最佳体位。蛛网膜下腔注入小剂量阿片类药物,可以迅速达到镇痛效果。例如 $10\sim20\ \mu g$ 芬太尼或 $3\sim6\ \mu g$ 舒芬太尼,可以立即缓解产妇产程中疼痛。蛛网膜下腔阻滞的优点是起效快,阻滞效果完善,缺点是镇痛时间不易控制,不能任意延长镇痛时间,而且术后头痛的发生率较高,因此目前在临床上应用较少。

2.硬膜外阻滞

硬膜外阻滞是最为常用的分娩镇痛方法,其优点为镇痛效果好,麻醉平面和血压较容易控制,对母婴安全可靠。其缺点为起效缓慢。

有一点穿刺和两点穿刺置管两种。一点穿刺置管法:穿刺 $L_{3\sim4}$ 或 $L_{4\sim5}$ 间隙,向头置管 3 cm。两点穿刺法一般选用 $L_{1\sim2}$ 穿刺,向头置管 3 cm,和 $L_{4\sim5}$ 穿刺,向尾置管 3 cm,上管阻滞 $T_{10}\sim L_2$ 脊神经,下管阻滞 $S_{2\sim4}$ 脊神经,常用 1% 利多卡因或 0.25% 罗哌卡因,在胎儿监测仪和宫内压测定仪的监护下,产妇进入第一产程先经上管注药,一次 4 mL,以解除宫缩痛。于第一产程后半期置管注药,一次 3～4 mL(含1：20万 U 肾上腺素),根据产痛情况与阻滞平面可重复用药。只要用药得当,麻醉平面不超过 T_{10},对宫缩可无影响。两点穿刺法对初产妇和子宫强直收缩、疼痛剧烈的产妇尤为适用,用于先兆子痫产妇还兼有降血压和防抽搐功效,但局麻药中禁加肾上腺素。分娩镇痛禁用于原发和继发宫缩无力,产程进展缓慢,以及存在仰卧位低血压综合征的产妇。两点穿刺法用于第二产程时,因腹直肌和提肛肌松弛,产妇往往屏气无力,由此可引起第二产程延长,或需产钳助产。因此,在镇痛过程中应严格控制麻醉平面不超过 T_{10},密切观察产程进展、宫缩强度、产妇血压和胎心等,以便掌握给药时间、用药剂量和必要的相应处理。

硬膜外分娩镇痛常用的局麻药物为罗哌卡因和丁哌卡因,常复合应用阿片类药如芬太尼、舒芬太尼等。常用的药物浓度为 0.075%～0.125%罗哌卡因(丁哌卡因)＋1～2 μg/mL 芬太尼。常用的硬膜外分娩镇痛方法有连续硬膜外镇痛(CIEA)和孕妇自控硬膜外镇痛(PCEA),其中PCEA 是目前最为常用的硬膜外镇痛方法。具体方法为:穿刺点选择 $L_{3～4}$ 或 $L_{2～3}$,穿刺成功后给 1.0%利多卡因 3～5 mL 作为试验量,观察 5 分钟无异常接电脑泵,首剂设为 8～10 mL,每小时量设定量 6～8 mL,PCA 量设定为 3～5 mL,锁定时间为 10～15 分钟。PCA 可由孕妇或助产士给药,胎儿娩出后可给予 2%利多卡因以消除会阴缝合的疼痛。其优点为镇痛效果满意,对运动神经影响轻,而且减轻了麻醉医师的工作量,又可个体化用药。其缺点为镇痛作用起效较慢。

PCEA 让患者自己用药来控制镇痛程度,而很少需要麻醉医师干涉,运动阻滞也轻,泵控可获得更广泛的药物扩散范围,较浅的麻醉也减少了产妇低血压的发生率。PCEA 使用局麻药的总量减少,提供更符合产妇需要的药物剂量,与标准硬膜外镇痛技术相比产妇的满意度增加。PCEA 是目前最有效的分娩镇痛方法,如果配合适当的产科处理,硬膜外镇痛技术可以达到令人满意的低钳助产率和剖宫产率,让患者享受到无痛分娩的经历。

3.蛛网膜下腔-硬膜外联合阻滞(CSE)

1984 年首次报道 CSE 用于剖宫产,现在已经迅速推广。近十几年来,CSE 在产科的应用越来越多。CSE 结合了腰麻和硬膜外的特点,起效快并且肌肉松弛良好,和腰麻相比可较好地控制麻醉平面并可任意延长麻醉时间;由于可以随时追加药物,因而可以使用小剂量局麻药,这样可以减少蛛网膜下腔阻滞平面过高和低血压的发生;还可提供术后镇痛。此外,现在 CSE 的穿刺器械有了很大的改进。例如普遍使用管内针技术,从而使针芯更细,减弱了硬膜的损伤程度,同时避免了和皮肤的直接接触,减少了感染的机会;笔尖式针芯、针孔侧置使针芯不似传统的斜面式腰麻针那样切开硬脊膜,而是分开硬脊膜,对硬脊膜的损伤更小、且更容易愈合,明显减少了脑脊液的外漏等。正是由于这些方法和技术上的改进,使 CSE 的并发症发生率大大降低。

具体方法:硬膜外穿刺成功后,用特制细针芯刺穿硬膜,见有脑脊液流出,推入小剂量镇痛药(15～20 μg芬太尼或 3～6 μg 舒芬太尼＋1.5～2.5 mg 罗哌卡因或丁哌卡因),然后从硬膜外置管保留,至孕妇自感疼痛时再从硬膜外给低浓度局麻药(0.075%～0.125%罗哌卡因＋1～2 μg/mL芬太尼或0.1 μg/mL舒芬太尼)。用 CSE 行分娩镇痛结合了腰麻和硬膜外的优点,先从蛛网膜下腔少量给药以快速起效,需要时再从硬膜外持续给药,可任意延长镇痛时间。该方法镇痛效果迅速、确切,对运动神经影响小,由于蛛网膜下腔给药量极少(1.5～2.5 mg 罗哌卡因或丁哌卡因),因此对呼吸循环的影响小。其缺点为有一定的不良反应,如芬太尼注入蛛网膜下腔可导致一定程度的瘙痒,存在一定的感染风险,其头痛发生率是否增高还存在争论,有研究认为由于穿刺器械的改进,头痛以及感染的发生率极低,和硬膜外相比并没有明显差别。

4.可行走式分娩镇痛（AEA）

可行走式分娩镇痛是根据孕妇的运动能力来定义的。它是指在给孕妇提供满意的镇痛的同时充分保留孕妇的运动能力，在分娩的第一产程，孕妇可自如的行走，并可适量进食，充分休息，对孕妇非常方便。AEA 对运动神经的影响轻微，最大限度地保留了辅助肌肉在分娩中的作用，减轻硬膜外阻滞对分娩的影响。而且孕妇在行走时，胎儿的重力作用可能会加速分娩，曾有研究报道可行走式分娩镇痛可以缩短产程。因此，目前应用越来越广泛。AEA 包括两种方法，原理基本相似。①患者自控硬膜外镇痛：是目前最为流行的方法，一般采用 $0.075\%\sim0.1\%$ 罗哌卡因＋$1\sim2$ $\mu g/mL$ 芬太尼，镇痛效果确切，对母亲胎儿影响小。研究证明，罗哌卡因的量大于 0.1% 则有可能影响孕妇运动能力，小于 0.075% 则有可能镇痛效果不满意，一般以 0.1% 罗哌卡因＋$1\sim2$ $\mu g/mL$ 芬太尼为佳（PCEA）。②腰麻-硬膜外联合阻滞（CSE）：方法已如上述。其特点为蛛网膜下腔局麻药药量极少（$1.5\sim2$ mg 罗哌卡因或丁哌卡因），芬太尼药量 $15\sim20$ μg，硬膜外用量同上。

5.骶管阻滞

主要用于第二产程以消除会阴痛。缺点为用药量大；穿刺置管易损伤血管或误入蛛网膜下腔，发生局麻药中毒者较多；麻醉平面过高可能影响宫缩频率和强度。此外，因盆底肌肉麻痹而无排便感，不能及时使用腹压，延长第二产程。故一直未能广泛应用。

（二）全身麻醉

在分娩过程中，可使用亚麻醉浓度的吸入或静脉麻醉药来缓解产程中疼痛。这种疼痛缓解技术不能与临床普遍使用的全麻相混淆，后者可以产生意识模糊和保护性喉反射丧失。这种技术可以作为椎管内麻醉的辅助用药或者用于无法应用局部麻醉的产妇；可以间断性（在子宫收缩过程）或者连续性的给药。产妇可以自行给药，但是必须同时有一名医护人员在场来保证足够的意识水平和正确的使用仪器。

1.静脉给药分娩镇痛

麻醉性镇痛药（如吗啡、哌替啶、芬太尼等）及镇静药（如地西泮、氯丙嗪、异丙嗪等）在产科的应用时间较长，使用也较为普遍。须注意，二者都极易透过胎盘，且对胎儿产生一定的抑制。静脉全麻药应用较多的是氯胺酮。作为一种 NMDA 受体拮抗剂，氯胺酮可引起分离麻醉，早在 1968 年就已用于产科，具有催产、消除阵痛增强子宫肌张力和收缩力的作用，对新生儿无抑制，偶可引起新生儿肌张力增强和激动不安。

根据 Fick 定律，目前常用于产科的全麻药经胎盘转运至胎儿体内均是时间依赖性与剂量依赖性的，提示在全麻下用药剂量越大，母/脐静脉血药浓度越高，分娩时间越长，母/脐静脉血药浓度越接近而对胎儿影响越大。因此应强调低浓度、短时间使用。值得注意的是，研究表明不少临产妇禁食 $8\sim24$ 小时后胃内仍有不少固体内容物，因此所有产科患者围麻醉期均应按饱胃处理，尤其是对于准备使用亚麻醉剂量的全麻药物的产妇，采用积极措施防治反流和误吸。①间断给药法：是指根据患者的需要，每隔一段较长的时间（$60\sim90$ 分钟）将大剂量阿片类镇痛药从静脉给予，这种方法容易使母体、胎儿血药浓度急剧升高，造成呼吸抑制等不良反应的发生。②静脉自控镇痛（PCIA）其基本方法和硬膜外自控镇痛（PCEA）相似，先给一定量首剂，再静脉持续给予维持量，同时设置患者自控给予 bolus 量和锁定时间，这些都由电脑泵控制。可根据患者的需要自己给药，提高了镇痛的满意率，同时使母体和胎儿的血药浓度平稳，并减少了药物的需要量，采用 PCA 给药也体现了个体化给药的原则。PCIA 所用的药物仍以阿片类为主，一般为哌替啶或者芬太尼,由于新出现的药物雷米芬太尼代谢快,蓄积量少,对胎儿的影响可能较小,其应用正在受到重视。

尽管静脉镇痛分娩的方法有了较大的改进,但所用传统的阿片类药仍存在较大不足:一是镇痛不完善,一般只有2/3左右的孕妇表示满意;二是阿片类药量偏大,对母婴的影响较大,无论是哌替啶还是芬太尼都可能引起胎儿呼吸的抑制、Apgar评分、NACS评分的改变,增加纳洛酮的使用率。有研究显示,新药瑞芬太尼用于PCIA有较为满意的镇痛效果,同时对胎儿无明显的不良反应,但也有研究者对此持谨慎态度。但对于孕妇有硬膜外阻滞禁忌证时,PCIA也有应用的价值。

2.吸入给药分娩镇痛

氧化亚氮和氟类吸入麻醉药已被成功的应用于分娩的麻醉。氟类吸入麻醉药麻醉效果与氧化亚氮相当或更佳,但其应用由于可致困倦,气味难闻以及费用较高而受到限制。使用这类药物的最大风险就是意外的剂量过大导致的意识不清和保护性反射消失。此外,因多数采用半紧闭法给药,若产房没有换气系统,可能导致相关医护人员长期暴露在一个过高水平的吸入麻醉药的环境中。

(1)氧化亚氮:氧化亚氮吸入体内后显效快,30～60秒即产生作用,停止吸入后数分钟作用消失。同时,氧化亚氮镇痛作用强而麻醉作用弱,质量分数为30～50,亚麻醉质量分数＞80才有麻醉作用。这些药理学特点使氧化亚氮成为较理想的分娩镇痛药。氧化亚氮吸入分娩镇痛具有下列优点:①镇痛效果好,能缩短产程;②不影响分娩方式,不抑制胎儿呼吸和循环功能,不增加产后出血量,安全,无明显不良反应;③产妇始终保持清醒,能主动配合完成分娩;④显效快,作用消失也快,无蓄积作用;⑤有甜味,无呼吸道刺激性,产妇乐于接受,且使用方便。

氧化亚氮的镇痛效果与其间断吸入的时机和量有着重要的关系。由于氧化亚氮吸入后需30～60秒方起效,而子宫收缩又先于产痛出现,故间断吸入镇痛至少要在子宫收缩前50秒时使用,这样才能使镇痛作用发生与产痛的出现在时相上同步。若在疼痛时才开始吸入,不但起不到镇痛效果,反而易于在间歇期进入嗜睡状态,并伴有不同程度的头晕、恶心。一般应在每次子宫收缩前30～45秒时,嘱产妇吸入较适宜,宫缩间歇期停止吸入,这样既能有效镇痛,又不至吸入过量,同时严密监测产程进展及胎心变化情况,观察产妇的意识是否清醒,发现有头晕、恶心现象,可暂停吸入氧化亚氮即可很快恢复正常。

使用时应注意产妇对氧化亚氮的敏感性和耐受力有个体差异,麻醉医师须随时了解镇痛效果和不良反应,如出现头晕、乏力、嗜睡或不合作情况,说明已过量,应及时减少吸入次数和深度,以确保安全有效。其次,因氧化亚氮的弥散性缺氧作用,对于缺血缺氧的心肌可能有害,加之长时间(＞50小时)吸入氧化亚氮对骨髓增生可能有不良反应,因此对心肺功能不全、血液病及妊娠子痫等产科并发症患者须慎用。

(2)氟烷类吸入麻醉药:氟烷类吸入麻醉药都易于通过胎盘,可引起与剂量相关的子宫收缩抑制,浅麻醉时对子宫抑制不明显,对胎儿也无明显影响;深麻醉对子宫有较强的抑制,容易引起子宫出血。多作为氧化亚氮的辅助药物,有比氧化亚氮更强的镇痛效果,于第二产程开始时间断吸入。0.2%～0.25%恩氟烷、异氟烷及地氟烷也被成功的应用于分娩的麻醉,效果似乎与氧化亚氮相当。

(三)其他技术

局部麻醉包括宫颈旁阻滞、阴部神经阻滞、椎旁腰交感神经阻滞、外阴及会阴部局部浸润麻醉等,只要掌握合理的局麻药用量,避免误注入血管,局部麻醉不影响宫缩和产程,不抑制胎儿,对母子都可较为安全,更适于合并心、肺、肾功能不全的产妇。但这些方法都存在镇痛效果不确切,患者满意度不高的问题。虽然产科医师仍旧将这类技术用于非产科手术,但是它在产科的应用因为引起胎心减慢、局麻药中毒、神经损伤和感染而受到限制。这种胎心减慢的病因学可能与子宫血流降低以及胎儿血中局麻药水平较高有关。常用药物为 0.5% 利多卡因。

1.宫颈旁阻滞

宫颈旁阻滞是一种用于不想或不能接受神经根阻滞的孕妇的替代技术,是一种操作相对简单的阻滞,为第一产程提供镇痛,并且不会影响分娩的进程。其方法是通过子宫和子宫颈结合的侧后部,将局麻药注入子宫颈阴道侧穹隆黏膜下以阻滞穿过子宫颈中心的神经。因为这种阻滞不影响会阴部的躯体感觉纤维,所以不能缓解第二产程的疼痛,仅适于第一产程镇痛,可加快宫口扩张,缩短第一产程减轻疼痛。

2.阴部神经阻滞麻醉

会阴神经来源于较低位骶部神经根($S_{2\sim4}$),支配阴道下段、阴道外口和会阴部的感觉及会阴部肌肉的运动。经阴道途径容易阻滞该神经,在两侧骶棘韧带后注入局麻药。适于第二产程,在宫口开全后开始阻滞,可缩短第 2 产程。此法可为阴道分娩和低位产钳分娩提供满意的镇痛,但是在中位产钳分娩、阴道口损伤和宫腔探查时镇痛不足,而且阻滞的失败率较高。

3.其他

椎旁腰交感神经阻滞可用于阻止第一产程中由子宫产生的疼痛的传导。虽然这项阻滞技术实施困难,但与子宫颈旁阻滞相比,相关的并发症似乎要少得多。

四、注意事项

分娩结局受多方面因素的影响,包括镇痛药物种类及浓度的选择、镇痛实施的时机、分娩镇痛疗效的观察、分娩镇痛不良反应的防治、产妇对疼痛理解和对镇痛的要求、缩宫素的使用、产程中的积极管理以及产科医师对分娩过程的指导等。良好的分娩结局有赖于麻醉医师、产科医护人员以及产妇的密切配合。

(一)积极预防和处理分娩镇痛对产程的影响

1.积极地使用缩宫素

缩宫素是一种强烈的子宫收缩剂,早已在临床上常规使用。硬膜外分娩镇痛虽然可造成子宫收缩的一过性减弱,但完全可以用缩宫素来纠正。

2.降低局麻药的浓度

复合一定量的阿片类药物如芬太尼,可使局麻药物浓度大幅度降低,目前所用的局麻药浓度一般为0.075%~0.100%罗哌卡因或丁哌卡因,镇痛效果满意,患者可以自如行走,对运动神经影响轻微,对患者各种辅助肌肉几乎没有影响。

3.积极的产程管理

其管理措施包括:积极的宫颈检查,早期破膜,缩宫素的使用以及对难产严格的诊断标准。通过积极的产程管理可明显降低分娩镇痛对产程的影响。研究证明,通过这些方法的采用,硬膜外镇痛对分娩的影响是可以消除的,实验组和对照组的产程和分娩方式没有明显差别。

(二)积极预防和处理分娩镇痛的相关并发症

1.硬脊膜穿刺后的头痛

硬脊膜穿刺后头痛的病理生理主要有两个方面:颅内压降低与代偿性脑血管扩张。硬脊膜穿刺后头痛的临床过程并非都表现为自限性,亦并非都表现为良性,患者常主诉体位性头痛,有的可出现外展神经麻痹、听觉障碍和硬脊膜下出血。目前治疗多采用硬膜外填充和保守治疗。研究证据支持延迟填充,即在硬脊膜穿刺24小时后进行。

2.麻醉期间低血压

椎管内麻醉,尤其是蛛网膜下腔阻滞,对孕妇循环系统影响较大,诸多学者应用多种液体(胶体液、晶体液)、不同液体量(10~30 mL/L)和各种血管加压药物试图解决这一问题,但是并不能完全消除低血压的发生。麻醉之前一定要开放静脉通道,如果时间允许,尽可能在麻醉前迅速预防性扩容,同时准备好常用的升压药品。产妇最好采用左侧倾斜30°体位。液体预扩容能防止产科手术中低血压,不管使用何种液体预扩容,均必须有足够的量(最好是1 000~1 500 mL晶体液进行中度水化),才能显著增加心排血量,以有效地防止椎管内麻醉时的低血压。液体预扩容可达到增加血容量,降低低血压发生率的目的,早期、积极地应用药物处理低血压,麻黄碱有防治产科低血压的效果,研究认为单次5~10 mg剂量麻黄碱对于液体预扩容的剖宫产者小剂量蛛网膜下腔麻醉时可起到预防低血压的作用。如果持续低血压,应立即手术分娩。

3.产后腰背痛

产后腰背痛较常见发生率为15%~30%,主要原因为产妇负荷减轻、产妇体重增加和分娩后骨盆韧带及腹部肌肉还处于松弛状态。椎管内麻醉是否引起产后腰背痛目前还没有定论,但穿刺点局部不适在椎管内麻醉中常见。

4.神经损伤

近年来发现,由于神经损伤并发症引起的医疗纠纷较多,分析其原因有以下几种:①操作损伤,以感觉障碍为主,大多数患者数周内缓解,神经根损伤,有典型根痛症状,很少有运动障碍;与穿刺点棘突的平面一致,而脊髓损伤为剧痛,偶伴意识障碍。②脊髓前动脉栓塞,前侧角受损(缺血坏死)表现,以运动功能障碍为主的神经症状,因可能有严重低血压,局麻药中肾上腺素浓度过高,血管变(糖尿病)。③粘连性蛛网膜炎,注药错误或消毒液、滑石粉等误入蛛网膜下腔造成。④血肿压迫。凝血功能障碍,产妇的血管丰富易穿破出血造成血肿。

5.反流及误吸

产科麻醉中,产妇反流及误吸的发生率相当高。产妇发生误吸性肺炎的主要危险因素有四个:①胃内充满酸性内容物,尤其是在急诊产科手术患者。②腹内压或胃内压增加。③食管道下端括约肌(LES)的屏障压下降。④食管上端括约肌的保护机制丧失或实施环状软骨压迫操作延迟。产妇胃肠运动减弱和胃排空延长,因此术前禁食禁饮应相应延长。

降低产妇酸误吸危险性的主要措施包括:①降低产妇的胃液量和酸度,除进行胃内容物抽吸外,尚可采取药理学措施。②尽量避免产科患者使用全身麻醉,采用可维持母体意识清醒的其他麻醉方法。③对母体的呼吸道进行合理的评估,即使是急诊手术亦应如此。④提高紧急和择期气管插管(或通气)失败处理的水平。⑤气管插管操作中采用压迫环状软骨操作。

6.仰卧位低血压综合征

孕妇仰卧位时,子宫压迫下腔静脉及腹主动脉,静脉回心血量显著减少,心排血量降低,血压明显降低。这时应将子宫移向左侧,或将手术台往左侧倾斜。注意在硬膜外注药后血压急剧降低,用麻黄碱效果不理想或血压回升后又很快下降应考虑仰卧位低血压综合征。将子宫移向左侧是防治仰卧位综合征最有效的办法。

(王学亮)

第二节　剖宫产的麻醉

近年来,国内剖宫产率显著增高(25%～50%),剖宫产麻醉是产科麻醉的主要组成部分。麻醉医师既要保证母婴安全,又要满足手术要求、减少手术刺激引起的有害反应和术后并发症,这是剖宫产手术麻醉的基本原则。剖宫产麻醉的特点:其手术与其他专科手术比较相对简单、时间短小,如果不出现并发症则恢复较顺利,但由于麻醉医师面对的是产妇特殊的病理生理改变以及孕妇、胎儿的双重安危,不恰当的麻醉处理可导致严重的甚至致死性的后果,因此,剖宫产手术对麻醉的要求很高,对围麻醉期的每一个环节都必须予以高度的重视,如采用的技术方法和药物在使用前应反复权衡,避免或减少使用可能透过胎盘屏障的药物,麻醉方法的选择应力求做到个体化。

剖宫产麻醉要点:①麻醉医师应有足够的经验和预防、处理并发症的能力与条件,以最大限度保证母婴安全;②在妊娠期间孕妇的病理生理发生了一系列明显的变化,必须针对这些变化考虑麻醉处理,做好紧急处理失血、栓塞、呼吸循环骤停等严重并发症的应对措施;③一些妊娠并发症如先兆子痫、子痫、产前与产后出血等增加了麻醉风险,麻醉医师应拓宽知识面,能事先考虑到并有效处理围产期的各种问题。因此,作好剖宫产麻醉的关键是必须通晓产妇的病理生理改变,掌握各种麻醉技术,了解麻醉药物对胎儿的影响,合理选择麻醉方法,并注重围术期麻醉医师、产科医师、及相关人员及时有效的沟通与协作,这样才能最大限度地保证母婴安全。

一、择期剖宫产麻醉

(一)麻醉特点

目前,造成择期剖宫产率升高的原因是多方面的。

(1)选择性剖宫产比率的上升是使剖宫产率增高的原因之一。国外把以社会因素为指征的剖宫产称为选择性剖宫产,即指母体无合并症,缺乏明显的医学指征而患者积极要求的剖宫产。

(2)母婴有异常者,为了确保母婴安全,临床工作中常常放宽了剖宫产的指征,如:①头位难产,包括骨盆狭窄、畸形、头盆不称、巨大胎儿、胎头位置异常等;②瘢痕子宫;③胎位异常,包括:臀位、横位等;④中重度妊娠高血压综合征;⑤前置胎盘;⑥妊娠合并症。

(3)剖宫产手术技术和麻醉安全性的提高,使剖宫产率有了不断上升的趋势。

其麻醉特点为:①麻醉医师、产科医师、患者三方都有充足的准备时间,利于术前准备,包括满意的禁食水,良好的术前评估、合理的麻醉选择等;②没有发动宫缩的产妇剖宫产后易出现宫缩乏力,应备好促进子宫收缩的药物及做好补液、输血的准备。

(二)麻醉前准备及注意事项

麻醉医师必须深刻地认识到产科麻醉的风险,高度的警惕性与合理的防范措施可确保产科麻醉的安全。

1.术前评估

麻醉医师应全面了解孕产妇有关病史,包括既往史、药物过敏史、实验室检查结果,同时在麻醉前产科医师应监测胎心,预测手术的紧迫程度及胎儿的风险,并同麻醉医师积极沟通母胎的情况,产妇是否合并有严重并发症,如妊娠高血压综合征、先兆子痫、心肝肾功能不良等,并了解术前多科会诊结果、术前用药的效果以指导术中用药,对凝血功能障碍或估计有大出血的产妇应做好补充血容量和纠正凝血障碍的各种准备。麻醉前必须评估凝血功能状态,对凝血功能的评估以及麻醉方法的选择可能是年轻麻醉医师的难点。许多行剖宫产的产妇往往合并凝血功能异常,如妊娠期高血压疾病、子痫、HELLP综合征(妊娠高血压综合征患者并发溶血、肝酶升高和血小板减少,称为 HELLP 综合征)、预防性抗凝治疗等。评估凝血功能的方法包括实验室检查及临床观察是否有出血倾向的表现,其中实验室检查方法主要有:出血时间(BT)、凝血酶原时间(PT)、部分凝血酶原激活时间(APTT)、血小板计数(PC)、国际标准化比率(PT-INR)、血栓弹性图描记法等。只有通过对多种检查结果的综合分析,才能全面评估产妇的凝血功能情况。产妇的血小板由于高凝状态的耗损往往较低,美国麻醉学会(ASA)曾建议血小板 $<100\times10^9/L$ 的产妇尽量避免椎管内麻醉而选择全身麻醉。但国内学者认为血小板 $<50\times10^9/L$ 或出血时间 >12 分钟应禁忌椎管内麻醉。血小板在 $(50\sim100)\times10^9/L$ 之间且出血时间接近正常者应属相对禁忌,预计全麻插管困难者可谨慎选用椎管内麻醉,但需注意操作轻柔。另外,如果各项凝血功能的实验室检查结果都正常而且临床上无任何易出血倾向表现者,只要血小板 $>50\times10^9/L$,也可谨慎选用椎管内麻醉。当然,麻醉方法的选择还与麻醉医师的熟练程度密切相关。

2.术前禁食禁饮

由于产妇胃排空延迟、不完全,对于择期剖宫产产妇必须禁食固体食物 $6\sim8$ 小时,对于无并发症的产妇在麻醉前 2 小时可以进清液体。由于产妇糖耐量下降,考虑到胎儿的糖供应,术前可补充适量的 5%葡萄糖液。

3.术前用药

目前,剖宫术前镇静药的应用并不常见,但对于某些具有合并症的产妇,如:先兆子痫或其他原因引起的癫痫样发作、抽搐等,必须给予镇静剂加以控制。对于合并精神亢奋、焦虑过度的产妇在耐心劝解效果不良时可以在严密监测母胎情况下静脉注射咪达唑仑 $1.0\sim2.5$ mg。

对于可以选择椎管内麻醉的产妇,不常规给予抗酸剂,选择全麻的产妇为了降低胃内容物的酸度,可在麻醉前给予抗酸剂,临床常用 H_2 受体拮抗剂,如西咪替丁、雷米替丁以减少胃酸的分泌,需要注意的是 H_2 受体拮抗剂不能影响胃内容物本来的酸度,需在麻醉前 2 小时前应用才有效。或者术前 30 分钟内口服枸橼酸钠液 30 mL,效果更佳。

对于易恶心、呕吐的产妇可以麻醉前静脉注射 5-HT 受体拮抗剂如格拉司琼、恩丹西酮等,以预防术中各种原因导致的恶心、呕吐,减少反流、误吸的发生率。

4.麻醉方法的选择及准备

择期剖宫产术的麻醉选择主要取决于产妇的情况,大多数可以选择椎管内麻醉,包括硬膜外麻醉,蛛网膜下腔麻醉或腰麻-硬膜外联合麻醉。对于椎管内麻醉有禁忌证或合并精神病不能合作的患者,可选择全身麻醉。

麻醉前,麻醉医师必须亲自检查麻醉机、氧气、吸引器、产妇及新生儿的急救设备、药物,以便随时取用。根据术前的评估状况,向巡台护士口头医嘱患者所需的套管针型号及穿刺部位,以便输血、补液。备好各项监测手段,包括血压、心电图、脉搏氧饱和度。对于心肺功能障碍、凝血功能障碍等高危产妇应进行有创监测,动态观察动脉压及中心静脉压,以指导术中容量补充,并可以及时进行血气分析,合理调节产妇的内环境稳态。

5.术前知情同意

麻醉医师经过认真的术前评估后,拟定麻醉方案,向产妇简述麻醉过程,以征得其信任与配合,并客观地向患者及其家属说明麻醉风险,以获得理解与同意并签写麻醉同意书。对于选择性剖宫产者,要特别注意意外情况的告知,如麻醉的严重并发症,围产期大出血等。

6.关于预防性扩容

剖宫产麻醉大多数选择椎管内麻醉,椎管内麻醉后,由于交感神经阻滞,血管扩张,相对血容量不足而引起低血压;加之产妇仰卧位时下腔静脉受压,使回心血量下降而发生仰卧位低血压综合征。产妇低血压又会导致子宫血流量下降,引起胎儿缺氧,所以为了减少椎管内麻醉所致低血压的发生,在实施椎管内麻醉前进行预防性扩容治疗是十分必要的。

(1)晶体液的选择:生理盐水虽为等张液,但除含钠离子和氯离子外不含其他电解质,且氯离子含量高于血浆,大量输入可造成高钠血症和高氯血症,现已被乳酸钠林格液取代。

乳酸钠林格液:林格液是在生理盐水的基础上增加了 Ca^{2+}、K^+ 等电解质,属等张溶液。乳酸钠林格液在此基础上又增加了乳酸钠 28 mmol/L,更接近于细胞外液的组成,但为低 Na^+、低渗液。乳酸钠林格液又称为平衡盐溶液,主要用于补充细胞外液容量。输入后在血管内存留时间很短,且还有稀释血液,对红细胞的解聚作用,妊娠末期,产妇自身血容量增多,常合并有稀释性血细胞降低,因此,椎管内麻醉引起的低血压不能完全通过乳酸钠林格液来纠正,相反,大量输注可以降低携氧能力,使剖宫产后肺水肿与外周水肿的危险性增加。

葡萄糖液:葡萄糖液是临床上常用的不含电解质的晶体液,然而,麻醉与手术期间由于应激反应会使血糖增高,若术中输入葡萄糖液,产妇和胎儿都可能发生高血糖,并且出现相关的不良反应,可降低脐动静脉血的 pH 和胎儿的血氧饱和度,出现新生儿反应性低血糖和大脑缺血引起的神经系统功能损伤。因此,剖宫产术中基本不用葡萄糖液扩容。

(2)胶体液的应用:剖宫产麻醉前应用胶体液主要是预防低血压,在 Ueyama 的研究中用晶体液(乳酸林格液)与胶体液(中分子羟乙基淀粉)做了扩容效应的比较:当快速输注 1 500 mL 晶体液后 30 分钟,仅 28% 的输注量留在血管内,只增加血容量 8%,而心排血量无显著变化。当输注胶体液(贺斯,HES)后,100% 留在血管腔内,输入 500 mL 和 1 000 mL 胶体液可分别增加心排血量 15% 和 43%,同时降低腰麻引起的低血压发生率达到 17% 和 58%。这一研究结果表明若想有效降低低血压的发生率,预防性扩容必须足量到使心排血量增加,选择胶体液可以达到事半功倍的效果。

在剖宫产术中目前常用的胶体液有羟乙基淀粉(贺斯和万汶)、琥珀酰明胶(佳乐施)。临床一般选择晶体液与胶体液的容量比为 2:1 至 3:1,既可有效减少低血压的发生,对产妇和新生儿又不会带来任何不良影响,但研究显示明胶的类变态反应发生率较羟乙基淀粉明显增高。

7.围术期的用药

(1)术前应用地塞米松:择期剖宫产,尤其是选择性剖宫产,多数是在产程未发动、无宫缩情况下进行,容易引起新生儿湿肺等并发症,应用地塞米松预防可减少并发症的发生。地塞米松为糖皮质激素类药物,能刺激肺表面活性物质基因的转录,上调肺表面活性物质 mRNA(SPmRNA)的表达,并维持其稳定性,从而增加肺表面活性物质产生。此外应用地塞米松可以增加 SPmRN A 的水平,提高肺泡Ⅱ型细胞对表面活性物质激动剂如 ATP 的敏感性,且随地塞米松浓度升高敏感性升高。另外它还可通过多种途径促进肺成熟,如通过增加肺组织抗氧化酶活性,增加肺组织抗氧化损伤的能力,上调肺内皮型一氧化氮合成酶表达,增加上皮细胞钠离子通道活性等。而且静脉注射地塞米松有预防恶心、呕吐的作用,研究显示,此作用的最低有效剂量为 5 mg。

(2)预防性应用葡萄糖酸钙:妊娠时子宫肌组织尤其是子宫体胎盘附着部的肌细胞变肥大,胞浆内充满具有收缩活性的肌动蛋白和肌球蛋白,进入肌内的钙离子与肌动蛋白、肌球蛋白的结合,引起子宫收缩与缩复,对宫壁上的血管起压迫结扎止血作用,同时由于肌肉缩复使血管迂回曲折、血流阻滞,有利血栓形成血窦关闭。另外钙离子是凝血因子Ⅳ,在多个凝血环节上起促凝血作用。尤其是对于术前没发动宫缩但要行选择性剖宫产的患者,由于术后部分患者子宫平滑肌细胞不能及时收缩致产后出血量增多。有研究报道,妊娠晚期选择性剖宫术术前静脉滴注葡萄糖酸钙能有效预防产后出血、降低产后出血发生率。

(3)预防性应用抗生素:关于预防性应用抗生素问题一直有争议,提倡应用者认为,正常孕妇阴道和宫颈内存在着大量细菌,各种菌群保持着相对稳定性,当剖宫产时子宫切口的创伤,手术干扰和出血等可使机体免疫抵抗力下降,为阴道内细菌上行入侵和繁殖创造了机会。细菌一旦入侵后即大量繁殖,其倍增时间为 15~20 分钟。因此选择性剖宫产术后感染实为阴道内潜在病原菌的内源性感染。鉴于选择性剖宫产术前患者并无感染存在,抗生素的使用完全是预防手术创伤而引起的感染,故抗生素应在细菌污染或入侵组织前后很短时间内达到局部组织。术前30 分钟应用抗生素能把大量的细菌消灭在手术前,当手术时药效在血液中已达到高峰。但麻醉医师须了解抗生素与麻醉药物的关系,避免围术期药物的相互作用对母婴安全造成影响。

总之,应高度重视剖宫产麻醉的术前评估与准备工作,产科医师、接产护士、麻醉医师必须训练有素,各负其责并能积极配合,从而避免人为因素、设备因素等造成严重并发症。

(三)麻醉方法的选择

择期剖宫产最常用的麻醉方法为椎管内麻醉(腰麻、连续硬膜外麻醉、腰麻-硬膜外联合麻醉)和全身麻醉,只有在极特殊的情况下,选用局部浸润麻醉,每种麻醉方法都有其优缺点,麻醉方法的选择应根据产妇的身体状况、预计剖宫产手术时间、麻醉医师对麻醉技术的熟练程度等来决定。尽可能做到因人施麻,在保证母婴安全的前提下个体化地选择麻醉方法、麻醉药物的种类和剂量。

(四)椎管内麻醉

因具有镇痛完善、肌松满意、便于术后镇痛、对胎儿影响小等特点,适用于大多数择期剖宫产手术患者。

1.连续硬膜外阻滞(continuous epidural anesthesia,CEA)

(1)连续硬膜外阻滞的特点:①硬膜外阻滞在剖宫产术中镇痛效果可靠,麻醉平面易于控制,一般不超过 T_6。②局麻药起效缓慢,血压下降缓慢易于调节,仰卧位低血压综合征的发生率明显低于蛛网膜下腔阻滞。③并发症少,便于术后镇痛。④对母婴不良影响小,由于阻滞区的血管扩张,动静脉阻力下降,可减轻心脏前后负荷,对心功能不全的产妇有利;区域阻滞后可增加脐血流而不增加其血管阻力,对胎儿有利。⑤与全麻相比降低了静脉血栓的发生率。

(2)连续硬膜外阻滞的方法:硬膜外隙穿刺采取左侧卧位(或右侧),常用的 CEA 有两种。①一点法:$L_{1~2}$ 或 $L_{2~3}$ 穿刺置管的连续硬膜外麻醉,麻醉平面上界控制在 $T_{6~8}$。优点是减少多点穿刺所造成的穿刺损伤；不足之处在于麻醉诱导潜伏期较长，延长了胎儿娩出时间，对急需娩出胎儿者不利。②两点法：$T_{12}\sim L_1$，$L_{2\sim3}$或$L_{3\sim4}$穿刺分别向头尾侧置管进行双管持续硬膜外麻醉。优点在于用药量小，阻滞作用出现快于一点法，但$L_{2\sim3}$或$L_{3\sim4}$易置管困难，可在备好急救药品、静脉通路的前提下行$T_{12}\sim L_1$穿刺向头侧置管，$L_{2\sim3}$或$L_{3\sim4}$不置管，单次推入适量局麻药，平卧后了解麻醉平面情况后于$T_{12}\sim L_1$再注入适量局麻药。优点是用药量小，麻醉阻滞作用出现快，无置管困难发生。通过大样本的临床研究显示：硬膜外导管置入的顺畅程度、注入试验量以后导管内是否有回流均与硬膜外麻醉效果有显著的相关性。

（3）常用局麻药的选择：由于酰胺类局麻药渗透性强，作用时间较长，不良反应较少，普遍用于产科麻醉。我国目前最常用的局麻药为利多卡因、丁哌卡因、罗哌卡因。①利多卡因：为酰胺类中效局麻药。剖宫产硬膜外阻滞常用1.5%～2.0%溶液，起效时间平均5～7分钟，达到完善的节段扩散需15～20分钟，时效可维持30～40分钟，试验量后应分次注药，总量因身高、肥胖程度不同而应有所差异。可与丁哌卡因或罗哌卡因合用，增强麻醉效果、延长麻醉时间。1.73%碳酸利多卡因制剂，渗透性强，起效快于盐酸利多卡因，适于产科硬膜外麻醉，但其维持时间亦短于盐酸利多卡因。②丁哌卡因：为酰胺类长效局麻药。0.5%以上浓度腹部肌松尚可，起效时间约18分钟，镇痛作用时间比利多卡因长2～3倍，由于其与母体血浆蛋白的结合度高于利多卡因等因素，相比之下丁哌卡因不易透过胎盘屏障，对新生儿无明显的抑制作用，但丁哌卡因的心脏毒性较强，一旦入血会出现循环虚脱，若出现严重的室性心律失常或心搏骤停，复苏非常困难。因此剖宫产硬膜外麻醉时很少单独使用丁哌卡因，可与利多卡因合用，增强麻醉效果，减少毒性反应。③罗哌卡因：是一种新型的长效酰胺类局麻药，神经阻滞效能大于利多卡因，小于丁哌卡因。起效时间5～15分钟，作用时间与丁哌卡因相似，感觉阻滞时间可达4～6小时，与丁哌卡因相当浓度、相同容量对比，罗哌卡因起效快、麻醉平面扩散广、运动阻滞作用消退快、感觉阻滞消退慢、肌松效果略弱，但神经毒性、心脏毒性均小于丁哌卡因。在剖宫产硬膜外麻醉中其常用浓度为0.50%～0.75%的溶液，总量不超过150 mg，可与盐酸利多卡因合用，但不可以与碳酸利多卡因合用（避免结晶物的产生）。

2.常见并发症及处理

（1）低血压：硬膜外阻滞后引起交感神经阻滞，其所支配的外周静脉扩张，导致血容量相对不足，易发生低血压；如平面高达$T_{1\sim5}$时则阻滞心交感神经，迷走神经相对亢进，出现心动过缓，分钟心排血量下降，进一步引起血压下降；有90%临产妇在仰卧位时下腔静脉被子宫压迫，使回心血量减少，即出现仰卧位低血压综合征，表现为血压降低、心动过速或过缓、并伴恶心、呕吐、大汗。如不及时处理，重者会虚脱和晕厥，甚至意识消失。持续低血压将影响产妇肾与子宫胎盘的灌注，对母胎都会带来不良影响，应高度重视，积极防治。

预防性的扩容会减低硬膜外麻醉下低血压的发生率；由于子宫压迫下腔静脉，其回流受限，下肢静脉血通过椎管内和椎旁丛及奇静脉等回流至上腔静脉，使椎管内静脉扩张，硬膜外间隙相对变窄，因此临产妇硬膜外腔局麻药的容量应少于非产妇，且应根据身高、体重做到个体化，少量分次注入直到满意的阻滞平面可降低低血压的发生率；产妇在硬膜外穿刺后向左倾斜30°体位可避免仰卧位低血压综合征的发生。在扩容的基础上如血压下降大于基础值的20%，可使用血管活性药物，目前常用静脉注射麻黄碱5～10 mg，但研究显示，麻黄碱在维持血流动力学稳定的同时却减少了子宫胎盘的血流。2007年 ASA 产科麻醉的指南中指出对于不存在心动过缓的患者可以优先使用苯肾上腺素（每次 0.1 mg），因为它可以改善胎儿的基础酸状态。如出现心动过缓,可静脉注射阿托品 0.3~0.5 mg。麻醉中除连续监测心率血压外,产妇应持续面罩吸氧。

(2)恶心呕吐:硬膜外麻醉下剖宫产时的恶心、呕吐主要源于血压骤降,脑供氧减少,兴奋呕吐中枢;其次,迷走神经功能亢进,胃肠蠕动增加也增加了此并发症的风险。

处理上应首先测定麻醉平面和确定是否有血压降低,并采取相应措施;其次,暂停手术,以减少迷走神经刺激,一般多能收到良好效果。若不能控制呕吐,可考虑使用止吐药氟哌啶,甲氧氯普胺(胃复安)或5-HT$_3$受体拮抗剂恩丹西酮、格拉司琼、阿扎司琼、托烷司琼等。

(3)呼吸抑制:硬膜外麻醉下剖宫产时的呼吸抑制多数是由于局麻药误入蛛网膜下腔,或局麻药相对容量过大,使药物扩散广泛引起,由此导致麻醉平面过高,胸段脊神经阻滞,引起肋间神经麻痹、呼吸抑制,表现为胸式呼吸减弱,腹式呼吸增强,严重时产妇潮气量不足,咳嗽无力,不能发声,甚至发绀。

因此,再次强调注入局麻药时应少量多次给予到满意平面,严密观察心率、血压变化及麻醉平面的扩散范围,能及时避免此并发症的发生。一旦出现呼吸困难处理原则同全脊麻,应迅速面罩辅助或控制通气,直至肋间肌张力恢复为止,必要时行气管内插管机械通气。同时静脉注射血管活性药来维持循环的稳定。

(4)寒战:与其他手术相比,剖宫产产妇的寒战发生率较高,可高达62%。机制可能为:①妊娠晚期基础代谢率增高,循环加快,阻滞区血管扩张散热增加;②在胎儿娩出后,因腹内压骤降,使内脏血管扩张而散热增多;③羊水和出血带走了大量的热量;④注射缩宫素后,血管扩张等因素而使寒战更为易发。寒战使产妇耗氧量增加,引起产妇不适,重者可导致胎儿宫内窘迫。目前,尚未发现决定寒战反应的特定解剖学结构或生理药理作用部位,可能是神经内分泌及运动等系统共同调节寒战的发生、发展过程。

建议椎管内麻醉下剖宫产产妇应采取保温措施,维持适当的室温,尽可能使用温液体输注,最大程度地减少产妇寒战的发生。寒战发生后,应当常规面罩吸氧,避免因产妇缺氧而导致胎儿宫内窒息的发生,并且及时采取有效的治疗措施。有研究表明,μ受体激动剂对术后寒战有一定的治疗效应,其中镇痛剂量的哌替啶具有独特的抗寒战效应;有研究证实硬膜外麻醉前静脉注射1 mg/kg曲马多可防治剖宫产产妇的寒战,而曲马多的镇静作用较弱且极少透过胎盘,对新生儿基本上无影响,现已有静脉注射曲马多施行分娩镇痛的报道。

(5)硬膜外阻滞不充分:剖宫产麻醉在置管时发生异常感觉及阻滞效果不全的发生率显著高于一般人及同龄女性,当硬膜外麻醉后,阻滞范围达不到手术要求,产妇有痛感,肌松不良,牵拉反应明显,其原因有:硬膜外导管位置不良:包括进入椎间孔、偏于一侧、弯曲等;产妇进行过多次硬膜外阻滞致间隙出现粘连,使局麻药扩散受阻;局麻药的浓度与容量不足。

对于局麻药的浓度与容量不足,可追加局麻药量,静脉使用阿片类药最好在胎儿娩出后给予。Milon等发现,硬膜外使用1 μg/kg或0.1 mg芬太尼,可以使产妇疼痛有所改善,芬太尼剂量<100 μg时对母婴未见不良影响。如经以上处理后产妇仍感觉疼痛时可视母胎状况改换间隙重新穿刺或改成蛛网膜下腔阻滞或全麻完成手术。

(6)局麻药中毒:临产产妇由于下腔静脉受压、回流受限,硬膜外间隙内静脉血管怒张,穿刺针与导管易误入血管,一旦局麻药注入血管后会引发全身毒性反应。早期神经系统表现为头晕、耳鸣、舌麻、多语;心血管系统表现为心率加快、血压增高;呼吸系统表现为深或快速呼吸。血浆内局麻药浓度达到一定水平会出现面肌颤动、抽搐、意识丧失、深昏迷;心血管毒性反应:血压下降、心率减慢、心律失常甚至心脏停搏。

硬膜外穿刺置管后、给药前应常规回抽注射器,看有无血液回流;给局麻药开始就密切观察产妇以早期发现中毒反应。一旦可疑毒性反应立即停止给药,面罩吸氧的同时注意观察产妇或试验性的再次给予并观察产妇的反应,如确定为全身毒性反应,应拔管重新穿刺。若没有及时发现,出现抽搐与惊厥应立即面罩加压给氧,静脉注入硫喷妥钠、咪达唑仑或地西泮终止抽搐与惊厥。同时边准备心肺复苏边继续行剖宫产术立刻终止妊娠,并做好新生儿复苏准备。

(7)全脊麻:全脊麻是硬膜外麻醉中最严重的并发症,若大量局麻药误入蛛网膜下腔,可迅速麻痹全部脊神经与脑神经,使循环与呼吸中枢迅速衰竭,若处理不及时则为产妇致死的主要原因。临床表现为注药后,出现迅速广泛的感觉与运动神经阻滞,意识丧失、呼吸衰竭、循环衰竭。

预防措施:麻醉医师熟练操作技巧,按常规细心操作,以免刺破硬膜,一旦穿破可向上改换间隙,但需注意注入局麻药用量减少,必要时改全麻完成手术。同时要求规范的操作程序,如试验剂量 3～5 mL 后的细心观察,置管、给药前的常规回抽,以及少量间断注药。

处理原则:一旦发现全脊髓麻醉,应当立即按照心肺脑复苏(CPCR)程序实施抢救处理,维持产妇呼吸及循环功能的稳定,若能维持稳定对产妇及胎儿没有明显不利影响。争取同时实施剖宫产术,尽快终止妊娠娩出胎儿。如果心搏骤停发生,施救者最多有 4～5 分钟来决定是否可以通过基本生命支持和进一步心脏生命支持干预使心脏复跳。娩出胎儿可能通过缓解对主动脉、腔静脉的压迫来改善心肺复苏产妇的效果。

3.腰麻(SA)

(1)腰麻的特点:①起效快,肌松良好,效果确切;②与硬膜外阻滞相比,用药量小,对母胎的药物毒性作用小。

(2)腰麻的方法:左侧(或右侧)卧位,选择 $L_{3～4}$ 为穿刺部位。

(3)常用局麻药及浓度的选择。①轻比重液:0.125%丁哌卡因 7.5～10 mg(6～8 mL),0.125%罗哌卡因 7.5～10 mg(6～8 mL)。②等比重液:5%丁哌卡因≤10 mg,0.5%罗哌卡因≤10 mg。③重比重液:0.75%丁哌卡因 2 mL(15 mg)+10%葡萄糖注射液 1 mL=3 mL,注药 1.0～1.5 mL(5～7.5 mg),0.75%罗哌卡因 2 mL(15 mg)+10%葡萄糖注射液 1 mL=3 mL,注药 2～2.5 mL(10～12.5 mg),临床中轻比重与重比重液常用。

(4)常见并发症及处理。①头痛:是腰麻常见的并发症,由于脑脊液通过硬脊膜穿刺孔不断丢失,使脑脊液压力降低、脑血管扩张所致。腰麻后头痛与很多因素有关:穿刺针的直径、穿刺方法以及局麻药中加入辅助剂的种类均会影响到头痛的发生率,如加入葡萄糖可使头痛发生率增高,而加入芬太尼(10 μg)头痛发生率则降低。典型的症状为直立位头痛,而平卧后则好转。疼痛多为枕部、顶部,偶尔也伴有耳鸣、畏光。预防措施:尽可能采用细穿刺针(25 G、26 G 或 27 G)以减轻此并发症;新型笔尖式穿刺针较斜面式穿刺针占有优势;直入法引起的脑脊液漏出多于旁入法,所以直入法引起的头痛发生率也高于旁入法。治疗方法主要有:去枕平卧;充分扩容,避免应用高渗液体,使脑脊液生成量多于漏出量,其压力可逐渐恢复正常;静脉或口服咖啡因可以收缩脑血管,从而用于治疗腰麻后头痛;硬膜外持续输注生理盐水(15～25 mL/h)也可用于治疗腰麻后头痛;硬膜外充填血(blood patch)法,经上述保守治疗后仍无效,可使用硬膜外充填血疗法。80%～85%脊麻后头痛患者,5 天内可自愈。②低血压:单纯腰麻后并发低血压的发生率高于硬膜外阻滞,其机制与处理原则同前所述,麻醉前进行预扩容,麻醉后调整患者的体位可能改善静脉回流,从而增加心排血量,防止低血压。进行扩容和调整体位后血压仍不升,应使用血管加压药,麻黄碱是最常用的药物,它兼有 α 及 β 受体兴奋作用,可收缩动脉血管以升高血压,也能加快心率,一次常用量为 5～10 mg。③平面过广:腰麻中任何患者都可能出现平面过广,通常出现于脊麻诱导后不久。平面过广的症状和体征包括:恐惧、忧虑、恶心、呕吐、低血压、呼吸困难甚至呼吸暂停、意识不清,治疗包括给氧、辅助呼吸及维持循环稳定。④穿刺损伤:比较少见。在同一部位多次腰穿容易损伤,尤其当进针方向偏外侧时,可刺伤脊神经根。脊神经被刺伤后表现为 1 根或 2 根脊神经根炎的症状。⑤化学或细菌性污染:局麻药被细菌、清洁剂或其他化学物质污染可引起神经损伤。用清洁剂或消毒液清洗脊麻针头,可导致无菌性脑膜炎。使用一次性脊麻用具既可避免无菌性脑膜炎,也可避免细菌性脑膜炎。而且局麻药的抽取、配制应注意无菌原则。⑥马尾综合征:通常用于腰麻的局麻药无神经损伤作用,但是目前临床有腰麻后截瘫的报道。表现为脊麻后下肢感觉及运动功能长时间不恢复,神经系统检查发现鞍骶神经受累、大便失禁及尿道括约肌麻痹,恢复异常缓慢。

由于腰麻的并发症多且严重,近年来单独腰麻应用得较少。

4.连续腰麻

随着微导管技术的出现,使得连续腰麻成为可能。连续腰麻的优点主要是使传统的腰麻时间任意延长;但是连续腰麻不仅操作不方便,而且导管置入蛛网膜下腔较费时、腰麻后头痛的发生率也随之增加,目前在临床上还很少应用。

5.腰麻-硬膜外联合麻醉(CSEA)

(1)腰麻-硬膜外联合麻醉的特点:CSEA 是近年来逐渐受欢迎的一种新型麻醉技术,优点如下。①起效快、肌松满意、阻滞效果好、镇痛作用完善。②麻醉药用量小,降低了药物对母体和胎儿的不良影响。③可控性好,灵活性强,可任意延长麻醉时间,并可提供术后镇痛。④笔尖式穿刺针对组织损伤小,脑脊液外漏少,头痛发生率低。

(2)腰麻-硬膜外联合麻醉的方法:常用的 CSEA 有两种。①单点法(针内针法):左侧(或右侧)卧位,选择 $L_{3～4}$ 进行穿刺,穿刺针进入硬膜外隙后,将腰麻针经硬膜外针内腔向前推进直到出现穿破硬脊膜的落空感,拔出腰麻针芯,见脑脊液流出,将局麻药注入蛛网膜下腔,然后拔出腰麻针,再经硬膜外针置入导管。不足之处是当发生置管困难时,可能在置管时其麻醉固定于一侧或放弃置管则会出现麻醉平面不够。②双点法:常用 $T_{12}～L_1$ 间隙行硬膜外穿刺置管,$L_{3～4}$ 间隙进行腰麻。优点在于麻醉平面易控性好,硬膜外穿刺和腰穿不在同一椎间隙,减少硬膜外注入的局麻药进入蛛网膜下腔的量及导管进入蛛网膜下腔的机会。

(3)常用局麻药及浓度选择:常用局麻药的比重、浓度与药量同腰麻所述。

(4)腰麻-硬膜外联合麻醉在临床应用中的地位及注意事项:①由于其阻滞快速、肌松完善等特点,使 CSEA 优于 CEA,尤其在紧急剖宫产时;②由于其头痛发生率、局麻药的用量、低血压发生率均低于 SA,使 CSEA 的临床应用多于 SA;③CSEA 在临床中应用的比例越来越高,但应注意硬膜外导管可经腰麻针穿破的硬脊膜孔误入蛛网膜下腔,硬膜外给药进行补充阻滞范围或进行术后镇痛时均应先注入试验量;④鉴于 CSEA 的患者有截瘫等神经损伤的发生率,建议选择 $L_{3～4}$ 间隙实施腰穿。

(五)全身麻醉

1.全麻的特点

剖宫产全身麻醉最大的优点是诱导迅速,低血压发生率低,能保持良好的通气,便于产妇气道和循环的管理。其次,全身麻醉效果确切、能完全消除产妇的紧张恐惧感、产生理想的肌松等都是区域麻醉无法比拟的,尤其适用于精神高度紧张与椎管内麻醉有禁忌的产妇。其不足在于母体容易呕吐或反流而致误吸,甚至死亡。此外,全麻的操作管理较为复杂,要求麻醉者有较全面的技术水平和设备条件,麻醉用药不当或维持过深有造成新生儿呼吸循环抑制的危险。

在我国,全麻在产科剖宫产术中应用不多,但近几年随着重症产妇的增多,为确保产妇与胎儿的安全,在全麻比例上升的同时,全麻的质量也逐渐在提高。

择期剖宫产采用全身麻醉的适应证:①凝血功能障碍者;②某些特殊心脏病患者,因心脏疾病不能耐受急性交感神经阻滞,如肥厚型心肌病、法洛四联症、单心室、Eisen-menger 综合征、二尖瓣狭窄、扩张型心肌病等;③严重脊柱畸形者;④背部皮肤炎症等不宜行椎管内麻醉者;⑤拒绝区域麻醉者。

全身麻醉对胎儿的影响主要通过 3 条途径。

(1)全麻药物对胎儿的直接作用:目前所用的全麻药物几乎都会对胎儿产生不同程度的抑制作用,其中镇静、镇痛药的作用最明显。决定全麻药物对胎儿影响程度的关键因素除了用药种类和剂量外,主要是麻醉诱导至胎儿娩出时间(I-D Intervals)的长度。Datta 等认为,全麻下 I-D 时间>8 分钟时就极有可能发生低 Apgar 评分,因此,应尽量缩短麻醉诱导至胎儿娩出时间,提高手术者的操作水平以缩短切皮至胎儿娩出时间,使全麻对胎儿的影响降到最低点。

(2)全麻引起的血流动力学变化特别是子宫胎盘血流的改变对胎儿氧供的影响:在全麻时,尽管低血压发生率较低,但也应该意识到 90% 的临产产妇平卧时子宫都会对腹主动脉、下腔静脉造成压迫,在手术前应考虑到体位的问题,避免仰卧位低血压综合征的发生,减少血管活性药物的使用,因为这些药物虽然可以维持血流动力学的稳定但是他们却减少了子宫胎盘的血流。

(3)全麻过程中通气、换气情况的改变所致的酸碱变化及心排血量的变化对胎儿的影响:因产妇的氧耗量增加,功能残气量减少,氧储备量下降,在麻醉诱导前先用面罩吸纯氧或深吸气 5 分钟,以避免产妇及胎儿低氧血症的发生。而且在全麻中应维持动脉二氧化碳分压在 $4.3\sim4.5$ kPa($32\sim34$ mmHg),在胎儿娩出前避免过分过度通气,因由此产生的碱血症会使胎盘和脐带的血流变迟缓,并使母体的氧离曲线左移,减少氧的释放,影响母体向胎儿的氧转运。

2.麻醉方法

产妇进入手术室后,采取左侧卧位或垫高右侧臀部 30°,使之稍向左侧倾斜。连续监测血压、心电图、脉搏血氧饱和度,开放静脉通路,准备吸引器,选择偏细的气管导管(ID $6.5\sim7.0$ mm)、软导丝、粗吸痰管及合适的喉镜,作好困难插管的准备。同时手术医师进行消毒、铺巾等工作准备,开始诱导前,充分吸氧去氮 $3\sim5$ 分钟。静脉快速诱导,硫喷妥钠($4\sim6$ mg/kg)或丙泊酚($1.0\sim2.0$ mg/kg)、氯琥珀胆碱($1.0\sim1.5$ mg/kg)静脉注射,待产妇意识消失后由助手进行环状软骨压迫(用拇指和中指固定环状软骨,示指进行压迫),待咽喉肌松弛后放置喉镜行气管内插管。证实导管位置正确并使气管导管套囊充气后才可松开环状软骨压迫,此法可有效减少呕吐的发生。麻醉维持在胎儿娩出前后有所不同,胎儿娩出前需要浅麻醉,为满足产妇与胎儿的氧供可以吸入 1∶1 的氧气和氧化亚氮,并辅以适量吸入麻醉药(恩氟烷、异氟烷、七氟烷),以不超过 1%为佳,肌松剂选用非去极化类(罗库溴铵、维库溴铵、顺阿曲库铵),这些药通过胎盘量少。阿片类药对胎儿异常敏感,宜取出胎儿,断脐后应用以及时加深麻醉。娩出胎儿后静脉注射芬太尼(100 μg)或舒芬太尼(10 μg),同时氧化亚氮浓度可增至 70%。手术结束前 $5\sim10$ 分钟停用吸入药,用高流量氧"冲洗"肺泡以加速苏醒。待产妇吞咽反射,呛咳反射和神志完全恢复后才可以拔除气管内导管。

总之,剖宫产全麻应注意的环节有:①仔细选择全麻药物及剂量;②有效防治仰卧位低血压综合征;③断脐前避免过度通气,以防止子宫动脉收缩后继发胎盘血流降低,对胎儿造成不利影响;④认真选择全麻诱导时机(待消毒,铺巾等手术准备就绪后再诱导),以尽力缩短 ID 时间。通过注意各环节,全麻对胎儿的抑制是有可以避免的。

3.全身麻醉的并发症及处理

(1)插管困难:由于足月妊娠后产妇毛细血管充血,体内水分潴留,致舌、口底及咽喉等部位水肿;另一方面脂肪堆积于乳房及面部。这些产妇特有的病生理特点使困难气管插管的发生率大为提高。产妇困难插管的发生率约为 0.8%,较一般人群高 10 倍,Mallampati 气道评分Ⅳ级和上颌前突被认为是产妇困难气道的最大危险因素。产妇死亡病例中有 10% 没有进行适当的气道评估,随着椎管内麻醉比例的增加,产妇总的病死率有所下降,但全麻病死率几乎没有改变。1979—1990 年的一项麻醉相关的产妇死亡的研究显示,因气道问题死亡占全麻死亡的 73%。问题在于:没有足够时间评估气道;意料外的气道水肿;急诊手术;操作者水平所限;对插管后位置确认不够重视等。对策:根据实际情况尽可能全面的评估气道;除常规备齐各型导管、吸引器械等设施外,可能尚需备气道食管联合导管、喉罩等气道应急设施,并作好困难插管的人员等准备,当气管插管失败后,使用面罩正压通气,或能使口咽通畅的仪器保证通气,如果仍不能通气或不能使患者清醒,那么就应该实施紧急气管切开了。

(2)反流误吸:反流误吸也是全麻产妇死亡的主要原因之一,急诊手术和困难插管时更容易出现。不做预防处理时,误吸综合征的发生率为 0.064%。在美国,大多数医院碱化胃液已作为术前常规。尽管没有一个药物能杜绝反流,但 30 mL 的非颗粒抗酸剂可显著降低反流后的风险。H_2 受体阻滞剂(如雷尼替丁)虽能碱化胃液但不能立即起效,需提前 2 小时服用,其余对策包括:术前严格禁食水;麻醉前肌内注射阿托品 0.5 mg;快速诱导插管时先给小剂量非去极化型肌松药如维库溴铵 1 mg 以消除琥珀胆碱引起的肌颤,避免胃内压的显著升高;诱导期避免过度正压通气,并施行环状软骨压迫闭锁食管;给予 5-HT 受体拮抗剂如格拉司琼预防呕吐。

(3)术中知晓:术中知晓是产科全身麻醉关注的另一个问题,部分全麻剖宫产者主诉术中做梦或能回忆起术中的声音,但全麻剖宫产术中知晓的确切发生率目前尚无统计。术中知晓并不一定导致显性记忆,但即便是在没有显性记忆的情况下,隐性记忆也可产生不良影响,甚至是创伤后应激反应综合征(PTSD)。有研究发现,单纯 50% 的氧化亚氮(笑气)并不能提供足够的麻醉深度,术中知晓的发生率可高达 26%。有学者对 3 000 例孕妇辅以低浓度的强效挥发性麻醉药(如 0.5% 的氟烷、0.75% 的异氟烷或 1% 的恩氟烷或七氟烷),可使知晓发生率降至 0.9%,同时不增加新生儿抑制。娩出后适当增加笑气和挥发性麻醉药的浓度,给予阿片类或苯二氮䓬类药物以维持足够的麻醉深度也可降低知晓的发生率。

(4)新生儿抑制:除某些产前急症外,很多原因都可导致新生儿抑制,已证实,臀位和 I-D 时间延长是导致全麻下剖宫产新生儿抑制和窒息的重要因素。有研究显示,全麻和椎管内麻醉下行择期剖宫产时,新生儿酸碱状态、Apgar 评分、血浆 β 内啡肽水平、术后 24 小时和 7 天行为学均无明显差异,但全麻下 ID 时间与 1 分钟 Apgar 评分存在显著相关。ID 时间<8 分钟,对新生儿的抑制作用有限;ID 时间延长,可减少 Apgar 评分,但只要防止产妇低氧和过度通气、主动脉压迫和低血压或是控制 ID 时间<3 分钟,新生儿的酸碱状态可不受影响。

(5)宫缩乏力:挥发性吸入麻醉药呈浓度相关性抑制宫缩,这在娩出前是有益的,但术后可能导致出血。有人分别用 0.5 MAC 的异氟烷和 8 mg/(kg·d)丙泊酚持续输注维持麻醉(两组都合用 67%N_2O 和 33%O_2),结果异氟烷组产妇宫缩不良比例较高。如果能将挥发性吸入麻醉药

浓度控制在 $0.8\sim1.0$ MAC 以下,子宫仍能对缩宫素有良好的反应。氧化亚氮对子宫张力无直接影响。氯胺酮对宫缩的影响各家报道不一。

(6)产妇死亡和胎儿死亡:尽管全麻下剖宫产的相对危险度较高,但考虑到全麻在高危剖宫产术中的地位,全麻剖宫产母婴病死率高居不下也不足为奇。美国麻醉护士协会(AANA)对1990—1996 年有关产科麻醉的内部资料进行回顾:新生儿死亡和产妇死亡是最常见的严重并发症,分别占 27% 和 22%,产妇死亡病例中有 89% 是在全麻下实施剖宫产的,不能及时有效控制气道是导致产妇死亡最主要原因。

二、紧急剖宫产麻醉

紧急剖宫产是指分娩过程中母体或胎儿出现异常紧急情况需快速结束分娩而进行的手术,是产科抢救母胎生命的有效措施之一。常见原因为胎儿宫内窘迫、前置胎盘、胎盘早剥、脐带脱垂、忽略性横位、肩难产、子宫先兆破裂、产时子痫等,以急性胎儿宫内窘迫因素手术者为多见。由于手术是非常时刻临时决定的,以最快的速度结束产程、减少手术并发症、降低新生儿窒息率、保证母婴安全,高质量地完成手术是最终目的。故急诊剖宫产麻醉的选择非常重要。

紧急剖宫产时通常选择全麻,或静脉麻醉辅助下的局麻,也可通过原先行分娩镇痛的硬膜外导管施行硬膜外麻醉。美国妇产科学会(ACOG)指出,对于因胎心出现不确定节律变化而行剖宫产者,不必要将椎管内麻醉作为禁忌,腰麻-硬膜外联合麻醉使麻醉诱导时间缩短,镇痛及肌松作用完全,内脏牵拉反应少,避免了应用镇静镇痛药对胎儿造成的不良影响,减少新生儿窒息和手术后并发症,提高了剖宫产抢救胎儿的成功率,对减少手术后并发症起到很大的作用,是多数胎儿宫内窘迫可选择的麻醉方式。而且如果事先已置入硬膜外导管,通过给予速效的局麻药足以应付大多数紧急情况。如遇到子宫破裂、脐带脱垂伴显著心动过缓和产前大出血致休克等情况仍需实施全麻。

注意要点:①对急诊或子痫昏迷患者需行全麻时,宜按饱胃处理,留置胃管抽吸,尽可能排空胃内容物。术前给予 H_2 受体拮抗剂,如甲氰咪胍以减少胃液分泌量和提高胃液的 pH,给予5-HT受体拮抗剂如格拉司琼预防呕吐。②快速诱导插管时先给小剂量非去极化型肌松药以消除琥珀胆碱引起的肌颤,避免胃内压的显著升高,插管时施行环状软骨压迫闭锁食管,以防反流误吸。③常规备好应对困难气道的器具如:小号气管导管、管芯、喉罩、纤支镜等。④由于氯胺酮的全身麻醉效应及其固有的交感神经兴奋作用,故对妊娠高血压综合征、有精神病史或饱胃产妇禁用,以免发生脑血管意外、呕吐误吸等严重后果。

三、特殊剖宫产麻醉

(一)多胎妊娠

一次妊娠有两个或两个以上的胎儿,称为多胎妊娠。多胎妊娠属高危妊娠,与单胎妊娠相比较,具有妊娠并发症发生率高,病情严重等特点,并易导致胎儿生长受限,低体重儿发生率高,其围产儿病死率是单胎妊娠的 $3\sim7$ 倍,随着辅助生育技术的提高和广泛开展,多胎妊娠发生率近年来有上升趋势,故如何做好多胎妊娠的分娩期处理十分重要。而多胎妊娠的分娩方式选择又与新生儿窒息密切相关,所以选择正确的分娩方式尤为重要。分娩方式对新生儿的影响:研究表明,第一胎儿出生后新生儿评分在剖宫产与阴道分娩两组间并无差异,而第二、三胎经阴道分娩组新生儿窒息率显著高于剖宫产组。因此,对于手术前已明确胎位不正、胎儿较大、产道狭窄或阴道顺产可能性不大的多胎妊娠以及前置胎盘、妊娠高血压综合征、瘢痕子宫及有母体并发症的产妇等应以剖宫产为宜。

1.多胎妊娠，妊娠期和分娩期的病理生理变化

（1）心肺功能易受损：多胎患者，宫底高，可引起腹腔和胸腔脏器受压，心肺功能受到影响，血流异常分布。胎儿取出后腹压骤减，受压的腹部脏器静脉扩张，双下肢血流增加，循环血容量不足引起血压下降；或胎儿取出后腹压骤减使下肢淤血回流，血压上升加重心力衰竭。因此在取胎儿时严密观察血压、心率、呼吸的变化，进行补液和使用缩血管药或扩血管药维持循环稳定。

（2）易并发妊娠高血压综合征：由于子宫腔过大，子宫胎盘循环受阻造成胎盘缺氧，如合并羊水过多，使胎盘缺血更甚，更易发生妊娠高血压综合征，比单胎妊娠明显增多，发生时间更早，而且严重并发症如胎盘早剥、肺水肿、心力衰竭多见。

（3）易并发贫血：多胎妊娠孕妇为供给多个胎儿生长发育，从母体中摄取的铁、叶酸等营养物质的量就更多，容易引起缺铁性贫血和巨幼红细胞性贫血；另外，多胎妊娠孕妇的血容量平均增加 $50\%\sim60\%$，较单胎妊娠血容量增加 10%，致使血浆稀释，血红蛋白和血细胞比容低、贫血发生程度严重，使胎儿发育受限。贫血不及时纠正，母体易发贫血性心脏病。

（4）易并发早产：多胎妊娠子宫过度膨胀，宫腔内压力增高，易发生胎膜早破，常不能维持到足月，早产儿及低体重儿是围产儿死亡的最主要因素，也是多胎妊娠最常见的并发症之一。

（5）易并发产后出血：多胎妊娠由于子宫腔容积增大，压力增高，子宫平滑肌纤维持续过度伸展导致其失去正常收缩功能，且多胎妊娠有较多的产前并发症。妊娠高血压综合征者因子宫肌层水肿，及长期使用硫酸镁解痉易引起宫缩乏力导致产后出血。此外，多胎妊娠子宫肌纤维缺血缺氧、贫血和凝血功能的变化、胎盘附着面大，使其更容易发生产后出血。准备好常用的缩宫剂：如缩宫素、卡孕栓等，以及母婴急救物品、药品；术中建立两条静脉通道，做好输血、输液的准备。

2.多胎妊娠的麻醉处理要点

（1）重视术前准备：合并心力衰竭者一般需经内科强心、利尿、扩血管、营养心肌等综合治疗以改善心功能。妊娠高血压综合征轻、中度者一般不予处理，重度者给硫酸镁等解痉控制血压，以提高麻醉和手术耐受性。

（2）椎管内麻醉是首选方法：因其止痛效果可靠，麻醉平面和血压较易控制。宫缩痛可获解除，对胎儿呼吸循环几乎无抑制。

（3）充分给氧：妊娠晚期由于多胎子宫过度膨胀，膈肌上抬可出现呼吸困难等压迫症状。贫血发生率达 40%，还有严重并发症如心力衰竭。氧疗能提高动脉血氧分压，对孕妇和胎儿均有利，故应常规面罩吸氧。

（4）合适体位：仰卧位时手术床应左倾 $20°\sim30°$ 角，以防仰卧位低血压综合征的发生。有报道 90% 产妇于临产期取平卧位时出现仰卧位低血压综合征。多胎妊娠发生率更高。

（5）加强术中监护：常规监测心电图、血压、脉搏血氧饱和度、尿量，维持术中生命体征平稳。血压过低、心率过缓者，给麻黄碱、阿托品等心血管活性药。心力衰竭、妊娠高血压综合征者，随着硬膜外麻醉起效，血管扩张，血压一般会有所下降，只有少数患者才需降压处理。注意补液输血速度，特别是重度妊娠高血压综合征者，往往已使用大量镇静解痉药及降压利尿药，注意预防术中、术后循环衰竭的发生。

（6）促进子宫收缩减少产时出血：多胎妊娠剖宫产中最常见并发症是产后出血，主要原因是子宫收缩力差。子宫肌层注射缩宫素 10 U，静脉滴注缩宫素 20 U，多能获得理想的宫缩力量，

促进子宫收缩减少产后出血。

(7)重视新生儿急救处理：由于双胎妊娠子宫过度膨胀，发生早产可能性明显增加，平均孕期 260 天，有一半胎儿体重<2 500 g。多胎妊娠的新生儿中低体重儿，早产儿比例多，应做好新生儿抢救保暖准备，尽快清除呼吸道异物。重度窒息者尽早气管插管，及时建立有效通气。心率过缓者同时胸外心脏按压，并注射血管活性药物和纠酸药品等。

(8)术后镇痛：适当的术后镇痛可缓解高血压，心力衰竭，有利于产妇康复。

(二)畸形子宫

畸形子宫类型有双子宫、纵隔子宫、双角子宫、单角子宫、弓形子宫等。畸形子宫合并妊娠后，在分娩时可发生产程延长，胎儿猝死以及胎盘滞留等。为挽救胎儿，畸形子宫妊娠的分娩方式多采用剖宫产。但就麻醉而言，无特殊处理，一般采用椎管内麻醉均可满足手术。

(三)宫内死胎

指与孕期无关，胎儿在完全排出或取出前死亡。尽管围产期病死率下降，宫内死胎的发生率一直持续在 0.32%，宫内死胎稽留可引起严重的并发症——死胎综合征，这会引起潜在的、渐进的凝血障碍，纤维蛋白原浓度下降<120 mg/dL，血小板减少<10×10^9/L，aPTT 延长大多在纤维蛋白原浓度下降<100 mg/dL时才出现。凝血障碍发生率(平均 10%~20%)首先取决于死胎稽留的时间：在宫内胎儿死亡最初 10 天内这种并发症很少出现，时间若超过 5 周，25%~40% 的病例预计发生凝血障碍病。因为从胎儿死亡到开始治疗的时间大多不明，确诊死胎后，为排除凝血障碍的诊断必须立即进行全套凝血检查：纤维蛋白原浓度、抗凝血酶Ⅲ浓度、血小板计数、aPTT、凝血活酶值以及 D-二聚体。对血管内凝血因子消耗有诊断意义的是纤维蛋白原浓度下降至 120 mg/dL 以下，抗凝血酶Ⅲ的明显下降，血小板减少至 10×10^9/L 以下，aPTT 延长以及 D-2 聚体浓度升高。治疗应在止血能力降低时，及时给予新鲜冰冻血浆，给予浓缩血小板的绝对适应证是血小板降至 20 000/μL 以下。凝血障碍严重者均采用全麻完成手术。

(四)产妇脊柱畸形

产妇脊柱畸形，伴随不同程度的胸腔容量减小，加上妊娠中晚期膈肌上抬，严重者可出现肺纤维化、肺不张、肺血管闭塞或弯曲等，引起肺活量降低和肺循环阻力增加，导致肺动脉高压和肺源性心脏病。如发生肺部感染，更增加通气困难，易致心肺功能不全。此外，妊娠期血容量比非孕时血容量增加约 35%，至孕 32~34 周达高峰，每次心排血量亦增加 20%~30%，心脏负荷明显加重。因此脊柱畸形合并妊娠常引起呼吸衰竭、循环衰竭，严重者威胁母儿生命。脊柱畸形孕妇对自然分娩的耐受力极低，一旦胎儿成熟，应择期行剖宫产终止妊娠，以孕 36~37 周为宜。临床麻醉医师应依据脊柱畸形部位、严重程度以及自身的麻醉技术水平来选择麻醉方式。

(王学亮)

第三节　早产的麻醉

早产是指妊娠满 28 周至不满 37 足周间分娩者。在围产期死亡中约有 75% 与早产有关。

一、病因学

与早产发生相关的因素有：①最常见的是下生殖道、泌尿道感染；②胎膜早破、绒毛膜羊膜炎，30％～40％早产与此有关；③子宫膨胀过度及胎盘因素：如羊水过多、多胎妊娠、前置胎盘及胎盘早剥等；④妊娠合并症与并发症，如先兆子痫、妊娠期肝内胆汁淤积症（intrahepatic cholestasis of pregnancy，ICP）、妊娠合并严重贫血、心脏病、慢性肾炎等；⑤子宫畸形，如纵隔子宫、双角子宫等；⑥宫颈内口松弛；⑦吸烟、酗酒。

二、病理生理学

早产儿死亡的原因多为缺氧、颅内出血、呼吸窘迫综合征等。病理基础有：①早产儿的呼吸中枢和肺发育不全，毛细血管通透性高，易出现肺透明膜病等导致呼吸窘迫综合征；②早产儿的颅骨钙化不全，硬脑膜脆弱，脑血流调节功能不完善，因此容易出现产时窒息、脑出血等，尤其是在缺氧情况下，早产儿颅内压升高，易加重肺出血，硬肿症及颅内出血，最终导致死亡。因此选择合适的分娩方式或积极采取围产期的处理措施，力求产程平顺可降低围产期早产儿的病死率。大量研究证实：在阴道分娩过程中恰当的镇痛与麻醉可降低围产期新生儿的病死率；剖宫产由于缩短了取胎时间，并避免早产儿在产道下降时的颅骨变形而可能出现的脑静脉窦破裂及大血管撕裂也降低了早产儿的病死率。

三、围产期处理

（一）抑制宫缩药物的使用

1.β_2肾上腺素受体激动剂

能激动子宫平滑肌中的β_2受体，抑制子宫平滑肌收缩，减少子宫的活动。目前常用药物有利托君和沙丁胺醇。

2.硫酸镁

镁离子直接作用于子宫平滑肌细胞，拮抗钙离子对子宫收缩的活性，抑制子宫收缩。

3.钙通道阻滞剂

它是一类能选择性地减少慢通道的Ca^{2+}内流，从而干扰细胞内Ca^{2+}浓度而影响细胞功能的药物，能抑制子宫收缩。

4.前列腺素合成酶抑制剂

前列腺素有刺激子宫收缩及软化宫颈的作用。前列腺素合成酶抑制剂可抑制前列腺素合成酶的合成或前列腺素的释放以抑制宫缩。

（二）预防新生儿呼吸窘迫综合征

对妊娠35周前的早产，应用肾上腺糖皮质激素24小时后至7天内，能促进胎儿肺成熟，明显降低新生儿呼吸窘迫综合征的发生率。

四、麻醉与镇痛要点

未成熟胎儿较到期新生儿更容易受产科镇痛与麻醉药物的影响。增强早产儿对药物敏感性的相关因素有：更少的药物结合蛋白；更高水平的胆红素，可以和药物竞争与蛋白的结合；由于血-脑脊液屏障发育不完善更多的药物进入中枢神经系统；体水多而脂肪含量低；代谢和清除药物能力低。

尽管早产儿有如上的这些缺陷,但事实上并不像想象的那么严重,在选择麻醉药物和技术时,考虑药物对新生儿的作用远没有预防窒息对胎儿的损伤重要。对于经阴道分娩者,硬膜外阻滞能消除产妇的下推感,松弛产道和会阴部;对于剖宫产分娩者应根据病情的紧急程度、母儿的状况、母亲的意愿等选择麻醉方式。

术中管理 麻醉医师应该注意:产科医师为阻止早产经常术前应用多种药物抑制子宫活动,已报道了许多由此引发的母体并发症:低血压、低血钾、高血糖、心肌缺血、肺水肿和死亡。因此,术前应用了 β_2-肾上腺素受体激动剂者硬膜外阻滞时应减少一次用药量以防止产妇血压大幅度下降;术前存在心动过速、低血压和低血钾时全身麻醉会增加低血压发生的危险性;紧急扩容需小心以防发生肺水肿;避免应用氟烷(心律失常)、泮库溴铵(心动过速);在非急诊条件下,从安胎停止到麻醉至少应延迟 3 小时以便 β 交感作用消退;尽管血清钾降低,但是细胞内钾浓度常是正常的,因此一般不需补钾。

五、对早产的患者,做好新生儿复苏的准备

Apgar 评分在 5 分以下者即为复苏的适应证,在 3 分以下为新生儿重度窒息,新生儿的复苏以保持呼吸道通畅和使肺膨胀为首要,吸痰一定要充分,同时要注意保暖,因为温暖的环境(32～34 ℃)对新生儿的复苏最为有利。抗酸治疗常采用脐静脉给予 5%NaHCO₃ 10 mL。人工呼吸,在徒手复苏无效时,应立即喉镜直视下清理呼吸道,并气管插管,动作要轻柔,以纯氧控制呼吸,频率为 30～40 次/分,同时行心外按压。复苏时纳洛酮的应用:有研究发现 1 分钟 Apgar 评分与脑脊液 β 内啡肽呈高度负相关,窒息新生儿脐血 β 内啡肽浓度升高,可引起新生儿肺功能障碍,由于纳洛酮与非特异性吗啡受体结合,成为竞争性吗啡抑制剂,使吗啡样物质 β 内啡肽失活而起到治疗作用,可消除因 β 内啡肽升高所致的一系列生物效应。再者纳洛酮还可拮抗因麻醉性镇痛药引起的呼吸抑制。复苏时建议采用心前区皮下注射纳洛酮 0.4 mg。

(王学亮)

第四节　先兆子痫-子痫的麻醉

先兆子痫是在世界范围内引起母亲严重并发症甚至死亡和胎儿死亡的主要原因,在第三世界国家尤其突出。引起孕产妇死亡的原因包括:脑血管意外、肺水肿和肝脏坏死。

先兆子痫最重要的特征是在妊娠 20 周后初次发生的高血压和蛋白尿,可进一步分为轻度、中度和重度。轻度先兆子痫的定义是既往血压正常的女性其舒张压超过 12.0 kPa(90 mmHg),蛋白尿小于 0.3 g/24 h。重度先兆子痫是指满足如下条件中至少一项者:①间隔 6 小时以上的两次测压,收缩压大于 21.3 kPa(160 mmHg)或舒张压大于 14.7 kPa(110 mmHg);②迅速升高的蛋白尿(>3 g/24 h);③24 小时尿量少于 400 mL;④脑激惹或视觉障碍症状;⑤肺水肿或发绀。此外,不论高血压的程度如何,只要有惊厥发生就应诊断为子痫。

一、病因学

先兆子-子痫的潜在机制目前仍未作出定论。一个主要理论是母体对胎儿组织出现了免疫排斥,最终引起子宫胎盘缺血。

二、病理生理学

许多研究已表明,先兆子痫中缺血胎盘释放的子宫肾素、血管紧张素能广泛地影响全身小动脉,这将导致其闭塞性痉挛,特别是直径 200 μm 以下的小动脉更易发生痉挛,从而引起高血压、组织缺氧、内皮受损。同时血管内物质如血小板,纤维蛋白等通过损伤的血管内皮而沉积,进一步使小动脉管腔狭小,外周血管阻力增加,使血液浓缩,血容量不足,全血及血浆黏度增高及高脂血症,可明显影响微循环灌流,促使血管内凝血的发生。血管紧张素介导的醛固酮分泌增加可增加钠的重吸收与水肿。这些病理变化必将导致重要脏器相应变化和凝血活性的改变。涉及的系统包括:

(一)中枢神经系统

中枢神经系统激惹可表现为头痛、视觉障碍、反射亢进甚至惊厥。其病因学更倾向于建立在血管痉挛和缺氧的基础上,而非原先认为的大脑水肿。与高血压脑病不同的是,惊厥并非与血压的升高直接相关。

(二)心血管系统

尽管先兆子痫常伴有水钠潴留,但液体与蛋白从血管内转移至血管外可导致血容量不足。先兆子痫产妇平均血容量较正常产妇血容量低 9%,在重度病例中可低至 30%～40%。外周血管收缩导致的体循环阻力增高和左心室每搏功指数升高,易导致左心室劳损,由此可能出现与中心静脉压和肺毛细血管楔压无甚关联的左心室舒张功能障碍。因此容量治疗时应在 MAP、CVP 的监测下、在合理应用扩血管的药物下小心进行。

(三)凝血系统

血小板附着于内皮损伤处导致消耗性凝血病,使多达 1/3 的患者罹患血小板减少症,某些严重病例其血小板计数可急剧下降。此外还可能存在血小板功能的异常。严重病例可能进展为先兆子痫的特殊类型——HELLP 综合征,即溶血、肝酶升高、血小板数降低,而高血压和蛋白尿反而是轻微的。

(四)呼吸系统

可表现为肺水肿和上呼吸道(特别是喉)水肿,它可造成呼吸窘迫和气管插管困难,临床中应特别注意,但在病程末期以前很少出现肺的受累。肺水肿最常见于分娩之后,多是由于循环负荷过重、心力衰竭或惊厥时吸入胃内容物造成。

(五)肝脏

肝功能实验室检查显示肝酶水平升高而活性降低,在 HELLP 综合征中尤为突出,这可能是由肝血流降低导致不同程度和范围的缺血或坏死引起。肝破裂是一项罕见但常可致死的并发症。

(六)肾脏

在肾脏肾小球内皮细胞水肿和纤维素沉积,造成毛细血管收缩,肾血流和肾小球滤过率降低,出现少尿和蛋白尿的特征性症状。在伴有低血压和 HELLP 综合征时,疾病常常进展到急性肾衰竭,不过肾脏的预后通常良好。

(七)胎儿胎盘单位

胎盘灌注减少普遍会导致胎儿宫内发育迟缓,胎盘早剥和早产也有很高的发生率。通常需要提早分娩,从而导致胎儿不成熟。

三、围术期处理

先兆子痫的处理包括手术和非手术两方面。因为重症监护技术特别是心血管监控以及疼痛管理领域的专门技术均会起到重要的作用,所以严重先兆子痫病例的两方面处理都应有麻醉医师的参与。

减少母体和胎儿并发症的目标:处理高血压、预防与控制惊厥、提高组织灌注、液体疗法与少尿的处理、决定何时分娩、凝血功能异常的处理。在严重病例治疗应持续至分娩后 24~48 小时。

(一)高血压的控制

先兆子痫患者在降低血压的同时维持甚至提高组织灌注很重要,因此把高血压降至正常水平低限并不恰当,将平均动脉压控制在 13.3~18.7 kPa(100~140 mmHg)[17.3/12.0~22.7/14.7 kPa(130/90~170/110 mmHg)]较合适。轻度先兆子痫可能只需要卧床休息,以避免主动脉和腔静脉受压。扩血管应在扩容之后进行,以避免血压下降。

1.肼苯哒嗪

静脉注射,每次给药 5 mg,随后以 5~20 mg/h 的速度持续静脉滴注以控制血压。该药物是直接生效的血管扩张药,是用于控制先兆子痫性高血压的最常用药物,它可增加子宫胎盘和肾血流。双肼苯哒嗪起效缓慢(约 15 分钟),重复给药应该间隔 20 分钟。如果间隔时间不够可能会发生严重的低血压。低血压和心动过速通常对补液有良好的反应。

2.甲基多巴

通常是有一定慢性因素的高血压患者的用药。标准剂量也可引起嗜睡、抑郁和直立性低血压。长期用药经验表明,孕妇分次用药,日剂量 1~3 g 是安全的。

3.硝苯地平

硝苯地平虽然是个合理的选择,但对于在先兆子痫患者中的应用尚未得到广泛研究。它的主要用途是对超高血压的紧急处理,常用剂量为 10 mg 口服。短效硝苯地平的剂型为嚼服胶囊的形式,这种服药方法和广泛应用的舌下含服相比要有效和可靠得多。

4.β 受体阻滞剂

由于 β 受体阻滞剂对妊娠中晚期胎儿有毒性作用,出于担心 β 受体阻滞剂对胎儿的影响,在妊娠危重患者使用这类药物是不明智的。然而有人报道拉贝洛尔已在小部分患者中成功使用。

5.硝普钠/硝酸甘油(持续泵入)

硝酸甘油主要作用于静脉容量血管,在扩容之后疗效会降低。硝普钠,一种强效的阻力和容量血管扩张剂,具有起效快和持续时间短的特点,看似理想的降压药,然而出于其代谢产物——氰化物对胎儿毒性的担心,限制了该药的临床应用。

6.静脉液体疗法

有学者报道扩充血浆容量可从本质上促使血管扩张,降低血压,改善局部血流,优化血管扩张药物的效果。然而在严重的特别是产后发生的先兆子痫中,血浆胶体渗透压降低伴有左心室功能障碍,可导致肺水肿和脑水肿的高发率。因此,如果对严重病例进行扩容,就必须监测肺毛细血管楔压。中心静脉压的绝对值对预测肺水肿的风险并无价值,但是通过观察 CVP 的反应谨慎地静脉滴注补液,也是判断心室处理新增容量能力的有用手段。

(二)惊厥管理

目前硫酸镁已被确立为预防反复的子痫惊厥的特效药。在先兆子痫患者惊厥的预防中,静脉注射镁剂的地位也是明确的。尚无文献明确表明什么是终止子痫惊厥的最佳药物。

1.硫酸镁

既是有效的脑血管扩张药,又是强有力的儿茶酚胺受体拮抗剂。治疗血药浓度位于 $2\sim4$ mmol/L之间。有两种普遍应用的给药方法:①肌内加静脉注射法指的是静脉注射 4 g 硫酸镁,静脉注射时间要超过 20 分钟;加上一次肌内注射 10 g,随后每 4 小时在每侧臀部各肌内注射 5 g。②静脉注射法则给予 4 g 的负荷剂量,然后每小时 $1\sim3$ g 持续静脉泵入以维持治疗血药浓度水平。

镁剂注射的主要不良反应是神经肌肉阻滞,它和血浆镁浓度呈线性关系。通过每隔 1 小时检查膝反射的方法进行神经肌肉监测是判断早期毒性的标准手段。如果发生反射减退,应停止输液直至反射恢复。因为镁通过降低运动神经末梢乙酰胆碱释放,降低终板对乙酰胆碱敏感性和抑制骨骼肌膜兴奋性而增强去极化和非去极化肌松药作用时间和作用强度,在全麻应用肌松剂时最好有神经肌肉监测。肾脏是镁剂的唯一排泄途径,因此肾功能受损是使用镁离子的相对禁忌证。

2.地西泮

仍是广泛用于终止惊厥发作的一线药物,每次给药 $5\sim10$ mg,重复给药直至起效。可预防性使用地西泮 10 mg/h 持续泵入,但可能导致过度镇静从而给气道带来危险。对胎儿特别是早产儿产生抑制是导致该药应用减少的主要原因之一。目前更倾向于使用硫酸镁。

3.苯妥英

虽然该药在过去广泛用于子痫惊厥的预防和控制,但最近的证据并不支持这一用法。

惊厥的预防应该从出现头痛、视觉障碍、上腹痛或反射增强等大脑激惹征象时开始。单独的高血压并不一定是抗惊厥治疗的指征,惊厥也有可能在血压中度升高时发作,因此仅血压一项并非为预测惊厥发作可能性的可靠指标。

决定分娩:产科医师通常在母亲的疾病极其严重时采取择期剖宫产。这往往取决于母亲疾病和胎儿存活力之间的平衡。

四、麻醉与镇痛

(一)术前准备

1.详细了解治疗用药

了解内容包括药物种类和剂量,最后一次应用镇痛药和降压药的时间,以掌握药物对母胎的作用和不良反应,便于麻醉方法的选择和对可能发生不良反应的处理。

2.临床观察

应常规观察硫酸镁用药后的尿量,有无呼吸抑制,检查膝反射、心率和心电图,有无房室传导阻滞,如有异常应查血镁离子浓度。一旦有中毒表现应给予钙通道阻滞剂治疗。

3.术前停用降压药

应用 α、β 受体拮抗药;血管紧张素转换酶抑制剂,应在麻醉前 $24\sim48$ 小时停药。该类药与麻醉药多有协同作用,易导致术中低血压。

总之,麻醉医师必须确保血容量、肾功能以及高血压的控制和抗惊厥治疗是否已达到最佳状态。

(二)分娩镇痛

可以允许轻到中度先兆子痫患者继续正常分娩。如果凝血功能正常,及早进行硬膜外阻滞不仅有助于控制血压和扩张血管,还能减轻由疼痛引起的应激反应和儿茶酚胺释放,往往对患者的管理有所裨益。

(三)麻醉选择

先兆子痫剖宫产手术时怎样选择麻醉技术?是全身麻醉还是区域阻滞?母亲和胎儿的利益以及麻醉医师的相关技能都应被考虑在内。

全身麻醉是用于意识程度降低患者的唯一推荐方法,比如子痫、刚刚有惊厥发作或存在以下问题之一的患者:濒临子痫、严重凝血障碍、妨碍区域阻滞进针的解剖学问题、拟行区域阻滞的穿刺部位有感染。

1.全身麻醉的实施

(1)气道评估:气道水肿并非总是可预见的,但是喘鸣或面部水肿的存在可作为线索。Mallampati评分可能在分娩中产生显著变化,所以应在立刻要实施全麻之前进行评分。惊厥发作后期、舌或黏膜破裂口也可作为困难插管的警示征象,这类病例可能需要在清醒时行经鼻气管插管。然而,由于这些患者困难气道的不可预见性,麻醉医师应针对不同病例准备相应的器具(比如管芯,喉罩,手术开放气道等)以及有经验的麻醉医师慎重对待困难或失败的插管。

(2)诱导:预充氧气至少3分钟后予快速诱导剂;硫喷妥钠4~5 mg/kg或丙泊酚2 mg/kg或依托咪酯0.2 mg/kg(不用氯胺酮),加琥珀酰胆碱(1.0~1.5 mg/kg)。

不过在这段时间必须用一定的方法减轻喉镜和插管带来的血流动力学反应。有些方法已证实对胎儿健康有害,比如利多卡因、β受体阻滞剂和长效阿片类药物等。有人使用血管扩张药(硝酸甘油和硝普钠),但是对胎儿氰化物中毒和母亲颅内压变化的担心限制了其应用。在使用琥珀酰胆碱前给予阿芬太尼10 μg/kg能缓解升压反应,而且由于其作用时间短,只引起最小限度的胎儿抑制。

硫酸镁既有血管扩张作用,又有抗儿茶酚胺的作用。诱导后予40 mg/kg静脉推注既能缓和升压反应又不会导致随后的血压过低(在清醒时给药会导致疼痛)。$MgSO_4$和阿芬太尼可合并用于严重病例从而减少各自的剂量(30.0 mg/kg+7.5 μg/kg)。但如果孕妇高危[MAP达24.0 kPa(180 mmHg)],也可使用更高的剂量(60 mg/kg+30 μg/kg)。

不推荐使用肌松药,尤其是在使用硫酸镁之后,因为前者可能在诱导前导致严重的肌无力。需注意的问题是在给予硫酸镁之后,琥珀酰胆碱应带来的肌束颤动可能不出现,给予琥珀酰胆碱后应计时60秒再尝试插管。

考虑到异氟烷可能引起脑血管痉挛或脑水肿或两者兼有,最好用中低浓度(0.5~1 MAC)维持麻醉,并且在断脐后使用适当的阿片剂。

(3)拔管:拔管引起的过度心血管反应常常被忽视,但它可能和插管时的心血管反应一样严重且具灾难性。此时使用$MgSO_4$和阿芬太尼是不合理的,可以使用血管扩张药物(β受体阻滞剂,特别是艾司洛尔),或者也可使用利多卡因。

2.区域麻醉的实施

长期有人坚持认为除了最轻微的高血压以外,脊髓麻醉并不适合用于先兆子痫患者,因为可能会导致急剧的低血压。然而最近有作者研究脊髓麻醉在严重妊娠高血压综合征的应用后得到了乐观的结论:虽然在考虑到保守补液时低血压仍然是个问题,但是已经发现子宫胎盘血流并未减少甚至有可能增加,推测其可能的原因是小动脉扩张。

而实践证明,正在使用血管扩张药(甲基多巴,硝苯地平,肼苯曲哒嗪等)治疗的稳定高血压患者是采用脊髓麻醉的合适候选病例,且术前药物管理得越好(液体加上血管扩张药),低血压的问题就越少,与未经治疗的患者相比较越不容易发生血压降低。对于血压未控制、新近诊断或严重的高血压病例,如果没有快速分娩的必要(胎盘早剥,严重胎儿心动过缓),硬膜外阻滞因具有起效慢、可控性好而成为先兆子痫患者的最理想选择。

3.硬膜外麻醉和蛛网膜下腔阻滞的实施

(1)蛛网膜下腔阻滞:建议使用 26 G 或更细的笔尖式穿刺针,根据患者的身高和腹围用 $1.0\sim1.6$ mL 的重比重(加上葡萄糖)0.5% 丁哌卡因进行麻醉。较高的患者需用较大的剂量,而体重较重的患者因其有较高的蛛网膜下腔压力,故而需要的量较少。阻滞平面高度的理想目标是 T_6。

(2)硬膜外麻醉:选择 $L_{1\sim2}$ 或 $L_{2\sim3}$ 的间隙实施硬膜外腔穿刺置管,使用标准试验剂量。负荷剂量应分次给予而非一次大量注入,从而使阻滞平面的高度缓慢上升,目标也是达到 T_6 的感觉平面。

在实施蛛网膜下腔阻滞时给予芬太尼的主剂量是 10 μg,硬膜外麻醉则是 $50\sim100$ μg,这会使感觉阻滞更加彻底。

不能仅仅应用扩容疗法简单处理低血压。更为理想的做法是使用合成胶体液(500 mL 琥珀酰明胶溶液或羟乙基淀粉溶液)和晶体液(1 000 mL 乳酸钠林格液)扩容的同时,必要时分次静脉给予 5 mg 麻黄碱,因为后者不会对子宫血流产生不利影响,维持血流动力学平稳。

五、术后监护

先兆子痫中 70% 的惊厥和肺部并发症在术后发生。喉水肿可能在术中恶化,拔管后也可能发生气道窘迫,严重时需要再次插管。只要有临床指征,抗高血压治疗就应继续;只要患者有症状,抗惊厥药物也应维持。如果在术中使用了有创监测,术后就应在重症监护环境下继续使用。良好的术后镇痛可使这类病例的管理变得容易些。在少尿的情况下必须不断地密切关注液体平衡并加以纠正。

(徐学森)

第五节　妊娠合并肝炎的麻醉

病毒性肝炎为多种病毒引起的以肝脏病变为主的传染性疾病,目前已发现甲肝病毒(HAV)、乙肝病毒(HBV)、丙肝病毒(HCV)、丁肝病毒(HDV)、戊肝病毒(HEV)以及新的肝炎病毒庚肝病毒(HGV)、输血传播性病毒(TTV)、微小病毒 B19(parvovirus B19)等均可引起病毒性肝炎,但以 HAV、HBV、HCV、HDV 为常见。我国属于乙型肝炎的高发国家,同时妊娠合并病毒性肝炎有重症化倾向,是我国孕产妇死亡的主要原因之一。

一、妊娠与病毒性肝炎的相互影响

(一)妊娠分娩对病毒性肝炎的影响

由于妊娠期肝脏可发生一些生理变化,如由于母体胎儿的营养及排泄,母体新陈代谢旺盛,肝脏负担增大;肝血流从非孕期占心排血量的 35％降到 28％,胎盘激素阻碍肝脏对脂肪的吸收转运及胆汁的排泄;肝功能也与非孕期略有变化,如血清清蛋白降低、α、β 球蛋白升高、A/G 比值下降、三酰甘油可增加 3 倍、胆固醇增加 2 倍、血浆纤维蛋白原升高 5％、ALT 增高 2 倍等,这些生理变化可改变病毒性肝炎的病理生理过程和预后,如出现黄疸、肝功能损害较重,比非孕期容易发展为重症肝炎和肝性脑病,其病死率很高。

(二)病毒性肝炎对母体的影响

慢性肝炎者妊娠可使肝炎活动,诱发为慢性重型肝炎。慢性肝炎合并肝硬化的孕妇则18％～35％发生食管静脉曲张出血,病死率高。早孕期病毒性肝炎可加重妊娠反应,常与正常生理反应相混淆而延误诊断,妊娠晚期的病毒性肝炎患者由于醛固酮的灭活能力下降,妊娠高血压综合征发病率增高,而且由于凝血因子合成障碍致产后出血,增加其病死率。在肝功能衰竭的基础上,以凝血功能障碍所致的产后出血、消化道出血、感染等为诱因,最终导致肝性脑病和肝肾综合征,直接威胁母婴安全。

(三)病毒性肝炎对围生儿的影响

妊娠早、中期肝炎患者流产率可达 20％～30％;妊娠晚期肝炎患者早产率可达 35％～45％,死产率为 5％～20％,胎膜早破率达 25％,新生儿窒息率高达 15％,而正常妊娠组上述各病的发生率均明显低于肝炎组。多重感染(即有两种或以上病毒复合感染)者比单一感染者预后更差。目前,尚无病毒性肝炎致先天性畸形的确切证据。母婴传播致宫内及新生儿肝炎病毒感染,乙、丙型肝炎多见,甲、戊型肝炎少见,围生期感染的婴儿有相当一部分转为慢性病毒携带状态,以后容易发展为肝硬化或原发性肝癌。

二、病毒性肝炎的分类与诊断

病毒性肝炎按临床表现可分为急性、慢性和重症肝炎 3 种类型,此外还有一特殊类型,即妊娠急性脂肪肝(acute fatty liver of pregnancy,AFLP)。各型诊断标准:①急性肝炎,近期内出现消化道症状和乏力,血清丙氨酸氨基转移酶(ALT)升高,胆红素升高,病原学检测阳性。②慢性肝炎,肝炎病程超过半年,或原有乙型、丙型、丁型或 HBsAg 携带史,本次又因同一病原再次出现肝炎症状、体征及肝功能异常。本型中根据肝损害程度,可分为轻度、中度和重度肝炎。轻度患者临床症状体征轻微或缺如,肝功能指标仅 1～2 项异常。重度患者有明显或持续肝炎症状,如乏力、食欲缺乏、尿黄、ALT 持续升高、血清清蛋白降低、A/G 比值异常,血清胆红素升高≤正常值 5 倍,凝血酶原活动度小于 60％,胆碱酯酶＜2 500 U/L。③重症肝炎,起病 2 周内出现极度乏力、消化道症状和精神症状,黄疸急剧加深,血清胆红素≥正常值 10 倍,或每天上升≥10 μmol/L,凝血酶原活动度小于 40％。④妊娠急性脂肪肝为多发生于妊娠晚期的特殊类型肝损害。病因不甚明确,主要临床表现具重症肝炎的特点,不同的是病原学检查均阴性,病情发展更为迅速和凶险。

妊娠合并肝病的临床表现和预后主要取决于肝细胞损害程度。轻度慢性肝炎肝细胞损伤轻，孕期提高认识，加强监测，注意保肝和营养治疗，预后一般均较好，多数临床无明显症状，在严密观察肝功能、凝血指标及胎儿生长发育下继续妊娠，多数可达到妊娠晚期或足月自然临产，有阴道分娩条件者阴道分娩是安全的。重度或重症以及 AFLP 临床症状明显，多数有消化道症状，如恶心、厌食、上腹部不适及萎靡不振，临床上易当成一般的不适。尤其是重症或 AFLP 患者，病情多在 2 周内迅速恶化，其中 AFLP 由于无肝炎病史，血清学检查阴性，往往更不易得到及时认识，在出现胃肠道症状时多错当成胃肠炎治疗，影响早期诊断和治疗，这类患者应根据病情及时或尽早终止妊娠，终止妊娠的指征是：①黄疸重，血清胆红素持续升高＞100 $\mu mol/L$ 或每天上升≥10 $\mu mol/L$；②转氨酶进行性升高，胆酶分离；③凝血指标变化：PT、APTT 延长，血小板减少，凝血酶原活动度＜40％，纤维蛋白原下降等出血倾向。此三项指征中任一项明显加剧，均可为终止妊娠的指征。

三、合并重症肝炎产妇剖宫产的麻醉处理

（一）麻醉选择

在妊娠合并重症肝炎剖宫产的麻醉方式选择时，应根据患者的凝血功能及血小板综合考虑。麻醉要点在于维持呼吸循环的稳定，改善凝血功能及尽量应用对肝功能损害少的药物。

目前，一般的观点认为，在血小板数＞60×10⁹/L，PT＜20 秒，APT T＜60 秒，PT 和 APTT 不大于正常值 1.5 倍的情况下，可慎重选用椎管内麻醉，它能减少全麻用药，在无血压下降的情况下，对肝脏无明显影响。

当血小板数＜60×10⁹ 时，则选用全身麻醉。因肝功能损害严重，在麻醉用药中应尽量选用对肝功能和肝血流影响小的药物，剂量也应酌减。此外还应考虑用药的时机，即药物对胎儿的影响。丙泊酚和氯胺酮可以应用于重症肝炎孕妇。琥珀胆碱脂溶性很低，且易被胆碱酯酶迅速分解，难以快速通过胎盘，在常用剂量时极少向胎儿移行，破宫前给予适量的琥珀胆碱，可使子宫充分松弛，有助于胎儿的快速取出。阿曲库铵通过 Hofmann 降解，代谢不依赖于肝肾功能，有利于术后拔管。有报道对重症肝炎孕妇采用氧化亚氮（笑气）与异氟烷维持麻醉，术前后肝功能改变未发现显著性差异，说明上述药物在短时间内对肝功能的影响不大。

（二）麻醉管理

术前避免加重或诱发肝性脑病的因素，保护尚存的肝功能及胎儿，治疗肝性脑病，保护肾功能，补充凝血因子、血小板、新鲜血，防止出血及纠正低蛋白血症等，维持循环稳定，纠正低血压。术中管理应保持呼吸道通畅和持续给氧，维持循环稳定，避免发生低血压，因为缺氧和低血压可造成肝细胞损害加重。术中酌情使用血小板及纤维蛋白原和凝血酶原复合物，改善凝血机制障碍与 DIC。有分析认为胎儿娩出后子宫大出血，行子宫切除不仅能有效制止子宫出血本身，同时也减少了子宫内促凝物质继续释放入血，是治疗 DIC 的有效措施。人工肝支持系统是近年来出现的新技术，即用人工的方法清除血循环中因肝功能衰竭而产生有害物质的一系列装置，可使肝代谢功能得到一定代偿，从而为肝细胞的再生赢得时间，度过危险期获得康复。

（王　鹏）

第六节 妊娠合并心脏病的麻醉

一、概述

妊娠合并心脏病的发病率高达 0.4%～4.1%,是产妇死亡的第二大原因。妊娠及分娩过程中机体发生了一系列病理生理改变,心血管系统的变化尤为显著。因此,妊娠合并心脏病产妇的麻醉选择和实施,对于麻醉医师来说是一个巨大的挑战。麻醉医师必须通晓妊娠期心血管系统、血流动力学的变化,掌握心脏病的本质特别是不同心脏病的病理生理特点,了解各种麻醉药物对心血管系统的影响以及处理各种术中并发症的常用方法。

(一)妊娠期心血管系统的变化

妊娠期间心血管系统主要发生四方面改变。首先,血容量增加,在妊娠晚期可增加 50% 左右。第二,体循环阻力(SVR)进行性下降,虽然心排血量增加 30%～40%,但平均动脉压仍维持正常,收缩压略下降。第三,心脏做功增加,在分娩过程中,由于疼痛及应激,心排血量可增加 40%～50%,对于有病变的心脏可能发生严重后果。而且,强烈的子宫收缩可导致"自体血液回输",使心排血量再增加10%～15%。第四,产妇往往处于高凝状态,对于一些高血栓风险的患者(瓣膜修补术后)容易导致血液栓塞。

(二)妊娠合并心脏病的分类

1.风湿性心脏病

随着医疗技术的发展,风湿性心脏病的发病率有所下降。但是风湿性心脏病仍然是妊娠期间最常见的心脏病。主要是瓣膜性心脏病,包括二尖瓣狭窄、二尖瓣关闭不全、主动脉瓣狭窄、主动脉瓣关闭不全,以及三尖瓣病变。

2.先天性心脏病

大部分先天性心脏病在妊娠前都已实施了心脏手术,只有少部分患者未进行手术。先天性心脏病主要分为:左向右分流(房间隔缺损、室间隔缺损、动脉导管未闭);右向左分流(法洛四联症、艾森曼格综合征);先天性瓣膜或血管病变(主动脉瓣狭窄、主动脉瓣关闭不全、肺动脉狭窄)等。

3.妊娠期心肌病

妊娠期或产后 6 个月内出现不明原因的左室功能衰竭被称为妊娠期心肌病(也有人称之为围生期心肌病)。其发病率有上升趋势,有报道称 7.7% 的妊娠相关性孕妇死亡是妊娠期心肌病所致。

4.其他

包括冠状动脉性心脏病、原发性肺动脉高压、不明原因性心律失常。

(三)麻醉的总体考虑

1.术前评估

对妊娠合并心脏病的孕妇实施麻醉前必须进行充分的评估,包括心脏病的类型、心脏病的解剖特点、病理生理改变特点。重点评估心功能状态以及对手术、麻醉的耐受程度。必要时联合心血管专家、产科专家一同会诊，以便作出正确的判断。

目前对妊娠合并心脏病的功能状态及风险等级评估常采用 Siu 和 Colman 推荐的方法。

2.麻醉选择

麻醉医师在选择麻醉方式时，除了重点考虑心脏病性质和风险分级，还应考虑以下问题：①患者对手术过程中疼痛的耐受程度；②子宫收缩引起的自体血液回输对患者的影响；③子宫收缩剂的影响；④胎儿娩出后解除了下腔静脉的受压所引起的血流动力学急剧改变；⑤产后出血。到目前为止尚没有一种麻醉方法是绝对适用或不适用的。常用的麻醉方法及其优缺点如下。

（1）全身麻醉：其优点为能提供完善的镇痛和肌松；保证气道通畅及充分的氧和；避免椎管内麻醉所致的体循环血压下降等。但也存在一些缺点：若麻醉深度不当，气管插管和拔管过程易导致血流动力学剧烈变化；麻醉药物对心功能的抑制作用；增加肺循环阻力；增加肺内压，导致右心后负荷增加；插管困难发生率高；易发生反流误吸；全身用药对新生儿的影响等。

全身麻醉可用于绝大多数妊娠合并心脏病，特别适用于右向左分流的先天性心脏病如法洛四联症和艾森曼格综合征、原发性肺动脉高压、肥厚型心肌病等。而对于其他类型心脏病患者，全身麻醉不如连续硬膜外麻醉更理想。

（2）椎管内麻醉：连续硬膜外阻滞麻醉是目前妊娠合并心脏病的主要麻醉方法，在高风险的心脏病患者中也有应用。若采用间歇、缓慢追加局麻药，能保持较稳定的血流动力学状态；避免全麻所致的各种不良反应等优点。但是，硬膜外阻滞也存在阻滞不全的可能，以及神经损伤、全脊髓麻醉和椎管内出血等风险。

虽然对于一些病变较轻而且代偿完全的心脏病患者，单次蛛网膜下腔阻滞（腰麻）也可应用，但大多数学者并不主张单次腰麻用于妊娠合并心脏病患者，因为其可导致剧烈的血流动力学变化。

近年来较时髦的方法是连续腰麻，通过留置蛛网膜下腔微导管分次加入微量局麻药，从而达到镇痛完善、血流动力学扰乱轻的效果。已有较多的文献正面报道了该方法在妊娠合并心脏病患者中的应用。

（3）局部麻醉：目前已很少采用。只有在一些麻醉设施较差的小型医院偶尔被采用。

3.术中麻醉管理

（1）妊娠合并心脏病患者的麻醉管理的基本原则是：①维持血流动力学稳定，避免或尽量减少交感神经阻滞；②避免应用抑制心肌功能的药物；③避免心动过速或心动过缓；④根据心脏病的不同类型，选择合适的血管活性药物；⑤避免腹主动脉、下腔静脉受压，保证子宫胎盘的血液灌注；⑥预防反流误吸；⑦对产妇和胎儿实行严密监护。

（2）术中监护首选无创性的方法，常规的检测项目包括：血压、心电图、脉搏血氧饱和度、呼吸等。至于是否需要进行有创性监测取决于患者心脏病的类型及其严重程度。如患者心功能较差、临床症状明显者可施行有创监测。但有些类型的心脏病，如右向左分流、严重的主动脉瓣狭窄、原发性肺动脉高压等，即使症状不明显或没有症状也有必要进行有创监测。包括中心静脉压（CVP）、桡动脉置管测压等。肺动脉导管测压需要较高的技术，而且有较高的风险，但在严重的心脏病患者进行此项监测还是很有必要的。但近来有人对肺动脉监测提出疑议，认为此项监测风险过大，得不偿失。故建议使用无创性的经食管心脏超声作为首选的监测方法。

（3）术中应用子宫收缩剂的问题：对于妊娠合并心脏病患者，如果子宫收缩尚可，应尽可能避免使用缩宫素。即使有时必须使用，也应通过静脉缓慢滴注，切忌静脉注射。因为缩宫素能降低体血管阻力和血压,减少心排血量,增加肺血管阻力,外周血管总阻力的下降可引起快速性心律失常。合成的 $PGF_{2\alpha}$ 是一个强效子宫平滑肌收缩剂,可引起严重高血压、支气管痉挛、肺血管和体血管收缩等,因此也禁用于妊娠合并心脏病患者。米索是 PGE1 的类似物,已成功用于产后出血。但对于有冠心病或高血压患者应慎重,因为它可导致血压的剧降。近来有学者建议使用一种称为 B-Lynch 的压力缝合器缝合子宫切口来避免使用子宫收缩剂。

(4)术中应用血管活性药物的问题:术中有许多情况都需要使用血管活性药物。但对于心脏病患者,合理选择血管活性药物尤为重要。麻黄碱、肾上腺素因兼有 α 受体和 β 受体激动作用,可引起心动过速、增加心脏做功,同时增加肺血管阻力。因而不适用于大多数心脏病患者。纯 α 受体激动剂如苯肾上腺素、间羟胺可引起反射性心率下降,可用于多数心脏病患者特别是有瓣膜狭窄或肥厚型梗阻性心肌病的患者,但对于有反流性病变的患者可能不利。

4.术后管理

产后头 3 天内,由于子宫收缩缩复,胎盘循环不复存在,大量血液从子宫回输至体循环,加之妊娠期过多的组织间液的回吸收,使血容量增加 15%～25%,特别是产后 24 小时内,心脏负荷增加,容易导致心脏病病情加重,甚至发生心力衰竭或心脏停搏。因此,妊娠合并心脏病的患者在产后 72 小时内必须予以严密监护,对于合并有肺动脉高压者需持续监护到术后 9 天。

另外,有效的术后镇痛对于妊娠合并心脏病患者极为重要。可优先选择患者自控硬膜外镇痛(PCA)。

二、各种类型心脏病的麻醉要点

(一)瓣膜性心脏病

瓣膜性心脏病分为先天性或继发性,风湿热是继发性病变的主要病因。总体上说,妊娠期间由于血容量增加及体循环阻力降低,反流性瓣膜性心脏病患者对妊娠的耐受性高,而狭窄性瓣膜病变因为不能随着前负荷的增加同步增加心排血量,对妊娠的耐受性差。

1.二尖瓣狭窄

二尖瓣狭窄占妊娠期风湿性心脏病的 90%,大约 25% 的患者在妊娠期间才出现症状。二尖瓣狭窄可以是独立性病变也可伴有其他瓣膜病变。

(1)病理生理改变:二尖瓣狭窄的最主要病理生理改变是二尖瓣口面积减小导致左房向左室排血受阻。早期,左房能克服瓣膜狭窄而增加的阻力,但随着疾病的发展,左室充盈负荷不足,射血分数降低,同时左房容量和压力增加,并导致肺静脉压和肺毛细血管楔压升高,从而发生肺间隙水肿、肺顺应性下降、呼吸功增加。最终可发展为肺动脉高压、右心室肥厚扩张、右心衰竭。妊娠能加重二尖瓣狭窄,解剖上的中度狭窄可成为功能性的重度狭窄。而且妊娠合并二尖瓣狭窄发生肺充血、房颤、室上速的发生率增加。

(2)麻醉注意事项:妊娠期合并二尖瓣狭窄患者麻醉时应重点关注以下问题。①避免心动过速:因为心动过速时,舒张期充盈时间缩短较收缩期缩短更明显,导致心室充盈减少。若术前存在房颤,尽量控制室率在 110 次/分以下。②保持适当的血容量和血管容量:患者难以耐受血容量的突然增加,术中过快过量输液、强烈子宫收缩等都可导致心脏意外如右心衰竭、肺水肿、房颤等。③避免加重已存在的肺动脉高压:正压通气、CO_2 蓄积、缺氧、肺过度膨胀、前列腺素类子宫收缩剂等都可增加肺动脉阻力,应予以重视。④保持体循环压力稳定:对于重度二尖瓣狭窄,全身血管阻力下降时可被心率增快(心搏量固定)所代偿,但这一代偿很有限。所以,术中应及时纠正低血压,必要时用间羟胺静脉滴注。

至于术中监护,足月妊娠而无症状者,一般不建议有创监护。对于症状明显的高风险患者,可给予有创监护包括 CVP、PAWP 等。

(3)麻醉选择:经阴道分娩者,建议优先选择连续腰段硬膜外阻滞镇痛,能较好保持血流动力学稳定。但近年有学者认为腰麻-硬膜外联合阻滞也是较好的镇痛方法。药物可采用局麻药加阿片类药,加用阿片类药能降低局麻药浓度又不增加交感神经阻滞。在产程早期,可硬膜外或蛛网膜下腔单独应用阿片类药物,也能取得很好的镇痛效果。对于椎管内麻醉禁忌者还可采用阴部神经阻滞的方法。

剖宫产麻醉的选择应考虑麻醉技术导致的体液转移、术中出血等问题。优先选择是硬膜外麻醉,通过缓慢注药来避免血流动力学波动。切忌预防性应用麻黄碱和液体预扩容。对于有症状者,术中补液应根据有创监测结果慎重进行。有些患者术前限制补液、应用β受体阻滞剂和利尿剂等,硬膜外麻醉时可发生严重低血压,此时可小心使用小剂量苯肾上腺素(不增加心率、不影响子宫胎盘血流灌注)及适当补液来维持血压。房颤患者若出现室率过快,可予以地高辛或毛花苷丙控制室率在 110 次/分以下,也可使用电复律(但在胎儿娩出前慎用),功率从 25 W/s 开始。窦性心动过速者可用普奈洛尔或艾司洛尔静脉注射。

某些重度二尖瓣狭窄者或硬膜外阻滞禁忌者需行全身麻醉。只要麻醉深度适当,较好抑制喉镜置入、气管插管、拔管等操作所致的应激反应,全麻能够维持较稳定血流动力学。诱导药物避免应用对血流动力学影响较大的药物,建议使用依托咪酯。诱导前最好预防性应用适量β受体阻滞剂如艾司洛尔及阿片类镇痛剂。避免使用能导致心动过速的药物如阿托品、哌替啶及氯胺酮等。瑞芬太尼也是值得推荐的麻醉维持药物。缩宫素应慎用。

2.二尖瓣关闭不全

二尖瓣关闭不全在妊娠合并心瓣膜病变中位居第 2 位。年轻患者中,二尖瓣脱垂是二尖瓣关闭不全的主要原因。单纯的二尖瓣关闭不全患者能很好耐受妊娠。但后期容易出现房颤、细菌性心内膜炎、体循环栓塞以及肺动脉充血。

(1)病理生理学改变:二尖瓣关闭不全,左室收缩期血液反流入左房,导致左房扩大,由于左房顺应性好,早期不易出现肺充血的表现。但随着病程进展,左房心肌受损,以及左房和肺毛细血管楔压升高及肺充血。由于左室慢性容量负荷过多,一部分血液反流入左房,心室需要通过增加做功才能泵出足够的血液进入主动脉,会导致左室心肌肥厚,晚期左室扩大。另外,通过主动脉瓣的前向血流可减少 50%～60%,这取决于血流通过主动脉瓣和二尖瓣之阻力的比率。因此,降低左室后负荷可增加二尖瓣关闭不全患者射血分数。

在妊娠期,左室受损的患者难以耐受血容量增加,容易发生肺充血。不过妊娠时的外周血管阻力降低可增加前向性血流,相反分娩时或麻醉不完善时的疼痛、恐惧以及子宫收缩都可增加儿茶酚胺的水平而导致体循环阻力增高。

(2)麻醉注意事项:妊娠合并二尖瓣关闭不全麻醉时应重点关注以下问题。①保持轻度的心动过速,因为较快的心率可使二尖瓣反流口相对缩小。②维持较低的外周体循环阻力,降低前向性射血阻抗可有效降低反流量。③避免应用能导致心肌抑制的药物。

(3)麻醉选择:分娩时提供有效镇痛能避免产痛所致的外周血管收缩,从而降低左室后负荷。连续硬膜外阻滞和腰硬联合阻滞是首选的镇痛方法。

剖宫产麻醉也优先选择连续硬膜外或腰硬联合阻滞麻醉,因为这种麻醉能阻滞交感神经,降低阻滞区域的外周血管阻力,增加前向性血流,有助于预防肺充血。但需缓慢注药,避免血流动力学剧烈波动。

如果选择全麻,氯胺酮、泮库溴铵是值得推荐的药物,因为两者都能增加心率。如果术中出现房颤应及时处理。其他注意事项及术中监护也同二尖瓣狭窄。

3.主动脉瓣狭窄

主动脉瓣狭窄是罕见的妊娠合并心脏病,发病率仅 0.5%～3.0%。临床症状出现较晚,往往需经过30～40 年才出现。因正常主动脉瓣口面积超过 3 cm²,只有当瓣口面积小于 1 cm² 时才会出现症状。但一旦出现症状,病死率高达 50% 以上。妊娠不会明显增加主动脉瓣狭窄的风险。

(1)病理生理学改变:主动脉瓣狭窄导致左室排血受阻,使左室慢性压力负荷过度,左室壁张力增加,左室壁向心性肥厚,每搏心排血量受限。正常时心房收缩提供约 20% 的心室充盈量,而主动脉瓣狭窄患者则高达 40%,因此保持窦性心律极为重要。左室心肌肥厚及心室肥大导致心肌缺血,加之左室收缩射血时间延长降低舒张期冠状动脉灌流时间,最终发生左室功能不全,肺充血。

主动脉瓣狭窄的风险程度取决于瓣膜口的面积及主动脉瓣口两端的收缩期压力梯度。收缩期压力梯度＞6.7 kPa(50 mmHg)表明重度狭窄,风险极大。妊娠期由于血容量增加及外周阻力下降可增加收缩压力梯度。

(2)麻醉注意事项:妊娠合并主动脉瓣狭窄的麻醉应重点关注以下问题。①尽量保持窦性心律,避免心动过速和心动过缓。②维持充足的前负荷,特别要避免下腔静脉受压,以便左室能产生足量的每搏输出量。③保持血流动力学稳定,只允许其在较小的范围内波动。

对于收缩期主动脉瓣口两端的压力梯度大于 6.7 kPa(50 mmHg)者或者有明显临床症状者,建议给予有创监护(如前)。

(3)麻醉选择:经阴道分娩者建议行分娩镇痛。连续硬膜外阻滞或腰硬联合阻滞用于分娩镇痛存在争议。因为主动脉瓣狭窄患者不能耐受交感神经阻滞引起的前负荷和后负荷的下降。尽管有文献报道成功地将 CSEA 用于主动脉瓣狭窄产妇的分娩镇痛,但并不主张其作为常规应用。蛛网膜下腔或硬膜外单纯注射阿片类镇痛药用于分娩镇痛值得推荐,因为其对心血管作用轻,不影响心肌收缩,不影响前负荷,不降低 SVR 等。

对于合并主动脉瓣狭窄患者行剖宫产的麻醉,区域麻醉和全身麻醉都可谨慎选用。但到底哪种麻醉方式更适合,存在争论。最近在 Anesthesia 上的两篇关于该类产妇麻醉方式选择的编者按,认为区域阻滞特别是椎管内麻醉存在深度的交感神经阻滞引起低血压、心肌和胎盘缺血的缺点。故有人提出,传统的硬膜外麻醉禁用于此类患者,但国内外大多数学者认为可谨慎使用。而全身麻醉可避免这些不良反应,提供完善的镇痛,而且在发生临床突发心脏意外时,保证气道通畅、充足氧供,使紧急心脏手术成为可能。因此,相对而言,全身麻醉更可取。全身麻醉的注意点参照二尖瓣狭窄。药物可选择对血流动力学影响较轻的依托咪酯联合适量阿片类药物及肌松药琥珀胆碱。应避免使用挥发性麻醉剂,但可应用氧化亚氮。同时尽量避免使用缩宫素。术中低血压可用间羟胺或苯肾上腺素。

4.主动脉瓣关闭不全

主动脉瓣关闭不全可以先天性或后天性的。约 75% 的病例是由风湿热所致。该类患者往往有较长的潜伏期,因此常在 40～50 岁才出现症状。大部分主动脉瓣关闭不全的患者都能安全度过妊娠期,但仍有 3%～9% 的患者可能出现心力衰竭。

(1)病理生理学改变:主动脉瓣关闭不全时,左心室长期容量超负荷,产生左室扩张、心肌肥厚、左室舒张末期容量(LVEDV)降低以及射血分数降低等。病变程度取决于反流口的面积、主动脉与左心室间的舒张压梯度以及病程的长短。随着疾病的进展,可发生左心衰竭,肺充血及肺水肿等。妊娠可轻度增加心率,因此可相对缓解主动脉瓣关闭不全的症状。

(2)麻醉注意事项:妊娠合并主动脉瓣关闭不全的麻醉应重点关注以下问题。①避免体循环阻力增加。需要提供完善的镇痛,避免儿茶酚胺增加而导致 SVR 上升,术中可用硝普钠或酚妥拉明来降低 SVR。②避免心动过缓。该类患者对心动过缓耐受性很差,因心动过缓延长心室舒张期的持续时间,主动脉的反流量也增加,应维持心率在 80～100 次/分。③避免使用加重心肌抑制的药物。

(3)麻醉选择:经阴道分娩者建议优先选择硬膜外或腰硬联合行分娩镇痛。因为其降低后负荷、预防 SVR 上升和急性左室容量超负荷。

剖宫产的麻醉选择及处理与二尖瓣关闭不全基本相同。

5.瓣膜置换术后

随着经济的发展和医学技术的提高,妊娠合并瓣膜性心脏病患者有许多都在产前施行了瓣膜置换术。对于此类患者,应了解是否有血栓形成、瓣膜流出口大小、有否心内膜炎及溶血等情况。但重点应关注抗凝剂的使用情况。为了避免双香豆素对胎儿的致畸作用,妊娠期间应用肝素代替进行抗凝治疗。因此,对此类患者实施椎管内麻醉时应评估凝血功能,以免硬膜外血肿、蛛网膜下腔出血等不良反应的发生。近来,也有人应用低分子肝素来抗凝。由于低分子肝素的半衰期长,除非停用 12～24 小时,否则对此类患者不得使用硬膜外或蛛网膜下腔阻滞麻醉。

(二)先天性心脏病

1.左向右分流心脏病

主要有房间隔缺损(ASD)、室间隔缺损(VSD)及动脉导管未闭(PDA)等。

(1)室间隔缺损:发病率占成人先天性心脏病的 7%。病情严重程度取决于缺损口的大小及肺动脉高压的程度。大部分无肺动脉高压者都能很好耐受妊娠。但少数较大缺损合并有肺高压者,病死率高达 7%～40%。妊娠期间血容量、心排血量增加可加重左向右分流及肺动脉高压。

1)病理生理学改变:血液从左室分流至右室,增加肺血流,早期可通过代偿性肺血管阻力降低而保持正常的肺动脉压。晚期,特别是较大缺损的 VSD,分流量大,肺血管阻力不能代偿,可导致肺动脉高压,加上左室做功过度而发生左心衰竭,肺动脉高压加剧,最终致右心衰竭,当左右心室压力相等时,可出现双向分流或右向左分流。

2)麻醉注意事项:VSD 患者的麻醉应重点关注以下问题。①避免体循环阻力增加。但对于伴有肺高压者,也不应过度降低体循环阻力。②避免心率过快。③避免肺循环阻力升高,以免发生分流反转。关于麻醉选择,剖宫产和分娩镇痛都可优先选择硬膜外或腰硬联合阻滞麻醉。必要时也可选择全身麻醉。

(2)房间隔缺损:是最常见的先天性心脏病。病情进展缓慢,即使存在肺血流增加,也能较好耐受妊娠。但妊娠引起的血容量、心排血量增加可加重左向右分流以及右室做功增加,心力衰竭发生率增加。其病理生理学改变也类似于 VSD。麻醉注意事项:ASD 患者麻醉时应重点关注以下问题。①避免体循环阻力增加。②避免肺循环阻力下降,但对于肺动脉高压者应避免肺循环阻力增加。③防止并及时纠正室上性心律失常。麻醉选择可参照 VSD。

（3）动脉导管未闭：较大分流的 PDA 患者往往已接受手术治疗。而较小者临床发展缓慢，能较好耐受妊娠。①病理生理改变：主要是主动脉血液直接向肺动脉分流。增加肺血流量，最终形成肺动脉高压、右心衰竭。严重者也可致右向左分流。②麻醉注意事项：基本与 ASD 患者的麻醉相同。

2.右向左分流的心脏病

（1）法洛四联症：对妊娠的耐受性很差，孕妇合并心脏病的病死率高达 30%～50%。这种心脏病包括右心室流出道梗阻、室间隔缺损、右心室高压及主动脉骑跨等 4 个解剖及功能异常。

1）病理生理改变：右心室流出道梗阻导致通过室间隔缺损的右向左分流，分流程度取决于室缺的大小、右室流出道梗阻的程度及右室收缩力。因此保持右室收缩力对于保持肺动脉血流和外周血氧饱和度很重要。但对于存在有动脉圆锥高压者，增加心肌收缩力可加重梗阻。另外，体循环压下降可加重分流及发绀。妊娠增加肺血管阻力、降低体循环阻力而加重分流。

2）麻醉注意事项：法洛四联症患者麻醉时应重点关注以下问题。①保持血流动力学稳定，避免体循环阻力下降。②避免回心血量减少。③避免血容量降低。④避免使用能引起心肌抑制的药物。

3）麻醉选择：阴道分娩者建议分娩镇痛。可以选择阿片类药物全身用药、椎管内应用阿片类药物及谨慎使用连续硬膜外阻滞（如果 SVR 能很好维持的话）。第一产程椎管内单纯应用阿片类镇痛药是最安全的方法。第二产程骶管阻滞较硬膜外安全。小剂量氯胺酮在产钳术中应用被证明是安全的。

剖宫产麻醉应优先选择全身麻醉，虽然小剂量低浓度的硬膜外麻醉也可谨慎使用，甚至近来有人报道了成功地使用连续腰麻，但血流动力学变化难以预料，风险较大。麻醉诱导应缓慢，避免过剧的血压下降，可复合采用阿片类药、依托咪酯及肌松药。术中维持可采用瑞芬太尼、卤族类吸入麻醉剂（如异氟烷可维持正常或轻微升高右心室充盈压）。建议行有创监护，一旦出现体循环压下降，应予以及时处理。

（2）艾森曼格综合征：约占先天性心脏病的 3%。该病包括肺动脉高压、原有的左向右流出道由于肺动脉高压而发生右向左分流、动脉低氧血症。各种左向右分流的心脏病晚期都可发展成艾森曼格综合征。该病的病死率极高，达 50%。其病理生理学改变与法洛四联症相似，右向左分流程度取决于肺动脉高压程度、分流孔大小、体循环阻力、右心收缩力等。妊娠可显著加重分流程度。麻醉注意点同法洛四联症。

（三）妊娠期心肌病

妊娠期心肌病又称围生期心肌病（peripartum cardiomyopathy，PPCM），是指既往无心脏病史，又排除其他心血管疾病，在妊娠最后一个月或产后 6 个月内出现以心肌病变为基本特征和充血性心力衰竭为主要临床表现的心脏病。该病发病率 1∶3 000 到 1∶15 000。其病因不明，可能与病毒感染、自身免疫及中毒有关。高龄、多产、多胎、营养不良的产妇中发病率较高。随着治疗技术的提高以及心脏移植的开展其病死率有所下降，但仍然在 15%～60%，更有报道其病死率高达 85%。

1.病理生理学改变

主要是心肌受损，心肌收缩储备能力下降。分娩和手术应激都可增加心脏做功如心率增快、心搏量增加、心肌收缩加强等，导致心肌氧耗增加，进一步加剧心肌损害，舒张末期容量增加、心排血量下降，最终导致心室功能失代偿。

2.麻醉注意事项

PPCM 患者麻醉时应重点关注:①避免使用抑制心肌的药物。②保持窦性心律和正常心率。③避免增加心肌氧耗的各种因素。④谨慎使用利尿剂和血管扩张剂,注意控制液体输入量。⑤注意预防术中血栓脱落。

3.麻醉选择

经阴道分娩的产妇行分娩镇痛时可优先选用连续硬膜外阻滞镇痛。该方法有助于避免产痛所致的后负荷增加。对有心功能失代偿的患者,可缓慢注射局麻药加或不加阿片类镇痛药以降低心脏前后负荷。不主张硬膜外阻滞前常规给予预防性扩容或预防性使用血管活性药物。第二产程避免过度使用腹压,必要时可采用产钳或头吸器助产。产后慎用缩宫素。

剖宫产麻醉全身麻醉和区域阻滞麻醉都可选用。虽然全身麻醉具有完善的气道管理、充分的氧供和完善的镇痛,但多种全麻药物都有加重心肌抑制的作用以及全麻插管和拔管过程增加心脏负荷。因此,PPCM 患者选用全身麻醉的比例正在下降。若区域阻滞禁忌,可谨慎选用全身麻醉。全麻时可选用氧化亚氮、依托咪酯、瑞芬太尼等对心血管影响较小的药物。有人主张用喉罩来代替气管插管,以避免插管所致的过剧应激反应。区域阻滞可优先选择硬膜外麻醉,但需避免过快建立麻醉平面,导致血流动力学过剧改变。另外,腰硬联合麻醉也非常适用于该类患者,但需控制腰麻药物剂量。近年报道较多的、也被多数专家接受的方法是连续腰麻(CSA),采用小剂量局麻药加阿片类镇痛药缓慢注射,从而避免血流动力学过剧波动,又有较完善的镇痛和麻醉效果。术中若出现明显的心力衰竭,可使用血管扩张剂硝酸甘油和利尿剂如呋塞米(速尿),谨慎使用强心剂西地兰。若哮喘症状明显,必要时使用沙丁胺醇(舒喘灵)。

总之,该疾病风险较大,需做好充分的术前准备,必要时联合心内科医师会诊,做出正确判断,制定合理预案。严密术中监护,特别是有创监测。

(王 鹏)

第十二章

儿 科 麻 醉

第一节　新生儿手术麻醉

一、新生儿麻醉的基本原则

(一)术前准备

新生儿麻醉多为急症手术。麻醉前首先要详细了解病情,并在相对短的时间内纠正相关并发症,使新生儿在适宜的状态下接受手术治疗,以减少术中和术后并发症的发生。

(1)放置胃管、开放静脉进行补液。

(2)纠正水、电解质紊乱,纠正酸碱失衡和/或低血容量。目的是使血流动力学状况尽可能接近正常,使 PaO_2 及 $PaCO_2$ 维持在正常范围。血容量补充常采用 20% 清蛋白 10~20 mL/kg 或用生理盐水稀释一倍的新鲜冷冻血浆,并备好足量的新鲜血浆和浓缩红细胞。

(3)新生儿保温这一特殊要求,是防止在整个手术过程中的体温下降。主要方法包括:保温毯、提高室温于 26~32 ℃、吸入加温气体及红外线辐射加温等;若带有红外辐射加温功能的特殊手术台最好。

(4)物品准备:①检查麻醉用通气器械(250 或 500 mL 呼吸囊);②插管用具(喷雾器、直型喉镜、合适的面罩及气管导管);③微量泵、液体及血制品;④监测设备,新生儿血压袖带、体温监测探头及合适的脉搏氧饱和度监测仪探头;⑤根据术前检验的特殊要求准备的药液(如含糖盐液)及其他用品。

(二)气管内插管及呼吸功能维持

由于新生儿特殊的生理功能及解剖特点,无论采用何种麻醉方法,都必须进行气管内插管。同时注意以下几点。

(1)要了解新生儿呼吸、循环的生理解剖关系,插管前后始终要保持呼吸道通畅。

(2)注意减少面罩和麻醉环路机械无效腔的增大。

(3)注意面罩正压通气使胃内气体增加而影响膈肌运动。

(4)原则上新生儿应采用控制呼吸,以保证维持足够的通气。

(5)机械通气应采用有适合于小儿呼吸控制功能的麻醉机,如:能够输出很小的潮气量,提高呼吸频率并给予不同的呼气末正压通气（PEEP）。有空气-氧混合装置，吸入不同的氧浓度并配有小儿用环路和可调的报警装置。环路中配有加热、过滤、湿化装置等。

（三）麻醉诱导

如果新生儿呼吸、循环系统稳定且无插管困难，麻醉医师可根据自己的习惯采用常规气管内插管。

（1）在基础麻醉下，通过面罩吸入氟烷或异氟烷，然后在肌松药的配合下进行气管内插管。

（2）通过静脉用药。如硫喷妥钠（2～5 mg/kg）、羟丁酸钠（80～100 mg/kg）、氯胺酮（1～3 mg/kg）或丙泊酚（1～3 mg/kg）麻醉后，再给予肌松药配合气管内插管。肌松药用量为维库溴铵 60～80 μg/kg 或阿曲库铵 0.25～0.35 mg/kg。为保证循环稳定，在上述基础上考虑静脉注射小剂量芬太尼可有满意效果。

（3）如果新生儿全身状态不稳定、呼吸功能受累或可能有气管内插管困难的病例。可考虑清醒插管或慢诱导气管内插管。慢诱导插管可缓慢静脉注射羟丁酸钠（80～100 mg/kg）和/或阿托品（10～20 μg/kg），在喉镜明视下，用喷雾器进行咽、喉及气管内表面麻醉（注意局麻药用量）后气管内插管。由于在插管时保留自主呼吸，此法较为安全。

（4）慢诱导方式还可以在上述表面麻醉下经鼻气管内插管，这样的气管导管固定牢靠，能避免移位。出生时气管长约 4 cm，气管导管位置如稍有不当，甚至导管滑脱或插入过深，就会很快影响通气。

（四）麻醉维持

新生儿全麻要点：①意识消失；②镇痛完善；③足够的肌松剂。

为确保患儿安全及血流动力学稳定，除保证通气处于良好状态外，还要根据新生儿的生命体征、手术类型及方式、手术时间，以及考虑所选麻醉药对患儿的影响程度等而选择麻醉药。吸入麻醉药的 MAC 随小儿月龄的增加而增加。如异氟烷，早产儿的最低肺泡有效浓度是 1.3%，新生儿为 1.45%，而婴儿为 1.6%。如果吸入同样浓度的麻醉药，新生儿脑和心脏中的浓度要比大龄儿童和成人高，因而容易导致吸入麻醉药过量，引起严重低血压和心动过缓。羟丁酸钠作为静脉基础麻醉药，对呼吸及循环系统影响较轻、毒性小、安全性好，易于掌握，可引起较长时间的睡眠状态，但应注意分泌物增多、心动过缓及术中保温。近年来，丙泊酚在新生儿诱导和微量泵持续静脉注射维持麻醉方面也取得了较好的效果。

（五）监测

由于新生儿体形娇小柔弱，临床提供的资料有限，而有创监测的难度、创伤及风险都比较大，使麻醉监测更显得重要，需要谨慎对待。实际上近几年来血氧监测仪、自动血压计、持续体温监测和心电图监测推广应用，给临床带来更多的方便和实用价值。当然心前区听诊仍然很重要。麻醉诱导前应安置好所有的监测，合适新生儿袖带的选择、持续体温探头的安置、胸前听诊器及血氧仪探头的牢靠固定等。值得提出的是，脉搏血氧饱和度监测仪的临床应用，是近年来小儿监测的一大进展，可及时监测患儿的血氧状况，为呼吸功能多变的儿科麻醉提供了安全保障。使用时应当注意选用适合新生儿的探头，并放置于手掌或脚掌固定牢靠。手指和耳垂放置探头困难且容易脱落或移位；外周血流动力学不稳定时监测的准确性下降。如果麻醉过程出现报警，则首先应该听诊呼吸音，判断通气和呼吸功能而不是反复检查探头位置。此外，还要注意血流动力学的稳定情况。

新生儿较大手术在补充血容量基础上，可试做桡动脉穿刺置管（22 号），以监测动脉压。有创动脉监测可提供连续的动脉压曲线,以提供血流动力学的基本情况,还便于随时抽取血标本。配置肝素液(浓度为 1 μg/mL,滴速为 1～2 mL/h)输注,可防止导管阻塞。

二、新生儿急症手术麻醉

(一)先天性膈疝

1.病理生理

这种畸形发生率占 1/(4 000～5 000),主要有胸骨旁疝、食管裂孔疝和胸腹裂孔疝。疝囊内可容有部分的腹腔脏器:小肠、结肠、肝脏及胃等。疝囊中的脏器通过膈肌缺损压迫肺组织,造成患侧胸腔内压力增加;纵隔向健侧移位而导致双侧肺均受压,影响气体交换而出现呼吸困难。同时肺及体循环静脉回流受阻,导致肺动脉高压,动脉导管持续开放,缺氧又使肺血管进一步收缩,阻力增加,最后导致循环衰竭。胎儿在发育早期若有膈疝形成,则会影响同侧及对侧肺脏的发育成熟,因而肺发育不良是膈疝导致新生儿早期死亡的主要原因。

2.麻醉要点

麻醉过程主要致力于避免低氧血症的发生以及引起的恶性循环。

(1)膈疝新生儿多有呼吸窘迫,应立即面罩吸入纯氧或辅助呼吸;但避免正压通气,以防胃内积气增加腹内压。并于插管后放置胃管。

(2)严重呼吸困难且有发绀者,立即应用维库溴铵和芬太尼进行气管内插管,并采用小潮气量,低压高频率的机械通气,以避免对肺泡的压力性损伤。

(3)继续纯氧吸入并给予辅助呼吸的同时,安放好监测(心电图、体温、动脉压、PetCO$_2$、SpO$_2$),建立两条静脉通道,放置胃管,核实气管导管位置。如果情况允许,可试做右侧桡动脉穿刺置管,但不要耽误时间。查动脉血气,如有代谢性酸中毒,特别是 pH<7.15 时,应给予碳酸氢钠(10 分钟内给予1～2 mmol/kg,必要时重复)。

(4)窘迫状态下多伴有低血容量,可输注血浆清蛋白加以纠正。

3.注意事项

(1)放置胃管,避免腹胀。

(2)高频率、小潮气量、高氧浓度控制呼吸,避免膨肺;大部分膈疝患儿肺发育不良,术后切忌膨肺,经几天的监护室呼吸治疗后肺才会完全膨起。

(3)过度通气使血液偏碱(呼吸性或代谢性均可),必要时可给予碳酸氢钠,有助于增加肺血流量。

(4)术后持续胃肠减压,并常规辅助通气维持全麻数小时;辅助呼吸需在几天内逐渐停止。为尽可能避免低氧血症的因素,力争维持 PaO$_2$>20.0 kPa(150 mmHg),PaCO$_2$<3.3 kPa(25 mmHg),pH>7.55。对于动脉导管所致的分流,应监测导管上下游的氧合情况,可通过放置 2 个皮肤电极监测:一个置于上胸部,另一个置于腹部。如果上述措施还不能维持满意的氧合,可用肺血管扩张药妥拉唑林 1～2 mg/(kg·h)。

(二)食管闭锁及气管食管瘘

1.病理生理

伴有或不伴有气管食管瘘的食管闭锁,在新生儿的发生率约为 1/4 500,最常见的为食管下部有气管食管瘘的Ⅲ型闭锁。新生儿如果唾液过多和继发的呼吸衰竭时,应考虑此诊断。此病常同时伴有其他畸形,尤其是脊柱畸形和心脏畸形。食管闭锁可以是 Water 综合征的一个组成部分,该综合征包括脊柱畸形、肛门闭锁,食管闭锁伴气管食管瘘和肾脏畸形。

2.麻醉要点

(1)由于伴有气管食管瘘的食管闭锁伴有气管畸形,为避免胃液返流与误吸危险,通常对新生儿做清醒状态下保留自主呼吸的气管内插管。

(2)麻醉诱导前将一吸引管放在食管口并持续抽吸,以减少分泌物及误吸。

(3)为避免正压通气造成气流通过瘘管进入胃内造成胃扩张破裂,通常可采取以下措施:①呼吸窘迫需要正压通气的新生儿,通常在镇静局麻下先做胃造瘘术。②插管时,深入气管导管于右侧支气管,再缓慢退管,并通过听诊呼吸音,以使气管导管尖端位于气管隆嵴之上。且在瘘管之下时固定导管,并在术中密切监测气管导管的位置,以避免意外。③尽早结扎气管食管瘘口,延期纠正食管闭锁。

3.麻醉注意事项

食管闭锁患儿气道发育差,呼吸道狭窄,分泌物潴留使气道阻力增加,肺顺应性差,肺血管阻力增加,血流减少,低氧血症发生率高。通常小儿侧卧开胸,由胸膜外进路接近纵隔。在结扎瘘口和重建食管阶段,肺脏被挤压,手术操作也有可能压迫气管或心脏。因此,需要密切关注患儿的氧合及心电图变化。如果出现血氧饱和度下降或心律失常,可要求外科医师暂停手术,正压呼吸膨胀被挤压的术侧肺脏,待氧饱和度上升、心脏电生理稳定后再继续手术。

(三)脐膨出及腹裂

1.病理生理

脐膨出及腹裂的患儿都是腹壁缺损。脐膨出的内脏被膜囊覆盖,功能正常,但往往伴有其他的先天异常(20%有先天性心脏病)。腹裂外露的内脏(多为小肠)无膜囊覆盖,直接暴露在空气中,出现炎性水肿、肠道功能紊乱,一般不伴有其他器官异常。

2.麻醉要点

麻醉诱导和气管内插管都不存在特殊困难,可按照一般原则实施。必要时可进行动静脉置管监测。合并巨舌可有插管困难。

3.麻醉注意事项

(1)保持体温(同前述),低温是死亡的诱因。

(2)水、电解质的补充需要量取决于外露内脏的多少,在内脏未还纳时通常需给予 $15\sim25\ mL/(kg\cdot h)$,同时注意监测血气及血糖。

(3)由于患儿对外露器官还纳的耐受能力,在腹裂时内脏常易于复位,但巨大脐疝时内脏的复位可影响肺功能。因为腹部膨胀有时可显著减少胸廓的顺应性,并限制膈肌运动。因此,腹腔内脏还纳常伴有血流动力学改变,血管有可能受压,在有动脉置管时可通过动脉压波形很好显示。实际上,外科医师往往是以肺功能和术中血流动力学耐受程度来指导内脏还纳的操作。

(4)脐膨出患儿术后常需要长时间的辅助呼吸。此外,术后还要控制感染,肠道外营养及监测肾功能。

(四)先天性幽门狭窄

1.病理生理

该病系幽门环形肌肥厚,导致幽门狭窄而发生不全梗阻,是新生儿时期常见病(发生率3‰),男婴占 3/4,病因不明。外科治疗是幽门切开术,为小于 3 个月婴儿最常见的手术之一。手术时间短,约 30 分钟,其存在的问题是饱胃。症状最初表现为返流,逐渐进展至喷射性呕吐。

由于持续呕吐,引起脱水伴低钠血症、低氯血症和代谢性碱中毒。肾呈双相反应:首先通过肾排泄含有钠、钾的碱性尿来维持 pH。随着钠、钾减少,肾回收氯化钠,并排出酸性尿以维持细胞外容量。这种反常性酸性尿加重碱中毒,于是出现代偿性呼吸性酸中毒。有低血容量的严重病例,还可出现乳酸性酸中毒。

2.麻醉要点

(1)一旦确诊,应即刻术前准备,包括纠正脱水、电解质紊乱,纠正贫血和营养不良。并通过胃管充分吸引胃容物。

(2)尽管术前患儿已经安放胃管进行减压,但诱导前还应该仔细地吸尽胃液。即使吸引后,对幽门狭窄的小儿仍应看作胃内饱满,因此,需要进行快诱导气管内插管以确保安全。术中应确保患儿安静,避免操作损伤。

3.注意事项

幽门狭窄是内科急症,最早可在出生后 36 小时确诊。但发病在出生后第 2～6 周。只有在水、电解质紊乱和血容量做必要的纠正和补充之后,手术才可安全实施。准备时间随临床表现及化验情况而不同。大多数病例,补液 12～24 小时足够。包括纠正脱水,电解质紊乱,需要时可用 10% 清蛋白扩容,用量 10～15 mL/kg,滴注 30 分钟。有凝血功能障碍者肌内注射维生素 K 12 mg/kg 等。

术后患儿可出现呼吸恢复及苏醒延迟,可能与术前水、电解质紊乱有关:麻醉过度通气、麻醉药残留、低温等均可使苏醒延迟。应考虑以上因素加以处理。胃管可在手术结束后即拔除。

(五)新生儿巨结肠

1.病理生理

由于结肠远端运动功能紊乱,粪便都滞留于近端结肠,以至肠管扩张肥厚,为远端结肠肠壁神经丛内的神经节细胞缺如所致的遗传性肠道疾病,无神经节细胞区的下界在直肠括约肌,上界不定,但最常见的是在直肠或直肠乙状结肠交界处。巨结肠表现为神经节细胞缺少区上方结肠对抗性肥大。由于病变部分的肠管经常处于痉挛状态,形成功能性梗阻,以致粪便排泄困难。新生儿期间常因病变段的肠管痉挛而出现全部结肠甚至小肠极度扩张,肠壁变薄,而无结肠典型肥厚变化。新生儿巨结肠有时并发肠炎,病变部位肠黏膜充血、水肿及多发的散在小溃疡。

2.麻醉要点

手术治疗是将病变结肠连同乙状结肠、直肠、缺少神经节细胞的肠段切除,然后做结肠、直肠吻合术。对有合并症的患儿先造瘘,Ⅱ期再做根治术。麻醉方法根据手术需要而决定。经腹巨结肠根治术可选用气管内插管加硬膜外阻滞,亦可全麻。手术 2～3 小时可能出血较多。麻醉应提供肌松和镇痛。硬膜外常选择 L_3～L_4 或 L_2～L_3,使镇痛平面达 T_6,以满足手术时游离结肠左曲(脾曲)的需要。连续硬膜外阻滞除利于手术外,也有利于术后镇痛和护理。

3.注意事项

由于患儿多伴有消化不良,加之洗肠等术前准备,易出现水、电解质紊乱。术前应做电解质检查,及时纠正。合并肠炎的患儿给予抗菌药治疗。

(六)新生儿肠梗阻

1.病理生理

肠梗阻是新生儿期常见病。主要有先天的完全性和不完全性肠道狭窄或闭锁(约占 1/3),以及其他原因(如:肠扭转、环状胰腺,胎粪梗阻,肛门闭锁)导致的新生儿肠梗阻。高位梗阻时,主要临床表现为最初几小时呕吐胆汁。低位梗阻时则出现严重的腹部膨胀,最后导致由于膈肌运动受限和肺顺应性降低所致呼吸窘迫的危险。

(1)高位消化道梗阻:包括十二指肠和小肠闭锁以及不完全性梗阻。十二指肠梗阻的特点就是早期呕吐胆汁。梗阻可为外在性(Ladd 系带)或内在性(隔膜或闭锁),常合并唐氏综合征(又称 21-三体综合征)。手术较简单,行隔膜切除或消化道吻合术。常在手术后第 8 天之前即可经胃肠道进食。小肠闭锁的处理可做一期完成的消化道吻合和暂时性回肠造瘘术,这取决于闭锁段的长度、两段肠腔内径是否相同、诊断的早晚以及有无感染征象。术后需要长时间的肠道外营养。

(2)低位肠梗阻:常表现为腹部膨隆,有时很严重,伴有迟迟不见的胎粪排出,或胎粪成分异常。①先天性巨结肠(Hirschsprung 病)的特点是部分或全部结肠内神经丛缺乏。在局限性,病变部位上游肠管扩张;在完全性,整个结肠和小肠末端无功能,膨胀累及上游无病变的回肠。同时伴随粪便潴留和小肠梗阻,病情轻者则发生便秘。先天性巨结肠患儿出生即发病者占 10%～20%,症状有胎粪排出延迟,易激惹,生长迟缓和腹部膨隆,稍大儿童可表现为便秘和腹泻。最严重的早期并发症是溃疡性小肠结肠炎,其预后恶劣。先天性巨结肠可通过放射检查和直肠活检确诊,发病机制不明。②肛门闭锁:出生时对肛门闭锁容易做出诊断。肛门闭锁有许多种畸形。包括肛门狭窄、肛门膜状闭锁、肛门发育不全、直肠发育不全和直肠闭锁。低位闭锁可做一期根治性手术;高位闭锁常先做暂时性结肠造瘘术,几个月后对畸形做根治性手术。术前必须对病变的确切部位做出诊断,以便根据手术时间的长短确定麻醉方法。

2.麻醉要点

麻醉诱导气管内插管和维持方法根据患者一般情况和手术要求而定。麻醉维持可选用静-吸复合方法。新生儿可根据情况做清醒气管内插管和静脉快速诱导气管内插管。麻醉应该有良好的镇痛和肌松,输液要注意量与质的控制和选择。

3.注意事项

一旦诊断明确,应开始胃肠减压,补液和保温等治疗措施。延迟诊断可发生脱水及严重感染。胃肠减压前避免使用 N_2O。实验室检查(血细胞比容、血气分析、电解质和血葡萄糖测定)可辅助评估患儿状态及指导液体治疗。有肠管血运障碍、腹膜炎者应尽早手术,否则发生肠坏死、出血、休克,甚至死亡。

(七)坏死性小肠结肠炎

1.病理生理

坏死性小肠结肠炎病因复杂,见于危重患者,通常是早产儿。病变累及不同范围的结肠,有时累及小肠。其特点为肠黏膜坏死并可累及肠壁其他层次,直至穿孔。可伴有出血性或感染性病损及细菌侵害。临床表现为粪便带血、腹痛、发热、阻塞综合征,全身情况差。症状包括肠腔内空气积聚(小肠积气),腹腔内出现空气(气腹)和休克。

2.麻醉要点

(1)需要手术切除坏死肠段和肠造口术的患儿,应充分评估心肺功能,进行血气分析,测定血糖和凝血时间。

(2)对早产儿常在转送前就已经处于控制呼吸,应力求 PaO_2 波动于 6.7～9.3 kPa(50～70 mmHg)。

(3)至少应维持两条可靠的静脉通路,给予充分的水及电解质溶液,术中一般需输入

50～150 mL/(kg·h)。尽管有时手术简单,但还是很容易出血,这是由于病变严重和在此疾病阶段常有凝血功能障碍所致,宜输注浓缩红细胞和新鲜冰冻血浆,应维持血细胞比容在 0.40～0.45。血小板严重减少($<20×10^9$/L)时,应输注血小板。

(4)小体重婴儿和肠道外露时,维持体温特别困难。麻醉中应注意手术室保温,腹腔冲洗液和胃肠管外液应加温使用。

(5)血管活性药如多巴胺 2.5～5 μg/(kg·min)可改善肠系膜和肾灌注,并可提供循环支持。

3.注意事项

重症患儿术后应运送到新生儿重症监护治疗病房(NICU)持续重症监测和通气治疗。

(王学亮)

第二节　小儿神经外科手术麻醉

小儿的年龄范围自出生至 12 岁。年龄在 1 月以内者称新生儿,1 月～1 岁称婴儿,2～3 岁称幼儿,4～12 岁为儿童。小儿处于一个不断发育成长的移行过程,其解剖生理也在不断变化。年龄越小,小儿特点越突出,与成人的差别越大,以后随年龄增长,不断地向成人方向转化。新生儿为小儿的极端代表,其他各年龄阶段的特点,则介于新生儿与成人之间。因此,不能把小儿看成是成人的缩影。从事小儿神经外科麻醉的麻醉医师,必须熟悉小儿神经外科疾病的特点,以及小儿解剖、生理、药理特点,从而使小儿安全渡过麻醉和手术,并在术后顺利恢复。

一、小儿神经外科疾病的特点

(一)发生率

小儿颅内肿瘤发病率较高,仅次于白血病,居小儿肿瘤的第二位,人群发病率在(2～5)/10 万人口/年。15 岁以下的脑瘤占全身各类肿瘤的 40%～50%,这远远高于成人脑瘤的发病率。北京天坛医院早年统计小儿颅内肿瘤 2 000 例,占同期全年龄组颅内肿瘤总发病率的 15.1%。近 20 年来,发病率有逐年轻度增加的趋势。

(二)病变特点

成人脑瘤 70%～75%在小脑幕上,而小儿颅内肿瘤幕下占多数,为 50%～60%。幕上肿瘤多在第三脑室前部、后部、鞍区及大脑半球;幕下肿瘤多在第四脑室、小脑蚓部及小脑半球。此外脑干胶质瘤 90%发生在小儿。神经系统的先天性疾病较成人多见,多发生于新生儿及婴幼儿,如脑脊膜膨出,狭颅症等。

小儿脑肿瘤的组织学类型的多样性超过成人,成人较为多见的脑膜瘤、垂体瘤及神经鞘瘤在小儿相对少见,占明显优势的为星形细胞瘤、髓母细胞瘤、室管膜细胞瘤和颅咽管瘤等。

小儿颅内肿瘤多发生在中线及颅后窝,这与其多来源于胚胎残余组织有关。由于颅后窝有脑干等重要结构,且又是脑脊液循环的必经之路,加之颅后窝空间狭小,容积代偿能力有限,因而绝大多数儿童颅后窝肿瘤早期即合并有梗阻性脑积水,易引起急性颅内高压甚至脑疝。另一方面,因小儿颅缝愈合不紧,颅内肿瘤造成颅内压高可通过颅缝裂开来代偿,所以常常可见头颅增大,肿瘤常常体积十分巨大才引起明显颅内压增高的症状,故与成人脑瘤的表现有不少差异。

(三)小儿脑瘤误诊率高

在到神经外科就诊之前有各种误诊的占小儿脑瘤总数的28.4%。主要是由于小儿病史不确切,表达能力差,检查不合作者多,故阳性体征不易发现且常被误诊,如肢体力弱被误诊为小儿麻痹,呕吐被误诊为胃肠道疾病或神经性呕吐等。一旦确诊,病情已进入晚期。又因肿瘤多在中线部位,局限性体征出现较少,这些都增加了早期诊断的困难。

因此,患儿明显消瘦、脱水及电解质紊乱,全身状况衰竭,呼吸及循环干扰重,如果不恰当的麻醉前用药,麻醉操作和处理,均可加速患儿的死亡。

(四)小儿颅脑外伤的特点

小儿颅脑外伤的发生率虽低于成人,但脑组织对创伤的反应却较成人剧烈。由于硬膜下血肿多见,且往往伴有脑组织挫裂伤,临床上又缺乏典型的症状,因此,一旦发生脑疝,则进展迅速,预后不佳。

二、小儿神经外科麻醉的围术期管理

(一)呼吸的管理

1.小儿呼吸系统的解剖和生理特点

(1)婴幼儿头大、颈短、舌大、咽喉狭窄、声门裂高,气管插管相对困难;呼吸道口径狭小,声门周围组织较疏松,易受到刺激或因输液过多而发生喉水肿;气管插管后倘若固定不良,导管容易脱出,扭曲和摩擦喉头造成损伤,水肿。

(2)婴幼儿肩窄、胸小、腹部膨隆致使膈肌上升,呼吸时胸廓运动幅度很小,主要靠腹式呼吸,致肺活量较小,当需要增加通气时,只能靠增加呼吸频率来代偿,因此呼吸做功增加,容易引起呼吸肌疲劳,甚至导致呼吸衰竭。婴儿麻醉时如有条件均应给予辅助呼吸,以减少呼吸肌做功和克服因麻醉装置增加的负担。

(3)新生儿气管软骨非常柔软,头过度前屈即可导致窒息。

(4)婴幼儿呼吸中枢尚未发育成熟,许多麻醉药物或缺氧均可使中枢产生抑制,导致呼吸节律紊乱甚至呼吸停止。

(5)小儿基础代谢率高,耗氧量较高,而潮气量、每分通气量和功能残气量均相对较小,短暂的呼吸暂停和屏气均有可能发生缺氧。

(6)6岁以前的小儿,气道最狭窄处在环状软骨处,鼻孔大小约与环状软骨口径相等,气管导管如能通过鼻孔,一般均能进入气管,插管前可以此来估计气管导管的型号,一般不需用带套囊的气管导管。但6岁以后儿童,喉头最狭窄部位在声门,而声门并不呈圆形,为防止漏气,应该用带套囊的导管。

2.呼吸道的管理

(1)小儿面罩给氧时,应选择合适的面罩以减少无效腔,婴儿舌较大,牙齿未发育或有乳牙松动,特别是有腺样体肥大的小儿,面罩扣紧可引起呼吸道梗阻,应先放入合适的口咽通气道,麻醉前检查好松动的乳牙并做相应处置。

(2)患有脑干及颅后窝病变及枕颈畸形的小儿,插管时禁忌头部后仰,以避免间接或直接压迫呼吸循环中枢,发生呼吸循环骤停。应在枕部放一软垫。一般用弯喉镜可以插管,如有困难改用直喉镜,插管时不能对牙齿加压。

（3）插管最合适的导管是在正压呼吸时导管周围有轻度漏气。

（4）麻醉中应注意导管扭曲、脱出及分泌物堵塞，必要时应吸除导管内的分泌物或间断给予抗胆碱药。

（5）手术后拔除气管导管时应掌握适当的时机，避免在剧烈呛咳或挣扎状态下拔管，以免发生喉痉挛、呼吸暂停等并发症，导致颅内压增高和颅内出血，严重时还可能威胁生命。拔管时既要通气良好，气道保护性反射恢复以防止反流误吸，又要防止反射过于活跃。

（6）近年来由于 PetCO$_2$ 监测的普遍采用，小儿应用循环紧闭法麻醉逐渐得到推广，但麻醉机部件要适当改进，要求麻醉机的呼出阻力小，潮气量准确，衔接管无效腔要小，改用 15 mm 的细螺纹管和 750～800 mL 容量的储气囊，麻醉呼吸器内的风箱改用小儿风箱，同时麻醉期间进行控制呼吸，可以代偿呼吸阻力及无效腔的增加。实践已证明小儿应用成人麻醉机进行循环紧闭麻醉是完全可行的，具有操作方便，节省麻醉药，减少污染等优点。

呼吸参数的设置：潮气量＝7～10 mL/kg；呼吸频率参照小儿正常呼吸频率（6 岁以下 15～30 次/分）；气道峰压<2.0 kPa；调节吸呼比在 1：（1～1.5），要提供足够的吸气时间保证气体的交换；将 PetCO$_2$ 调整至 4.0～5.3 kPa（30～40 mmHg）（术中可维持轻度的过度通气）。

（7）神经外科手术中的重要步骤时可采用过度通气。利用 CO$_2$ 能自由地通过血-脑屏障直接扩张脑血管的作用。当 PaCO$_2$ 降低时，可使正常脑组织的血管收缩，脑血流量减少，降低颅内压，而病变区血流量得以改善，所谓颅内窃血逆转现象，这是神经外科应用过度通气的机制。吸入麻醉时采用轻度的过度通气，还可抵消吸入麻醉药扩张脑血管的作用。过度通气虽然可降低颅内压，但无明显颅内高压时不必预防性应用。一般情况下，术中维持正常通气或轻度的过度通气，PetCO$_2$ 不应低于 4.0 kPa（30 mmHg），防止发生脑血流过度减少，发生脑缺血损伤。

（二）体液的管理

小儿水代谢比成人快，不能耐受脱水，手术前禁食及手术创伤均有液体丧失，必须及时补充。小儿输液的安全界限较小，很易引起输液过量或输液不足，二者均可引起严重后果：输液不足会导致低血压和脑血流减少，脑和其他器官面临缺血损害，而脑含水量仅减少很小；输液过量易引起心功能衰竭，肺水肿及加重脑水肿。因此，术中应严密观察动、静脉压及尿量，随时调整输液量，准确估计出血量并及时输血。

1.小儿神经外科手术液体管理的原则

小儿神经外科手术麻醉中的液体管理，必须从血-脑屏障的角度去考虑。①水可以自由通过血-脑屏障，因此血管内输水会增加脑含水量和升高 ICP。等渗葡萄糖液代谢后可留下水分，在神经外科手术中应尽量避免使用。②多数离子包括钠离子一般都不能透过血-脑屏障，脑含水量的主要决定因素是血清总渗透压（在血清总渗透压中胶体渗透压仅占一小部分，约为 1 mosm/L）。维持高于正常的渗透压，能降低脑含水量，输入大量低渗晶体液会增加脑水含量。③大分子物质很难通过血-脑屏障，例如清蛋白对脑含水量的影响很小。④一旦血-脑屏障受到损害（例如缺氧、脑外伤或肿瘤等），则电解质和大分子物质可进入脑组织，结果是胶体液和晶体液都对脑水肿和 ICP 产生影响。

因此，液体管理的原则：在维持正常血容量的前提下，形成一个适当的高渗状态，防止脑水肿和颅内压升高，提供脑松弛以便于手术操作。

2.术中输液的计算

应包括 4 个方面：①术前缺失量；②术中维持量；③麻醉引起的失液量；④术中失血量。在神经外科手术麻醉中,第三间隙(由于手术所致的组织水肿)可以忽略不计。

(1)术前缺失量=禁食时间×每小时维持需要量。如小儿进手术室前已有静脉输液,可不补充。小儿每小时维持需要量可根据体重计算:第 1 个 10 kg,4 mL/(kg·h);第 2 个 10 kg,2 mL/(kg·h);第 3 个 10 kg 以后,1 mL/(kg·h)。举例:8 kg,8×4=32 mL/h;15 kg,10×4+5×2=50 mL/h;27 kg,10×4+10×2+7×1=67 mL/h。此缺失量最好由手术的最初 3 小时补给,第 1 小时补给 1/2,第 2、3 小时各补充 1/4。补液种类为平衡液。

(2)术中维持量:算法同术前缺失量。

(3)麻醉引起的失液量:是由麻醉引起的血管扩张所致,应在麻醉前或同时按 5~7 mL/kg 输入,补液种类为平衡液。

(4)术中失血量:小儿耗氧大,心排血量较高,对失血耐受差。新生儿的血氧携带量接近最大值,贮备较少。根据 DO_2(氧运输)=CaO_2(动脉血氧含量)×CO(心排血量)=SaO_2(饱和度)×1.39×Hb(血红蛋白),当大量出血时会很快引起缺氧。因此,术中应精确估计出血量,及时输血。术前必须作深静脉穿刺置管以备输血时用。

麻醉前应估计血容量,按体重计算,新生儿血容量 85 mL/kg;小儿 70 mL/kg;肥胖小儿 65 mL/kg。一般来说,当手术失血<10%血容量时,可不输血而仅输平衡液;当失血>14%血容量时,应输红细胞混悬液,同时补充平衡液;当失血 10%~14%血容量时,应根据患儿情况决定是否输注血液制品。对于术前有贫血的患儿,应放宽输血指征。有条件时应随时监测血红蛋白和血细胞比容,以指导输血方案。失血量较少,不需输血时,补充平衡液量与失血量之比应为 3:1,胶体与失血量之比为 1:1。例如:失血 1 mL 应补充 0.5 mL 浓缩红细胞+1.5 mL 平衡液,或 0.5 mL 浓缩红细胞+0.5 mL 胶体液,或 3 mL 平衡液,或 1 mL胶体液。

输入新鲜冰冻血浆的指征目前较统一,认为凝血因子大幅度减少,活动性微血管出血和凝血酶原及部分凝血活酶时间等于或大于正常值 1.5 倍时,可使用新鲜冰冻血浆。

(5)术中的输液量还应根据患儿的具体情况调整,例如:术前禁食以前的脱水情况;发热使维持需要量增加;术中应用脱水剂或发生尿崩而丢失大量尿液,这些情况下,都应酌情增加液量。

(6)术前有严重的水、电解质紊乱的小儿,应暂缓手术,尽量在术前纠正。如果是急诊手术,则不要强求在短短几个小时的手术中,通过输液来完全纠正,否则会产生不良后果。

(7)维持正常的血糖水平对小儿十分重要。小儿神经外科麻醉期间,葡萄糖的输入主要在于防治低血糖,除此之外,均应使用非糖液。对于衰弱患儿,新生儿以及小于 3 个月的婴儿,麻醉期间需适当输入含糖液。输入葡萄糖前应做血糖测定,以指导补糖方案。

(三)体温

小儿的体表面积/体重为成人的 2 倍,小儿尤其是新生儿体温调节中枢发育尚未成熟,中枢神经系统缺乏应激性,不能发动血管舒缩和寒战机制,外环境很容易影响体温的升降。因此,要求手术时,手术室的温度要适合患儿的体温,各种操作要注意保暖。

由于 20%的心排血量经过头部,几个小时的手术过程中头部完全暴露,这使热量的损失非常高,小儿神经外科手术中热量的丢失有 30%是从头部损失的。由于 3 个月以下的婴儿,依赖其储藏的棕色脂肪,通常不发生寒战,只能通过褐色脂肪以化学方式产生热量。又由于全身麻醉过程中,全身血管扩张,而体表面积相对较大,容易散热,故体温易下降。

低体温时易加深全身麻醉,引起呼吸循环抑制,同时麻醉苏醒延迟,导致小儿窒息、缺氧、代酸,术后肺部并发症增加,新生儿易并发硬肿症。故麻醉时应采取保温措施(保温毯、棉垫包绕四肢),将静脉输血输液适当加温,术者注意保持头皮温度及冲洗液的温度。

由于小儿体温中枢发育不完善,麻醉期间体温也有升高的倾向,特别以婴幼儿为多,其诱因有术前发热、脱水、环境温度升高,应用抗胆碱能药、手术单覆盖过多以及呼吸道阻塞等。对已有脑室穿刺引流的患儿,也易出现高热(无菌性脑膜炎)。体温升高,使新陈代谢及氧耗量相应增高,术中易缺氧,体温过高时还可发生惊厥。因此,对于有发热者,应适当进行物理降温,并避免使用较大剂量的抗胆碱能药物。

在小儿神经外科手术的开颅期,常有体温降低,而随着手术时间的延长,体温逐渐有升高的趋势,有时体温会达 38 ℃,需要及时降温,发生这种情况的原因不明,可能和手术操作和出血刺激脑室以及下丘脑体温调节中枢不稳定有关。因此,术中应加强体温监测,随时观察体温的变化,适时采取保温或降温的措施。

(四)患儿体位

患儿的体位依神经外科手术的操作而定。应特别注意对眼睛的保护,避免压迫眼球,可在眼睛上加盖眼保护膜,避免角膜干燥和消毒液对眼睛的损害。对于易受损的上肢、下肢和面部,应加以垫衬。侧卧位手术时应注意避免对耳朵的压迫。

要妥善地固定气管内导管,以防止脱管。密切注意由于头位的改变引起气管导管的扭曲和移位。应反复核对管的位置,随时纠正。

如有颈部过度屈曲位(为了更好地暴露术野),应注意保持颏部和胸骨至少二指宽的距离,以防止静脉回流不畅引起颅内压升高,以及由于气管导管、牙垫和体温探头的压迫,使术后发生口咽部水肿,引起上呼吸道梗阻。

(五)术中监测

小儿麻醉期间情况变化快,应严密监测。

(1)术中常规监测:血压及心率、心电图、脉搏氧饱和度(SpO_2)、$PetCO_2$、体温、潮气量、分钟通气量、气道内压和尿量。

(2)估计手术时间较长,出血较多时,最好监测直接动脉压,不仅可避免无创血压袖带对肢体的压迫,还可观察到血压的实时变化,并且可通过动脉置管随时采血作血气分析和血糖监测。

(3)心前区放听诊器可听诊心率、心律及呼吸音。有条件时还应监测胸肺顺应性、呼吸道阻力、肌肉松弛程度、吸入及呼出麻醉药浓度以及血气分析。

(4)正常尿量为 $1\sim2$ mL/(kg·h)。小儿每小时尿量>20 mL,婴儿>10 mL,提示肾功能正常。

(5)应根据生命体征、循环系变化等多种临床征象,配合应用客观指标来判断麻醉深浅。只要面色红润,循环功能好,心音强,血压、脉搏良好,尿量满意,患儿可称安全。反之,应寻找原因,针对原因作相应的处理。

三、小儿神经外科手术常用的麻醉方法

(一)麻醉前评估和术前用药

1.麻醉前评估

麻醉医师术前必须对患儿进行访视,与患儿建立感情,并取得患儿和家长的信任。应对麻醉操作进行解释,减少其恐惧心理。

(1)询问病史:应注意了解小儿的颅内压、呼吸、循环及全身情况。患儿的病史可体现出逐渐

升高的颅内压,喂养困难,呕吐,昏睡,甚至昏迷,影响呼吸和循环中枢。病变累及后组颅神经时气道保护性反射消失,有吞咽困难,饮水发呛,易发生误吸和肺部感染。应了解有无尿崩症,术前使用脱水药和抗癫痫药的情况。长期服用抗癫痫药的患儿应注意有无出血倾向。

(2)体格检查:注意牙齿情况,扁桃体有无肿大,心肺功能情况以及有无发热、贫血、脱水等情况。脱水程度可从皮肤张力、囟门、眼球、神志、血压等体征来估计。应注意患儿体重,并与预计体重[年龄(岁)×2+8 kg]比较,从而了解患儿的营养发育情况。

(3)术前化验资料:了解有无低血糖、贫血、凝血障碍和水、电解质或酸碱平衡紊乱等。此外,还应阅读神经影像学资料,了解病变大小、手术创伤程度以及可能的出血量。

凡体温 38 ℃(中枢性发热除外)以上,血红蛋白 80 g/L 以下,上呼吸道感染,严重心肺功能不全,严重水、电解质紊乱等,除急诊外,择期手术均应延期,待病情改善后再行手术。

2.术前禁食

小儿禁食时间超过 12 小时可发生低血糖并有代谢性酸中毒倾向,故小儿禁食时间以不超过 8 小时为宜。麻醉前禁食禁饮时间,见表 12-1。

表 12-1 小儿术前禁食时间(h)

	固体食物	糖水、果汁
6 个月以下	4	2
6~36 个月	6	3
>36 个月	8	3

3.麻醉前用药

麻醉前用药目的是产生术前镇静,抑制呼吸道黏膜分泌,阻断迷走神经反射以及减少全麻药需要量。神经外科手术患者使用术前药应慎重,特别是已有颅内压增高的患者对中枢神经抑制药往往特别敏感,因此一般不宜给吗啡、哌替啶等药物,以免产生呼吸抑制,导致 CO_2 蓄积,增高颅内压。氯胺酮增加脑血流及脑氧耗,增高颅内压,神经外科麻醉时应慎用。

小于 6 个月的婴儿,通常可短时间离开家长,麻醉前用药仅给抗胆碱能药物即可。6 个月以上的婴儿较依恋家长,需要麻醉前用药。只要能成功地与父母分离和静脉穿刺,同时有良好的抗焦虑作用,镇静程度较低也可。颅内病变婴幼儿对麻醉药物的反应可能与正常婴儿不同,给药后易发生呼吸和循环抑制,对此应有所警惕。因此,在给药过程中,应加强对呼吸循环功能的监测以确保安全。

口服给药是目前小儿麻醉前用药的趋势。患儿在入室前本就紧张恐惧,若此时再予肌内注射会加重这一心理因素,加剧入室时的烦躁不合作,口服给药避免了这一不良刺激。给药时加适量糖浆或含糖饮料(3~5 mL),使小儿乐于接受。最常用药物为咪达唑仑 0.25~0.5 mg/kg(总量不超过 20 mg),用药后10~15 分钟即产生镇静作用,20~30 分钟作用达峰值,可达到安静地与父母分离,充分镇静和诱导平顺的目的。

开放静脉后,可静脉注射阿托品 0.01 mg/kg,以减少呼吸道分泌物和阻断迷走神经反射。小儿基础心率较快,为避免给予阿托品后心率更快,加重心脏负担,可以用长托宁 0.02 mg/kg 替代阿托品。长托宁(戊乙奎醚)是新型抗胆碱能药物,选择性作用于 M_1 和 M_3 受体,对心脏和突触前膜的 M_2 受体作用不明显,可有效避免心率过快,并且作用时间长,其半衰期是阿托品的 2.5 倍。目前,在小儿麻醉前用药中,已逐渐取代阿托品成为术前抗胆碱能药物的首选。

麻醉前还应常规给予地塞米松 0.2 mg/kg,可以预防喉水肿和脑水肿,使"脑松弛",便于手术操作,还可以预防输血反应。对于术前有垂体功能低下的患儿,可以增强其应激性。

对某些较大儿童或急诊手术,术前用药可以采用静脉注射途径,常用咪达唑仑 0.05 mg/kg+阿托品 0.01 mg/kg 或长托宁 0.02 mg/kg 静脉注射,可达到镇静效果。

四、小儿神经外科麻醉的管理

小儿新陈代谢率高,氧耗量也高,缺氧耐受性较差,成人氧耗量 3 mL/(kg·min),小儿 6 mL/(kg·min),故小儿神经外科手术多在气管插管全身麻醉下进行,麻醉中必须保证呼吸道畅通和机械通气,以避免缺氧。

小儿神经外科手术麻醉的要求:诱导迅速平稳、无呛咳或屏气、气管插管反应小;术中通气良好、静脉压无增高、$PetCO_2$ 控制满意、脑松弛、术野出血少;术毕清醒快,无麻醉药残留作用。

(一)麻醉诱导

(1)常用药物:芬太尼 2~3 μg/kg 或舒芬太尼 0.2~0.3 μg/kg+非去极化型肌松药(如维库溴铵 0.1 mg/kg、罗库溴铵 0.6~0.9 mg/kg 等)+异丙酚 2.5~3 mg/kg。为避免肌颤和增加颅内压,一般不用去极化型肌松药。

(2)给药时应注意推药的速度,气管插管时动作要轻柔,争取一次成功,避免循环剧烈波动。如血流动力学变化明显,可以适当给予血管活性药物,如艾司洛尔,尼卡地平等。

(3)吸入诱导:七氟烷吸入诱导不仅快速平稳,安全性高,而且可在吸入诱导的同时开放静脉通路,对小儿的心理影响优于静脉诱导,并且由于全身血管扩张,静脉穿刺时对血管的损伤小。由于所有吸入麻醉药都会增加 CBF,麻醉医师应尽早控制通气,保持轻度的过度通气,抵消 CBF 的增加。为便于气管插管,应在开放静脉通路后给予非去极化肌松药。实施时应注意在面罩旁放置废气负压排除管道,以避免废气对手术室的污染。

(二)麻醉维持

(1)常采用静吸复合全麻。静脉持续泵注异丙酚 3~6 mg/(kg·h)和/或瑞芬太尼 0.1 μg/(kg·h),配合吸入异氟烷、七氟烷或地氟烷,按需酌情追加镇痛药及肌松药。这些吸入麻醉药效能好,便于调控,又有降低脑代谢率和脑保护作用,但应避免吸入浓度过高,否则易引起脑血管扩张,颅内压升高,适当控制吸入浓度,维持轻度的过度通气,可以抵消吸入麻醉药扩张脑血管的作用。

可在开颅期和颅内操作期以吸入维持为主,从关颅期开始,即逐渐减少吸入麻醉药,主要以异丙酚和/或瑞芬太尼维持,尽量在手术结束时,吸入药已彻底排出,使小儿术后苏醒迅速平稳。

(2)也可采用全凭静脉维持,常在相对短小的手术中使用。静脉持续泵注异丙酚 6~10 mg/(kg·h),按需酌情追加镇痛药及肌松药。或异丙酚 6~10 mg/(kg·h)+瑞芬太尼 0.1~0.2 μg/(kg·min),间断静脉注射或持续泵注肌松药。

(3)对于较大的小儿,估计手术创伤小且时间不超过 1 小时(如分流管拔除术),可以局麻为主,保留自主呼吸,以异丙酚 4~6 mg/(kg·h)维持镇静,间断给予小量镇痛药。术中应持续吸氧,严密监测,防止发生呼吸道梗阻和呼吸抑制。

(三)麻醉期管理注意事项

(1)麻醉诱导和维持应力求平顺,避免呛咳、屏气和高血压等增加颅内压和颅内出血的因素。颅内操作期由于手术刺激较小,可适当减浅麻醉,但应维持足够的肌松,避免发生呛咳,全凭静脉麻醉时尤其要注意；在手术后包扎头部时由于气管导管移动，也易引起严重呛咳和屏气，为避免这种情况发生，可在包扎后再停用麻醉药物，或在包扎前单次静脉注射异丙酚 0.5～1 mg/kg 来预防。

(2)术中应提供脑松弛：调整体位以利于静脉回流；使用地塞米松；维持肌松和麻醉深度适当；轻度过度通气使 $PaCO_2$ 维持在 4.0～4.7 kPa(30～35 mmHg)；必要时可给予甘露醇 1～2 g/kg静脉滴注。

(3)若在切除颅内肿瘤的过程中，突发心律失常和/或直接动脉压的变化，可能与手术操作相关，应及时通知术者，暂停操作，以免造成脑干不可逆性损害。心率及血压的变化在排除缺氧、CO_2 蓄积及血容量不足等因素外，常见的原因为牵拉脑干引起，如果停止牵拉即可复原，一般不需用药处理。

(4)长效麻醉性镇痛药和肌松药应在手术结束前 1～2 小时停止使用，以利于术毕尽快清醒和防止通气不足。

(5)不同年龄范围小儿的神经肌肉功能不同，婴儿对非去极化肌松药比较敏感，所需药量较小；1 岁以上的小儿需较大剂量药物。应用抗癫痫药物(如苯妥英钠、卡马西平)的患儿对非去极化肌松药可能代谢快，应酌情加大用药剂量或调整用药频率。

(6)小儿基础代谢高，细胞外液比例大，效应器官的反应迟钝，常需应用较大剂量的药物，易于出现用药过量及毒性反应。麻醉时应考虑麻醉药的吸收和排泄，从而控制用药剂量。

五、小儿神经外科麻醉的术后管理

小儿术中并发症的发生率与成人相同，而术后并发症是成人的 2 倍，成人多为循环问题，小儿多为呼吸问题。新生儿最易发生危险，小于 4 岁的儿童心动过缓的发生率较年长儿高。在年龄较小的小儿，特别是新生儿和婴幼儿麻醉后管理尤为重要，由于小儿呼吸道细小，易阻塞，术后保持呼吸道通畅，给予充分氧气摄入是减轻脑水肿和防止继发性脑损害，以及顺利渡过围术期的关键。

(一)麻醉后呼吸系统的管理

(1)手术后需要保留气管导管的情况见于：①脑干实质及邻近区域手术，估计术后有呼吸功能障碍者；②术前即有后组颅神经损伤，表现为吞咽困难和/或呛咳反射明显减弱者；③颈段和上胸段脊髓手术后呼吸肌麻痹或咳嗽无力者；④严重颅脑外伤伴有脑脊液鼻漏和/或口鼻出血者；⑤经蝶窦垂体瘤或经口斜坡手术后压迫止血或渗血较多，而患儿没有完全清醒者；⑥其他原因的呼吸功能不良术后需要呼吸机支持者。

(2)手术后拔除气管导管的时机：一般是在麻醉状态下拔管。如果拔管期间发生剧烈呛咳、屏气，甚至喉痉挛、呼吸暂停等并发症，容易导致颅内压增高和颅内出血，严重时还可能威胁生命。因此应把握好拔管的时机，既要通气良好，气道保护性反射恢复以防止反流误吸，又要防止反射过于活跃。

手术结束后，应在麻醉作用尚未消失时仔细清除呼吸道及口咽部分泌物。待呼吸恢复，并且带管脱氧 3 分钟血氧饱和度能维持 98% 以上后，一旦气道保护性反射开始恢复则立即拔除气管导管。

(3)苏醒期呼吸系统的管理：苏醒期由于全麻药、麻醉性镇痛药以及肌松药的残余作用，可引起呼吸抑制而导致通气不足。因此苏醒期应常规吸氧。

拔管后待呼吸道通畅,通气良好,吸空气后 SpO_2 不低于 98%,呼之有反应,能进行有意识的肢体活动或语言交流后方可送回病房或 ICU。自手术室向外转送的途中应将患儿头转向一侧,转送途中应吸氧,并作 SpO_2 监测。

(4)麻醉后呼吸系统并发症的防治:小儿神经外科手术后的呼吸功能障碍的主要原因有气道保护性反射异常、中枢性呼吸抑制、中枢性呼吸肌无力、气道机械性梗阻和麻醉药物残余作用等。

1)气道保护性反射(咳嗽反射和吞咽反射)依赖于三叉、面、舌咽、迷走和舌下神经的功能正常,脑干实质及邻近区域手术,有可能损伤这些颅神经和/或呼吸中枢,引起气道保护性反射异常和中枢性呼吸抑制。颈段和上胸段脊髓手术后可能出现呼吸肌麻痹或无力。这些都有可能导致反流误吸、通气不足和缺氧。对于这类小儿,术前应充分估计,术后应保留气管导管,必要时呼吸机支持。

2)舌后坠及分泌物过多是术后上呼吸道阻塞的常见原因。因此,应仔细清除咽喉部分泌物。使用适当型号的口(鼻)咽通气道,或将头偏向一侧,托起下颌,可以缓解舌后坠引起的呼吸道梗阻。有时术中长时间颈部过度屈曲位,由于静脉回流不畅,以及气管导管、牙垫和体温探头的压迫,使舌和口咽部明显水肿,引起上呼吸道梗阻。为防止术后口咽部水肿,应注意保持颏部和胸骨至少二指宽的距离。

3)喉痉挛是小儿麻醉拔管期间常见的并发症,多因浅麻醉下局部刺激(机械性或分泌物)所致,经吸氧或加深麻醉可缓解,严重喉痉挛需行面罩加压给氧辅助呼吸,如果无效,应及时用肌松药后进行气管插管给氧。吸入麻醉后发生喉痉挛的较多,这可能与吸入麻醉药排出不彻底,拔管时处于麻醉的兴奋期有关。因此,我们主张在手术的关颅期以静脉麻醉维持为主,以避免拔管刺激引起的喉痉挛。

除中枢性呼吸抑制外,术后呼吸抑制也可因全麻过深和/或肌松药残余作用引起,应针对原因进行处理。

(二)麻醉后循环系统的管理

由于中枢神经系统功能不稳定,疼痛,应激反应,可能的低氧血症和/或高碳酸血症等原因,在麻醉苏醒期常发生血压升高,心率增快,这不但增加心脏的负担,而且有可能引起颅内出血,应当针对原因及时防治,必要时可以给予艾司洛尔、尼卡地平等。

麻醉后循环抑制多见于体质衰弱,血容量不足,术中大量输血输液和体温过低的患儿。表现为低血压、心率减慢或增快、末梢灌注不良。上胸段脊髓手术后,若相应的交感神经受到损伤,迷走神经的兴奋性相对增强,可能会出现心动过缓、心律不齐、甚至心脏传导阻滞。

要鉴别血容量不足和充血性心力衰竭。应在不加重脑水肿的前提下尽量维持血容量正常,纠正低血压,适当输血输液。如有充血性心力衰竭,应给予强心、利尿等治疗。对于由于低温而引起的末梢灌注不良,应给予复温。

(三)麻醉后意识水平的判断

全麻后应尽早让患儿清醒,这有助于神经外科医师尽早判断有无神经功能损害,颅内血肿或脑水肿。如果术中有止血困难,凝血障碍,术后意识恢复而再度恶化,或出现颅内占位体征,应尽快进行头部 CT 检查,以确诊颅内血肿的发生。局灶性脑水肿或脑缺血若无导致高颅内压,一般不至于明显地影响神志,但中脑本身手术的直接损伤,可导致术后昏迷不醒。清醒延迟的原因还有麻醉药物的残余作用,低氧血症和高碳酸血症,体温异常,循环衰竭,血糖异常,水、电解质紊乱等。鉴别苏醒延迟的原因,对于正确选择治疗有着非常重要的意义。

(四)其他系统的管理

术后要注意体温变化,新生儿手术后要保温,应将新生儿置于暖箱内观察及护理,幼儿及儿童要防止体温升高。

全麻后恶心呕吐仍时有发生,苏醒期应严密观察。手术结束前可以给予抗呕吐药预防。

术后躁动多与疼痛有关,应及时进行术后镇痛。

六、小儿神经外科术后镇痛

大量资料表明,即使新生儿也能感知疼痛,早产儿就能记录到大脑皮质对疼痛刺激的反应,所以小儿术后镇痛是很有必要的。良好的术后镇痛对小儿术后恢复有重要意义。

麻醉性镇痛药镇痛作用强,但不良反应较多,其呼吸抑制作用曾限制了它在神经外科术后镇痛的应用。目前在成人神经外科患者应用的经验较多,在小儿应用的经验较少,还需进一步探索。

小儿神经外科手术后疼痛及止痛的特点如下。①脑本身的手术创伤很少产生疼痛。术后疼痛多由脑以外的组织损伤(如神经、硬脑膜、骨膜、头皮等)引起。由于头部的神经分布不一,不同开颅部位术后疼痛的程度不一。通常椎管和颅后窝手术后疼痛较额顶部手术后疼痛明显。所以,手术部位不同,所需要的镇痛药剂量也有所不同。②小儿神经外科手术后疼痛的治疗,不能影响神志、呼吸以及引起呕吐,导致颅内压升高或引起颅内出血。③术前有脑疝昏迷或术后苏醒延迟者,脑干实质及邻近区域手术者以及术后需保留气管导管者,不用术后镇痛。④6个月以下的婴儿用麻醉性镇痛药作用时间长,不良反应可能增多,应慎用或不用。6个月以上的小儿可以应用麻醉性镇痛药作术后镇痛。⑤对于术中主要用瑞芬太尼镇痛的小儿,由于瑞芬太尼代谢迅速,术后应及早进行镇痛治疗,防止小儿躁动,维持围术期的平稳。⑥对于术后镇痛的小儿,应严密观察呼吸循环功能,以确保安全。

目前临床上最简便而安全有效的用药方法即患者自控镇痛(PCA),在成人已广泛使用,近年来也成了小儿和青少年术后镇痛的重要方法。4~6岁的小儿需要家长或护理人员的鼓励才能操作按钮。对那些年龄更小或没有能力使用这一设备的小儿,则由家长参与操作。为加强镇痛药效,往往需先期注入负荷剂量,使患者迅速达到镇痛。为了避免负荷剂量的镇痛药影响小儿的呼吸,往往不给负荷剂量。

恶心、呕吐是麻醉性镇痛药物的常见并发症,芬太尼用于小儿术后镇痛时,恶心、呕吐的发生率可达15%,舒芬太尼诱发恶心呕吐的发生率较低且程度较轻。

为了防止恶心、呕吐,在镇痛药中常加用抗呕吐药。氟哌利多属丁酰苯类药,具有很强的镇静镇吐作用,但其对中枢多巴胺的拮抗作用,可产生锥体外系症状,表现为多汗,肌强直,眼球上翻等,为患儿和家属所不能接受,并且影响术后神经功能的判断,因此,一般不用氟哌利多。

恩丹司琼和格拉司琼是高选择性 $5-HT_3$ 受体拮抗药,与氟哌利多相比,其不良反应明显减少。预防术后呕吐方面优于氟哌利多。

具体用药方法:静脉持续输注芬太尼 $2\sim5~\mu g/(kg \cdot d)$ 或舒芬太尼 $0.25\sim0.5~\mu g/(kg \cdot d)$＋格拉司琼 $50~\mu g/(kg \cdot d)$ 或恩丹司琼 $100~\mu g/(kg \cdot d)$。

七、常见小儿神经外科手术的麻醉

(一)脑室-腹腔分流术

1.脑积水的发病机制

小儿脑脊液的产生过程和形成量与成人相同,平均每小时 20 mL。但其脑积水临床特点有所不同。小儿脑积水多为先天性和炎症性病变所致,而成人脑积水以颅内肿瘤、蛛网膜下腔出血和外伤多见。从解剖学上看,脑脊液通路上任何部位发生狭窄或阻塞都可产生脑积水。从生理功能上讲,脑积水是由于脑脊液的吸收障碍所致,这种脑脊液的形成与吸收失衡,使脑脊液增多,颅内压增高,脑组织本身的形态结构改变,产生脑室壁压力增高,脑室进行性扩大。在婴幼儿中,即使脑内严重积水,脑室扩大明显,前囟穿刺压力仍在 0.2～0.7 kPa 的正常范围之内,在容纳异常多的脑脊液情况下,颅内压变化仍很小,这与婴幼儿脑的颅缝和前囟未闭有关。脑积水分两类。

(1)先天性脑积水:先天性脑积水的发病率在(4～10)/10 万人口,是最常见的先天性神经系统畸形疾病之一,所有先天性脑积水几乎都是由于脑脊液通道阻塞所致,尤其是中脑导水管和第四脑室出口部位的阻塞。先天性脑积水可伴有其他神经系统畸形,以脊柱裂多见。

(2)获得性脑积水:小儿获得性脑积水是指出生后有明确病因产生的脑积水,常见于脑室出血后脑积水,感染性脑积水,外伤后脑积水,与肿瘤有关的脑积水,颅骨异常性脑积水等。

2.麻醉处理

脑室-腹腔分流术是小儿神经外科最常见的手术之一,而且多数情况下,患儿因急性高颅内压,甚至脑疝,属急诊手术。

(1)术前必须注意患儿的颅内压情况,意识水平和全身状况,有无明显消瘦、脱水及电解质紊乱。

(2)麻醉诱导:根据小儿不同的条件,选择不同的诱导方法。由于颅内压升高,容易发生恶心、呕吐,一旦涉及饱胃状况,快诱导时应压迫环甲膜,直到确定气管导管已进入主气管。也可在保留自主呼吸的状态下行慢诱导完成气管内插管。可以使用芬太尼、异丙酚和非去极化肌松剂快诱导。诱导过程中应避免肌颤或咳嗽,增高颅内压。

(3)患儿的手术体位为仰卧头侧,背下垫高,暴露颈部。气管插管后要妥善固定气管内导管,防止脱落、扭曲和打折。

(4)麻醉维持通常使用静吸复合全麻或全凭静脉麻醉。术中要注意的是,在用通条从头部向腹部打通皮下隧道时,手术刺激很强,此时应注意加深麻醉,避免循环的明显波动。

(5)脑室-腹腔分流术通常不会产生明显的失血和第三间隙的液体丢失,但突然大量地丧失脑脊液会引起心动过缓和低血压。术中应严密监测,适当输液,维持血流动力学平稳。

(6)由于整个手术过程中,患儿的头、胸、腹整个暴露在外面,应尽量避免发生低体温。

(二)颅咽管瘤

1.疾病特点

颅咽管瘤是一种先天性颅内肿瘤,占全年龄组颅内肿瘤的 4.7%～6.5%,其中约 60%发生于15 岁以下的小儿。北京天坛医院的一组 332 例小儿颅咽管瘤占同期 2 000 例小儿颅内肿瘤的16.6%。颅咽管瘤虽然在组织学上属良性,但其临床发病过程呈进行性恶化,目前仍是难治愈性小儿颅内肿瘤。

由于肿瘤压迫视神经、垂体、下丘脑等重要结构,引起相应的临床症状和体征。主要表现为三大综合征:①颅内压高;②内分泌功能低下(尿崩症、身材矮小、肥胖、低体温或中枢性高热等);③视觉损害。

尿崩症表现为多饮多尿,每小时出入量可达数百毫升。此为肿瘤侵犯视上核、视旁核、下丘脑—垂体柄或垂体后叶导致抗利尿激素生成减少所致。

由于内分泌功能低下,特别是甲状腺激素和糖皮质激素的缺乏将影响患儿的手术应激性,故术前3天到1周常给予甲状腺激素和地塞米松口服。

术前已发生颅内压增高的脑积水患儿,需要进行脑室外引流术或脑室-腹腔分流术,使临床症状缓解后再进行肿瘤切除术。

术后因下丘脑损伤引起水盐代谢紊乱,可出现高钠或低钠,最常见的是前3~5天高钠,其后几天转为低钠。无论高钠还是低钠,皆可引起抽搐发作。

不恰当的术中和术后处理可以引起肾上腺皮质功能和甲状腺功能的进一步减退。

2.麻醉处理

(1)术前应注意了解颅内压、内分泌的变化、体温、尿崩、血钠水平以及服用激素的情况。如有电解质紊乱,应尽量在术前进行调整。

(2)麻醉时要防止颅内压的增高,保持水和解质的平衡。为防止术后前几天发生高钠,麻醉中要严格控制含钠液体的入量,并尽可能不使用甘露醇。如果术中发现尿量增多,色淡,要警惕发生尿崩症,引起低血容量,应将尿量的2/3额外补充。

(3)术前及术中应常规给予地塞米松 0.2 mg/kg,对增强应激性,防治下丘脑损伤有极其重要的作用。主要是利用其强大的抗炎作用,提高血管的紧张性,降低毛细血管的通透性,减轻下丘脑区的充血,从而抑制炎性渗出和浸润。

(4)术中应连续监测体温的变化,及时采取保温或降温措施,发生中枢性高热时,要注意降温,防止发生惊厥。

(三)颅后窝肿瘤

1.疾病特点

(1)小儿颅内肿瘤中颅后窝肿瘤约占一半。由于颅后窝肿瘤比邻脑干,与周围重要神经、血管关系密切,患儿对手术耐受差,而长期呕吐,营养不良及水电解质失衡,以及肿瘤对脑干的压迫和侵犯,增加了手术和麻醉的难度。

(2)由于颅后窝有脑干等重要结构,且又是脑脊液循环的必经之路,加之颅后窝空间狭小,容积代偿能力有限,因而绝大多数患儿颅后窝肿瘤早期即合并有梗阻性脑积水,易引起急性颅内高压甚至脑疝。必要时在肿瘤切除术前需先行脑室-腹腔分流术或脑室外引流术,一方面可以缓解高颅内压以及因高颅内压而引起的长期呕吐、营养不良及水电解质紊乱,改善患儿的一般情况,增强手术的耐受性;另一方面也为肿瘤切除术中有效缓解高颅内压,减轻术中脑肿胀创造有利条件。

(3)颅后窝肿瘤患儿常伴有强迫头位或颈部抵抗,这实际上是一种机体的保护性反射。患儿多采用向患侧卧位或膝胸卧位(这种姿势可保证脑脊液循环通畅),若向健侧卧位或仰卧位时,肿瘤向下压迫引起急性脑脊液循环梗阻而病情急剧加重。颈部抵抗是由于肿瘤或下疝的小脑扁桃体压迫或刺激上颈神经根所致,说明存在着隐性枕骨大孔疝,随时有突然发生呼吸停止的可能。

2.麻醉处理

(1)在术前访视患儿时,要特别注意发病以来的循环和呼吸功能方面的表现,应查血气及肺功能;同时要注意有无强迫头位及颈部活动受限;还需了解病变的位置、大小及脑干压迫程度等。这些对于麻醉管理都具有特殊重要性,必须加以重视。

(2)对于伴有强迫头位或颈部抵抗的患儿,在麻醉插管时,禁忌头部后仰,以避免间接或直接压迫或牵拉呼吸循环中枢,发生呼吸循环骤停。

(3)伴有第Ⅸ、Ⅹ、Ⅺ、Ⅻ对后组颅神经功能障碍的患儿,表现为吞咽困难、饮水发呛、流涎等,极易造成误吸,术后应保留气管导管。

(4)脑干实质及邻近区域病变使呼吸中枢功能不全,咳嗽反射减弱,运动传导通路受阻,骨骼肌运动障碍,患儿对麻醉药和肌松药的敏感性增加,易发生呼吸停止或通气不足。因此,当估计术后有呼吸功能障碍时也应保留气管导管。

(5)病变可导致循环功能障碍,血压波动明显,心电图可显示心律失常和 ST-T 改变。术前应与心肌炎鉴别;术中应常规监测直接动脉压和心电图,若突发血压剧烈波动和心律失常,可能与手术相关,应及时通知手术医师,暂停操作,以免造成脑干不可逆性损害。心率及心律的变化在排除体温升高、缺氧、CO_2 蓄积及血容量不足等因素外,常见的原因为牵拉脑干引起,如果停止牵拉即可复原,一般不需要使用抗心律失常药。

(6)颅后窝手术患者有特殊的体位,国外 50% 的病例采用俯卧位。我国多采用侧卧、颈部屈曲体位。应注意保持颏部和胸骨至少二指宽,以防止静脉回流不畅导致颅内压增加和术后口咽部水肿,导致拔管后发生上呼吸道梗阻。当体位改变时要注意观察导管是否扭曲移位。当取坐位时要监测气栓。

(7)术后如果自主呼吸良好,咳嗽、吞咽反射恢复,吸入空气 $SpO_2 > 98\%$,可考虑早期拔管;如果病情危重、咽喉反射不灵敏,即使通气良好,拔管也应慎重。

(8)术后应保持头位稳定,不过分转动,特别是术前脑干被肿瘤挤向一侧者,术后短期内应保持头位与术中相同,避免搬动患儿时剧烈活动头颈部,否则有可能导致脑干移位而发生呼吸循环骤停的意外。

(四)小儿头部外伤和脊髓外伤

1.头部外伤

外伤是 1 岁以上小儿的主要死亡原因。小儿头颅脑外伤发生率为 50%,其中 20%~25% 为颅内出血。硬膜外血肿较少见。麻醉管理的目的是通过维持血压、足够的氧供以及降低颅内压来避免继发性脑损伤的发生。

(1)术前不宜使用镇静或镇痛药物,可应用抗胆碱能药物抑制分泌物,可适当应用抑酸剂,如法莫替丁或奥美拉唑。

(2)气道管理:对所有急诊创伤患儿,均应以饱食状态看待,因为无论就诊距进食时间长短,创伤可以延迟胃排空时间。麻醉诱导控制呼吸时,部分氧气可进入胃腔引起反流,因此应压迫环甲膜,直到确定气管导管已进入主气管。

年龄越小,后枕部越大,颈部损伤的概率越大,颈髓损伤或可疑时,头部不能后仰,以免加重损伤,这在一定程度上增加了气管插管的困难。

对有窒息体征,尤其是颌面部或颈部有创伤的患儿,应首先保持头低位,偏向一侧,并托起下颌,清除口腔内脱落的牙齿等,争取经口行气管插管,必要时采取环甲膜穿刺并送导管入气管。

对于严重创伤,如有指征,应毫不迟疑行气管切开,以避免额外的损伤。

(3)低血压可增加高危患儿的死亡率。脑灌注压=平均动脉压-颅内压,当血压降低时或颅内压增高时都会使脑灌注减少,导致继发性损伤。术中应及时输液输血,维持正常血容量,防止低血压。

(4)过度通气虽然可降低颅内压,但无明显颅内高压时不必预防性应用。因为 $PaCO_2$ 降低时脑血管收缩,脑血流减少,可加剧继发性损伤。一般情况下,$PetCO_2$ 不应低于 4.0 kPa(30 mmHg)。

(5)可以给予甘露醇 0.25~1 g/kg 或者呋塞米 0.5 mg/kg,均可短时间内利尿,降低颅内压。两者合用可以防止甘露醇的反弹。

2.脊髓损伤

小儿脊髓损伤的情况与成人不同,尤其是颈髓。小儿颈部肌肉尚未完全发育成熟,相对较大的头部使小儿 $C_{2\sim3}$ 较易受伤。约 50% 的脊髓损伤影像学表现阴性,因此对每一个头颅外伤的危重患儿,均应考虑脊髓的潜在损伤,气管插管时应固定头部,除非排除脊髓损伤。由于代谢率小,脊髓的血流量仅是大脑皮层血流量的一半。但是对 CO_2 和氧浓度变化非常敏感,因此维持血压及足够的氧供仍是关键。

(王学亮)

第三节　小儿胸外科手术麻醉

一、小儿开胸后的病理生理改变

(一)一侧肺萎陷

开胸后由于该侧胸腔负压消失,肺脏失去了维持其膨胀的力量,仅依其本身的弹性回缩,造成肺萎陷,而使呼吸交换面积急剧减少,可达 50%。同时流经不通气的萎陷肺血流,不能进行气体交换,增加肺内分流。

(二)纵隔摆动

由于两侧胸腔压力不相等,纵隔被推向健侧,侧卧位时移动更加明显。当胸壁切口大于气管直径 6 倍以上时,纵隔便随自主呼吸的动作而摆动。吸气时,健侧胸腔负压增大,开胸侧仍为大气压,两侧压差增加,纵隔便被推向健侧,呼气时又推向开胸侧,于是纵隔便随呼吸而左右摆动,称为纵隔摆动,小儿摆动更为明显。纵隔摆动可使腔静脉在心脏入口处发生扭折,使静脉回流减少,心脏每搏量减少,同时摆动对纵隔部位丰富的神经感受器不断刺激,引起呼吸循环的不良反射。

(三)反常呼吸与摆动气

由于开胸侧肺内压始终与大气压相等,健侧肺内压却随呼吸运动而发生变化。吸气时,健侧肺内压低于开胸侧,因此开胸侧肺内部分气体随外界空气被吸入健侧肺内而回缩。呼气时,健侧肺缩小,肺内压高于开胸侧,又有一部分呼出气体进入开胸侧,于开胸侧肺随呼吸运动出现与正常相反的回缩与膨胀,称此为反常呼吸。其结果有一部分气体在两肺之间往返,这部分气体称为摆动气。摆动气不能与外界气体交换,实际为无交换的无效腔气,造成或加重乏氧和二氧化碳蓄积。

二、术前评估和准备

患儿术前可能存在不同程度的低氧、心肺功能受损、营养不良和肝肾功能障碍,开胸手术麻醉会对原来器官功能的影响加重,因此应重视术前评估和准备。

(一)评估

麻醉前访视患者时,应从生命体征和临床表现开始。儿童往往失去大量的肺组织也没有明显的呼吸窘迫。因此,出现呼吸费力或活动量减少是其危重前兆。大儿童的病史要了解有无呼吸困难、发绀、哮喘、咳嗽及体重下降。婴儿缺少特异的体征,可能存在进食差、烦躁、哽噎或睡眠差。检查患儿时,应着重了解呼吸功能、运动耐量及代偿情况,有无咳痰及量,以及有无呼吸道及肺内感染及控制情况。

(二)术前准备

所有开胸手术均应选用气管内全身麻醉,并与患儿家长交代麻醉的过程和注意事项,取得他们术前和术后的配合。解释可能出现的并发症、术后可能继续机械通气等。存在肺内感染或支气管痉挛的患儿最好延期手术,使用抗生素控制感染,应用解痉、化痰药物,改善患儿全身状态。

(三)呼吸管理

为克服开胸后生理紊乱,维持必须采用控制呼吸。控制呼吸就是应用肌松药或在较深麻醉基础上适量过度通气,消除患儿的自主呼吸,代之以人工的被动通气。通常采用间歇正压通气。由于自主呼吸的消除,健侧胸腔不再产生负压,呼气末及吸气时,两侧肺内压力相等,故不会产生纵隔摆动及摆动气。还可通过适当增加通气压力(气道压)及频率增加健侧通气量,以补偿呼吸交换面积之减少。

(四)单肺通气技术

为保证手术操作方便和防止患侧痰或分泌物污染健侧,通常需要支气管插管,使两肺分别通气或进行单肺通气。

(1)单腔气管导管:目前市售双腔管右侧最小号为 F32,左侧双腔管有 F32、F28、F26 号管,分别可用于 12 岁、10 岁和 8 岁的儿童。更小的患儿如需两肺隔离,可采用单腔气管导管。目前市售气管导管前端右侧有椭圆形开口,均适用于支气管插管。左开胸时,将气管导管插入右支气管内,由于右上叶开口离气管分叉处较短,套囊充气后很容易堵塞上叶支气管管口,使上叶通气不良,此时应将导管退出少许。必要时可用纤维支气管镜确认导管位置是否合适。使用无套囊的气管导管时,因导管细可能隔离不佳。

(2)双腔气管导管:使用双腔气管导管时,其支气管导管部分应插入非开胸侧。插管方法:用无隆突小钩的双腔导管时,导管插入总气管后,将患儿头偏向拟插管侧的对侧,并将导管的凹侧面转向拟插入侧,向前推进,使导管前端沿管壁进入拟插入侧,直至导管不能前进为止。用钳分别夹住一侧连接管,该侧呼吸音消失,对侧呼吸音良好,表明导管前端已进入预定支气管。再夹住患侧,听健侧上叶呼吸音,如不清或明显减弱,则稍退出导管至上叶呼吸音清晰即可固定。右侧插管时务必调整导管前端椭圆形开口对准右上叶支气管(右上野呼吸音清晰),以保证右上叶有充分气体交换。

(3)支气管阻塞器导管:可以通过单腔气管导管和经纤维支气管镜放入支气管阻塞器,达到满意的肺隔离效果。这种技术常用于小儿。中空导管尖端有套囊的阻塞器具有可进行吸痰和供氧的优点。成型产品有 Univent 单腔管支气管阻塞器导管系统,阻塞器和单腔气管导管联为一体,缺点是通过阻塞器导管放气或胀肺需要较长的时间和外力,不能进行手术侧肺的间断通气。有引导线的 Arndt 支气管阻塞器是用于肺隔离的新产品,易于定位,黏膜损伤小,远端有管腔可用于吸痰和行 CPAP。5 F 的导管可用于内径为 4.5 mm 的单腔气管导管。肺隔离方法:先插入单腔气管导管至气管中段,将 Arndt 多孔连接器接于气管导管接口和通气回路的 Y 接头间,以进行正压通气。然后将支气管阻塞器经多孔连接器的阻塞器口插入,再将纤维支气管镜经多孔连接器的支气管镜开口插入,并使其穿过阻塞器前端的线圈,继续插入目标支气管内,当放了气的套囊进入主支气管开口以下时,退出纤维支气管镜,套囊充气阻塞全肺。将引导线拔出后,1.4 mm 的内腔可用于吸痰或给予 CPAP。儿童单肺通气的导管大小的选择见表 12-2。

表 12-2　小儿单肺通气的导管大小的选择

年龄(岁)	气管导管(ID)	支气管阻塞器(F)	Univent 导管	双腔管(F)
0.5～1	3.5～4.0	2		
1～2	4.0～4.5	3		
2～4	4.5～5.0	5		
4～6	5.0～5.5	5		
6～8	5.5～6.0	5	3.5	
8～10	6.0 套囊	5	3.5	26
10～12	6.5 套囊	5	4.5	26～28
12～14	6.5～7.0 套囊	5	4.5	32
14～16	7.0 套囊	5	6.0	35
16～18	7.0～8.0 套囊	9	7.0	35

(五)单肺通气对呼吸的影响

单肺通气中肺内分流是决定动脉氧合的最重要因素。正常肺血流分布右侧占 55%,左侧 45%,侧卧位右侧在下时占 65%,上侧 35%。左侧位时下侧 55%,上侧 45%,可见单肺时有近 35%～45% 的血流未经气体交换而直接回到动脉,幸而非通气侧肺萎陷后产生缺氧性肺血管收缩,增加肺血管阻力,使非通气侧分流量减少到 20%～25%。同时采取增加吸入氧浓度,适当提高气道压,增加呼吸频率以增加通气量等法在大多数情况下都不致发生低氧血症。一旦发生,可向非通气侧吹入纯氧,如仍无改善,则在间断双肺通气下手术。

(六)关胸前后充分胀肺

拔管前确定双肺呼吸音和胸腔引流管通畅后,分别双侧支气管吸痰,手法通气胀肺至双肺呼吸音良好后,拔管。

三、胸外科手术的麻醉处理

(一)气管食管瘘和食管闭锁

先天性食管闭锁和气管食管瘘是严重的新生儿期消化道畸形,二者常合并出现。根据胚胎解剖发育的特点,一般分为五个类型(Gross 和 Ladd)(图 12-1)。①第 I 型:食管上、下两段互不相接,各成盲端而闭锁。两段之间的距离长短不等,与气管不通,即无气管食管瘘,下端盲端多仍在膈上,胃内无气体。此型占 3%～9.5%。②第Ⅱ型:食管上段有瘘管与气管相通,食管下端呈盲端。两段距离较远,胃内无气体。占 0.5%～1%。③第Ⅲ型:食管上段为盲管,下段有瘘管与气管相通,多在气管分叉处或以上相通,胃内有气体,食管两段的距离 1～3 cm,如距离超过 2 cm(ⅢA),在这种情况下,食管一期吻合术就相当困难;另一些病例两段的距离只有 1 cm 左右,甚至互相紧贴着(ⅢB),此型为最多,占 85%～90%。④第Ⅳ型:食管上下段分别与气管相通,胃内有气体。此型食管上段盲端内的分泌物以及口腔的分泌物或胃液,均可流入气管,发生吸入性肺炎。此型占 0.7%～1%。⑤第Ⅴ型:无食管闭锁,但有瘘管与气管相通,为单纯的气管食管瘘,可呈"H"或"N"型。胃内亦有气体,亦可并发吸入性肺炎。此型占 3.6%～4.2%。

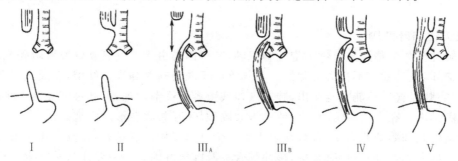

图 12-1　先天性食管闭锁及气管食管瘘

食管闭锁、气管食管瘘其病情之所以严重,死亡率较高可以从病理生理方面来解释。以第Ⅲ型为例,由于存在着食管下段与气管之间的瘘管,呼吸道与消化道之间存在着一个交通,由于空气经气管食管瘘进入胃内,胃内压增高,结果高酸度的胃分泌物反流进入气管,使肺实质发生一种严重的化学刺激性肺炎。吸入性肺炎也是一种危险因素,由于食管上段盲袋内容量仅几毫升,婴儿不能吞咽所分泌的黏稠的唾液反流到气管,引起严重肺炎。晚期就诊的病儿,唾液丢失,且不能经口进食,则呈现脱水及酸中毒。

1.麻醉前检查要点

(1)注意畸形类型,于胸部 X 线片上测量瘘管至隆突的距离。

(2)肺内感染及呼吸功能受累的严重程度。

(3)发育较差、体重少于 1 800 g,并发肺炎的患儿死亡率高达 15%～60%。

(4)有无合并心血管及其他消化道畸形。

2.麻醉前准备

将患儿置于半卧位,每 15 分钟用软导管吸引食管盲袋及口咽部分泌物一次,以减少误吸。根据脱水情况适当补充液体及葡萄糖。应用抗生素,治疗肺炎,争取术前治愈。

3.麻醉要点

选用气管内全身麻醉。术中应监测呼吸音、HR、SpO_2、$PetCO_2$、ECG、BP、体温。清醒插管最为安全,小儿反应强时亦可用静脉或吸入诱导。并用肌松药时,应视患者情况谨慎用面罩以较低正压通气,以免通过瘘管使胃胀气和/或加重误吸。气管导管前端必须越过瘘管,插至支气管或隆突上方,然后将导管稍退出至双肺呼吸音均等。如胃部听到通气声,再将导管缓进送至声音消失。万一导管进入远端瘘管(双肺听不到呼吸音,同时出现胃胀),应将导管退出重插。已行胃造瘘者,可将胃瘘管置于水面下,加压通气时如有大量气泡涌出,表明有大量气体通过瘘管进入胃内。重新调整导管位置至合适为止,然后将导管妥善固定。吸入七氟烷或异氟烷维持麻醉,可间断静脉注入小剂量的芬太尼。新生儿气管较软,术者牵拉可使之扭折而造成呼吸道梗阻。必须提高警惕,及时提醒术者匆过度牵拉。保持自主呼吸,适当辅助通气,同时注意观察是否发生胃膨胀,如有发生,可保留自主呼吸,并小心地、小幅度地辅助呼吸直至开胸。开胸后尽量结扎瘘管,给予肌松药,并完全控制呼吸。

4.术后处理

手术结束如患儿自主呼吸恢复满意,清醒后可拔管。但气管软化或瘘孔部管壁缺损者可发生气管塌陷,应留置导管至 24～48 小时后试验拔管。如塌陷仍未恢复,应重新插管留置 3～7 天。肺内感染严重、呼吸功能未恢复正常者,应保留导管送入 ICU 病房,继续吸氧或辅助呼吸。

(二)先天性肺叶气肿

先天性肺叶气肿又称为先天性大泡性肺气肿,其病因是由于支气管软骨发育障碍或缺损,病肺弹力纤维缺如,或是发育不良失去弹性。支气管由于缺乏软骨和弹力纤维,造成支气管黏膜下垂形成活瓣,病肺吸气后不能完全排出,肺内气体残留容量逐渐增加,肺叶过度充气扩张,结果远端肺泡腔不断扩大。在高压的情况下导致肺泡间隔破坏、互相融合形成大泡。

本病以新生儿和婴幼儿为多,多数在出生后 4 个月内发病。偶见儿童,及年长儿出现大泡性肺气肿应考虑后天因素,经常伴有肺炎、慢性气管炎及肺气肿因素。主要症状是咳嗽、发热、呼吸困难,哭闹时出现发绀现象。病情迅速进展,可出现喘息,持续性发绀,很快出现呼吸窘迫而危及患儿的生命。检查见患侧胸廓饱满,呼吸运动受限,有时可见怒张的静脉网。气管向健侧移位,心尖波动亦向健侧移位,患侧肋间隙增宽,叩之鼓音。呼吸音明显减弱,有哮鸣及湿性啰音。X 线影像检查见受累肺过度膨胀,透过度增强,其透光区有一定的肺纹理,周围有萎陷肺组织,纵隔移位。合并先天性心脏病的发生率可高达 37%。手术治疗行肺叶切除术。

1.麻醉前准备

术前进行全面的检查,以排除其他异常情况,如先天性心脏病等。患儿置于半卧位,吸氧。评价患儿脱水程度,因为呼吸窘迫会增加非显性失水量。插入胃管,连续抽吸胃内容物,防止胃扩张进一步损害通气功能。如果呼吸窘迫程度严重,需抽取动脉血进行血气分析,及时纠正酸碱失衡。

2.麻醉处理要点

七氟烷吸入诱导或静脉麻醉诱导,插入气管导管。吸入异氟烷或七氟烷维持麻醉,术中不用笑气。开胸前保留自主呼吸或小幅度的辅助通气,防止通气压力过高造成气肿肺叶进一步膨胀造成张力性气胸,也可选择健侧肺行支气管插管。年长儿童应用双腔气管插管,或患侧支气管阻塞器,隔离患侧肺,防止患侧肺的血液、脓液流入健侧肺。开胸后给予非去极化肌松药,实施控制通气。维持低浓度的吸入麻醉,一旦完成肺叶切除,可加用笑气。

开胸后行单肺通气时,多数不致引起明显的气体交换障碍。遇有下列情况,容易发生低氧血症和/或高碳酸症:①健肺亦存在畸形或病变,术前肺功能已有减退;②代谢异常增加(败血症、高热);③CO 减低,氧运输不足;④代偿功能(如 HPV 等)受抑制。应根据监测指标调整呼吸参数,最大限度地合理利用健肺进行通气。通气不足时,如气道压已达 3.0 kPa 则需减少潮气量,增加呼吸次数;若气道压不高,则增加潮气量。

通气适宜的标准是:维持 $PaCO_2$ 在 6.0 kPa(45 mmHg)以下,气道压不超过 0.2 kPa,SpO_2 维持在 95% 以上。经反复调整呼吸参数仍不能维持在正常范围者,则只能在间断双肺通气下进行手术。

术毕待咳嗽反射恢复,患儿清醒,听双肺呼吸音清晰,且自主呼吸时其潮气量及其他均在正常范围,吸引呼吸道内分泌物后拔除气管插管。婴儿拔管后应置入暖箱中。

(三)肺切除术

肺手术指征包括肺脓肿、支气管扩张症、肺囊肿、支气管源性囊肿、诊断性活检、肺动静脉畸形、隔离肺、肺部肿瘤和慢性肺部感染等。

1.麻醉前检查要点

术前仔细评估患儿,询问病史,进行体格检查并且了解实验室检查结果。术前尽可能详细地评价肺功能,分析血气结果,确保患儿处于术前的最佳状态。对年长儿应解释术前呼吸锻炼的意义以及术后可能需要继续呼吸治疗,使其做好心理准备。

2.麻醉前准备

注意肺部感染情况,使用抗生素控制感染,减少咯痰量。使用麻醉前镇静药时,对肺功能受损的患儿要减少用量,避免发生呼吸抑制。

3.麻醉处理要点

采用全身麻麻醉。建立确切的静脉通路,麻醉诱导可静脉注射丙泊酚和维库溴铵,然后插入合适的气管导管。除常规监测心电图、脉搏氧饱和度、血压外,还要监测呼气末二氧化碳,动脉穿刺置管用于连续监测动脉血压和采动脉血行血气分析。估计出血量较大的手术,还应中心静脉置管用于监测中心静脉压、快速输血输液和给药。插入食管或直肠温度探头监测中心体温。

对分泌物和痰量较多的患儿、支气管扩张反复咯血的患儿应插入双腔气管导管或支气管阻塞器,防止血液、脓液流入健侧肺。麻醉维持可吸入七氟烷或异氟烷,充分供氧,维持氧饱和度在95%以上。静脉注射非去极化肌松药后控制通气,维持 $PaCO_2$ 在 $4.7\sim5.3$ kPa($35\sim40$ mmHg)。摆好手术体位后再次听诊确认导管位置。术中定期及时气管导管内吸引。

单肺通气期间提高吸入氧浓度,维持使脉搏血氧饱和度在95%以上。开胸手术过程中要间歇性张肺。手术后待患儿完全清醒、反应恢复、自主呼吸满意后才能拔除气管导管。必要时,保留气管插管,送 ICU 继续人工通气。

4.术后处理

术后给予镇痛治疗,胸部硬膜外应用布比卡因和芬太尼效果较理想,最长可以持续72小时。也可以行肋间神经阻滞复合静脉注射阿片类药或患儿自控镇痛。术后定期动脉血气分析评估通气是否满意。床边拍摄胸片判断是否存在气胸或肺不张。按时复查血常规,根据 Hb 和血细胞比容决定是否需要输血。确认胸腔引流连接正确,引流通畅。

(四)纵隔肿瘤

原发性纵隔肿瘤和囊肿来源各异,小儿纵隔原发瘤恶性率较高,可达20%以上。上纵隔以气管分叉为界分为前纵隔和后纵隔。下纵隔分为3个部分,心包、心脏、气管分叉所在部位为中纵隔,其前方与胸骨之间为前下纵隔,其后方和胸椎之间为后下纵隔。纵隔内器官和组织繁多,有心脏、心包、大血管、主气管、食管,还有丰富的神经、淋巴和结缔组织。因胚胎发育过程中发生异常,形成囊肿或肿瘤等就成为小儿纵隔原发性肿瘤的主要病因。因此有先天性和后天性、实质性和囊性、良性和恶性之分。小儿各种纵隔肿瘤的发病率国内文献报告不一,根据一项小儿纵隔肿瘤134例统计分析报告,占首位的是神经源性肿瘤,其他依次是胸腺源性肿瘤、畸胎类肿瘤和囊肿、淋巴血管瘤,肠原性囊肿、支气管囊肿、心包囊肿。

1.麻醉前检查要点

术前了解气道和心血管可能存在的问题。呼吸伴有哮鸣音和/或自觉呼吸不畅者,表明气管有轻度受压。必须采取半坐位或特殊体位方能维持呼吸或因呼吸困难不能入睡者,表明气管严重受压。头颈及上肢静脉充血,颜面及颈部皮肤呈暗红色或颈部水肿变粗者,表明有上腔静脉受压。术前 CT 检查和肺功能检查明确气道受侵犯的程度、心脏和大血管受肿瘤压迫的程度。肺功能检查呼出气流速减少>50%时提示气道梗阻。

2.麻醉前准备

纵隔巨大肿瘤有呼吸困难或端坐呼吸的患儿,必要时术前连续使用类固醇激素 24~48 小时可以缩小肿瘤的体积,减轻气道梗阻和心脏受压。有气道梗阻危险的患儿,术前不用镇静药物。怀疑患儿存在气道问题时,术前要准备好各种规格的气管导管、喉镜片,以及支气管镜。

3.麻醉处理要点

已明确气管受压的患儿,应行清醒插管,确保呼吸通畅后再施行麻醉。麻醉维持吸入 N_2O、七氟烷或异氟烷维持,最好保留自主呼吸。

对上腔静脉受压的患儿,诱导时须防止呛咳、激动,否则可使充血、水肿加重,甚至颅内压(ICP)升高。心脏受压及纵隔移位引起心律失常、奇脉及低血压者,麻醉后变换体位或手术操作可加重循环功能紊乱。术前采取被迫体位者(如半坐位或侧卧位),尽量在该体位下插管(或适当改变头位)。麻醉后变换体位如引起循环、呼吸明显改变或压迫症状加重者,应立即恢复原体位,并与外科医师协商在原体位下手术。

术中体位变化及手术操作,可使肿物对心脏及大血管的压迫突然加重。压迫上腔静脉可引起上腔流脉回流受阻,出现颈面部血管怒张、口唇及甲床发绀、眼球突出;压迫心脏可引起 BP 突然下降、心律失常等,均应及时请术者解除压迫或牵拉。

术前气管明显受压者,建议术者尽可能探查受压迫部位,确定有无气管软化。必要时将气管导管退至受压迫部位以上,观察有无气管壁塌陷,以便决定术后是否需留置导管。无气管受压者,术毕呼吸及咳嗽反射恢复满意,患儿清醒即可拔除导管。有气管受压或可疑气管软化者,应试验拔管。先将导管缓慢退至压迫部位以上,观察数分钟如出现压迫症状应立即将导管重新插至原位。因气管软化决定留置气管导管者,最好改用经鼻插管,一般需留管 3~7 天,长者可达 2 周。改换经鼻插管时可稍加深麻醉,经鼻将导管送至声门附近,在喉镜明视下将经口导管拔出,立即将鼻导管插入并送至足够深度,固定好后送回病房。

4.术后处理

术后适当的镇痛治疗。注意呼吸监测,鼻导管吸氧。复查血常规,根据 Hb 和血细胞比容决定是否需要输血。床边拍摄胸片,判断患儿是否存在气胸。

5.注意事项

注意事项:①麻醉诱导过程中和拔管后可能发生急性气道梗阻;②肺门肿块可能会压迫心脏,使心室充盈受限,引起急性低血压;③术中可能发生大出血,必须维持较粗的静脉通路,随时快速输血;④胸腺瘤可能合并重症肌无力。

(五)重症肌无力

青少年重症肌无力为自身免疫性肌无力,通常在儿童期和青春期出现症状。可以表现全身症状,也可以局限于眼肌。容易疲劳,四肢无力和上睑下垂是其特点。反复神经刺激后肌肉复合动作电位减少,注射抗胆碱酯酶药物后肌力改善。先天性肌无力综合征为多种神经肌肉传导缺陷导致的疾病,在婴儿期或儿童期出现症状。诊断该病必须依靠一系列检查,否则容易与自身免疫性肌无力相混淆。可能伴随有甲状腺功能亢进。有胸腺增生的重症肌无力患儿,胸腺切除后症状可明显减轻。患儿出现严重的全身重症肌无力症状,且对其他治疗无效,即使没有胸腺瘤,也可考虑进行胸腺切除术。

1.麻醉前准备

此类患儿术前均需使用抗胆碱酯酶药物治疗。抗胆碱酯酶药物溴吡斯的明可以改善症状,但可能使气道分泌物增加。血浆置换疗法或静脉注射免疫球蛋白可暂时改善症状。部分患儿对糖皮质激素和硫唑嘌呤有效。麻醉前避免强效的镇静药,禁用麻醉性镇痛药。

2.麻醉处理要点

采用静吸复合麻醉,麻醉诱导吸入七氟烷或复合静脉注射小剂量的丙泊酚 2.5 mg/kg。吸入麻醉达到一定深度后,喉表面喷雾局部麻醉药,进行气管插管。患儿对于肌松药反应异常,麻醉维持通常不使用肌松药,吸入全身麻醉药就可提供满意的肌松作用。必要时可用小剂量的非去极化肌松药,但术后患儿肌松恢复不良易与肌无力混淆,或加重肌无力的症状。术中行控制通气。术后保留气管导管直至患儿完全清醒和自主呼吸恢复良好。术后数天内可发生肌无力危象或抗胆碱酯酶药物过量引起的胆碱能危象,可能导致肌张力突然恶化。最好送至 ICU 继续辅助呼吸。术后疼痛可限制患儿通气和咳嗽,可采用区域镇痛,如硬膜外镇痛。应用麻醉性镇痛药要非常谨慎。

(六)胸廓矫形术

小儿需要手术治疗的胸廓畸形有漏斗胸、鸡胸、胸骨裂等。其中漏斗胸较常见,发病率为 0.1%～0.3%,常以胸骨为中心胸壁下陷。由于胸腔前后径明显变窄,使心肺受压,心脏左移,肺活量和功能残气量均下降。常用的术式有胸骨翻转术和胸骨上举法手术。

1.术前准备

注意了解患儿的活动能力、心肺功能受累的情况,如有肺内感染应给抗生素治疗。辅助检查包括肺功能检查、动脉血气分析、心电图等,必要时应做心脏超声检查有心脏结构变异如二尖瓣脱垂。

2.麻醉要点

麻醉方法以气管内全麻为主,术中行控制通气。监测体温、血压、脉搏、心音、呼吸音、气道压、SpO_2、ECG 等。较大的儿童可采用全麻复合硬膜外麻醉,以便术后应用硬膜外镇痛。

3.注意事项

术中可能发生气胸,潮气量小可能出现肺不张,失血量多为轻、中度。术后并发症有连枷胸、肺不张等。

(七)脓胸纤维板剥脱术

因急性胸膜炎就诊过迟,或未能及时治疗,逐渐转入慢性期。有的因早期引流不畅,细菌毒力强,难以控制,形成了慢性脓胸。少数是因病情复杂,伴有严重的肺炎、肺脓肿、支气管胸膜瘘等不易治愈。在慢性化脓性胸膜炎,胸膜内纤维组织增生,形成广泛粘连及局限性脓腔。脓腔虽经引流,由于脓腔壁坚厚,脓腔不能缩小,感染也不能控制。脏层胸膜肥厚,上面覆盖一层纤维组织板,使肺脏不能膨胀,影响呼吸功能。壁层胸膜同样增厚,使肋间隙变窄,胸廓塌陷,脊柱侧凸和后凸。患儿为慢性病容、消瘦、贫血及低蛋白血症,严重时有下肢水肿。并有低热、无力、食欲缺乏等慢性中毒症状。咳嗽一般为干咳,伴有支气管胸膜瘘时,则有剧咳及大量痰液咳出。因呼吸功能减低,可引起气急及杵状指。

对于病程较久,脏层胸膜已显著增厚,肺脏不能扩张,则需做纤维板剥脱术,使肺膨胀,以恢复正常呼吸功能。该手术创面较广泛,出血较多,必须做好输血准备。胸廓成形术给患儿造成严重畸形,损害肺功能,不宜采用。

1.麻醉前检查

注意有无贫血、低蛋白血症、血容量不足、低热等慢性中毒症状。呼吸、循环受累程度和有无支气管胸膜瘘及瘘的大小。

2.麻醉要点

选用静脉或吸入麻醉诱导,亦可辅用肌松药插管。并发支气管胸膜疾病者,面罩加压给氧时供气量应适当加大。维持用药及装置无特殊要求,通常采用双肺通气。根据手术剥离纤维板的进展情况,随时将肺适当吹张,以利于术者操作和预防复张性肺水肿。有支气管胸膜瘘或剥离过程中脏层胸膜破损者,可有不同程度漏气,适当加大氧流量,可不致影响控制呼吸的实施。遇有血液或脓液进入呼吸道,应及时吸出。由于剥离面广且有炎症而导致出血量较多,应及时输血,防治休克。病程短,剥离后肺迅速膨胀者,有发生复张性肺水肿之可能。坚持合适的控制呼吸,使肺逐渐膨胀,预防缺氧。

(八)胸腔镜手术

胸腔镜手术已逐渐推广到婴儿和新生儿,应用于胸部疾病的诊断和治疗,如肺活检、纵隔肿块评估、自发性气胸的治疗,以及用于动脉导管结扎术等。手术采用肋间隙进路,到达胸膜腔,人为地制造气胸,为外科操作提供良好的视野。

1.麻醉方法

婴儿和新生儿选择吸入麻醉诱导,年长儿童选择静脉诱导。维持采用静吸复合全麻。全身麻醉诱导后需要采用单肺通气技术。体位改变后再次确认单肺通气的效果。术中吸入低浓度异氟烷或七氟烷,但不用笑气,可复合用丙泊酚、芬太尼等静脉麻醉药。除常规监测外,还应监测呼气末二氧化碳,动脉置管监测动脉血压和行血气分析。手术完成后恢复双肺通气,胀肺,确定胸腔引流管通畅。待患儿完全清醒、反应恢复、自主呼吸满意后拔除气管导管。

2.注意事项

(1)胸腔内充 CO_2 气体,有助于手术操作。应注意采用低流量(1L/min)和低压 0.5~0.8 kPa(4~6 mmHg)注入。

(2)应当注意第三或第四肋间隙进路可能导致肝或脾损伤,因为手术侧膈肌会向头侧移位。建立人工气胸过程中前负荷和后负荷的改变会影响心血管功能。

(3)注入 CO_2 过程中,气体可能进入破损的血管引起气体栓塞。临床表现取决于栓塞的气体容量、注气的速率和患儿心血管功能。术中应加强监测,包括经食管超声心动图和心前区多普勒超声检查。气体栓塞的治疗:①立即停止注气,解除人工气胸;②置头低位,左侧卧位,使气体移至右心室顶部,减轻气体栓塞程度和恢复心血管功能;③留置中心静脉置管者,可将导管送入右心室,经中心静脉导管抽出气体;④维持循环功能稳定,补液增加前负荷,给予正性肌力药物增强心肌收缩力。

(徐学森)

第四节 小儿腹部外科手术麻醉

一、腹股沟管疾病

(一)病理生理

(1)腹股沟疝:从定义上讲是腹内脏器或组织从腹壁缺损向外突出称为疝。当疝不能减小或还纳至正常位置时,称为嵌顿。疝内容物血供损害时,称为绞窄。小儿腹股沟疝是由于腹膜鞘状突未闭造成,外科手术治疗时间短,约15分钟。手术除对腹膜囊的短时牵拉外,手术刺激小。鞘膜积液、精索囊肿不论在外科手术或麻醉技术方面都与之相仿。

(2)隐睾症:当睾丸持续未能进入阴囊称为隐睾症。完全性隐睾多在腹腔内,不完全性则位于腹股沟高位或低位,最常见的是位于腹股沟下段。手术持续时间因睾丸位置而有所不同,大约30分钟。

(二)麻醉要点

鞘膜积液及斜疝修补术属择期手术,手术时间较短,除6个月以下小儿,不一定必须气管内插管。喉罩可以替代插管或由有经验的医师实施面罩麻醉下自主或辅助呼吸,有通气障碍时再行气管内插管。全麻联合局部浸润、骶管阻滞或髂腹股沟/髂下腹神经阻滞可减少术中全麻药用量,且有利于患儿术后镇痛。类似手术采用骶管阻滞复合全身浅麻醉(非插管全麻),除有禁忌证外,不失为一种替代气管内插管全麻的好办法,全麻药用量少,呼吸抑制轻,镇痛完全,平面理想,并且术后有良好的镇痛效果,这种技术主要适用于体重25 kg以内的小儿。最大容量是加肾上腺素的0.25%或0.19%布比卡因,最大剂量不应超过2 mg/kg。也可配合其他局部区域阻滞的方法。

(三)注意事项

(1)合并嵌顿疝和肠梗阻患儿应按饱胃处理,麻醉前应进行胃肠减压,治疗原则同肠梗阻。

(2)如果麻醉偏浅,隐睾手术牵拉精索时的疼痛反射可诱发喉痉挛和心动过缓。

二、小儿腹腔内肿瘤

(一)病理生理

小儿腹部肿瘤多为恶性,常位于腹膜后。尽管肿瘤的放疗及化疗已取得相当进展,然而手术乃是腹部肿瘤的主要治疗手段。神经母细胞瘤和肾胚胎瘤是最常见的实质性肿瘤,其次为畸胎瘤、肝脏肿瘤和横纹肌瘤。肿瘤的体积可对患儿消化道、呼吸动力学以及全身情况产生不利影响。为了缩小肿瘤体积和提高疗效,术前常给予化疗,而化疗可对全身情况、心及肾功能、生化尤其是血液学产生影响,应评估有无贫血及低血容量,对外科肠道准备非常重要。有些患者术前进行化疗,常会有不可逆的心肌病,应注意收集病史,根据体格检查、辅助心电图、胸片及超声心动图进行评估及是否有心脏储备功能的降低。手术期间出血危险大,故术前备足血液制品是必须的。

（二）麻醉要点

（1）常规快诱导气管内插管，持续机械通气。维持以充分的镇痛、肌松和控制呼吸，可提供腹肌松弛满意的手术视野。开放肢体 2～3 条血管通路，进行中心静脉压和有创动脉压置管的基本监测，以便在血流动力学监测下有效补充血容量。还应放置导尿管及胃管，并进行体温、脉搏血氧饱和度（SpO_2），以及呼气末 CO_2 分压（$PetCO_2$）监测，必要时检测血生化和做血气分析。

（2）注意血流动力学稳定，特别是肿瘤压迫、包绕或浸润大血管产生的出血危险。年龄越小，安全性越差。应避免代偿不足的低血容量或输液过度的高血容量，因有持续的渗血、液体冲洗、隐蔽的损失，很难估计失血量，肝功能受损或大量输血可发生凝血功能障碍，所以要密切监测血压、脉率和中心静脉压。尿量的监测也利于评估患者血容量状态。

（3）动静脉通路之所以要开放在上肢，是因肿瘤或手术操作可能造成下腔静脉和腹主动脉的血流阻断。当翻动肝脏则可造成一定的下腔静脉压迫，从而下腔静脉回流受阻，动脉压骤降，以及突发的心动过缓，甚至心搏骤停。手术医师应随时准备暂停手术，实施压迫止血，以配合麻醉医师纠正血流动力学变化。

（4）手术时间冗长和大面积腹腔开放会使体温降低，必须保持足够的室温，放置电热毯，加温冲洗液和静脉液体。

（三）注意事项

患儿术后通常需要机械通气支持，辅助呼吸可能需要几天时间，因而需要准备重症监护。

三、先天性胆管发育畸形

（一）病理生理

先天性胆管闭锁、先天性胆管发育不全、先天性胆总管囊肿，均可引起婴幼儿阻塞性黄疸。先天性胆管闭锁是肝内外胆管呈膜状或条索状闭锁。先天性胆管发育不全是肝内外胆管细小，胆汁引流不畅，而出现胆汁淤滞性肝大及黄疸，其病因学无统一结论。先天性胆总管囊肿患者常有腹痛、腹部肿块、黄疸三大典型症状，间歇性黄疸为其特点。大部分阻塞性黄疸患儿有肝脾大，个别患儿有发绀及杵状指，晚期可出现腹壁静脉怒张，腹水及严重的凝血功能障碍。为提高手术成功率，一经确诊应在积极术前准备的同时及时手术，重建胆管。

（二）麻醉要点

（1）手术多为较小婴儿，手术持续时间较长，3～4 小时。腹部行较大的横切口，可能出血较多，必须在上肢开放两条静脉，最好备新鲜浓缩红细胞及冷冻血浆。

（2）麻醉药选择应以不加重肝脏负担为原则，尽量减少静脉全麻药用量，以免加重肝损害和药物蓄积。诱导插管可选用静脉注射丙泊酚或 1% 硫喷妥钠辅用肌松药（维库溴铵或潘库溴铵），麻醉维持用麻醉性镇痛药复合异氟烷。

（3）探查肝门时必须翻动肝脏，可导致下腔静脉回流受阻，引起低血压。用 4% 清蛋白 10 mL/kg 扩容有较好的预防作用。对于黄疸患儿，副交感神经系统处于敏感状态，故插管或术中操作可引起心动过缓，术前术中应备有阿托品。术中保持液路通畅，及时补充新鲜血液，手术时间较长者，患儿体液丢失较多，应充分补液并注意保暖。

（三）注意事项

（1）由于胆管功能障碍，维生素 K 合成减少，再加患儿多有不同程度的肝损害，引起凝血因子 Ⅱ、Ⅶ、Ⅸ、Ⅹ 生成障碍，有自然出血倾向。所以术前 3 天肌内注射维生素 K，补充葡萄糖及 B

族维生素、维生素 C、维生素 D。如果有贫血,及时输血,纠正水、电解质紊乱和酸碱失衡。

(2)术后防止感染,保持胆汁引流通畅,加强呼吸道管理,预防腹水,严密监测水、电解质平衡。

四、择期脾脏切除术

(一)病理生理

小儿择期脾切除的主要指征是溶血性贫血,包括遗传性球形红细胞增多症以及血小板减少症。前者由于红细胞的膜结构改变,而致使红细胞在脾脏内破坏。因此,脾切除手术是此病真正的根治性措施。其他溶血性贫血中,如珠蛋白生成障碍性贫血(又称地中海贫血)(β 或 α 球蛋白链合成降低)。镰状细胞贫血(β 链结构异常引起的病态 S 血红蛋白)或葡萄糖-6-磷酸脱氢酶缺乏,只有当核素检查证明是溶血性贫血时,才是脾切除的指征。慢性血小板减少性紫癜病例,只有当皮质激素治疗无效时才考虑脾切除。

(二)麻醉要点

(1)患者大多为 6～10 岁儿童,可常规快诱导全麻气管内插管,维持以肌松静-吸复合麻醉。

(2)对血小板减少的病例,气管内插管和放置胃管时应轻柔操作,以避免黏膜损伤而导致出血。

(3)对镰状细胞贫血,应避免低氧血症、心血管抑制、静脉淤滞以及低温。应该注意脉搏血氧饱和度监测。

(三)注意事项

(1)手术应在近期无任何感染情况下进行。

(2)溶血性贫血病例,必要时可于术前输入浓缩红细胞,以使血红蛋 A 在 100 g/L 左右。

(3)血小板减少病例,术前输注血小板无效。注意避免术前肌内注射用药。

(4)如果较长时间应用皮质激素治疗的患儿,诱导前必须注射皮质激素。

(5)重症珠蛋白生成障碍性贫血,可发生输血后铁的超负荷,特别是对心脏负荷的影响,故术前应摄胸片、查心电图和超声心动图。

五、急性阑尾炎和腹膜炎

(一)病理生理

急性阑尾炎的病理生理变化是阑尾腔堵塞继发细菌过度繁殖,阑尾肿胀。延误治疗会使过度肿胀的阑尾坏疽、溃破而导致腹膜炎和脓肿形成。急性阑尾炎高发于 10～19 岁。穿孔发生率为 30%～45%。阑尾炎发病一旦诊断明确,应立即手术。

(二)麻醉要点

(1)评估患儿体液和电解质状态,注意补液和血容量的补充。高热应采用物理降温等手段控制体温。

(2)麻醉可根据小儿的年龄、体重和全身情况,采用快诱导气管内插管全麻,用吸入麻醉、麻醉性镇痛药和肌松药维持麻醉。

(三)注意事项

(1)由于腹膜炎,不同程度的肠道梗阻以及发热等,造成血管间隙的消化道第三间隙积存了大量体液和电解质,这样形成的肠腔内水、电解质潴留,导致离子和血容量的失衡。因此,补充液体以及必要的扩容是急腹症患儿麻醉的先决条件。

（2）急腹症患儿因胃与食管压差的逆转，即使几小时未进饮食，也必须视为饱胃处理，术前置胃管是必须的。急腹症患儿手术麻醉的主要危险是返流与误吸，且被动性返流的危险最大。因此，麻醉医师要始终注意采取预防性措施，比如使用带套囊的气管导管清醒表麻下插管等。

六、急性肠套叠

（一）病理生理

急性肠套叠是任何一段肠管套入其下游的另一段肠管内。男性多于女性，多发生在 2～12 个月的婴儿。病因可能与病毒感染及其导致的淋巴结肿大有关。约 90％肠套叠发生于回肠、结肠。其他为回肠回肠和结肠结肠型。主要症状为腹痛、便血及腹部包块。其他症状有腹泻、呕吐、发热及脱水等。也可出现神经系统体征如嗜睡等。新生儿则表现为急性坏死性小肠结肠炎的症状。

（二）麻醉要点

（1）肠套叠儿童误吸发生率高，麻醉诱导注意返流。

（2）如果患儿血流动力学状态不稳定，麻醉药可选用氯胺酮、依托咪酯等对心血管无抑制的药物。

（3）钡灌肠或空气灌肠纠正肠套叠成功率为 80％，但必须有麻醉医师在场。

（三）注意事项

同急性阑尾炎。

七、腹股沟嵌顿疝

（一）病理生理

同腹股沟疝。当腹股沟疝囊不能还纳，并发生疝内容物缺血性损害时便发生嵌顿。最常见于 6 个月以内的婴儿。

（二）麻醉要点

患儿往往有早产史，通常呼吸暂停发生率高，故多采用气管内插管全身麻醉，术中保障呼吸道通畅，做好呼吸管理，关注呼吸功能变化。

（三）注意事项

密切注意呼吸道状况，防止围术期呼吸道梗阻，避免机体缺氧与二氧化碳蓄积。

八、肝功能障碍患儿的麻醉

（一）病理生理

肝脏为机体的重要消化器官，具有胆红素代谢、蛋白质合成、凝血因子的生成、碳水化合物代谢和药物的生物转化等诸多生理功能。肝脏生理功能多且潜力巨大，难以用简单的功能实验准确判断肝脏的多种功能。除非病情严重或全肝病变方可有明显的肝功能实验异常。比较敏感的功能实验为血清胆红素、清蛋白含量以及凝血酶原时间。凝血酶原主要在肝脏合成，合成中需要维生素 K 参与，如果患儿无维生素 K 缺乏或经过维生素 K 治疗，而凝血酶原时间延长超过 6 秒以上者，说明有明显肝损害。严重肝损害时，血清胆红素＞51.3 μmol/L、清蛋白＜30 g/L。患儿如营养状态极差，同时患有肝硬化、病毒性肝炎或梗阻性黄疸时，其肝功能亦可能明显受损。按患儿肝病种类、症状体征及化验检查进行综合分析,即可判断肝功能状态。

(二)麻醉相关问题

(1)肝脏耗氧量较大(占全身耗氧量的 1/3),任何麻醉技术和手术操作都会影响肝血流(LBF)。肝血流的减少可导致肝细胞缺氧,从而加重肝功能的损害,故术中应避免低氧、低血压、二氧化碳蓄积以及大剂量血管收缩药的应用。手术操作可引起内脏血管阻力增加,肝血流减少,上腹部比下腹部手术明显,肝胆手术较上腹部手术更甚。因此,肝病患儿有肝功能受损或在肝炎急性期,麻醉手术后并发症多,死亡率高,需充分准备后方可实施。

(2)麻醉应尽量选择对肝功能影响较小的局麻、神经阻滞或椎管内阻滞。在凝血功能正常的患者硬膜外阻滞后,每搏量增加,心率缓慢,平均动脉压和外周血管阻力减小,肝动脉总血流和肝总血流有增加趋势,肝血管阻力减小,使肝血流增加。但若阻滞平面过广,发生有效循环血容量不足时,肝血流会随血压呈比例地下降。部位麻醉可在基础麻醉下实施,术中可辅助用药以保持患儿安静。

(3)所有麻醉药都可引起肝血流减少。吸入麻醉药除氧化亚氮外,氟烷、恩氟烷和异氟烷都减少肝血流,其中,异氟烷影响相对较小。静脉麻醉药中氟哌利多、氯胺酮、芬太尼、劳拉西泮对肝功能无明显影响,可以选用;硫喷妥钠、哌替啶、地西泮、咪达唑仑、丙泊酚及普鲁卡因静脉麻醉,均可使用,但须减少用量。维库溴铵主要经肝脏排泄,肝功能不良患者阻滞时间可明显延长,阿曲库铵不受肝、肾功能和循环功能变化的影响,仅分布容积增加。在肝硬化患者,这些药物需要用较大的首次剂量才能达到完善的肌松。肝功能障碍患者血浆胆碱酯酶含量和活性有不同程度下降,因而琥珀胆碱作用时间延长。麻醉性镇痛药哌替啶半衰期较正常人延长 1~1.5 倍,血浆清除率下降 50%,但分布容积和与蛋白结合基本不变。吗啡和芬太尼经肝代谢,用药后血浆游离成分增加,药效增强。芬太尼分布容积增大,肝硬化患者用芬太尼后半衰期延长 4~5 倍,应用时特别小心。尤其是新生儿和小婴儿肝病患者,对麻醉性镇痛药特别敏感,这类患者用药一定做气管和呼吸支持或尽量不用。

(三)麻醉要点

(1)术前准备主要是纠正凝血功能障碍、预防感染和防止术中低氧血和低血压。预防性抗生素应用:备新鲜血及血浆。梗阻性黄疸的凝血功能障碍主要是补充维生素 K。如果条件允许,肝病患儿麻醉前还应给予高蛋白、高糖和低脂肪饮食,增加血浆蛋白,增加肝糖原储备,有利于保护肝脏。

(2)麻醉最好选择部位麻醉或气管内麻醉加硬膜外阻滞。完善的硬膜外阻滞可减少或不用镇痛药和肌松药,减少镇静药的使用,利于病儿术后复苏。因患儿血浆胆碱酯酶含量及活性降低,应注意局麻药使用;有出血倾向的患者应避免使用硬膜外阻滞。

(3)入手术室即监测血压、脉搏、呼吸、血氧饱和度和心前听诊。诱导前充分供氧,术中出血患者开放两条静脉,最好是上肢。术中处理重点是维持患儿体温、充分供氧和防止低血压。5%葡萄糖溶液以 4 mL/(kg·h) 持续输入并反复监测血糖,第三间隙丢失用乳酸钠林格液补充,严格计算失血量,及时补充以维持血流动力学稳定。术后送 ICU,待病儿完全清醒后拔除气管导管。此间尤其注意血压和神志的监测,并注意是否尿少。

(四)注意事项

(1)术中严格避免低氧血和 CO_2 蓄积,避免低血压。

(2)出血患者给予新鲜血和新鲜血浆。

（3）注意减少麻醉药用量，注药速度应缓慢，以预防心肌抑制。

（4）避免插管应激反应。

（5）工作人员皮肤伤口接触 HBsAg 阳性物质，应于 7 天内注射乙肝免疫球蛋白（HGIg）。乙肝母亲的新生儿出生后 24 小时内及出生后 1、4、12 个月时各注射 1 次 HBIg，或乙肝疫苗与 HBIg 一起注射。

（6）手术结束后，应送 ICU 继续呼吸支持和维持血流动力学稳定，如果患儿未能及时清醒，应警惕肝昏迷的可能。

（徐学森）

第五节　小儿骨科手术麻醉

小儿骨科是一门相对独立的学科，涉及的疾病包括先天性畸形、创伤、感染、骨病、肿瘤等。既与成人骨科疾病有类同之处，同时又有自身的许多特点。小儿骨科的手术麻醉有较大的风险，风险往往不单来自骨科疾病的本身，还主要与小儿本身的病理生理有关。小儿麻醉是临床麻醉学的亚专科，其要求从事小儿麻醉的医师熟悉小儿的病理生理、心理学、生理学和药理学等，还要有极高的责任心，有较高的临床技能。

一、小儿骨科的术前评估和准备

（一）小儿的病理生理特点

1.呼吸系统

婴儿头、舌相对较大，颈短，鼻腔较狭窄，鼻孔大小约与环状软骨处的腔径相等。新生儿及婴儿主要通过鼻呼吸，鼻黏膜肿胀可致呼吸困难。婴幼儿呼吸道最窄处在环状软骨平面，该处无伸缩性，黏膜出现水肿，气道阻力将大大增加。随着年龄的增加，环状软骨逐渐增大。新生儿及婴儿气管长 4.0～5.0 cm，至 8 岁时也仅为 5.7 cm，气管直径相对小，气管分叉角度两侧基本相同，故气管导管选择及插入深度的确定非常重要。小儿麻醉期间的呼吸道并发症发生率很高，几乎占总并发症的 50%～70%。常见并发症有喉痉挛、喉头水肿、哮喘、反流误吸、缺氧窒息、二氧化碳潴留及气道急性损伤。

2.循环系统

新生儿心肌的结缔组织成分约占一半，故左心室顺应性差，心肌收缩力弱，且心室的舒张末期容积受限，新生儿及婴儿主要通过较快的心率保持心排血量。随着年龄的增长，血压逐渐升高，心率逐渐下降，至 12 岁时，心率与成人相近。小儿的心动过缓远比心动过速更有意义，心动过缓主要见于缺氧、气管插管、某些刺激引起的迷走反射及麻醉过深等。当发生心动过缓时要立即寻找诱因，及时处理。小儿的中心静脉压一般与成人相似。血容量按体重计算，小儿的要多于成人，一般为 70～80 mL/kg，但由于体重低，血容量绝对值很小，手术稍有出血，即可造成血容量的明显降低，危及生命。

3.代谢特点及体温调节

小儿的体表面积大，耗氧量大，基础代谢率高于成人，对水分的需要量也高于成人。能量储备比较少,对禁食及液体限制的耐受性差,故避免长时间禁食和禁水。

新生儿及婴幼儿体温调节机制不健全,皮下脂肪少,体表面积大,容易散热,故体温容易下降,新生儿麻醉时应采取保温措施。6个月以上的小儿麻醉期间体温有上升倾向,诱因有术前发热、脱水、环境温度升高、胆碱能药物的应用,以及术中手术单覆盖过多,呼吸道阻塞等。

(二)小儿的药理特点

小儿对药物的反应与许多因素有关,如脂肪、肌肉、蛋白结合、体温、心排血量、血脑脊液屏障、肝肾功能等。小儿体液总量、细胞外液量和血容量与体重之比大于成人。应用水溶性药物时由于分布容积大,故要达到需要的血药浓度,按体重给药需要较大的剂量。对于需要分布至脂肪(硫喷妥钠)或再分布至肌肉(芬太尼)而终止作用的药物,其作用时间将延长。新生儿血脑-屏障系统发育不完善,许多药物在脑内的浓度比成人高。新生儿的肝酶系统发育不完善,氧化药物的能力差,药物的血浆半衰期比较长,但至婴儿及儿童,肝酶系统发育完全。

大多数药物及其代谢终产物最终经肾脏排泄,新生儿肾小球滤过率较低,影响药物的排泄,但随着年龄增长,肾小球滤过率增高。

小儿的吸入麻醉药最低肺泡气有效浓度(MAC)随年龄而改变,新生儿比3个月的婴儿低,而婴儿则比年长儿和成人麻醉药需要量大。小儿肺泡吸入麻醉药浓度增高比成人快。年龄越小,摄取麻醉药进入肺泡越快。

(三)小儿骨科的术前评估和准备

1.心理评估和准备

小儿的术前评估和准备比选择术前用药更为重要。要仔细评估患儿的心理生理状态。小儿入手术室远离父母,陌生的环境、疼痛的经历,会产生焦虑和恐惧心理,所以术前访视要和患儿努力建立彼此信赖的关系。

2.对骨科疾病的评估

要根据骨疾病的情况,有所侧重的了解相关病史。如为外伤,需要了解致伤过程,有无并发心胸、颅脑及其他内脏的损伤。如为骨病,如骨髓炎、化脓性骨关节炎,则要了解有无全身性的细菌感染,目前控制如何。如为骨肿瘤,需要考虑是良性还是恶性,有无肺或中枢的转移。对于先天性畸形的患者,要注意是否合并有其他畸形。例如以脊柱侧弯为主要表现的患儿,本身可能并发有肌营养不良、脊髓灰质炎、家族性自主神经异常、神经纤维瘤病、Mafan综合征等。Duchenne型的肌营养不良,要特别警惕恶性高热的发生。脊柱侧弯是小儿骨科中一类较为常见的疾病,侧弯矫形也是比较大型的手术,在本书中将有专门的章节进行论述。这里强调对于小儿的脊柱侧弯要特别注意有无伴发先天性的心脏病、气道异常和神经系统疾病,因为这些都对麻醉有重要的影响。还要了解手术的体位、创伤大小、出血情况等。

3.患儿系统病史

是否为足月产、有无过敏史、出血倾向、麻醉手术史,有无家族遗传病史,目前有无发热、贫血、脱水、上呼吸道感染、哮喘发作,控制或处理如何。

4.体格检查

患儿精神状态、体重、身高、发育情况,牙齿有无松动,气道评估,心肺功能的情况。有无明显的畸形。

5.实验室检查

了解血常规、电解质、凝血情况、血糖等。对于体温38 ℃以上,红细胞低于80 g/L,有上呼吸道感染,严重心肺功能不全的,择期手术需要延期。

6.术前禁食

需向家长强调术前禁食禁水的重要性。小儿代谢旺盛,体液丧失快,不宜长时间禁食。

(1)年龄≥36个月:固体食物(如奶)禁止时间为6小时,清液禁止时间为2小时。

(2)年龄>36个月:固体食物(如奶)禁止时间为8小时,清液禁止时间为2小时。

(四)麻醉前用药

常用的药物包括镇痛药、抗胆碱能药、苯二氮䓬类药及巴比妥类药。目前不主张术前肌内注射抗胆碱能药。小于10个月的婴儿通常不需要麻醉前用药。10个月至5岁的小儿一般均须给予一定量的麻醉前药物。用药应尽量采用无痛的方法,可以口服或直肠给药。常用地西泮0.2~0.3 mg/kg,术前15~20分钟口服,或水合氯醛25.0~50.0 mg/kg灌肠。也可口服氯胺酮。但是国外最常用的是口服咪达唑仑0.50~0.75 mg/kg。对于极不合作的儿童,可以肌内注射氯胺酮4.0~8.0 mg/kg。

二、小儿骨科手术麻醉的选择

(一)局部麻醉及神经阻滞

在合理应用基础麻醉或辅助药物的情况下,小儿可以在部位麻醉下完成手术。局部浸润麻醉在门诊小手术中可以使用。不过局麻在小儿麻醉中应用还是比较少的。但是周围神经阻滞作为一种比较安全的麻醉镇痛方式,在小儿骨科手术中越来越引起关注。它能够提供良好而完善的术后镇痛,有利于早期停止静脉补液,恢复进水,并能早期出院,减少医疗费用。当全身麻醉有危险时,如饱胃、困难气道及高危情形,周围神经阻滞可以代替全身麻醉。既可以单独应用,也可以复合全身麻醉或镇静联合应用。能广泛用于内固定取出、四肢骨折等手术。

小儿神经阻滞原则上选择布比卡因、利多卡因、罗哌卡因和甲哌卡因,目前还有左旋布比卡因。

小儿神经阻滞常需要神经刺激器引出运动反应来定位。但是很多时候小儿神经阻滞是在全身麻醉的基础下进行的,肌肉松弛药的使用限制了神经刺激器的应用。而超声引导小儿周围神经阻滞具备了直观、安全、优质三大特点。是小儿麻醉的一种进步和新的发展方向,在小儿骨科麻醉中有良好的应用前景。

注意事项:施行神经阻滞前必须先开放静脉,常规监测ECG、SpO₂、HR、BP,常规吸氧。穿刺要注意无菌操作。注药前必须回抽无血方可注药,注射速度需慢。5岁以下小儿常以全身麻醉复合神经阻滞。年长的儿童在做好沟通情况下可以单独使用神经阻滞。

(二)椎管内麻醉

骶管阻滞是小儿最常用的区域阻滞技术。小儿骶管裂孔较大,局部解剖标志清楚,骶尾韧带穿刺突破感明显,故骶管穿刺成功率高,但应避免穿破硬膜囊,注药前注意回抽。骶管阻滞较少发生血压下降,与全身麻醉复合可以减少全身麻醉药的用量,术后还有镇痛作用,苏醒期平稳。常用1%利多卡因1.0~1.5 mg/kg(最多20.0 mL)。

蛛网膜下隙阻滞在国内应用较多,最适用于下肢、骨盆等骨科手术。目前多用于6岁以上一般情况良好的患儿。可按年龄或脊柱长度(第7颈椎棘突至骶裂孔距离)用药:①按脊柱长度,普鲁卡因1.50 mg/cm,维持1小时;丁卡因0.15 mg/cm,维持1.5小时;布比卡因下腹部手术用0.15 mg/cm,下肢手术用0.12 mg/cm,维持2小时。②按年龄,普鲁卡因每岁8.0 mg,丁卡因每岁 0.8 mg。小儿循环功能良好,血管弹性度好,有较大的代偿能力,脊椎麻醉后心率和血压变化较少。一旦麻醉平面过高,呼吸循环发生急剧变化时,要立即吸氧或行人工呼吸,并静脉滴注血管收缩药使血压回升。麻醉平面超过 T_4,恶心、呕吐发生率高。小儿脊髓终止位置较成人低,穿刺部位限于 $L_{3\sim4}$ 或 $L_{4\sim5}$ 间隙。

硬膜外阻滞在我国已广泛应用于小儿。硬膜外阻滞平面易于控制,适用于较长时间的下肢骨科手术。还可以提供完善的术后镇痛。小儿硬膜外间隙脂肪组织、淋巴管及血管丛丰富,间隙相对较窄,药物比成人容易扩散,麻醉平面容易升高。小儿硬膜外间隙的脊神经细、鞘膜薄,故麻醉作用较成人出现早,局部麻醉药浓度也可相应降低。小儿硬膜外阻滞常用药物是 $0.8\%\sim$ 1.5% 利多卡因、0.1%~0.2% 丁卡因(也可将两药合用,剂量是利多卡因 8.0~10.0 mg/kg,丁卡因 1.2~1.5 mg/kg),布比卡因 2.0 mg/kg,用混合液时剂量应相应减少。或可用 0.5% 的罗哌卡因 2.0 mg/kg,罗哌卡因具有毒性低、镇痛完善、不良反应少等优点。硬膜外阻滞与吸入全身麻醉药有协同作用,二者复合使用时,麻醉用药应减少。小儿施行硬膜外阻滞时,基础麻醉及辅助药的用量宜适当,否则也易引起并发症。麻醉期间要严密观察呼吸循环功能,以防意外。

在 2007 年的全国麻醉年会上,有学者对硬-腰联合麻醉(CSEA)在小儿外科中的应用进行了综述,但是国内尚无供小儿用的硬腰联合穿刺包,CSE 真正用于小儿麻醉还需时日。

(三)全身麻醉

全身麻醉是小儿麻醉最常用的方法,除小的骨科手术可以在面罩吸入麻醉、肌内或静脉麻醉下完成外,较大的手术都要在气管内插管全身麻醉下完成。

1.全身麻醉诱导

在美国,全身麻醉面罩诱导是最为常用的诱导技术。一般来说,该方法比较安全,但也可能引起呼吸抑制、喉痉挛、心律失常和麻醉气体所致的胃扩张。氟烷和七氟烷是仅有的安全可靠的吸入麻醉诱导药。氟烷近年来应用减少,七氟烷血/气分配系数低,心血管抑制轻,无刺激性,不燃不爆,有淡淡的香味,易于接受,麻醉诱导迅速,维持平稳,苏醒快,深度易于调节,非常适合小儿的麻醉诱导。临床使用浓度不会引起心率增快,收缩压平均下降约 30%。有研究认为七氟烷诱导能在不使用肌肉松弛药的情况下,为气管插管提供良好的条件。与丙泊酚诱导比较,其呼吸暂停发生率较低,血流动力学较稳定。但是七氟烷诱导引起的术后恶心呕吐(PONV)的发生率较高。

静脉诱导适用于年长儿童及建立了静脉通路的所有年龄段患儿。患儿必须预先给氧,以避免低氧血症。丙泊酚、氯胺酮和咪达唑仑是诱导时常用的静脉麻醉药,近年来使用瑞芬太尼诱导有所增加,它能够提供稳定的血流动力学状态。小于 2 岁的小儿丙泊酚诱导剂量是 2.5~3.0 mg/kg,年长的儿童为 2.0~2.5 mg/kg。该药的最大缺点是注射时疼痛。氯胺酮静脉诱导为 2.0 mg/kg,芬太尼 1.0~3.0 μg/kg。肌肉松弛药可以使用去极化肌肉松弛药和非去极化肌肉松弛药。琥珀胆碱在小儿中的使用已有多年历史,但从 20 世纪 90 年代以后,其引起的一些相关并发症引起人们的重视,如横纹肌溶解、咬肌痉挛和恶性高热等,美国食品和药品监督管理局提出该药在小儿患者中相对禁忌。罗库溴铵是非去极化肌肉松弛药起效最快的药物,1.0 mg/kg 剂量给药,60~90 秒起效,可以替代琥珀胆碱。

2.全身麻醉维持

(1)吸入麻醉:是目前最常用的方法。吸入 1.0 MAC 左右的恩氟烷、异氟烷或地氟烷和七氟烷,或可复合吸入 50% 的 N_2O,间断静脉滴注芬太尼 1.0~2.0 μg/kg 和肌肉松弛药。现在可供选择的肌肉松弛药种类非常多,维库溴铵、阿曲库铵、顺式阿曲库铵、罗库溴铵、米库氯铵等,各有优缺点,但是只要掌握好药理学特点,在应用上并无明显的差别。非去极化肌肉松弛药的有效剂量在成人和儿童是类似的,但小儿作用的维持时间较长。要特别警惕术后残余肌松的影响,有条件的可以采用肌松监测。

(2)静脉麻醉:靶控输注技术(TCI)是静脉麻醉药给药方式的一次重大革新,用来监控临床麻醉用药,可使麻醉可靠而平稳。目前丙泊酚的 TCI 使用日益广泛。一般丙泊酚以 $150 \sim 200 \, \mu g/(kg \cdot min)$,微量推注泵输注维持麻醉,间断推注芬太尼和肌肉松弛药,有条件的医院可以同脑电双频谱指数(BIS)的监护相结合,实行丙泊酚的反馈靶控输入可以更好地控制麻醉深度。当前也有不少医院同时泵输注瑞芬太尼,称为"双泵输注法"。全凭静脉麻醉的顾虑主要是术中知晓,可能对患儿造成严重的心理创伤。

3.麻醉监护

小儿的监测项目与成人是一致的,常规监测心电图(ECG)、无创血压(NIBP)、脉搏血氧饱和度(SpO_2),呼气末二氧化碳($PetCO_2$),对于小儿要特别重视体温的监测。对于手术较大、预计出血量较多,以及患者一般情况差者,还必须进行有创监测,如监测直接动脉压(ABP),以及颈内静脉置管(既可测 CVP,还便于大量补液)。ABP 能够灵敏地反映血压的瞬间变化,对需行控制性降压的手术更是必不可少,需要时还可以随时采集血作动脉血气。

三、小儿骨科手术麻醉的管理

(一)循环管理

循环管理是小儿麻醉管理中的重要组成部分。小儿循环容易波动,瞬息多变,因此要特别提高警惕。在术前需要详细了解患儿情况,如有无脱水,有无先天性心脏病,如对于拟行脊柱侧弯矫形的手术,一般出血比较多,要准备充足的血液,备好各种心血管活性药物,加强监测。

(二)呼吸管理

呼吸道管理在小儿麻醉中占有极为重要的地位,做重点论述。小儿的代谢高,氧气的消耗快;加之小儿的功能残气量与肺泡通气量的比例低,氧气在肺的储备低。一旦通气障碍发生,储存的氧气很快耗尽,立即表现出缺氧的症状和体征,如果不能迅速发现通气困难的原因并立即纠正,很快就出现心脏严重缺氧的表现——心率减慢,心搏骤停可能随即发生。年龄越小的小儿,这一过程发生越快,麻醉医师在此种情况根本没有多少时间思考,在很大程度上依赖于平时积累的知识、经验和建立的条件反射。因此,小儿呼吸道并发症一经发生,后果可能相当严重。所以,要强调以预防为主。预防在很大程度上取决于麻醉前的病情评估。

麻醉前病情评估的目的是为了确认呼吸道管理的危险因素和危险程度,根据情况选择合理的麻醉方式。麻醉前与呼吸道管理有关的病情评估包括以下几个方面。

(1)患儿是否有呼吸道的解剖畸形,常见的呼吸道畸形有唇裂、腭裂、巨舌(常见于唐氏综合征)、喉裂、喉蹼、喉软骨软化病、下颌发育不良等。

(2)患儿平时的呼吸状况和目前的呼吸状况,是否存在或者有潜在的呼吸道梗阻问题 一些小儿可能没有呼吸道先天畸形,但有扁桃体肿大、喉乳头状瘤、气管异物、颈部包块或者前纵隔包块等并发症。对于已有通气功能障碍者或者有潜在通气障碍的患者,切忌轻易中止自主呼吸,可试探性使用小剂量镇静药物。梗阻严重者,小剂量的镇静药物也可能造成呼吸道的完全性梗阻。

(3)患儿是否为反流误吸高危人群:小儿消化道的很多疾病都造成消化道梗阻如小儿先天性

食管闭锁,小儿幽门梗阻,食管裂孔疝,小儿膈疝,十二指肠闭锁,小儿先天性无肛等。切忌使用不行气管插管的全身麻醉,喉罩也是禁忌。

（4）患儿近期有无上呼吸道感染及症状体征:小儿上呼吸道感染为小儿常见疾病,其发病期间,呼吸道由于炎症反应激惹,围术期憋气、氧饱和度降低、喉痉挛、支气管痉挛等呼吸道并发症的发生率明显增加。

（5）患儿有无上呼吸道感染以外的呼吸道伴随疾病和疾病史:术前小儿呼吸道疾病除上感外,以哮喘和肺炎较常见。肺炎和哮喘有急性发作者一般不实施择期手术。

（6）小儿全身状况和对缺氧的耐受:有些患儿由于外科性疾病拖延时间较长或者其他原因造成身体衰竭,或存在慢性贫血影响组织氧供,呼吸道管理宜选择气管插管。

（7）患儿有无既往麻醉手术史,围术期有无呼吸道并发症发生。

通过对小儿上述病情的全面评估,麻醉医师才可以决定麻醉方式和呼吸道管理方式:局部麻醉(广义)+镇静;全身麻醉+面罩通气;全身麻醉+喉罩通气;全身麻醉+气管插管;局部麻醉+全身麻醉+喉罩通气;局部麻醉+全身麻醉+气管插管。

气管插管全身麻醉期间较常见的问题可能是导管进入过深和导管脱出。在小儿气管插管定压控制呼吸管理中,要强调随时注意潮气量和呼气末 CO_2 波形的变化。在小儿气管插管定容控制呼吸管理中,则要随时注意气道峰压和呼气末 CO_2 波形的变化。同样,潮气量或者气道阻力和 $ETCO_2$ 监测有助于及时发现问题。一旦导管脱出,最紧急的问题是如何保证机体的供氧,只要面罩通气效果好,可慢慢行气管插管。

（三）麻醉后恢复期的呼吸道问题

1.气管导管拔出时机的选择问题

有两种类型的拔管方式:清醒拔管和深麻醉拔管。前者指意识完全恢复后再拔管;后者指通气量足够,患者意识尚未恢复即拔管。实际上,深麻醉拔管应该是患者咽喉部反射尚未恢复时进行。多数人认为这相当于深麻醉不插管,对非呼吸道高激惹患者最好不要采用此种拔管方式。前者可大大减少拔管后的呼吸道梗阻和降低再插管的发生率。后者则可以降低喉痉挛的发生率。值得注意的是:切忌将患儿无意识的动作视为清醒;深麻醉拔管时一定要通过呼吸末 CO_2 监测确认呼吸交换量已足够,患儿对强疼痛刺激有轻微反应。

2.气管拔管后呼吸道梗阻

小儿拔管后呼吸道梗阻十分常见。多数为轻度梗阻,表现为胸骨上凹轻度下陷。其中,部分小儿是由于深麻醉拔管后上呼吸道软组织塌陷所致;部分患儿可能为口腔分泌物部分阻塞呼吸道;另有部分小儿是由于轻中度喉痉挛所致。处理的原则是先清除口腔分泌物。然后可将呼吸囊充气并维持呼气末压力在 $0.49\sim0.98$ kPa（$5\sim10$ cmH$_2$O）,这样可以在一定程度上防止上呼吸道软组织塌陷。如果吸气困难较严重,可静脉给予少量丙泊酚（$0.5\sim1.0$ mg/kg）。安置口咽通气道的做法只能用于深麻醉的患者或者在给予了丙泊酚之后。否则,可能诱发更加严重的喉痉挛。一般认为,全侧卧位拔管可在一定程度上减少深麻醉拔管后呼吸道梗阻。并保持侧卧位直到患儿清醒。

3.喉痉挛

喉痉挛是由于喉咽部的刺激使颈部和咽喉部的肌肉强力收缩,从而使声门关闭所致。小儿喉痉挛的临床表现一般与成人不一样,成人可见严重三凹征,小儿尤其是婴儿,表现为没有呼吸动作,而面罩加压给氧胸廓无起伏。传统的处理方法是立即静脉注射琥珀胆碱。静脉注射丙泊酚一样有效,并且通常不需要再次气管插管。因为再次插管必然会再次拔管,而再次拔管又可能导致喉痉挛。国外有人采用在深麻醉下,先将气管导管拔出,换成喉罩,因为患者对后者的耐受更好,拔喉罩的刺激低于拔气管导管。

4.呼吸抑制

小儿拔管后呼吸抑制可能由于各种各样的原因所致,其中较常见的原因是残留阿片类药物的作用和肌肉松弛药的残留作用。患儿年龄越小,使用这两种药物越容易发生。越是短小的手术,手术结束后这些药物的残余作用也越明显。在一些西方国家,小儿使用肌肉松弛药后,拔管前通常都要使用肌肉松弛拮抗剂。许多骨手术对肌肉松弛几乎没有要求,就不一定要使用肌肉松弛药。况且,瑞芬太尼使用后患儿基本没有自主呼吸,不影响机械通气。由于存在麻醉恢复期呼吸抑制问题,主张所有的小儿都要在术后恢复室观察一定时间,安全后送返病房。

(四)围术期液体管理

小儿围术期液体管理或称容量治疗是小儿麻醉管理中另一个重要内容。小儿绝对体重小,水代谢比成人快,不能耐受失血,小儿输液的安全界限小,很容易引起输液过量或输液不足,二者均可引起严重后果。因此,恰当的液体管理是保障手术安全进行的重要措施。

术后低钠血症在儿童术后较为常见,而抗利尿激素不适当分泌综合征(SIADH)是引起低钠血症的重要原因。术后的 SIADH 最常发生于心脏、神经和脊柱外科术后。据报道,脊柱侧弯矫形术后的 SIADH 发生率为 21%~33%。术后 ADH 的增高,降低了肾脏的排水能力,如继续按照传统计算给量及补充低渗溶液会导致低钠血症,很多学者主张限制性液体输注,即输注 1/2 或 2/3 的计算量。最近就连 Holliday 和 Segar 自己也提出了改进的方法。

儿童围术期容量管理主要关注几个方面。

1.溶液的种类选择

关于溶液的选择主要是基于其对患儿血糖和血钠浓度的影响。至于晶体、胶体或者血制品的输注则需根据术中失血情况来选择。

高血糖和低血糖对中枢神经系统均有损害作用,且影响内环境的平衡。小儿术中是否需要输注葡萄糖? 该争论已存在了很多年。有学者认为围术期应激反应可以促使血糖升高,主张仅输注平衡液即可。但也有学者认为术前禁食有发生低血糖可能,应在输注平衡液同时补充葡萄糖溶液。但是关于输注何种浓度的溶液也有争议。Nishina 等发现 5% 葡萄糖注射液的输注引起高血糖(>11.0 mmol/L)的概率大于 30%。另有报道发现接受 5% 葡萄糖注射液输注的患儿术中血糖平均值高达 13.4 mmol/L,而接受 2.0%~2.5% 葡萄糖注射液输注的患儿,血糖均值在正常范围。Berleur 等也认为小儿术中使用 0.9%~1.0% 的葡萄糖注射液已足够避免低血糖和酮血症的发生,而 4.0%~5.0% 的葡萄糖溶液可导致高血糖。Lit man 提出大于 1 岁的小儿由于机体对手术能够产生正常的高血糖反应,术中维持液不需要额外补充葡萄糖。但对于低体重儿(<10.0 kg),一般情况不佳,以及禁食或手术时间很长的患儿还是要补充葡萄糖,但是先补充计算量的一半,以后根据实测的血糖浓度进行补充。

儿童围术期低钠血症近年来逐渐引起人们的高度重视。2006 年、2007 年有不少关于小儿容量管理的文献都重点论述了低钠血症的问题。多数低钠血症都与围术期输注低渗溶液有关。以往由于过度担心小儿术中低血糖,多会补充低渗的葡萄糖溶液,结果忽视了出现低钠血症的危险。小儿术中常用的乳酸林格液本身也是低渗液体。据调查,在英国的医院中,约 25% 的儿童在麻醉期间输注低渗溶液,10% 同时接受低渗和等渗液体。但是等渗溶液也不能完全避免低钠血症的发生,因为有的低钠血症与 ADH 异常分泌有关,尽管如此,等渗溶液还是能够大大降低低钠血症的发生率。

在小儿补液中,目前临床开始倾向使用等渗液体及补充低浓度的葡萄糖溶液。但是没有哪一种方案是放之四海皆准的,我们仍然强调个体化治疗。不同的手术类型,不同的手术时间,不同的患儿,容量治疗都需有不同的对策。在目前的医疗条件下,完全可以通过术中实时监测血糖和电解质变化来选择和补充相应的液体。侧弯矫形手术创伤大,出血多,时间较长,更需要加强监测,指导容量治疗。

2.溶液剂量的补充

术中输液的量应包括:①术前禁食禁水所致的失液量;②正常维持输液量;③麻醉引起的失液量;④手术所致的失液量。

患儿术前禁食所致失液量最好由手术的最初 3 小时补给,第 1 小时补给 1/2 缺失量,第 2～3 小时各补充 1/4 缺失量。

手术创伤及出血,使细胞外液大量丢失,术中必须及时补充。术中细胞外液转移至第三间隙,根据手术大小而有不同,对于侧弯矫形可以按手术按 6.0 mL/(kg·h)补液。

小儿手术麻醉期间损失的是细胞外液,故手术中应输注乳酸钠复方氯化钠溶液(平衡液)。根据血糖监测结果酌情补充糖溶液。

小儿术中输血除根据失血量补充外,还应考虑出血量占血容量的百分比。判断小儿的血容量应考虑小儿之间的个体差异。关于小儿术中何时开始输血观点不一,有人按失血量超过全身血容量的 10% 开始输血,也有人按患儿血细胞比容低于 30% 时开始输血,如按后者输血则输血量明显减少。可根据下列公式计算出最大允许出血量:

最大允许出血量＝估计血容量×(患儿血细胞比容－30)/患儿血细胞比容

麻醉医师根据最大允许出血量及估计出血量而决定补液治疗中所用液体的性质及种类。出血量低于最大允许出血量,可用平衡盐液或胶体液补充,平衡盐液与失血量应为 3∶1,胶体液(最好用 5% 的清蛋白)与失血量之比为 1∶1。出血量超过最大允许出血量,必须输血,可根据情况输全血或红细胞悬液,但仍需用晶体液作为维持液。对估计出血量较多的大手术,手术开始后即可输血,先按 10.0 mL/kg 补充,并根据出血情况随时调整输血速度。

小儿容量治疗的目的是维持适当的血压,组织灌注和尿量(0.5～1.0 mL/kg·h),因此在侧弯矫形术中必须监测直接动脉压和中心静脉压,同时监测尿量,定时作血气分析,以指导术中补液。

(许　增)

第十三章

眼 科 麻 醉

第一节　眼科手术的基础知识

一、眼的解剖基础

（一）神经阻滞的解剖基础

眶深度是视神经管前缘至眶下缘中点的距离，为 26.0～55.0 mm。眶上裂常在其中部且宽度最大，在其前部两侧缘逐渐汇合，可形成梭尖形、圆顶形或窄裂隙形的前端。眼与神经系统的解剖生理关系非常密切，球后麻醉一般采用眶下缘中外 1/3 交界处穿刺向眶尖方向进针的方法，常规进针深度为 25.0～35.0 mm。眼神经阻滞是由眶上缘外侧（眶上裂前端前方）穿刺至眶上裂前部阻滞眼神经，一般进针 36.0 mm 以上即可达到眶上裂。如果眶上裂前端为窄裂隙形（宽 1～2 mm），当穿刺针头达到眶上裂后仍不容易探触到眶上裂。筛前神经麻醉是在眶上内角处穿刺向后进针至筛前孔处阻滞筛前神经，筛前孔至眶内缘距离约为 15.6 mm，可作为进针深度参考。眶下神经阻滞麻醉常用方法是由眶下孔向眶下管进针。

（二）眼肌及神经支配

眼肌有上直肌、下直肌、内直肌和外直肌，眼肌与其他骨骼肌不同，一个眼肌有数个神经肌接头，使用琥珀胆碱使眼肌痉挛性收缩持续时间较一般骨骼肌长。眼的神经包括睫状长神经和睫状短神经，位于视神经外侧的睫状神经节内，形成神经丛后支配虹膜、睫状体、巩膜感觉；由三叉神经的眼支终末支睫状神经支配角膜感素，以及瞳孔开大肌、瞳孔括约肌和睫状肌的运动；动眼神经支配上直肌、下直肌、内直肌和下斜肌的运动；滑车神经支配上斜肌的运动；展神经支配眼外展肌的运动；面神经支配眼轮匝肌（眨眼动作）。在拇内收肌和眼裂肌群对比研究中，多数结果显示拇内收肌比眼轮匝肌和皱眉肌对非去极化肌肉松弛药更敏感。临床监测拇内收肌反应尚未完全恢复时，患者即可出现闭眼和皱眉的动作。因此，在进行眼部精细手术时，非去极化肌肉松弛药的用量要达到拇内收肌的 PTC=1，才能防止眼球运动。

二、眼心反射

眼心反射（oculocardiacreflex，OCR）是由于眼部受到刺激引起的心动过缓，心律失常或心脏停搏。在眼科手术中牵拉眼外肌时,90％的患者可出现眼心反射,心律失常发生率可达 32％～82％。在儿童手术中发生率较高。因手术牵拉眼外肌、眼球操作、眼内压增高,最多发生于眼肌手术(斜视矫正),视网膜剥离修复及眼球摘除术,球后阻滞麻醉及球后出血时亦可诱发。眼心反射常见的心律失常为心动过缓,亦有出现房性期前收缩或室性期前收缩二联律、结性节律、房室传导阻滞甚至心脏停搏。只要持续存在相关刺激,心律失常可反复发生。导致眼心反射发生率增高的因素有术前焦虑、麻醉减浅、缺氧、低血压和眼肌张力增高等。兴奋传入径路为睫状神经节三叉神经的眼支→三叉神经节→第四脑室的三叉神经核。迷走神经是唯一的传出神经,因此眼心反射常同时伴有恶心、呕吐。

术中连续监测心电图,根据反射的严重程度进行治疗,如心动过缓或偶有异位节律而血压稳定可不需治疗,出现严重心律失常应暂停手术刺激,如不能自行消失则需静脉注射抗胆碱能药(阿托品 15 μg/kg),阿托品剂量不宜太大以免诱发快速心律失常。

三、眼内压

(一)正常眼内压

眼内压(IOP)是眼内容物对眼球角膜和巩膜产生的压力,巩膜无伸缩性,使眼球顺应性(弹性)差。眼内容积的细微变化可明显影响眼内压。正常眼内压波动在 1.3～2.7 kPa 范围内。眼内压取决于房水产生和排出的平衡,其影响因素有脉络膜血流量变化、玻璃体体积和眼外肌张力。眼内小梁阻止房水外流的阻力可能是保持眼内压于正常范围的因素,但其调控机制尚不明确。生理范围的动脉血压波动对眼内压的影响十分微弱,但持续性的高血压会导致眼内压增高,低血压的发生也会使眼内压明显下降。另一方面,静脉压的变化对眼内压会产生较大的影响。眼内小血管扭曲致静脉阻塞,可影响房水外流和吸收,增加了脉络膜血管容量,从而使眼内压增加。低氧血症通过舒张脉络膜血管使眼内压增加。脉络膜动脉在高碳酸血症时舒张,在低碳酸血症时收缩,从而调节眼容积和压力。下列因素使眼内压在正常范围内略有波动:体位,仰卧位时升高 0.133 kPa;昼夜节律变化,0.266～0.399 kPa;血压波动、低血压使眼内压降低,而高血压时眼内压增高 0.133～0.266 kPa;呼吸深吸气时眼内压降低达 0.666 kPa。

(二)房水循环与房水循环异常

房水是一种充满眼球前房和后房的澄清液体,总量约 0.3 mL。房水主要由睫状体中睫状突毛细血管的非色素上皮细胞分泌产生,平均分泌速率约 2 μL/min。房水通过扩散及分泌进入后房,越过瞳孔到达前房,再从前房的小梁网进入 Schlemm 管,然后通过集液管和房水静脉汇入巩膜表面的睫状前静脉,排入海绵窦及颈静脉,回流到血液循环。另有少部分从房角的睫状带经由葡萄膜巩膜途径引流和通过虹膜表面隐窝吸收。房水引流取决于流动的阻力和巩膜外静脉的压力。

眼内容积变化主要取决于房水及眼球血管(尤其是脉络膜血管),房水的生成与引流决定其容积。房水循环的改变可致眼内压增高,称为青光眼。房水引流通道的阻塞是青光眼常见原因,青光眼极少因房水生成异常增多所致。急性青光眼系因引流房水的前房角突然堵塞,常伴有前房角解剖学狭窄。慢性青光眼常隐性发病,尽管在疾病早期周边视野渐进性消失,但前房角仍保持开放同时小梁功能亦正常,慢性青光眼可能是先天性,有家族史或随年龄发病增多。眼内压剧增时有碍脉络膜和视网膜血供及角膜的代谢,可发生视网膜缺血和角膜透光度减退的危险。对重症闭角型青光眼控制眼内压尤其重要,眼内压增高时可使视盘血流减少导致失明。术中"眼球开放"时,前房压力与大气压相等,后房压力占优势,当二者压差过大,伴晶体屏障的破坏,可产生玻璃体挤出,甚至严重出血。

脉络膜血管构成眼内容可变异的重要部分,在眼球内的作用酷似颅内血管,如同后者一样,麻醉药通过颅内血管影响颅内压亦会左右眼内压。过度通气(低碳酸血症)引起脉络膜血管收缩并降低眼内压,通气不足(高碳酸血症)使脉络膜血管扩张并致眼内压增高。低氧血症使眼球血管扩张而增高眼内压。急性静脉淤血影响房水回流常引起眼内压剧增。中枢神经系统可通过改变眼外肌张力、内分泌激素水平及血流动力学状态影响眼内压。

(三)麻醉与眼内压

许多药物改变房水生成与引流进而影响眼内压,眼内压变化的程度又与给药途径和速度有关。

1.全身麻醉药

吸入麻醉与静脉麻醉药对眼内压作用迅速而明显。肌内注射、口服或直肠给药对眼内压影响较小。多数药物显示剂量与眼内压相关,药物起始效应最小,然后迅速呈线性出现平台效应,此时再增加剂量对眼内压影响减弱或不增强效应。

吸入麻醉药降低眼内压的机制包括减少房水产生,促进房水排出,中枢神经抑制及动脉血压降低。正常二氧化碳分压下异氟烷、七氟烷麻醉使眼内压降低约 40%,用恩氟烷时降低约 35%。氧化亚氮能使体内气泡体积增大,如果在存在眼内气泡的情况下使用了氧化亚氮,可导致眼内压极度升高以及视网膜中动脉闭塞而引起永久性失明。根据气体的类型,浓度还有体积的不同,眼内的气泡可能会存在 2~3 个月。因此,在使用氧化亚氮麻醉前,一定确保眼内气泡已经完全被吸收或者确保在玻璃体视网膜手术过程中气泡不会注入眼内。这需要在手术前、手术中与眼科医师密切沟通。

较深的吸入麻醉或硫喷妥钠麻醉,出现剂量相关的眼内压降低 30%~40%。阿托品如静脉或眼内用药使瞳孔散大,眼内压升高,故青光眼患者不用。而阿托品常用剂量 0.4 mg 肌内注射后,仅小剂量 0.0 004 mg 被眼内吸收,对闭角型青光眼眼内压影响不大。氯胺酮有中度以至明显增高眼内压作用,多数认为与其增高血压有关。氯胺酮会造成眼球和眼睑震颤,因此应谨慎应用于眼科手术中。在一些研究中发现,使用地西泮或哌替啶肌内注射,注射氯胺酮后成人的眼内压几乎没有变化。氯胺酮麻醉,有 20% 可发生不同程度呼吸抑制或低氧血症,麻醉过程中应吸氧,常规监测血氧饱和度,密切监测呼吸,在区域麻醉中这些监测很重要。

2.肌松药

在眼球开放处伤手术中应用琥珀胆碱一直是存在争议的。在眼部正常的手术中,使用琥珀胆碱诱导 1~4 分钟后常会使眼内压升高 0.78~1.07 kPa。而气管插管会进一步增高眼内压。一般在操作结束后 5~7 分钟眼内压会降至正常。在开放性眼球损伤中,由于琥珀胆碱会使眼外肌痉挛收缩致眼内压升高,甚至可能致眼内容脱出,尽管眼内压升高的现象出现在肌肉痉挛之后,但琥珀胆碱的应用还是被认为会影响眼内容物。另一方面,琥珀胆碱会造成脉络膜血流增加,中心静脉压升高,房水流出阻力增高。预先用适量非去极化肌松药,辅用地西泮和利多卡因不能完全消除琥珀胆碱增高眼内压的反应。尽管如此,对眼球穿透伤预先用非去极化肌松药的患者,未见有应用琥珀胆碱引起玻璃体脱出的报告,眼球穿透伤患者麻醉诱导中是否用琥珀胆碱尚有争议。总的说来,对眼球穿透伤与青光眼应忌用琥珀胆碱。

非去极化肌松药阻滞眼外肌张力使眼内压降低,对眼穿透伤患者气管内麻醉前经评估无气道困难可能时,可单选中短效非去极化肌松药。

情绪激动、屏气或在全麻诱导不平稳时都使球内静脉淤血而增高眼内压,咳嗽、恶心呕吐、Valsalva 试验(压迫颈内静脉)或激动可使眼内压增高为 4.0～5.3 kPa。

3.麻醉操作

麻醉面罩或手指压迫、眼眶肿瘤等外力压迫、眼外肌牵拉或球后出血等亦使眼内压增高。置入喉镜和气管插管会对眼内压产生较大的影响。在眼部正常的手术中,该操作可使眼内压瞬间增高 1.3～2.0 kPa,合并琥珀胆碱眼内压会进一步升高。在术前预防性应用硝苯地平,或加深麻醉可以减弱气管插管对眼内压的升高作用。

应用喉罩在置管和拔管时对眼内压变化较气管插管和拔管时影响小,但对头面部的眼科手术喉罩控制气道并不妥善。用纤维支气管镜经喉罩观察,9％的患者可清晰地发现食管开放,提示麻醉过程有胃内容反流可能,而且眼部手术开始后麻醉医师不易对呼吸道进行管理。故对眼科手术,特别是急诊饱胃的患者不主张采用喉罩。

动脉血二氧化碳分压对眼内压有很大影响,过度通气造成低碳酸血症,通过影响脉络膜血流使眼内压降低。

4.手术操作

当眼球开放伤时,眼内压会降低,甚至降到大气压力水平。这时需要关注的是脉络膜和玻璃体的相对体积。如果在眼球开放时该体积增加,那玻璃体有可能损毁。但外界对眼球的压力导致玻璃体变形亦会导致眼内压增加。注意眼科手术中,开放眼球过程应避免眼内压升高。眼内压极低时又妨碍白内障手术时人工晶体植入,对角膜移植手术操作亦产生困难,所以维持正常的眼内压在眼科手术中很重要。

四、眼科用药的全身作用

眼科局部用药,药物经眼结膜吸收缓慢,但经鼻泪管以至鼻黏膜表面吸收犹如静脉用药会更快出现作用。麻醉医师应了解围术期眼科用药药理特点,尤其是全身作用和不良反应,术中行相应的监测和治疗。

围术期眼科局部运用扩瞳药如去氧肾上腺素、肾上腺素、β 肾上腺素能拮抗药如噻吗洛尔、α_2 肾上腺素能激动药如阿泊拉、可乐定、抗胆碱酯酶药如碘化二乙氧磷酰硫胆碱、毒蕈碱激动药如阿托品与东莨菪碱、碳酸酐酶抑制药如乙酰唑胺等。药物经迅速吸收可很快出现相应的全身不良反应,可诱发心血管系统症状。

去氧肾上腺素扩瞳药浓度超过 5％时扩瞳作用不再增强,该药 10％时 1 滴含 5 mg 可引起严重并发症如心肌梗死,其他如高血压、反射性心动过缓及心律失常。

局部用 2％肾上腺素可减少房水分泌并改善其引流,降低开角型青光眼眼内压。1 滴溶液含肾上腺素 0.5～1.0 mg,吸收后引起高血压、心动过速、室性期前收缩和面色苍白。

β 肾上腺素能拮抗药噻吗洛尔减少房水分泌,不影响瞳孔大小,患者可感头晕目眩、疲乏、定向障碍,对中枢神经系统有抑制作用。因 β 受体阻滞作用引起心血管功能失调,包括心动过缓、心悸、心脏传导阻滞及心衰。个别有加重哮喘作用。尤需注意有用于新生儿引起呼吸暂停的报道。

阿泊拉、可乐定用于治疗青光眼使房水分泌减少改善引流,吸收后全身作用有明显镇静及嗜睡,长期用药可能发生高血压反跳。

碘磷灵是长效抗胆碱酯酶药,用于治疗青光眼,使瞳孔缩小促进房水引流,作用持续达 4～6 周,停药后三周血浆胆碱酯酶活力仅维持正常值的 50％。如使用琥珀胆碱可致相对过量,作用时间延长 2～3 倍。酯类局麻药(普鲁卡因、氯普鲁卡因)亦使肌松药作用明显延长,宜选用酰胺类局麻药(利多卡因、丁哌卡因、啰哌卡因)。

毒蕈碱激动药有长效扩瞳作用。1%阿托品 1 滴含 0.2～0.5 mg;0.5%东莨菪碱 1 滴含 0.2 mg,对小儿及老年患者都可出现全身症状,如心动过速、面色潮红、口渴及皮肤干燥。东莨菪碱可使老年患者出现激动不安。

碳酸酐酶抑制药乙酰唑胺干扰房水生成、降低眼内压,静脉注射 3 分钟起效,20～30 分钟达最大效应,持续 5～6 小时,除了可致代谢性酸中毒及排钠、排钾外,长时期用药可发生消化不良,对肾脏疾病,脱水及血钠、钾失衡患者应慎用或忌用。

控制眼科局部用药浓度与剂量,眼内给药后压迫眼内眦阻止药液进入鼻泪管,可减少鼻黏膜对药物的吸收,预防眼内用药所致的全身不良反应。

(白雪峰)

第二节　眼科手术的麻醉处理

一、麻醉前准备

(一)术前访视

眼科手术患者年龄分布有 2 个极端,成人以 60 岁以上老年白内障患者为主,随社会老龄化 80 岁以上高龄患者亦趋增多,由于老年组常伴各种系统性疾病:高血压、冠心病、糖尿病、慢性阻塞性肺部疾病、关节炎、骨质疏松、脑血管病、帕金森病、老年痴呆症、肾功能不全、前列腺肥大及肝脏疾病、心血管病与糖尿病常需长期治疗,因高龄及视力障碍又使有关系统性疾病未能实施正规治疗,全身情况不佳,给手术麻醉增加了风险。小儿组以婴幼儿先天性白内障及青光眼为主。不少婴幼儿先天性眼病常伴其他系统性先天性畸形,先天性心脏病发病率高,先天性斜视时肌病发病率增高,亦易发生恶性高热。这 2 组患者的并存疾病无疑都要求麻醉医师在手术前对病情认真评估,制定个体的麻醉方案。

术前评估应包括了解眼病诊断、内科系统疾病史、化验、检查资料,不能自理的老年人和小儿,其家属常能补充提供更完善资料。对并存症应评估病情是否处于最稳定状态以及近期药疗剂量与用法,将患者手术前情况调节到尽可能佳的状态,如血压、血糖、电解质等。注意糖尿病患者控制血糖,避免严重高血糖或低血糖。收缩压>24.0 kPa 和/或舒张压>14.7 kPa 的高血压患者,建议延迟择期手术。口服抗血小板或抗凝药物,如阿司匹林、华法林等的患者,应该根据患者的具体情况来决定是否停药。对非住院手术患者可记录术前评估、围术期和术前用药;根据患者情况和麻醉方法的不同补充相应检查项目,如心电图、胸部 X 线片、肺功能、心脏超声等。有高危系统性疾病但又必须接受眼科手术患者,充分评估心肺功能,术前对家属详细阐述可能发生的高危或意外情况,如心衰、心肌梗死、严重心律失常等。同时应取得患者理解和配合;根据术前评估决定术中监测和麻醉处理方案。

(二)麻醉前用药

用药目的是镇静、镇吐、减少分泌和稳定眼内压,根据患者病情、年龄、体重决定用药并辅用必要的内科药物。

阿托品、东莨菪碱和格隆溴铵都可减少呼吸道分泌,有镇吐作用。阿托品并有防治眼心反射效果。斜视手术等术后恶心呕吐发生率高,呕吐又影响眼内压,对眼内手术中及术毕不利,东莨菪碱不宜用于老年患者。吩噻嗪类药和氟哌利多神经安定类药有镇静镇吐作用,氟哌利多、甲氧氯普胺还可用于治疗术后恶心呕吐。术前用药选择应权衡药理作用利弊得失,如吗啡、哌替啶有镇静作用,但尤其对女性易致恶心呕吐,对眼科手术不利,宜与镇吐药辅用,非住院手术患者应忌用该镇痛药。青光眼术前滴注 20％甘露醇可减少房水生成并降低眼内压。

二、麻醉选择和处理

眼科手术根据患者年龄、心理状态(合作程度及对手术和麻醉的焦虑)、手术特点、住院或非住院手术分别选用区域阻滞麻醉或全麻。按惯例局麻都由手术医师实施,即使在麻醉技术设施较好的综合性医院及眼科中心,对成年人而言局麻是眼科手术首选方法。

(一)区域阻滞麻醉

区域阻滞麻醉分为结膜囊表面麻醉和球后神经阻滞两种。

1.结膜囊表面麻醉

滴注法表面麻醉用 1％丁卡因、0.75％丁哌卡因或 4％利多卡因。每 5～10 分钟结膜囊滴注 1 次,共 3 次,必要时辅用 1％利多卡因 1～2 mL 结膜下注射。

2.球后神经阻滞

(1)方法:注射法局麻已成为老年多发病——白内障手术(白内障超声乳化摘除及人工晶体植入术)的主选方法。球后阻滞是将总量大于 10～12 mL 的局麻药(2％利多卡因＋0.5％或 0.75％丁哌卡因 1∶1 混合液＋1∶200 000 肾上腺素＋5 μ/mL 透明质酸酶)注入球后锥形眼眶内。通过 CT 研究观察局麻穿刺针定位及局麻药扩散范围,在眼球固定向前凝视位经颞下球后穿刺注药(用专用短斜面 25 G 长 36 mm 眼科局麻针),局麻药扩散至球后及球周围间隙并向前可进入眼睑,球后阻滞可麻痹第 Ⅲ、Ⅳ 及 Ⅵ 对脑神经。睫状神经节及睫状神经、眼外肌均同时阻滞。

在视神经眼眶入口处硬膜分为 2 层,壁层硬膜融合为(眼)眶骨膜,脏层硬膜披覆视神经成为视神经鞘向前延续为 Tenon 包膜。因此球后阻滞注药部位介于眶尖(锥形眼眶的顶部)和眶隔(沿整个眶缘附着的纤维膜,与上睑的提上睑肌和下眼睑的睑板相连)二者之间,实质是眶硬膜外阻滞麻醉。球后阻滞只需局麻针超过眼球中纬线(相当于眼球赤道线),局麻药就能直接浸润到球后间隙,达到足够的眼科手术麻醉要求,注药后 10 分钟出现麻醉作用,少数患者(约 10％)可能需重复注药阻滞 1 次。

(2)并发症:如熟悉解剖与麻醉方法谨慎操作球后阻滞并发症罕见,但可能出现严重并发症如:眼心反射、巩膜穿孔、眼球刺破、视神经损伤、球后血肿、局麻药误入脑脊液阻滞脑干(球后呼吸暂停综合征),后者需急救支持呼吸循环至麻醉作用消失。对解剖异常的眼球应特别警惕,如眼轴长度＞26 mm 的近视眼。在眼球后麻醉期间,麻醉药进入上颌窦可以是自然的、医源性、或外伤缺陷性的。眼球后麻醉并发症可能是严重的甚至是致命的。所以,出现问题应及时发现并积极治疗,避免产生不良后果。文献记述眼球后麻醉引起的中枢神经系统并发症,可能导致精神状态的变化,以及颤抖、呼吸暂停、癫痫发作、昏迷、恶心、呕吐,甚至心跳呼吸骤停。根据报道,眼球后麻醉引起呼吸停止的发病率在 0.09％～0.79％,或占更高的比例。脑干阻滞的发病率在

1∶350和1∶500。大多数情况下,中枢神经系统并发症的发病机制认为是麻醉药的直接扩散;但在某些情况下,发生的原因可能是麻醉药误入血管内,特别是注药几秒后相关症状立即出现。

解剖学与放射学的研究表明,在眼球后麻醉期间,麻醉药可沿硬膜外下腔扩散到视神经中枢。有个案报道,患者麻醉后在脑脊液中发现麻醉药的代谢产物。眼球后麻醉的2~40分钟出现相关症状,严重的并发症是无可预计的,所以,缓慢注药,注药前回抽,生命体征的维持与监测是必要的。

(二)麻醉监控镇静的管理

麻醉监控镇静(monitored anesthesia care,MAC)是指患者接受局部麻醉或无局部麻醉的情况下,由麻醉医师对患者进行镇静、镇痛并对其进行生命体征监测。MAC对眼科手术极为有效。眼科手术特点和非住院手术的麻醉对质量和效率已成为首要问题,对此麻醉医师已探索出有效、快速、平稳、良好的麻醉用药方法,即可控、恢复迅速、且不良反应少,并在严密监测下实施麻醉处理,为手术创造了良好的条件。

局部麻醉药神经阻滞操作时间短,但进针时的疼痛或作用欠佳时,可发生焦虑不安、心动过速及血压升高,有时可致其他并发症或意外。据2 217例白内障序贯手术患者比较其全麻与区域阻滞麻醉死亡率与重大并发症发病率二者无明显差异。关键是根据患者的个体情况选择最适合的麻醉方法。局麻术中很少出现氧饱和度降低、血流动力学波动,术后恶心呕吐较少,术后有镇痛作用。全麻辅助局麻对眼科手术无明显应激反应,但对有严重心肺疾病的患者,应尽可能避免采用全麻,这些患者更易发生术后恶心呕吐,可考虑选择"监测下的麻醉处理"。监测下的麻醉处理的首要目的是镇痛、镇静并稳定血流动力学,使患者安静不动。

监测下的麻醉处理选用镇痛、镇静、抗焦虑药以及催眠剂量的丙泊酚,使患者安静嗜睡,全程(以至苏醒)监测心电图、无创血压、动脉血氧饱和度并吸氧。丙泊酚和短效阿片类药联合用药,可达到眼科手术监测下麻醉处理的要求。

瑞芬太尼(或芬太尼)镇痛时效短,血流动力学稳定,二者配伍用使小剂量用药作用互补并避免不良反应,丙泊酚并有镇吐作用,同时拮抗阿片类药的恶心呕吐作用。通常停药后10分钟内可恢复至原有神志状态,撤离手术室时就可准备离院。亦适应非住院手术和连台手术要求。该方法因手术中未行气管插管,呼吸监测很重要,最好能利用一种非气管插管呼气末二氧化碳监测吸氧装置,在吸氧的同时监测呼末二氧化碳,可根据呼末二氧化碳曲线,及时发现呼吸抑制,该方法比血氧饱和度监测更早反映呼吸抑制情况。

眼科监测下的麻醉处理镇静用药剂量见表13-1。

表13-1 眼科阻滞麻醉时镇静用药剂量

	阿芬太尼剂量	丙泊酚剂量
1.年龄		
(1)<50岁	5 μg/kg	1~2 mg/kg
(2)50~70岁	4 μg/kg	0.5~1 mg/kg
(3)>70岁	3 μg/kg	0.5 mg/kg
2.阿芬太尼/丙泊酚静脉滴注速度		
(1)局麻药用药方法		
①单次神经阻滞	0.75 μg/(kg・min)	60 μg/(kg・min)
②广泛区域阻滞	1.00 μg/(kg・min)	80 μg/(kg・min)

注:超短效的阿芬太尼的镇痛效价较芬太尼小,约为后者的1/4,作用持续时间约为后者的1/3。附表所列阿芬太尼可酌情用其1/4剂量的芬太尼取代。

(三)全身麻醉

1.全身麻醉

适应证包括:①婴幼儿及不能合作的小儿手术;②成人长时间视网膜手术(>3~4 小时);③不能合作(智力障碍)或运动障碍患者(震颤、帕金森综合征);④不能平卧的患者;⑤要求眼肌完全松弛制动的手术;⑥颌面损伤伴眼球穿透伤不能实施区域阻滞的患者;⑦深度近视(眼球前后径增大)、凝血障碍等。

2.选择气管插管

全身麻醉时,需关注老年患者并存心肺疾病,肝肾功能下降,应选择对循环和肝肾功能影响小的麻醉药,如咪达唑仑、芬太尼、依托咪酯、丙泊酚、顺阿曲库铵,吸入麻醉药异氟烷和七氟烷均能降低眼内压,也是麻醉维持的选择药物。麻醉维持中如常规辅用区域阻滞麻醉,则可以减少全麻药的用量,又可起到手术后镇痛的效果。丙泊酚可明显降低术后恶心呕吐发生率。右旋美托咪啶(dexmedetomidine,DEX)是一种新型的高选择性 α_2 肾上腺素能受体激动剂,可产生剂量依赖性的镇静、镇痛和抗焦虑作用。因其具有稳定血流动力学、抑制交感神经和减少麻醉剂与阿片类药量的作用,已在临床实践中显示出一定的优越性和应用价值。不给予负荷剂量持续静脉滴注右美托咪定可避免循环波动,尤其适合危重或老年患者,但对血压偏低、心率偏慢的患者应慎用。眼内及显微手术时即使发生轻微活动或躁动可能发生眼内组织损伤的灾难性后果,所以应维持良好的肌松,有条件时监测肌肉松弛药的阻滞效果,维持 PTC 为零的较深肌松状态。眼科全麻手术应在适当深麻醉条件下拔管,所谓适当深麻醉指患者在清醒前即予拔除气管导管。应避免用传统拔管术——全麻减浅、吸痰诱发呛咳、挣扎、苏醒、完成拔管,该过程增加眼内压,甚至诱发眼内解剖异位影响手术效果。吸痰应在肌松药作用未消失时进行,在肌松作用消失后,自主呼吸恢复,潮气量、呼吸频率接近正常,血氧饱和度在脱机状态下能维持正常范围,维持一定深度的镇静镇痛,在平静状态下拔管,避免吸痰拔管引起的挣扎、呛咳反应,对循环的干扰小。"适当深度麻醉"时患者处于记忆缺失、镇痛及镇静状态,胸腹式呼吸慢而规律,此时拔管对气管刺激反应最小,因气管反射未恢复,应警惕有误吸可能,拔管后应在麻醉恢复室继续严密监测生命体征,直至患者意识完全清醒,方可送回病房。对饱腹的急诊患者不宜选择"适当深度麻醉拔管术"。

(白雪峰)

第三节　常见的眼科手术麻醉

一、开放性眼外伤

开放性眼外伤的患者多伴有饱胃,因此反流误吸的风险增加。建议使用快速顺序诱导或改良的快速顺序诱导来实施麻醉。但要注意喉镜和插管时的心血管抑制和眼心反射。拔管时宜保持患者侧卧位,尽量清醒拔管,但围术期应避免眼内压突然升高,以免眼内容物膨出造成失明。小儿以及因颌面损伤伴眼球穿透伤不能实施区域阻滞的患者需实施全麻。全麻诱导气管插管和术毕拔管可能发生呕吐、反流误吸意外,全麻处理不当使眼内压升高,可能导致眼内容玻璃体脱位的危险。应警惕有无其他重要脏器损伤。全麻宜选快诱导气管内插管,尽管琥珀胆碱辅助气管插管暴露满意,但使眼内压与胃内压增高。对眼球穿透伤避免使用琥珀胆碱,为此可先用非去极化肌松药预处理方案,再用琥珀胆碱不引起眼内压升高,适用于眼球穿透伤/饱胃急诊手术并为麻醉界普遍接受并认可,此后未见有因该预处理方案引起眼内容脱位的有关报道。非去极化肌松药起效快速的罗库溴铵是较理想药物,剂量 1.2 mg/kg 静脉注射后约 1 分钟(0.6 mg/kg 药后需 60~90 秒)可供插管,不增高眼内压,缺点是该剂量肌松作用维持时间长,45~60 分钟。

二、斜视手术

斜视手术患者发生恶性高热的风险以及术后恶心呕吐的发生率增加,术中容易发生眼心反射。多数斜视患者会合并其他先天性疾病。避免使用氯琥珀胆碱。非去极化肌松药,不会诱发恶性高热,更适用于这类患儿的麻醉。

三、白内障和青光眼手术麻醉

(一)白内障摘除术麻醉

患者常合并心血管疾病、糖尿病以及肺部疾病等其他疾病。小儿多为先天性白内障,术中可能发生眼心反射,应注意监测血压、心率,并酌情给予相应处理。白内障摘除术时间短和微创,多数在球后神经阻滞下完成,但老年心血管疾病等患者术中应吸氧并加强监测。对于先天性白内障的小儿或不能合作的患者,可以选择全身麻醉。

(二)青光眼手术患者麻醉

青光眼分为开角型(慢性)和闭角型(急性),后者需急症手术,开放房角,降低 IOP,挽救病眼视力。围术期需用降低眼内压药物。处理要点:围术期持续缩瞳,避免静脉充血,警惕抗青光眼的药物和麻醉药物之间的相互作用。避免咳嗽,恶心呕吐。一般剂量阿托品因瞳孔扩大对开角型和闭角型青光眼 IOP 影响较小,但东莨菪碱作用较阿托品强,闭角型青光眼患者不可使用。禁用肾上腺素、胆碱能阻滞药、氯胺酮、琥珀胆碱和安定类镇静药。

四、视网膜手术

视网膜手术通常时间较长,可以在局麻或全麻下完成。可能诱发眼心反射,应立即停止手术刺激直到患者心率恢复正常。可以使用阿托品或格隆溴铵抑制迷走反射。全麻过程中使用氧化亚氮,应在眼球注气前 15~20 分钟,停止吸入。如果没有及时停用,氧化亚氮可快速进入六氟化硫气泡,眼球内气体小泡会迅速膨胀,增加 IOP;同样停用后,氧化亚氮快速地弥散出六氟化硫气泡,导致气体小泡快速缩小而失去支撑视网膜的作用。一般气泡在眼内存留时间为 10~28 天不等,这段时间内如要进行全麻仍应避免使用氧化亚氮。手术过程应控制好 IOP,以免产生脉络膜出血等并发症。

五、小儿眼科手术麻醉

小儿最常施行的眼科手术包括眼附属器(斜视、睑下垂)、眼前段(急性异物)手术。除手术外,还有各种常需反复进行的检查,如测眼内压、眼科检查等。小儿年龄不应作为手术禁忌证,有手术指征时都应根据小儿年龄、解剖、生理、病理特点选择麻醉方法和麻醉用药。

(一)麻醉前准备

1.麻醉前访视

应向最了解小儿体质、喂养、过去史的家属获取有关病史。特别注意小儿体质情况,有些眼病是少见的先天性综合征并发多种畸形,如斜视手术眼心反射及恶性高热发生率增高(后者小儿1:15 000,成人1:50 000)。Lowe眼脑肾综合征可与白内障或青光眼并存,肾损害后可致水电解质紊乱和药物排泄障碍。先天性白内障可与先天性心脏病并发。访视时尤需全面收集多项资料或建议补充特殊检查。特别注意的是,小儿手术前应避免上呼吸道感染,哪怕是卡他症状,也不可小视。因为小儿呼吸道的解剖特点,少量的分泌物也会导致麻醉后呼吸道阻塞。特别是不做气管插管的静脉或肌内注射麻醉,更易发生呼吸道不通畅,血氧饱和度下降,如处理不及时,导致生命危险。

2.禁饮禁食

小儿禁食的时间:在麻醉诱导前2~3小时,可饮用清液体;母乳禁食4小时;奶制品禁食6小时;固体食物禁食8小时。应尽量避免由于长时间禁食带来的不利影响。小儿禁食的时间与年龄、体重、营养状况有关。

(二)麻醉前用药

抗胆碱能药:阿托品20 μg/kg,口服、静脉注射、肌内注射都不影响血药浓度。镇静药:咪达唑仑口服糖浆溶液,国内上海交通大学医学院附属儿童医学中心采用咪达唑仑针剂和甜味糖浆混合液作为手术前口服用药,常用剂量0.25~0.5 mg/kg,最大剂量为15 mg,达到很好的镇静效果,小儿也容易接受。氯胺酮3~5 mg/kg但应注意氯胺酮可升高眼内压的影响。

(三)麻醉方法和管理

与头部手术一样,小儿的头侧交给了眼科医师,所以麻醉医师应根据手术时间的长短、呼吸道是否能有效地控制选择麻醉方法。无论选择何种麻醉方法,麻醉前都应仔细检查麻醉机呼吸回路、气源、吸引设备、监测仪器并设定报警上下限及报警音量。准备气管插管用具。

1.对短时间小手术不需气管插管

短时间小手术可选用氯胺酮静脉1~2 mg/kg或肌内注射4~6 mg/kg,联合咪达唑仑0.05~0.1 mg/kg。注意氯胺酮可致呼吸道分泌物增加,术前用药应常规使用阿托品。虽然氯胺酮有轻微升高眼内压的作用,但在临床工作中,小儿眼部手术仍在应用,必须在用药前了解患儿眼内压的情况并与眼科医师沟通,注意眼内压的轻微变化是否对手术有影响。手术中要保持呼吸道通畅。监测脉搏血氧饱和度、血压,常规吸氧。因未行气管插管,呼吸道的管理很重要,可采用非气管插管PetCO₂监测吸氧装置,在吸氧的同时监测呼末二氧化碳,根据呼末二氧化碳曲线,可及时发现呼吸的变化,该方法比血氧饱和度监测更早反映呼吸抑制情况。这对小儿不插管的麻醉更有价值。

2.时间较长的手术考虑气管插管全麻

在一般的小儿麻醉均会选择氯胺酮,因其有眼内压增高的作用,较长时间的眼科手术慎重选择。麻醉诱导可选用咪达唑仑0.2~0.3 mg/kg、芬太尼2~3 μg/kg、肌松药罗库溴铵0.6~1.2 mg/kg行气管插管,也可采取复合吸入七氟烷完成诱导。麻醉维持可用静吸复合麻醉。3岁以上小儿可用丙泊酚诱导2 mg/kg,12~18 mg/(kg·h)维持。小儿七氟烷麻醉中注射右美托咪定0.5 μg/kg(静脉滴注时间>10分钟),可明显减少麻醉后躁动及麻醉苏醒期间的血流动力学变化,并不增加不良反应。右美托咪定具有镇静、镇痛和抗焦虑作用,麻醉中应用可减少麻醉性镇静药的用量,没有呼吸抑制作用。全麻手术常规辅用球后阻滞为主的区域麻醉,可减少全麻药用量。小儿手术中应静脉滴注含糖平衡液每 4~5 mL/(kg·h)。

压力调节容量控制模式(PRVC)适用于没有自主呼吸的婴幼儿患者,小儿潮气量一般为 5~7 mL/kg,呼吸频率 30~40 次/分。通气量儿童为 120~130 mL/kg,婴儿为 130~150 mL/kg。通气量还应以呼气末二氧化碳在正常范围进行适当调节。

注意固定好气管导管,检查导管与麻醉机的各连接口是否接紧,防止脱落。手术中监测心电图、无创血压、动脉血氧饱和度、呼气末二氧化碳分压、直肠或鼻咽温度,避免低氧血症、高碳酸血症,以尽量减少眼内血管容量的变化对眼内压的影响。如果手术时间长,还应监测尿量。

3.术后管理

眼科手术应避免拔管时的呛咳导致眼内压增高,所以应注意以下几点。①拔管指征:肌松药作用消失(可以应用新斯的明与阿托品拮抗非去极化肌松药的作用,不会引起眼内压增高),自主呼吸恢复,潮气量接近正常,吸氧浓度降低的情况下,血氧饱和度维持正常,在"适当深度麻醉"状态下拔管。②恶心呕吐的处理:3 岁以下患儿恶心、呕吐发生率较高。吸入麻醉药是发生恶心呕吐的高危因素,丙泊酚的使用则可有效降低术后恶心呕吐。还可使用药物预防恶心呕吐的发生,氟哌利多有很好的止吐作用,但使非住院手术小儿离院时间可能延迟。③镇痛:充分的镇痛对于控制眼内压和预防出血也是很重要的。④恢复摄食:完全苏醒可以少量饮水,2 小时后可进少量易消化的食物。根据恶心呕吐的情况决定是否停止输液,一般在第一次进食后方可停止输液。

六、手术室外操作和日间手术麻醉

理想的手术室外操作和日间手术麻醉应具备以下特点:①手术时间短,1 小时以内;②麻醉过程平稳;③手术后患儿恢复快而完全;④无麻醉后并发症;⑤很好的术后镇痛。对于一些小儿有时不能很好地配合眼部的检查,如眼内压测定、眼部拆线等,需要在麻醉下完成。日间手术多数患儿往往手术当天才到医院,需进行必要的麻醉前评估,了解既往病史,发育情况,特别要向家属说明小儿麻醉前禁食的重要性。大多数手术室外操作仅需适当镇静就可,但有时手术时间延长或刺激加大,术中需加深麻醉,所以不论手术时间长短,均需准备必要的抢救药物和设备,如氧气、吸引器、面罩、人工呼吸器、插管用具、血氧饱和度监测仪等。咪达唑仑、氯胺酮、丙泊酚都是可选的麻醉药物。麻醉结束小儿离院时的状况也应关注,小儿应完全清醒方可离院,并向家属交代相关注意事项,如要避免呕吐、发生呕吐时的体位及可进食的时间等。

七、其他眼科手术麻醉

(一)角膜移植手术

角膜移植手术分为全层和板层角膜移植,仰卧位手术时间较长。成人合作患者可在局麻下完成。紧张不能耐受长时间手术或有咳嗽症状以及小儿应实施喉罩通气全身麻醉。

(二)眼肿瘤手术

良性肿瘤可在局麻或麻醉监控镇静的管理下完成。复杂及小儿眼肿瘤手术需实施全身麻醉。恶性脉络膜黑色素瘤在全麻下进行手术,估计手术出血多,必要时行控制性降压。术中严格制动,维持血流动力学稳定确保手术顺利完成。

(白雪峰)

第十四章

心血管外科介入手术麻醉

第一节　介入放射学在心血管外科的应用

介入放射学简单地说就是采用电视监视器高科技设备,在不开刀暴露病灶的情况下,在血管、皮肤上作直径几毫米的微小通道,或经人体原有的管道,在影像设备(血管造影机、透视机、CT、MR、B超)的引导下对病灶局部进行治疗的创伤最小的治疗方法。

介入放射治疗学采用非外科、微创手术的方法可治疗多种疾病。近几十年介入放射学发展迅速,尤其是近几年在心血管方面有了广泛应用,通过特定的介入操作技术对包括冠心病、心律失常等在内的心血管疾病进行确诊和治疗,它是目前较为先进的诊治方法,进展也非常迅速,它介于内科治疗与外科手术治疗之间,是一种微创的诊治方法,是一种新型的诊断与治疗心血管疾病技术。

一、介入放射学在心血管外科的应用

(一)心脏疾病方面

如冠心病、先心病、心律失常。常见的介入治疗诊断包括冠状动脉造影术、PTCA＋支架术、二尖瓣球囊扩张术、射频消融术、起搏器植入术、先天性心脏病介入治疗、冠状动脉腔内溶栓术等。

(二)血管疾病方面

血管疾病方面包括经皮主动脉瘤介入治疗、髂动脉介入治疗、腹主动脉瘤介入治疗、主动脉夹层破裂介入治疗及下肢血管疾病的血管治疗等。

二、介入放射学在心血管外科的分类

介入放射学在心血管方面的应用按器械进入病灶的路径分为:血管内介入和非血管内介入。

(一)血管内介入

血管内介入指使用$1\sim2~\text{mm}$粗的穿刺针,通过穿刺人体表浅动静脉,进入人体血管系统,医师凭借已掌握的血管解剖知识,在血管造影机的引导下,将导管送到病灶所在的位置,通过导管注射造影剂,显示病灶血管情况,在血管内对病灶进行治疗的方法。常用的体表穿刺点有股动静

脉、桡动脉、锁骨下动静脉、颈动静脉等。血管内介入技术包括以下几方面。

1.血管疾病方面

血管疾病方面包括经皮腔内血管成形、血管支架、溶栓治疗、非血栓性缺血、控制出血(炎症、静脉曲张等)、血管畸形及动静脉瘘与血管瘤栓塞治疗、下腔静脉过滤器、TIPSS、血管再建、各种血管造影诊断、静脉取血诊断等。

2.肿瘤性疾病方面

肿瘤性疾病方面包括肿瘤的供血栓塞与药物灌注、动脉内照射、放射性损伤的预防、化疗、术前栓塞肿瘤血管、血管作用性药物及酒精等灌注。

3.心脏疾病方面

心脏疾病方面包括冠脉造影、小儿先天性心脏病的介入治疗等。

(二)非血管介入

指没有进入人体血管系统,在影像设备的监测下,直接经皮肤穿刺至病灶,或经人体现有的通道进入病灶,对病灶治疗的方法。此外还有使用穿刺针直接经过体表穿刺至病灶供血动脉的治疗方法。暂时被归类为非血管介入。

非血管内介入治疗包括:各种经皮活检术、各种非血管性腔道的成形术(包括扩张和支架)等。

三、介入放射学在心血管外科应用的优点

与外科手术相比,心血管介入手术具有明显的优:①手术创伤小。②手术时间短。③患者承受的痛苦轻。④手术安全性高、术后恢复快、费用相对较低、疗效立竿见影、不影响患者接受手术治疗的机会。

(李寅龙)

第二节　心血管外科介入手术麻醉前的处理

外科手术和介入治疗作为心血管疾病的常规治疗方法,正随着医疗器械和技术的不断革新,由传统的直视下心脏手术向不停跳、微创、闭式体外循环等更高、更新的目标发展。心血管外科的迅速发展不仅是对传统心脏手术方式的一种革新,同时也对心血管手术麻醉提出了更高、更新的要求。

一、术前准备

与其他手术一样,心血管介入手术之前的访视除了应该详细了解患者的病情之外,还应该向患者介绍相应的介入手术麻醉特点和注意事项,加强与患者的沟通交流。探访时仔细查看病例及各种检查,包括心电图、心脏超声、胸片、肺功能等,全面了解病情和疾病诊断,以便综合判断、评估患者的手术风险。了解介入手术方案及特殊要求。体格检查要注意全面而有重点,尤其是与麻醉有关的各个系统,如呼吸系统、循环系统和神经系统等。同时介入手术医师就手术方案和患者病情及时商讨、沟通,必要时要记录在案。根据患者的病情及手术方案制订围术期麻醉处理

方案,确定麻醉用药;对手术风险作出正确的评估,并制订相应的处理措施;签署麻醉知情同意书等有关医疗文书,积极向患者解释有关问题,解除其焦虑心理。

二、麻醉器械和物品准备

(一)急救复苏设备

任何进行介入手术的患者均有可能发生各种意料之外的风险和并发症,因此随时需要紧急复苏。在手术开始之前必须做好全麻的麻醉器械和物品、急救复苏设施和药物,介入手术不同于开胸手术,因此需要胸外除颤设施。

(二)麻醉机和监护仪

准备全身麻醉所需的麻醉机,同时准备心电图、血氧饱和度和血压监护仪,如有必要最好同时准备血气分析仪和 ACT 分析仪。若有条件可强调以下监测:①体温检测,既可以保证术后早期拔管,又可以防止因为低温造成寒战甚至心律失常;②凝血功能检测,有效防止术中和术后的出血和血栓的形成;③经食管超声(TEE)的监测,指导各种介入置管的放置,诊断心肌缺血和血流栓子,监测瓣膜功能和调控循环。

(三)气管插管物品和药物的准备

气管插管物品除了常规准备相应的麻醉喉镜一套、气管导管和管芯、牙垫、胃管、吸痰管之外,因为介入手术通常是在外孤军作战,因此最好准备有各种困难喉镜、可视喉镜和纤维支气管镜等,备有液状石蜡、插管钳。气管导管根据插管途径、患者的年龄、性别、身高及发育情况选择相应的气管导管。某些介入手术可能需要经鼻插管,因此导管要比经口插管的导管小 1～2 号。

(四)其他

监测耗材的准备,如动静脉穿刺包、深静脉穿刺导管、动脉穿刺针、压力传感器等。

三、介入手术的麻醉选择

(一)快通道麻醉

"快通道"心脏麻醉的概念最初于 1993 年华盛顿大学提出,经过十余年的发展和临床麻醉药物的革新,如今"快通道"心脏麻醉技术已经趋于完善。与传统的直视下手术相比,如今的介入手术(主动脉腔内隔绝术、非体外循环下经皮导管内瓣膜置换术、全机器人下心脏手术等)手术创伤小、对正常机体生理干扰小,术后恢复快,并发症少,因此在重症监护室监护和停留的时间显著减少。以往大剂量芬太尼(50～100 $\mu g/kg$)负荷的心脏麻醉常影响患者的呼吸恢复,延迟拔管时间,增加患者在重症监护室的停留时间和医疗费用,已经无法适应当前心脏外科手术发展的需要,"快通道"心脏麻醉因此应运而生。

"快通道"心脏麻醉主要是通过应用短效或超短效麻醉药物如小剂量的芬太尼(<15 $\mu g/kg$)、瑞芬太尼、丙泊酚、顺式阿曲库铵等,联合应用苯二氮䓬类药物消除术中记忆、吸入麻醉药物以维持足够的麻醉深度、心血管药物维持血流动力学稳定,以达到早拔管(术后 4～8 小时)、早出重症监护室及早出院的目的,有效增加心外重症监护室使用率和周转率,有效降低患者住院费用,显著改善临床预后。"快通道"麻醉等不仅需要传统手术的麻醉知识和技术,同时还需要诱发室颤和复律、药物诱导心脏停搏和复跳、食管超声等各项麻醉相关的复杂操作,对心血管疾病治疗"新时代"的麻醉提出了新挑战。

(二)其他

有些介入手术因为病情的限制或者是手术需要,可以选择静吸复合麻醉、全麻复合硬膜外麻醉、腰硬联合麻醉、腰麻、神经阻滞、局麻和基础麻醉。麻醉药物选择速效短效的麻醉药物,如七氟烷、丙泊酚、瑞芬太尼等。总的原则是快速、高效、苏醒快、对循环动力学影响小。

四、麻醉管理

介入手术虽然创伤小、恢复快,但是在心血管系统方面的介入治疗中麻醉管理仍旧十分重要。

(一)循环的调控

介入手术通常对心血管有比较强的刺激,因此保证循环稳定、控制心率是麻醉管理的重要措施。可通过以下措施来维持循环稳定。①合理的术前用药:这对维持患者围术期血流动力学的稳定有重要意义。术前除了合理使用镇静药,如咪达唑仑之外,根据患者的病情使用 β 受体阻滞剂、钙通道阻滞剂,使患者的心率维持在一定的次数,这样可以减少心律失常的发生率。②调节心脏前、后负荷:维持恒定的心脏前、后负荷,保持心率稳定,减少各种心血管反应的发生。对于潜在的心律失常患者,维持左心室前负荷,减少心内膜缺血的发生。③适当的麻醉深度:是降低手术伤害性刺激和实施心脏手术麻醉的基础,选择麻醉药应避免使用增加心率的药物和短效速效麻醉药物。

(二)气道的管理

微创介入手术,为了使介入手术医师有一个相对安静和清晰的视野,使其能够迅速、安全地完成手术,有时需要麻醉医师控制呼吸。同时,介入手术是在介入手术室进行,除了 X 线的辐射之外,手术医师通常需要占据患者的头部和腹部位置,给麻醉医师的气道管理也造成很大不便。因此为了患者安全,采取气管内插管控制呼吸是目前比较安全有效地措施。

(三)脑功能的保护

随着麻醉药物种类、作用机制,以及麻醉设备和麻醉理念的不断发展,同时脆弱脑功能患者的迅速增加,围术期脑功能保护对麻醉医师的临床管理实践提出了更高挑战。脆弱脑功能患者围术期麻醉管理的方式有待改进。随着全球老龄化程度的加剧,合并脆弱脑功能需接受手术的患者逐渐增加,由于既往的脑部疾病,如颅内动脉狭窄、陈旧性脑梗死、帕金森病、老年性痴呆,以及衰老性神经退行性变,使患者的脑功能严重衰退,基于脑功能保护的血流动力学管理模式、麻醉药物的选择及脑保护策略,向现有的医疗实践提出挑战。通过研究制定术前脆弱脑功能评价标准、脑功能监护标准、早期脑功能异常预警指标及处理流程,对改进老龄脆弱脑功能患者的术后转归,具有重要意义。

(李寅龙)

第三节　心血管外科介入手术麻醉后的处理

近年来,随着介入放射学的不断发展和完善及临床上介入治疗的医师的经验也越来越丰富,心血管疾病的介入手术已被越来越广泛地被应用于临床治疗中。主要是通过导管技术将被用于诊断或治疗所需要使用的器械设备送入心脏或血管内来协助医师进行疾病诊断及治疗方法的设计。

介入治疗的主要优势在于其创伤小,且治疗疾病的范围广泛、多样,治疗效果也令医师和患者较为满意。因此,在许多情况下,介入治疗已成为医师和患者用于治疗的首选方法。但手术中由于适应证、病变特征和介入设备和医师的操作技术等很多因素可能会导致手术中或手术后出现严重并发症。所以早期发现,及时诊断和及时治疗,并对手术中出现的并发症进行处理将直接影响患者的治疗效果。心血管介入治疗术后管理如下。

一、气管导管拔管后呼吸管理

拔出气管导管后面罩吸入高浓度的氧气,之后逐渐改为经鼻导管吸氧。某些患者需要给予支气管扩张药物或者重新插管维持呼吸。

二、术后镇痛

目前认为介入手术虽然微创,但是术后的疼痛仍旧有可能对患者的生命体征构成威胁,因此一定的镇痛是必需的。现在比较有效的术后镇痛主要有硬膜外镇痛和静脉注射镇痛。对疼痛的治疗应该以患者的需要为依据,患者自控镇痛(PCA)使用特殊的给药系统由患者自己控制,血药浓度稳定,可以达到生理和心理治疗。

三、常见并发症及处理

(一)血栓形成

常见原因有导引导管或微导管滴注不通畅、栓塞剂突入载瘤动脉或正常血管内。对于前者,助手要时刻关注滴注速度、压力等情况,一旦出现血栓形成,要即刻接触性溶栓,常用尿激酶50万 U微泵泵入。一旦发生处理起来比较困难,应预防为主。

(二)血管痉挛

多与操作不当有关。在前进导引导管或微导管时必须在导丝导引下进行,使用导丝时操作要轻柔,速度要缓慢,避免快速前行或强行前进。如果出现局部血管痉挛,可采用尼莫地平(尼莫同)5 mL+生理盐水 20 mL通过导管缓慢注入,或使用罂粟碱稀释液缓慢注入,同时要密切检测血压变化。

(三)微导管到位失败

常见原因为患者血管迂曲、细长或转角时角度过小及严重血管痉挛。为避免此情况发生,术者术前应详细评估患者血管状况,并作出相应处理。

(四)封堵器移位

一旦出现应及时将封堵器取出,术后给予扩容、抗凝等处理。

(五)动脉瘤破裂

有报道发生率为 1.4%~8.0%,在微小动脉瘤和血管扭曲明显的动脉瘤中发生率较高。常出现在麻醉诱导期、栓塞过程中,预防应做到麻醉平稳、安全插管、术中血压平稳、术毕应自然清醒、少用催醒剂,术者操作要轻柔、仔细,技术要熟练。一旦出现动脉瘤破裂,应根据具体情况采取外科手术或介入治疗。

(六)脑梗死

常见原因包括血管痉挛、术中、术后低灌注等。要避免上述因素出现,尤其低于高龄患者,麻醉过程中及术后均要避免低血压和低灌注。

(七)其他并发症

其他并发症包括微导管断裂、血管夹层、破裂,支架的移位等。

并发症的发生主要与操作者的熟练程度、适应证的选择、患者的个体状况等有关。发生并发症后患者的预后主要与术者对病情的判断、对并发症的处理方法有关。只要严格遵守操作规程、熟练掌握神经解剖学、病理生理学、血流动力学及神经影像学,熟练掌握各种疾病的介入治疗技术,正确掌握手术适应证,及时妥当处理并发症,心血管介入治疗的效果就能明显提高。

四、严重并发症及处理

(一)急性心脏压塞

急性心脏压塞是心脏介入手术中最严重的并发症之一。其主要原因:①冠状动脉介入治疗导致冠状动脉穿孔;②房间隔穿刺导致心房穿孔或刺破主动脉根部;③导管送置致心肌穿孔或冠状静脉窦破裂;④电生理和射频消融术所造成的心肌损伤而导致的穿孔。急性心脏压塞的主要临床症状表现为突然发生呼吸困难,胸闷,胸痛,出汗,脸色苍白,血压迅速下降。麻醉医师在手术中应密切观察患者的病情,观察是否有心悸、胸闷、血压下降和急性心脏压塞情况的发生,如果发现应该及时处理。

(二)气胸

造成气胸的主要原因是由于穿刺锁骨下静脉时损伤到胸膜。气胸的症状主要表现为胸痛,呼吸困难,脉搏速度加快。护理人员在手术中应密切观察患者的呼吸变化情况,注意患者是否有胸痛,胸闷和呼吸困难等情况的发生,如有气胸的情况发生应立即配合医师进行胸腔穿刺抽气,必要时给予胸腔闭式引流。

(三)心室颤动

在心脏介入手术治疗中,心室颤动是导致患者死亡的重要并发症之一,其产生的主要原因是,在手术中受到介入导管的刺激,在冠状动脉中滞留造影剂,在进行起搏器植入术前异丙肾上腺素的使用情况及冠状动脉的损伤程度。心室颤动的主要临床症状包括意识丧失、抽搐、呼吸停顿甚至死亡,听诊心音消失、脉搏触不到、血压亦无法测到。

(四)反射性低血压

反射性低血压主要是由于迷走神经反射受到过度的刺激所引起,是心脏介入手术治疗中一种十分少见的但危险度却很高的并发症。主要的临床症状有术后患者会出现胸闷、心率迅速减慢,恶心、呕吐,面色苍白,大汗淋漓,四肢发冷等低血压症状。尽可能的消除患者的焦虑与恐惧心理,此外还应具有抢救的意识。

(李寅龙)

第四节　常见的心血管外科介入手术麻醉

一、经皮冠状动脉腔内成形术和支架植入术

急性冠脉综合征特别是急性心肌梗死(AMI),其病情凶险,病死率高。随着心脏介入治疗

的发展,急诊经皮冠状动脉腔内成形术(PTCA)和支架植入术是 AMI 最直接有效的治疗方法,可使冠状动脉极度狭窄或闭塞的患者在短时间内恢复冠脉再通,降低病死率。急诊 PTCA 多用于治疗 ST 段抬高的 AMI 或伴有新出现的 AMI,患者发病 12 小时内或大于 12 小时,但仍有缺血症状,条件是从患者到医院首次进行 PTCA 术的时间在 90 分钟以内。

(一)术前准备

准备麻醉器械和物品,监护连接,建立静脉通路,同时备好除颤器、临时起搏器、氧气、吸引器、LABP 等急救器械和药物。多数患者除有严重的症状外,常伴有复杂的负性情绪体验,如烦躁不安、紧张、恐惧感、重度焦虑,其中焦虑是发生最早而且最严重的心理反应。指导患者运用分散注意力的方法和松弛疗法,使其心情平静、心跳规律、呼吸平稳,应用支持性的心理疗法,安慰、鼓励患者增强其自信心,提高耐受力。向患者简要介绍手术的目的和术中需要配合的环节,以取得合作。

(二)术中麻醉选择、管理和监护

一般可以选择局麻,病情特殊时可以选择全麻。术中严密观察心电图的变化行冠脉造影时,由于导管或造影剂的刺激均可引起心率减慢、房室传导阻滞、室性期前收缩、室性心动过速等。所以,应密切观察心电图的变化,每次造影后,嘱患者做咳嗽动作,以利于造影剂的清除,避免心律失常的发生。如心率仍低于 60 次/分,给予阿托品 0.5 mg 静脉注射以提高心率。必要时可根据患者的情况,在行 PTCA 前先安装临时起搏器。AMI 再通时经常出现再灌注心律失常,故进行 PTCA 时要密切观察心率、心律的变化,发现异常及时处理和配合抢救。动脉鞘管在放置和拔出时均可能引起血管迷走神经反射,发生心率、血压快速下降。另外,行 PTCA 时球囊扩张和支架置入的刺激均可能导致冠脉血管痉挛,从而引起冠脉内压力下降。术中低血压常常伴随心律失常。

AMI 患者由于心肌缺血、缺氧,会发生不同程度的心绞痛。如果患者疼痛剧烈,给予舌下含服硝酸甘油片 0.5 mg、静脉滴注硝酸甘油、冠脉内注入硝酸甘油、皮下注射吗啡或肌内注射哌替啶等。

PTCA 患者术中必须全身肝素化,因此术中要严密监视有无出血表现及手术医师的操作。

二、非体外循环下经皮导管内心脏瓣膜置换手术

心脏瓣膜病变是心血管疾病中最常见的一种疾病,目前其治疗方式主要依靠外科手术治疗。尽管传统的心脏瓣膜置换术技术已经相当成熟,但许多伴有严重并发症的老年患者因不能耐受手术而无法得到有效治疗,严重影响其生活质量。非体外循环下经皮导管内心脏瓣膜置换术是一种最新的心脏瓣膜微创手术方式,该手术避免了开胸、体外循环、主动脉钳夹、心脏停搏等创伤性操作,使上述不能耐受手术的老年患者同样能进行换瓣手术治疗,同时还显著缩短住院时间,有效改善其生活质量。

非体外循环下经皮导管内心脏瓣膜置换术通过心尖部或股动脉入径,经导管系统将生物瓣膜输送至病变部位,然后利用球囊扩张压迫进行瓣膜置换的一种微创手术。该手术方式可以行主动脉瓣、二尖瓣、三尖瓣、肺动脉瓣的瓣膜置换手术,但目前临床上主要用于主动脉瓣的置换。非体外循环下经皮导管内心脏瓣膜置换术是一种相当复杂的手术,需要麻醉医师、介入医师、手术室护士、心脏超声医师等跨学科人员的密切配合。

（一）术前准备

术前准备和所有的介入手术治疗一样，需要准备麻醉器械和物品、监护、急救器械和药物。向患者简要介绍手术的目的和术中需要配合的环节，以取得合作。患者过分紧张时可以给予适当的药物镇静、抗焦虑。

（二）术中麻醉选择、管理和监护

非体外循环下经皮导管内心脏瓣膜置换术首选气管插管的全身麻醉。全身麻醉诱导和维持同主动脉腔内隔绝术。非体外循环下经皮导管内心脏瓣膜置换术麻醉的关键在于：①在麻醉诱导时应尽量维持冠状动脉灌注压及避免心动过速；②在诱导快速型室性心律失常时应尽量维持体循环灌注压；③在主动脉瓣瓣膜释放时需严格抑制心脏射血防止主动脉瓣漂移，同时防止呼吸伪影影响心脏显影。诱导快速型室性心动过速和及时恢复正常心率及血流动力学参数、术中全程食管超声精确测量和定位是非体外循环下经皮导管内心脏瓣膜置换术给麻醉医师提出的两个新难题。手术过程中，在经股动脉或心尖部置入动脉鞘和主动脉瓣瓣膜输送系统前，均需经股静脉插管放置右心室起搏导线，并连接临时体外起搏器。球囊预扩张和主动脉瓣瓣膜支架扩张前均需体外起搏器诱发快速型室性心动过速（体外起搏器调至 200 次/分以上），使左心室完全停止射血，以保证球囊预扩张效果和瓣膜的准确定位、释放，术毕需迅速恢复血流动力学参数并维持稳定。对于术前心功能严重受损或心力衰竭的患者往往需要使用强心药物和血管活性药物恢复血压，抗心律失常药物或电除颤恢复心律，偶有患者需体外循环并行辅助恢复心功能。儿茶酚胺类药物（如肾上腺素等）对于左心室肥厚的患者往往会加重其低血压，因此需慎重使用。所有非体外循环下经皮导管内心脏瓣膜置换术的患者术中均需全程食管超声监测。术前食管超声全面评价基础心功能及有无二尖瓣、三尖瓣反流、升主动脉及主动脉弓有无动脉粥样硬化斑块，并明确临床诊断。一旦发现升主动脉或主动脉弓动脉粥样硬化斑块，应尽量避免粗导管在主动脉中的操作，以防斑块破裂形成动脉夹层，选择心尖部入径为宜。超声探头于食管中段主动脉长轴面测量主动脉瓣环、左心室流出道及主动脉根部直径，明确主动脉生物瓣型号及手术的可行性。主动脉瓣环直径必须为 18～21 mm 或 22～25 mm，才能使用爱德华 23 号或 26 号生物瓣膜进行导管内主动脉换瓣术。主动脉生物瓣的正常功能有赖于瓣膜释放时的正确定位，尽管 X 线是主动脉瓣于主动脉瓣环处定位的主要依据，但主动脉瓣长轴切面的食管超声检测对于主动脉瓣膜支架两端的定位及瓣膜倾斜度的评价仍具有重要意义。主动脉生物瓣释放时，主动脉瓣支架近端应在主动脉窦水平左右，支架远端一半以上应当位于心室面，使主动脉生物瓣与主动脉瓣环在同一直线上。尽管二尖瓣环与主动脉瓣环之间有瓣环纤维紧密连接，但主动脉瓣环水平的人工生物瓣释放并不影响二尖瓣的生物功能。事实上，通过适当改变释放时主动脉生物瓣的位置和倾斜度能有效降低左心室收缩末压力和容积，从而有效改善二尖瓣反流、减轻左心室流出道梗阻、增加左心室射血分数及改善心脏充盈。术中食管超声还可以监测快速型室性心动过速诱导发生时左心室射血是否停止，术中心脏舒缩功能，还可以指导术中容量填充治疗和血管活性药物的使用。术后食管超声多提示主动脉瓣瓣周漏，但主动脉生物瓣会随温度的升高而自行重塑，主动脉瓣瓣周漏会在术后 24～48 小时后自行修复。

三、经皮髂动脉介入治疗的应用

髂动脉硬化闭塞症是血管外科的常见疾病，内技术治疗髂动脉病变有良好的近远期疗效，已成为髂动脉硬化闭塞症的首选方法。髂动脉是动脉硬化闭塞症最常累及的病变部位之一，腔内治疗与常规手术相比,具有不需开腹创伤小、出血少、时间短、术后全身并发症少及恢复快等特点,经皮球囊导管扩张成形术,辅以内支架术植入用于髂动脉病变的治疗,国内外多中心临床试验证明,具有较高的成功率和较好的远期疗效。术前通过病史和超声等辅助检查尽可能明确动脉闭塞段长度性质等,术中先行动脉切开,用双腔取栓导管和超滑导丝等交替深入尝试通过闭塞段,尽可能取出闭塞物中较为松软的部分,后造影行 PTA 及支架植入术。

(一)术前准备

术前准备同前。了解导管球扩支架置入过程中相关并发症,包括动脉穿孔或破裂、动脉痉挛、动脉夹层、内膜损伤及动脉栓塞。并发全身性疾病,发生率不低,占35.3%。介入治疗过程中全身并发症主要有心肌梗死、心律失常、晕厥、呼吸衰竭及消化道出血等。发生原因:近期发生心肌梗死及心力衰竭、有消化道溃疡史,各种原因所致休克、呼吸道感染等。术后抗凝祛聚可能导致消化道出血。穿刺部位并发症,发生率最高,包括以下几种。

1.血肿

穿刺部位过高、高血压、导管粗、肥胖及早期不适当活动等。

2.股动脉假性动脉瘤

穿刺部位不适当、导管粗、压迫包扎不合适、高血压、溶栓抗凝祛聚治疗、肥胖及较早下地活动等。

3.股动静脉瘘

反复多次穿刺,穿刺部位不适当、压迫包扎不合适等。

4.动静脉血栓形成

压迫包扎不合适(过紧或时间太长)、抗凝力度不够、患者下地前未适当活动踝关节等。发生血栓后溶栓抗凝处理,必要时手术取栓。

(二)术中麻醉选择、管理和监护

麻醉处理首先要做好术前总体评估患者心、肺、脑及肾等全身情况,把握好手术禁忌证,尤其对已有心、脑消化道等疾病的患者及时预防用药处理,术后密切关注,及时处理绝不含糊,尽可能避免"保肢丢命"的结果。麻醉管理中要注意以上并发症的发生,一旦发生及时治疗处理。

四、腹主动脉腔内隔绝术的麻醉

动脉粥样硬化是腹主动脉瘤的最常见原因,占发病原因的95%以上。95%的腹主动脉瘤位于肾动脉水平以下,因随时有可能出现破裂出血,腹主动脉瘤破裂的平均院内病死率高达50%。由于患者常伴有循环、呼吸系统疾病及各种脏器和组织形态的退行性变,增加了围术期并发症的发生率。

腹主动脉腔内隔绝术是近年来逐步走向成熟的一种主动脉夹层和主动脉瘤的微创治疗技术。传统的直视下将腹主动脉夹层或主动脉瘤切除、人工血管替换术不仅手术操作复杂、对心脏外科医师技术要求高,而且体外循环时间长,部分患者甚至需要运用深低温停循环技术,对患者创伤极大、术后可并发脑梗、偏瘫等并发症,严重影响患者术后临床恢复及远期生活质量。腹主动脉腔内隔绝术是对上述传统心脏手术的一次革新,经股动脉置入腹主动脉带膜支架输送系统至腹主动脉夹层破口或主动脉瘤体处,在 DSA 和超声的准确定位及控制性降压或心脏停搏技术的辅助下准确释放即可完成手术。手术时间短、风险小、创伤小,患者术毕即可苏醒并拔除气管导管,多数患者无需进重症监护室监护,临床疗效明确。腹主动脉夹层或主动脉瘤患者病情多较严重,心功能受损程度不等,往往通常合并外伤、高血压等多种并发疾病,因此术中麻醉管理至为重要。

（一）术前准备

术前准备同前。

（二）术中麻醉选择、管理和监护

麻醉选择多为全麻,有时局麻下也可能完成手术。麻醉处理的重点是控制血压的波动,维持心脏的良好血供和氧供,以及肾动脉的保护。应用介入技术治疗腹主动脉瘤,无需阻断主动脉,但术中于球囊扩张时可因回心血量忽然减少,出现一过性血压下降,此时需应用静脉微量泵输注多巴胺维持血压。尽管介入手术治疗腹主动脉瘤创伤和危险性较小,但对于麻醉医师来说,麻醉方法以选用气管内插管全身麻醉为宜,力求麻醉诱导和维持平稳,可适当增加阿片类药物用量来加深麻醉,以防止血压骤升致动脉瘤破裂,术终麻醉减浅时可出现交感神经兴奋性增强反应,应予积极预防和处理。此外,仍应按经腹切除腹主动瘤术来准备,以防动脉瘤突然破裂。

五、导管介入治疗小儿先天性心脏病

小儿先天性心脏病包括常见的肺动脉导管未闭(patent ductus arteriosus,PDA)、危重肺动脉瓣狭窄(critical pulmonary stenosis,CPS)及室间隔完整型肺动脉闭锁(pulmonary atresia with ventricular septum, PA/IVS)室间隔完整型肺动脉闭锁(pulmonary atresia with ventricular septum,PA/IVS),故早期诊治非常重要。以往大部分需在体外循环下行外科手术畸形矫治,自 1984 年 Tynan 等首先应用经皮球囊肺动脉瓣成形术(percutaneous balloon pulmonary valvuloplasty,PBPV)治疗新生儿 CPS 取得成功。20 世纪 90 年代开始了激光或射频瓣膜打孔联合 PBPV 术治疗 PA/IVS。经皮导管介入治疗新生儿 CPS 及 PA/IVS,效果与外科手术相当,并具有创伤小、成功率高、并发症少、术后恢复快等优点,目前成为治疗该病的首选,尤其是术前一般情况较差,对长时间体外循环难以耐受的患儿。

（一）术前准备

术前准备要按照小儿的心外手术一样做好充分准备。小儿体重低,我们认为术前禁食禁水时间宜尽可能短,尽量维持生理状态,同时术前应对患儿进行全面的综合评估,详细了解妊母病史,妊娠期间是否合并妊高征、妊娠糖尿病等,并进行必要的特殊检查,如 Allen 试验等。

（二）术中麻醉选择、管理和监护

采用经鼻气管导管静脉复合麻醉,插管前先以麻黄碱棉签收缩鼻黏膜,然后以无菌液状石蜡润滑鼻腔及气管导管,动作轻柔。小儿头相对较大、颈短,插管时尽可能减少损伤,应选择能轻松通过声门及声门下气管直径大小的气管导管为宜,在插管完成后给予 2 mg 地塞米松以预防喉头水肿。术中常需移动手术台的位置,经鼻插管利于患儿的术中管理及术后护理。避免使用氯胺酮麻醉,因为氯胺酮可使唾液分泌增多,小儿尤为明显,不利于保持呼吸道通畅。喉头分泌物的刺激会导致喉痉挛,所以麻醉前给予抗胆碱药很有必要。由于新生儿 CPS 及 PA/IVS 往往发育差、术前一般情况较差,同时导管介入治疗有其特殊性,对术中麻醉管理也有一定要求。新生儿 PA/IVS 常合并有不同程度的右心室发育不良,PDA 的开放是其肺循环的关键,麻醉处理要尽量扩张 PDA 同时避免引起收缩 PDA 的因素,应用 PGE1 维持可以开放 PDA,但高浓度 PGE1

的会引起动脉压降低,从而使经 PDA 分流入肺的血流减少,所以静脉注射 PGE1 的速度要根据患者的氧饱和度、动脉血压来调整滴定。高浓度的氧会使动脉导管收缩,从而使肺血流减少,同时,高浓度氧可产生新生儿视网膜病变等氧中毒并发症,呼吸道分泌物增加也会引起肺动脉高压,要尽量避免。适度的高二氧化碳血征对于维持肺动脉的舒张有一定作用,但过高的 CO_2 会引起呼酸,会引起内环境紊乱,不利于血流动力学稳定。调整呼吸参数,使呼气末 CO_2 分压维持于 $6.0\sim6.7$ kPa$(45\sim50$ mmHg$)$。PBPV 扩张成功后血流动力学发生变化,此时血压降低,部分病例血压降低较多,可能的原因是肺血增多,此时经 PDA 分流的血流引起体循环血流不足,所以这部分患儿麻醉处理应该和扩张前相反,要尽量减少经 PDA 的分流,可停用 PGE_1,调高吸氧浓度,调整呼吸参数使 $PetCO_2$ 维持 $4.0\sim4.7$ kPa$(30\sim35$ mmHg$)$,经处理后血压升至正常。血压降低还可能与交感兴奋性改变有关,Alyan 等发现肺动脉狭窄的患者交感兴奋性增加,但球囊扩张后交感兴奋性恢复正常。

患儿术前多气管插管呼吸机辅助呼吸,且常合并低血容量、低血糖和肺炎及酸碱平衡水电解质紊乱,这些情况术前均应尽可能得到纠正。加强对患儿体温的监测,新生儿对温度变化敏感,尤其是早产儿及低体重的新生儿更要注意保暖,避免硬肿症的发生。

注意监测血糖的变化,对低血糖患儿适当提高葡萄糖摄入量。患儿术中要进行严密的有创血压监测,患儿体重较轻,操作手法应轻柔,尽量避免出血过多。新生儿对失血代偿差,应先准备好血液制品,补充液体及输血应由输液泵精确输注,并观察小便量及速度,维持小便 $0.5\sim1$ mL/h,术中尿量偏少者可用小剂量呋塞米。

经导管介入治疗患儿 PDA、CPS、PA/IVS 术中血流动力学变化快,术中麻醉管理过程中根据血压变化调节呼吸参数与血管活性药物有助于手术顺利进行。

六、下肢血管疾病的介入治疗应用

介入在下肢血管性疾病的应用也日益广泛,现多为对下肢动脉硬化闭塞症(ASO)的介入治疗。ASO 发病率随社会老龄化而逐年增加。常规内科药物治疗只能缓解症状,不能根本解决下肢缺血坏死症状,外科手术搭桥多因病变呈弥漫性,术后疗效欠佳或术后并发症的概率较高而难以推广应用。近年来随着介入医学的不断进步,介入技术的迅猛发展,介入治疗已逐渐成为临床治疗下肢动脉闭塞性疾病的首选治疗方法之一。

(一)术前准备

术前准备同前。

(二)术中麻醉选择、管理和监护

由于在介入治疗前多已进行抗凝治疗,加上介入置管穿刺相对简单,定位相对容易,因此临床上多选用局部麻醉复合基础麻醉或者静脉全身麻醉。此类患者麻醉的重点是预防患者因为疼痛拒绝配合,充分的镇痛和镇静是必要的。与此同时要做好各种急救措施,预防因出血或者栓子脱落造成的急性并发症。

七、产后大出血的介入治疗应用

产后出血是造成产妇死亡的重要原因之一,现居我国孕产妇致死病症首位。髂内动脉栓塞具有手术时间短,能够对产后大出血有效的控制,创伤小,疗效高,并可使患者保持生育功能的优点。但是其术后具有一定的并发症,如出血、肾损害等。

(一)术前准备

患者入院后迅速做好各项术前准备,同时为患者及其家属做好思想解释工作,并将术前准备、手术麻醉的重要性、麻醉规程及需要注意的事项对其做详细告知,且履行知情同意签字手续。做好术前准备,患者入室后连接心电监护及压力监测,给予 $4\sim6$ L/min 的氧气吸入,对静脉通道应当密切注意,保持畅通,同时连接三通接头以便能够随时注射抢救药物。与手术医师密切配合,对患者的神志、脉搏、呼吸、血压变化、阴道流出情况及尿量情况等密切观察,并连续给予患者心电监护及压力监测,同时对患者是否出现造影剂反应严密观察。

(二)术中麻醉选择、管理和监护

麻醉选择多为全麻,有时局麻下也可能完成手术。产后大出血的髂内动脉栓塞多可以在局麻下完成,但是有个别患者因为出血量大或者并发症的因素,可以选择气管内插管全身麻醉。术中注意出血量的多少,预防因大出血造成的休克甚至是弥散性血管内凝血;同时产妇往往因为妊娠处于一种高凝状态。

八、其他

(一)巴德-吉亚利综合征(BCS)

BCS 是各种原因引起的肝静脉或肝段下腔静脉部分或完全阻塞性引起肝静脉血液回流障碍,导致门静脉高压(portal hypertension,PHT)或伴有下腔静脉高压(inferior vena caval hypertension,IVCHT)两大综合征。属血管外科疾病中的疑难重症,一直为内科、外科、介入放射学影像学等学科的热点、重点和难点。近年来经过各国学者的不懈努力,开创了对巴德-吉亚利综合征研究与治疗的新纪元。20 世纪 90 年代影像学的飞速发展,彩色多普勒超声(DUS)、DSA、选择性肝静脉插管造影(SHVG)、SCTA、MRA,尤其是三维动态增强磁共振血管成像技术(3D DEC MRA)和介入放射学的逐渐开展,BCS 在诊断和治疗方面又有了较大进展。巴德-吉亚利综合征病理类型复杂,治疗时下腔静脉与肝静脉要统筹兼顾,不可顾此失彼。BCS 的治疗原则应首先解除肝静脉梗阻和降低门静脉压(PVP),这是防止肝硬化进行性发展和肝功能损害、消除或减轻食管静脉曲张、防止食管静脉曲张破裂出血和防止后期肝-肾衰竭等最关键的问题。由于介入治疗技术的不断提高,并以其创伤小、效果可靠,相对安全,应用越益广泛。介入治疗包括单纯球囊扩张成形术(PTA)和 PTA 加支架植入术(PTAS)。介入治疗 PTA 介入治疗作为 BCS 首选的治疗方法已在国内得到公认,已有越来越多的患者接受介入治疗。其优点:①微创。经皮穿刺的创伤小,即使有大量腹水、恶病质、肝肾功能不全等病情严重的患者仍然可以接受治疗。②恢复生理的血流通道。阻塞的肝静脉和下腔静脉是沿着正常的解剖和生理通道开通,其血流量可与正常人基本相同,血流速度和血流方向符合正常的解剖和生理。③介入治疗后下腔静脉和肝静脉内的压力即刻下降,全身血液循环得到迅速调整和恢复,症状和体征在数小时内即可得到明显的改善和恢复。因此,介入治疗可作为 BCS 的首选方法。有报道,介入治疗 BCS 成功率达 96%。

麻醉选择多采用气管内插管全身麻醉,麻醉药物选择起效快、代谢快并且对肝肾损伤小的药物,尽可能使患者早苏醒。麻醉管理中要注意因其有血栓脱落引起肺栓塞的危险,要慎之又慎。介入治疗虽然创伤小,但并非绝对安全和无风险,因此每次操作均应从思想上和物质上做好随时中转手术开胸和/或开腹的准备。

（二）心脏电生理检查和异常传导通路导管消融术

心脏电生理检查是将专用的多电极导管放置到心腔内,诊断异常心律的起源和通路等,并确定合适的治疗方案。检查穿刺点通常选择股动静脉和颈内静脉。麻醉中应注意使用抗心律失常药物可能会影响对异位心律起搏点及附属旁路的监测,所以术中尽量不使用抗心律失常药物。手术常常使用多种导管,持续时间长,因此需要充分地镇静和镇痛。导管消融过程中若不能通过导管超速抑制终止,则需电复律,可选用丙泊酚短时间静脉全身麻醉或者吸入麻醉,面罩控制呼吸。注意避免颈内静脉导管脱落。

（李寅龙）

第十五章

术 后 镇 痛

第一节 分 娩 镇 痛

一、分娩疼痛的产生机制

(一)分娩疼痛的原因

分娩过程中,由于子宫肌阵发性收缩,子宫下段和子宫颈管扩张以及盆底和会阴受压可激惹其中的神经末梢产生神经冲动,沿内脏神经和腰骶丛神经传递至脊髓,再上传至大脑痛觉中枢,使产妇产生剧烈疼痛的感受,即分娩疼痛(或称产痛)。此外,分娩痛尚与产妇的心理因素有关。疼痛的强度可因个体的痛阈而异,也与分娩次数有关。大多数初产妇自子宫收缩开始即出现疼痛,且随产程进展而加剧。经产妇则多数在第二产程开始后方见疼痛加剧。

(二)子宫和产道的神经支配

1.子宫的神经支配

子宫受交感和副交感神经支配,司理子宫体运动的交感神经纤维来自脊髓 $T_{5\sim10}$ 节段,子宫体感觉由 $T_{11}\sim L_1$ 脊神经传导;子宫颈的运动和感觉主要由 $S_{2\sim4}$ (属骶神经丛)副交感神经(子宫阴道丛)传递。

2.阴道的神经支配

阴道上部的感觉由 $S_{2\sim4}$ 发出的副交感神经传递,阴道下部则由 $S_{2\sim4}$ 脊神经传导。

3.外阴及会阴部的神经支配

外阴及会阴部的疼痛刺激由骶神经丛发出的阴部神经($S_{1\sim4}$)传入中枢。

(三)分娩痛的神经传导路径

经阴道自然分娩分为 3 个阶段(产程)。分娩痛主要出现于第一和第二产程。不同产程疼痛的神经传导不同。

(1)第一产程自规律子宫收缩开始到宫口开全,其间子宫体、子宫颈和阴道等组织出现巨大变化,胎头下降促使子宫下段、子宫颈管和宫口呈进行性展宽、缩短、变薄和扩大;子宫肌纤维伸长和撕裂;圆韧带受强烈牵拉而伸长。这些解剖结构的迅速变化构成强烈刺激信号,刺激冲动由盆腔内脏传入神经纤维及相伴随的交感神经传入 T_{10}、T_{11}、T_{12} 和 L_1 脊髓节段,然后再经脊髓背侧束迅速上传至大脑,引起疼痛。疼痛部位主要在下腹部、腰部及骶部。第一产程疼痛的特点是:腰背部紧缩感和酸胀痛,疼痛范围弥散不定,周身不适。

(2)第二产程自宫颈口开全至胎儿娩出,此阶段除了子宫体的收缩及子宫下段的扩张外,胎儿先露部对盆腔组织的压迫以及会阴的扩张是引起疼痛的原因。疼痛冲动经阴部神经传入 S_2、S_3、S_4 脊髓节段,并上传至大脑,构成典型的躯体痛,其疼痛性质与第一产程完全不同,表现为刀割样尖锐剧烈的疼痛,疼痛部位明确,集中在阴道、直肠和会阴部。

(3)第三产程胎盘娩出,子宫体缩小,子宫内压力下降,痛觉显著减轻。

二、分娩镇痛的方法

一个半世纪来,人们一直在寻找如何能使产妇在清醒、无痛苦状态中分娩,诞生新的生命。虽然近半个世纪以来,对产科镇痛进行了更深入的研究和大量的临床实践,经阴道分娩的镇痛效果不断提高,但迄今为止尚无一种绝对满意、安全、简单且能普及的分娩镇痛方法和药物。

理想的分娩镇痛应具备以下条件:①对母婴影响小;②易于给药,起效快,作用可靠,满足整个产程镇痛的需求;③避免运动神经阻滞,不影响子宫收缩和产妇运动;④产妇清醒,可参与分娩过程;⑤必要时可满足手术的需要。

常用的分娩镇痛方法主要包括非药物分娩镇痛和药物分娩镇痛两大类。尽管每一方法均有其特点和优点,但目前公认以腰段硬膜外镇痛最为有效且不良反应较少,可使产妇保持一定的活动能力,主动参与分娩过程,即使自然分娩失败,仍可继续用于剖宫产的麻醉,对胎盘功能不全的胎儿也有益处。最近对蛛网膜下腔-硬膜外联合镇痛的研究认为,这是一种颇有前景的分娩镇痛方法,但仍需反复的临床实践予以证明。

(一)非药物分娩镇痛

1.心理疗法

心理疗法是消除产妇紧张情绪和减少子宫收缩疼痛的一种非药物疗法。通过减少大脑皮质对疼痛传入冲动(或信号)的感应,很大程度地消除产痛。心理疗法通过对产妇及其家属进行解剖、生理、妊娠与分娩等知识教育,训练产妇采取特殊呼吸技术,转移注意力,松弛肌肉,减少恐惧、紧张,使其在医护人员的鼓励(或暗示)和帮助下,顺利度过分娩期。心理疗法使产妇在第一产程中可不用或仅用很少量镇痛药物,在第一产程和第二产程中,可在局限镇痛技术下,达到减轻产痛而完成分娩。其优越性在于:能积极调动产妇的主观能动性,主动参与分娩过程,保持良好产力,使产程缩短,避免不必要的难产或手术产以及药物镇痛对胎儿和母体的影响,从而减少围产儿的发病率和病死率。

(1)自然分娩法:1933 年由英国学者 Read 提出。主要是对产妇进行解剖与生理知识的教育,消除紧张和恐惧,训练肌肉放松,在分娩期加强特殊呼吸及体操训练,减轻疼痛。

(2)精神预防性分娩镇痛法:根据巴甫洛夫的条件反射学说,结合按摩方法实行无痛分娩,主要是增强大脑皮层的功能,使皮层和皮层下中枢之间产生良好的调节,分娩在无痛感下进行。此法我国亦曾广泛应用,并取得一定效果。精神预防性分娩应首先从产前做好,成立孕妇学校,让孕妇及其丈夫参加听课。在孕期给以生动易理解的宣传教育,介绍妊娠和分娩的知识,让产妇了解分娩的机制,学会分娩时的助产动作,建立家庭式病房,由其丈夫及家属陪伴。

(3)陪伴分娩:导乐陪伴分娩由美国医师 M.Klaus 首先倡导,其内容是由一个有经验的妇女帮助另一个妇女。导乐陪伴分娩者,是由有过生育经验,有分娩基本知识,并富有爱心、有乐于助人品德的助产士或受过培训的妇女,在产前、产时及产后陪伴产妇,尤其在分娩过程中持续地给产妇生理上、心理上、感情上的支持。导乐陪伴分娩可消除产妇疑虑和恐惧情绪,增强自信心,从而提高痛阈,减轻产痛。这是目前心理疗法分娩镇痛的重要方法。

2.水针分娩镇痛

水针分娩镇痛是一种简单、易行且符合自然分娩规律,对产妇和胎儿无不良影响的分娩镇痛方法。其可能的作用机制可能是以下几点。

(1)诱使体内释放内源性吗啡样物质如β内啡肽。

(2)局部注射渗透性小且弥散慢的无菌用水,产生机械性强刺激及压迫作用,阻断了部分神经传导,促进体内β内啡肽水平的升高,从而产生镇痛作用。其操作方法是:根据疼痛涉及的神经传导部位,在第五腰椎棘突划一中线,左右各旁开 2 cm,由此再各向下 2 cm 共 4 个点,皮内注射 0.5 mL 无菌注射用水,形成直径 1.5 cm 的皮丘。有研究显示,水针分娩镇痛法在临床应用中减轻腰痛的效果极其显著,显效率为 91.67%,有效率为 8.33%,总有效率达 100%。对腹痛缓解不明显。对母婴安全,缩短产程,减少产后出血。

(二)药物分娩镇痛

1.全身给药与分娩镇痛

当产妇精神过度紧张,对分娩疼痛难以忍受,影响宫口扩张速度或血压较高,需要镇静、降压时,可给予适当的镇静药、镇痛药或麻醉药,以缓解产妇情绪紧张,减轻分娩疼痛。但大多数镇静药、镇痛药和麻醉药都具有中枢抑制作用,而且或多或少能通过子宫胎盘屏障进入胎儿血循环,抑制新生儿呼吸、循环中枢。因此要严格掌握用药时机和用量,尤其强调个体化给药,以避免或减少不良反应的发生。

(1)麻醉性镇痛药与分娩镇痛。

哌替啶:适用于第一产程,用量 50~100 mg,肌内注射,10~20 分钟后出现镇痛作用,1~1.5 小时达高峰,2 小时后消退。静脉注射时用量为每次 25~50 mg。有的产妇出现头晕、恶心、呕吐、烦躁不安等不良反应。连续用药不宜超过两次,最后一次应在估计分娩前 4 小时用药,以免发生新生儿呼吸抑制或窒息。约 50% 产妇可获止痛效果。产妇应用哌替啶可使胎儿对糖的利用和代谢下降,并改变胎儿的正常脑电图,使之呈现与窘迫胎儿相似的脑电图波形。母体应用哌替啶的剂量和给药至胎儿娩出的时间间隔是导致新生儿抑制的药理学基础。肌内注射哌替啶时间间隔在 1 小时以内或 4 小时以上的新生儿和正常未用药的新生儿相比无显著性差别,而时间间隔为 2~3 小时的新生儿,出现呼吸抑制的概率明显增加。采用新生儿神经行为评分法进行评定发现,产妇即使肌内注射小剂量(25~50 mg)的哌替啶,也可影响新生儿的神经精神行为,并可持续 3 天;产妇静脉注射哌替啶 50 mg,90 秒后可达胎儿血液循环,6 分钟后胎儿和母体的血药浓度达到平衡。有研究发现,产妇静脉注射哌替啶 1 mg/kg,时间间隔在 1 小时内,对新生儿的呼吸和神经行为虽有一定影响,但无明显的临床意义,且产后 48 小时可完全恢复。需指出的是,在母体的乳汁中可检测出阿片类及其代谢产物,应用同等镇痛效果的哌替啶,其代谢产物在对母体产生相当强的镇痛作用的同时,可在新生儿体内蓄积,产生明显的中枢兴奋作用,引起抽搐。因此哌替啶应用于分娩镇痛时,应严格掌握用药时机、用量和给药方式。由于哌替啶存在以上缺点,目前已少用。倘由于应用不当出现新生儿呼吸抑制时,可用纳洛酮拮抗之。

芬太尼:用于分娩镇痛的常用剂量为 50~100 μg 肌内注射,或 25~50 μg 静脉注射。静脉给药后 3~5 分钟达峰值效应,维持 30~60 分钟。剖宫产时,在取出胎儿之前的 15 分钟内以

1 μg/kg 静脉注射,不会导致新生儿阿普加评分或神经行为评分以及脐带血气分析的异常。因此,认为芬太尼可用于剖宫产时区域阻滞或全身麻醉。芬太尼用于分娩镇痛已进行许多研究,给予芬太尼 50～100 μg 肌内注射后出现短暂的镇痛和中度的镇静效应,并且于给药即时可观察到胎心率有短暂的不同程度的减慢。但在对新生儿的检查中,未发现芬太尼有致胎儿宫内窘迫的不良影响。

丁啡喃和盐酸纳布啡:丁啡喃和盐酸纳布啡是两种阿片受体部分激动剂。在非妊娠妇女,丁啡喃的镇痛剂量(2 mg)和盐酸纳布啡(10 mg)产生的呼吸抑制与 10 mg 吗啡相等,大剂量吗啡可产生明显的呼吸抑制,而大剂量的丁啡喃和盐酸纳布啡则不然。然而,大剂量的丁啡喃和盐酸纳布啡可引起产妇眩晕、嗜睡以及新生儿神经行为的不良影响。甚至在常用临床剂量下,这两种药物也能迅速转移到胎盘及产生胎儿室性心律失常。有限的研究显示,这些药物在产科应用与其他阿片类药物比较并无显著优点。

(2)镇静药或静脉麻醉药与分娩镇痛。

分娩早期(第一产程早期)为了提供产妇休息,可以使用安定类镇静药,可单纯应用或联合阿片类药物使用。短效或中效的巴比妥类药如司可巴比妥(戊巴比妥、利眠灵)应用的主要问题是对胎儿的抑制作用延长,甚至使用较少量也会造成无临床表现而通过新生儿阿普加评分可发现的抑制,新生儿的注意力下降可持续 2～4 天。因此,镇静药只用于分娩早期,估计 12～24 小时不会完成分娩时行催眠状镇静。可应用的镇静药主要和静脉麻醉药主要有地西泮或咪达唑仑、依托咪酯。

地西泮或咪达唑仑:在分娩的很早期或剖宫产之前可用小剂量。对地西泮已进行广泛的研究,静脉注射后数分钟母体和胎儿的血药浓度接近相等。当母体在分娩全程总剂量不超过 30 mg 时,虽然新生儿具有代谢小剂量地西泮的能力,但是药物及其有效作用浓度仍可持续1周。超过此剂量可产生明显的抑制作用,主要表现为新生儿阿普加评分肌张力降低、嗜睡、反应迟钝、低血压、低体温和尿潴留。小剂量时,地西泮对胎儿和新生儿的心率可减慢,但咪达唑仑更常用于剖宫产。快速静脉注射可产生深度镇静、催眠。不能完全达到无痛,主要用于有先兆子痫或子痫以及精神紧张的孕妇,可与镇痛药合用以提高效果。地西泮用量为 0.2～0.3 mg/kg,咪达唑仑用量 0.05～0.1 mg/kg 肌内注射或静脉注射,需重复用药时应间隔 4～6 小时。

依托咪酯:因其血流动力学稳定而适用于硫喷妥钠禁忌的患者。常用的静脉诱导剂量为 0.2～0.3 mg/kg,它可以迅速通过胎盘到达胎儿体内,但注药后 5 分钟脐静脉血与母体血药浓度比值(1:24)明显低于硫喷妥钠(1:1.3),且 2 小时后母体血药浓度近乎零,而 12 小时后母体仍存在一定量的硫喷妥钠,提示依托咪酯的代谢较硫喷妥钠快。值得指出的是,临床用量的依托咪酯可暂时抑制产妇 11β-羟化酶,降低皮质醇的合成。这种影响也表现在新生儿身上,对非应激状态的新生儿这种抑制作用在产后 2 小时达顶峰后开始下降,而应激状态的新生儿产后皮质醇的水平更低,多同时伴有新生儿低血糖,这种对皮质醇的抑制作用 6 小时后消失。

(3)吸入麻醉药与分娩镇痛。

所有吸入麻醉药均可通过胎盘作用于胎儿,对胎儿的抑制程度与母体肺泡药物浓度、肺的通气量和心排血量等有关。浓度大,通气量大,血药浓度高,则作用持续时间长,对胎儿抑制重。临床一般应用亚麻醉浓度的吸入麻醉药如 0.25%～0.8% 的氟烷、0.5% 的恩氟烷、0.5% 的异氟烷、3% 的地氟烷和 1.5% 的七氟烷及 1:1 的氧气和氧化亚氮混合气体,可产生较为满意的镇痛效果。即使吸入时间长,也不会对胎儿产生明显的抑制。值得指出的是,除氧化亚氮外,其他吸入麻醉药极少用于分娩镇痛。甲氧氟烷过去曾用于缓解分娩疼痛。如今,吸入麻醉药用于分娩镇痛已受到限制,但仍可使用。例如,当阴道手术产时。这种情况下吸入麻醉药仅以低浓度面罩吸入,以预防产妇神志消失和保护气道反射。麻醉医师必须守候在产妇身旁,加强观察和给予鼓励。吸入麻醉的主要危险是意外的麻醉药过量并导致保护性反射消失,呕吐或反流可能发生,导致吸入性肺炎、气道梗阻和窒息。氧化亚氮可用于分娩镇痛,常与50%氧合用。为减少产房内氧化亚氮的污染,应备有专用的轻便(或可携带的)设施。

氧化亚氮吸入:可用于第一产程和第二产程,尤其适用于第一产程,一般以50%氧化亚氮和50%氧混合气体,当宫口开大至3 cm后开始吸入。氧化亚氮钢筒上装有活瓣,随产妇呼吸而启闭,由产妇自行将面罩紧扣在口鼻部,在预计子宫收缩前20～30秒,经面罩深呼吸3～5次,当疼痛消失时去掉面罩待下次宫缩来临前再次吸入,如此反复直至进入第二产程。本法镇痛可靠、迅速;药物排除较快;对胎儿影响轻微;不影响子宫收缩和产程;对循环、呼吸无明显抑制;操作方便;产妇始终处于清醒状态,能主动配合完成分娩。但产妇对氧化亚氮的敏感性和耐受性个体差异较大,有些产妇镇痛效果不够理想。

恩氟烷和异氟烷:在第二产程时,将0.5%恩氟烷和0.2%～0.7%异氟烷混于氧气中,产妇通过面罩吸入,可获满意镇痛效果,一般均由有经验的麻醉医师实施。挥发性麻醉药虽然镇痛可靠,但能迅速通过胎盘并减少子宫血流量和抑制宫缩,抑制影响胎儿和延长产程,故一般不用于分娩镇痛。

2.区域阻滞与分娩镇痛

(1)宫颈旁神经阻滞:适用于第一产程。在两侧阔韧带的基部有来自子宫神经丛和骨盆神经丛的丰富神经分布,经子宫两侧的阴道穹隆注射局部麻醉药可阻滞子宫下段和阴道上段的神经,从而消除子宫颈扩张时的疼痛。在分娩进入活跃期、子宫颈口开大3～4 cm时,产妇取膀胱截石位,术者以右手示、中指作引导,将7号长针刺入子宫颈3点、9点处,深度0.5 cm左右,每点注射1%利多卡因(或2%氯普鲁卡因)10 mL。因阻滞后可能出现胎儿心率缓慢,持续时间可达数十分钟。宫颈旁神经阻滞禁用于胎儿宫内窒息、妊娠高血压综合征,糖尿病以及过期妊娠等。

(2)阴部神经阻滞:阴部神经阻滞是经阴道分娩常用的镇痛与麻醉方法。适用于第二产程。该法是通过局部麻醉药阻滞阴部神经,减轻分娩过程中由于产道和盆底扩张所致的疼痛,并使阴道、会阴松弛,从而缩短第二产程。阴部神经阻滞可经阴道或会阴途径实施。经阴道途径阻滞时,产妇取膀胱截石位,左侧阻滞者以左手示、中指伸入阴道作引导,向下、向后摸到坐骨棘后,在左侧肛门与坐骨棘之间,局部麻醉后把10 cm长的7号针刺入至坐骨棘尖端,退出少许并转向坐骨棘尖端内侧1 cm处,穿入骶棘韧带时有突破感。抽吸无回血后注射1%利多卡因10 mL,拔针至皮下,向外侧坐骨结节外注入10 mL,最后向阴道及会阴侧切口处注射10 mL,共30 mL。经会阴途径阻滞时,一手示、中指伸入阴道,触及坐骨棘及骶棘韧带,用细长针自坐骨结节与肛门间的中点进针,向坐骨棘尖端内侧约1 cm处穿过骶棘韧带时有落空感,抽吸无回血后注射1%利多卡因(或2%氯普鲁卡因)10 mL。阴部神经阻滞时应选用毒性最低的局部麻醉药;每次注药之前须反复回抽无血方可注药,以免发生局部麻醉药中毒反应;穿刺准确定位,避免反复穿刺引起血肿、感染等;一旦发现局部麻醉药中毒早期症状如头晕、耳鸣等时应立即停止给药,发生惊厥时应注意保护产妇,防止意外损伤,同时吸氧及进行辅助呼吸,静脉注射地西泮5～10 mg,维持血流动力学稳定。

3.椎管内给药与分娩镇痛

经椎管内给药是目前常用的分娩镇痛方法。其中公认以硬膜外镇痛最为有效,镇痛效果理想,且不良反应较小。仅在药物选择和剂量不当时出现诸如对宫缩的感觉消失、下腹部以下镇痛区域麻木、低血压、尿潴留、寒战、腹肌收缩无力以致影响宫缩等不良反应。其不良反应主要表现在:①抑制子宫收缩,减慢宫口扩张速度,使第一、第二产程延长,复合麻醉性镇痛药时可减少局部麻醉药的剂量并明显减轻对产程和子宫收缩的影响;②硬膜外置管时间过早可致剖宫产率明显提高,宫口<3 cm 置管的产妇剖宫产率为 28%,>5 cm 为 11%,且产妇下床活动也不能改善过早置管对产程的影响;③硬膜外镇痛可影响子宫血流的重新分布,引起胎心率的加快或减慢。

施行椎管内阻滞前,应开放静脉输液,准备好复苏和治疗并发症的仪器、设备和药物。包括氧气、通气道、咽喉镜、气管内导管、吸引装置、硫喷妥钠或地西泮、麻黄碱、纳洛酮等。在麻醉或阻滞前必须对产妇进行评价,对产妇和胎儿情况充分了解。监测仪器必须到位,阻滞前至少静脉滴注平衡盐溶液 500 mL,以减少由于交感神经被阻滞所引起的低血压意外的发生。

许多研究推荐在局部麻醉药中加入肾上腺素以减少全身吸收,提供更长时间的麻醉作用,增强运动神经阻滞。一些研究报道提出,在产科患者硬膜外麻醉的局部麻醉药中加入肾上腺素是否减少前者的全身吸收是易变的。阴道分娩硬膜外麻醉时除非为了试验剂量,加入肾上腺素是不必要的,因为局部麻醉药用量很小且不足以阻滞运动神经,虽然被吸收的肾上腺素所致的全身作用可能引起短暂的子宫收缩力降低,但其实际意义仍不清楚。当需要使用更大量局部麻醉药及剖宫产手术时,许多人仍主张在局部麻醉药中加入 1∶20 万 U 的肾上腺素。

(1)腰部硬膜外阻滞镇痛。

单次或分次硬膜外腔给药镇痛:在第一产程末期,产妇宫口开大 3～4 cm(指经产妇,初产妇为 5～6 cm)时,行硬膜外穿刺置管后开始硬膜外注射局部麻醉药。也可在第一产程活跃期、宫口开大 2 cm 时进行穿刺和注药。一点穿刺者选择 $L_{2\sim3}$ 或 $L_{3\sim4}$ 椎间隙穿刺,向头侧置入硬膜外导管 3～4 cm;两点置管者,上点选择 $L_{1\sim2}$ 穿刺,向头端置管 3～4 cm,下点在 $L_{4\sim5}$ 穿刺,向尾端置管 3～4 cm。常用局部麻醉药为 0.125%～0.25%丁哌卡因、0.75%～1%利多卡因或 0.125%～0.25%罗哌卡因。试验剂量为 2～3 mL,观察 5 分钟,排除局部麻醉药误入血管或蛛网膜下腔阻滞及其他不良反应。首次注射局部麻醉药 6～8 mL(<10 mL),阻滞平面控制在 $T_{10}\sim L_1$;第二产程酌情再给药 10～12 mL,阻滞平面控制在 $L_2\sim S_5$。目的是减轻产道疼痛,使会阴松弛,并保持腹肌张力,使产妇能主动增加腹压。一点置管者,在第二产程追加局部麻醉药时应缓慢注射并注意控制容量,避免阻滞平面过高而影响产力。如采用两点穿刺置管者,必要时可用较高浓度局部麻醉药如 1.5%利多卡因或 0.25%丁哌卡因 5～7 mL 经下管注入,以达会阴肌肉松弛,则效果更为满意。

连续硬膜外镇痛:硬脊膜外腔单次或间断给药镇痛法往往因为对麻醉药维持时间估计不足或个体差异的原因而不能及时追加麻醉,以致影响镇痛效果。研究及临床实践表明,采用低浓度局部麻醉药连续硬膜外滴注的方法可获得持续而稳定的麻醉平面。各种微量输液泵的应用为连续硬膜外滴注镇痛提供了有利条件。该方法的主要优点有:①避免了分次间断注药造成镇痛作用的波动,维持连续而稳定的镇痛效果,提高了患者满意度;②减少了由于分次追加局部麻醉药阻滞交感神经所引起的血压波动及低血压;③由于采用更低浓度局部麻醉药,减轻了对运动神经的阻滞,有利于产妇行动;④减轻了麻醉医师和护理的工作量。⑤减少感染和导管移位引起的高平面阻滞,母婴耐受良好。缺点在于:产程中镇痛需求发生变化时,难以及时调整给药量,导致连续给药镇痛超过实际需要,因此不良反应发生率相同,甚至大于按需给药法。

该方法的实施要点:①先注入试验剂量局部麻醉药(1.5%利多卡因3 mL加1:20万U肾上腺素),排除局部麻醉药误入血管或蛛网膜下腔;②注入首次剂量。常用药为0.125%～0.25%丁哌卡因、1%利多卡因、0.125%～0.25%罗哌卡因、0.0625%～0.125%丁哌卡因加芬太尼50 μg或舒芬太尼10 μg,用量8～10 mL;③然后采用连续硬膜外滴注镇痛,常用药为0.04%～0.125%丁哌卡因加芬太尼1～2 μg/mL或舒芬太尼0.1～0.3 μg/mL,也可单纯使用0.125%丁哌卡因,用量8～15 mL/h;采用硬膜外镇痛者,背景剂量为4～6 mL/h,自控剂量每次3～4 mL,锁定时间10～20分钟,由于此方法所用局部麻醉药的浓度较低,部分产妇在第二产程可能出现会阴松弛不够满意或胀痛,可追加0.25%丁哌卡因5～7 mL。研究表明,硬膜外镇痛的镇痛效果优于传统的连续滴注法。

硬膜外腔阿片类药加局部麻醉药分娩镇痛:在硬膜外分娩阻滞镇痛时局部麻醉药中加入阿片类药物的方法越来越普遍。这两类药物的作用部位不同,局部麻醉药作用于神经轴突,而阿片类药物则作用于脊髓内的阿片受体,而且这两类药物可能有相互协同作用。局部麻醉药中加入阿片类药物可降低局部麻醉药的浓度并减少其用量,使运动神经阻滞减轻。阿片类中的芬太尼、舒芬太尼、吗啡、哌替啶、纳布啡等均可加入局部麻醉药混合注射。常用的组合配方:①0.04%～0.25%丁哌卡因6～10 mL加芬太尼50 μg或舒芬太尼10 μg用于首次量注射,然后以0.04%～0.25%丁哌卡因加芬太尼1～2.5 μg/mL或舒芬太尼0.1～0.3 μg/mL,按8～15 mL/h速率连续给药,于第一产程末期停药,以足以保证第二产程镇痛需要,且运动阻滞比单纯滴注0.125%丁哌卡因轻,有利于产妇在第二产程作屏气用力配合,使产钳助产率降低;②0.0625%丁哌卡因加芬太尼2.5 μg/mL或舒芬太尼0.25 μg/mL,以12 mL/h连续硬膜外输注。舒芬太尼可能导致蓄积而引起母体和新生儿抑制,使用总量宜限制在30 μg以内;③0.125%～0.25%丁哌卡因加哌替啶25 mg单次注射,可增强低浓度丁哌卡因的镇痛效应;④0.25%丁哌卡因加丁啡喃1～2 mg单次注射可加速起效和增强镇痛效果,但产妇可能嗜睡。事实上,按照不同的给药方法(如单次注射、连续输注、患者自控镇痛)和每个医师的临床经验,局部麻醉药和阿片类药物的组合方式还可有许多变化,但一个共同的原则是镇痛必须有效并足以保证产妇和胎儿的安全。

可行走的硬膜外镇痛:产妇进入产程后接受硬膜外镇痛时,不影响产妇的活动能力,即所谓可行走的硬膜外镇痛,是目前较为理想的分娩镇痛方法。关于产妇在产程中行走,临床报道其可能的优点包括:增强子宫收缩力;降低子宫收缩频率;提高子宫活性;减轻产痛;缩短第一产程;胎心率异常的发生率降低;有助于提高新生儿的阿普加评分;减少加强宫缩措施(如静脉滴注缩宫素)的运用;降低器械助产率;产妇满意,且有助于自主排尿。临床上也有研究认为其对分娩过程无任何影响。但产妇在产程中行走无害已获肯定。要达到仅有镇痛作用而没有麻醉或运动阻滞,需减少每小时局部麻醉药的用量(毫克数)并适当增加麻醉性镇痛药。已报道的方法有3种:①将首次剂量的镇痛药注入蛛网膜下腔可将整个产程所需的镇痛药量减少一半,可采用单纯丁哌卡因,单纯阿片类药或两者联合应用;②利用局部麻醉药和阿片类药的协同作用,将两者联合应用可将丁哌卡因的需要量减少一半;③采用间断控制性加药或患者PCA给药可将药物剂量减少35%。该法的优点在于镇痛期间可使应激反应明显控制,并且不影响产妇的运动功能,产妇仍可下床活动和自行排尿,保持压力和扩张冲动的敏感性,分娩产程和分娩方式均不受影响。在临床应用中,因罗哌卡因心脏毒性小,对母婴均较安全,其感觉与运动阻滞分离明显,低浓度下尤其显著,用于分娩镇痛可产生良好的镇痛效果而运动阻滞小,故较为常用;此外,α_2-肾上腺受体激动药可乐定,用于硬膜外镇痛效果良好,且不影响机体感觉与运动功能,不产生呼吸抑制,也不出现吗啡等阿片类药物引起的恶心、呕吐和瘙痒等不良反应。Celleno 等报道在 0.125% 丁哌卡因中加入 75 μg 可乐定和 100 μg 芬太尼,使镇痛时间延长到 177 分钟,但硬膜外给予可乐定易致产妇产生低血压和心动过缓,对胎心率有一定影响,且有剂量依赖性,应加以注意。

(2)骶管阻滞镇痛。

骶管阻滞术如果注射的局部麻醉药容量恰当仅阻滞骶段神经,可使产妇的产道和盆底肌肉松弛,外阴和阴道痛觉消失,适用于第二产程,而对第一产程效果较差。对于已行抗凝治疗或有凝血障碍,穿刺部位有感染,骶裂孔畸形,低血容量、低血压和休克者不宜采用此法。

单次骶管阻滞:产妇在宫口开至 9～10 cm,胎头 S^{+1}(坐骨棘以下 1 cm);经产妇宫口开至 5～6 cm,胎头 S^{+1} 时进行。产妇取侧卧位,于骶裂孔用 Touhy 针穿刺成功后给予试验剂量,无不良反应再注入 ≤1% 利多卡因或 ≤0.25% 丁哌卡因 15 mL。增加局部麻醉药用量至 20～30 mL 时,阻滞平面可达腰段脊神经甚至 $T_{11～10}$,但往往对第一产程镇痛不全,阻滞平面上升缓慢,且由于用药量大增加了不安全因素。此外因骶段和下产道过早被阻滞,将减弱 Ferguson 反射刺激子宫收缩的效应,盆腔肌张力缺乏,先露旋转受障碍,使胎头停滞于枕后位或横位,增加高位产钳率。

连续骶管阻滞:可经导管分次给药,局部麻醉药的维持量一般为 15 mL,可使阻滞范围扩大,因此获子宫收缩无痛的效果。但此法易损伤血管,促使局部麻醉药迅速吸收中毒或误入蛛网膜下腔,且麻醉平面不易控制。双管阻滞者,选择 $L_{1～2}$ 间隙行硬膜外腔穿刺,并向头侧置管 2～3 cm,然后行骶管穿刺并置管。第一产程初产妇宫口开至 5～6 cm,经产妇宫口开至 3～4 cm 时,自腰部硬膜外导管注射试验剂量镇痛浓度的局部麻醉药(一般 2～3 mL),观察 5 分钟后无不良反应再注入 5 mL 镇痛浓度的局部麻醉药,如0.8%～1.0% 利多卡因,或 0.125%～0.25% 丁哌卡因,或 0.2%～0.25% 罗哌卡因,注药后忌平卧。也常采用 0.0625%～0.125% 丁哌卡因加芬太尼 1～2 $\mu g/mL$ 或舒芬太尼 0.25～1.0 $\mu g/mL$,产程中同样剂量的局部麻醉药可重复注射。当先露部压迫盆腔组织和会阴,引起下肢和会阴疼痛时,则从骶部导管注入 5～7 mL 镇痛浓度的局部麻醉药,达到下肢和会阴部止痛。当完成俯屈和内旋转后,再经骶部导管注射 5～7 mL 高浓度的局部麻醉药,如 1.5% 的利多卡因,或 0.375%～0.5% 丁哌卡因,或 0.5%～0.075% 罗哌卡因,以达到会阴肌肉的松弛和麻醉。

鉴于骶管穿刺置管并发症较多,易损伤血管,注射局部麻醉药量较大,故临床应用较少,多主张以双管连续硬膜外阻滞代替连续腰部硬膜外加骶管阻滞。

(3)蛛网膜下腔阻滞镇痛。

蛛网膜下腔阻滞又称脊麻或腰麻,用于镇痛又称鞘内镇痛。蛛网膜下腔阻滞分娩镇痛主要有以下几种方法。

鞍区阻滞:阻滞范围仅限于会阴部,故主要适用于第二产程镇痛。一般在第二产程,宫口完全开大之后进行。产妇取坐位穿刺,蛛网膜下腔注入小剂量局部麻醉药,常用重比重液丁哌卡因 5 mg 或利多卡因 15～20 mg。注射后保持坐位 5 分钟。

低位蛛网膜下腔阻滞:阻滞范围在 T_{10} 以下,可消除子宫收缩痛。当宫口开大 4～5 cm,疼痛发作在间隔 3 分钟、持续 35～50 秒时应用本法。产妇取坐位或左侧卧位行腰穿,在宫缩减弱时注入重比重丁哌卡因 6～8 mg 或利多卡因 30～50 mg,注药后调整体位,控制阻滞平面上界在 $T_{11～10}$。单纯使用局部麻醉药蛛网膜下腔阻滞由于存在作用时间有限、阻滞平面不易精确控制以及术后头痛等缺点,近来已很少应用。鞘内注射阿片类药物分娩镇痛所引起的呼吸、循环抑制已引起注意。细导管连续腰麻镇痛因器材昂贵、来源缺乏,也不易推广。而蛛网膜下腔-硬膜外联合镇痛被认为优于单纯蛛网膜下腔阻滞。

椎管内注入阿片类药物镇痛:蛛网膜下腔注入吗啡 0.5~2 mg,对第一产程可提供持续 6~8 小时的良好镇痛,对第二产程则往往无效。常在第一产程宫口开大 1~3 cm 时,于蛛网膜下腔注入吗啡 0.25 mg 加芬太尼 25 μg 混合液,第二产程改用连续硬膜外导管,仅用 0.0625%~0.125%丁哌卡因即可获得良好镇痛效果。哌替啶 10~20 mg 蛛网膜下腔注入可用于第一、第二产程,出现类局部麻醉药作用,需注意交感神经阻滞和低血压。

连续蛛网膜下腔给药镇痛:最近一项多中心研究的初步结果显示,在分娩镇痛中应用 28 号微导管进行连续蛛网膜下腔给药镇痛是安全的并具有其优点。Maes 等人研究发现单纯丁哌卡因难以产生长时间的镇痛效果,而加用芬太尼则可明显改善镇痛效果,延长镇痛作用时间。分次小剂量蛛网膜下腔注入阿片类镇痛药可获满意分娩镇痛,并可避免低血压和运动神经阻滞,减少全身不良反应。同时加入肾上腺素对镇痛效果和不良反应均无明显影响。

(4)蛛网膜下腔-硬膜外联合镇痛。

技术用于分娩镇痛正逐渐得到普及,此方法最大限度地阻滞了子宫和阴道的感觉神经,而对运动神经的阻滞则较轻微,可弥补单纯硬膜外镇痛对骶神经阻滞不完善或蛛网膜下腔阻滞过深的缺陷,镇痛作用起效快、效果好,不影响宫口扩张、胎头下降速度及第一、第三产程时间,虽延长第二产程,但不增加剖宫产率及产后出血,对新生儿呼吸也无明显影响。在产程早期蛛网膜下腔注射短效脂溶性阿片类镇痛药如芬太尼 5~25 μg 或舒芬太尼 5~10 μg 可提供持续性运动及满意的第一产程镇痛,蛛网膜下腔-硬膜外联合镇痛可致第二产程延长,故此在第一产程后期或宫口开大 8 cm 时及时停止硬膜外用药并正确指导产妇运用腹压配合宫缩对缩短第二产程,减少剖宫产率甚为关键。该方法是在产妇宫口开至 2~3 cm 时,取 $L_{2~3}$ 或 $L_{3~4}$ 间隙行硬膜外腔穿刺,成功后将一长度长于硬膜外穿刺针的 25 号~29 号脊麻针经硬膜外穿刺针穿入蛛网膜下腔(或使用专用的腰麻-硬膜外联合阻滞套件进行穿刺),回抽有脑脊液流出时注入芬太尼 2.5 μg 加丁哌卡因 2.5 mg 共 2 mL,退出脊麻针后,置入硬膜外导管,回抽及注射试验剂量,排除局部麻醉药注入血管或导管注入蛛网膜下腔后,接微量泵备用。经 1~2 小时待脊麻镇痛效果消失后,自硬膜外导管微量泵持续滴注 0.0625%~0.125%丁哌卡因与芬太尼 1~2 μg/mL 的混合液,滴速为 10 mL/h,总剂量不超过 40 mL,也可用患者 PCA 方法给药。阻滞平面控制在 T_{10}~S_4,以保持正常的子宫收缩力。已有报道证实,使用 0.1%罗哌卡因和 0.001%芬太尼混合液用于蛛网膜下腔-硬膜外联合镇痛效果佳,安全性好,对运动神经阻滞轻于 0.075%丁哌卡因,能较好地控制麻醉平面和减少多余的麻醉药进入体内,在有人陪伴下可实现可行走的分娩镇痛。

4.分娩自控镇痛

(1)静脉自控镇痛。自控静脉镇痛选用的阿片类药物有:哌替啶、吗啡、芬太尼、纳布啡等;在产妇进入第一产程剧烈疼痛时开始自控静脉镇痛,宫口开全时停止;PCA 给药一般选择 LP 模式(即负荷剂量<L>+PCA 量<P>)或 CP 模式(即持续剂量<C>+PCA/单次追加量)。使用方法:①哌替啶负荷剂量 25~50 mg,单次追加量为 10~15 mg,锁定时间 5~10 分钟,限量每 4 小时 200 mg;②吗啡负荷剂量为3~5 mg,单次追加量为 1 mg,锁定时间 5~6 分钟,限量每 4 小时 20 mg;③芬太尼负荷剂量为 25~30 μg,单次追加量为 10~20 μg,锁定时间 5~12 分钟,限量每 4 小时 400 μg;④纳布啡负荷剂量为 2~4 mg,单次追加量为 1 mg,锁定时间 6~10 分钟,限量每

4 小时 20 mg；根据临床需要可适当调节剂量。自控静脉镇痛操作简单，起效快、效果可靠、适用药物较多，但其用药针对性差，对母婴有一定影响，较易产生嗜睡、新生儿呼吸抑制等不良反应。目前临床上较少应用。

(2)硬膜外自控镇痛：硬膜外镇痛最大的优点是产妇处于主动地位，可根据自己的感受最大限度地调控用药量，是目前临床上应用最为广泛的分娩镇痛技术。方法是在产妇宫口开大 3 cm 后行硬膜外穿刺置管，单管法可选 $L_{2\sim3}$ 间隙。局部麻醉药可选择 0.0625％～0.125％丁哌卡因、0.0825％～0.2％罗哌卡因或 1％利多卡因；阿片类药物可选芬太尼 2～10 μg/mL、吗啡 0.05～0.1 mg/mL 或舒芬太尼 1～2 μg/mL。硬膜外镇痛选用 LCP 模式(即负荷剂量＋持续剂量＋PCA量)。硬膜外穿刺置管成功后，以 1％利多卡因 3～5 mL 为试验剂量，连接 PCA 泵，开始硬膜外镇痛。负荷剂量一般为 3～5 mL，持续剂量为 6～12 mL/h(根据配伍药物浓度来调整)，PCA 量为 3～5 mL，锁定时间 10～30 分钟，4 小时限量 40～50 mL。研究表明，硬膜外镇痛是一种安全有效的分娩镇痛方法，对宫缩和子宫血流无影响，不使分娩过程延长、停滞或导致产后出血，不抑制胎儿的呼吸和循环，因此对产程、剖宫产率和新生儿阿普加评分均无明显影响。应用硬膜外镇痛于分娩镇痛，应注意以下几点：①以局部麻醉药(丁哌卡因或罗哌卡因)配伍麻醉性镇痛药(芬太尼、舒芬太尼等)，既满足镇痛要求，又减少麻醉药的用量，可消除对产程的影响；②施行镇痛后，宫颈变松、变薄，产妇肛门放松，易致误导产妇过早使用腹压，应及时观察产妇，必要时行阴道检查以确诊；③在活跃期的减速期，即宫口开至 9～10 cm 抬高床头 40°，并停止注药，以恢复盆底肌张力，加强胎儿先露部对盆底压迫，刺激产妇产生便意感，主动使用腹压；④将分娩镇痛与导乐陪伴分娩相结合，专人指导产妇配合宫缩使用腹压；⑤必须选用合适的麻醉药，并按产妇的个体情况调整首剂与注药速度以提高硬膜外镇痛分娩镇痛产妇的顺产率；⑥在产程中及时检查发现胎位异常并纠正，可降低产妇的手术产率，对宫缩乏力者在除外头盆不称后，应用缩宫素调整宫缩，有利于提高产妇的顺产率。总之，硬膜外镇痛使得产妇可以改善镇痛效果，提高舒适程度，并减少不良反应；缺点在于给药速度需要产妇理解和控制。

(3)蛛网膜下腔-硬膜外联合镇痛后硬膜外镇痛：蛛网膜下腔-硬膜外联合镇痛后硬膜外镇痛应用于分娩疼痛时，蛛网膜下腔给药能迅速达到镇痛作用，在产程早期镇痛效果确切，无运动阻滞，产妇可行走。蛛网膜下腔-硬膜外联合镇痛使用的局部麻醉药量少，药物在母婴体内的血药浓度也更低，具备了脊麻和硬膜外麻醉的共同优点。操作时一般选择 $L_{3\sim4}$ 或 $L_{2\sim3}$ 间隙，在宫口开大 2～3 cm 时运用针套针方法进行穿刺置管；镇痛用药首选短效脂溶性镇痛药，如舒芬太尼 5～10 μg 或芬太尼 10～25 μg 加丁哌卡因 2.0～2.5 mg 或罗哌卡因 2.5～3.0 mg。PCA 模式以持续剂量＋单次剂量(即 CP 模式)更为合适，可有效降低产妇的应激反应和耗氧量，并能降低胎儿酸中毒的发生。Morgan 等采用)蛛网膜下腔-硬膜外联合镇痛技术，先将 25 μg 芬太尼及 2.5 mg(1.5 mL)丁哌卡因注入 SAS，随后采用 0.0625％丁哌卡因加芬太尼 2 μg/mL 以 6～10 mL/h 连续输注，结果 91％的产妇满意，11％的产妇分娩时仍有疼痛，60％的产妇可坐立和行走，53％的产妇直立活动的时间占整个产程的 25％以上，皮肤瘙痒发生率为 25％，其中 3％需要纳洛酮对症治疗。蛛网膜下腔-硬膜外联合镇痛的安全程度与传统的硬膜外阻滞相同，但鞘内注射阿片类药用于分娩镇痛可能出现一些并发症和不良反应，如瘙痒、恶心、呕吐、低血压、尿潴留、子宫高张性和胎儿心动过缓、产妇呼吸抑制、硬脊膜穿破后头痛、硬膜外导管误入蛛网膜下腔、硬膜外用药向蛛网膜下腔扩散等。蛛网膜下腔-硬膜外联合镇痛-硬膜外镇痛期间活动需注意：①蛛网膜下腔-硬膜外联合镇痛后至少卧床 30 分钟，必须监测胎心率和血压；②活动前必须征得产房护士、产科医师和麻醉医师的同意,此时胎心率要正常;③麻醉医师须排除运动阻滞存在才能允许产妇行走活动(运动阻滞的评价包括患者在仰卧位时抬腿,站立及深度屈膝);④产妇只能在病房内活动,胎心率和血压测定前产妇活动应少于 15 分钟;⑤活动产妇活动的一侧需有人陪伴扶持,另一侧有一静脉输液杆可扶持,无陪同情况下产妇禁止活动;⑥如产妇不愿活动,而只想离床,可帮助产妇坐在床边。

5.药物分娩镇痛的并发症

(1)低血压:分娩镇痛采用硬膜外、蛛网膜下腔阻滞或硬膜外-蛛网膜下腔联合麻醉时,如收缩压降至＜12.0 kPa(90 mmHg),或比基础值降低 20%～30%,谓低血压。其发生机制是下胸腰段脊神经阻滞后,腹肌松弛,妊娠子宫压迫下腔静脉导致静脉回流障碍,心排血量突然减少。此外,交感神经阻滞后,外周血管扩张也是引起血压下降的原因之一。如低血压时间过长,可能导致胎盘血流灌注减少,胎儿低氧血症和酸血症,重者危及新生儿存活。因此,采用任何区域阻滞时均应密切监测血压、心率、呼吸及产妇其他变化,同时行胎儿心率监测,开放静脉输液,避免阻滞平面过广,及时变换产妇体位。当出现低血压时,将产妇置于左侧卧位,必要时静脉注射麻黄碱 5～10 mg。

(2)头痛:采用硬膜外镇痛时,如穿破硬脊膜可引起头痛。至于脊麻后头痛由于采用 25 号～29 号细针穿刺技术,因脑脊液外漏而引起的头痛已大为减少。

(3)局部麻醉药中毒:多发生在区域阻滞过程中,尤其是骶管阻滞者。其主要原因是局部麻醉药误注入血管或因局部麻醉药用量大,经局部血管吸收迅速引起。

(4)全脊髓麻醉:穿刺过程因子宫收缩影响可误穿破硬脊膜或在施行可行走的硬膜外镇痛过程中导管穿破硬脊膜,如大量局部麻醉药持续输注进入蛛网膜下腔可发生全脊髓麻醉,甚至出现心跳、呼吸停止。但实际上由于硬膜外连续滴注或硬膜外镇痛分娩镇痛时所使用的局部麻醉药浓度很低,因此不容易在短时间内引起全脊髓麻醉。只要密切观察阻滞平面的变化,并监测血压、呼吸等生命体征,是能够及时发现和处理的。

(5)神经损伤:常常发生在硬膜外穿刺尤其骶管穿刺过程当中。

(6)其他:如嗜睡、头晕、恶心、呕吐、皮肤瘙痒、呼吸抑制、尿潴留等也较常见。

(孙丽蓉)

第二节　多模式镇痛

一、多模式镇痛和超前镇痛的理论基础

围术期可分为术前、术中和术后 3 个阶段,在这 3 个阶段中特有的因素促使了术后急性疼痛的发生和发展。这些因素包括术前伤害性刺激和疼痛,术中切割皮肤、肌肉、神经等引起的伤害性冲动的传入,术后炎症反应和手术损伤后的异位神经元活动。这些因素均可能促使外周和中枢敏感化的发生,每一个因素均是围术期镇痛的作用靶位。减少上述不良因素的影响将有助于阻止外周和中枢敏感化的诱导与维持,有助于减轻术后疼痛和减少镇痛药的需求量。疼痛的中枢和外周敏感化机制的基础研究为术后疼痛的防治提供了新的策略与措施。理论上讲,最为理

想的镇痛方法是多个阶段(术前、术中、术后)、多种途径(外周、脊髓水平、脊髓上水平)、多种药物(阿片类药物、非甾体抗炎药、局麻药、N-甲基-D-天门冬氨酸受体拮抗药、α_2 肾上腺素能激动剂等)的联合应用,以达到既完善镇痛又最大限度地减少不良反应的目的,因而多模式镇痛和超前镇痛越来越受到重视。

二、多模式镇痛及其临床意义

多模式镇痛就是联合应用不同作用机制的镇痛药物或镇痛措施,通过多种机制产生镇痛作用,以获得最好的镇痛效果而不良反应最小的一种镇痛模式。通过联合应用不同的给药途径,如局麻联合硬膜外阻滞、神经阻滞联合静脉用药、外周与中枢联合镇痛,通过不同的作用位点阻断疼痛信息的传递;选择不同的时间给药,如术前、术中和/或术后间断或连续给药,使血药浓度始终保持在镇痛水平,或联合应用不同作用机制的药物和镇痛方法来镇痛。由于作用机制不同而互补,作用位点均覆盖得到,镇痛作用相加或协同,使得每种药物的剂量减小,不良反应相应降低,从而达到最大的效应/不良反应比。多模式镇痛能减轻术后的疼痛和病理生理反应,降低围术期的并发症,促进早期运动,尽快恢复正常的胃肠营养,缩短住院时间,降低费用,提高患者满意度。现在被认为是促进术后高效康复的临床途径,代表着术后镇痛技术的主要发展方向,值得临床广泛推广应用。

三、多模式镇痛的药理学基础

(一)阿片类药物

通过结合于外周及中枢神经系统(脊髓与脑)的阿片受体产生镇痛作用。在脊髓,阿片类药物一方面作用于 μ 和/或 δ 受体减少 C 纤维伤害性神经递质(如 P 物质、谷氨酸)的释放;另一方面,兴奋突触后阿片受体使背角神经元膜超极化,从而使伤害性感受通路的活性明显降低。此外阿片类药物也可以防止炎症介质如 PGE_2 导致的伤害性感受器的敏化,并通过阻断缓激肽诱发的神经末梢伤害性感受致敏剂的释放来介导外周镇痛作用。根据镇痛强度不同阿片类药物可分为强阿片类和弱阿片类。弱阿片类有可待因、双氢可待因,主要用于轻、中度急性疼痛口服镇痛;强阿片类药物包括吗啡、芬太尼、舒芬太尼、哌替啶,主要用于术后重度疼痛的治疗;羟考酮和氢吗啡酮以及激动 - 拮抗药布托啡诺、部分激动药丁丙诺啡则用于术后中、重度疼痛的治疗。

(二)曲马多

曲马多为中枢镇痛药,具有独特的双重镇痛机制,有两种异构体——(＋)-曲马多和(－)-曲马多,前者及其代谢产物(＋)-O-去甲基曲马多是 μ 阿片受体的激动剂,但对 μ 受体的亲和力仅为吗啡的 1/6 000;两者又分别抑制中枢 5-羟色胺和去甲肾上腺素的再摄取,从而增强中枢神经系统对疼痛的下行传导抑制作用。用于术后镇痛,等剂量曲马多和哌替啶作用几乎相当,与对乙酰氨基酚、环氧化酶抑制剂合用效应相加或协同。

(三)非甾体抗炎药(NSAIDs)

通过抑制前列腺素合成过程中的环氧化酶,阻断花生四烯酸生成前列腺素,发挥抗炎镇痛的作用。NSAIDs 由于具有节省阿片类药物和抗炎的作用,在术后疼痛的治疗中占有重要的地位。NSAIDs 可用于轻、中度疼痛的治疗,还可以与其他镇痛药物联合,作为多模式镇痛的组成部分。临床上常用的口服 NSAIDs 主要有布洛芬、双氯芬酸、美洛昔康和塞来昔布,注射用 NSAIDs 有氯诺昔康、酮洛酸、氟比洛芬酯和帕瑞昔布等。NSAIDs 的镇痛作用仅次于它的抗炎作用,后者导致前列腺素抑制,引起 NSAIDs 的主要不良反应——胃炎、血小板功能异常及肾损伤。临床上应注意避免同时使用 2 种或 2 种以上的 NSAIDs。

(四)对乙酰氨基酚

对乙酰氨基酚是一种常用的解热镇痛药,是许多感冒药和镇痛药的主要成分,又称扑热息痛,属于苯胺类。通过抑制下丘脑体温调节中枢前列腺素合成酶,减少 PGE_1、缓激肽和组胺等的合成与释放。其抑制中枢神经系统前列腺素合成的作用与阿司匹林相似,抑制外周前列腺素合成的作用弱,故解热镇痛作用强,抗炎作用弱,对血小板凝血机制无影响。仅对轻、中度疼痛有效。

(五)N-甲基-D-天冬氨酸(NMDA)受体拮抗剂

N-甲基-D-天冬氨酸(NMDA)受体拮抗剂如氯胺酮、右美沙芬等。氯胺酮主要通过选择性阻断脊髓网状结构束对痛觉信号的传入,阻断疼痛向丘脑和皮质区传递,并对中枢神经的阿片受体有亲和力,同时还激活边缘系统。研究显示联合应用阿片类药和 NMDA 受体拮抗剂能产生协同性抗伤害刺激的作用。阿片类药能与 C 纤维上的阿片受体结合减少突触前神经递质的释放,并通过这种机制延缓"上发条"效应的出现,除非其剂量足以抑制所有神经递质的释放,否则"上发条"效应仍可发生。NMDA 拮抗剂对已到达脊髓背角的传入冲动没有作用,但它能消除"上发条"的现象。

(六)局部麻醉药

局部麻醉药以非选择方式抑制钠离子通道,可完全和可逆性阻断神经的传导功能,使局部组织或相应神经支配区域的痛觉暂时消失。研究表明用局麻药行神经阻滞或切口浸润能减轻炎症反应,降低疼痛强度和镇痛药的用量。局麻药与阿片类药物联合应用,可增强镇痛作用并延长镇痛时间。

(七)α_2受体激动药

α_2受体激动药如可乐定、右旋美托咪啶等,具有镇痛、镇静、抗焦虑、抗呕吐作用。通过兴奋脊髓和脊髓上 α_2 肾上腺素能受体产生镇痛作用。α_2 受体激动后能抑制 P 物质和其他伤害感受性肽类的释放,从而阻碍脊髓背角伤害性感受神经元的激活,也有研究认为 α_2 受体激动药的部分镇痛效应还与脊髓乙酰胆碱的释放有关。

(八)其他药物

常规镇痛治疗对躯体痛、内脏痛效果良好,对神经病理性疼痛疗效较差。常需加用抗惊厥药、三环类抗抑郁药或选择性 5-羟色胺和去甲肾上腺素再摄取抑制剂。抗惊厥药加巴喷丁和普瑞巴林结合于钙通道的 $\alpha_2-\delta$ 亚单位,可降低谷氨酸、去甲肾上腺素和 P 物质的释放,对多种外周神经病理性疼痛有良好的疗效。

四、多模式镇痛的方案

(一)镇痛药物的联合应用

(1)阿片类药物或曲马多与对乙酰氨基酚联合应用:对乙酰氨基酚的每天量为 1.5~2.0 g 时,阿片类药可减少 20%~40%。

(2)对乙酰氨基酚和 NSAIDs 联合:两者各使用常规剂量的 1/2,可发挥镇痛协同作用。

(3)阿片类或曲马多与 NSAIDs 联合:常规剂量的 NSAIDs 使阿片类药物用量减少 20%~50%,使术后恶心呕吐、镇静发生率降低 20%~40%。术前开始使用在脑脊液中浓度较高的

COX-2 抑制剂（如帕瑞昔布），具有抗炎、抑制中枢和外周敏化的作用，并可能降低术后急性疼痛转变成慢性疼痛的发生率。

（4）阿片类与局麻药联合用于 PCEA。

（5）氯胺酮、可乐定等也可与阿片类药物联合应用：偶尔可使用三种作用机制不同的药物实施多靶点镇痛。

（二）镇痛方法的联合应用

主要指全身性镇痛药（NSAIDs 或曲马多或阿片类）与局部麻醉药（切口浸润、区域阻滞或神经干阻滞）的联合应用。

（1）全身性镇痛药（NSAIDs 或曲马多或阿片类药物）与局部麻醉的联合应用：局麻药切口浸润，术中区域阻滞或神经阻滞的基础上给予全身性镇痛药，可明显降低术后的疼痛和对镇痛药的需求量，降低药物不良反应的发生率。

（2）全身性镇痛药（NSAIDs 或曲马多）与椎管内镇痛联合在椎管内镇痛终止后全身性给予 NSAIDs 或曲马多，可以减少阿片类药物的用量，有利于胃肠道功能的恢复。NSAIDs 常用于辅助硬膜外镇痛，特别是在硬膜外镇痛的平面不能覆盖疼痛区域，如切口位置较高或牵涉痛（如引流管和膈肌激惹引起的肩部疼痛）时。也可以全身使用阿片类药物，但在这种情况下，应该取消硬膜外用药中的阿片类药物，以避免药物过量。

（3）联合心理治疗：术前准备时与患者充分沟通，给患者提供麻醉镇痛相关的信息和方法，让患者参与镇痛治疗，常可明显减轻焦虑与恐惧，减少术后阿片类药物的需求。

（4）与其他方法联合应用：如电刺激镇痛与镇痛药物的联合应用。电刺激镇痛主要通过对外周和中枢神经系统的作用，阻断疼痛信号传入大脑并刺激内源性镇痛物质的释放来缓解疼痛。目前常用的方法有经皮电刺激和脊髓电刺激以及新出现的经皮脊髓电镇痛，这些方法与药物镇痛存在很大的互补性，两者联合镇痛具有很好的前景。

（三）多模式镇痛的实施

在多模式镇痛中，除阿片类药物的相关不良反应外，非阿片类镇痛药（如对乙酰氨基酚、非选择性及环氧合酶选择性 NSAIDs、氯胺酮、加巴喷丁类）也有不良反应，如肝肾毒性，凝血功能障碍，意识错乱，镇静，头晕等，用于术后多模式镇痛时这些不良反应也可能在一定条件下加重。不同的手术有其各自不同的术后疼痛特点和临床结局（如活动受限，麻痹性肠梗阻，尿潴留，肺功能受损）。比如，腹部大手术后，和其他镇痛方法相比，连续硬膜外镇痛对动态疼痛效果好，可减轻肠梗阻，降低恶心呕吐的发生率，但该方法并不适合用于其他一些腹部手术如腹腔镜结肠切除手术。因此，多模式镇痛的风险-效益比很大程度上与手术类型相关，如耳鼻喉科手术、髋关节和整形外科手术后用非选择性 NSAIDs 易导致出血，血管手术后用 NSAIDs 易发生肾衰竭，结肠手术后用阿片类药物易发生肠梗阻。故临床医师应根据手术特点，优化多模式镇痛，将手术分类镇痛和康复模式紧密结合，把术后镇痛治疗真正纳入现代外科快通道手术康复模式中去。临床可参考"手术分类术后多模式镇痛方案推荐表"（表 15-1）。

表 15-1 不同手术的术后多模式镇痛方案

| | 单模式镇痛方案 | 多模式镇痛方案 | | 说明 |
		首选方案	补救方案	
腹腔镜胆囊切除术	①②③⑥	①②③⑥	④/⑤	硬膜外镇痛有效,但因风险/效益比低而不推荐
腹股沟疝修补术	①②⑥⑦⑩	①②⑥	④/⑤	持续切口局麻药输注、椎管内给药、椎旁阻滞均有效,但因费用/效益比和风险/效益比低而不推荐
经腹全子宫切除术	①②⑥⑦	①②⑥		切口局麻药浸润和/或输注,硬膜外镇痛因风险/效益比低而不推荐
经腹结肠切除术	①②⑦⑨	⑨①②	④/⑤	考虑加巴喷丁类,如硬膜外持续输注给药不可行则用持续切口局麻药输注
开胸术	②⑨⑩	①②⑨⑩	④/⑤	如持续硬膜外或椎旁阻滞不可行,则考虑持续肋间神经阻滞
膝关节置换术	①②⑥⑦⑧⑪	①②⑦/⑧	④/⑤	考虑加巴喷丁类,持续切口局麻药输注,或外周神经阻滞,鞘内局麻药加强效阿片类;硬膜外镇痛因风险/效益比低而不推荐

①:对乙酰氨基酚;②:NSAIDs 和 COX$_2$ 抑制剂;③:糖皮质激素;④:强效阿片激动剂,如吗啡,氢吗啡酮,芬太尼,舒芬太尼;⑤:弱效阿片激动剂,如羟考酮,氢可酮,曲马多;⑥:局麻药切口浸润;⑦:局麻药切口持续输注;⑧:持续外周神经阻滞;⑨:持续硬膜外镇痛;⑩:持续椎旁阻滞;⑪:鞘内给予局麻药加强效阿片激动剂。

(孙丽蓉)

参 考 文 献

[1] 魏丽丽,韩艳,杜忠军.老年患者麻醉护理[M].北京:科学技术文献出版社,2021.

[2] 种朋贵.现代临床麻醉学[M].昆明:云南科技出版社,2020.

[3] 徐知菲.临床急重症与麻醉学[M].西安:陕西科学技术出版社,2021.

[4] 时鹏飞.新编麻醉临床指南[M].昆明:云南科技出版社,2020.

[5] 戴体俊,徐礼鲜,张丹参.实用麻醉药理学[M].北京:人民卫生出版社,2021.

[6] 左明章.麻醉科诊疗常规[M].北京:中国医药科技出版社,2020.

[7] 赫赤,宗晓菲,王昭安.现代麻醉与临床实践[M].北京:中国纺织出版社,2021.

[8] 孙增勤,沈七襄.麻醉失误与防范[M].郑州:河南科学技术出版社,2020.

[9] 左云霞.小儿麻醉手册[M].北京:人民卫生出版社,2021.

[10] 孙德峰.实用临床麻醉理论与实践[M].沈阳:辽宁科学技术出版社,2020.

[11] 李文志,杨万超.胸外科手术麻醉经典病例解析[M].北京:人民卫生出版社,2021.

[12] 黄宇光,薛张纲.腹腔镜手术麻醉管理[M].上海:上海科学技术出版社,2020.

[13] 王春花.实用麻醉手术操作与护理[M].北京:科学技术文献出版社,2021.

[14] 陈齐.实用临床麻醉新技术[M].开封:河南大学出版社,2020.

[15] 邱德亮.实用临床麻醉学精粹[M].济南:山东大学出版社,2021.

[16] 韩艳,刘克,史秀宁,等.麻醉恢复室护理手册[M].北京:科学技术文献出版社,2020.

[17] 孙君隽.新编麻醉技术与临床实践[M].开封:河南大学出版社,2021.

[18] 麦振江.实用麻醉技术及并发症处置[M].开封:河南大学出版社有限责任公司,2020.

[19] 申传坡.现代医学麻醉技术与临床实践[M].北京:科学技术文献出版社,2021.

[20] 吕海.现代临床麻醉与疼痛治疗学[M].天津:天津科学技术出版社,2020.

[21] 张飞娥.现代疼痛治疗与麻醉新进展[M].开封:河南大学出版社,2021.

[22] 徐铭军,刘志强,宋兴荣.妇产科麻醉典型病例分析[M].北京:科学技术文献出版社,2020.

[23] 米卫东,王国林,张铁铮,等.麻醉学[M].北京:人民卫生出版社,2021.

[24] 何绮月,方郁岚.现代麻醉护理实践新思维[M].长春:吉林科学技术出版社,2020.

[25] 郑利民.少见病的麻醉[M].北京:人民卫生出版社,2020.

[26] 李立环.心血管麻醉思考与实践[M].北京:科学出版社,2020.

[27] 李朝阳,左明章.麻醉危机管理[M].北京:人民卫生出版社,2020.

［28］姜虹,夏明.小儿气道麻醉管理［M］.北京:人民卫生出版社,2020.

［29］齐庆岭,张广华,祁贵德.局部麻醉药物使用手册［M］.天津:天津科学技术出版社,2020.

［30］李玉梅.实用麻醉学［M］.北京:科学出版社,2020.

［31］叶建荣.临床麻醉技术与应用［M］.北京:科学技术文献出版社,2020.

［32］冯斌.麻醉学新进展［M］.天津:天津科学技术出版社,2020.

［33］王庆东.麻醉科临床精要［M］.长春:吉林科学技术出版社,2020.

［34］陈慕瑶,陈旭素,丁红.麻醉专业护理技能培训手册［M］.北京:科学出版社,2020.

［35］刘鹏.临床麻醉实践与研究［M］.哈尔滨:黑龙江科学技术出版社,2020.

［36］赵丽云,徐铭军,朱斌,等.心脏病患者非心脏手术围麻醉期中国专家临床管理共识(2020)［J］.麻醉安全与质控,2021,5(2):63-77.

［37］刘艳萍.右美托咪定静脉持续泵入辅助静吸复合麻醉在接受体外循环心脏瓣膜置换术患者中的效果评价［J］.临床研究,2021,29(11):52-53.

［38］王晓芳.全身麻醉和硬膜外麻醉对老年骨科手术患者术后短期认知功能的影响［J］.黑龙江医药,2021,34(5):1078-1080.

［39］于学美.腹腔镜子宫切除术中不同麻醉的临床效果对比［J］.中国现代药物应用,2021,15(6):44-46.

［40］王黛.连续硬膜外麻醉和腰硬联合麻醉在剖宫产手术中的应用效果分析［J］.当代医学,2021,27(22):149-150.